实用神经外科临床监测治疗学

张　欣　等/编著

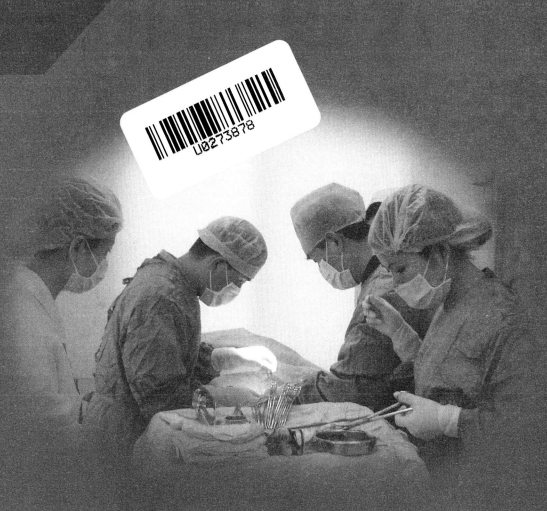

吉林科学技术出版社

图书在版编目（CIP）数据

实用神经外科临床监测治疗学 / 张欣等编著. -- 长春：吉林科学技术出版社, 2018.4
ISBN 978-7-5578-3866-9

Ⅰ. ①实… Ⅱ. ①张… Ⅲ. ①神经外科学－诊疗
Ⅳ. ①R651

中国版本图书馆CIP数据核字(2018)第075521号

实用神经外科临床监测治疗学

出 版 人	李　梁	
责任编辑	孟　波　孙　默	
装帧设计	李　梅	
开　　本	787mm×1092mm　1/16	
字　　数	1184千字	
印　　张	36.75	
印　　数	1-3000册	
版　　次	2019年5月第1版	
印　　次	2019年5月第1次印刷	

出　　版　吉林出版集团
　　　　　吉林科学技术出版社
发　　行　吉林科学技术出版社
地　　址　长春市人民大街4646号
邮　　编　130021
发行部电话/传真　0431-85635177　85651759　85651628
　　　　　　　　　85677817　85600611　85670016
储运部电话　0431-84612872
编辑部电话　0431-85635186
网　　址　www.jlstp.net
印　　刷　三河市天润建兴印务有限公司

书　　号　ISBN 978-7-5578-3866-9
定　　价　185.00元

如有印装质量问题　可寄出版社调换

前　　言

在半个多世纪的发展历程中,我国的神经外科事业历经开拓,发展和提高三个阶段,逐渐迈向成熟。21 世纪生命科学将成为自然科学的带头学科,生命科学中意义最重大、未知领域最多的就是脑科学,脑科学将代表生命科学发展的一个高峰。我国的神经外科学工作者应把握学科的发展机遇,重视全面拓展业务范围,把基础知识和研究成果转化为临床新的诊断方法和治疗技术。

本书系统地介绍了颅脑损伤、颅内肿瘤、脑血管病变、功能神经外科、先天性疾病、脊柱脊髓疾病、颅内感染与寄生虫病、脊柱脊髓疾病等内容。在编写时,特别注重对理论基础的阐述和对临床实践的指导,并结合国内外最新发展动态,内容翔实、简洁明了,适合神经外科医生阅读和参考。

虽然在整个编写过程中各位编者精益求精,力求对全书的结构、内容和术语进行统一,但限于学识及经验,加之工作之余编写时间仓促,书中难免出现不当之处,还望广大读者不吝赐教,以期再版时修订完善。

目　　录

第一章　总论

第一节　中枢神经系统的解剖学和生理基础

对中枢神经系统(CNS)解剖学和生理学相关问题的理解,是神经重症监测和治疗的基础。如对大脑解剖学特点的掌握,是神经系统影像学阅片所必需。而诸如脑血流、代谢及颅内压等生理学知识的了解,对临床神经功能监测参数的解读和疗效的准确评价,均有很大帮助。本节将对与临床密切相关的CNS解剖学和生理学关键问题进行概述。

一、解剖学基础

CNS大致上可分为五个双侧对称的部分:大脑半球、间脑、小脑、脑干和脊髓。神经外科领域一般习惯将脑分为幕上和幕下两大部分,幕上脑组织包括大脑半球和间脑,幕下包括小脑和脑干。脑由三层被膜覆盖,由外至内分别为硬脑膜、蛛网膜和软脑膜。脑的被膜与脊髓被膜相连续。在脊髓其硬膜称之为硬脊膜。硬膜附着于颅骨的内面,向下延伸至脊髓终丝。由于神经组织本身没有痛觉,而硬膜是有痛觉的,硬膜刺激引起的交感神经兴奋可导致心率和血压的升高。最内层的软脑膜与脑组织紧密相连,中间一层是蛛网膜。软脑膜与蛛网膜之间称蛛网膜下腔,内有蛛网膜小梁,腔内充满脑脊液。硬脑膜表面有供应脑膜的血管,此处的血管破裂将会导致硬膜外血肿。软脑膜含有供应脑组织的血管,此处的血管破裂将会导致硬膜下血肿。这些血管在颅底形成大脑动脉环,为网状血管结构,以保证左右脑血液供应的互相调节。

(一)脑和脊髓的解剖结构

1.大脑　　大脑半球包含大脑皮质、白质以及深部结构(基底节和海马)。大脑皮质有一系列旋绕折叠的脑沟和脑回。大脑被半球间裂、位于额叶后部的胼胝体沟和大脑外侧裂分为左右两个半球。每一侧大脑半球分为四个部分:额叶、顶叶、枕叶和颞叶。额叶主导抽象思维、眼球随意运动、成年人的判断和自我控制。额叶与顶叶通过垂直的中央沟分开,中央前回包括大脑的初级运动区和前运动区的部分,中央后回是大脑体感皮层的所在处,接受来自丘脑的传入纤维,管理全身痛、温、触、压以及位置和运动等躯体感觉。身体各部分在感觉中枢的投射和运动中枢相似。枕叶位于大脑半球的最后部,主导视觉。在大脑外侧裂下方为颞叶,颞叶的深部结构是具有记忆和学习等重要功能的边缘系统。

2.间脑　　间脑由丘脑和下丘脑构成,位于中脑上方。丘脑是重要的感觉信息处理中枢,除嗅觉外所有的感觉模态都经过丘脑,同时也是觉醒和运动控制中枢。因此,丘脑与大脑皮层以及小脑间存在许多相互连接。丘脑损伤可导致昏迷、颤抖、运动障碍以及包括疼痛综合征在内的感觉异常。

下丘脑位于丘脑下方,主要调节内分泌、自主及内脏功能。下丘脑通过漏斗与垂体相连,漏斗向下延伸成为垂体蒂。垂体位于鞍区内,即视交叉的后下方。因此,垂体肿瘤可压迫视交叉并产生视觉障碍,如双颞侧偏盲。下丘脑释放调节因子控制垂体激素的释放,也发出影响交感和副交感自主神经系统的下行纤维。下丘脑内散在分布的核团对维持机体内稳态起着重要的作用,如对体温、饱腹感以及觉醒的控制。

3.小脑　小脑位于颅后窝,由小脑幕与大脑分隔,在第四脑室水平通过三个小脑脚与脑干相连。由于小脑和脑干存在密切的解剖关系,急性小脑水肿也可危及患者生命。小脑中最古老的结构是位于绒球小结叶前下部的原小脑。原小脑接受来自前庭核的输入信号并调节眼球运动。原小脑由中线小脑蚓部和脊髓小脑束上行纤维的本体感受传入纤维组成,后者通过大脑新皮层调节轴向姿势。新小脑主要由小脑半球外侧组成,通过中脚接受来自大脑新皮层的传入信号,并通过丘脑对新皮层输出信息。小脑损伤的典型表现为同侧躯体功能障碍,典型症状包括共济失调、原小脑(内侧)损伤造成的步态蹒跚或运动失调、新小脑(外侧)损伤造成的震颤。

4.脑干　脑干由延髓、脑桥和中脑构成,体积虽小但功能重要。脑干网状系统是意识的解剖所在,最重要的功能是保持觉醒。网状系统还同时接受下丘脑的信号,参与调节血压、心率、呼吸频率等重要生命功能。脑干是大脑、小脑与脊髓上行和下行信号的传导通路。脑干内包含有 12 对脑神经及其核团。这些神经支配着头、面及大部分颈部的运动和感觉功能(表 1-1)。迷走神经同时还支配胸部、心脏和腹部,压迫颈动脉鞘会导致心动过缓。由于这些脑神经及其核团的位置与脑干毗邻,因此该部位出现问题时,往往是几对脑神经同时受到影响,很少表现为单一脑神经受损。例如听神经瘤往往压迫面神经,在切除听神经瘤时,可能需要同时监测面肌电图和脑干听觉诱发电位。即便简单的三叉神经操作,也很容易影响到邻近的疑核,从而导致心动过缓。脑干的功能如此重要,不难理解,当出现脑干梗死或出血时,将会给患者带来灾难性打击。

表 1-1　12 对脑神经及其功能

编号	名称	功能
I	嗅神经	嗅觉
II	视神经	视觉
III	动眼神经	眼球运动、瞳孔收缩、睁眼
IV	滑车神经	眼球运动
V	三叉神经	面部感觉、咀嚼
VI	展神经	眼球运动
VII	面神经	面部动作、味觉、闭眼
VIII	听神经	听觉、平衡调节
IX	舌咽神经	吞咽、咽后壁感觉、控制唾液分泌
X	迷走神经	气道和腹腔脏器感觉、心脏副交感神经兴奋
XI	副神经	耸肩、转头
XII	舌下神经	舌运动

5.脊髓　脊髓从颅底一直向下延伸至圆锥,在胸 12 和腰 2 之间形成终丝。中央灰质传导身体大部分的运动功能(除面、舌和口外),包括前角细胞和调节它们的间接通路(反射弧)。脊髓接受外周神经的感觉传入,并将其传导到更高级结构。重要的上行传导束有后索和脊髓丘脑束。后索传导精细感觉、振动感觉和本体感觉。脊髓丘脑束传导对侧痛和温度感觉。背根痛觉神经纤维先上升或下降 1~3 个节段,然后在脊髓内建立突触连接。脊髓白质包含许多由较高级结构调整脊髓功能的下行传导束,其作用方式是通过

直接刺激细胞或调节中间神经元增加或减少传导信号效率而完成的。在这些传导束中,皮质脊髓束最有临床意义,传导对侧自主运动和熟练运动。另外,还有很多其他源于皮质和脑干的运动通路,以及调节疼痛的纤维下行通路通过脊髓。

(二)脑和脊髓的血液循环

脑是全身代谢需求最高的器官。成人大脑约需要 15% 心输出量的血液供应(约 750ml/min),约占全身氧耗量的 20%(约 50ml/min)。灰质和白质的脑血流差异很大,灰质的脑血流量[110ml/(100g 脑组织·min)]是白质[22ml/(100g 脑组织·min)]的 5 倍。

1.脑的动脉血液供应 两大脑半球的前 2/3 由左右颈内动脉供血,基底动脉系统供应大脑半球的后 1/3、脑干和小脑。颈总动脉、颈内静脉以及其后的迷走神经包裹于颈部的颈动脉鞘内,交感神经干行走在颈动脉鞘外,位于颈总动脉的后方。大致在甲状软骨水平,颈总动脉分为颈内动脉和颈外动脉,在分叉水平的上缘,颈外动脉在眼球壁和颈内动脉之间通过,颈外动脉供应颈部软组织、眼、睑和头皮。颈内动脉在颈部的颈动脉鞘内垂直向上行走,没有分支,在颈动脉三角,其位置比较表浅,然后逐渐往深部行走于二腹肌后腹的内侧。在颈内动脉的起始部有一梭形扩张,即为颈动脉窦,在颈动脉窦壁含有能感应动脉血压变化的压力感受器。颈内动脉从颅底裂孔进入颅内,在海绵窦的前方进入蝶骨的颈动脉沟。颈内动脉在终末段分为大脑前动脉和大脑中动脉之前,与后交通动脉连接。大脑前动脉先向前内侧水平走行,然后比较垂直的上升于两侧大脑半球的纵裂,供应额叶的表面下和新纹状体的内侧面。大脑中动脉先从其起始部的内侧行走,然后发出一系列小的分支,包括豆纹动脉,这些分支是供应纹状体外侧部唯一动脉。然后大脑中动脉继续从内侧行走并分为几个重要的分支供应额叶、颞叶和顶叶的外侧表面。

椎动脉在颈部起源于锁骨下动脉,在脑桥下缘与延髓连接处,两侧椎动脉汇合形成基底动脉,基底动脉行走于脑干的腹侧面并供应脑桥、中脑和小脑。在中脑水平,基底动脉分叉形成两支大的大脑后动脉,从大脑后动脉又分出许多小的分支包括后交通动脉。

颈内动脉系统和椎-基底动脉系统在脑底部的吻合形成大脑动脉环(Willis 环),位于脚间池内,环绕视交叉、垂体蒂和乳头体,形成典型的多边形吻合环。大脑动脉环发出分支供应大脑表面,同时发出深穿支供应深部的灰质。这些深穿支是功能性终末动脉,虽然在小脑动脉和大脑远支动脉之间有吻合,两动脉供应的边缘地带仍有可能发生缺血。低血压(如心脏停搏)引起的大脑缺血,典型表现为两血管供血交汇处区域的损害,如大脑前动脉、大脑中动脉和大脑后动脉之间供应的皮质区,和小脑上和小脑后下动脉之间供应的皮质区。但是,解剖变异可能改变这种大血管阻塞引起的梗死模式。

2.脑的静脉系统 脑静脉包括一系列浅部和深部静脉,共同汇入静脉窦。脑静脉没有静脉瓣且缺乏肌肉组织。这些静脉窦经静脉孔再汇入到颈内静脉,在颈静脉的上端,有一个由静脉壁扩大形成颈静脉球。在颈静脉球水平,颈内静脉只接收极少量来自颅外组织的静脉回流。因此,监测此处的静脉血氧饱和度能了解大脑的氧合状态。现有证据表明,颈静脉球部的血流中,约 70% 来源于同侧脑组织,30% 来源于对侧脑组织。很多临床医生担心颈内静脉导管会影响大脑静脉回流,导致颅内压升高,术野出血增多。然而,目前尚无临床证据支持上述观点。

3.脑微循环 大脑微循环具有高度组织模式。位于脑表面软脑膜的血管来源于垂直穿过大脑的小动脉,在所有层面水平形成微血管。每一支微动脉供应一个六角形区域的脑组织,且这些区域相互重叠,形成圆柱模式的局部脑血流。这些平行的圆柱状微血管排列见于神经元群和生理功能单元集中的区域。在成年人,毛细血管的密度与突触的数量有关,且与相关部位氧代谢水平密切相关。

4.脊髓血液供应 脊髓的血液供应来自成对的脊髓后动脉和单支的脊髓前动脉,脊髓后动脉供应背角和白质,脊髓前动脉供应脊髓的前部 2/3。有 6~8 支主要的动脉供应脊髓前动脉网,绝大部分位于颈部,极少位于胸部。根髓动脉是主要的胸腰段根动脉,供应胸8~圆椎的脊髓,此动脉存在于胸9~腰2之间。脊髓动脉灌注压非常重要,俯卧位时静脉压升高,此时应充分考虑体位对脊髓灌注压的影响。

脊髓中部和前部(包括皮质脊髓束和脊髓丘脑侧束)的供血来源于脊髓前动脉和根髓动脉,脊髓的下胸髓和腰髓的供血主要来自根髓动脉,脊髓前动脉是椎动脉的一个分支。由于这种特殊的供血解剖结构关系,不同的动脉系统故障将会导致不同的脊髓缺血症状。例如,颈椎过度屈曲损伤、脊柱骨折移位、椎间盘突出或脊髓前动脉阻塞引起缺血将会导致脊髓前角综合征,引起脊髓丘脑侧束和皮质脊髓束损伤,而很少影响到后索,引起的症状主要为瘫痪和受损平面以下的痛觉和温度觉消失,而轻触觉、振动觉和关节本体感觉仍然完整保留。脊髓前动脉的脊支(起自小脑后下动脉或椎动脉)支配脊髓的后1/3,此动脉吻合支广泛,如果只有其中一支受到损伤,一般不会导致缺血。

二、脑血流及其调节

虽然大脑的重量仅占全身体重的2%,但基础氧耗量和葡萄糖消耗量却分别占全身氧耗量和基础血糖消耗量的20%和25%,且对缺血缺氧的耐受性很低,故需要持续稳定又能根据代谢需求进行调节的脑血流(CBF)灌注。

(一)脑血流的整体调节

1.血流-代谢偶联　神经元活动的增加引起脑代谢率(CMR)增加,导致CBF增加,这种CBF和CMR的同步改变称为"血流-代谢偶联",目前尚不清楚其确切机制,有报道与乙酰胆碱、一氧化氮、血清素和P物质等有关。已有证据表明,大脑功能性活动增加导致CBF升高时,脑葡萄糖消耗量的增加远大于氧耗量的增加,说明此时CBF可能更多地受到糖耗量的调节,而非氧耗量。代谢改变对CBF的调节需要一定时间(约1秒),并可能由局部代谢或神经元旁路介导。在健康人群中,CBF可有效满足代谢的需要,而且局部CBF和CMR的变化并不导致大脑氧摄取率的显著改变。

2.自身调节　正常情况下,当脑灌注压(CPP)在一定范围内波动时,CBF维持在相对恒定的水平。这是通过自身调节机制实现的,当CPP变化时,血管透壁压的改变引起阻力血管肌源性反射,使脑血管阻力(CVR)发生变化,维持CBF稳定,因此也称之为肌源性调节。

CPP、CVR和CBF之间的关系可用下列公式表示:

$$CBF=CPP/CVR$$
$$CPP=MAP-ICP$$

MAP为平均动脉压,ICP为颅内压。

脑血流的自身调节是一个复杂的过程,该过程至少包括两个反应速度不同的机制:快反应对血压波动敏感,为动态自身调节,随后是对MAP改变较为敏感的慢反应,为静态自身调节。

脑血流的自身调节范围有限,CPP在50~150mmHg之间时可通过自身调节机制使脑血流量保持不变,当超过或低于这一范围时,CBF将随CPP的变化而变化。CBF开始降低时的CPP或MAP为自动调节的下限,虽然存在一定的个体差异,目前研究基本认为其临界点为平均动脉压(MAP)75~80mmHg。当MAP低于下限值的60%时才可能出现脑缺血症状。当MAP超过上限时,CPP升高导致脑血管扩张从而引起脑血容量(CBV)和颅内压(ICP)升高,并可能破坏血-脑脊液屏障,逆转流体静力学梯度,以及导致脑水肿和(或)出血。

与脑代谢对CBF的调节相比,自身调节的反应较为滞后,约为5~60秒。CVR改变可引起阻力血管的肌源性反射,而且神经源性因素,如交感神经系统活动,和代谢因素可能也参与其中。慢性高血压或交感活性增加可使得自身调节曲线右移,交感活性减弱则可使得曲线左移。

3.动脉血二氧化碳分压($PaCO_2$)　二氧化碳是有力的血管扩张剂。CBF 随 $PaCO_2$ 的变化而变化。一般来说,在生理范围内,$PaCO_2$ 每改变 $1mmHg$,CBF 将改变 $1\sim2ml/(100g$ 脑组织·min),CBV 也相应升高或降低 $0.3ml/100g$ 脑组织。$PaCO_2$ 对 CBF 的影响源于细胞外或间质 H^+ 浓度的改变。当 $PaCO_2$ 低于下限时,CBF 因脑血管收缩而减少。当 $PaCO_2$ 达到上限时,脑血管可最大程度舒张。

对于颅内顺应性降低的患者,CBV 轻微变化即可导致 ICP 的显著改变。对于神经危重患者,应避免通气不足导致 $PaCO_2$ 升高,ICP 升高。相反,当采用过度通气手段来降低 ICP 时也应小心谨慎,$PaCO_2$ 降低可能导致局部 CBF 降低,进而出现反应性脑缺血。

CBF 对 $PaCO_2$ 的反应性也有一定时限,$6\sim8$ 小时后,由于脑脊液(CSF)碳酸氢盐的排出,pH 逐渐恢复正常,CBF 也将逐渐恢复到基础水平。因此,目前临床仅将过度通气作为颅内高压处理的紧急抢救措施,应避免长期预防性应用。

4.动脉血氧分压(PaO_2)　以往研究认为,PaO_2 在 $50mmHg$ 以上时,CBF 不受影响。近期来自健康志愿者的研究证据表明,引起低氧性血管扩张的阈值是动脉血氧饱和度 $90\%\sim92\%$,局部缺氧将导致血管扩张以及 CBF 的增加。

5.其他影响因素　其他影响 CBF 的全身因素还包括:交感神经张力、中心静脉压和体温。β_1-肾上腺素能受体激动将导致脑血管舒张,而 α_2-肾上腺素能受体激动导致颅内大血管收缩。中心静脉压升高,脑血液回流受阻,CBV 增加,ICP 升高。当自身调节、代谢调节以及二氧化碳反应均正常时,体温每升高 $1℃$,CBF 约升高 5%。体温降低时,$CMRO_2$ 和 CBF 也降低。高热可导致脑氧耗量和 CBF 增加。此外,血液黏滞度也可以影响 CBF,血细胞比容是一个非常重要的决定因素。多项研究表明,$30\%\sim34\%$ 的血细胞比容最合适氧输送。然而,如果脑血管已经最大程度地扩张,氧输送会随着血液稀释而减少。

(二)脑血流的局部调节

表 1-2 中列出了脑血流的主要局部调节因素。

表 1-2　脑血流的局部调节因素

血管收缩	血管舒张
α_2-肾上腺素能受体激动	β_1-肾上腺素能受体激动
游离钙离子	一氧化氮
血栓素 A2	前列腺素
内皮素	钾离子
	腺苷

代谢因素主要通过影响血管张力而对局部 CBF 进行调节。脑代谢增高时,具有脑血管扩张作用的代谢物质生成增多,CBF 升高。脑血流增加后可将相关代谢物质带走,也是一种 CBF 调节的负反馈机制。其中研究较多的是内皮介导的舒张因子——一氧化氮(NO),是降低脑血管紧张性的主要因素。在静息情况下,内皮细胞合成 NO 后,NO 弥散入肌层,并促发环—磷酸鸟苷(cGMP)介导的血管舒张。NO 参与多种情况下的脑血流反应,如功能性活动、呼吸性酸中毒、高碳酸血症、脑缺血、蛛网膜下腔出血。

除代谢因素外,神经因素也参与局部脑血流调节。虽然交感神经对脑血管的作用较其他部位血管为弱,但神经源性旁路在 CBF 的调控(尤其是自身调节)中仍起到重要作用。也有研究显示,乙酰胆碱、NO 和 5-羟色胺、多巴胺、P 物质和神经肽 Y 等物质是由神经纤维释放并作用于脑血管的。

三、颅内压

颅内压(ICP)指的是颅腔内相对于大气压的压力,反映了颅腔内容积的动态变化以及大脑适应这一变化的能力。ICP的正常值低于$10\sim15mmHg$,但是ICP并不恒定且具有个体差异,在体位改变、咳嗽和身体用力时可出现生理性波动。Kety等在1948年证实,ICP的显著升高导致CBF下降。由于结合MAP可计算CPP,临床中ICP监测的应用越来越普遍,逐渐成为神经外科重症处理中的一项基本监测。

(一)颅内压力-容量关系

颅腔内容物的体积约1700ml,并可被分为三个部分,即脑实质(约为1400ml,占80%)、血液(约为150ml,占10%)和脑脊液(CSF,约为150ml,占10%)。Monro和Kellie在假设脑实质不可压缩的基础上,首次描述了完整颅腔与其内容物之间的压力-容量关系。依据这一描述,为了保持ICP的稳定,任何流入颅内的动脉血都必须在完成循环后以静脉血的形式排出颅内。然而在发现CSF后,人们对他们的观点进行了修正,即颅腔内容积增加后可通过改变CSF的量来避免ICP升高。常见的Monro-Kellie理论认为任一颅腔内容物容积的增加将可导致ICP的升高,除非有其他内容物容积出现等量下降。因为脑实质主要由不可压缩的流质构成,故可通过两种机制避免ICP的升高,即增加静脉血的排出以减少CBF,或减少颅内CSF的容积。对婴儿来说,开放的囟门为容量代偿提供了额外的机制。由于CBV和CSF的容量相对较小,许多病理过程常可超出上述两种代偿能力而导致ICP升高。

颅内容积和压力之间的动态关系可描记为压力-容积曲线。该曲线的形态提示,颅内容积增加伊始,可通过相应代偿维持ICP不变(该曲线的水平段)或仅表现为轻微升高。当超出颅腔代偿能力时(失代偿点),颅内容积的轻度增加即可导致ICP显著升高。颅内顺应性可用下列公式表示,反映颅腔的代偿储备能力。

$$C=\Delta V/\Delta P$$

C为顺应性,ΔV表示颅腔容积的变化,ΔP表示ICP的变化。

(二)颅内压升高

任何颅腔内容物容积的进行性增加都可导致ICP升高。

1.脑水肿　脑水肿时,脑实质内液体容量增加。脑水肿可由多种原因所致,常见类型包括:

(1)细胞毒性脑水肿:表现为脑细胞内肿胀,常因细胞的离子和液体转运功能受损或能量代谢受损所致。

(2)血管源性脑水肿:继发于血-脑脊液屏障通透性增加导致的脑细胞外水肿。

(3)间质水肿:血浆和脑组织之间渗透压的差异导致组织水肿。

2.颅腔血液流入和流出失衡　颅腔血液流入和流出失衡可导致脑血容量增加。造成血液流入和流出失衡的原因包括:

(1)静脉血流出减少:见于颅内或颅外静脉的机械梗阻、头低位、呼吸道梗阻、应用呼气末正压通气等。

(2)CBF增加:CPP升高或降低时,脑血管自身调节功能丧失,$PaCO_2$升高、缺氧、酸中毒和代谢增加均可导致CBF升高。

3.脑积水　颅内CSF容积增加与CSF吸收量不符时常可致脑积水。CSF容量增加最常见的原因包括:

(1)蛛网膜绒毛对CSF的吸收量降低,称为交通性脑积水,多见于蛛网膜下腔出血和感染。

(2)CSF循环梗阻,称为梗阻性脑积水,见于肿瘤、外伤、自发性出血和感染。

（3）CSF 生成增加：多见于脑膜炎和脉络丛肿瘤。

4.颅内占位　颅内占位使颅内容积增加，导致 ICP 升高，常见的原因包括肿瘤、出血和外伤后血肿。

许多旨在降低 ICP 的临床策略都以上述病理生理机制为基础。例如，纠正缺氧和低血压以预防细胞性脑水肿；给予渗透制剂以减轻间质性脑水肿；抬高头部以增加静脉流出量；镇静、镇痛、肌肉松弛和低温以降低脑代谢；CSF 引流、切除损伤组织并进行去骨瓣减压以增加颅腔容积。

（罗　刚）

第二节　神经外科病史采集和查体

一、病史采集要点

随着高新技术在辅助检查方面的应用，许多新的辅助检查方法相继问世，特别是神经影像学的快速发展，使神经外科疾病的定位诊断更加精确，定性诊断也有所提高。但是，由于事物的两重性，上述进步反而使医师容易忽视准确病史采集和细致的查体。对这一时代弊端，国内外的不少神经外科大师们不约而同地指出，神经外科医师特别是年轻医师不可忽视临床神经病学的基本知识学习，因为当今诊断神经外科疾病的基本方法依然是根据病史、查体和必要的辅助检查中所收集的有意义资料进行科学综合分析。

关于如何采集病史、病历书写格式和查体的具体方法在神经病学教科书、神经外科专著和手册中都有详尽的具体介绍，在此不作重复赘述，只就需要重视的一些要点和神经外科疾病中常见的阳性体征和产生的病理基础以及结合笔者五十来年医疗实践中的教训、经验和体会加以叙述。

（一）力求完整

有的疾病发展到严重程度可引起病人的思维、记忆、情感和语言甚至意识障碍，给采集病史带来许多困难，这时医师更应耐心、细致和认真，必要时向患者亲人和经常接触的友人或同事询问有意义的线索。一份全面、客观、准确、主次分明的病史常常需要去伪存真，由表及里地不断完善才能形成。

（二）主诉

主诉不仅文字需要简短，而且应当指出疾病的特征和为诊断提供思考脉络。例如"头痛两年"这样主诉诚然说明病人就诊原因，患病时间和主要症状，但未反映出疾病的特征和诊断思考脉络。各型的偏头痛、紧张性头痛、颅内感染头痛、脑肿瘤的头痛表现形式都有其特征，如精练安排文字和内容，即使 20 个字以内也能反映出疾病的特征。例如："头涨痛半年，近期呕吐，右偏身轻瘫"。这样一个主诉则能给医师提供许多思考线索和脉络。相似的主诉很多，可举一反三。

（三）现病史

现病史是病史中最为重要部分，内容要求全面、简练和主次分明。要说明发病时间、起病方式、致病原因和诱发因素如何，主要症状和体征出现的时间顺序以及病情演变中的内在联系，过去的治疗方法和疗效如何。让人们特别是同行阅完现病史后就能对过去整个病程有个概括的了解。本学科疾病中容易出现的一些主要症状和体征，如头痛、呕吐、失语、抽搐、视力障碍和感觉运动异常等，即使在现时病程中未出现也得加以说明，以利于为诊断提供依据。

（四）既往史

既往病史中应询问头部是否受过外伤，有否感染和中毒病史，是否患过恶性肿瘤和寄生虫等病史，这些对诊断疾病有一定参考意义。

（五）家族史

在家族史中,家族成员患有结核、寄生虫病史和某些遗传病病史也应予以记载。

二、一般查体的重点

不可只注意神经系统检查而忽视一般查体。检查脉律、血压、呼吸可了解病人的一般状况和危险程度,通过头、颈、胸、腹、脊柱、骨盆和四肢检查可以发现有否其他疾病以及和本病有否内在联系。发现下列改变,如:身长过矮或过高、头颅畸形、乳幼儿囟门张力或小儿囟门闭合异常、满月脸、头面血管痣、颈椎畸形、发际过低、甲状腺肿块、乳腺肿物、心脑血管异常、腹部肿块、胸腰椎畸形、背部包块、毳毛局限性增生和皮肤陷窝、躯体皮肤色素斑、杵状指或肢端肥大等,对诊断某些神经外科疾病常常可以提供一些有意义的参考价值。

重症颅内压增高或因病变累及了脑的特定部位而引起病人记忆思维、情感或神志障碍时,病人很难准确陈述病史,这时,细致的周身检查尤为重要。在抢救重型颅脑损伤时,由于忙中出错而忽视了一般查体,结果对其他部位的外伤延误了诊治时间也屡见不鲜,因此对一般查体也不可掉以轻心。

三、神经系统检查

神经系统检查对定位诊断至关重要,有时病人难以作到很好合作时,则需反复检查才能确定哪些是属于有意义的恒定体征,哪些是可疑或不恒定的体征,并应结合症状和体征出现的时间顺序,来推测直接病灶症状、邻接病灶症状和远隔病灶症状。检查工具必须齐备,检查时要依次进行,不可疏漏。受心理因素影响的病人,对症状和体征要客观鉴别和认证。

（一）高级神经活动

【意识】

1.观察意识障碍过程的重要意义　检查意识主要判定神志是否清醒、昏迷程度和昏迷演变过程。至于有否一过性失神、精神异常、痴呆以及因食物中毒和代谢障碍等引起的精神意识障碍虽不像内科、神经内科及精神科要求那么严格和系统,但也应予以足够的重视。判定有无昏迷和昏迷程度比较容易,但适时地正确判定昏迷动态演变过程相对困难,神经外科除了原发性脑干损伤、原发性视丘下部损伤和重度弥漫性轴索损伤可以表现为立即深度昏迷外,其余情况下发生的昏迷,不论缓慢与迅速,都有一个中间清醒期或一个由轻到重的过程,这对正确诊断、及时治疗和判定预后都至关重要,这个演变过程即使在监护病房也常有疏漏,因此在监护设备齐全的条件下,仍旧不可忽视医师,特别是护士的床前观察的基本功,否则将延误诊治时间。

2.意识清醒的标准　对意识清醒历来有许多学者进行论证,对此都有过扼要的定义,内容尽管相似,但并非完全一致,有的学者既强调意识又强调精神活动,从神经外科角度认为正常幼儿和痴呆病人尽管不能进行简单的数学运算也不能认为有意识障碍,因此我们仍应将病人对熟悉的人物、时间和空间能否正确定向作为意识清醒的标准。

3.意识障碍的病理生理基础　有关意识活动的生理,脑的各部位在意识活动中的作用以及脑有否特定的意识活动中枢等诸多问题,是许多学者对它进行大量研究而未能完全认识的一个重要课题,近代的研究对此有了明显的突破性进展,由于 Moruzzi 提出了上行网状激活系统有激活大脑皮质的兴奋作用,

Gellhorn又发现丘脑一些非特异性核团与脑干网状结构相互作用共同激活大脑皮质系统,此后,Hinterbnchner基于上述理论提出了意识假说,即:"大脑皮质功能活动的综合是意识内容的源泉,而脑干网状结构和丘脑非特异性核团相互作用形成的上行网状激活系统是意识活动的开关"。在生理状态下大脑皮质的觉醒不能无限制地被激活,它必须保持兴奋和抑制的互相协调的基本规律,因此,Magm和Demeirscu又证实了脑干还存在着上行网状抑制系统。

综观现今的研究资料,认为大脑皮质的兴奋和抑制是活动的基本规律,当大脑皮质处于觉醒状态时对刺激才能发生相应的反应,如果处于抑制状态则对刺激不起反应,维持大脑皮质的正常觉醒需要非特异性上行投射系统,后者包括脑干网状结构、丘脑非特异性核团、丘脑下后部区和中脑中央灰质,它们共同形成了紧张性激活驱动结构,借以维持网状结构系统循环不已的兴奋状态。

4.意识障碍的分类 在临床上认为意识障碍是一严重症状并无异议,但因引起意识障碍的原因不同和昏迷程度不同,表现形式并非完全一致,因此各种分类都因不尽完美而未为学者全面认同,综合各种分类大体可分为早年分类和近代的分类。

Mayo Clinic的分类可谓为早年分类的代表,他们把意识障碍分为五个阶段,即:深昏迷、半昏迷、轻昏迷、嗜睡、神志错乱。与Mayo Clinic相近似分类还有许多,多数标准大同小异,这些分类的共同缺点是人为地机械分段。意识障碍的加深是一个连续演变过程,为了临床应用方便不得不人为地分成几个阶段,而每个阶段本身也有由轻到重的广泛变化幅度,因而把这一演变过程的形形色色的表现截然分清不是轻而易举的,甚至对描述用语临床学家认识并非完全统一。

当今科学技术受国界限制的程度愈来愈小,为了便于国际学术交流,学者们主张多采纳或建立一些国际通用的一些标准。因此,在评定昏迷程度方面,GCS被国际上广泛应用。Glasgow Coma Scale是由英国Glasgow大学神经外科专家Teadale和Jennet在1974年提出,Jennet 1977年又作了小的改动。根据病人睁眼、语言和肢体活动情况制定了昏迷评分指数,积分定为15~3分。15分为正常,14~12分为轻度昏迷,11~9分为中度昏迷,8~3分为重度昏迷。5~4分预后极为危险,生死难卜;3分者罕有生存,即使幸存,也多数陷为长期植物生存。

GCS在国际通用后,有的学者指出它的不足。例如不能全面反映病人生命体征和瞳孔改变;不能反映脑干受损的平面;不能反映有否抽搐发作。病人如有截瘫、偏瘫和四肢瘫也影响GCS的判定。有的国际学者也提出了一些其他评定昏迷程度的方法,尽管如上所述,但三十来年GCS仍被国际广泛应用,主要原因是GCS简单易行,而且能反映昏迷程度这个重要核心问题。

目前有的学者主张在GCS基础上再辅以能反映瞳孔改变、抽搐发作和脑干损害平面的情况,这样就较为理想。具体标准请见表1-3、表1-4。

1-3 Glasgow coma scale(Jennett 等,1977)

指令内容	反应情况	积分
睁眼	自动睁眼	4
E	呼叫能睁眼	3
	疼痛刺激睁眼	2
	不能睁眼	1

续表

指令内容	反应情况	积分
语言回答	回答切题	5
V	回答不切题	4
	回答错误	3
	只能发音	2
	不能发音	1
	按指示运动	6
	对疼痛能定位	5
运动反应	对疼痛能逃避	4
M	刺激后四肢屈曲	3
	刺激后四肢强直	2
	对刺激无反应	1

注:15 分为正常,14~12 分为轻度昏迷,11~9 分为中度昏迷,8~3 分为重度昏迷。

表 1-4 Glasgow-Pittsburgh 昏迷评分表

Ⅰ睁眼动作		3.两侧反应不同	3 分
1.自动睁眼	4 分	4.大小不等	2 分
2.言语呼唤后睁眼反应	3 分	5.无反应	1 分
3.疼痛刺激后睁眼反应	2 分	Ⅴ脑干反射	
4.对疼痛刺激无睁眼反应	1 分	1.全部存在	5 分
Ⅱ言语反应		2.睫毛反射消失	4 分
1.有定向力	5 分	3.角膜反射消失	3 分
2.对话混乱	4 分	4.眼脑及眼前庭反射消失	2 分
3.不适当的用语	3 分	5.上述反射均消失	1 分
4.不能理解语言	2 分	Ⅵ抽搐	
5.无言语反应	1 分	1.无抽搐	5 分
Ⅲ运动反应		2.局限性抽搐	4 分
1.能按吩咐做肢体活动	6 分	3.阵发性大发作	3 分
2.肢体对疼痛有局限反应	5 分	4.连续大发作	2 分
3.肢体有屈曲逃避反应	4 分	5.松弛状态	1 分
4.肢体异常屈曲	3 分	Ⅶ自发性呼吸	
5.肢体直伸	2 分	1.正常	5 分
6.肢体无反应	1 分	2.周期性	4 分
Ⅳ瞳孔光反应		3.中枢过度换气	3 分
1.正常	5 分	4.不规则/低呼吸	2 分
2.迟钝	4 分	5.无	1 分

注:Ⅰ～Ⅶ七大项的总分为 35 分,最坏为 7 分,最好为 35 分。

当然科学分类不可能一劳永逸,随着科学不断进展和人们对昏迷认识的深化,会有更为适用的新分类产生。

5.神经学科临床常见的几种特殊意识障碍

(1)去大脑皮层综合征:此综合征于 1940 年 Kretchiner 首先报道,多由于大脑皮层严重缺氧所致,外伤和脑血管病等引起广泛性皮层损害而形成,表现为语言、运动和意识丧失,而保留无意识的皮质下机能,如瞳孔反射、角膜反射、咀嚼反射和吞咽运动等,对痛刺激有逃避反射,脑电呈广泛重度改变,表现脑波呈静息电位改变,此综合征也有称为"失外套综合征",经过一段时间,如大脑皮层功能有程度不同的恢复,可遗留不同程度的痴呆。

(2)运动不能缄默症:于1941年Cairns首先提出,多由于血管病、肿瘤或炎症引起特定部位的损伤而形成,如损伤位于额叶前方和边缘系统称为Ⅰ型运动不能缄默(AMS Ⅰ);如损伤部位在间脑和中脑网状结构处,称为Ⅱ型运动不能缄默(AMSⅡ)。临床表现为缄默、无自发语言、四肢运动不能、对痛刺激有反应、患者能睁眼、眼球固定或有追物动作,但面无表情、食物入口能吞咽而无咀嚼、大小便失禁、睡眠与觉醒节律存在、多数在睡眠期间给予刺激可觉醒。

AMS Ⅰ型和AMSⅡ型的区别在于Ⅰ型可伴有抽搐发作而Ⅱ型者可有瞳孔改变、眼球运动障碍等中枢症状,脑电图为广泛性的δ波和θ波,严重病者SEP有改变。

(3)闭锁综合征:有学者提出,主要由桥脑腹侧双侧皮质脊髓束和皮质延髓束受损而引起,中脑双侧大脑脚外2/3梗塞也可引起,主要病因为血管梗塞,亦可见于脱髓鞘疾病、肿瘤或炎症等,表现为神志虽然尚存,但由于发音肌肉瘫痪不能说话,头面、咽喉不能运动而完全瘫痪,因此病人不能说话,无表情,吞咽反射消失,对他人询问有的可微微点头或有的可用眼睑运动或残存之眼球垂直运动等作出是与否的回答。脑电多数报告为正常或轻度慢波,严格说起来此征不等于意识障碍,而是意识表达障碍。

(4)持续性植物状态:有学者指出头部外伤或脑卒中引起的去大脑皮质综合征症状,并持续3个月以上不见好转者;不包括像脑肿瘤等疾病在病程发展中出现短时的植物生存状态。这类病人只是自律神经功能正常,而有意识的运动、感觉和精神活动丧失,只是躯体生存而无智能和社会生活表达,所以称为植物生存。这些病人对家庭和社会都是极难处理的问题。因社会和家庭伦理道德不同,人们采取的态度也不相同,因此,与其说"植物状态"一词作为"医学"用语,倒不如说"医学社会"用语。

有人认为"植物状态"一词是含混不清的,从病理生理过程而论即可为去大脑皮层综合征,但从这样症状描述来看也是包括了原发性脑干损伤和"运动不能性缄默",因此认为把"植物状态"作为意识描述是不适当的。

【语言】

语言是人类所特有的极为复杂的高级神经活动,它是人类在漫长的进化过程中,随着手的功能发展及群体劳动和群体交往的需要逐步形成的。脑进化是劳动与语言互相促进不断发展。经过世世代代遗传,在大脑的特定部位产生的语言活动中枢。

1.语言解剖及生理基础　从19世纪开始,学者对语言开展了深入研究,开始Gall和Bonilland认为语言有特定的孤立中枢,其后Broca和Wemicke根据病理观察和联系人脑的解剖生理功能认为大脑既有语言表达区(Broca区),又有语言感觉区,而且这些结构互相联系才能表现出完整的语言功能;而Marie认为语言中枢区域更为广泛,包括了Broca区、Wernicke区、Exner氏区、缘上回、角回的皮质与皮质下,形成的四边形语言功能区。Jackson,Goldsteris和Head等人却激烈地反对孤立认定的语言中枢,他们认为完整语言过程有感受语言、理解分析语言和语言表达三个组成部分,几乎整个大脑皮质与皮质下结构都参与活动,因此孤立地认定语言中枢是片面的。有学者认为对事物认识的开始阶段总是有局限性的,随着认识过程加深就会更符合客观实际,语言活动和其他神经活动基本规律一样,必然要有感受传入部分、分析理解综合部分和传出效应部分。目前对语言的认识还在不断深化中,但临床与实践毕竟不能否认脑的某一区域改变而出现特定形式的语言障碍的事实。

2.失语的分类　尽管对失语分类有不少分歧,但1884年Wernicke和Cichtheim提出的古典分类经过一个世纪,仍被多数人所沿用,这可能是由于作者分类是根据神经活动规律提出的,因此比较符合客观实际的结果。

(1)运动性失语:优势半球额下回后方(44区)及其的上方部位受损时病人对他人语言能够理解,但部分或完全不能用语言表达,但阅读时能理解词意,合并有书写障碍。

(2)感觉性失语:受损部位为优势半球的颞上回的中后方,听力虽然存在,但不能理解语言的意义,自身也能发音,但发出的词汇杂乱无章,使人不能理解,无语言表达功能,因此有人称为"杂乱性失语",阅读和书写的功能都有障碍。

(3)传导性失语:Broca区和Wernicke区中枢虽然正常,但联系两区之间的缘上回深部弓状纤维受损,自发语言障碍比感觉性失语为轻,能作一般性对话,甚至可阅读小说,主要特征是语言复诵不能,当说复杂性语言时表现错乱,并出现气喘式的断续语言,书写有障碍。

(4)皮质连接障碍性运动失语:受损部位在Broca区的前方或上方联合纤维受损时出现,表现有语言起动困难,无自发性主动问话,有时有伊伊阿阿的自发呻吟样声音,当你与其对话时,可进行一般对话,能流利地复诵,阅读时能有音读和目读,但书写常错误。

(5)皮质连接障碍性感觉失语:角回区受损引起的失语,表现与前者相反,语言和复诵虽然流畅,但对语言判定困难,对复杂语言不能理解,对物体命名不理解,音读和目读都障碍,书写也不正常。

(6)皮质下性运动失语:随着CT和MRI的问世,对皮质性失语,认识更加准确。内囊、壳核和脑室旁白质的损害,可出现皮质下性失语。

皮质下性运动失语为上述区域的前上方受损而引起,语言理解能力虽正常,但说话笨拙缓慢,常伴有对侧偏瘫。

(7)皮质下感觉性失语:上述区域的后方受损而引起,语言虽然流畅,但对语言理解能力欠佳,并伴有对侧肢体感觉障碍。

(8)命名性失语:受损部位位于优势半球颞下回后区。病人能理解他人语言,也可以对话,但对物体命名有困难,医生拿出笔、水杯和电筒令其命名,病人不直接回答,而是迂曲说是写字、喝水和照亮用的,当检查者提出上述物体名称,病人马上能复诵出来,但瞬间又重新忘掉。

(9)观念性失语:由顶枕颞区脑叶交界处损害而引起,对视觉、听觉语言信息不能整合而表现语义能力丧失,对复杂语句的意义理解障碍,辨不出来父亲的兄弟和兄弟的父亲都是谁,让他拿笔去触电筒他无从下手,不知道"苹果被孩子吃了"的被动语态的含义。

(10)失读症和失写症:纯粹失读症发生于角回受损者,角回是视觉和听觉信号联系整合区,学生学习朗读时对一个字的视象和音象建立联系,则认识字的意义。角回破坏者把一生学习的文字统统忘记了。

失写症是优势额中回后部的Exner氏区受损的结果,此区是头、眼和手运动投射区,是书写过程中手脑配合的复杂运动行为中枢,此区损害则不能书写,或写字极其杂乱无章。

上述分类看来比较系统和规范,但疾病的发生和脑的损害很不规律,因此临床检查有些容易区分,如运动性失语、感觉性失语和命名性失语等;有些则很难区分。

3.检查失语时注意事项　失语的出现不但对病灶定侧有意义,而且对病灶定位也颇有意义,但是检查之前必须了解哪侧是优势半球,右利病人99%优势半球在左侧,而左利病人优势半球只有50%在右侧,判断左右利不能只根据哪只手写字,因为东方民族强调用右手写字,更重要的是要了解用哪只手使筷子、握刀、握球拍和刷牙等。小儿在解剖学上参与语言功能的脑区很广泛,非优势半球也有一定作用,但到8岁左右语言功能区明显局限于优势半球。

【失用症】

人类发展过程中,为了生产和群体活动所形成的动作,经过世代进化和长期运用而达到运用自如的自动化程度。人需要有感觉系统、运动系统、理解、意识和协调能力功能完整,才能正常、有效地发生动作。脑的运用中枢在优势半球顶下小叶和缘上回处,发出的纤维不仅支配对侧肢体运用,而且有的纤维还通过胼胝体支配非优势半球的缘上回,因此优势半球缘上回受损产生双侧肢体失用,而胼胝体受损则产生优势半球侧单侧失用,失用主要分为:

1.运动性失用症　见于缘上回后部受损,病人对运动觉的分析和综合活动失调,表现出运动的观念虽然完整,而运动失去精巧能力,肢体运动笨拙,能理解医生指令动作,但做起来手不从心,甚至划火柴和扣纽扣都困难。

2.观念性失用症　见于优势半球顶叶后部,缘上回及胼胝体等处损害,甚至可有双侧改变。病人表现失去运用观念,只能做简单的指令动作,若指令复杂,则使运动的时间、程序和运动组合发生错误,例如指令其用火柴把烟点燃,他可用香烟当火柴在火柴盒上擦火,常用牙具梳头,对医生指令漫不经心。观念性失用症病人一般模仿动作无障碍。

3.观念运动性失用症　病人兼有上述两种失用,系观念形成区和执行运动中枢都受到损害的结果。病人自发运动尚可,但对医师的指令动作不理解,也不能完成,有时虽然能按指令做出简单动作,其后则发生不自主的运动重复,例如医生让其举起右手,但对其后所发出的任何新的指令,病人不能理解均以举起右手作为应答。

4.结构性失用症　见于优势半球枕叶和角回之间的联系纤维受损,病人表现一种特殊类型的失用。对绘图和建筑等有关结构发生失用,如指令病人绘房屋结构图,大体结构可以绘出,但线条长短不一,基线不平和对位不佳,有时比例失调,有时重叠,如指令病人画出头像时,病人可把眼睛画到头部外面。

【记忆】

记忆是人们对以往经验的反映,是把过去体验过的或学习过的事物经过一系列整合分析等思维处理,铭记脑内保持认知以便能够回忆、推理和反映再现。记忆包括即刻记忆、近事记忆和远事记忆。这些记忆正常活动有赖于脑的解剖正常,而且与突触传递有关,并受神经递质和神经肽的影响。

科学家对记忆的解剖生理进行了大量研究,有学者根据条件反射的实验研究认为大脑皮质在学习和记忆过程中起主导作用,事实上广泛的皮质损伤确有高级智能障碍,但经过许多学者实验研究确切证实颞叶联合皮质和边缘系统对记忆有着特殊的重要意义。例如 Pa-pez 环路和 Livengston 环路中某个神经结构损伤则出现明显的情感和记忆障碍。Pa-pez 环路是位于大脑内侧面,由中脑被盖、乳头体、丘脑前核、隔区、扣带回、海马回和穹隆等结构构成;而 Livengston 环路则位于大脑基底,形成边缘外侧环路,由眶额脑皮质、颞叶前部皮质、杏仁核、丘脑背内侧核、丘脑下核和中脑被盖组成。双侧颞叶和边缘系统障碍引起的记忆障碍重于单侧,优势半球损害重于非优势半球。记忆障碍如表现为忘掉了疾病发生以后的事件,主要损害近事记忆,而对以往的事情记忆犹新称为"顺行性遗忘症"。如病人将疾病发生以前的某一段熟悉的事物部分或全部遗忘,并且是距离发病时间越近的事情遗忘得越严重,将此种记忆障碍称为"逆行性遗忘症"。如病人把早已发生的事件,归之为另一时期并当真实实物加以叙述,且坚信不移地认为所说事件完全正确则称为"记忆错构症"。当病人听到了某种声音或见到某种现象而发生一种很熟悉的感觉,认为以往有过同样的经历,但不能确切记忆起事件发生于何时和何地,称为"记忆恍惚症"。病人把许多实际上并未发生过的,有时甚至异想天开的荒谬不存在的事情认为确有其事,口若悬河、绘声绘色地讲述,以填补他遗忘的那段时间的经历则称为"记忆虚构症",此症最典型的例子是 Korsakoff 氏综合征:病人由于严重精神创伤,或剧烈的情绪波动之后,陷于皮质功能失调,不能回忆精神创伤和情绪波动的有关事件,称为"心因性遗忘症"。

引起记忆障碍除了肿瘤、脑血管病和创伤之外,随着立体定向神经外科的发展,在治疗顽固性疼痛、顽固性癫痫和某些精神病时以毁损上述两个环路的某个神经结构手段治疗疾病,这就容易在收到某些治疗效果的同时,而使病人的情感和记忆等高级智能也受到了损害,甚至终身难以恢复。因此,做定向手术之前,应权衡利弊,慎重选择破坏靶点,以免出现得不偿失的不良后果。

【精神】

人脑最为复杂的活动莫过于精神活动,它包括认知、情感、意志和行为等,人们对人脑精神活动的解剖生理基础认识还远远不够深入,但前额叶皮质和边缘系统以及与它们有密切联系的一些神经结构发挥重要作用,密切联系结构包括未名质、隔区、Broca斜带、梨状区、前穿质、海马、扣带回、扣下回和杏仁核等。

当人脑接受生物的、物理的、社会的和心理因素的刺激之后,强度超过病人承受能力时则出现一过性的或持续的精神障碍。过去由于对引起精神障碍的物质基础认识不够,使病人得不到理解和正确治疗。

随着分子生物学、医学遗传学、内分泌学和脑的影像学的飞速发展,不仅证实精神障碍有物质改变的基础,而且与突触传递、神经递质、激素分泌、脑的代谢和某些染色体异常有密切联系。有的通过影像学检查还证实某些精神异常病人的胼胝体和边缘系统有先天发育异常。

正确检查、认识和治疗精神障碍的分类是神经内科和精神学科的任务,现仅就神经外科常见的精神障碍作一简单阐述。

1.前额叶受损的精神症状　人脑和动物脑的主要差距是人脑额叶发育十分显著,例如犬的额叶为全脑的7%,猩猩的为17%,而人脑额叶占全脑的29%,因此自古以来人们就认识到额叶与精神活动有着密切关系,故有人将额叶称为"大脑的主宰"。

额叶凸面受损病人常表现情感呆板,反应迟钝,对周围事物并不关心,处于智能低下和无欲状态,严重者尿便不能自理,有的可表现出柯萨柯夫综合征。

额叶眶面受损病人常有人格和情感的改变,表现有欣慰感,整天高高兴兴,无忧无虑,成年人有举动幼稚化,有的病人有性功能亢进。

额叶占位病变,额叶挫伤,脑底蛛网膜下腔出血和治疗精神分裂症作额叶白质切断时可出现上述某些症状。

2.颞叶及边缘系统受损的精神症状　颞叶是与精神有关的主要脑叶之一,而边缘系统由围绕脑干、基底节和胼胝体的一些神经结构组成,它包括扣带回、海马、嗅区、梨状区、杏仁核、隔核、下丘脑、中脑中央灰质和中脑中央旁灰质等神经结构。边缘系统各部位之间以及和它的有关皮质保持着复杂的神经联系,边缘系统除了保持种族延续、内脏调节、精神情感活动之外还与学习和记忆等高级智能活动有关。

颞叶和边缘系统的精神障碍常为情感和记忆改变,病人常有情感脆弱、焦虑、忧郁、活动减少,有的病人有恐惧、激怒,少数病人有欣快感,此外病人还有记忆障碍,双侧损伤重于单侧,优势半球重于非优势半球。

多见于该区颞叶肿瘤,脑挫伤,癫痫病人或因颞叶切除某些定向手术之后。

3.胼胝体受损的精神障碍　Alpers和Granp早年就指出胼胝体损伤症候群表现为精神障碍、运动障碍和失用。精神障碍主要表现为对刺激反应不敏锐,有情感淡漠,无欲状,情绪有时不稳定,观念综合障碍和记忆减退等。

神经外科主要见于胼胝体肿瘤,Moniz总结胼胝体肿瘤由于年龄不同而精神障碍各异。青少年表现类似精神分裂症,中年人主要表现为进行性麻痹重于精神改变,老年人则易表现为痴呆。胼胝体肿瘤常累及额叶,从症状学上兼有额叶症状,需用影像学来做精确鉴别。

还应该指出的是,对严重器质性精神障碍容易引起医生的注意和理解,而对轻型颅脑损伤,神经系统无明显器质损伤经常可见到记忆力下降,情绪不稳定或病人处于无力状态时也需进行相应治疗,特别有些神经型非常敏感的病人,加之对社会和心理因素反应强烈时更容易造成久治不愈,因此医生在治疗时除了药物治疗外,注意病人心理矛盾,加强心理治疗实属必要。

(二)颅神经检查

颅神经共有 12 对,除嗅、视神经外其余神经核依次位于脑干内的不同平面。颅神经由颅底相应孔裂出颅,脑干内或颅底病变易引起颅神经损伤。除神经外科和神经内科以外,眼科、五官科和颌面外科不少疾病也经常累及颅神经,因此必须与上述各科紧密合作,以求诊断无误。

【嗅神经】

利用病人日常经常接触、有易挥发气味而无刺激性的物体,例如香烟、香皂、牙膏、茶叶等物品,分别检查双侧嗅觉,以判定嗅觉正常、迟钝或消失。

筛板骨折、额底部脑挫伤、额骨骨髓炎、脑膜炎、脑积水、鼻咽部脑膜脑膨出和额叶底部肿瘤易引起嗅觉障碍,后者尤以嗅沟脑膜瘤和蝶骨嵴内 1/3 脑膜瘤最为多见。

患有颞叶前内侧钩回部位和杏仁核部位的肿瘤时,病人常有幻嗅,发作性地嗅到自身内脏或周围环境有某种气味,而医师和他人则嗅不到任何异常气味存在,对此称为"钩回发作"。如病人在幻嗅同时,又合并一过性意识丧失,鼻孔扩张,舐舌、咂嘴或咀嚼等动作时,甚至还可出现神志恍惚或精神错乱则称为"精神运动发作"或"颞叶癫痫"。

常患上呼吸道感染、鼻窦炎和鼻炎的病人往往有双侧嗅觉减退,脑动脉硬化病人和高龄老人嗅觉也有双侧迟钝,个别人可有先天性双侧嗅觉缺失。

【视神经】

1. 视力　可根据阅读情况初步了解视力如何,并可用远或近视力表检查,严重视力障碍用几米指数、光感有无来表示。

脑底部特别是视神经孔骨折可直接损伤视神经,外伤后昏迷病人如有瞳孔直接对光反射消失而间接反射存在,说明有视神经损伤。因此,颅脑损伤后眼部如有严重损伤或眼睑、结膜高度水肿,更应克服困难准确检查清楚视力改变和瞳孔反射的情况。鞍区和额底部肿瘤或动脉瘤凡能直接压迫视神经者都可引起视力受损,视乳头水肿晚期视力也可受损,接近视交叉部肿瘤手术时要注意保护滋养视神经和视交叉的小血管,以免术后因视神经和视交叉的缺血造成视力障碍。

神经内科和眼科许多疾病都有视力障碍,要予以排除。

2. 视野　一般都先行视野粗测,对可疑有视野改变者则应用视野计进行精确检查,以确定视野损伤的表现形式和程度,结合视路的解剖分析病变的部位和侵犯范围。

视野检查常常易被忽视,恰恰大脑从额叶基底、顶叶、颞叶到枕叶有很大区域内都有视路经过,因此精确测定视野对定位诊断很有意义。

视交叉蛛网膜炎的视野常常向心性缩小,视路不同部位的损伤可引起相应的视野缺损,鞍区占位病变、颞叶和顶叶深部占位病变、枕叶占位病变分别有不同形式的视野改变。

关于黄斑回避的机制尽管人们依然争论不休,但视放射后部和枕叶受损,确有黄斑回避这一客观表现。

视乳头水肿在视野检查时可见生理盲点扩大。

视野障碍一般都是红色视野改变先于白色视野改变。

3. 眼底　眼底检查是神经系统检查中重要项目之一,故很早以前就有"没检查眼底,神经系统检查就不算完善"之说,眼底检查包括检查视乳头、视网膜和网膜血管的改变。

视乳头水肿是因颅内压增高压迫了视网膜中心静脉而引起,早期视乳头水肿乳头突出程度不高,一般都在 2D 之内,视乳头充血,境界欠清,视力无改变,但视网膜中心静脉的搏动消失。视乳头水肿全盛期时,视乳头突出度高于 2D 以上,乳头境界不清,乳头附近有渗出和火焰状出血;视力虽然尚存,但视物模糊不清,有时可出现阵发性失明或闪光等视力障碍,发作一般不超过 30s,瞬间即逝。晚期视乳头水肿由于视纤维变性,视乳头变得苍白,视网膜动脉变细,视乳头突出减轻,边境渐清楚,但视力逐渐减退甚至失明。

蝶骨嵴内 1/3 脑膜瘤可使病侧视神经受到直接压迫而产生原发性视神经萎缩,而对侧视乳头因颅内压增高产生视乳头水肿,称为 Forster-Kennedy 氏综合征。

原发性视神经萎缩和早期继发性视神经萎缩可以鉴别,因后者视乳头境界不清,苍白程度也轻,但与晚期继发性视神经萎缩只从形态改变不易区别,二者几乎相同,需结合临床病程演变加以鉴别。

早期视乳头水肿和视乳头炎只从形态学上改变很难区别,如结合临床则不难鉴别,视乳头炎多为单侧,发病数日内视力就严重受损,如为双侧视乳头炎,两眼发病时间和视力障碍的程度也表现参差不齐。

脑动脉硬化病人,视网膜动脉变细,反光增强,动静脉粗细差加大,重症脑动脉硬化时动静脉分叉处静脉明显受压呈现切迹状,动脉变细可呈银丝状,动脉硬化引起眼底出血,多沿着硬化血管周围分布,视网膜动脉硬化程度在一定程度上反映了脑动脉硬化程度。

恶性高血压性视网膜病的眼底改变双侧都很严重,类似严重动脉硬化眼底,渗出较为严重,出血多位于网膜血管末梢,常伴有一系列严重晚期高血压症状,以及心、肾功能障碍、神经系统体征。

严重的蛛网膜下腔出血可合并玻璃体后方出血,出血多为半月状,因并发于蛛网膜下腔出血,故玻璃体出血也不易误诊。

眼底生理变异并非罕见,其中假性视乳头炎最易误诊为早期视乳头水肿,对于有经验的医师鉴别也不难,因为假性视乳头炎的视乳头并不突出,视网膜中心静脉搏动良好,视力正常,生理盲点不扩大,病人无颅内压增高表现。

Lindan 氏病、Von-Hippel-Lindau 氏病眼底有小血管瘤的改变,Starge-Weber 氏病眼底有时也有,小血管痣,如结合临床则易确诊。

【眼运动神经】

动眼神经、滑车神经和外展神经都是支配眼球运动的,它们互相协调支配眼肌正常活动,故将三者合并叙述,但是眼肌运动极为复杂,除了上述 3 对颅神经外,还有内侧纵束和许多神经核参与协调核间联系,额叶、桥脑和枕叶的皮质和皮质下眼球运动调节中枢的作用也不可忽视,颈交感神经随颈动脉入颅腔,加入三叉神经的眼神经支配瞳孔散大肌,上、下眼睑板肌,眶肌和球周肌也参与眼肌运动和瞳孔散大。

1. 瞳孔 正常成人瞳孔大体为 3～4mm,新生儿和乳幼儿瞳孔比成人为小,青春期瞳孔最大,以后随着年龄增长而逐渐缩小,老年人和脑动脉硬化的病人瞳孔相对更小,正常成人瞳孔小于 2mm 称为瞳孔缩小,大于 4mm 称为瞳孔散大。瞳孔对光反射有直接光反射和间接光反射,可分为正常、迟钝和消失。当两眼注视远方物体突然改为迅速近视眼前物体时,除了两眼球会聚外瞳孔也缩小,称为"调节反射"。

前述的调节反射是由两个神经通路互相联系配合形成,一个神经通路是皮质枕叶与额叶,使两眼会聚;另一个神经通路是瞳孔反射通路,这两个通路是当视皮质发出兴奋经中脑顶盖前区的外侧膝状体发出纤维到动眼神经缩瞳核以协调缩瞳。如中脑顶盖前区病变损伤核间联系则调节反射只能眼球会聚,而不能缩瞳,称为 Argyll Robertson 氏瞳孔。

当动眼神经受损,患侧瞳孔散大,直接和间接反射都消失,同时合并相应眼肌麻痹,神经外科最为常见的是小脑幕切迹疝的瞳孔改变,早期患侧瞳孔暂时缩小,光反射迟钝,继而瞳孔散大,光反射消失,晚期双侧瞳孔散大。早期瞳孔缩小阶段因为较短暂,如做不到床侧严密观察,常被疏漏。视神经损伤的患侧瞳孔直接光反射消失,但间接对光反射存在。眼外伤时可以出现外伤性散瞳,病人视力和眼球运动完全正常,只是瞳孔直接和间接光反射消失。支配眼的交感神经受损,瞳孔缩小,眼裂变窄,眼球轻度内陷,而对光反射正常,对此称为"Horner 氏综合征"。相反,交感神经持续受刺激则出现瞳孔散大,眼裂增宽,眼球外突,瞳孔光反射也依然存在,对此称为"Pour-four-Dlupetie 氏综合征",也有称为"逆 Horner 氏综合征"。过去曾患过虹膜睫状体炎的病人,可因虹膜粘连,瞳孔不但变小而且外形不圆,不但引不出光反射,应用散瞳药物也不能奏效。

2.眼睑　提上睑肌受动眼神经支配,动眼神经受损上睑下垂,不能上举,同时合并其相应的眼肌和瞳孔改变。交感神经受损作为"Horner 氏综合征"的症状之一的上睑虽然也下垂,但下垂程度轻,令其睁眼时能有一定程度的睁眼。当面神经损伤时,由于眼轮匝肌瘫痪,患眼闭合不全,此外重症肌无力时也可发生单侧或双侧眼睑下垂,眼肌麻痹,甚至双侧眼球位置不对称,经详细分析不符合神经支配规律。

3.眼球运动　眼球运动共有 8 个方面,即上方、下方、内侧、外侧、内上方、内下方、外上方、外下方,这需要Ⅲ、Ⅳ、Ⅵ3 对颅神经有机配合,协调一致地支配眼肌活动,如果这些神经受损,则眼球运动出现障碍。根据复视的不同表现可以分析眼肌麻痹和神经损伤,但眼球运动远非如上述那样简单,还有凝视、追视和眼球浮动等复杂功能,这些复杂的动作需要更多的神经核团参与活动。这些核团间的联系是通过内侧纵束进行的,另外凝视和追视活动中,额叶皮质第 8 区,桥脑侧视中枢和枕叶皮质 18、19 区中枢支配起着重要作用。

外伤,肿瘤和血管病可引起有关皮质、脑干神经核和颅底Ⅲ、Ⅳ、Ⅵ神经损害,在作定位诊断分析时要区别皮质性、脑干性抑或末梢神经损害的表现,以便作出正确诊断。

4.眼球外突和内陷　检查眼球运动时,对眼球外突和内陷也应予重视。颅底肿物侵犯了眶后部、眶骨纤维异常增殖、筛窦囊肿扩展到眶内和眼眶内肿瘤都可引起眼球外突;海绵窦段颈内动脉瘤和海绵窦内肿瘤也可引起眼球外突,颈内动脉海绵窦瘘患侧眼球出现搏动性突眼。颈部交感神经兴奋由于眶肌(Muller 氏肌)和球周肌收缩,眼球也外突,反之则内陷。球后大的静脉血管瘤,压迫球后脂肪致使萎缩,眼球内陷,头低位时则眼球外突,对眼球施以压力或站立后则可回缩。

【三叉神经】

三叉神经是混合神经,包括感觉和运动功能,是颅神经中最大的神经,其神经核由中脑、桥脑一直延伸到延髓和脊髓上端,脑干和颅底病变可能累及三叉神经。

1.感觉检查　颜面皮肤、鼻黏膜和舌的感觉(味觉除外)都由三叉神经感觉支配,核性感觉障碍时由于神经核过长可有感觉分离。

2.运动检查　中枢性损害由于双侧支配,瘫痪表现不明显;外周性损害则有明显的肌萎缩。患侧颞肌和咀嚼肌萎缩,咀嚼时患侧咀嚼肌和颞肌收缩减弱或消失,因同侧翼内肌、翼外肌瘫痪,开口时下颌偏向患侧,下颌不能主动向健侧侧移。

3.反射检查　三叉神经第一支-眼神经构成角膜反射弧的传入神经,因此用棉絮刺激角膜时可引起角膜反射。如果眼神经受损则角膜反射消失。下颌反射弧传入和传出神经都是三叉神经,指令病人开口,检查者以一指置于下颌正中,用叩诊锤叩击手指,正常时则出现下颌上举,中枢性损害此反射亢进,末梢损害则引不出。

4.神经营养检查　中枢性损害一般不引起神经营养障碍,如末梢性损害则发生神经营养性角膜溃疡,口腔和鼻腔黏膜也干燥和萎缩。岩浅大神经和鼓索神经虽然不受三叉神经支配,但它们的节后纤维都有一段加入三叉神经内走行,然后支配泪腺、舌下腺、颌下腺的分泌和舌前 2/3 味觉,因此相应阶段损伤则出现上述机能障碍。神经外科最易见到的三叉神经损害,原发者有三叉神经纤维瘤,继发者有桥小脑角肿瘤、海绵窦内或鞍旁肿瘤、颈内动脉海绵段动脉瘤等。

所谓原发性三叉神经痛,诊断不难,但发病机理仍有争论,治疗也不统一,现多认为是颅后窝微血管压迫综合征之一,而面肌麻痹性偏头痛、岩尖综合征、蝶腭神经痛、鼻翼神经痛等疾病也都有三叉神经受累,应结合具体综合征的各项表现进行分析。

【面神经】

面神经是以运动为主体的混合神经,其中包含副交感神经和感觉神经成分,合称为中间神经。中间神经的感觉神经除了舌前 2/3 味觉之外,还有接受鼓膜、外耳道、耳廓和耳后皮肤感觉纤维,但这些部位的痛觉是和三叉神经、舌咽神经、迷走神经感觉支配重叠,因此个体差异很大,甚至难以检查出面神经损害引起的痛觉障碍。

1.周围性面瘫　包括面神经核及其面神经分支受损,面部表情肌瘫痪,说话和表情时尤为明显,令病人鼓腮、闭眼和饮水都能观察出面瘫的表现,面神经瘫使它所支配的镫骨肌松弛,因此出现对低音调的感觉过敏,患眼瞬目反射,眼轮匝肌反射,口轮匝肌反射消失,如病毒侵袭面神经膝状神经节区,急性期耳部常有疱疹,并可有泪腺分泌障碍;如鼓索神经段受损,除了舌前味觉障碍外,还有唾液分泌减少;如内耳道段受损常合并听力和平衡障碍。

2.中枢性面瘫　中枢面瘫不像周围性那样明显,额肌和眼轮匝肌是面神经上核发出纤维支配,后者受双侧皮质延髓束支配,因此单侧核上性病损不引起同侧额肌和眼轮匝肌瘫痪,但颜面下部的肌肉如颊肌、口轮匝肌受面神经下核发出的纤维支配,此核仅接受对侧的皮质延髓束支配,因此,可表现病变对侧的鼻唇沟浅,口角下垂,示齿动作时口角歪斜。

帕金森氏病除了其他特定体征外,就面部表情而言,双眼向前凝视,瞬目反射减少,面部无表情,形成所谓"假面具脸",有人称为"第三中枢性面瘫",这并非面神经损伤,而是锥体外系受损的结果,病人虽然表情丧失,但面肌的随意运动正常。

神经外科最易引起面神经受损的疾病是岩骨骨折、桥小脑角肿瘤,桥脑、脑干内肿瘤也有面神经周围瘫,但常同时合并同侧外展神经核和三叉神经核性损害,并有对侧锥体束损害。

【听神经】

第Ⅷ神经包括司听觉的耳蜗神经和司平衡的前庭神经,在颅内合并走行,但进入内耳孔以后行程迥然不同。

1.听觉检查　通过正常对话大体可了解病人听力情况,如有重听利用音叉和听力正常的医生作对比检查,并通过 Rinne 氏试验和 Werber 氏试验确定是感音耳聋或是传导性耳聋,抑或二者兼有的混合性耳聋。病人在听觉出现障碍的同时常常合并耳鸣,无论感音性或传导性耳聋都可合并耳鸣。有时耳鸣对于病人比耳聋更难以忍受,有时听力完全丧失,但耳鸣依然存在。

2.平衡觉检查　通过病人步态,闭目站立姿势调节可了解病人平衡机能,眼震的出现也常常是平衡的障碍的一种表现。为了准确分析引起平衡障碍的部位常常还需要冷热水试验和旋转椅试验检查。

分析前庭神经功能障碍时首要要排除生理性前庭功能过敏,系表现乘汽车、乘飞机和轮船时出现头晕,恶心呕吐。耳鼻科 Meniere 氏病、某些药物中毒、桥小脑角蛛网膜炎,椎基底动脉供血不全等都可引起前庭神经受损;而神经外科仍以桥小脑角肿瘤和岩骨骨折时较易引起前庭神经障碍。在检查前庭神经功能时也应与小脑和颞叶受损时出现的眩晕加以区别:小脑肿瘤的眩晕和眼震,如发生在小脑半球,病侧肢体肌力减弱,上下肢共济失调,如发生在蚓部,表现为躯干性共济失调但不伴有听力受损,颞叶肿瘤病人有时也有自身或周围物体摇晃不稳感觉,常为发作性,有人认为是颞叶癫痫的一种表现,不合并听力受损。

【舌咽神经、迷走神经】

舌咽神经和迷走神经都是混合神经,包括运动感觉和副交感神经,这两个神经不仅在解剖上关系密切,而且在功能上也互相协调一致,神经外科颅底的疾病也常常同时累及这两个神经,故将这两个神经一并叙述。

舌咽神经除了支配舌后 1/3 味觉和腮腺分泌外,还和迷走神经共同支配咽部感觉和咽部肌肉,如单独舌咽神经受损只是舌后 1/3 味觉和腮腺分泌明显障碍,如迷走神经也同时受损,则咽部软腭和喉部感觉和肌肉都出现明显障碍,病人声音嘶哑,吞咽障碍,咽部感觉减退或消失,病人发"啊"的声音时软腭和悬雍垂偏向健侧,咽反射消失。

迷走神经虽然无三叉神经那么粗大,但其长度是颅神经中最长的,大部分是支配内脏的副交感神经,因此,迷走神经受损时心律和胃肠功能都有改变。

神经外科中能引起Ⅸ、Ⅹ颅神经受损的多为颈静脉孔区骨折和肿瘤,桥小脑角肿瘤向下方发展,有时脑膜炎和蛛网膜下腔出血也可引起,中心性肺癌时有时侵犯迷走神经的喉返神经分支,因此病人突然声音嘶哑,应予重视。

【副神经】

副神经是纯运动神经,由延髓根和脊髓根两个根系,与Ⅸ、Ⅹ颅神经一同经颈静脉孔出颅,支配胸锁乳突肌和斜方肌。

通过观察肩的外形,嘱病人转头和耸肩可以检查到此神经受损情况,副神经受到病变刺激时可以出现痉挛性斜颈,如周围性瘫痪则头不能转向健侧,患侧耸肩无力,由于斜方肌萎缩肩外形改变并下垂。

致损疾病也多为颈静脉孔区病变。

【舌下神经】

舌下神经为纯运动神经,由延髓发出 10～15 条神经根系合成一根神经由舌下神经管出颅,与迷走神经伴行一段而入舌,支配舌肌运动。舌下神经中枢性损害由于受双侧皮质延髓束支配,表现不明显;而周围性损害时患侧舌肌萎缩,并有纤颤,伸舌时舌偏向患侧,缩舌时偏向健侧,排出含于患侧颊齿间的食物困难,有时说话笨拙。

颅底骨折累及舌下神经孔,下斜坡肿瘤和颅内动脉瘤可引起舌下神经受损。

(三)运动检查

人类不但在做各种活动时,而且就是站立或静卧也需神经支配许多肌肉维持姿态的平衡,在低等动物这些功能是由皮质下中枢完成,而高等动物的人则由大脑皮质进行支配。人在进化过程中大脑皮质分为新皮质和旧皮质,对姿势的维持和调节主要由旧皮质支配。

对运动的检查包括肌力、肌张力、肌营养、不自主运动、连带运动、共济运动和步态等项检查。现结合不同受损平面的表现加以叙述。

1.脊髓前角细胞和末梢神经水平的受损 表现为迟缓性瘫痪,程度远比皮质受损为重,反射减弱或消失,有明显肌萎缩,3 个月以后肌肉萎缩就非常明显,前角细胞受损还有肌纤颤,神经外科多数为周围神经损伤表现的末梢性损害。

2.锥体束受损 锥体束在人类运动神经中最为发达,过去曾一度认为只由中央前回(Brodmam 4 区)第五层大锥体细胞轴突组成,后来的研究表明锥体束还包括锥体外系的许多神经纤维。

锥体束包括皮质脊髓束和皮质脑干束,了解它们在放射冠、内囊、大脑脚、桥脑腹侧和延髓锥体交叉等处的解剖关系,有利于定位诊断的分析。

颈和颜面上部的肌肉的神经支配是双侧重叠支配,因此单侧受损咽喉部和颜面上部肌肉运动见不到明显瘫痪,舌肌、颜面下部肌肉、胸锁乳突肌和斜方肌则有轻度瘫痪、上肢瘫痪较下肢明显。

神经外科在颅脑损伤,脊髓损伤,颅内肿瘤,椎管内肿瘤及脑血管病和脊髓血管病时容易损伤锥体束。

3.锥体外系受损　　锥体外系是运动系统的一个重要组成部分,包括锥体束以外的所有运动神经核和传导束,因此在解剖学上它的范围广泛而分散,不单纯限于基底节,也包括脑干一些核团和联系纤维,当然,基底节仍是锥体外系的一个重要调节整合部位。

锥体外系疾病多为神经内科疾病,如震颤麻痹和舞蹈病等引起的运动异常,大体表现为肌张力增高、肌张力低下和异常运动等,通常腱反射正常,无肌萎缩和感觉障碍,神经外科的颅脑损伤和脑瘤等也可以损害锥体外系,根据脑瘤和外伤的临床特点诊断不难。

4.小脑水平受损　　小脑受损可出现运动和平衡障碍,如测距困难、运动变换能力障碍,还包括震颤、步态不稳等共济失调之症状,还有肌张力低下、眼球震颤和语言断续笨拙等表现。

小脑蚓部病变主要为躯干性共济失调,而小脑半球损害主要为患侧上下肢共济失调,神经外科有许多疾病可引起小脑损害,如 Dandy-Walker 囊肿、扁平颅底、颅底陷入症、小脑半球或蚓部肿瘤、小脑脓肿、小脑出血、桥小脑角肿瘤、小脑挫伤和颅后窝血肿等,结合上述疾病特点诊断并非很难。

5.大脑皮质水平受损　　随着大脑皮质分区的研究,对与运动有关的皮质区认识越来越清楚,主要为 Brodmam4,6,8 区。

(1)前中央回(Brodmam4 区)是形成锥体束的主要皮质代表区,该区自上而下支配着足、小腿、股、腹、胸、肩、手、颈、颜面、口舌和咽喉等诸肌的随意运动和维持肌肉的张力,并受运动前区(Brodmam6 区)调节和抑制,如果只是 4 区受损,虽然也有病理反射,但肌张力低下呈软瘫,腱反射减弱或消失,肌肉有萎缩。

(2)运动前区(Brodmam6 区)受损,该区位于 4 区之前,在正常情况下对 4 区引发的肌紧张有抑制作用,调节肌肉保持适当张力,与 4 区共同完成准确的动作,如果该区病损,失去对 4 区引发的肌紧张的抑制作用,则表现为齿轮状肌张力增强,反射亢进,甚至有强握反射。该区与 Brodmam8 区也有紧密关系,共同支配眼球凝视活动。

(3)额叶眼运动区(Brodmam8 区)位于 6 区之前,是支配眼球随意运动的皮质代表区,如果 8 区受到刺激处于兴奋状态,也引起对侧桥脑侧视中枢兴奋,则眼球向病灶对侧凝视,如头与躯干也同时转向对侧,并出现抽动,同时眼睑开大,瞳孔散大,称为杰克逊氏癫痫,如果第 8 区该区遭到破坏,则向病灶侧凝视,额叶血肿和肿瘤或脑挫伤常常出现上述改变。

(四)感觉检查

机体的生存有赖于内外环境的稳定,如内外环境出现改变,机体必须及时感知,并加以调节,以保持相对稳定,机体对内外环境的这种感知称为感觉,感觉分类大致可分为三种。第一种是一般感觉,包括温、痛觉,触觉,本体感觉和复合感觉等;第二种是特殊感觉,包括嗅觉、视觉和听觉,有关内容已在颅神经检查中叙述;第三种是内脏感觉,近些年来对内脏感觉十分重视。

1.一般感觉

(1)浅感觉(温、痛、触觉)是指皮肤黏膜对温度、疼痛和触摸的感觉。检查方法虽然简单,但精确判断程度和范同有时很难,如病人有不同程度昏迷,不同程度痴呆甚至因为是官能性病变或心理因素影响等等,常常不能或不能精确判定感觉的改变。因此需要医生耐心细微的多次检查,并结合整体病情进行分析,以免失误。浅感觉的传导束,除精细触觉之外,主要在脊髓侧索、脑干外侧丘系和三叉丘系上行,而且是"较长纤维远心排列",因此髓外病变,感觉障碍都是由尾侧向头侧上行发展。

(2)深感觉(本体感觉)是指肌肉,肌腱韧带,关节和骨骼的运动觉,位置觉,震动觉和深部组织的痛觉等,检查时指令病人闭目进行缓慢准确检查,上述震动觉需用(C128 次)音频的音叉置骨突部检查,上述感觉除深部组织痛觉外,其余均沿脊髓后束和脑干内侧丘系走行。这些部位受损,出现本体感觉异常,深部组织的痛觉只有牵拉和压迫深部肌肉组织时才能引起疼痛,但它的传导束仍在脊髓侧索和外侧丘系内走行,而精细触觉虽然属于表浅感觉,但它的传导束走行于后索和内侧五系。

(3)复合感觉:又称皮质感觉。复合感觉不是上述各种感觉的简单混合,而是在顶叶皮质对上述各种感觉进行综合分析和判断。复合感觉包括皮肤定位觉,两点辨距觉,皮肤图形觉和对物体实体感觉等。

2.感觉障碍的表现

(1)末梢神经水平受损:按末梢神经分布出现感觉障碍,末梢神经分布的核心部位个体差异不大,但总的支配面积个体差异不小,躯干中线的感觉神经末梢呈重叠支配,因此感觉障碍接近中线稍偏患侧即可表现异常。

(2)后根和后根节水平受损:出现与皮肤分节相一致的感觉障碍,如未累及前根,可无运动障碍,后根与后根神经节的损伤不易区别,但后根神经节损害常有带状疱疹和神经营养障碍。

(3)脊髓水平受损:神经外科引起脊髓受损疾病很多,由于疾病不同,表现形式各异,但是如脊髓外缓慢压迫,则温痛觉障碍本着"较长纤维远心排列法则"由尾端向头端发展,直到病灶水平为止,并合并脊髓半离断表现,如为髓内缓慢受损,则先在病灶区域出现类似脊髓空洞症的感觉障碍,并有感觉分离,从病灶水平开始由头侧向尾侧发展,脊髓尾端是圆锥并与马尾相接,圆锥和马尾部位受损,则出现圆锥马尾综合征。

(4)脑干水平受损:脑干的内侧丘系、外侧丘系、三叉丘系和三叉神经中脑核、感觉主核以及脊束核都与感觉有关,不同部位受损,除了相应感觉障碍外,还伴有脑干相应水平损害的综合征。

(5)视丘水平受损:视丘受损则对侧半身全部感觉迟钝,可伴有对疼痛刺激感觉过度,即轻微刺激可引起剧烈的难以忍受,性质又难以形容清楚的疼痛,甚至有的可有自发性灼痛,病人有的合并丘脑痴呆或强哭强笑等症状。

(6)内囊和放射冠水平受损:二者大体相似,但越接近内囊损伤范围越大。除对侧偏身感觉障碍外,还合并双眼对侧同向偏盲和对侧偏身共济障碍,无丘脑受损那样的自发痛。

(7)顶叶皮质水平受损:温痛感觉丧失不完全,粗略感觉很少受损,但实体感觉消失。例如给病人一块手表让他触摸,他判定不出手表,有时病人常有以感觉异常为先兆的癫痫发作。

(五)反射检查

对感觉刺激引起的不随意运动反应称为反射。反射是神经活动的基础,在神经检查中占有重要地位。因为神经系统疾病反射障碍常常出现最早,最为客观,不易受病人心理因素影响;病人有一定意识障碍或儿童也能得到准确的检查结果。反射需由感觉和运动相结合而形成反射弧才能出现,因此在某种程度上检查反射要比单纯检查感觉或运动其意义更为重要。

1.浅反射　刺激皮肤或黏膜引起的反射称为浅反射。例如咽反射、角膜反射、手掌反射、腹壁反射、提睾反射、肛门反射和足跖反射等。

浅反射在反射弧任何部位损伤均可发生减弱或消失,例如感受器,传入神经元中间神经元,传出神经元或效应器的损害,反射都受到影响。浅反射中的腹壁反射和提睾反射有两个反射通路,一是在脊髓内形成的反射弧;另一条通路是感觉冲动经脊髓、脑干,传达到大脑枕叶皮质,再发出纤维与大脑皮质运动区和运动前区发生联系,传出纤维经锥体束下行到前角,因此深叩肋骨或耻骨联合还可引起腹肌深反射亢进。由于锥体束在延髓锥体交叉,所以锥体束损害在交叉以上,浅反射障碍在病灶对侧,交叉以下损害则在同侧。

2.深反射　对肌腱、骨膜或关节予以刺激引起的肌肉收缩称为深反射,也有分别称为腱反射或骨膜反射,概括起来上肢有桡骨膜反射、二头肌反射和三头肌反射等;下肢有膝腱反射和跟腱反射等。

和浅反射一样,反射弧任何部位损害都可引起反射减弱或消失,如果是反射弧以上锥体束损伤,解除了对反射弧中的前角细胞的抑制,前角细胞过度兴奋,则深反射亢进,并出现病理反射。病人处于深昏迷,严重颅内压增高,后颅窝肿瘤,或脊髓休克时反射可减弱或消失;如病人处于强直痉挛时,深反射也难于引出。

3.病理反射　1.5岁以前的新生儿和婴儿由于锥体束发育不完全,可以引出足跖反射,这是发育过程的表现,无病理意义。除此之外发生的病理反射都说明有上运动神经元损害。

(1)伸肌组的病理反射:多表现在下肢伸肌组中的病理反射最具有代表性是足跖反射阳性,也称Babinski氏征,这是锥体束受损的重要体征。不完全锥体束受损则不一定出现典型征象,如受损完全则出现足趾背屈,其余四趾散开和小腿曲屈的典型表现。有人研究认为,大脑皮质运动区(Brodmam 4区)及其下行纤维受损划足底外侧缘时易出现小趾外展;若只是运动前区(Brodmam 6区)以及下行纤维受损,作足跖检查时只有足趾散开并有下肢屈曲;如Brodmam 4、6两区完全受损则出现典型Babinski征。Babinski征的出现必须以大脑基底节的功能完整为前提,如锥体束和基底节同时受损则引不出,病人虽然有锥体束受损,但兼有下运动神经元受损或足底感觉明显障碍和脊髓处于休克时也引不出。

伸肌组的病理反射除Babinskis征外,还有Pussep征、Chaddock征、Oppenheim征、Gordan征、Schaeffer征、Gonda征和踝阵挛等,这些病理反射的检查用浅刺激,有的用深部压迫,有的用被动运动,其引起的反射与划足试验一样,可能都属于脊髓自动反射和防御性反射。

(2)屈肌群的病理反射:多数在上肢,包括屈指反射、屈腕反射、弹中指指甲反射等,弹手指掌面反射,也适于下肢检查,即弹足趾掌面反射,引起趾足屈曲。

(3)脊髓自动反射:又称脊髓防御反射或屈曲性脊髓防御反射。正常人的下肢特别是足底受到疼痛刺激时发生下肢迅速回缩,膝关节屈曲,足趾跖屈,这是正常生理防御反射。当锥体束受损,特别是横贯性损害,由于高级中枢对脊髓抑制的解除,则出现反射异常亢进,即使轻微摩擦刺激也足以引起髋膝关节屈曲,踝关节背屈,并伴有Babinski征,有时还有腹肌收缩,排空尿便,病变水平以下多汗,有的有反射性充血和立毛反射等,对此称为"脊髓总体反射"。脊髓休克后期如出现频频的脊髓总体反射并不意味病情好转,而是说明脊髓有严重的横贯损害。

正常生理的浅反射和深反射个体差异很大,双侧活跃和稍微减弱只要对称并无病理意义,但如双侧不对称,即使尚未引起病理反射也不可忽视,要注意跟踪检查。

(六)植物神经检查

机体不仅需要一个相对稳定的外环境,而且更需要更为稳定的内环境,维持后者的稳定主要有三个渠道,一条是植物神经,这是一条反应较快的渠道,另外两条就是神经内分泌和神经免疫,后两条渠道反应较慢。

在一般查体中通过对心律、呼吸、血压、体温、皮肤色泽、出汗情况和瞳孔反射等大体可了解植物神经的基本情况。如果病情需要还可有选择地进行下列检查,例如发汗试验、竖毛试验、血管运动试验、皮肤温度试验、眼心反射、颈动脉窦反射和卧立试验等。

病人精神状态与植物神经的功能、神经内分泌功能和神经免疫功能息息相关,它的机能异常很少表现为单一症状或体征,因此Eppinger和Hess强调两大植物神经失调症候群,即交感神经紧张症候群和迷走神经紧张症候群,并强调药物试验的作用,如果肾上腺素试验阳性则为交感神经紧张症候群;如毛果云香碱试验为阳性则为副交感神经紧张症候群;如果阿托品试验为阳性,而Pilocarpirie试验为阴性时则为副交感神经低下症候群。

(七)神经内分泌检查

维持机体内环境稳定的有三个渠道,除了植物神经系统外,还有神经内分泌和神经免疫渠道参与。下丘脑是神经内分泌的高级中枢,它直接或间接控制周身内分泌的功能,过去认为神经元不是分泌激素细胞,经过近些年来的研究认清了过去的传统观念并非完全正确,因为下丘脑的视上核和室旁核这两个大的神经核团既是神经元,又能分泌活性物质,把这一现象称为神经内分泌。

垂体后叶本身就是神经组织的一部分,它既受下丘脑垂体束的直接支配,也受神经肽的体液调节,垂体前叶尽管不是神经组织而是一个内分泌腺体,但是下丘脑和垂体形成一个独特的神经血液平面,保证了下丘脑分泌的多种具有活性的神经肽对垂体前叶分泌的影响,脑主要是通过垂体调节周身内分泌腺的活动,以维持机体内环境平衡,而脑又是激素作用的靶器官,克汀氏病就是一个例证。

下丘脑的大的神经分泌细胞主要分泌血管加压素和催产素,而下丘脑小的神经分泌细胞主要分泌影响垂体前叶的促分泌素和抑制分泌激素。随着研究的深入,人们对神经分泌的认识不断深化,但认识远远不能结束,以下仅就与神经外科紧密有关的内分泌检查作一提示性简述。

1.垂体腺瘤的内分泌异常　近些年来对垂体腺瘤的分类多数主张分为"无分泌功能垂体腺瘤"和"有分泌功能的垂体腺瘤"。无分泌功能的垂体腺瘤早期无明显症状,只有垂体、蝶鞍骨质和视神经受压以后才能确认;而有分泌功能的垂体腺瘤最早表现为内分泌异常。肢端肥大症和柯兴氏病,二者肿瘤不大即能表现明显症状和体征,而闭经泌乳综合征虽然肿瘤比前二者较大时才被发现,但仍比无分泌功能的肿瘤为早。对上述内分泌异常,通过激素检查可以争取早期诊断。

内分泌检查时还应注意病源学的不同,因为有的垂体瘤是垂体源的,有的是视丘下部源的,二者手术后期治疗方针是有所不同的。

2.颅咽管瘤的内分泌异常　颅咽管瘤是先天性肿瘤,发生于胚胎期垂体柄中的 Rathkes 囊,因此有称为垂体管肿瘤,肿瘤本身本来不分泌激素,而且是缓慢膨胀性生长,但由于肿瘤的不断增大,多易产生视丘下部和垂体功能低下的表现,对此应作相应检查。

3.尿崩症的内分泌异常　引起原发性和继发性尿崩症的原因很多,在神经外科多见于鞍区肿瘤、颅脑损伤和鞍区手术后。病人多尿、比重下降,烦渴,多饮;禁水和高渗盐水试验无效,抗利尿激素减少,注射垂体后叶激素长效尿崩停或人工合成的 DDAVP 时病人情况很快好转。

4.抗利尿激素分泌异常综合征(SIADH)　创伤、炎症、血管病、用药不当或鞍区手术影响了视丘下部,可产生与尿崩症相反的一种病症,即抗利尿激素增多综合征。Bartter 提出 5 项诊断标准:①低血钠。②低渗透压性血征。③尿排钠持续增高,不受水负荷实验影响。④血中肾素活性不高。⑤肾功能正常。SIADH 虽然多为一过性,但神经外科医师不可忽视,严重病人呈肌无力状态,腱反射消失,可有惊厥或昏迷,甚至延髓麻痹而死亡。

5.性早熟的内分泌异常　性早熟包括真性性早熟和假性性早熟,神经外科的下丘脑肿瘤和松果体肿瘤有的有性早熟,下丘脑引起性早熟较为少见,而松果体肿瘤,特别是松果体生殖细胞瘤多有性早熟。

(八)脑膜刺激征检查

脑膜刺激征是脑膜受生物的和化学性的刺激后产生的一系列症状和体征,包括头痛、呕吐、颈强直、Kernig 氏征、Brudzinskis 氏征和 Lasequec 氏征等。最常见的原因是脑膜炎、蛛网膜下出血。晚期颅内压增高、严重脑积水和某些神经根受刺激所引起的类似表现,不像脑膜炎和蛛网膜下腔出血那样典型。

1.脑膜刺激症状与体征　病人有头痛、呕吐和颈项强直,Kernig 氏征,Bradginski 氏征和 Lasequec 氏征阳性。脑膜炎和下腔出血的早期,病人尚处于清醒状态时,病人皮肤感觉阈降低,处于过敏状态,轻轻触及皮肤则病人反应异常敏感,发生疼痛的感觉,有的出现羞光和听觉过敏。

2.脑膜刺激征的鉴别诊断　在脑膜炎和蛛网膜下出血时最为严重和典型,后颅窝肿瘤可以有头痛和呕吐,如再合并小脑扁桃体疝时则有颈强直,如为一例扁桃体疝颈部常向健侧倾斜,以缓解对神经根的压迫和改善脑脊液环流,而 Kernig 和 Lasequec 氏征则不明显。腰骶神经根受累疾病可表现有 Kernig 氏征和 Lasequec 氏征,但无头痛、呕吐和项强。深昏迷的病人虽然脑膜受到严重刺激,却检查不出明显脑膜刺激征。有脑膜刺激征的病人,腰椎穿刺非常必要,但要合理操作,以免加重脑疝。

(葛学成)

第三节　神经系统病变的定位和定性诊断

神经系统疾病的诊断分为定位和定性诊断两方面。由于神经系统各部位的解剖结构和生理功能不同,当损伤时即出现不同的神经功能障碍,表现出不同的临床症状和体征,定位诊断是根据这些症状和体征,结合神经解剖、生理和病理知识,推断其病灶部位的一种诊断过程。定性诊断系确定病变的病理性质和原因,即对疾病做出病理、病因诊断的过程。常见病因有:感染、外伤、血管性疾病、中毒、代谢障碍、肿瘤、变性疾病、先天性疾病和寄生虫病等。神经系统疾病的定位诊断和定性诊断不可截然分开,是相互参考同时进行的。

一、脑神经损害的定位诊断

【视神经损害的定位】

视神经通路自视网膜、经视神经、视交叉、视束、外侧膝状体、视放射至枕叶视觉皮质,路径很长,易于受损。

1.视神经损害　病侧眼视力减退或全盲,伴直接光反应消失,但间接光反应存在,眼底可见视神经乳头萎缩。多见于各种原因引起的视神经炎,脱髓鞘性病变以及外伤、肿瘤压迫等。

2.视交叉损害　视交叉中央损害时,视神经双鼻侧纤维受损,产生双颞侧偏盲,多见于鞍区肿瘤,特别是垂体瘤。如病变扩及视交叉外侧累及病侧的颞侧纤维时,则患侧眼全盲,对侧眼颞侧偏盲。见于鞍区肿瘤、视交叉蛛网膜炎等。

3.视束损害　病灶同侧视神经颞侧纤维和对侧视神经鼻侧纤维受损,产生病侧眼鼻侧偏盲,对侧眼颞侧偏盲,即对侧同向偏盲,伴有"偏盲性瞳孔强直"(光束自偏盲侧照射瞳孔,不出现瞳孔对光反射,自另侧照射时则有对光反射)。多见于鞍区肿瘤。

4.视放射病变　也出现对侧同向偏盲,但因瞳孔光反射的传入纤维已进入丘脑外侧膝状,故无偏盲性瞳孔强直。此外,视放射向后上方和下方纤维逐渐分开,故可出现同向上象限性盲(下方纤维受损)或同向下象限性盲(上方纤维受损)。多见于内囊血管性病变和颞顶叶肿瘤。

5.视觉皮质损害　一侧病变时视野改变同视放射病变,出现对侧同向偏盲或上下象限性盲。双侧视皮质损害时,视力丧失,但对光及调视反射存在,称皮质盲;刺激病变时,可出现光幻视或形象幻视。多见于枕叶的脑血管病、肿瘤及变性病变。

【眼动障碍的定位诊断】

眼球运动由动眼、滑车及展神经完成,眼动障碍,可由上述神经单个或同时损害引起。临床以动眼神经麻痹和展神经麻痹多见。

1.动眼神经损害

(1)核性损害:动眼神经核群为一细长的细胞团块,位于中脑的上丘水平大脑导水管周围,双侧自上而下的排列为提上睑肌核、上直肌核、内直肌核、下斜肌核和下直肌核,各核两侧相距甚近,而前后距离相对较远。因此,中脑病变时,多表现为双侧的某些眼肌单个麻痹,而前端的 Edinger-Wesphal 核常不累及,故瞳孔多正常。见于脑干脑炎、脑干肿瘤及脱髓鞘病变。

(2)核下性损害:表现为眼睑下垂,眼球外下斜位、向上、向下、向内运动受限,瞳孔散大,对光反应消失。因走行各段邻近结构不同,表现也不同:

1)中脑病变:为髓内段动眼神经纤维受损,常累及同侧尚未交叉的锥体束,故出现病灶侧动眼神经麻痹,伴对侧中枢性面、舌瘫及肢体上运动神经元性瘫痪(Weber 综合征)。见于中脑梗死,肿瘤及脑干脑炎等。

2)颅底病变:仅有一侧动眼神经麻痹,多见于大脑后动脉瘤、小脑幕切迹疝等。

3)海绵窦病变:早期可仅有动眼神经麻痹,但此处病变常累及滑车神经和展神经,故多为全眼麻痹。此外,因同侧三叉神经Ⅰ、Ⅱ支也受损害,而有颜面该两支神经范围内感觉减退或三叉神经痛发作,角膜反射减弱或消失,如眼球静脉回流受阻,尚有眼球突出、结合膜充血、水肿等。见于海绵窦血栓形成、海绵窦动静脉瘘等。

4)眶上裂病变:同海绵窦病变,但无眼球静脉回流受阻症状,并因动眼神经入眶上裂分为上、下两支,故有时仅表现为部分眼肌麻痹。见于该处肿瘤、外伤等。

5)眶内病变:同眶上裂病变外,因同时累及视神经,而出现视力减退,视神经乳头水肿。见于眶内肿瘤、炎症等。

(3)核上性损害:表现为双眼协同运动障碍,如双眼侧视麻痹或同向偏斜,或双眼上视或(和)下视不能[可伴瞳孔对光反应或(和)调视反射消失],系脑干或皮质眼球协同运动中枢受损引起。多见于脑干肿瘤、炎症、脱髓鞘病变以及大脑半球血管病变、肿瘤等。

2.展神经损害表现为眼球内斜视、外展受限。

(1)核性损害:展神经核位于脑桥面丘水平,被面神经所环绕。该处病变时表现为病灶同侧眼球外展不能,内斜视和周围性面瘫,因病变常累及同侧未交叉的锥体束,故还出现对侧肢体上运动神经元性瘫痪。多见于脑干梗死及肿瘤。

(2)核下性损害

1)颅底病变:展神经在颅底行程较长,故很易受损,可为单侧或双侧,出现一侧或双侧眼球外展受限或不能。见于颅底炎症、斜坡肿瘤、颅底转移癌、颅内压增高等。

2)海绵窦、眶上裂和眶内病变:同上。

3.核上性损害表现为双眼同向运动障碍,系脑干或皮质眼球同向中枢病变引起。

(1)侧视麻痹:同向侧视中枢有两个:

1)脑桥侧视中枢:位于展神经核附近或其中,发出纤维经内侧纵束至同侧展神经核及对侧动眼神经核的内直肌核,使同侧外直肌和对侧内直肌同时收缩,产生双眼球向同侧的侧视运动。

2)皮质侧视中枢:主要在额中回后部,下行纤维支配对侧脑桥侧视中枢,使双眼受意志支配同时向对侧侧视。

上述两个侧视中枢的病变均可引起侧视麻痹。脑桥侧视中枢病变时,常损及邻近的面神经核和未交叉的皮质脊髓束,而出现同侧周围性面瘫和对侧肢体上运动神经元性瘫痪及双眼不能向病灶侧注视而凝视病灶对侧(患者凝视自己的瘫痪肢体,Foville 综合征)。见于脑桥梗死、肿瘤和脱髓鞘病等。皮质侧视中枢病变时,双眼不能向病灶对侧注视,且因受对侧(健)侧视中枢的影响,双眼向病灶侧偏斜(患者凝视自己病灶);但当病变较轻产生刺激症状时,则双眼向病灶对侧偏斜。由于皮质其他部位的代偿作用,皮质侧视中枢产生的侧视麻痹多为一过性。见于内囊部位的脑血管病、额叶肿瘤等。

（2）垂直运动麻痹：垂直运动脑干中枢位于中脑四叠体和导水管周围灰质，皮质中枢不明。中脑病变时引起双眼不能同时上视或（和）下视，可伴瞳孔对光反应或（和）调节反射消失。见于中脑的血管病变和脱髓鞘病以及肿瘤，刺激症状时偶可产生双眼痉挛性上视，见于帕金森综合征等。

【面肌瘫痪的定位诊断】

面部表情肌的运动由面神经主管。面神经主要为运动神经，其核位于脑桥，接受来自大脑皮质运动区下 1/3 面肌代表区发出的皮质脑干束支配，其中面神经上组核（发出纤维支配额肌、皱眉肌及眼轮匝肌等）接受双侧皮质脑干束支配，而下组核（发出纤维支配颊肌、口轮匝肌、笑肌及颈阔肌等）仅接受对侧皮质脑干束支配。面神经出脑后与位听神经伴行经内耳孔及内耳道后折入面神经管内，最后出茎乳孔至支配的肌肉。其行程中发出镫骨神经至镫骨肌，接受司舌前 2/3 味觉的鼓索神经等。行程各部因邻近解剖结构不同，故临床表现也多有不同，据此可进行面肌瘫痪的定位诊断。

1.中枢性面瘫　即核上性损害，相当于肢体的上运动神经元性瘫痪，表现为病灶对侧下组面肌瘫痪——口角下垂、鼻唇沟变浅、示齿口角歪向健侧、鼓腮及吹口哨不能等。

（1）皮质运动区病变：除中枢性面瘫外，多合并有面瘫同侧以上肢为主的上运动神经元性肢体瘫痪及舌瘫；也可为刺激症状，表现为面部或同时有肢体的局限性运动性癫痫发作。见于额叶占位性病变、脑膜脑炎等。

（2）内囊病变：除中枢性面瘫外，因病变同时累及皮质脊髓束、丘脑皮质束及视放射，而出现面瘫同侧的肢体上运动神经元性瘫痪、偏身感觉障碍及同侧偏盲，称为"三偏征"。见于脑血管病及占位性病变。

2.周围性面瘫　即核下性损害，相当于肢体的下运动神经元性瘫痪。除下组面肌瘫痪外，还有上组面肌瘫痪（如抬额、皱眉不能、额纹消失，眼睑闭合不全等）。

（1）脑桥病变：在脑桥内，面神经核发出纤维环绕展神经核出脑。当脑桥病变累及面神经时，展神经及位于脑桥腹侧的锥体束均难于幸免，故出现病灶同侧的周围性面瘫、展神经麻痹，及病灶对侧肢体的上运动神经元性瘫痪。见于脑桥梗死、肿瘤及多发性硬化等。

（2）小脑脑桥角病变：除面神经受损外，因累及邻近的三叉神经、位听神经及小脑，故周围性面瘫外，还分别出现面部麻木、疼痛、咀嚼肌无力及萎缩，耳鸣、耳聋、眩晕以及共济失调等，称为"桥小脑角综合征"。多见于该部肿瘤（尤以听神经瘤、胆脂瘤多见），蛛网膜炎等。

（3）面神经管病变：除周围性面瘫外，因镫骨神经和鼓索神经也常受累，常伴听力过敏和舌前 2/3 味觉丧失。多见于面神经炎、乳突炎及手术损伤等。如病变位于膝状神经节，则因多系带状疱疹病毒感染所致，故有耳廓部的带状疱疹（Ramsay-Hunt 综合征）。

（4）茎乳孔以外：仅有病侧周围性面瘫。见于腮腺肿瘤等。

3.肌源性面瘫　双侧面肌肌肉活动障碍引起，双眼闭合及示齿不能、表情呆滞、饮水自口角外流。见于重症肌无力、肌营养不良等。

【球（延髓）麻痹的定位诊断】

司咽、喉、腭肌和舌肌运动的脑神经核，为位于延髓内的疑核和舌下神经核，发出纤维经由舌咽、迷走和舌下神经出脑，支配软腭、咽肌、声带和舌肌。疑核和舌下神经核的中枢支配为源自中央前回下方的皮质脑干束。当上述神经通路受损而出现构音、发声及吞咽障碍时，称之为"球麻痹"。

1.真性球麻痹　为一侧或双侧延髓病变或舌咽、迷走及舌下神经病变所致，表现为声音嘶哑、构音不清、吞咽困难、软腭下垂、咽反射消失、伸舌偏斜或不能、舌肌萎缩并有肌纤维震颤。急性者见于急性感染性多发性神经炎，椎-基底动脉闭塞等。慢性者多见于肌萎缩侧索硬化症，脑干肿瘤、延髓空洞症等。

2.假性球麻痹　为双侧皮质运动区或皮质脑干束损害所致,因疑核受双皮质干脑侧束支配,一侧病变时不发生症状。除构音、发声及吞咽障碍外,与真性球麻痹不同处为咽反射存在,无舌肌萎缩及震颤,且常伴有双侧锥体束征和病理性脑干反射,如吸吮反射(以手指触碰患者上唇,引起吸吮样动作)和掌颌反射(快速划手掌尺侧,引起同侧下颌收缩),智力多减退,双侧内囊病变时尚有哭强笑表现。见于两侧先后发生的脑血管病、散发性脑炎、运动神经元病等。

二、瘫痪的定位诊断

瘫痪是指肌肉的收缩无力至完全不能。根据其无力程度分为不完全性瘫痪,(轻瘫、肌力检查为1～4度)和完全性瘫痪(肌力为0度)两种。产生瘫痪的原因有三种:

【神经源性瘫痪】

根据运动通路受损的部位又分为:

1.上运动神经元性瘫痪　皮质运动区至支配脊髓前角的锥体束发生病变所产生的瘫痪。特点是:

(1)瘫痪范围较广泛。

(2)由于锥体束损害后牵张反射的释放,瘫痪肢体上肢屈肌、下肢伸肌肌张力增高,称为痉挛性瘫。但急性期(休克期)肌张力低下,呈弛缓性瘫。

(3)正常受抑制的腱反射被释放,出现腱反射亢进。

(4)正常被抑制的原始反射又复出现,即病理反射阳性。

(5)除久病后瘫痪肢体呈失用性萎缩外,无肌肉萎缩。

(6)电检测无变性反应。皮质运动区损害引起的瘫痪虽也属上运动神经元生瘫痪,但临床表现多不全相同。

2.下运动神经元性瘫痪　脊髓前角、前根、神经丛及周围神经损害后引起的瘫痪,其特点是:

(1)瘫痪多较局限。

(2)由于牵张反射弧的中断引起瘫痪肢体肌张力减低,呈现弛缓性瘫痪。

(3)反射弧传出通路的损害导致腱反射减低或消失。

(4)不出现病理反射。

(5)因运动神经兴奋传导障碍导致一部分肌纤维失用,加之末梢部位的乙酰胆碱释放减少,致使交感神经营养作用减弱,肌肉萎缩明显。

(6)电检测呈变性反应。

【肌源性瘫痪】

肌肉本身或神经肌接头部位病变所引起的瘫痪。

【功能性瘫痪】

为癔症引起的瘫痪。瘫痪的定位可根据临床上肢体瘫痪的部位和范围,按单瘫、双下肢瘫、偏瘫和四肢瘫分别进行定位诊断如下:

1.单瘫(指一个肢体或一个肢体的某一部分的瘫痪)的定位诊断

(1)大脑皮质运动区(前中央回)损害:司躯体各部位运动的锥体细胞,在前中央回呈特殊的倒立状排列,故其下部病变出现对侧上肢上运动神经元性瘫痪,如病变在优势半球累及额下回后部Broca区时,还可伴有运动性失语。上部病变出现对侧下肢上运动神经元性瘫痪。病变如局限于皮质时,瘫痪始终为弛缓性,与一般上运动神经元性瘫痪后期为痉挛性者不同;当病变引起刺激症状时,瘫肢还可出现局限性运动性癫痫发作而无明显瘫痪。多见于肿瘤、血管病和外伤等。

(2)脊髓半横贯性病变

1)胸段病变:因同侧皮质脊髓束受损,引起同侧下肢上运动神经元性瘫痪;病变同时累及后索及脊髓丘脑束,分别引起损害水平以下同侧感觉和对侧痛温觉减退,称为"脊髓半横贯综合征"。

2)腰段病变:损及同侧脊髓前角,出现病变侧下肢运动神经元性瘫痪,常伴有下肢放射性痛和感觉减退等马尾症状,以上均多见于脊髓压迫病的早期。

(3)脊髓前角病变:颈膨大(颈5～胸1)支配上肢的肌肉运动,腰膨大(腰2～骶2)支配下肢的肌肉运动,上述部位病变可分别引起上、下肢部分肌肉下运动神经元性瘫痪,并因刺激作用,伴有瘫肌的肌纤维震颤。病变如仅限于前角时,无感觉障碍,多见于脊髓前角灰质炎等。伴浅感觉分离则见脊髓空洞等。

(4)脊神经前根病变:所产生的瘫痪与前角损害者相同,但肌纤维震颤较粗大,称肌纤维束性震颤,此外病变常同时累及邻近的后根,故多伴有相应的根性分布的感觉障碍,如上、下肢的放射性疼痛,浅感觉的减退、丧失,热过敏等。多见于神经根炎,增生性脊柱炎,早期椎管内占位性病变。

(5)神经丛损害:近端损害同相应的脊神经前根损害的症状,远端者则表现为其组成的有关神经干损害症状。

以臂丛近端病变为例:①臂丛上干型损害:为颈5～6神经根受损,表现上肢近端和肩胛带肌肉瘫痪、萎缩、上肢不能上举、屈肘和外旋。肱二头肌腱反射和桡骨膜反射消失,上肢桡侧放射性疼痛和感觉障碍,前臂肌肉和手部功能正常。多见于外伤、产伤等;②臂丛下干型为颈7～胸1神经根受损表现,肌肉瘫痪和萎缩以上肢远端包括手部为主,尺侧有放射性疼痛和感觉障碍,可有 Horner 征。多见于肺尖肿瘤、锁骨骨折、颈肋等。

(6)神经干病变:神经干为混合神经,损害后除引起该神经支配的肢体部分肌肉的下运动神经元性瘫痪外,并有相应区域内的感觉和自主神经障碍,后者如皮肤发凉、发绀、指(趾)甲脆变或呈现沟状,严重时皮肤出现难愈的溃疡等。

以下介绍常见的神经干损害:

1)桡神经损害:桡神经主要支配上肢伸肌肌群,损害后突出表现为手腕下垂,腕及手指不能伸直,感觉障碍仅见于拇、示指背侧小三角区。高位损害时则上肢伸肌全瘫痪,前臂桡侧感觉亦受累。多见于外伤和压迫性病变,少数也见于铅、砷及酒精中毒。

2)尺神经损害:尺神经主要支配尺侧腕、指屈肌和骨间肌,损害后表现为掌屈力弱,小指活动和拇指内收不能,各指分开、并拢不能,骨间肌、小鱼际肌萎缩而呈爪状。

3)正中神经损害:尺神经主要支配前臂的旋前、掌屈、指屈和拇指对掌等肌肉,损害后出现前臂旋前困难,手腕外展屈曲以及第一、二、三指屈曲不能,鱼际肌明显萎缩形成"猿手",伴第一指至第三指及无名指的桡侧感觉减退,早期可有灼性神经痛。外伤及压迫性病多见。腕部操作时主要表现为拇指运动障碍,见于腕管综合征。

4)坐骨神经干损害:坐骨神经主要支配股后侧肌群和小腿肌肉,损伤后的主要特点有:沿坐骨神经走行(从臀部向股后、小腿后外侧)的放散性疼痛,股后侧肌群、小腿和足部肌力减退肌肉萎缩,致屈膝及伸、屈足困难。小腿外侧痛觉减退,牵拉坐骨神经时出现疼痛,故 Kernig 征、Laseque 征等阳性。多见于炎症、梨状肌综合征等。

5)腓总神经损伤:腓总神经支配下肢的腓骨肌及胫骨前肌群,损伤后出现足下垂(致行走呈跨阈步态),足、趾不能背屈,足不能转向外侧,小腿前外侧肌肉萎缩,小腿前外侧及足背皮肤感觉障碍。常见于外伤。

2.双下肢瘫痪的定位诊断

(1)双侧旁中央小叶病变:双下肢上运动神经元性瘫痪,但多呈弛缓性,可有双下肢运动性癫痫发作,并有失抑制性高张力型膀胱障碍。见于该部位占位性病变及上矢状窦病变。

(2)脊髓病变

1)脊髓横贯性损害:损害平面所支配的肌肉因前角受损,呈现下运动神经元性瘫痪,损害平面以下肢体因皮质脊髓束受损,呈现上运动神经元性瘫痪(脊髓休克期可为弛缓性瘫);损害平面以下所有深、浅感觉减退或消失;括约肌障碍因脊髓损害水平不同而异,骶髓以上急性病变的休克期,表现为失张力性膀胱,但休克期过后,如膀胱反射弧的功能恢复,可逐渐转变为反射性膀胱,此外损害平面以下尚有泌汗、皮肤营养及血管舒缩障碍。多见于脊髓压迫性病变、急性脊髓炎及脊髓损伤。

胸、腰节段损害的具体表现如下:①胸段(胸髓2～12):双下肢呈上运动神经瘫痪,病灶水平以下的全部感觉缺失,大、小便障碍,受损髓节支配的躯干部位常有神经根性痛或束带感;②腰膨大(腰1～骶2):双下肢呈下运动神经元性瘫痪,下肢及会阴部全部感觉丧失,大小便障碍,伴有下腰或(和)下肢的神经根性痛。

2)脊髓其他损害:①腰膨大部的两侧脊髓前角损害:出现双下肢下运动神经元性瘫痪而不伴有感觉和括约肌障碍,偶见于脊髓前角灰质炎;②胸髓两侧侧索损害:引起双下肢上运动神经元性瘫痪而无其他脊髓横贯损害症状,见于脊髓压迫病的早期和原发性侧索硬化症;③胸髓两侧侧索和后索损害:双下肢上运动神经元性瘫痪,伴有深感觉丧失和感觉性共济失调,肌张力和腱反射改变视侧索和后索何者损害为主而定,如当后索损害为主时下肢肌张力减退,腱反射消失。见于营养代谢障碍引起的后侧索硬化综合征和Friedrich型家庭遗传性共济失调症。

3)双侧腰骶神经根病变:双下肢呈现下运动神经元性瘫痪,伴有下肢放射性疼痛和根性分布的浅感觉障碍,因骶神经根受损,出现失张力性膀胱。见于脊髓蛛网膜炎,中央型椎间盘突出等。

3.偏瘫的定位诊断

(1)大脑皮质损害:大脑广泛性损害累及整个中央前回时,可引起对侧中枢性偏瘫及面、舌瘫,可伴对侧肢体局限性运动性癫痫发作。优势半球病变时,并伴有运动性失语,累及中央后回时常有皮质觉障碍。多见于脑膜炎。

(2)内囊病变:由于锥体束、丘脑皮质束及视放射均在内囊通过,因此内囊损害后除出现病灶对侧中枢性偏瘫及面、舌瘫外,可伴有对侧偏身感觉障碍以及对侧同向偏盲,即"三偏综合征"。常见于脑血管病变和肿瘤等。

(3)半卵圆中心病变:由于上、下行的感觉和运动通路及其支配颜面和上、下肢的纤维在此呈扇形分散排列,病变常使各种纤维受损程度不同,因此偏瘫常表现为上下肢和颜面受累程度不同,运动与感觉障碍的轻重也不相平行。多见于颅内肿瘤及血管病变。

(4)脑干病变:因脑干病变损害所在平面同侧的脑神经运动核和髓内的核下纤维,以及未交叉到对侧去的皮质脊髓束,而出现病灶同侧脑神经的周围性瘫痪,对侧肢体上运动神经元性瘫痪,称为交叉性瘫痪。多见于脑干肿瘤、炎症及血管病变。

不同损害平面其表现也各异。如:

1)脑病变:病灶侧动眼神经麻痹、对侧中枢性面、舌瘫及肢体瘫痪(Weber综合征)。

2)脑桥病变:病灶同侧展神经及面神经麻痹、对侧中枢性舌瘫及肢体瘫痪。

3)延髓病变:病灶同侧球麻痹或舌下神经麻痹,对侧肢体瘫痪。

(5)脊髓病变:见于颈髓半横贯性损害。高颈段病变表现为病灶同侧上、下肢上运动神经元瘫痪,颈膨大病变则表现为病灶侧上肢下运动神经元性瘫痪,下肢上运动神经元性瘫痪,同时伴有病灶侧损害水平以下深感觉障碍,对侧痛温觉障碍(脊髓半切综合征,Brown-Sequard 综合征)。

4.四肢瘫的定位诊断

(1)大脑皮质和皮质下广泛病变:双侧中枢性面、舌瘫、四肢上运动神经元性瘫痪,同时因双侧皮质脑干束受损而有吞咽和构音障碍等假性球麻痹症状,因皮质感觉区病变而有皮质性感觉障碍,并有失语和癫痫大发作等。见于脑膜脑炎。内囊双侧病变,除双侧偏瘫和躯体感觉障碍外,有强迫性哭、笑等精神症状。多见于先后两次发作的脑血管病。

(2)脑干双侧病变:双侧偏瘫伴感觉障碍外,并有双侧损害水平的脑神经麻痹。见于脑干肿瘤、脑干脑炎等。

以上病变如仅侵及双侧锥体束,表现为双侧肢体上运动神经元性瘫痪伴有假性球麻痹而无感觉障碍。见于原发性侧索硬化症。

(3)颈髓双侧病变

1)颈髓横贯性损害:①高颈段病变:四肢上运动神经元性瘫痪,病灶水平以下全部感觉丧失,大小便障碍,可能出现膈肌麻痹或刺激症状(呼吸困难或呃逆),以及后颈部向枕部放散的神经根性疼痛;②颈膨大部病变:双上肢下运动神经元性瘫痪、双下肢上运动神经元性瘫痪、病变水平以下全部感觉缺失、大小便障碍、常伴有 Horner 征(颈髓 1 侧角受损),并可有向上肢放射的神经根性疼痛。

2)其他脊髓损害:①颈髓侧索双侧损害:四肢上运动神经元性瘫痪,不伴感觉障碍,极少数患者可有括约肌障碍。见于原发性侧索硬化症;②双侧颈髓前角及侧索损害,因损及颈膨大前角细胞而呈现上肢下运动神经元性瘫痪;下肢则因侧索受损而呈现上运动神经元性瘫痪。见于肌萎缩侧索硬化症;③脊髓双侧前角病变:四肢呈现下运动神经元性瘫痪,无感觉及膀胱障碍。见于进行性脊肌萎缩症。

(4)周围神经损害:四肢呈下运动神经元性瘫痪,伴有套式感觉障碍。见于 Guillain-Barre 综合征。

(5)肌源性瘫痪:四肢呈现弛缓性瘫痪,无感觉障碍。见于周期性麻痹、重症肌无力、癌性肌病、多发性肌炎等。

三、感觉障碍的定位诊断

由于感觉通路各部位损害后,所产生的感觉障碍有其特定的分布和表现,故可根据感觉障碍区的分布特点和改变的性质,判定感觉通路损害的部位。

【临床分类】

1.末梢型 表现为四肢末梢对称性手套式和袜套式分布的各种感觉减退、消失或过敏,主观表现为肢端的麻木、疼痛和各种异常感觉,如烧灼感、蚁行感等。由于自主神经纤维也同时受损,还常有肢端发凉、发绀、多汗以及甲纹增粗等自主神经功能障碍。有的则有不同程度的下运动神经元性瘫痪症状。见于四肢末梢神经炎。

2.神经干型 神经干损害后表现该神经干支配区出现片状或条索状分布的感觉障碍,伴有该神经支配的肌肉萎缩和无力。如桡神经、尺神经及腓神经损伤等。

3.神经根型 脊神经后根、脊神经节、后角或中央灰质损害后出现的感觉障碍,表现为节段性(也称根性)分布的各种感觉障碍。

(1)后根病变:各种感觉均有障碍并常伴有沿神经根分布的放射性疼痛。见于脊神经根炎、脊柱肿瘤、增生性脊椎病等。病变常同时累及前根而出现相应的下运动神经元性瘫痪症状。

（2）脊神经节病变：同神经根病变所见，尚伴有受累神经根支配区内的疱疹。见于带状疱疹。

（3）后角病变：因痛、温觉纤维进入后角的神经元受损，但部分触觉纤维及深感觉纤维则经后索传导而幸免，因而出现一侧节段性分布的痛、温觉障碍，而触觉及深感觉正常的感觉障碍，称为浅感觉分离。病变累及前角时可出现相应范围内的下运动神经元性瘫痪症状，颈 8 胸 1 侧角受累时出现该节段内的自主神经功能障碍，如 Horner 征等。见于脊髓空洞症、早期髓内肿瘤等。

（4）脊髓中央灰质病变：双侧痛温觉纤维受损而触觉及深感觉保留，出现双侧节段性分布的分离性感觉障碍。其特点和常见病因同上。

4.脊髓传导束型　脊髓感觉传导束损害后产生损害平面以下的感觉障碍。

（1）索损害：病灶水平以下同侧深感觉减退或消失，同时出现感觉性共济失调、肌张力减低、腱反射消失。见于后侧索联合变性、早期脊髓肿瘤及神经梅毒等，单侧见于脊髓半切综合征。

（2）脊髓侧索损害：因脊髓丘脑侧束受损。产生病灶以下对侧的痛、温觉障碍。因侧索中的锥体束也难免，故常同时伴有损害水平以下肢体的上运动神经元性瘫痪。病变原因同上。

（3）脊髓横贯损害：损害水平以下所有深、浅感觉消失。

5.脑干损害　一侧病变时，典型表现为"交叉性感觉障碍"，系因传导对侧躯体深浅感觉的脊髓丘脑束受损，出现对侧躯体深浅感觉障碍；同时尚未交叉的传导同侧颜面感觉的三叉神经传导通路也受损，因此出现同侧颜面的感觉特别是痛觉障碍。见于脑血管病、脑干肿瘤等。

6.内囊损害　丘脑皮质束经内囊后肢的后 1/3 投射至大脑皮质中央后回及顶上小叶，病损后出现对侧偏身的深、浅感觉障碍，伴有对侧肢体上运动神经元性瘫痪和同向偏盲。

四、颅内压增高的鉴别诊断

凡由多种致病因素引起颅内容积增加，侧卧位腰椎穿刺所测得的脑脊液压力超过 1.92kPa，即为颅内压增高，若出现头痛、呕吐、视力障碍及视神经乳头水肿等一系列临床表现时，称为颅内压增高综合征。

【病因与发病机制】

根据 Monroe Kellie 原理，除了血管与颅外相通外，基本上可把颅腔（包括与之相连的脊髓腔）当作一个不能伸缩的容器，其总容积是不变的。颅内由三种内容物组成，即脑组织、血液及脑脊液，它们的体积虽都不能被压缩，但在一定范围内可互相代偿。由于颅腔的总容积不变而在不同的生理和病理情况下颅内容物的体积可变，于是就形成了两者之间的矛盾。需要有精确的生理调节来保证两者之间的平衡。如果颅内容物中某一部分体积增加时，就必然会导致其他部分的代偿性缩减来适应。这是维持正常颅内压的基本原理，若超过了一定的限度破坏了这一机制就可导致颅内压增高。三种内容物中，脑组织体积最大，但对容积代偿所起的作用最小，主要靠压缩脑脊液和脑血流量来维持正常颅内压。一般颅腔内容物容积增加 5% 尚可获得代偿，超过 8%～10% 时则出现明显的颅内压增高。

颅腔内容物增加可因多种原因引起的脑水肿、脑脊液量或脑血流量增加和颅内占位性病变等所致。如颅腔内容物正常，而因狭颅畸形、颅底凹陷症、颅骨骨瘤、畸形性骨炎或颅骨凹陷性骨折等而使颅腔容积缩小时，亦可引起颅内压增高。

1.脑水肿

（1）血管源性脑水肿：临床常见。系由于脑毛血管内皮细胞通透性增加，血-脑屏障破坏，血管内蛋白质渗往细胞外间隙，使细胞外间隙扩大所致，通常以脑白质部分水肿为著。常见于脑外伤、脑肿瘤、脑血管意外、脑炎和脑膜炎等病变的脑水肿早期。

（2）细胞毒性脑水肿：多由于脑缺血缺氧或各种中毒引起的脑水肿。缺血、缺氧或中毒，神经元、胶质细胞和血管内皮细胞膜上的钠泵障碍，钠、氯离子进入细胞内合成氯化钠，细胞内渗透压增加，水分大量进入细胞内而引起细胞内水肿。常见于脑缺血缺氧、一氧化碳及有机磷水毒性、败血症、毒血症及水电解质失衡等。此类水肿以灰质明显。

（3）间质性脑水肿：由于脑室系统内压力增加，使水分与钠离子进入脑室周围的细胞间隙，见于阻塞性脑积水。

（4）渗透压性脑水肿：当血浆渗透压急剧下降时，为了维持渗透压平衡，水分子由细胞外液进入细胞内，引起脑水肿。

2.脑脊液量增加　由于脑脊液循环通路阻塞或脑脊液生成过多（如脉络膜丛乳头状瘤、侧脑室内炎症等）、脑脊液吸收减少（如颅内静脉窦血栓形成蛛网膜下腔出血、蛛网膜粘连等）均可致脑脊液量增加，引起颅内压增高。

3.颅内容积量增加　脑外伤后脑血管扩张，颅内占位性病变，高血压脑病，呼吸道梗阻、呼吸中枢衰竭时 CO_2 积聚（高碳酸血症）引起的脑血管扩张-脑血容量增加，均可引起颅内压增高。

【临床表现】

颅内压增高由于病因不同而有急性和慢性之分、局部和全脑之分，其临床症状有轻重之分。

1.颅内压增高的症状

（1）头痛：急性颅内压增高者突然出现头痛，慢性者头痛缓慢发展。多为跳痛、胀痛或爆裂样痛，用力、咳嗽、喷嚏、排便可使头痛加重。平卧或侧卧头低位亦可使头痛加重，坐姿时减轻。早期头痛在后半夜或清晨时明显，随后头痛为持续性伴阵发性加剧。头痛机制可能与颅内压增高使颅内痛觉敏感组织受到刺激或牵拉有关。

（2）呕吐：多在头痛剧烈时发生，常呈喷射状，与进食无关，伴有或不伴有恶心。儿童患者多见。其机制可能系颅内压增高刺激延髓呕吐中枢所致。后颅凹肿瘤，呕吐多见。

（3）视神经乳头水肿：视神经乳头水肿早期表现为眼底视网膜静脉扩张、视神经乳头充血、边缘模糊，继之生理凹陷消失，视神经乳头隆起（可达8～10屈光度），静脉中断，网膜有渗出物，视神经乳头内及附近可见片状或火焰出血。早期视为正常或有一过性黑蒙，如颅内压增高无改善，可出现视力减退，继发性神经萎缩，以致失明。视神经乳头水肿的机制，主要为颅内蛛网膜腔脑脊液压和增高，使视神经鞘内脑脊液压力增高，进而视神经受压，轴浆流动缓慢或停止，视神经乳头肿胀。

（4）脉搏、血压及呼吸的变化：急性或亚急性颅内压增高时，脉搏缓慢（50～60次/分），若压力继续增高，脉搏可以增快。颅内压迅速增高时血压亦常增高。呼吸多为频率改变，先深而慢，随后出现潮式呼吸，也可浅而快，过度换气亦不少见。

（5）意识及精神障碍：颅内压急剧增高时可致昏迷或呈不同程度的意识障碍，如意识模糊、嗜睡等，慢性颅内压增高时，轻者记忆力减退、注意力不集中，重者可呈进行性痴呆、情感淡漠、大小便失禁。老年及中年患者精神症状多见。

（6）其他：癫痫大发作、眩晕、一侧或两侧展神经麻痹、双侧病理反射或抓握反射阳性等。

2.脑疝形成　当颅内压增高超过一定的代偿能力或继续增高时，脑组织受挤压并向邻近阻力最小的方向移动，若被挤入硬膜或颅腔内生理裂隙，即为脑疝形成。疝出的脑组织可压迫周围重要的脑组织结构，当阻塞脑脊液循环时使颅内压进一步升高，危及生命安全。临床常见的脑疝有以下两种。

（1）小脑幕切迹疝：多见于小脑膜以上病变。为部分颞叶或（和）脑中线结构经小脑幕切迹向下疝出。根据疝出的脑组织和被填塞的脑池不同可分为外侧型和中央型两种。当颞叶受挤下移时，最初为海马钩经小脑幕切迹下疝(填塞病变侧脚间池、海马钩疝)或海马回经小脑幕切迹下疝(填塞病变侧环池及大脑静脉池、海马回疝),病变继续发展时,病变侧海马钩、海马回经小脑幕切迹向下疝出,即为颞叶全疝,以上三种颞叶组织疝小脑膜切迹疝为外侧型。若第三脑室、下丘脑等重要中线结构下移,使中脑上部疝至小脑幕切迹以下,即为中央型。小脑幕切迹疝除出现一般颅内压增高的症状外,还有以下临床表现。

1)意识障碍:由清醒逐渐进入嗜睡,甚至昏迷,或由浅昏迷突然发展为中度或深度昏迷。系脑干受压,脑血流量减少,网状结构上升性激活系统功能受损所致。

2)瞳孔变化:早期病灶侧瞳孔可短暂缩小,随后患侧瞳孔逐渐散大,对光反射迟钝或消失。当脑疝终末期时,瞳孔明显散大,对光反应消失,眼球固定不动(动眼神经损害)。

3)瘫痪:病灶对侧肢体出现瘫痪,系大脑脚锥体束受损害所致。晚期也可呈去大脑强直,系中脑严重受压、缺血、损害网状结构下行性抑制系统所致。

4)生命体征改变:初期呼吸深而慢,继之出现潮式呼吸,过度换气或双吸气;晚期呼吸不规律,浅快而弱,直至呼吸停止。脉搏先慢而后快,血压先升而后降,系延髓中枢衰竭的表现。

(2)枕骨大孔疝:多见于后颅凹占位病变,也可见于小脑幕切迹疝的晚期。颅内压增高使小脑扁桃体向下疝入枕骨大孔,按发展的快慢,分为慢性型和急性型两种。

1)慢性型:早期有枕部疼痛,颈项强直,舌咽神经、迷走神经、副神经、舌下神经轻度损害,患者意识清楚。偶可出现四肢强直、呼吸轻度抑制、病情发展超出代偿能力后,生命体征迅速恶化并出现昏迷等。

2)急性型:可突然发生,也可由于腰穿,用力等促使原有的慢性型枕骨大孔疝急剧加重所致。由于延髓生命中枢受压,小脑供血障碍,颅内压迅速增高(第四脑室到中孔阻塞),临床上出现严重枕下痛及颈项强直、眩晕、吞咽困难、肌张力降低,四肢弛缓性瘫痪,呼吸及循环迅速进入衰竭状态。也可突然昏迷,呼吸停止,而后心跳停止。

【诊断】

1.确定有无颅内压增高 颅内压增高有急性亚急性和慢性之分。一般病程缓慢的疾病多有头痛、呕吐、视神经乳头水肿等症状,初步诊断颅内压增高不难。而急性、亚急性脑疾病由于病程短,病情发展较快,多伴有不同程度的意识障碍,且无明显视神经乳头水肿,此时确诊有无颅内压增高常较困难,需要进行下列检查予以确定。

(1)眼底检查:在典型的视神经乳头水肿出现之前,常有眼底静脉充盈扩张、搏动消失,眼底微血管出血,视神经乳头上下缘可见灰白色放射状线条等改变。

(2)婴幼儿颅内压增高:早期可发现前囟的张力增高,颅缝分离,叩诊如破水壶声音。

(3)脱水试验治疗:20%甘露醇250ml快速静脉滴注或呋塞米40mg静脉推注后,若头痛,呕吐等症状减轻,则颅内压增高的可能性较大。

(4)影像学检查:头颅平片可发现颅骨内板压迹增宽或(和)鞍背吸收以及某些原发病的征象。脑血管造影对脑血管病、多数颅内占位性病变有相当大的诊断价值。有条件可行头颅CT扫描和MRI(磁共振)检查,它对急性、亚急性颅内压增高而无明显视神经乳头水肿者,是安全、可靠的显示颅内病变的检测手段。

对疑有严重颅内压增高,特别是急性、亚急性起病、有局限性脑损害症状的患者,切忌盲目腰穿检查。只有在诊断为脑炎或脑膜炎和无局限性脑损害之蛛网膜下腔出血症,方可在充分准备后行腰穿检查。

2.明确病因 根据病史和起病的缓急,内科系统和神经系统检查的发现,必要的实验室检查,初步确定颅内压增高的病变和病因是完全可能的。常见的病因有如下几种。

(1)颅脑外伤:脑内血肿和脑挫裂伤等。

（2）颅内肿瘤和颅内转移瘤等。

（3）脑血管病：脑出血、蛛网膜下腔出血和脑梗死等。

（4）颅内炎症和脑寄生虫病：各种脑炎、脑膜炎、脑脓肿、脑囊虫病、脑肺吸虫病、脑包虫病等。

（5）颅脑畸形：如颅底凹陷、狭颅症、导水管发育畸形、先天性小脑扁桃体下疝畸形等。

（6）良性颅内压增高。

（7）脑缺氧：心搏骤停、肺性脑病、癫痫连续状态等。

（8）其他：肝、肾衰竭、血液病、高血压脑病、各种中毒、过敏性休克等。

【鉴别诊断】

1.颅脑损伤　　任何原因引起的颅脑损伤而致的脑挫裂伤、脑水肿和颅内血肿均可使颅内压增高。急性重型颅脑损伤早期即可出现颅内压增高。少数患者可以较迟出现，如慢性硬膜下血肿等。颅脑损伤后患者常迅速进入昏迷状态，伴呕吐。脑内血肿可依部位不同而出现偏瘫、失语、抽搐发作等。颅脑CT能直接确定颅内血肿的大小、部位和类型，以及能发现脑血管造影所不能诊断的脑室内出血。

2.脑血管性疾病　　主要为出血性脑血管病，高血压脑出血最为常见。一般起病较急，颅内压增高的表现为1～3日内发展到高峰。患者常有不同程度的意识障碍。表现为头痛、头晕、呕吐、肢体瘫痪、失语、大小便失禁等。发病时常有显著的血压升高。多数患者脑膜刺激征阳性。脑脊液压力增高并常呈血性。脑CT可明确出血量的大小与出血部位。

3.高血压脑病　　高血压脑病是指血压骤然剧烈升高而引起急性全面性脑功能障碍。常见于急进型高血压、急慢性肾炎或子痫，偶或因嗜铬细胞瘤或服用单胺氧化酶抑制剂同时服用含酪胺的食物、铅中毒、库欣综合征等。常急骤起病，血压突然显著升高至250/150mmHg以上，舒张压增高较收缩压更为显著。常同时出现严重头痛、恶心、呕吐、颈项强直等颅内压增高症状。神经精神症状包括视力障碍、偏瘫、失语、癫痫样抽搐或肢体肌肉强直、意识障碍等。眼底可呈高血压眼底、视网膜动脉痉挛，甚至视网膜有出血、渗出物和视神经乳头水肿。CT检查可见脑水肿、脑室变窄。脑电图显示弥漫性慢波，α节律丧失，对光刺激无反应。一般不做腰椎穿刺检查。

4.颅内肿瘤　　可分为原发性颅内肿瘤和由身体其他部位的恶性肿瘤转移至颅内形成的转移瘤。脑肿瘤引起颅内压的共同特点为慢性进行性的典型颅内压增高表现。在病程中症状虽可稍有起伏，但总的趋势是逐渐加重。少数慢性颅内压增高患者可突然转为急性发作。根据肿瘤生长的部位可伴随不同的症状，如视力、视野的改变，锥体束损害、癫痫发作、失语、感觉障碍、精神症状、桥小脑角综合征等。头颅CT可明确肿瘤生长的部位与性质。

5.脑脓肿　　常有原发性感染灶，如耳源性、鼻源性或外伤性。血源性初起时可有急性炎症的全身症状，如高热、畏寒、脑膜刺激症状、白细胞增高、血沉增快、腰椎穿刺脑脊液白细胞数增多等。但在脓肿成熟期后，上述症状和体征消失，只表现为慢性颅内压增高，伴有或不伴有局灶性神经系统体征。脑脓肿病程一般较短，精神迟钝较严重。CT扫描常显示圆形或卵圆形密度减低阴影，静注造影剂后边缘影像明显增强，呈壁薄而光滑的环形密度增高影，此外脓肿周围的低密度脑水肿带较显著。

6.脑部感染性疾病　　脑部感染是指细菌、病毒、寄生虫、立克次体、螺旋体等引起的脑及脑膜的炎症性疾病。呈急性或亚急性颅内压增高，少数表现为慢性颅内压增高，起病时常有感染症状，如发热、全身不适、血象增高等。部分病例有意识障碍、精神错乱、肌阵挛及癫痫发作等，严重者数日内发展至深昏迷。有些病例可出现精神错乱，表现为呆滞、言语动作减少、反应迟钝或激动不安、言语不连贯，记忆、定向常出现障碍，甚至有错觉、幻觉、妄想及谵妄。神经系统症状多种多样，重要特点为常出现局灶性症状，如偏瘫、失语、双眼同向偏斜、部分性癫痫、不自主运动。其他尚可有颈项强直、脑膜刺激征等。脑脊液常有炎性改变,如脑脊液白细胞增多,蛋白量增多,或有糖或氯化物的降低,补体结合试验阳性等。头颅 CT 可见有炎性改变。

7.脑积水　由于各种原因所致脑室系统内的脑脊液不断增加,同时脑实质相应减少,脑室扩大并伴有颅压增高时称为脑积水,也称为进行性或高压力性脑积水。在不同的时期其临床表现亦不同。婴儿脑积水主要表现为婴儿出生后数周或数月头颅迅速增大,同时囟门扩大并隆起、张力较高,颅缝分开、头形变圆、颅骨变薄变软。头部叩诊呈"破壶音",重者叩诊时有颤动感,额极头皮静脉怒张。脑颅很大而面颅显得很小,两眼球下转露出上方的巩膜,患儿精神不振、迟钝、易激惹、头部抬起困难。可有抽搐发作、眼球震颤、共济失调、四肢肌张力增高或轻瘫等症状。脑室造影可见脑室明显扩大。CT 检查可发现肿瘤、准确地观察脑室的大小并可显示脑室周围的水肿程度。

8.良性颅内压增高　又名"假性脑瘤",系患者仅有颅内压增高症状和体征,但无占位性病变存在。病因可能是蛛网膜炎、耳源性脑积水、静脉窦血栓等,但经常查不清。临床表现除慢性颅内压增高外,一般无局灶性体征。

9.其他　全身性疾病引起的颅内压增高的情况在临床上也相当多见。如感染中毒性脑病、尿毒症、水电解质及酸碱平衡失调、糖尿病昏迷、肝性脑病、食物中毒等。这些病发展到严重程度均可出现颅内压增高的表现。结合疾病史及全身检查多能做出明确的诊断。

【治疗原则】

1.病因治疗。

2.对症治疗:主要在降低颅内压。维持有效有血液循环和呼吸功能,增强脑细胞对病损的耐受性。

(1)降颅压药

1)脱水疗法:脱水疗法是降低颅内压、减轻脑组织水肿、防止脑疝形成的关键。成人常用 20% 甘露醇 250ml,快速静滴,每 6～8 小时一次。主要在于高渗溶液在血-脑之间形成渗透压差,尽快地将脑内水分转入血液循环,并非单纯通过利尿作用。心、肾功能不全者慎用,防止发生肺水肿和加重心、肾衰竭,甘露醇不仅可以降低颅内压和减轻脑水肿,还可改善脑及体循环,防止自由基的产生,增强神经细胞耐受缺氧的能力,促进脑功能的恢复。甘油果糖注射液(布瑞得)250ml,2 次/日。用于肾功能不全患者,其脱水作用稍逊于甘露醇,但对肾功能损害小。口服可用 50% 甘油盐水 50ml,3 次/日。

2)利尿剂:主要是抑制肾小管对钠、氯、钾的重吸收,从而产生利尿作用。由于大量利尿使机体脱水从而降低颅内压。呋塞米 40～60mg 静脉注射或 50% 葡萄糖 40mg＋呋塞米 40～60mg 静推 1～3 次/日,也可加入甘露醇内快速静滴;口服剂量一次 20～40mg,3 次/日。依他尼酸钠,成人一次用量 25～50mg 加入 10% 葡萄糖 20ml 中缓慢静注。还可应用乙酰唑胺,成人 0.25～0.5g,2～3 次/日,口服,用于慢性颅内压增高患者。利尿剂和脱水剂的应用,因排钾过多,应注意补钾。

3)肾上腺皮质激素:肾上腺皮质激素能改善血-脑屏障,降低其通透性,加强对水、电解质代谢的调节功能,稳定细胞膜功能和减轻细胞膜的损害;改善局部脑血流量,减轻病变区周围水肿;减少脑脊液生成;增强非特异性抗炎和解毒作用。应用肾上腺皮质激素时,应注意有无禁忌证,如溃疡病、糖尿病等,因其有抑制免疫功能,合并感染者慎用。常用药物有地塞米松 20～40mg 加入 5%～10% 葡萄糖液 250～500ml 内,静脉滴注 1 次/日,或氢化可的松 200～300mg 加入 5%～10% 葡萄糖 250～500ml,静脉滴注 1 次/日,短期应用后,改为口服,并逐渐减量停药。

脱水治疗时应适当限制液体入量,成人每日输入量一般不超过 2000ml,天热多汗,发热或频繁呕吐以及腹泻患者,可酌情增加,且输液速度不宜过快。

(2)减压手术:减压手术在应用脱水剂和利尿剂无效后,或颅内压增高发生脑危象早期时应用,可选用颞肌下减压,枕下减压。也可脑室穿刺引流或脑室分流术。

（3）其他疗效:低温疗法,低热能降低脑部代谢,减少脑耗氧量,降低颅内压。常用脑局部降温,用冰帽或冰袋、冰槽头部降温。

（董海军）

第四节　临床诊疗和诊断技术

神经外科诊疗技术经过几十年的改进,许多经典技术随着现代科技的不断发展已很少使用,但疾病演变之复杂,有时尚需使用到一些经典技术。

一、常用诊疗技术

（一）腰椎穿刺术

【适应证】

1.诊断性穿刺　一些神经外科的疾病常通过诊断性穿刺确定诊断,如化验脑脊液以了解出血、感染等。

2.治疗性穿刺

（1）排出脑脊液降低颅内压有助于颅内手术的进行,释放血性脑脊液可减少对脑膜及血管的刺激。

（2）注入抗生素或其他药物(鞘内治疗)。

【禁忌证】

1.显示有颅内压增高症状。

2.休克期间,病情重危或已出现脑疝体征。

3.躁动不安或难于配合的患者。

4.腰区有脑脊液漏经久不愈。

5.穿刺部位存在感染。

6.严重脊髓压迫,特别是有高颈段脊髓压迫患者。

7.出血性疾病患者,如血友病等。

【操作技术】

1.体位　一般采取侧卧位,腰背部表面与床面垂直,腰部后弓,髋关节和膝关节尽量屈曲,头颈稍向前倾,头下垫枕头使与身体保持在同一水平,特殊情况采取坐位(伏在椅靠背上)。

2.穿刺方法　穿刺间隙可在第2腰椎棘突间隙以下的任何腰椎棘突间隙选择,并在确定的穿刺点做指甲压痕记号,严格消毒皮肤后,以1％的利多卡因在穿刺点的各层软组织上做浸润麻醉,但勿注入蛛网膜下腔内。

在选定腰椎间隙的穿刺点,先将腰椎穿刺针刺过皮肤,接着用左手食指和拇指挟持针的前段,右手持针蒂,针尖垂直或稍倾向头侧刺入,针斜面须朝上方,以均匀的力量及速度缓慢推进穿刺针,针尖穿过黄韧带和硬脊膜时有轻度的阻力突破感,此时针尖可能进入蛛网膜下腔,抽出针芯即见脑脊液流出。若无脑脊液流出,转动针芯,缓慢进或退出针直到有脑脊液滴出;或退至皮下,稍稍改变方向后再行刺入。当肿瘤塞满腰池或马尾部严重粘连时,往往没有脑脊液流出。成功穿刺后的患者平卧6小时。如果有头痛、恶心,则延长平卧时间及给予对症处理。

【注意事项】

1.测压,若压力很高,仅将滴出的少量脑脊液送化验,拔针后马上静脉滴注20%甘露醇。

2.奎氏试验(也称压颈)仅在脊髓病变或疑有横窦阻塞的患者进行。目前已很少使用。

【辅助检查】

1.测压 侧卧位腰椎穿刺测定,成人正常压力为 $0.7\sim2.0$ kPa($70\sim200$ mmH$_2$O),儿童正常压力为 $0.5\sim1.0$ kPa($50\sim100$ mmH$_2$O)。高于 2.0 kPa(200 mmH$_2$O)时称为颅内压增高,低于 0.7 kPa(70 mmH$_2$O)时称为颅内压降低。

未曾取出脑脊液时的原始压力为初压。初压若超过正常压力,意味着颅腔内容物的体积有增加。初压低于正常,可能有椎管内完全或部分阻塞和枕骨大孔疝等存在。

取出脑脊液后的压力称为终压。

2.动力学检查 压迫双侧颈静脉,了解脑脊液压力的变化以及脊髓蛛网膜下腔是否有阻塞。但是疑有颅内压增高或颅内出血者禁做此检查,因有可能引起脑疝及加重出血。

(1)压腹试验:作为压颈试验的预先试验,腰穿后,助手以手掌压迫患者腹部15秒,压力上升,手放松后下降,则证实穿刺针头位于椎管蛛网膜下腔内。

(2)奎氏试验:患者侧卧位,颈部用血压表气袋缠绕,松紧适度,由一人颈部加压,另一人做记录,因较繁琐而少用。常用手指压迫两侧或一侧颈静脉,观察压力变化。

1)压迫两侧颈静脉20秒,压力(水柱)比初压迅速上升 0.3 kPa(30 mmH$_2$O)以上,松手后迅速下降至初压水平,表明蛛网膜下腔通畅。

2)压迫两侧颈静脉20秒,压力上升缓慢不足30mmH$_2$O,松手后15秒内不能回到初压,表明蛛网膜下腔存在部分阻塞。

3)压迫两侧颈静脉,压力不能上升,表明蛛网膜下腔完全阻塞。

4)压迫一侧颈静脉,压力不升,压迫对侧压力升降正常,表明不升侧存在横窦或乙状窦阻塞。

5)压迫颈静脉,压力上升快、下降慢,表明穿刺针斜面开口一半在蛛网膜内,一半在蛛网膜外。

3.脑脊液化验 脑脊液化验据病情诊治需要可选做常规检查(外观、显微镜检查)、生化检查(蛋白质、糖、氯化物)及特殊检查(蛋白电泳、免疫球蛋白、酶、瘤细胞等)。

(二)延髓池穿刺术

【适应证】

1.宜做腰椎穿刺,但因有禁忌证而不能做者。

2.要做下行性椎管造影,目前极少用。

3.经小脑延髓池注入空气、造影剂、药物等做诊断或治疗,目前极少用。

【禁忌证】

1.有明显颅内压增高,以及疑有枕骨大孔疝者。

2.穿刺部位有感染者。

3.不合作、体弱者及婴幼儿。

【操作方法】

1.体位 ①侧卧位:头部下垫枕头,使头颈和躯干保持在同一水平,头向前倾,下颌角贴近胸部,全身肌肉放松;②坐位:头前倾,下颌贴近胸部,头额与手臂要有扶靠,其下垫薄枕。若患儿坐矮凳,由助手固定头部。

2.穿刺部位 做枕外隆凸与颈椎棘突的连线及双耳垂下缘在颈后的连线,取两连线相交点;或在颈后正中线,枢椎棘突上方凹陷处。穿刺针向眉间。

3.穿刺深度   皮肤到小脑延髓池的距离,成人为4～6cm,小儿一般不超过3～4cm。

4.操作步骤   剃除枕项头发并消毒皮肤,穿刺部位逐层做软组织局部麻醉(局麻药勿注入蛛网膜下腔)。术者用左手拇指沿着枕外隆凸向下按压,找到相当于或接近枕骨大孔上缘处,右手持有深度预先做标记的腰椎穿刺针,刺入左拇指按压的皮肤,向眉间的方向不偏离中线缓缓刺入,若针尖触及枕骨,可稍退出,转向尾端沿枕骨大孔边缘滑进,刺针进入0.5cm左右,遇到有明显的阻力顿减,感到刺破硬脊膜,进入蛛网膜下腔,拔出针芯往往可见脑脊液流出,若没有,随之每进针1～2mm重复观察一次。

【并发症】

只要按操作规程严密消毒,针刺方向无偏差,进针不过深,是可防止出现并发症的。主要并发症为延髓损伤,一旦发生应立即停止操作并做相应处理,严密观察。疑有后颅窝血肿时,应紧急行开颅探查。

(三)脑室穿刺术

【适应证】

1.诊断性穿刺

(1)用于脑室测量、脑室造影、脑室注入染料后从脑池穿刺或腰椎穿刺,以了解脑脊液循环梗阻的部位及程度等,目前已少用。

(2)收集脑脊液做实验室检查。

2.治疗性穿刺

(1)用于排放脑室液,是暂时缓解由于各种病变导致脑室系统扩大而引起脑积水、脑疝形成的一种紧急抢救措施。

(2)开颅手术时或术后以降低脑张力和引流血性脑脊液。

(3)用于脑脊液分流手术,置入各种分流导管治疗脑积水。

(4)脑室内注入药物用以治疗颅内感染等。

(5)蛛网膜下腔出血时,脑室穿刺并行脑室持续引流作为治疗措施之一。

【禁忌证】

1.穿刺部位有感染者。

2.蛛网膜下腔出血者,若明确有动脉瘤破裂出血、动脉瘤栓塞或夹闭前最好不做引流。

3.大脑半球占位病变者,患者侧脑室往往移位受压变形,如做健侧脑室穿刺,有加重移位的可能。

4.存在明显出血倾向者,勿行脑室穿刺。

【操作方法】

1.前入法(穿刺侧脑室前角)   仰卧位,颅骨钻孔部位在发际后2cm、中线旁2～2.5cm,进针方向与矢状面平行,指向外耳道连线或稍内侧,正常深度为4～6cm。

2.后入法(穿刺侧脑室枕角)   多取侧卧或俯卧。颅骨钻孔部位于枕外隆凸上4～7cm、中线旁3cm,穿刺方向与矢状面平行,对准眶上缘中点(眉弓),穿刺深度4.5～5.5cm。

3.侧入法(穿刺侧脑室颞角后部或三角区)   多取侧卧,或仰卧位使头稍转向对侧。颅骨钻孔在外耳道上3cm、后3cm处或耳轮顶点上1cm、后1cm处钻孔,穿刺针垂直方向刺入,正常深度为4～5cm。

4.经眶穿刺法(穿刺侧脑室前角)   多用于急救时。穿刺点在眉前中点下缘穿过眼睑,在眶板前部用骨钉钉穿眶板及硬膜后,用腰穿针经骨孔刺入,方向向上45°角与矢状面平行或稍向内侧,刺向后方,深入约4～5cm。一般少做。

(四)经皮前囟穿刺术

患儿前囟未闭时,可经前囟侧角做硬脊膜下腔、蛛网膜下腔或脑室前角穿刺,用于诊断或治疗颅内病变。

【适应证】

1.疑有硬膜下积液、积脓或血肿。

2.严重颅内压增高并有脑疝危象。

3.外伤或感染疑有脑与脑膜间局限性粘连。

【禁忌证】

1.前囟周围有感染。

2.前额部有巨大头颅血肿。

3.前囟处有脑膜膨出或前囟异常狭小者。

【操作方法】

术前剃除前囟附近头发。患儿仰卧,头近台前,助手固定头部。术者用右手持19～20号斜面较短的腰椎穿刺针,或斜面短的普通7～8号针头,经前囟侧角穿刺,其方向与前入法穿刺侧脑室额角法相同,前囟大者与矢状面平行稍向内侧刺入;前囟小者,针尖稍向外侧,刺入0.2～0.5cm穿过硬,脑膜时有突破减压感,表示针尖已进入硬脑膜下腔,再以毫米为进度将针缓慢向前推进,边推进边观察,遇有脑脊液或病理性改变的液体流出即表示进入蛛网膜下腔,当硬脑膜下积血、积液时,可经此交换插入一较粗大的18号针头进入硬脑膜下腔,再连接一引流管做持续引流。硬脑膜下血肿流出的血性液体较多,间或呈黄色;脑膜炎并发硬脑膜下积脓时,液体呈淡黄色或脓性。

若硬脑膜下无病理性液体,为明确临床诊断与治疗目的,穿刺方法按以上所述方向推进,深3～4cm,如有减压感,拔出针芯,见有脑脊液流出,表示穿入脑室。

(五)脑血管造影术

脑血管造影术是指直接穿刺或动脉导管插入法做选择性血管造影技术和数字减影血管造影技术(DSA)。

【适应证】

1.脑血管疾病,如动脉瘤、血管畸形、动静脉瘘,以及脑血管栓塞和狭窄等。

2.某些颅内外病变(如颈动脉瘤、头皮血管畸形及脑膜瘤等)引起的血供和静脉回流障碍。

3.血管内介入治疗。

【禁忌证】

1.患有严重出血倾向者。

2.对老年性动脉硬化者要慎重。

3.有严重肝、肾、心脏疾病患者。

4.碘过敏者。

5.脑疝或脑干功能衰竭或休克者。

(六)外周神经肌肉活检术

外周神经肌肉活检术适合于诊断各种原因所致的周围神经病,还可用于儿童异染性脑白质营养不良、肾上腺脑白质营养不良和K等的鉴别诊断。最常用于神经活检的部位为腓肠神经,经取材固定后,常规行HE染色、刚果红染色、俄酸染色以及各种免疫组织化学染色等,电镜标本还需做铅染色等。腓肠神经活检术应用有其局限性,因为腓肠神经为纯感觉神经,对于纯运动神经病变或以运动神经损害为主的神经病变,不能全面反映神经病理的变化和程度,尚需要做尺神经活检。取肌肉活检时,需注意固定肌纤维的方向,便于病理检查时取材。

（七）神经内镜

神经内镜是属于微侵袭神经外科的范畴，也是现代神经外科在诊断和治疗方面的发展趋势。

目前有两种内镜类型，硬性内镜和软性内镜。硬性内镜是通过一系列透镜传送影像，而软性内镜则通过细致、整齐排放的纤维束传导影像。一般来说，硬性内镜可以提供比纤维内镜更清晰的影像，但纤维内镜可弯曲，而且影像不会变形。目前内镜需要满足体积小、亮度足并有不同视角的物镜的要求。除此以外，内镜要有孔或可插入器械的工作通道，以便能适合地将各种不同配套的辅助设备（如冷光源、摄像机、激光器、超声刀、冲洗器、显微手术器械等）安置或插入内镜进行操作。神经内镜还要有将内镜固定于头部的固定系统，包括配套的脑立体定向装置。

神经内镜的优点：主要是对脑组织的损伤和危险性小，术后不造成脑功能的损伤（或很轻），同时术后康复快等。

神经内镜存在的主要问题：要求有一定的空隙，否则不能使用内镜；内镜手术野小，了解周围的邻近关系有限；血液等非清亮液与物镜接触时可使视野模糊。

神经内镜主要用于病变的定性诊断与治疗，目前多用于脑室内的手术（如施行脑室内肿瘤活检或切除手术、脑室内脉络丛电灼术、第三脑室切开术以及导水管成形术治疗脑积水、分流管的植入和调整术）、透明隔囊肿切开术、蛛网膜囊肿开窗术，还可行脑实质内囊性病变的手术，在脑立体定位下行脑深部肿瘤的探查、活检及部分切除术等。

通过椎管内的不同间隙实施脊髓病变探查、活检或切除，以及在电视内镜下行脊髓空洞症的手术等。在显微手术的过程中，观察用神经内镜更多用于辅助观察，对于直视困难的区域角落，神经内镜可以发挥辅助手术切除等重要作用。目前，观察用神经内镜主要用于经单鼻孔行鞍区病变手术操作。目前，经常使用的有 0°、30°和 70°视角镜，直径 4mm 为主。

二、影像诊断技术

（一）头颅 X 线平片诊断（骨折、异物、钙化）

常用的投照位置，常规包括正位及侧位，也可以根据病情需要选择投照位置，如疑有视神经孔骨折时，照视神经孔等。

阅片时必须按顺序：头颅的大小和形状，颅骨的厚度、密度和结构（增生、疏松、致密、缺损），颅缝（分离、闭合），脑回压迹，血管沟，蝶鞍，颅底，颅内钙化斑，含气窦。当阅正位片时，要左右对照比较，双侧内听道宽径允许有 0.2mm 左右的差异，矢状窦两侧常常有蛛网膜颗粒，表现为小型密度减低区，勿认为异常影像。当阅侧位片时，要记住 6 岁以上儿童颅盖骨才分为外板、板障、内板三层，部位不同，它的厚度允许有 3～5mm 的差异；切勿将内板呈直线的颅缝误认为骨折线；在成人，脑回压迹很少，若增多，是颅内压增高的征象。蝶鞍扩大伴有骨质吸收，要结合临床表现，其主要原因可能是由颅内压增高或鞍区占位病变所致。

1.颅骨骨折 急性颅脑损伤时，头颅 X 线平片主要用来了解有无骨折。颅盖骨骨折较常见，可以发生在任何部位，以顶部最多。而颅底骨折较少见，它常见于联合颅盖骨骨折，如额骨骨折线可通过前颅窝，颞骨骨折线通向中颅窝，枕骨骨折线通到枕骨大孔并横过乙状窦等。

（1）线性骨折：可发生于颅盖和颅底。平片上显示为僵硬线条状低密度影像，骨折线细者如发丝，最宽者可达 1cm，罕见 1cm 以上者，走向和长短各异。有些骨折在内板与外板不一致，因而在平片上显示两条大致相接近与平行的低密度线状影像。若骨折线通过血管沟或静脉窦，可能发生颅内血肿。骨折线通过鼻窦可发生脑脊液鼻漏、气颅及颅内感染；通过乳突可发生脑脊液耳漏、外耳道出血等。

（2）凹陷骨折

1）平片显示圆锥形凹入：3岁以下的儿童，凹陷的骨片多如乒乓球凹陷一样，而无明显骨折线，当投影的中心线切过凹入部位时才能显示，可呈圆锥状凹入。成人骨片呈圆锥状凹入，并有碎片重叠。

2）骨折碎片离开颅盖骨而陷入颅腔，周围可见环形的骨折线与毗邻骨缘重叠，显示较高的密度阴影。有时陷入很深，因此称之为下陷性凹入骨折。

3）粉碎性骨折：骨折常呈放射状裂成数块，多数碎片重叠，有的嵌入脑内，严重者有颅骨变形。通常穿透伤在进口附近有一堆骨碎片，而金属异物多在弹道顶端，出口处的碎骨片常位于头皮下。

4）颅底骨折：急性颅脑损伤患者早期不宜照颅底像。待病情稳定后，必要时可做颅底照片。前颅窝底骨折，由于筛板与筛窦骨质菲薄，易累及鼻窦，导致外伤性气颅与脑脊液鼻漏。中颅窝底骨折，往往伴发于颞骨的线形骨伸延至中颅窝，可导致脑脊液耳漏。后颅窝底骨折较少见，要注意骨折线通过横窦、乙状窦或横过枕骨大孔。

2.异物　颅内异物可分为非金属异物与金属异物，一般行头颅X线检查主要为定位。除需要照正、侧位像外，可能还要加摄其他部位像，甚至头皮表面置一小的金属作为标志后摄片，测量颅内异物离头皮金属标志物三维坐标的距离，对诊断及处理有重要的参考价值。

3.钙化

（1）颅内生理性钙化斑

1）松果体钙化：正常松果体钙化据统计欧美人较高，约占50％；亚洲人约为26.8％。形状多为圆形、卵圆形或不规则斑片，大小不超过0.8～1cm。正位片上应位于中线，若偏向一侧，则说明对侧可能有占位性病变或本侧有萎缩性病变。侧位观松果体钙化斑计测位置方法很多，其中简易的方法两种：①法兰克福线计测法：从眼眶外缘通过外耳孔上缘的水平线，再从外耳孔中心与此水平线向上做一垂直线5cm，其后1cm处。②德-克林尼斯和吕斯根法：正常松果体钙化与外耳孔的距离为1线，平均约为37mm，与鞍背尖端的距离为2线，平均约为38mm，两线近乎相等。额叶占位性病变时2线值增加，顶叶占位性病变时1线值缩短，小脑占位性病变时1线值增加。

2）脉络丛钙化：少见，位于侧脑室体与后角交界区域，多为双侧钙化，常呈球形，直径0.5～1.5cm。正位片上见于眶上距中线2.5cm；侧位片见于松果体后下方，颅内占位性病变可使其发生移位。

3）大脑镰钙化：发生率约为10％。正位片中呈带状密度高的阴影，亦可呈三角形状；侧位片难发现。此外，上矢状窦、小脑幕游离缘也可有钙化。

4）蝶鞍前、后床突间韧带钙化：发生率为3.8％。侧位片可见蝶鞍前、后床突之间硬膜钙化，称之为骨桥。

（2）异常钙化

1）肿瘤性钙化：发生率在3％～15％，钙化常为肿瘤实体或囊壁包膜一部分，偶见肿瘤全部钙化，它常表示为生长缓慢的良性肿瘤，恶性肿瘤很少发生钙化。①脑胶质瘤钙化发生率约为15％。以少突胶质细胞瘤最多见，有54％～80％，为皮质下不规则散在条带状影；星形细胞瘤钙化类似少突胶质细胞瘤或多发斑点状，有13％～16％；室管膜瘤常为点状聚集成浓密均匀之斑块影，有27％～38％；髓母细胞瘤钙化约有6.9％。松果体瘤40％～64％有钙化；胶质母细胞瘤钙化较少，若有钙化多为条带状。②脑膜瘤钙化发生率3％～18％，多见于沙粒型脑膜瘤。③颅咽管瘤钙化发生率最高，有40％～60％，最多可达90％以上，多位于鞍上、鞍内、鞍后。囊壁钙化呈弧形如蛋壳样，瘤体钙化多为不规则斑团状或点状。④垂体腺瘤发生钙化少见，有3.2％～6％。⑤皮样囊肿及胆质瘤发生钙化无一定特征，常为部分囊壁。生长于鞍区者应与颅咽管瘤及动脉瘤鉴别。⑥脉络丛乳突状瘤偶见有病理钙化。⑦脊索瘤、血管瘤、脂肪瘤、脑室胶样囊肿均可发生钙化,但较少见。

2)非肿瘤性病理钙化:①先天性和新生儿的大脑疾病:儿童脑性瘫痪、结节性硬化;②炎症:结核性脑膜炎、结核瘤、梅毒性树胶肿、脑脓肿等;③寄生虫病:脑猪囊尾蚴病、脑棘球蚴病;④血管性疾病:动脉瘤、脑出血、硬膜下血肿、动脉硬化及大脑钙化性动脉内膜炎、颅内血管畸形、面部血管痣综合征。

(二)颅脑 CT 检查

计算机体层摄影术(CT)的临床应用,使医学影像诊断发生重大突破,促进了医学影像学的发展。CT检查简便、迅速、安全、无痛苦。CT 图像是断层图像,空间分辨率高、解剖关系清晰、病变显示良好,颅脑疾患诊断的准确率达 95%。此外,由于 CT 可得知不同正常组织与病变组织的 X 线吸收系数,所以可进行定量分析。

CT 扫描是指用 X 线对头部或其他部位做连续断层扫描,测得不同层面、不同组织对 X 线吸收的信息,输入到电子计算机批处理而组成该体层图像的方法。往往以水对 X 线的吸收系数为 0,空气为 −1000,骨骼为 +1000,其他组织的 X 线吸收系数以此为参照,其单位称为 CT 值(吸收值)。过去用 EMI 单位,现用 H 单位,即以水的 CT 值为 0,空气为 −1000Hu,骨为 +1000Hu,则有 2000 个等级。当病变 CT 值与脑实质相近时,称之为等密度病变,反之,称之为低或高密度病变。在做 CT 扫描时静脉注射造影剂可提高组织的密度对比,称之为增强扫描。富于血管的组织或病变可以增强,反之,增强不明显或不增强。

由于人体各种组织的 CT 值不同,所以要重点观察的组织,需选择在该组织的 CT 值上,才能在显示屏上显示该组织最合适的灰度,即获得该组织最清晰的影像,则该组织 CT 值称之为该组织的窗位。例如,脑组织的 CT 值为 +35Hu,则窗位 +35Hu。而该影像包括 CT 值的范围,称为窗宽。观察脑组织的窗宽一般以 100Hu 为好,窗位为 +35Hu 时,则包括的 CT 值范围为 −15～+85Hu,若为发现与邻近脑组织密度差别较小的病灶,则可用窄的窗宽。

头部 CT 一般扫描主要有横断面与冠状断面。横断面扫描以眶耳线(即外眦与外耳道中心连线)为基线,依次向上连续平行扫描 8～10 个层面,层面厚度据需要选用,一般为 0.5cm 或 1cm。冠状断面扫描多用于诊断鞍区占位或嗅沟、筛板、蝶骨嵴病变,其厚度多为 1mm。造影增强检查是经静脉注入碘剂再行扫描,此法对肾功能不良和对碘过敏者不宜使用。强化是指病灶密度的增高,说明病变组织血供丰富,病变周围组织充血与过度灌注及病变血-脑屏障形成不良或被损害有关。根据病变有无强化、强化程度及其形式,大概可做定性诊断。还可通过腰穿或小脑延髓池穿刺,注入造影剂行脑池造影 CT 扫描,诊断脑脊液鼻漏或耳漏等。近几年来,随着 CT 技术不断改进,出现了 64 排,甚至 256 和 320 排螺旋 CT,对颅内病变的 3D 扫描效果越来越好。

1.*颅内占位病变*　颅内占位病变包括肿瘤、肉芽肿、寄生虫、血肿及脓肿等。其在 CT 扫描的表现:①脑组织密度异常改变。高于正常脑组织密度者为高密度;反之为低密度;与正常脑组织密度相等者为等密度;若三者混合存在,则称为混合密度。②颅内占位病变,一般均可引起某种程度的占位征象,即颅内正常结构的变形、移位等,系通常定位乃至定性的依据之一。为增加其对比度,可加增强 CT 扫描。

(1)幕上星形细胞瘤的 CT 表现:多为以低密度为主的混合密度,亦可显示均匀低密度、等密度病灶,有更低密度者则为囊变,即囊中带瘤或瘤中带囊等,甚至出现瘤中密度更高的钙化,有时边界不清,外周水肿。脑室内肿瘤有时呈铸型样填满脑室,引起不同程度的占位征象。

(2)脑膜瘤的 CT 表现:显示清楚的球形或分叶状密度较高的病灶,内可有钙化或低密度的坏死区,非脑内的肿瘤,其基底与颅骨内板或大脑镰、小脑幕相连,邻接的骨质增生或破坏。邻近的脑组织常有轻度水肿,亦可水肿较明显。强化后病灶显示更清楚,并显示脑膜"鼠尾征"。脑室内脑膜瘤深居脑室内,好发于侧脑室三角区。少数肿瘤有弥漫性沙粒样钙化。

（3）垂体瘤的 CT 表现：一般都直接做冠状面薄断层 CT 扫描，均需加做增强扫描。

直径<1cm 的垂体瘤称为垂体微腺瘤，在增强冠状断面扫描的影像中，因正常垂体组织先强化，所以肿瘤的直接征象为增强垂体内的低密度区，多呈圆形或椭圆形，亦可为不规则形。间接征象为垂体上缘变成凸面，垂体高度增大（高于 9mm 应疑为异常），垂体柄移位和鞍底骨质变化。

直径>1cm 者称为垂体大腺瘤，常先向鞍上池生长，随之可向各方向扩展。平扫显示鞍上池内略高密度或等密度病灶，少数含有坏死和囊变者可呈现为低密度、等密度或混合密度病灶。钙化很罕见。发生垂体卒中时，病灶密度增高。增强后，除坏死、囊变区以外，病灶多为增强，边界光整、清晰。直径>3cm 者一般称为垂体巨大腺瘤，除有大腺瘤的 CT 表现外，可显示第三脑室前部受压而闭塞室间孔，引起脑积水。

（4）颅咽管瘤：CT 片上显示多为鞍上池内边界清晰的囊性或混杂密度病灶，周边可见弧形或斑点状钙化。囊壁常强化，囊内含有胆固醇，其 CT 值常<0，肿瘤实质部分亦可强化。鞍区胶样囊肿、蛛网膜囊肿、鞍区脂肪瘤多为低密度病灶，且多为无强化。少见的鞍区表皮样囊肿可能 CT 表现与颅咽管瘤相似。

（5）听神经瘤的 CT 表现：位于脑桥小脑角部位，平扫时如肿瘤不大，多显示为等密度病灶，少数显示略高密度或低密度病灶。肿瘤较大时，由于瘤内发生坏死和囊变，可呈现混合性密度病灶。内听道多扩大。肿瘤多与岩骨后面有分界线，发生钙化者少见，邻近可能有水肿。增强扫描时，病灶多增强。肿瘤大时，可引起第四脑室向对侧移位，受压变扁，甚至闭塞。还可见脑积水。

脑桥小脑角胆脂瘤，CT 显示通常为一低密度病灶，边界清晰，无强化，内听道无扩大。脑桥小脑角脑膜瘤除具有脑膜瘤的常见特点外，通常侵犯岩骨尖，同时可能与岩骨后面紧密相连，无内听道口改变。三叉神经肿瘤多为高密度病变。

（6）颅内转移性肿瘤的 CT 表现：典型者在平扫时可显示为高密度病灶，有时因病灶小而显示不清，但多数病灶周围水肿很明显。在增强 CT 扫描时，多数病灶有明显强化，同时大多表现有占位效应。

（7）脑脓肿的 CT 表现：根据脓肿形成的病期而不同。急性局限性脑炎阶段，平扫时病灶显示为边界不清的低密度区，增强扫描时不强化，占位效应较明显。脓肿壁形成阶段，平扫脓肿区为低密度，周围有较高密度的囊壁，根据病程长短，囊壁可以从不完整到完整，厚度也可从薄到厚，其周围有不同程度的水肿带。增强扫描时，囊壁可强化。脑脓肿较小时，往往与颅内炎性肉芽肿鉴别困难。

（8）小脑半球星形细胞瘤：多发生于儿童和青少年，其 CT 表现如同幕上星形细胞瘤的 CT 图像，不同之处在于易引起阻塞性脑积水。小脑髓母细胞瘤多见于儿童，好发于小脑蚓部，CT 扫描图像显示边缘清楚、光滑的圆形密度增高，周围有水肿，常侵入或累及第四脑室，易引起阻塞性脑积水。病灶多为均匀一致的增强。室管膜瘤以第四脑室最多见，主要发生于小儿和青少年，CT 平扫常显示为等密度或略高密度病灶，其内有低密度囊变区，同时常见有散的钙化点。病灶实质可增强，肿瘤形状多不规则，边缘不光整或呈分叶状。因位于脑室，一般周边脑组织无水肿或轻度水肿。常伴发阻塞性脑积水。幕下脑膜瘤其 CT 表现具有幕上脑膜瘤的基本图像。

2.颅脑损伤

（1）颅内血肿：CT 诊断血肿不但可以判断其部位、大小、范围及多发性，而且可了解有无并发其他脑损伤。血肿的密度与形状随着血肿的病期（急性、亚急性及慢性期）和部位不同而异。急性期血肿为均匀的高密度病灶。位于硬脑膜外者，其形状典型的表现为颅骨内板下方局限性梭形高密度区；位于硬膜下者，其典型表现为颅骨内板下方的新月形或镰状高密度区；位于脑内者，其典型表现为圆形或不规则形的高密度区。血肿在 CT 表现的密度随着病期的变化可以由高密度向混杂密度、低密度过渡，直至吸收消失。但有些血肿不能完全吸收，可能形成慢性血肿，多见于慢性硬脑膜下血肿，CT 表现呈梭形，依血肿吸收情况可为高、混杂、等或低密度的病灶，伴有脑室变形、中线移位等占位效应。

（2）脑挫裂伤:CT 显示低密度(脑水肿)区中,分布有散在的小高密度(小出血灶)。病变范围大者可产生占位效应。

（3）脑水肿:CT 显示为边界清晰的低密度区。

3.颅内脑动静脉畸形(AVM)的 CT 表现　平扫时可能显示为一局灶性高、低或低、等、混杂密度区,病灶形态不规则,多呈团块状,亦可呈点、线状影,边缘不清。增强扫描显示为团状强化,有时可见迂曲的血管影。最好做 CTA(CT 血管造影)甚至加重建,完全可以明确诊断。

4.其他

（1）颅内动脉瘤的 CT 表现,通过螺旋 CT 或多排 CT 装置行 CT 血管造影(CTA)可以确诊。

（2）脑萎缩、脑软化灶、脑穿通畸形、高血压性脑出血等可经 CT 检查明确诊断。

（三）颅脑、脊髓 MRI 检查

磁共振成像(MRI)在 20 世纪 80 年代以来广泛地作为医学影像技术的重要部分之一。

MRI 与 CT 扫描相比具有下列优点:①组织分辨率好,不但能显示解剖结构,还能显示组织的生理、生化信息。②显示三维图像,即横断面、矢状面和冠状面,还可做各种斜面的体层图像。③具有多种成像序列,且可任意调节成像参数,改善兴趣结构的显示。④没有电离辐射。⑤能对血液循环及脑脊液循环进行流动显影,即做磁共振血管造影(MRA)等。⑥椎管内脊髓病变的显示无骨性伪影,优于 CT。⑦应用造影剂为钆喷酸葡胺(Gd-DTPA),过敏反应罕见,增强扫描造影剂使用剂量少。其缺点:①成像时间比 CT 长。②体内有金属异物(如心脏起搏器及其他刺激器等)时禁忌进行 MRI 检查。③诊断钙化灶及骨结构的病变没有 CT 好。④价格较贵。

MRI 成像序列中最基本、最常用的是自旋回波序列。通过选择不同的 TR、TE 时间,可获得不同程度的 T_1、T_2 和质子加权像。采用短 TR 和 TE 时,获得的 T_1 加权像(T_1WI)脑脊液为低信号,呈黑色;采用长 TR 和 TE 时,获得的 T_2 加权像(T_2WI)脑脊液为高信号,呈白色。其他成像序列还包括快速自旋回波(FSE)序列、反转恢复(IR)序列、梯度回波(GRE)序列、梯度自旋回波(GSE)序列和回波平面成像(EPI)序列等。此外,临床常用的还有一些特殊扫描技术,如磁共振灌注加权成像(PWI)用于显示脑血流参数的变化;磁共振弥散加权成像(DWI)是基于活体内水分子弥散运动的功能成像技术,DWI 不仅可以通过图像反映组织器官的病理解剖特点,还可以通过 ADC 值等功能成像参数来准确反映组织的分化程度;而弥散张量成像技术(DTI)则可以显示常规磁共振所不能显示的神经纤维的细微解剖结构变化,并可通过三维重建清晰地勾画出脑白质纤维束的走行和分布,是目前唯一无创性活体研究脑白质结构及白质束形态的检查技术。

目前,MRI 主要用于脑肿瘤、炎性疾病、寄生虫病、血管性疾病和椎管内病变,下面就其影像学表现做一简要介绍。

1.颅内占位病变　颅内占位病变包括多种脑肿瘤(如脑胶质瘤、垂体瘤、颅咽管瘤、听神经瘤及转移性肿瘤)、炎性疾病及寄生虫病等。

（1）脑胶质瘤的 MRI 表现

1）幕上胶质细胞瘤:在 T_1WI 为低信号灶,在 T_2WI 为明显高信号灶。信号强度可均匀一致,亦可为不均匀性。钙化显示较 CT 差,为无信号区。增强后多数良性或偏良性肿瘤无增强,大多数恶性程度较高的肿瘤出现不均匀、环状或不规则结节状强化。肿瘤多伴灶周水肿,T_1WI 为低信号,T_2WI 为高信号。高度恶性星形细胞瘤内出血多见,常见到肿瘤内含铁血黄素沉积,颇具特征性。

2）幕下胶质细胞瘤:小脑肿瘤的囊变率较高,水肿较轻,边界相对较清楚。增强后,肿瘤的实质部位常见强化,而囊变和坏死区不增强。

3)脑干星形细胞瘤:肿瘤多为实质性,T_1WI 为低信号或低、等混杂信号,T_2WI 上为明显高信号,肿瘤边界较清,灶周水肿不明显。增强后多数明显强化。

(2)垂体瘤的 MRI 表现:以腺瘤最常见。肿瘤直径小于 10mm,且无明显蝶鞍改变的称垂体微腺瘤。

1)肿瘤在 T_1WI 呈低或等信号,T_2WI 呈高或较高信号。

2)Gd-DTPA 增强扫描肿瘤明显强化。

3)可见肿瘤向鞍隔及鞍旁侵犯。

(3)颅咽管瘤的 MRI 表现

1)囊性病灶似下垂的囊袋,囊内因主要成分不同,常有不同信号强度,如坏死呈长 T_1、长 T_2 信号,胆固醇结晶呈短 T_1、短 T_2 信号,角蛋白脱屑呈中等 T_1、长 T_2 信号等。

2)实质性病灶以等 T_1、长 T_2 信号为主,钙化呈低信号。

3)Gd-DTPA 增强扫描肿瘤实质部分可强化。

(4)听神经瘤的 MRI 表现

1)T_1WI 呈略低或等信号,T_2WI 呈高信号。

2)增强扫描:瘤体有显著对比增强,囊变区无强化。

3)瘤内出现囊变或坏死时,总体信号不均匀,内部出现 T_1WI 更低、T_2WI 更高的信号。

(5)转移性肿瘤的 MRI 表现

1)T_1WI 呈低信号,T_2WI 呈高信号。

2)瘤灶较小而周围水肿广泛,占位效应显著。

(6)颅内感染:化脓性脑炎和脑脓肿

1)脑炎阶段:MRI 显示边界不清的长 T_1、长 T_2 病变,有占位效应。增强后显示斑片状或脑回样强化。

2)化脓及脓肿壁形成阶段:MRI 见病变呈长 T_1、长 T_2 信号,并见环壁。增强见环形强化病灶,环壁光滑,有灶周水肿。

(7)脑寄生虫病:脑囊虫病

1)脑实质型:急性期多发小囊性病变,呈长 T_1、长 T_2 信号,伴灶周水肿,增强后呈小环形结节状强化,其内可见头节,慢性期钙化呈低信号,不强化。

2)脑膜型:除发现蛛网膜下腔脑囊虫病变外,还可见脑膜炎征象。

3)脑室型:脑脊液流动成像常可显示脑室内囊泡呈充盈缺损。

2.脑血管性疾病　颅内动脉瘤:

(1)有快速血流的动脉瘤:①T_1WI 及 T_2WI 呈流空信号。②涡流处呈等、低信号。③没有流动补偿时有搏动伪影。④低流速时呈较高信号。

(2)动脉瘤伴部分血栓形成时信号复杂:①残留管腔呈流空信号。②血栓信号与时间有关,正铁血红蛋白显高信号,含铁血黄素显低信号。③动脉瘤周边出血或水肿。④瘤壁间再出血引起动脉瘤的扩大。

(3)MRA 可检查出直径 3~4mm 的小动脉瘤。对于较大的血栓形成动脉瘤,三维扰相梯度回波序列血管成像较三维多层重叠薄块采集增强 MRA 效果更优,不但可以显示残存瘤腔及血栓部分,还可以显示瘤颈与载瘤动脉的关系,显示瘤周水肿、出血及与周围实质的关系,对外科手术帮助极大。

3.椎管内病变　椎管内病变 MRI 检查一般采用矢状面和横断面成像。MRI 可检查大面积的脊髓,这对于临床表现不能清楚提示病变节段的病例尤为重要。在 T_2WI 上,MRI 产生"椎管造影效应";T_1WI 则能清楚地分辨软组织的解剖细节。在椎管内病变的影像学检查上,MRI 是首选方法。

(1)椎管内肿瘤性病变:椎管内肿瘤按生长部位分为脊髓内、髓外硬膜下和硬膜外三种。

1)髓内肿瘤

①室管膜瘤:室管膜瘤两个显著的病理特点是种植转移和空洞形成。T_1WI 上表现为脊髓增粗,病变呈局限性、均匀性信号减低区。如肿瘤囊变则信号不均匀。T_2WI 上表现为肿瘤信号增高。静脉注射 Gd-DTPA 后,T_1WI 肿瘤呈均匀高信号强化。

②星形细胞瘤:T_1WI 上肿瘤信号低于脊髓组织,且不均匀,囊变时信号更低。T_2WI 上肿瘤信号明显增高,轮廓更清楚。囊变时信号增高。注射 Gd-DTPA 后 T_1WI 扫描肿瘤明显强化。

2)髓外硬膜下肿瘤

①神经鞘瘤:T_1WI 上肿瘤呈略高于或等于脊髓的信号,边缘较光滑。T_2WI 上肿瘤呈高信号,常高于脊髓。增强后肿瘤明显均一强化。

②脊膜瘤:肿瘤在 T_1WI 上呈等信号。T_2WI 上肿瘤信号多有轻度增强,有时可见肿瘤内更高信号的囊变区。增强后肿瘤呈持久性均一强化。

3)硬膜外肿瘤:T_1WI 上肿瘤信号与椎旁软组织相仿;邻近椎体大多受累,信号减低;椎间盘多正常;脊髓受压有水肿,甚至软化。T_2WI 上肿瘤信号增高。静脉注射 Gd-DTPA 肿瘤一般可强化。

(2)先天性畸形

1)脊髓膨出和脊髓脊膜膨出:矢状面 T_1WI 上可见膨出物全貌,其信号与脑脊液相同,与蛛网膜下腔相通。横断面 T_1WI 可提供囊腔向两侧膨出的范围及内容物的详细情况。T_2WI 囊内液体信号较高,而其内脊髓组织信号较低,有助于囊内脊髓及神经根的观察,包括伴发其他畸形。

2)脊髓空洞症:T_1WI 表现为脊髓中央低信号的管状扩张;T_2WI 表现为空洞内液呈高信号。空洞多呈圆形,多房性或腊肠状。空洞相应节段脊髓膨大。

(3)脊髓损伤:MRI 可以显示脊髓损伤的各种改变,在显示脊髓受压、椎间盘损伤、髓内病变和椎管内出血方面 MRI 明显优于 CT。

(4)椎管内血管畸形:脊髓实质内异常血管团,相应脊髓局限性膨大。T_1WI 和 T_2WI 上均呈多条圆形、管状无信号区。Gd-DTPA 增强扫描将有利于异常血管的发现。

(四)脑电图检查

大脑皮质的神经细胞具有不断发放的节律性电位变化,这种电位变化可通过置于头皮或脑表面的电极传导至脑电仪,将脑细胞群的自发电位作为纵轴,时间作为横轴,用一定的送纸速度描绘下来的电位变化曲线称为脑电图,亦称为脑波。因此,脑电图是脑神经细胞生物电活动的记录,若脑组织有病变,就可能会影响脑神经细胞生物电的活动而出现异常的脑电波,有助于疾病的诊断。人类的脑电波在脑电图中的频率一般在 0.5～30Hz。按不同的频率进行分类,以希腊字母来命名脑电图的各种成分。

Walter 分类法:δ 波为 0.5～3.5Hz,θ 波为 4～7Hz,α 波为 8～13Hz,β 波为 14～25Hz,γ 波为 26Hz。

和田丰治分类法:δ 波为 0.5～3Hz,θ 波为 4～7Hz,α 波为 8～13Hz,中间快波为 14～17Hz,β 波为 18～30Hz,γ 波为 31Hz。

频率自动分析器分类法:$δ_1$ 波 1～2Hz,$δ_2$ 波 2～4Hz,θ 波 4～8Hz,α 波 8～13Hz,$β_1$ 波 13～20Hz,$β_2$ 波 20～30Hz。

通常把比 α 波频率慢的 δ 与 θ 波统称为慢波;把比 α 波频率快的 β 波和 γ 波统称为快波。

在特定条件下或者在病理情况下易出现与上述不同的脑波,可按其波形特征及其意义予以命名,如棘波、尖慢复合波、顶尖波及三相波等。

最常见的 EEG 波改变为慢波及棘波。

1.脑肿瘤　在脑电图中,尽管无特异性的改变,但可见到一些特征性的异常脑电波,通常会出现慢波。

脑肿瘤本身一般不产生电活动,呈电静息状态,而在脑瘤周围可描记到慢波,其原因可能为:①脑肿瘤压迫、浸润和破坏其周围的脑组织,引起局部的血液循环障碍,发生缺氧、水肿及软化等继发性损害,使其周围神经细胞发生代谢障碍,正常脑电波受阻,而出现慢波或伴随棘波、尖波等。②由于脑肿瘤附近的脑水肿、缺血、缺氧等代谢障碍,出现恶性循环并逐步扩展到全脑,在 EEG 呈现弥漫性慢波。③脑肿瘤亦可直接或间接影响脑干网状结构上行激活系统及伴发脑脊液循环和内分泌的障碍,而出现双侧大脑皮质的异常电波。EEG 可对浅表的半球肿瘤定位,但对深部或幕下肿瘤,由于不出现局灶性慢波,故难以定位。

2.脑血管疾病　EEG 有助于了解大脑受损部位及其所影响的范围,不但可用于估计其预后,还可用于鉴别诊断。

3.头部外伤　EEG 有助于了解大脑损伤的程度、部位及范围,颅内血肿的定位以及预后的判断。

4.癫痫　EEG 出现棘波,表示大脑皮质神经元的过程同步化放电,它是癫痫的特异性发作波,在诊断上有重要意义。脑外伤后癫痫的 EEG 异常与脑损伤严重程度和癫痫的发作次数有关,发作频繁的 EEG 异常可达 60% 以上。发作性异常脑电波有时早于临床上癫痫的发作,因此 EEG 对脑外伤后癫痫早期诊断的追踪观察有其重要价值。但是对于患有发作性异常脑波者,也不一定都发生癫痫。

(五)脑电地形图

脑电地形图是 20 世纪 70 年代随着电子计算机技术的发展而发展起来的。它是一种运用计算机分析脑电的方法。将头皮电极上传出来的神经细胞电活动经电子计算机处理、电模数转换、快速傅里叶转换(FFT)计算出功率,根据每个电极不同频率的功率制成直方图(称为功率谱),然后应用插入法计算的原理,将电极间空白处填入计算好的功率,以黑白灰阶的数字号码或彩色分级制成一种二维空间图形,再打印到大脑的模式图上,这种图叫做脑电地形图。它和 EEG 均为诊断和鉴别诊断的辅助手段,对于病变诊断、定位、估计预后等有一定的参考价值,但 BEAM 比 EEG 更为直观。此种检查系非侵入性,是目前脑功能检查中较先进而直观的一种方法。

(六)视频脑电图

视频脑电图是在 24~72 小时内对患者连续进行脑电图监测,并通过数码摄像头同步记录患者表情、行为及其部分生命体征,同时捕捉患者的异常脑电图和发作形式的临床表现。

适用范围有以下几种情况。

1.癫痫的诊断与鉴别诊断:因其是长时间监测,故捕捉异常脑电的频率比常规脑电图高得多。此外,可与一过性脑供血不足、心源性休克及意识障碍所引起的脑电变化相鉴别。

2.确定癫痫在大脑中的起源部位,有助于手术治疗前确定病灶。

3.判断癫痫发作的类型,制订不同治疗方案。

4.可用于评估、制定、调整药物治疗的方法和剂量。

5.可作为癫痫患者终止治疗的可靠依据。

(七)脑磁图

脑的生物电流与磁场同时存在,通过电磁屏蔽室内超导量子干扰装置,将其磁信号经计算机处理,把磁信号源的部位、方向、强度数字化记录下来,描绘成图,称为脑磁图。

由于磁信号可毫无衰减地穿透脑与颅骨等组织,易于定位,信息含量高,使 MEG 代表神经活动源的偶极子定位精确度在 3mm 以内,时间分辨率在 1ms 以内。因此,脑磁图的准确性优于脑电图。

MEG 与 CT、MRI 等显示大脑神经结构解剖图的影像设备联合应用,可绘制出磁源成像,对病灶及周围各种功能区进行三维定位。

1.MEG 应用于癫痫病灶根除术,可对其病灶准精确定位。

2.MEG 应用于术前功能定位,对正常感觉、运动、语言等重要功能区在 MRI 等影像学上定位,术中通过诱发电位弄清组织偏移的程度,使得手术达到微创。尤其与神经导航系统相结合,在微创神经外科的应用具有广阔前景。

3.MEG 应用于神经内科疾病(如脑血管病、偏头痛、痴呆、帕金森病等),不但可预测病变区功能的异常、可能损害的范围和程度,而且可评估治疗结果和预后。

4.MEG 应用于胎儿和新生儿科,可预测患者神经功能状态、先天性大脑异常等。

5.MEG 应用于精神病科,适用于精神病的早期发现、预后和治疗的客观评估以及脑神经功能异常等。

6.MEG 可应用于无创性对大脑各种功能进行解剖定位及其特殊功能的生理学研究。还可应用于新药、特殊药物的开发及药理和药效的研究。

(八)诱发电位检查与术中神经电生理监测

随着现代外科学技术的不断发展,手术中监测患者血压、呼吸、心电图等生命体征已成为常规,但对处于麻醉状态下患者的神经功能监测不够重视。目前国内外已逐步开始应用术中神经电生理监测系统。

术中神经电生理监测系统是将神经电生理学检查方法(如脑电图、肌电图、诱发电位等)应用于神经外科手术中,在计算机程序控制下自动进行多导联持续监测,根据术前、术中电位变化,确定患者处于麻醉时的神经功能状态,并对可能发生的手术损伤及时发出警告,从而避免手术损伤神经功能区,减少或避免手术并发症,提高手术治疗质量和患者生活质量。临床上的主要应用包括脑干听觉诱发电位(BAEP)、脑干诱发电位(SEP)、运动诱发电位(MEP)、视觉诱发电位(VEP),以及肌电图(EMG)和脑电图(EEG)等。诱发电位是通过刺激感觉传入系统,引起中枢神经系统的电位变化。其是在中枢神经系统自发电位的背景下发生的,波幅很小,但诱发电位与刺激有固定的时间关系,可经电子计算机叠加平均值,使其从自发电位的背景活动中分离并显示出来,故又称“平均诱发电位”。正常诱发电位有较恒定的波形、波幅及潜伏期。当神经通路的某一水平或大脑皮质发生病变时,可通过诱发电位的变化而反映出来。

临床上常用的诱发电位检查有以下几种。

1.体感诱发电位　可评价近端神经、神经根(后根)与神经丛以及脊髓和脑的中枢感觉传导功能,所以当体感通路的任何环节受损时,都会出现相应异常的 SEP,为临床提供客观依据,作为周围神经和中枢神经系统疾病的一个辅助诊断手段。

2.视觉诱发电位　按刺激的方法可分为闪光和模式翻转视觉诱发电位,多用于视力障碍患者的检查,如鞍区占位病变患者等的检查。

3.脑干听觉诱发电位　有助于了解听神经及脑干功能,从而可作为评价疗效的客观指标之一,但不能作为病因诊断。因不同疾病导致的听觉通路损害可能有类似的 BAEP,所以要结合临床及影像学资料进行综合分析才可下诊断。

4.运动诱发电位　它是电流或磁场经颅或椎骨刺激大脑皮质或脊髓,在相应的外周部位记录到的肌肉动作电位,可用于对运动神经系统疾病的诊断及判断预后。

5.自发肌电图与诱发肌电图　自发肌电的记录电极置于需监测功能的肌肉群如咀嚼肌、眼轮匝肌、口轮匝肌、咽后壁肌群、舌肌与斜方肌等,连续记录自发肌电。术中辨识神经使用同轴双极神经电刺激器,施以强度小于 2mA 的直接电刺激神经,记录神经所支配肌肉处的诱发肌电图。术中若无主动电刺激而出现暴发肌电,则提示神经激惹或损伤可能。

术中神经电生理监测的作用包括:

(1)术中辨认位置结构已变异的重要神经,避免损伤。

(2)术中迅速确认过度牵拉的重要神经结构(脑干、脊髓、脑神经、周围神经等)。

(3)可为术者提供安全感,减少手术盲目性,提高手术精确性。

(4)直接在神经组织上刺激和记录电生理活动,提供了独特的神经系统疾病研究方法。

应用术中神经电生理监测系统应注意如下问题:

(1)必须做术前对照检查,以确定患者术前的神经功能状态。

(2)监测系统应尽可能屏蔽各种电干扰,并将系统接地线,以免发生电击伤害患者。

(3)麻醉应尽量避免采用气体麻醉,因其会导致诱发电位大幅下降。

(4)对诱发电位改变应认真分析,因在监测过程中还会出现所谓的"假阴性"、"假阳性"。最理想的是同时进行多导联监测,双侧对照比较。

(九)术中超声应用

显微手术开颅后使用术中超声,增加了超声波的透射率,病变显示清晰、定位准确,实现动态实时监测,辅助确定距病变最近距离皮质切开部位,在最大限度的保留功能的前提下又切除了病变。结合术中超声造影剂的使用,可提供肿瘤血供及血管走行信息,提高了手术安全性,减少了手术损伤。在病变切除后行超声检查,可了解病变的切除程度,判断显微镜下死角有无病变残留,以提高手术全切率。另外,采用术中多普勒微探头超声检查,可在行颅内血管旁路移植手术时进行吻合血管和移植血管血流的检测,对孤立动脉瘤后的动脉瘤及载瘤动脉进行血流检测,及时判断血管是否通畅。

术中超声不仅可应用于引导常规神经外科手术,而且还可应用于影像导航神经外科手术的超声纠错,通过测量了解病变移位的方向及距离,消除影像导航的误差,使准确定位成为可能,有助于提高手术准确性,减少盲目探查及脑实质的损伤,缩短手术时间。

(十)经颅多普勒超声检查

经颅多普勒系将脉冲多普勒技术与低发射频率相结合,使超声波声束能够穿透颅骨较薄的部位,直接探得脑底动脉血流的多普勒信号。TCD 技术就是利用超声反射的频移信号组成灰阶频谱,描记脑底动脉的血流速度,为脑血管病的诊断与研究提供重要的血流动力学资料。TCD 的应用范围主要有以下几种情况。

1.临床诊断和研究　用于与脑血流变化有关疾病的诊断和研究,目前多用在颅内动脉瘤、颅内动静脉畸形、海绵窦动静脉瘘、脑血管狭窄和闭塞、脑血管痉挛、缺血性脑血管病及偏头痛的辅助诊断;探查颅内高压及间接证实脑死亡;外伤性或自发性蛛网膜下腔出血所引起的脑血管痉挛的发生、发展的观察,指导治疗和估计预后等。

2.功能评价　术前、术中、术后脑血管疾病的功能评价及用药的指征;了解 Willis 环侧支循环和脑血流自动调节功能;选择神经外科手术的最佳时机;血管内神经外科手术的监测及其结果的评定等。

3.基础研究　研究在不同生理条件下脑血流的变化;观察不同药物对脑血管的作用及对脑血流的影响;了解在不同的动脉中血二氧化碳分压和氧分压、颅内压增高、血压、交感神经张力的变化情况下,对脑血管及血流的影响。

4.危重患者监护　可应用于心、脑血管病患者在治疗过程中脑血流监护和间接颅内压监测,脑血管病危重患者的长期监护等。

5.预防保健　用于脑血管病的流行病学调查,为脑血管患者群建立 TCD 档案以及进行定期追踪和脑血管意外的预测等。TCD 技术是一种无创伤性检查手段,操作简单、重复性好,可对患者进行连续、长期的动态观察。

综上,在神经外科的术中超声监测应用领域,随着超声探头的日益精细,术中超声技术主要应用在术中实时准确定位病变大血管。

（十一）颅脑、脊髓正电子发射体层扫描

正电子发射体层扫描是当代最先进的放射性核素显像技术，它的应用也是 20 世纪 90 年代神经外科最令人瞩目的成就。PET 与其他断层设备（如 CT、MRI）有很多共同点，主要的不同是从静脉注射能发射正电子的人体天然组成元素的放射性核素（^{11}C、^{13}N、^{15}O）或其他近似物（^{18}F 近似 ^{1}H）标记的生物活性分子，接着利用 PET 扫描仪测得各部位的放射性浓度所代表的生物活性分子的浓度，经过计算机重建等成为一种生物化学的断层影像，能提供局部代谢和细胞传导等有关生化、生理信息，如糖代谢、血流、蛋白合成等影像，而 CT 与 MRI 图像主要是显示解剖结构。由于疾病的过程是生化和生理的改变在先，而形态结构的异常变化在后，因此 PET 对疾病能做出早期诊断及观察疾病的演化过程，对决定治疗方案和判断预后都有重要价值。它亦优于不能直接反映生物状况的 γ 照相和 SPECT 所用的 γ 射线发射放射性核素的图像，所以 PET 已成为分子医学的重要活体研究手段。

1.PET 的优点和缺点

（1）优点：①能敏感地反映大脑等神经组织的局部功能；②显示脑部生化和生理的过程；③目前已有显示局部糖代谢、血流、氧摄取、血-脑屏障完整性、蛋白及 DNA 合成、神经递质合成和受体结合部位的示踪剂，用于在 PET 图像上显示这些功能。

（2）缺点：①需要原位回旋加速器；②放射性损害；③比 CT、MRI 的空间分辨率低。

2.PET 的临床应用及研究

（1）用于癫痫的诊断及定位：其可靠性优于 SPECT 与 RCBF（局部脑血流测定）影像。与皮质 EEG 的结果有很好的一致性。

（2）用于脑肿瘤的诊断、分级和预后等。

（3）用于脑血管病的诊断与治疗，判断是否需做血管重建手术及其评价。

（4）鉴别是肿瘤复发，还是肿瘤切除后放疗的放射性脑病，或放疗及化疗后所引起的组织变化，如放疗及化疗后出现的病变的假性进展。

（5）用于神经功能康复的评估。

（6）用于运动性病变的诊断及其治疗评估。

（7）用于脑组织功能的研究。

（王灿明）

第五节　开颅技术

开颅术前手术者宜以手术小组联合多学科讨论的形式对疾病进行全面考虑和综合评估，从而制定最佳的治疗策略。手术小组根据临床表现和影像学资料、以小组成员的讨论观点与个人经验综合制定手术计划。包括手术方式、设计入路、注意事项以及可能存在的问题等。手术小组成员应对患者全身情况进行检查和准备。需注意患者术前的营养状况，肺、心血管和肝、肾等重要脏器的功能情况，以便在术前采取可能的相应措施，以利于手术顺利地进行。

【术野皮肤准备】

颅脑手术备皮范围：前至眉毛（不剃眉毛），两侧至外耳孔前和乳突部，后达第 7 颈椎棘突平面。脊椎、脊髓手术备皮范围：颈椎手术时，前方是额部眉上，两侧包括颈部，后方达两肩及第 3 胸椎棘突平面。胸椎手术时，上至枕外粗隆，两侧至腋后线，下方达髂嵴水平。腰骶手术时，上至双肩胛下角，两侧至腋后线，下

方达臀沟以上。脑积水分流手术除做好头部皮肤外,还包括颈部、胸腹前侧和腹股沟备皮。经鼻蝶手术应在术前一天剪去鼻毛,定时滴抗生素药水,并备好双侧大腿皮肤。

【一般性准备】

术前晚餐后开始禁食,休息充分;手术日晨行留置导尿;必要时术前激素和抗生素预防治疗。

一、幕上开颅技术

【适应证】

1.幕上各种颅脑损伤病变及其后遗症,如颅内血肿、开放性颅脑损伤、创伤感染、外伤性癫痫等。

2.幕上肿瘤,如脑胶质瘤、脑膜瘤、鞍区肿瘤及侧脑室、第三脑室内肿瘤等。

3.幕上各种需手术治疗的血管疾病,如颅内动脉瘤、脑动静脉畸形、海绵状血管瘤、颅内自发性脑出血等。

4.幕上某些局限性炎性疾病,如脑脓肿、炎性肉芽肿等。

5.幕上某些脑寄生虫病引起严重颅内压增高及局灶症状者。

6.某些先天性疾病,如脑积水等。

7.药物治疗无效的某些癫痫及精神病等。

8.需要手术治疗的某些脑神经疾病,如三叉神经痛等。

9.颅内异物取出及颅骨修补。

【术前准备】

1.如为择期手术,在术前 6 小时内剃头、备皮(目前国际上采用麻醉后局部备皮为主)。术前 6 小时禁食、水。另外,尚需行血、尿常规,血型,出、凝血时间等化验及心、肺透视和肝、肾功能的检查。

2.对于鞍区附近肿瘤的患者,应在术前 3 天给予激素准备,可口服泼尼松或地塞米松,不能口服者可肌内注射或静脉注射地塞米松。对于有抽搐病史的患者,尚应根据病情酌情给予或停用抗癫痫药物,如需行术中皮质脑电图或深部脑电活动记录,应暂停抗癫痫药。

3.术前当晚酌情考虑给予适当镇静药,以消除紧张情绪,有利于睡眠。术前 1/2～1 小时给予阿托品 0.5mg 及苯巴比妥钠 0.1g 肌内注射。癫痫手术者术前不予苯巴比妥钠肌内注射。

【麻醉与体位】

神经外科手术可采用局部和全身麻醉。局麻多采用 0.5%～1% 普鲁卡因溶液(或 1% 利多卡因)做头皮浸润麻醉,用普鲁卡因时需做皮肤过敏试验。麻醉用量的多少视切口大小而定。为减少头皮出血和延长麻醉时间,每 200ml 麻醉药中加 0.1% 肾上腺素 0.5ml。麻醉方法是:在皮瓣的蒂部分层做皮下、肌肉浸润麻醉,然后沿切口标志进行皮下浸润麻醉,直至使头皮隆起为止。局部麻醉一般可维持 1～2 小时,如术中患者感到切口疼痛,还可向其四周补注。局麻的优点是保持患者清醒,可随时了解手术效果,不影响脑电活动,不增加颅内压力。但其缺点亦是显而易见,手术时间不宜太长,增加患者精神紧张,不能控制呼吸等。全身麻醉则可避免这些不足,尤其是近年多种静脉药物复合麻醉的应用,使得全身麻醉的安全性提高,故目前一般开颅术均采用气管内插管全身麻醉。

体位选择的基本要求是便于手术操作及暴露良好。大多数幕上病变均可采用仰卧位、侧俯卧位完成手术。根据医生个人习惯亦可采用侧卧位或俯卧位完成某些病变的手术。一般而言,仰卧位适宜于额、颞、顶前部及许多颅底病变手术,而侧俯卧位则适宜于顶后部、枕及枕下病变手术。作者认为,无论采用何种体位,均应采用头托或头架支持头部,有条件者,更应使用三钉头颅固定架或多功能头架,以便能升降自如,显露满意。需要注意的是,由于颅内静脉无静脉瓣,故术中头位不宜过高或偏低,前者可引起气栓,后者则可能增加术中出血。轻度头高位可避免这些潜在并发症的发生。

【手术步骤】

1.切口设计   因病变部位手术显露范围的不同,手术切口可以多种多样。但归纳起来,大体有以下两种:一种是瓣状切口,一种是直切口。前者选用广泛,后者应用不多。在设计瓣状切口时,应注意考虑如下几个问题:

(1)切口不宜过小,以免显露不充分;

(2)切口应保证能抵达病变区域且为最短路径;

(3)保证皮瓣有充分的血液供应,皮瓣要避开瘢痕,且皮瓣蒂部的宽度与皮瓣的长度之比不应小于1:2,以免术后皮瓣周边坏死;

(4)切口尽量设计在发际内,以免影响容貌;

(5)有关的主要神经干应尽量予以保留,如面神经;

(6)对于颅内外血管旁路移植手术,尚应考虑保留重要血管如颞浅动脉及枕动脉。

2.脑重要沟回、静脉窦的标志   在消毒铺巾前在头皮上以1%的甲紫标出脑的重要沟回及静脉窦对于手术是非常有益的。通常标出的重要颅脑结构有冠状缝、矢状缝、中央沟、外侧裂、翼点、星点及关键孔。

3.消毒和铺巾   目前消毒液种类较多,各医院可根据现有消毒液做常规消毒。消毒时要注意两点:

(1)消毒范围尽量广泛;

(2)绝不可让消毒液流入眼内或耳道内,前者会导致角膜溃疡,后者有可能导致鼓膜破坏。铺消毒巾时,先铺一块中单于患者头部下面,再铺治疗巾、中单,最后铺洞巾,并将消毒巾用切口膜固定于切口周围头皮上,以免移动污染手术视野。

4.头皮切开和止血   沿切口两侧铺以干纱布块,切开时手术者和助手用并拢的手指垫以纱布块压在切口的两旁,并向切口两侧牵引,主要供血动脉处应压紧,以达到暂时止血的目的。沿切口线分段切开皮肤及帽状腱膜层,整个皮瓣可分3~4段完成。每切开一段,即用头皮夹夹住内、外缘,大的出血点可以电凝止血。切开头皮时,不应同时切开骨膜,以免在止血或钻孔等操作过程中使骨膜连同头皮与颅骨分离。皮肤、腱膜瓣与其下的疏松组织层可钝性或锐性分离。锐性分离时,刀锋向下,尽量不损伤皮肤、腱膜瓣内表面的供应血管干,同时应尽量避免骨膜从骨瓣上撕离下来。皮肤、腱膜内表面止血满意后,将其翻向颅底侧,并在其下垫以纱布团,使皮肤和帽状腱膜内的血管不会因过度屈曲而闭塞,然后以盐水纱布覆盖其上。对于皮骨瓣一齐翻开时,则不需分离皮瓣,直接切开肌肉及骨膜,做骨瓣成形。

5.骨瓣成形   切开头皮和肌肉后,按骨瓣形状弧形切开骨膜,基底部应附着在切开的颞筋膜和颞肌上。以骨膜剥离器分开骨膜及颞肌时,应保证肌蒂一定的宽度,一般是5cm,以保证血供。在设计骨孔时,各骨孔间距离不宜过宽,尤其对邻近或横跨重要脑膜窦汇的骨瓣,更要缩短骨孔间距离,以至静脉窦两侧为宜。通常一个骨瓣共钻孔5~6个,孔间距离6~7cm,颅骨较厚处,可适当缩短钻孔距离。肌蒂两侧的孔间距离应尽量靠近,约在4~5cm。无论使用方形手摇钻或电钻、气钻,钻头均应与颅骨表面垂直。使用手摇钻时,先用扁形钻头钻孔,当钻透颅骨内板时,即有一种滞涩感,随后,应换用球形钻头,扩大骨孔。如应用高速电钻或气钻,均为一次性成孔,不必更换钻头,因一旦钻透颅骨,钻头均可自动停止。钻孔时应注意如下几点:

(1)在颞骨鳞部,颅内压增高骨质变薄患者,钻孔时避免用力过猛,稍一不慎可使钻头突然陷入颅腔。

(2)在额部钻孔时,应尽量在不损及额窦处钻孔。万一损及额窦,务必用骨蜡封闭,以防污染创面。

(3)做额颞瓣时,在额角突后必须钻一孔,即所谓"关键孔"。此孔的特征是其深部的上半部分属额部硬脑膜,下半部分则为眶周膜。其正确定位在额颧突上方翼点前约3cm处,并由颞肌前缘附着点所覆盖。

（4）钻颅底处骨孔应在最后进行。

（5）钻邻近重要血管窦汇处的骨孔如矢状窦、横窦等，应远离窦汇1～2cm，以免损伤这些重要静脉窦或其两旁的蛛网膜颗粒。

钻孔完成后，以小刮匙或脑膜剥离器刮尽孔内边缘残留的内板碎片，将线锯导板插入相邻的两个骨孔之间，将骨瓣各边一一锯开。锯开颅骨时应先从无重要血管处开始，再锯开中线处，最后处理皮瓣蒂部骨质。应用气动或电动钻时，可换上铣刀进行切割。线锯锯开的方法是：首先用线锯导板轻柔插入，紧贴颅骨内面渐进分离硬脑膜，若因颅骨板过厚而插入困难，可用咬骨钳略扩大骨孔再插入。若中途受阻，不易通过，应将导板拔出，改从另一骨孔插入，或干脆留待最后用颅骨剪剪开。线锯导出后，借助导板的保护，由内向外以45°角斜面锯开颅骨，造成一个向外的斜面，以免骨瓣复位时内陷。拉锯不必过猛过快，并不断滴注生理盐水，防止线锯过热断裂。在处理皮瓣蒂部骨组织时，可以尖头咬骨钳或颅骨剪在两孔间分别相向咬出骨组织，或小心锯开而不伤及肌蒂。最后，沿颅骨锯开线插入两把骨膜剥离器至骨瓣下方，助手用手指按压骨瓣基底处：翻起骨瓣，将骨窗下缘附着的肌肉稍向下推开，以咬骨钳将骨折线两侧骨瓣修齐，并用骨蜡涂塞止血。当骨瓣翻开时，有时可感到其下方有粘连，这在脑膜瘤及二次手术患者较多见，此时需用宽神经剥离子潜行分离后才可翻起骨瓣。如遇脑膜中动脉损伤出血，可缝扎止血。骨瓣用盐水纱布包裹，加以橡皮筋吊住或牵引钩拉开。

6.硬脑膜止血与切开　骨瓣翻开后硬脑膜外应彻底止血。当颅内压很高时，硬脑膜上出血会很厉害并且难以止住，这是由于静脉回流障碍所致，此时必须迅速降低颅内压。硬脑膜上静脉、蛛网膜颗粒和静脉窦的出血可用干的明胶海绵块压迫，外面再盖上湿棉片，并以吸引器吸引，使明胶海绵紧紧粘在血管破裂处，此时往往可以止住出血。硬脑膜上电凝止血应尽量少用，因为电凝后硬脑膜皱缩变形，增加以后缝合难度。骨窗缘下出血，可在出血处骨缘下填以明胶海绵，再将硬脑膜与帽状腱膜缝吊，渗血即可停止。硬脑膜上动脉主干切断时，应先行丝线缝扎后再行切断。严重的静脉窦撕裂出血，手术者应首先以手指压迫出血点，然后用吸引器吸净创面血液并确定裂口大小，再加以缝扎（或用血管吻合针线缝补）。值得注意的是，结扎静脉窦具有危险性，只有结扎矢状窦前1/3才较安全。彻底止血、反复冲洗后，骨窗边缘用带线棉片覆盖。在切开硬脑膜前，应仔细观察硬脑膜表面有无病变，确定其紧张度及搏动情况。如果张力不高，选择距骨窗边缘0.5～0.8cm无血管处以尖刀切一小口，再用脑膜剪按预定切口扩大剪开。硬脑膜切开方式很多，视手术入路、区域及目的而定。一般做马蹄形切开，基底向静脉窦处，硬脑膜瓣也翻向静脉窦。如果张力很高，可先行脱水、脑室或囊肿穿刺引流及浅表部分肿瘤切除，待颅内压降低后再扩大硬脑膜切口，便于手术操作。在剪开硬脑膜时，剪刀尽可能与硬脑膜平行，刀尖向上翘起，以免损伤下面的脑组织。硬脑膜边缘出血可用电凝或银夹止血。翻开后的硬脑膜瓣应以大块湿海绵片覆盖，以防干燥、产生皱褶。最后，骨窗边缘用明胶海绵保护。

7.脑皮质切开　颅内手术操作因不同病变而异，脑皮质切开是脑部手术的主要步骤之一。硬脑膜剪开后，即可观察脑表面的颜色、血管分布、脑回的大小和脑沟的深浅等。若直视下就能确定出病变部位，一般不需做脑穿刺探查，否则就应行术中B超实时定位。确定病变后，即可在血管较少和距离病变部位较近的脑皮质处进行切开。脑皮质切开的方法通常是选择血管较少和距病变部位较近的脑皮质处，先用电凝器将蛛网膜、软脑膜和脑表层电凝切开，而后用两块大小适宜的脑压板将切口牵开，一边吸引，一边冲洗止血，逐渐深入，直达病变区。脑部操作时要注意尽量避免一切可以避免的损伤，手法轻柔、仔细、稳健；切除的脑组织一定是非功能区；重要的血管不可损伤；止血一定要彻底，做到每一个小出血点都一一止住，切口内冲洗液完全清亮。

8.硬脑膜缝合　手术结束后，若病灶已切除，脑压不高，硬脑膜应严密缝合。可用细丝线间断缝合，也可连续缝合。每针相隔 3～5mm。若硬膜缺损很大，或手术时并发脑水肿，则应行修补。硬脑膜修补材料最好是患者自身的组织，如帽状筋膜、颞肌筋膜、骨膜、阔筋膜等。某医院近来采用带蒂颞肌筋膜延长法修补硬脑膜方法独特，效果良好。若病变属恶性，且术后脑水肿严重，需去骨瓣减压，则不必缝合硬脑膜，在缺损处脑皮质以下以明胶海绵覆盖。为了防止手术后发生硬脑膜外血肿，不管硬脑膜是否缝合，都必须将骨缘下的硬脑膜与附近的骨膜或帽状腱膜进行悬吊缝合，以防止硬膜外血肿形成。硬膜外骨瓣间留置引流管，术后 24～48 小时拔除。

9.骨瓣复位与皮肤缝合　除因脑水肿等需去掉骨瓣外，一般都应保留骨瓣并将其放回原处。骨瓣复位前，需对骨瓣内面的出血用骨蜡涂抹止血。由于骨窗边缘部呈一向上斜面，复位后的骨瓣均不致下陷，所以对其无需做特殊固定，仅将骨瓣上的骨膜和骨窗边缘部骨膜缝合几针，予以固定，对需行去骨瓣减压者，待病情好转后再行颅骨修补。

头皮缝合要分两层进行。皮下层缝合一定要将帽状腱膜缝合牢固，因它承受张力最大，故也是创口愈合好坏的关键。皮下、皮肤缝合均可用细丝线，每间隔 0.8～1cm 缝合 1 针，要求皮肤对齐，高低一致。头皮缝合后，再消毒切口一次，覆以消毒纱布后包扎完毕。

二、幕下开颅技术

【适应证】

1.幕下肿瘤：包括小脑、脑桥小脑角区、第四脑室及蚓部和枕骨大孔区等肿瘤。

2.幕下血肿：包括自发性或外伤性的后颅窝血肿。

3.幕下需手术治疗的血管性疾病，如动脉瘤、动静脉畸形等。

4.颅颈交界的某些先天性疾病，如 Arnold-Chiari 畸形、颅底陷入等。

5.某些后颅窝脑神经疾病，如三叉神经痛、面肌痉挛等。

【术前准备】

1.后颅窝占位病变者伴有明显颅内高压时应酌情考虑术前行侧脑室后角穿刺引流减压，以改善患者颅内压增高状况。穿刺可在手术时进行，也可于术前 1～2 天进行。

2.其他同幕上开颅术术前准备。

【麻醉与体位】

常用气管插管全身麻醉。部分清醒患者也可采用局部浸润麻醉，如神经根切断术、三叉神经微血管减压术等。患者体位根据手术者的操作习惯及患者具体情况（如年龄、身体状况等）而定，可取坐位、俯卧位及侧卧位。坐位具有视野显露好，手术操作方便优点，但坐位手术对麻醉管理要求严格。正确的坐位应是患者两腿缠上弹性绷带并抬高，头略前屈，枕下旁正中入路者尚应将头向同侧旋转约 30°，使视线在岩骨和小脑外侧面之间。头前屈的程度应当使颏部和胸骨柄间有 2 横指的距离，以避免压迫气管和颈静脉。头部用专用头架固定。

【手术步骤】

1.切口　根据幕下病变位置不同，幕下开颅术切口通常有正中直切口、旁正中直切口、钩形切口和倒钩形切口。正中直切口适用于小脑蚓部、第四脑室和枕大孔区肿瘤切除术，枕肌下减压、侧脑室-小脑延髓池分流术（手术）、三叉神经脊束切断术等。旁正中直切口则适用于小脑半球、脑桥小脑角区肿瘤及三叉神经痛手术等。下面以后颅窝正中直切口为代表，来叙述幕下开颅术的基本步骤。

正中直切口，上端越过枕外隆凸 1.5～2cm，下端达第 5 颈椎棘突水平。切开皮肤后电凝止血。在枕外隆凸处向两侧潜行分离帽状腱膜下层和皮下组织各约 2cm 远,以备切断斜方肌之用,或在枕外隆凸皮下处留下小块菱形筋膜,以便手术结束时对位缝合。严格地从中线切开项韧带、两侧颈后肌群的分界线和筋膜直达枕骨嵴和寰椎后弓。在枕骨鳞部的附着点用骨膜剥离器向两侧剥离颈后肌肉。如附着紧密不易剥离,可用手术刀切割。剥离过程中会有导血管出血,此时将颅骨上的软组织彻底刮除后用骨蜡填塞,可起到良好的止血效果。分离寰椎后弓时,沿后弓两侧表面横行切开骨膜,并以剥离器剥离。最后用后颅窝牵开器撑开创口,显露枕骨鳞部、枕骨大孔后缘及第 1、2 颈椎的棘突。

2.颅骨开窗　　后颅窝开颅多为咬骨窗开颅。儿童可用咬骨钳直接从枕骨大孔后缘咬开(颅内高压儿童枕鳞薄如纸),进行骨窗开颅。成年人需在一侧枕骨鳞部钻一孔。此过程中,由于钻头不能与枕骨鳞部垂直,常容易滑脱造成意外危险,故在枕骨大孔下方需用纱布填塞,同时用骨膜剥离器在钻头下方进行保护。钻穿骨质后,用咬骨钳由骨孔处扩大成骨窗,大小根据需要而定。一般是上达枕外隆凸和横窦的下缘,下界咬开枕骨大孔后缘和寰椎,骨窗两侧基本上与切口显露相符即可。咬除颅骨时,最好用器械挡在咬骨钳下方,然后一手扶托咬骨钳,一手握钳咬除,这样,才不致因失手咬骨钳滑到颅内而损伤小脑。特别是在咬除横窦附近及枕外隆凸处颅骨时更应注意。在颅骨较厚处,最好先用电钻或气钻并排钻孔数个(不必钻透),再咬除颅骨。寰椎后弓可根据需要咬除,由椎结节开始,逐次、分块地咬开,宽度为 2cm 左右。如果过宽,可伤及椎动脉。骨窗边缘和寰椎后弓的断面以骨蜡填塞止血后,用湿棉片覆盖。有条件时,可行铣刀颅骨成形术,术毕还原固定。

3.硬脑膜切开　　硬脑膜切开的形式多采用“Y”或“V”字形。若术前未行侧脑室引流,最好在完全切开硬脑膜前先从小脑延髓池放出一部分脑脊液使后颅窝减压,以防止小脑膨出。打开这一脑池时必须注意避免损伤跨过池内到颈静脉孔的小静脉和从延髓、小脑扁桃体和小脑两腹叶来的分支。硬脑膜切口的中段可向侧方至骨窗边缘做一侧切口,以利显露。硬脑膜四周用细丝线缝合悬吊。

后颅窝脑内操作较之大脑半球手术应更加精细、轻柔。由于解剖的复杂性及生命中枢的重要性,不同部位病变,方法各异。操作上应注意:①禁忌用手指做抠挖性的操作,否则可引起呼吸、循环系统的明显改变,有时即使操作轻柔,当触及或牵拉第四脑室底部时,也仍会出现血压骤然上升或脉搏变快,严重者还可导致意识障碍;②手术结束必须彻底止血。后颅窝手术即使是很少量出血都有引起呼吸、心跳停搏的危险,应格外谨慎。

4.关闭颅腔　　硬脑膜是否缝合应根据病灶切除的情况、脑水肿程度及脑膜自身条件综合考虑。由于枕骨鳞部被广泛切除,硬脑膜多数情况不予缝合。因此,肌肉、筋膜和皮肤的缝合此时显得特别重要。颈部肌肉必须仔细和牢固地分两层缝合,针距以不能通过食指头为度,对枕外隆凸下方已被切断的半棘肌和斜方肌的断端,须与其在颅骨上的残端做结节缝合,并依层次严密缝合,造成对小脑的良好支持,避免发生小脑膨出,皮质下或肌层下脑脊液积累,或者脑脊液漏等并发症。

幕下开颅术一般不放置引流,有术者对某些后颅窝手术虽也放置引流,但均在 24 小时以内拔除。使用这种方法可以减少腰椎穿刺的次数,甚至可不做腰椎穿刺,同时切口张力减小,有利于愈合。

三、常用显微手术患者体位和入路

随着神经外科显微技术不断发展和完善,患者的体位和手术入路也显得尤为重要。要求:①固定稳妥;②不影响显微操作;③增强手术的安全性。选择正确的入路前,良好的体位至关重要,通常普通的体位使用头托即可,而特殊要求时则需要头架固定,避免在开颅过程中头位变化。以下分别以常用的手术体位和入路来介绍。

（一）常用体位

1.仰卧位　多数神经外科显微手术患者采用仰卧位,此种位置使手术者易于达到前颅窝、中颅窝及颅后基底的上部,并可达额、颞及前顶区。

患者平卧在手术台上,安置好头架后,手术者将患者的头部沿头顶至脚的轴心做头部旋转。如果做中线病变的入路,头部可不旋转。对外侧裂的病变,头从病变侧向对侧旋转20°～30°,此种位置使外侧裂在手术者的视线内,不至于颞叶过分下沉覆盖在额叶的岛盖区。同时,此位置对观察颈内动脉后区的结构也有良好的视野。此种体位也用于基底动脉顶部的动脉瘤及脑的额颞部病变,此时,易于经外侧裂入路,头应从入路侧向对侧旋转60°。

位于天幕切迹区的病变采用颞中或颞后下入路时,头部应以头顶为轴心向对侧旋转70°。但术者需要小心颈部不要扭曲,过分的扭曲可压迫椎动脉,影响血流通向颈静脉,导致严重的脑水肿。肥胖患者颈短,颈部扭曲可增加脑水肿的危险性。为了减少过分的旋转及颈部的牵拉,可将一个结实的纱布卷或楔形物置于同侧肩下,此时患者的身体与手术台成30°角。如果在术前置患者于这种体位,手术者在患者清醒情况下应观察5分钟,视患者是否不适。

手术者也可将患者的头向后或向前倾斜,倾斜轴心通过颈部从一侧向另一侧。病变在额叶基底、下视丘区或脑穹隆前部时,头部可向后倾斜,但是如果要观察前颅底的解剖,头部必须置于水平位。

在仰卧位,患者的头部稍背离术者侧向弯曲。

2.侧卧位　侧卧位应用于后颅窝病变(特别是听神经瘤)、其他的脑桥小脑角(CPA)病变、微血管减压术、经髁入路的延脊髓交界区病变及内侧枕区病变(重力作用有助于牵拉同侧的枕叶)。

由于患者于侧卧位而无对抗的压力维持下很难做体位固定,同时在侧卧位时用捆绑法来维持患者在手术台上存在争议,有学者喜欢用Sugita使用过的体位,把患者手臂悬挂在手术台,应用这种体位,手术者把患者转向侧卧位,但肩和下臂悬挂在手术台缘,下腋窝必须用海绵填塞,然后将头置于所需要的位置。手臂悬垂在手术台并用手臂托和缚带充分支撑,再用泡沫垫保护压迫点,而后患者身体紧紧地用缚带绑在手术台上,胸、臂与腿用宽缚带捆缚,患者的左肩轻轻地拉向患者的脚端并将其固定。

当患者位于侧卧位时,头稍向侧屈,并向前稍倾斜以便进一步做后颅窝侧开颅。这种向前倾斜需避免过分扭曲颈部、通气道及椎动脉。

3.俯卧位　俯卧位对中线后颅窝病变、窦汇病变是最佳的体位。患者的肩及臀部必须用坚实的垫圈支持。垫圈也横过上胸面,头部用头架或马蹄形头托固定并稍为屈曲。马蹄形头托应用时必须不压迫耳朵,枕垫或其托垫须用于臀部及膝部并紧紧地用缚带固定。

4.半俯卧位　有些术者使用半俯卧位做中线、后颅窝及松果体区病变的手术,也有的习惯坐在手术台头端的俯卧位手术,半俯卧位可使得术者舒适的从侧方进行手术。

5.半坐位　有术者对切除后颅窝和松果体区病变惯用半坐位做显微外科手术。这一体位的优点是患者的出血及冲洗液很容易从手术野引流,使解剖更清晰。但半坐位的缺点是因为头部的静脉压力比心脏要低,有空气栓塞的危险。开颅时用骨蜡封闭颅骨板障血管以及电凝或夹闭深部静脉均可减少空气栓塞的风险。另外当手术时间较长时,因术者操作姿势较容易疲劳。部分术者习惯用半侧卧位或半俯卧位完成手术。

（二）常用入路

Ⅰ.额部入路

1.单侧额部入路

【适应证】

1.显露额部占位病变,如额部肿瘤及额叶切除。

2.在某些情况下显露第三脑室和鞍区占位病变,如颅咽管瘤、蝶骨平台脑膜瘤。

3.修补经筛窦的脑脊液鼻漏。

【注意之处】

1.大脑前动脉在中线部位深部。

2.上矢状窦(SSS)位于头颅的正中线(SSS 的前 1/3 可以结扎,而结扎后 2/3 会导致静脉回流梗阻)。

3.要防止误过中线经胼胝体到达对侧半球。

4.优势半球的语言运动区(Broca 区)位于额下回。

【体位及头位】

仰卧位,头偏位根据病变具体所在部位而定。

【皮瓣】

皮肤切口起自耳屏前 1cm 以内,不一定要到达颧弓。在发际内向上及稍向后延长到达额部中线。如要显示前颅窝底,切口需跨中线。必要时也可采用发际外与眉间正中的 Dandy 切口。

【骨瓣】

骨瓣钻孔四个,分别在颞上线和眶上缘交界处,翼点的后方,前方紧靠发际内和后方。如无必要,尽可能不在前额部发际外钻孔,以免术后皮肤凹陷影响外形。如必须在前额部发际外钻孔,可采用自体骨粉或钛钉在关颅时填塞骨孔。如低位钻孔,有时会打开额窦,必须仔细剥离黏膜,消毒后以骨蜡封闭额窦破损。

2.双侧额部入路

【体位及头位】

仰卧头正中位,适当后仰。

【皮瓣】

紧靠发际内耳前到对侧耳前的大冠状切口。除非要显露眶板,一般无须到达颧弓。不像翼点入路,一般无须切开颞肌和颞筋膜。如果需要骨膜备用(如修补脑脊液鼻漏),则在做皮肤切口时不要同时切开骨膜,而要在皮瓣成形后尽可能靠后方切开骨膜,这样获得的骨膜瓣蒂更长。

【骨瓣】

紧靠上矢状窦两侧钻孔,在靠眶板处结扎切断上矢状窦是安全的。额窦的处理同上。骨瓣成形后上矢状窦表面的出血可用明胶海绵压迫止血。

Ⅱ.颞部入路

【适应证】

1.颞叶病变的活检。

2.颞叶病变的切除(肿瘤、致痫灶)。

3.颞叶的慢性硬膜下血肿。

【注意之处】

1.为避开优势半球的 Wernicke 语言区,颞叶病变的切除应在距颞极至多 4～5cm 处做皮质切口以免损伤。

2.在非优势半球,切除的安全范围可扩大到距颞极至多 6～7cm 处。

3.要注意保护外侧裂和它深部的大脑中动脉,最好是首先离断远离外侧裂的颞叶后部,再向深部切除,而不要从外侧裂处开始。

4.在颞叶深部操作时要防止损伤脑干。

【体位及头位】

仰卧肩下垫枕,胸部抬高 10°～15°,屈膝,头偏接近 90°,几乎平行于地面,避免头过伸以免扭曲颈静脉。

颞部入路有两种基本方法:小的直线切口骨窗开颅适用于颞叶皮质病变的活检和颞叶的慢性硬膜下血肿钻孔引流。大的马蹄形切口骨瓣开颅适用于颞叶病变的切除(肿瘤、致灶)。

1.直线切口骨窗开颅　全长位于颞肌的范围内,如要显露颞极,切口应在外眦和外耳孔之间,从颧弓向上约6cm。颞叶的慢性硬膜下血肿钻孔引流切口可取紧靠耳屏前,从颧弓上1～2cm开始向上约6cm。头皮切开后再切开颞筋膜和颞肌,上乳突撑开器后颅骨钻孔,再扩大形成骨窗。

2.标准颞部入路(马蹄形切口骨瓣开颅)。

【皮瓣】

采用围绕颞肌的马蹄形切口可显露包括颞极的颞叶大部。如要显露颞叶中后部,可采用反马蹄形切口。切口紧靠耳屏前,起自颧弓,以免损伤颞浅动脉。向后在优势半球到达距颞极6～7cm处,在非优势半球到达距颞极8～9cm处,显露颞叶病变切除的安全范围。向上到达上颞线,向前到达额部发际内。皮瓣应予悬吊以免下垂。

【骨瓣】

骨瓣钻孔4个,其中3个分别在紧靠颧弓后部上方,切口的上部和后部。关键孔在蝶骨凹陷处(其内面为蝶骨大翼,是中颅窝的前界)。形成骨瓣时要尽量靠下,其余的骨质要咬除到显露中颅窝底。

Ⅲ.翼点入路

【适应证】

1.动脉瘤(所有前循环的动脉瘤和基底动脉上端动脉瘤)。

2.直接抵达海绵窦的入路。

3.鞍上区的肿瘤(如颅咽管瘤和主体在鞍上区的垂体瘤)。

【体位及头位】

仰卧,如头偏＞30°需单侧肩下垫枕,胸部抬高10°～15°,防止颈静脉过度受牵拉。屈膝,头部以Mayfield三钉头架固定(在前后位和侧位角度之间,头部偏至所需角度后头架应在水平位)。颈部后伸15°,让额叶在重力作用下离开颅底。

【皮瓣】

切口在耳屏前1cm以内,起自颧弓,以免损伤颞浅动脉的额支和面神经的额支。切口在发际内向上越过颞嵴抵达中线。在颞肌表面翻开皮瓣时应切开颞肌浅筋膜,以保全面神经的额支。颞肌切开部位可与头皮切口一致,也可向前更接近颧弓。后者可使颞肌的牵开更容易,但易造成颞肌无力。

【骨瓣】

有两个关键孔必须足够低以减少为显露中颅窝底需要咬除的骨质。一个孔在紧靠颧弓后部上方(必要时可稍向前移,如前交通动脉动脉瘤)。第二个孔在额骨颧突,上颞线和眶上嵴交界处。此孔应尽量低但要防止进入眶内。骨瓣围绕蝶骨嵴形成,骨瓣在颞肌切开部位前的面积约占33%,切开之后的面积约占66%。

硬脑膜切口:围绕蝶骨嵴形成,向下方悬吊。

【外侧裂的解剖】

外侧裂的解剖有顺行和逆行两种方法。既可由外侧裂的外方向内解剖,也可由颈内动脉进入外侧裂处向外解剖。逆行法在有许多静脉跨越外侧裂时更适合。没有动脉跨越外侧裂,所以解剖熟练时应无解剖损伤。

Ⅳ.经胼胝体入路

【适应证】

侧脑室和第三脑室的病变,包括胶样囊肿、颅咽管瘤、囊虫病囊肿、丘脑脑胶质瘤和动静脉畸形

（AVM）。

【体位及头位】

仰卧,屈颈,胸部抬高 20°。一般应使头保持正中位以免失去方向,也可稍左偏或右偏。

【皮瓣】

可采用两种皮瓣:

1.倒"U"字形皮瓣,从冠状缝后 2cm 沿中线或稍偏左向前约 6cm,向外约 3～4cm 再拐向后方;

2."C"字形皮瓣。

【骨瓣】

为避免损伤大的皮质静脉,建议术前行脑血管造影或 MRI。骨瓣可为梯形或三角形,为显露充分,必须达到中线。以下几点应予注意:

1.分离上矢状窦(SSS)较安全的方法是在骨瓣前后靠中线均钻双孔。在两孔之间分离硬脑膜,然后在中线左侧两孔之间锯开颅骨。当然,有时也会造成 SSS 撕裂出血。

2.也可在中线右侧钻两孔锯开颅骨,然后咬除部分骨质至显露 SSS,这种方法最安全,但会遗留较大的颅骨缺损需要处理。

3.最危险的方法是在 SSS 上钻孔锯开颅骨,易造成 SSS 撕裂出血。

4.为了避免损伤皮质运动区和尽量向前显露 SSS,骨瓣的 2/3(约 4cm)应在冠状缝前,1/3(约 2cm)应在冠状缝后。向外在中线右侧 3～4cm。

5.形成骨瓣时,中线部位的颅骨应最后锯开,这样即使 SSS 撕裂出血,也可尽快显露处理。

【并发症】

1.可因皮质引流静脉损伤、SSS 栓塞或皮质过度牵拉引起静脉性梗死。

2.可因双侧扣带回牵拉、丘脑损伤或胼胝体中段损伤引起一过性缄默症。

Ⅴ.枕下入路

【适应证】

显露小脑、脑桥小脑角区(CPA 区)、一侧椎动脉,或用枕下远外侧入路显露脑干前外侧。

【体位及头位】

可采用多种体位,各有利弊。

1.坐位:根据病变条件及术者习惯选用。

2.侧卧斜位:又称"公园躺椅位",患者倾斜达 3/4。

3.半坐位。

4.仰卧肩部旋转位:头偏近 90°。

5.俯卧位。

6."协和飞机位":俯卧,胸部抬起,颈前屈、侧偏。

坐位因较多的并发症逐渐被其他体位代替,但有时仍需采用。坐位的优点:

1.血液和脑脊液从术野引流充分,术野清楚。

2.有利于静脉回流,减少静脉性出血,降低颅内压。

3.因胸部未受压,对换气影响小。

4.患者头位可保持正中,有利于定位,不易损伤椎动脉。

坐位的缺点:

1.可能发生空气栓塞。

2.术者双手易疲劳。

3.术后气颅及张力性气颅。

4.为预防下肢血液淤滞,必须在下肢用弹力绷带。

5.因血压下降使脑血流量减少。

Ⅵ.枕下正中入路

【适应证】

1.后颅窝中线部位病变,包括小脑蚓部、第四脑室、松果体区和脑干病变。

2.枕下减压,如 Chiari 畸形手术。

【皮瓣】

中线切口自枕外隆凸上 2cm 至颈 5～7 棘突。为了紧密缝合,筋膜层在上端应"T"形切开,在上项线水平保留一小片筋膜。

【骨瓣】

骨瓣下缘应达枕骨大孔,有时需切除寰椎后弓。虽然有人采用骨瓣开颅,但也有人认为骨瓣复位在术后脑水肿时会加重对脑干的压迫而不宜采用。硬脑膜多"Y"形剪开。

2.枕下旁正中入路

【适应证】

1.三叉神经痛等行微血管减压术。

2.CPA 区肿瘤。

3.显露椎动脉。

4.显露脑干前外侧肿瘤。

【体位及头位】

见前,仅以侧卧斜位为例。

【皮瓣】

可采用直线切口或拐杖形切口。

1.直线切口 为显露 CPA 区,直线切口已足够充分且对肌肉损伤较小。切口应在乳突切迹内侧 5mm。

(1)"564"切口:乳突切迹内侧 5mm,向上 6cm,向下 4cm,可显露横窦和三叉神经。

(2)"555"切口:乳突切迹内侧 5mm,向上 5cm,向下 5cm,可显露第Ⅶ、Ⅷ脑神经,可用于微血管减压术和小的听神经瘤切除。

(3)"546"切口:乳突切迹内侧 5mm,向上 4cm,向下 6cm,可显露低位脑神经,如舌咽神经痛手术。

2.拐杖形切口 可用于小脑半球病变和大的听神经瘤切除。切口在中线自颈 2 棘突向上至枕外隆凸上,再拐向外侧达乳突尖。

【骨瓣】

骨瓣的上缘应显露横窦,它在乳突切迹上方 2 横指,上项线稍上方。对直径<2.5cm 的肿瘤,在横窦和乙状窦交界处开一直径 4cm 的骨窗即可。对大的肿瘤可开较大的骨窗,当然,它仍受到横窦、乙状窦、中线和枕骨大孔的限制。

必要时应预留枕角穿刺的部位:成人在中线旁开 3～4cm,枕外隆凸上 6～7cm;儿童在中线旁开 3～4cm,枕外隆凸上 3～4cm。可设计在切口内或另做切口。

(刘红春)

第二章　颅脑损伤

第一节　概述

一、颅脑损伤发生率和原因

（一）颅脑损伤的发生率

颅脑创伤占全身创伤发生率第 2 位,但死残率则处于第 1 位。创伤已成为继心脏病、恶性肿瘤、脑血管意外之后的第 4 位死因,而在 1~34 岁的青少年中,车祸则是第一死因。在中国,每年大约 60 万人发生颅脑创伤,其中死亡 10 万人左右,造成的直接和间接经济损失高达 100 亿元以上。概括国内 22 个收治交通事故伤 1000 例以上至 18556 例的医疗单位分析结果,颅脑损伤的发生率约在第 1 至第 2 位,男性较女性多 2~3 倍,年龄以 15~45 岁为最多,死亡率则均属首位,它已成为严重的社会公害,这一现实已引起国内外医学界的高度关注。随着现代化交通的发展,车祸将有增无减,加强安全教育,减少创伤发生率是全社会和医学界共同的责任。

几十年来,我国神经外科取得长足的进步,特别是颅脑创伤的临床诊治已普及到全国地县级医院,大多数县级医院配备 CT 扫描,并能开展颅脑创伤病人的抢救和手术,使得不少颅脑创伤病人在"黄金时间"得到及时有效的治疗,挽救了病人的生命。但是,我们更应该清醒地认识到我国颅脑创伤救治状况与国外先进水平比较仍存在较大差距,主要表现在医护人员对颅脑创伤病人诊治重视不够,颅脑创伤治疗缺乏规范化和科学性,基层医院医护和监护条件较差,对颅脑创伤病情变化认识不足等。

（二）颅脑损伤的原因

导致颅脑创伤的原因包括:交通事故伤、工程事故伤、暴力打击伤、火器伤等。在全世界范围内,各种类型的交通事故伤是导致颅脑创伤发生的第一因素,在发达国家,因交通事故造成的颅脑创伤高达 70% 以上。我国不同地区的颅脑创伤发生原因存在一定差异,但交通事故伤仍然是导致颅脑创伤发生的第一要素。值得关注的是在我国有些地区摩托车致伤超过汽车。交通事故伤导致颅脑创伤病人不但伤情重,而且合并全身多脏器损伤的比例较高。在美国颅脑火器伤发生率高于世界上任何国家。由于我国政府枪支管理严格,颅脑火器伤则相对较少。在 20 世纪 70~80 年代,由于开始大规模基础建设和建筑安全措施较差,工程事故所致的颅脑创伤,尤其是建筑事故导致的颅脑创伤发生率相当高。但近年来建筑事故伤的发生率明显降低。另外,值得关注的是我国有些地区暴力犯罪所致的颅脑创伤发生率明显增加。

二、颅脑损伤发生机理

颅脑损伤是因外界暴力作用于头部而引起,其发生与发展过程主要取决于两个基本条件,即致伤的因素和损伤的性质。前者系指机械性致伤因素,如暴力作用方式、力的大小、速度、方向及次数等,后者则为各不同组织和结构在接受暴力之后,所造成的病理损伤及病理生理变化,故致伤因素不同,所致损伤的程度和性质也各异。由于致伤物体的物理性质不一致、头部受力的强度和部位不固定,颅脑各部组织的结构与密度不相同,因此,所造成的头皮、颅骨和脑损伤的情况亦有所差异。颅骨与脑部的损伤可以同时并存,也可以各自单独发生。

由于颅脑解剖生理的影响,头部受伤后所引起的病理过程也有其特殊性。当暴力作用于头部时,头皮、颅骨作为表面屏障首先对抗外力,如果暴力强度较小,则仅引起头皮和/或颅骨的损伤,而脑部可以无损伤或损伤较轻微;若暴力超过了表面屏障的致伤阈,则头皮、颅骨和脑组织将同时受损;若暴力是通过身体其他部位间接作用于头部时,则只引起脑组织的损伤,而头皮和颅骨往往完好无损。不仅如此,遭受暴力作用而致伤的脑组织,除了发生原发性损伤之外,并在受损组织的周围,还将引起不同程度和不同范围的脑缺血、出血、水肿及变性等一系列继发性损伤。而后,或继续加重、恶化,累至全脑甚至全身,或经一定时间逐渐吸收、消退和修复。

颅脑损伤分为原发性颅脑损伤和继发性颅脑损伤。原发性颅脑损伤是指创伤暴力当时造成的颅脑损伤,如:头皮伤、颅骨骨折、脑震荡、脑挫裂伤、脑干伤、丘脑下部损伤等。继发性脑损伤是致伤后一段时间逐步形成的脑损伤,如:颅内血肿、脑水肿等。

(一)原发性颅脑损伤的发生机理

原发性颅脑损伤的病理改变程度取决于致伤因素和致伤方式。从机械动能的原理出发,致伤作用的大小与致伤物的质量和运动速度有关,即 $KE＝MV^2 2g$($KE＝$动能,$M＝$致伤物质量,$v＝$速度,$g＝$重力加速度)。所以,挤压伤主要是取决于致伤物的质量;火器伤应视飞射物的速度而定;坠落伤则与重力加速度相关。从致伤时头部所处的状态看,又与加速运动、减速运动和旋转运动有关。

1.直接暴力 直接暴力系指直接作用于头部而引起损伤的致伤力,故无论头颅在何种情况下受伤,都应有直接的着力点,根据头皮、颅骨损伤的部位及暴力作用的方式,即加速性、减速性和挤压性,常能推测脑损伤的部位,甚至可以估计受损组织的病理改变。

(1)加速性损伤:相对静止的头颅突然遭到外力打击,迫使其瞬间由静态转为动态,因此而造成的脑损伤,称为"加速性损伤"。其损伤效应有以下四种情况:①暴力于着力点处造成的冲击性损伤即着力部的颅骨因受外力的作用而产生暂时性局部凹入变形,致使位于其深面的脑组织受到冲击力而受伤。与此同时,当暴力作用终止,颅骨弹回原状时,在脑与颅骨内板之间又形成一暂时性负压腔隙,又使受损的脑组织在压力梯度突变的作用下再次受损。②于暴力作用的对侧,即着力点的远侧端产生脑组织的对冲性损伤,这是因为相对静止的头颅,在遭受打击之后,立即朝着暴力作用的方向移动,但头部的运动因受到躯体的限制而骤然停止,此时脑组织因惯性作用冲撞在颅腔的内壁上,引起对冲性损伤。所幸在加速性损伤中,当头部被迫运动时,躯体也往往随之而动,并非完全静止,故而在一定程度上缓冲了脑组织与颅腔的冲撞力,使得对冲伤程度较轻。③当暴力作用在完全静止或被固定的头部,即已失去随暴力方向移动以缓冲打击的强度时,其着力部位的损伤往往明显加重,而且常致颅骨凹陷性或线形骨折。由于头颅固定未动,减少了脑组织在颅腔内的冲撞,故对冲性损伤反而较轻。④在特定的条件下打击头部,如拳击、格斗或不适当的顶球等,由于头部遭受外力时的状态、着力部位、躯体姿式及致伤物的质量、速度等因素的影响,虽均属加速性损伤,但因头部是在运动状态下遭受暴力,有较大的缓冲作用,故局部冲击性损伤往往轻微,而对冲性损伤较重。

(2)减速性损伤:运动着的头颅突然碰撞在外物上,迫使其瞬间由动态转为静态,因此而造成的脑损伤称为"减速性损伤",如跌伤、坠落伤,或从行驶的车辆上摔下而致伤,其损伤效应主要是对冲性脑损伤,其次为局部冲击伤。因减速性损伤而致对冲性脑损伤的学说较多,但其中与临床表现和病理改变相吻合的机理有以下四点:①因颅骨的变形而致,当运动的头碰撞外物突然终止时,除有着力点处的颅骨变形外,整个颅骨也因重力或惯性作用发生沿着力轴方向的形态变化,即纵轴变短,横轴变长,因此,位于着力点对侧的颅骨在碰撞的瞬间突然下压,并随之弹回原处,使局部脑组织遭受正压和负压损伤。②当头颅碰撞在相对静止的物体上停止运动时,脑组织仍继续沿惯性方向移动,从而产生脑在颅腔内的大块运动,这种猛烈的运动致使柔软的脑组织在凹凸不平的颅腔内发生擦挫和冲撞,特别是位于颅前窝和颅中窝的额、颞叶前部底面,损伤尤为严重。③当颅骨受击,而局部变形,暴力作用于脑,其力轴通过脑组织,使之产生直线加速运动,而冲撞于对侧硬脑膜隔或颅骨内侧面。④因暴力作用的力轴未通过头部的重心,使脑组织在颅腔内产生旋转运动,不仅可引起脑表面在颅腔内擦挫、冲撞引起损伤,同时,由于脑组织内各种结构的密度不一致,如灰质与白质、脑实质与脑室腔、大脑半球与脑干之间,均可在旋转力和离心力的作用下,在不同结构的界面上产生剪应力,而引起严重损伤。

减速性损伤致脑对冲伤的规律:①枕部正中着力,常致双侧额颞前端及底部脑挫裂伤。②枕部侧方着力,可致同侧较轻而以对侧为主的额、颞前端及底部损伤。③顶枕部着力,多引起对侧额、颞前底部及外侧的损伤。④顶部着力,若力轴向额部,可致额叶眶面及颞叶前端损害,若力轴向枕后,则产生同侧枕叶内侧面的挫伤;若力轴向对侧,则引起对侧额颞底部外侧及前端的损伤。⑤颞部侧方着力,多为对侧-颞叶前外侧受损,在外侧裂区亦常有广泛的表浅挫伤,暴力作用侧局部也可有小范围挫伤。⑥额部着力,则以暴力作用局部脑损伤为主,枕叶一般都无损伤或较轻微,这可能与小脑幕光滑而富于弹性,起到一定的保护作用有关。⑦面部着力,因面颌部的生理骨腔和与颅底的骨缝衰减了暴力强度,脑损伤一般较轻,着力点愈靠近颅底部损伤愈重,脑损伤多以对冲伤为主。

(3)挤压性损伤:头颅在相对固定的情况下,为两侧相对的外力挤压而致伤,尤指婴儿头部的产伤,因产道狭窄或因使用产钳或胎儿吸引设备,头颅在生产过程中发生变形,常引起颅内出血。偶尔亦可见于意外事故所致头部挤压伤,由于暴力作用于头部时,没有加速性或减速性损伤效应,故脑组织往往没有显著损伤,有时颅骨已发生骨折,甚至引起耳、鼻脑脊液漏,但却无脑损伤表现。不过当挤压暴力过大、作用时间较长时,颅骨可严重变形,甚至崩裂,则脑组织亦将发生相应的损伤和压迫,如脑中线结构偏位及脑干下移,甚至发生脑疝,危及病人生命,不可忽视。

2.间接暴力 间接暴力系暴力作用在身体其他部位而后传递至颅脑的损伤,因此,着力点不在头部,一般在颅部均无损伤痕迹发现,是一种特殊而又严重的脑损伤类型。

(1)挥鞭样损伤:由于惯性作用,当躯干遭受加速性暴力时,总是身体先运动而后头部才开始移动。若胸部突然为暴力所驱动,作用力经颅颈连接部传至头部,迟动的头颅与颈椎之间即出现剪应力,可引起颅颈交界处损伤。紧接着头颅就像挥鞭一样被甩向力轴的前方,当躯干运动终止时,头部仍以颅颈交界处为中心继续作旋转运动,直至受到躯干的限制,即反作用力大于作用力时,使头部运动骤然停止,再次产生剪应力性损伤。与此同时,在脑组织与颅腔之间,亦同样存在剪应力,因为惯性作用使脑组织在旋转加速运动中猛烈冲撞在颅腔内壁上,不仅造成脑表面的挫伤,而且在脑实质内各不同结构的界面上也发生剪应力性损伤。

(2)颅脊联合伤:坠落伤时,臀部或双足先着地,由病人的体重和重力加速度所产生的强大冲击力,由脊柱向上传导致枕骨髁部,可引起严重的枕骨大孔环形陷入骨折,致使后组颅神经、颈髓上段和/或延髓受损,轻者致残重者当场毙命。

(3)胸部挤压伤:又称创伤性窒息,由胸部挤压伤所致脑损伤,是因胸壁突然遭受巨大压力冲击,致使上腔静脉的血流逆行灌入颅内,甚至迫使动脉血亦逆流。由于头部静脉无静脉瓣膜结构,故反冲压力常引起毛细血管壁受损,使上腔静脉所属胸上部、颈部及头面部皮肤和黏膜以及脑组织均发生弥散性点状出血。病人可表现脑损伤症状,严重时常因脑缺氧、水肿、出血、疼痛及颅内压增高,而出现昏迷。同时,因为胸部创伤又伴有中枢神经系统损伤,更容易引起成人呼吸窘迫综合征(ARDS),死亡率较高,主要是因肺水肿、出血、萎陷造成气体交换障碍而致死亡,治疗上较为棘手。

(二)继发性颅脑损伤的发生机理

继发性脑损伤、脑水肿、神经元变性坏死、神经元凋亡的发生机理十分复杂,国内外学者进行了大量实验研究,提出许多学说,为临床治疗提供了不少有价值的依据。但仍然有不少问题有待解决。

1.创伤性脑水肿　创伤性脑水肿是脑组织对外来暴力打击的一种病理生理反应,其病理改变是过多的水分积聚在脑组织细胞内或细胞外间隙,引起脑体积增大和重量增加。临床上,不论是局限性抑或广泛性脑损伤均可引起不同程度的脑水肿。根据头颅 CT 所见,将脑水肿分为三度:Ⅰ度水肿范围不超过 2cm;Ⅱ度水肿不超过一侧大脑半球的 1/2;Ⅲ度水肿超过一侧半球的 1/2。创伤性脑水肿的主要危害是机械压迫引起和加重颅内压增高,甚至引起脑移位和脑疝,是导致死亡和致残的主要原因之一。因而创伤性脑水肿的发生机理和临床救治的研究一直是神经外科研究最为活跃的领域。近年来,颅脑创伤的研究已从一般形态学观察上升到分子水平,对脑水肿的发生机理有了更深入的认识,提出了一些防治脑水肿的新观点,对于临床颅脑损伤的救治产生了重要影响。

(1)创伤性脑水肿的分类:1967 年 Klatzo 将脑水肿分为血管源性,即细胞外水肿;细胞毒性,即细胞内水肿两大类。但在实验研究和临床实际工作中已发现,在创伤性脑水肿病理过程中往往是两类水肿并存,只是在不同病理阶段上,血管源性脑水肿和细胞毒性脑水肿的表现程度不同而已。现已发现颅脑损伤亚急性期,可合并低渗性脑水肿;而在脑损伤慢性期可发生脑积水合并间质性脑水肿。故近年来,多数学者主张在 Klatzo 提出的血管源性脑水肿和细胞毒性脑水肿的基础上,根据病理学特点将创伤性脑水肿分为四类。

1)血管源性脑水肿:主要见于脑挫裂伤病灶周围,实验研究发现在伤后 30 分钟即已发生,并于伤后 6～24 小时达高峰,在临床上由于治疗因素的影响,脑水肿的高峰期可以推迟至伤后 48～72 小时。其病理特点是脑挫裂伤后,血脑屏障遭受不同程度的损害,通透性增加,大量水分从毛细血管内渗出,积聚于血管周围间隙和神经细胞外间隙中。由于水肿液含有血浆成分为高浓度蛋白质,促使水肿逐渐向周围组织扩散。脑白质细胞外间隙(＞800 埃)比灰质(150～200 埃)大 4～6 倍,故水肿主要存在于白质内,并且沿神经纤维索扩展。脑水肿的发展主要取决于血管内液静力压与脑实质内组织压之差,当前者高于后者时使脑水肿发展,至二者相等时水肿停止发展。脑水肿的吸收可能涉及两个方面的作用:①组织压力差作用。实验研究表明,水肿区的脑组织压力高于其周围相对正常的脑组织压力,这种压力差的存在使水肿液大幅度地向周围压力低的区域流动,最后流入脑室内,随脑脊液循环而吸收。脑室内脑脊液压力越低,脑水肿的吸收越快。在脑水肿期,血浆成分不断地从脑挫伤区受损的血管外溢,其压力梯度持续存在,水肿液的流动持续进行。②当血脑屏障功能逐渐恢复以后,压力梯度消失,则通过星形胶质细胞将从血管内渗透到脑实质中的蛋白质等大分子物质消化、吸收,降低细胞外液中的渗透压,从而使水分易于被毛细血管重吸收,消除水肿液。有人用铁蛋白或辣根过氧化物酶作为示踪剂,在电子显微镜下发现,在血管源性脑水肿时,除在内皮细胞的胞饮小泡内,基底膜或组织间隙中追踪到这些大分子物质外,在胶质细胞及其突起内亦能观察到示踪剂,证实了星形胶质细胞的上述作用。但这一吸收过程远较前者为慢,不及前者明显。因此,临床治疗创伤性脑水肿时采用持续脑室外引流,不仅可引流出原脑室内的脑脊液,而且可通过廓清作用减轻脑水肿和降低颅内压。一般含蛋白质的水肿液的吸收多在受伤 7 天以后。

2)细胞毒性脑水肿:脑损伤后,由于脑出血压迫和血管痉挛,脑组织细胞发生缺血缺氧,细胞能量代谢障碍,引起细胞膜上 Na^+-K^+-ATP 酶(钠泵)和 Ca^{2+}-Mg^{2+}-ATP 酶(钙泵)活性降低,使 Na^+ 和 Ca^{2+} 等离子大量贮存于细胞内,细胞内渗透压升高,水分被动进入细胞导致细胞肿胀。水肿主要发生在灰质和白质的细胞内,而细胞外间隙无明显扩大。因 Na^+ 主要进入胶质细胞,Ca^{2+} 主要进入神经细胞,所以细胞毒性脑水肿时胶质细胞水肿发生最早,神经细胞发生较晚但进展迅速,对神经功能的影响严重。脑微血管的损害甚轻或无损害,血脑屏障大致正常。这类水肿常发生在脑损伤早期(24 小时内),常与血管源性脑水肿并存,一般至伤后 72 小时开始消退。

3)渗压性脑水肿:此类水肿常见于脑损伤亚急性期。在正常情况下,脑细胞内液的恒定,受控于垂体前叶分泌的促肾上腺皮质激素(ACTH)及垂体后叶释放的抗利尿激素(ADH)。通过下丘脑的调节使这两种激素处于动态平衡。脑损伤时因下丘脑遭受到直接或间接的损伤或水肿,引起 ACTH 分泌不足,垂体后叶大量释放出 ADH,出现抗利尿激素不适当分泌综合征(SIADH),产生水滞留,血容量增加,血液稀释,低血钠,低血浆渗透压,导致血管内水向细胞内渗透,引起神经细胞与胶质细胞内水肿,称为渗压性脑水肿。此时因 ACTH 相对不足,醛固酮分泌相应减少,肾小管重吸收钠减少,故低钠的同时,反而出现尿钠增多(>80mmol/24 小时)的反常现象,提示低血钠并非机体真正缺钠。治疗主要是使用 ACTH 和利尿,禁忌盲目补盐。

4)间质性脑水肿:此类脑水肿主要见于脑损伤后期或恢复期,发生于脑室周围白质,常与脑积水伴发,故又称为脑积水性水肿。其主要病理特点为室管膜上皮严重损害,细胞扁平且有过度牵张,部分区域被撕破,室管膜下层有空泡化,神经细胞与胶质细胞分离、疏松、肿胀。由于室管膜上皮通透性增加,脑脊液渗透到脑室周围室管膜下白质,造成不同程度的水肿。水肿的程度取决于脑室内外压力的高低。虽然脑室周围白质水肿明显,但后期由于静水压的作用使白质发生萎缩,其蛋白质及类脂成分也降低,故脑白质体积并不增大反见缩小,此时脑室内压力得以缓解,腰穿压力可表现正常。外伤性脑积水及渗压性脑水肿在临床上较常见,影响颅脑损伤病人的恢复。提倡早作脑脊液分流,以及应用醋氮酰胺抑制脑脊液分泌。

上述脑水肿的分类有助于对脑水肿的认识与治疗,但在临床上单纯发生某一种类型脑水肿者较少见。一般概念的创伤性脑水肿系指血管源性和细胞毒性脑水肿的混合而言。

(2)创伤性脑水肿的发生机理

1)血脑屏障学说:血脑屏障结构与功能损害是血管源性脑水肿的病理基础。主要病理特点是脑毛细血管内皮细胞微绒毛形成、胞饮小泡增多、胞饮作用增强以及紧密连接开放。脑损伤后血脑屏障开放、通透性增加,血中大分子物质及水分从血管内移出进入脑组织内,积聚于细胞外间隙,形成血管源性脑水肿。既往认为脑损伤后血脑屏障破坏在伤后 6 小时始出现,伤后 24 小时才明显。有人在实验研究中发现,伤后 30 分钟就已有 5nm 胶体金微粒透过血脑屏障,至伤后 6 小时,血脑屏障通透性增加已达高峰,此时各种大小(5、10 和 15nm)的胶体金微粒均可通过血脑屏障,证明了血脑屏障破坏可能是直接导致创伤性脑水肿的最早和最重要的因素。脑损伤后缺血和缺氧、血管扩张和脑组织本身释放的许多损害因子均可导致血脑屏障破坏。

2)钙通道学说:钙对神经细胞损害和死亡起着决定性作用。研究发现脑损伤后脑组织内钙的浓度升高,认为其与创伤性脑水肿的发生与发展有关。脑损伤早期大量 Ca^{2+} 进入细胞内,胞浆中游离钙浓度异常升高,可达正常的 10～15 倍,即钙超载,是引起神经细胞损害、血脑屏障破坏和创伤性脑水肿的关键因素。

这种改变在伤后 30 分钟即十分明显,伤后 6 小时到达高峰,并一直持续到伤后 72 小时。脑损伤后钙超载的原因:①由于早期缺血缺氧,神经细胞能量供应障碍,Ca^{2+}-Mg^{2+}-ATP 酶的排钙功能受损;②内质网、线粒体的贮钙作用减弱;③特别是细胞膜结构受损、流动性及稳定性降低,钙离子通道开放,细胞外大量钙离子涌入细胞,尤其是神经细胞内,细胞内的低钙离子稳态受到破坏,发生钙离子超载。钙超载产生下列危害:①激活细胞内中性蛋白酶及磷脂酶,或通过钙调蛋白(CaM)的介导,使神经细胞蛋白质及脂质分解代谢增加,细胞膜完整性破坏,细胞外 Na^+、Cl^- 及水等物质进入细胞内,导致细胞内水肿。②Ca^{2+} 沉积于线粒体内,使线粒体氧化磷酸化电子传递脱耦联,无氧代谢增强,释放大量氢离子,细胞内 pH 值降低,造成细胞内酸中毒,Na^+/H^+ 交换使 Na^+ 进入细胞内增多,发生细胞内水肿。③Ca^{2+} 进入微血管壁,通过钙调蛋白或直接作用于微血管内皮细胞,紧密连接开放,血脑屏障通透性增加,导致血管源性脑水肿。④Ca^{2+} 进入脑血管壁,血管平滑肌细胞内 Ca^{2+} 浓度升高,使其收缩,脑血管痉挛,加重脑缺血缺氧和血脑屏障破坏,加剧血管源性脑水肿。近年来的大量实验和临床研究表明,脑损伤早期应用钙离子通道阻滞剂尼莫地平等有效阻止 Ca^{2+} 内流,保护神经细胞和血脑屏障功能,防止脑血管痉挛缺血,能有效减轻细胞内和血管源性脑水肿。

3)自由基学说:氧自由基是指一类具有高度化学反应活性的含氧基团,主要有超氧阴离子(O_2^-)、羟自由基(OH^-)和过氧化氢(H_2O_2)。早在 1972 年,国外学者就开始用自由基学说解释脑水肿的发生机理,随后国内外不少学者在实验中观察到,脑损伤后脑内氧自由基产生增加,脂质过氧化反应增强,是引起神经细胞结构损伤和血脑屏障破坏,导致细胞毒性脑水肿和血管源性脑水肿的重要因素。氧自由基主要产生于神经细胞和脑微血管内皮细胞。脑损伤后上述部位氧自由基产生增多的原因:①不完全性缺血缺氧使线粒体呼吸链电子传递中断,发生"单价泄漏现象",氧分子被还原为 O_2^-;②细胞内能量合成减少,分解增加,大量 ATP 降解为次黄嘌呤,后者在被还原成尿酸过程中生成大量 O_2^-;③细胞内 Ca^{2+} 增多,激活磷脂酶 A_2,使花生四烯酸产生增加,后者在代谢过程中产生 O_2^-;④单胺类神经递质肾上腺素、去甲肾上腺素和 5-羟色胺大量释放,它们自身氧化生成 O_2^-、OH^- 和 H_2O_2;⑤脑挫裂伤出血,以及蛛网膜下腔出血,大量氧合血红蛋白自身氧化成各种氧自由基,血中的铁、铜等金属离子及其络合物催化脂质过氧化反应,又生成氧自由基。氧自由基对生物膜的损害作用最为广泛和严重。神经细胞和脑微血管内皮细胞既是自由基的产生部位,又是受自由基损害最为严重的部位。由于这些细胞的膜都是以脂质双分子层和多价不饱和脂肪酸为框架构成,易于遭受氧自由基的攻击,产生下列病理损害:①神经细胞膜上 Na^+-K^+-ATP 酶、Ca^{2+}-Mg^{2+}-ATP 酶、腺苷酸环化酶、细胞色素氧化酶等重要的脂质依赖酶失活,导致膜流动性和通透性增加,细胞内 Na^+、Ca^{2+} 增多;线粒体膜破坏,细胞能量合成障碍;溶酶体膜破裂,溶酶体内大量水解酶释放,导致细胞内环境紊乱,细胞肿胀,发生细胞毒性脑水肿。②氧自由基破坏脑微血管内皮细胞的透明质酸、胶原和基底膜,使血脑屏障通透性增加,血浆成分漏出至细胞外间隙,导致血管源性脑水肿;③氧自由基还攻击脑血管平滑肌及其周围的结缔组织,导致血管平滑肌松弛,同时氧自由基使血管壁对血管活性物质的敏感性下降,血管扩张,微循环障碍加重,加剧脑水肿。目前认为,甘露醇、糖皮质激素、维生素 E 和维生素 C 等具有氧自由基清除作用,能有效地减轻创伤性脑水肿。④脑微循环学说:脑损伤可引起脑微循环机能障碍,导致其静力压增高,产生压力平衡紊乱,导致脑水肿。脑微循环障碍包括血管反应性降低、血管自动调节紊乱(血管麻痹或过度灌注)和血液流变学改变。脑血管反应性降低指其对 CO_2 的收缩反应能力低下,当血中 CO_2 分压降低时管壁并不收缩。研究表明,脑损伤 24 小时后血管平滑肌松弛,不论动脉血 CO_2 分压增高或降低,脑血管均呈扩张状态。1985 年,国外学者就对重型脑损伤病人进行头颅 CT 动态扫描发现急性期病人大多数有脑充血表现。一般认为,在重型、特重型脑损伤急性期,脑干血管运动中枢和下丘脑血管调节中枢受损,引起广泛性脑血管扩张,脑血流过度灌注。临床观察发现,脑充血多在重型脑损伤后 4～14 小时内发生,实验证明最早可发生在伤后 30 分钟。近年来实验与临床研究证实严重脑损伤后数小时内脑血流量下降,随后脑血流量增加,伤后 24 小时达高峰。脑血管扩张可能是脑组织缺血、缺氧和血管活性物质堆积的继发性反应。在脑损伤组织亦存在脑血管扩张和过度灌注,其主要原因是脑损伤后脑组织缺血缺氧,无氧酵解增加,CO_2 和乳酸堆积,毛细血管后括约肌、微静脉等阻力血管麻痹扩张,而细静脉、小静脉耐受缺氧的能力较强,对 CO_2 和乳酸反应性低,仍处于收缩状态,导致损伤组织过度灌注。脑血流过度灌注可致血脑屏障受损,通透性增加,血浆成分漏出增多,发生和加重血管源性脑水肿,严重者发展为弥漫性脑肿胀。目前认为脑损伤时由于微血管自动调节机制丧失,局部脑血流的变化主要靠血液流变学调节。脑损伤时脑组织缺血缺氧,大量单胺类神经递质释放,Ca^{2+} 超载等,使红细胞膜 ATP 酶活性降低,变形能力下降。加之脑损伤时血管内皮细胞受损,Ca^{2+} 激活磷酯酶 A_2,分解膜磷脂产生花生四烯酸,导致血栓素 A_2(TX A_2)生成过多,前列腺素 I_2(PGI$_2$)生成减少,导致微血管过度收缩、痉挛及血管内皮肿胀,脑微循环灌注减少;甚至出现"无再灌注现象",加重受伤脑组织缺血和水肿。广泛的脑血管麻痹和脑血流过度灌注与损伤局部脑微循环血栓形成,血管痉挛所致的"无再灌注现象"形成一对矛盾,表现为"盗血现象",脑水肿与脑缺血形成恶性循环。近年来,国内外一些学者都主张采用控制性过度换气的方法,降低动脉血 CO_2 分压(PaCO$_2$),使扩张的脑血管收缩,防止受伤区域的"盗血现象",改善微循环。但在使用过度通气时,首先要保持呼吸道畅通,保证氧供,并使用自由基清除剂,以减少因缺氧和高碳酸血症、氧自由基反应所致的血管反应低下。⑤能量代谢学说:细胞能量代谢障碍是细胞毒性脑水肿发生的基础,同时亦引起和加剧血管源性脑水肿。临床观察发现,重型脑损伤后脑缺血缺氧的发生率高达 30%,50% 的病人合并低血压和低氧血症而加重脑组织缺血缺氧。目前认为,脑损伤后脑组织为不完全性缺血缺氧,加之脑细胞能量储存很少,组织中葡萄糖进行无氧酵解,ATP 产生不足,乳酸产生增多,细胞内 pH 值下降,Na^+/H^+ 交换,使 Na^+ 进入细胞内。同时细胞膜 ATP 依赖的 Na^+-K^+-ATP 酶(钠泵)活性受抑制,排 Na^+ 作用减弱,Na^+ 大量贮存于细胞内,H^+ 随之进入细胞内,使细胞内呈高渗状态,大量水分被动内流,发生细胞内水肿(细胞毒性脑水肿)。在不完全性缺血的同时,毛细血管内血流仍处于淤积状态,水分从血管内向外移动,脑组织含水量增加,合并血管源性脑水肿。另外,脑缺血缺氧亦可引起微循环障碍,触发 Ca^{2+} 超载及氧自由基反应等,加重细胞毒性和血管源性脑水肿。临床上采用能量合剂、亚低温和高压氧等治疗脑损伤均能使脑水肿减轻,证实能量代谢障碍是导致并加重创伤性脑水肿的重要因素。值得一提的是,在缺氧条件下若大量补充葡萄糖,由于增加了无氧酵解,加重脑组织酸中毒有关,足以使脑组织受损和脑水肿加重,应引起注意。

创伤性脑水肿的发生机理是十分复杂的。上述的各种机制也并非孤立存在、单独起作用,而是相互影响、多种机制共同起作用的结果。如脑微循环障碍可加重缺血、缺氧,ATP 合成减少、血脑屏障破坏等。另外单胺类神经递质、谷氨酸、一氧化氮、缓激肽、内皮素、花生四烯酸等的增多也与创伤性脑水肿的发生与发展有关。

2.迟发性神经元损伤发生机理　颅脑损伤伤后发生的迟发性神经元损伤包括神经元变性坏死和凋亡等类型。人们期望在神经元未发生不可逆损伤前,阻断其发病过程,使得部分神经元能恢复正常结构和功能。

(1)脑递质受体异常:目前认为脑损伤后脑内神经递质及其受体系统的异常改变,参与了继发性脑损伤的发病过程。脑损伤后神经递质及其受体系统病理改变主要包括:神经递质异常释放、突触前或突触后结合异常和神经元内信息传递异常等。脑内神经递质及其受体系统的病理改变会导致脑血流异常、脑组织代谢异常和脑水肿,并能直接杀伤神经元和神经胶质细胞。①乙酰胆碱及其受体:众所周知,脑组织中胆碱能受体分为两大类:毒蕈样胆碱能受体和烟碱样胆碱能受体。实验和临床研究结果还提示,乙酰胆碱过度释放并与胆碱能受体结合可能同脑损伤后意识障碍和神经功能障碍有关。人们采用胆碱能受体拮抗剂治疗实验性脑外伤动物,观察是否改善伤后意识障碍。②儿茶酚胺与 5-羟色胺:颅脑外伤会刺激交感神经肾上腺髓质轴而释放大量儿茶酚胺类物质,引起一系列病理及生理改变,其主要包括:持续性高血压、心率失常、肺水肿和颅内高压等。③兴奋性氨基酸:人们采用脑微量透析技术研究发现,实验性脑外伤动物伤后脑内兴奋性氨基酸含量明显升高。国外学者研究发现实验性中度液压脑外伤动物伤后受伤脑区谷氨酸和天门冬氨酸含量分别升高 282% 和 273%;重度液压脑损伤动物脑组织谷氨酸和天门冬氨酸含量分别升高 940% 和 1849%,表明颅脑伤后脑组织兴奋性氨基酸升高程度同伤情明显相关。两种氨基酸升高的峰值在伤后 10 分钟,持续 1 小时后逐渐降至正常水平。1990 年,其他学者也发现受伤脑区谷氨酸和天门冬氨酸含量分别升高 8～13 倍和 6～17 倍,峰值在伤后 10 分钟,20～30 分钟后降至正常水平。④内源性阿片肽:20 世纪 70 年代以来,人们研究发现生物体内至少存在三种类型阿片受体,同时生物体内还存在多种内源性阿片肽,主要包括 β-内啡肽、脑啡肽和强啡肽三大系统。它们分别来源于三个前体。β-内啡肽来源于前阿黑皮素原,脑啡肽来源于前脑啡肽原,强啡肽则来源于前强啡肽原。目前认为 β-内啡肽对 mu 和 delta 受体有很强的亲和力;甲硫脑啡肽和亮脑啡肽对 delta 受体有很强的亲和力;而强啡肽对 kappa 受体有很强的亲和力。除上述三种阿片受体外,生物体内还可能存在其他阿片受体,如 omega 和 lamda 等。

(2)脂质过氧化物反应:自由基反应存在于颅脑损伤,但仅仅是诸多继发损伤网络中的一部分。在颅脑损伤时,氧和一氧化氮均可生成自由基,损伤细胞及重要的生物大分子,造成细胞结构和功能上的损伤。目前认为,自由基损伤是神经元死亡的途径之一。

国外学者研究发现脑组织细胞极易被氧自由基所损害,并提出氧自由基参与脑损伤发病过程。其主要依据包括:①神经细胞膜脂质富含胆固醇和多价不饱和脂肪酸,这两种化学成分极易被氧白由基所破坏;②脑组织自身清除氧自由基的能力差,表现在超氧歧化酶和谷胱甘肽过氧化酶含量较低;③脑组织富含各种金属离子,金属离子是促氧自由基损害作用的启动因子。脑组织还富含维生素 C,正常生理状态下,大剂量维生素 C 具有很强的抗自由基作用;但在脑损伤时,脑血管通透性增加,血液中大量铜离子和其他金属离子进入脑实质,此时维生素 C 在铜及其他金属离子作用下,反而能形成大量氧自由基,加重脑损害;④脑组织富含溶酶体,氧自由基能破坏溶酶体膜,大量溶酶体释放至细胞浆内,导致神经元变性坏死;⑤颅脑伤患者伤后早期脑脊液中脂质过氧化物含量显著升高,并且与伤情和预后有关。伤情越重,升高程度越显著,患者预后越差。有关氧自由基参与颅脑伤的生化机理尚不十分清楚。研究证明颅脑伤后能导致胆脂结构破坏消失,内源性氧自由基清除剂(维生素 C,维生素 E)消耗增加,Na^+-K^+-ATP 酶活力下降等。这些研究结果表明,氧自由基在脑损伤后脑组织能量代谢障碍以及细胞膜结构损坏等病理过程中起重要作用。

(3)钙超载:脑损伤时神经细胞钙超载的发生机理:①电压依赖性 Ca^{2+} 通道开放:脑损伤时脑干和下丘脑受到外力的强烈刺激,通过脑干、下丘脑与大脑半球的广泛投射联系,使神经细胞电兴奋性发生瞬间变化,开启膜上电压依赖性 Ca^{2+} 通道,Ca^{2+} 内流增加。②受体内控 Ca^{2+} 通道开放:脑损伤时脑组织兴奋性氨基酸大量释放,作用于细胞膜上 NMDA 受体,开启受体门控钙通道,使膜对 Ca^{2+} 通透性增加,大量 Ca^{2+} 内流。NMDA 受体活化可激活磷脂酶 C,后者作用于膜磷脂,使磷脂酰肌醇(PI)系统降解。细胞内三磷酸肌醇(IP_3)产生增多,IP_3 与内质网上受体结合,使内质网钙库中 Ca^{2+} 释放。脑损伤时,去甲肾上腺素、5-HT、血管紧张素 II 等神经介质大量释放,均能活化细胞膜上相应受体,启动受体门控 Ca^{2+} 通道开放。③钙泵衰竭,排钙减少:脑损伤后脑组织缺血缺氧,能量合成障碍,ATP 缺乏,神经细胞膜上 Ca^{2+}-Mg^{2+}-ATP 酶活性受抑制,钙泵向细胞外排钙的作用减弱,同时细胞内钙库主动摄取贮存 Ca^{2+} 减少,加剧细胞内 Ca^{2+} 超载。④Na^+/Ca^{2+} 交换增加:脑损伤时脑组织缺血缺氧,无氧酵解增强,乳酸产生增多,局部脑组织酸中毒,

细胞内 H^+ 增加,促使 Na^+ 排出相对增多,通过 Na^+/Ca^{2+} 交换,使 Ca^{2+} 内流增加。

受伤神经细胞内钙含量升高,会进一步导致钙内流,形成恶性循环,最终导致神经元死亡。神经元内游离钙含量升高会导致一系列病理效应。①钙内流促使乙酰胆碱和谷氨酸释放增加,加重乙酰胆碱和谷氨酸对神经元的毒性作用。②神经元内钙对细胞膜钾离子通透性调节功能丧失。正常生理情况下,钾平衡电位较膜静息电位低,神经元膜钾离子通道开放会导致神经元超极化。但在受伤脑组织,受损神经元外钾离子含量明显升高,而神经元内钾离子明显降低,这时若增加细胞膜对钾离子通透性,会进一步导致神经元玄极化产生神经元过度兴奋性损害作用,而钙内流则进一步加重钾离子对神经元兴奋性毒性损害。③神经元内钙含量升高能明显抑制细胞能量代谢,钙与线粒体膜结合后,能阻断线粒体电子转替,从而阻断 ATP 能量产生;引起依赖 ATP 能量参与的所有细胞活动停止以及乳酸堆积,同时细胞内钙含量升高还能破坏糖酵解工程中的酶系统,进一步加重能量代谢障碍。④神经元内钙含量升高能激活细胞内多种降解酶系统。如:无活性蛋白 calpain 被激活后,能使神经丝、髓磷脂、微管以及其他结构蛋白降解,导致神经元结构破坏。⑤钙还能激活磷脂系统,使神经元膜脂质崩解,释放出无机磷酸盐和游离花生四烯酸,后者又分解为前列腺素和白三烯,最终形成大量氧自由基,导致脂质过氧化反应,破坏细胞膜结构。另外,神经细胞膜结构崩解还能释放出溶酶体,形成大量蛋白酶和磷酸酯酶,进一步导致神经元结构蛋白和膜磷脂崩解,最终导致神经元死亡。⑥细胞膜通透性增高:神经细胞内 Ca^{2+} 增加,激活细胞内中性蛋白质酶及磷脂酶,或通过 Ca^{2+}-钙调素蛋白复合物的介导,使神经细胞膜蛋白质及脂质分解代谢增加,细胞膜流动性降低,完整性受到破坏。Ca^{2+} 使氧自由基产生增加,攻击神经细胞膜脂质,亦造成膜的流动性和完整性破坏。细胞膜通透性增加,细胞外 Na^+ 和水分等小分子物质进入细胞内,导致细胞毒性脑水肿形成。⑦细胞内酸中毒:Ca^{2+} 沉积于线粒体内,使线粒体氧化磷酸化电子传递脱耦联,无氧代谢增强,大量乳酸和 H^+ 产生,细胞内 pH 下降,细胞内酸中毒,不利于细胞代谢正常进行。⑧血脑屏障破坏:脑损伤后 Ca^{2+} 尚可进入微血管壁,直接或通过钙调蛋白作用于内皮细胞,造成内皮细胞损伤和通透性增高,Ca^{2+} 促发氧自由基反应,亦可引起微血管内皮细胞损伤,产生血管源性脑水肿。⑨脑血管痉挛:脑损伤时脑组织内聚积的大量 Ca^{2+} 可进入脑血管壁,血管平滑肌细胞内 Ca^{2+} 浓度升高,使脑血管痉挛,加重脑缺血缺氧和神经细胞损伤。另外,Ca^{2+} 使损伤脑组织血栓素 A2 和 B2 生成减少,导致微血管痉挛,加重脑缺血性损伤。⑩神经细胞死亡:细胞内 Ca^{2+} 增加,激活神经细胞某些早期快反应基因如 C-Fos、C-Jun 和 C-Myc 表达,后者作用于目的基因,影响细胞核的 DNA 结构,造成神经凋亡和坏死。

三、颅脑损伤分类

颅脑损伤分类问题,因为涉及解剖生理、损伤生理、病理改变以及治疗措施的选择等多方面因素的影响,历来众说纷纭,特别是颅脑损伤的伤情分类、分级和预测更是其说法不一。近年来,经过临床实践和实验研究的验证,对一些简明实用的分类、分级和预测方法已趋向一致,现就其有助于临床判断和治疗指导的分类方法加以介绍。

1.临床应用分类 此法适用于临床诊断,是以颅脑解剖部位和损伤病理形态改变而定的诊断术语。被国内绝大多数临床医师所采用。

(1)头皮伤

1)挫伤:由钝性物体打击造成,损伤处皮肤全层受累,但仍保持其完整性。皮肤表面擦伤,皮下有淤血及水肿,疼痛与压痛明显。

2)裂伤:锐器致伤者,伤口整齐;钝器致伤者,裂伤创缘常不整齐,伴皮肤挫伤。头皮全层裂伤者,伤口可以哆开,伤及头皮动脉时,常有剧烈出血。

3)头皮血肿:①皮下血肿:范围比较局限,血肿周围软组织水肿明显,触之较硬,中心部柔软;②帽状腱膜下血肿:血肿扩展不受限制,有时可蔓延到整个颅顶;③骨膜下血肿:常与所在处的颅骨大小相当。压痛明显,张力高。

4)头皮撕脱伤:由帽状腱膜下方,部分或全部撕脱。

(2)颅骨骨折:按部位分为颅盖骨折和颅底骨折。视其是否与外界沟通,又分开放性及闭合性两种。

1)颅盖骨折:根据骨折形态分为:①线形骨折:骨折线长短不一,单发或多发。骨折线由颅盖延伸到颅底者,称为联合骨折;②凹陷骨折:系颅骨内板或全颅骨陷入颅内。骨折片周围由环形骨折线环绕,中心部向颅内陷入;③粉碎性骨折:由二条以上骨折线,将颅骨分裂为数块,同时向颅内陷入者,称为凹陷粉碎骨折;④洞形骨折:主要见于颅脑火器性穿透伤。

2)颅底骨折:按骨折部位分为颅前、中、后窝骨折。颅底部硬脑膜比较薄,且与颅底粘连较紧,易于随骨折破裂。许多血管和神经通过颅底进入颅腔,加上颅底又与副鼻窦相连接。故骨折时,常伴发颅神经损伤及脑脊液漏。①颅前窝骨折;②颅中窝骨折;③颅后窝骨折。

(3)脑损伤:脑损伤分为原发性和继发性两类。

1)原发性脑损伤可分为:①脑震荡;②脑挫裂伤;常合并脑室出血和蛛网膜下腔出血;③脑干损伤;④丘脑下部损伤。

2)继发性脑损伤包括伤后脑水肿和颅内血肿。颅内血肿按照解剖部位分类,分为:①硬脑膜外血肿;②硬脑膜下血肿;③脑内血肿;④多发性血肿等;按照血肿形成的速度可分为:①特急性血肿(伤后 3h 内);②急性血肿(3h 至 3 天内);③亚急性血肿(3 天至 3 周内);④慢性血肿(3 周以上)等。临床诊断时,常将两种分类方法合并使用,如急性硬脑膜外血肿、慢性硬脑膜下血肿等。另外,经手术探查或 CT 扫描证实原来没有血肿的部位,一段时间后出现新的血肿,称为迟发性外伤性颅内血肿,随着 CT 扫描在临床广泛应用,近年来迟发性血肿发现增多。

(4)火器性颅脑开放伤

1)非穿透伤:①头皮软组织伤:损伤局限于头皮软组织,但因投射物的冲击作用,少数可致脑震荡或脑挫伤;②开放性颅骨骨折:虽脑膜尚保持完整,感染机会少,但可合并脑挫伤或颅内血肿,故须提高警惕。

2)穿透伤:颅脑各层均受到创伤,伤情严重。按伤情和伤道的形态,可再分为:①切线伤:投射物与颅骨呈切线,颅骨与脑形成沟槽状伤道,颅内无金属异物,但有较多碎骨片,散布于脑实质内。②盲管伤:由弹片或力竭子弹造成,投射物停留于伤道最末端,只有一个入口,位于颅盖部或颜面部,入口侧脑组织内有数目不等的碎骨片。③贯通伤:由子弹伤造成,有入口及出口,颅内无金属异物,入口侧脑内有碎骨片,出口侧骨折范围广泛,骨片常位于皮下。

2.伤情程度分类 按临床应用分类可以明确损伤部位和局部病理改变,也可以分别作出头皮、颅骨和脑等部位损伤的诊断,但不能明确显示颅脑损伤的严重程度及其发展的动态,尤其是对闭合性脑损伤的表达欠确切。以脑挫裂伤为例,轻者可以仅有局限性脑表面损伤,而重者可以是广泛的严重脑挫裂伤,甚至是丘脑下部或脑干的损伤。1965 年重新修定了我国急性闭合性颅脑损伤的临床分型,按昏迷时间、阳性体征及生命体征表现分为轻、中、重三型。并于 1978 从重型中又分出了特重型。目前上述分类已成为国内公认的标准。

轻型(指单纯性脑震荡伴有或无颅骨骨折):

(1)昏迷 0～30 分钟。

(2)仅有轻度头昏、头痛等自觉症状。

（3）神经系统和脑脊液检查无明显改变。

中型（指轻度脑挫裂伤伴有或无颅骨骨折及蛛网膜下腔出血，无脑受压者）：

（1）昏迷在 12 小时以内。

（2）有轻度神经系统阳性体征。

（3）体温、呼吸、脉搏、血压有轻度改变。

重型（指广泛颅骨骨折，广泛脑挫裂伤及脑干损伤或颅内血肿）：

（1）深昏迷，昏迷在 12 小时以上，意识障碍逐渐加重或出现再昏迷。

（2）有明显神经系统阳性体征。

（3）体温、呼吸、脉搏、血压有明显改变。

特重型（指重型中更急更重者）：

（1）脑原发伤重，伤后深昏迷，有去大脑强直或伴有其他部位的脏器伤、休克等。

（2）已有晚期脑疝，包括双瞳散大，生命体征严重紊乱或呼吸已近停止。

由于颅脑损伤的轻重程度常与昏迷的时间和程度相对应，呈正相关，故长期以来用以描述意识障碍的名词颇多，常以意识不清、嗜睡、浅昏迷、昏迷及深昏迷等来表示病人的意识状态，但名词之间并无明显的界限，可因概念上的差异，而影响判断病人意识状况的准确性。1974~1976 年英国 Teasdale 和 Jennett 提出了格拉斯哥昏迷计分法（GCS）见表 2-1。按检查时病人睁眼、语言和运动三项反应的情况给予计分，总分最高为 15 分，最低为 3 分。总分越低，表明意识障碍越重，总分在 8 分以下者表明昏迷。按 GCS 计分多少和伤后原发昏迷时间的长短，可将颅脑损伤病人的伤情分为轻、中、重、特重型四型：①轻型：GCS13~15分，伤后昏迷在 30 分钟以内。②中型：GCS9~12 分，伤后昏迷时间为 30 分钟至 6 小时。③重型：GCS6~8 分，伤后昏迷在 6 小时以上，或在伤后 24 小时内意识恶化再次昏迷 6 小时以上者。④特重型：GCS3~5分，伤后持续昏迷。

表 2-1　格拉斯哥昏迷分级评分

睁眼反应	记分	言语反应	记分	运动反应	记分
自动睁眼	4	回答正确	5	按吩咐动作	6
呼唤睁眼	3	回答错乱	4	刺痛时能定位	5
刺痛时睁眼	2	词句不清	3	刺痛时肢体回缩	4
无反应	1	只能发音	2	刺痛时肢体屈曲（去皮层强直）	3
		无反应	1	刺痛时肢体伸直（去脑强直）	2
				无反应	1

格拉斯哥昏迷计分法简单易行，分级明确，便于观察，已为国内外多数医院所采用，不仅对颅脑损伤病人的昏迷程度和伤情评估有了统一的标准，同时对治疗效果和预后的评价，特别是对并发多处创伤的病例更有其重要价值。为了统一颅脑损伤治疗结果的评定标准，1975 年 Jennett 和 Bond 又提出伤后半年至一年病人恢复情况的分级，格拉斯哥预后分级（GOS）：1 分：死亡。2 分：植物人生存，长期昏迷，呈去皮质或去脑强直状态。3 分：重残，需他人照顾。4 分：中残，生活能自理。5 分：良好，成人能工作、学习。

鉴于 GCS 缺少病人生命体征、瞳孔变化及神经系统检查等重要内容，故不能全面地反映病人情况。Born 于 1985 年又在 GCS 的基础上，又增加了脑干反射计分法，称为格拉斯哥-莱吉昏迷计分法（GLCS），含 5 种脑干反射，共六级计分，即 0~5 分。根据脑干反射的检查结果，可以反映脑干损伤的平面，按受损平面计分，分数愈小伤情愈重。

（1）额眼轮匝肌反射,代表间脑-中脑交接处功能,即将病人眉尖部皮肤,用拇指向外上牵拉,再用叩诊锤打击拇指,若引起该侧闭目反射时评为 5 分,属脑干以上平面损伤。

（2）垂直性眼前庭反射,代表间脑-中脑交接处功能,即将病人头部快速伸屈作俯仰动作时,若出现双眼球上下垂直运动者评为 4 分。

（3）瞳孔对光反射,代表中脑功能,即光照瞳孔可引起缩瞳反射时评为 3 分。

（4）水平性眼前庭反射,代表桥脑功能,即将病人颈部快速左右转动,病人出现水平眼球震颤或偏侧凝视时评为 2 分。

（5）眼心反射即迷走反射,代表延髓功能,即压迫病人眼球可引起心率减慢者评为 1 分。

（6）无反射,表明病人脑干功能已丧失评为 0 分,即脑干损伤伤情重笃。

（张　欣）

第二节　颅脑损伤的临床表现和治疗原则

一、意识变化

意识是人对自身和外界事物的认识,与网状结构的生理功能有密切关系。颅脑创伤造成网状结构功能障碍时,将出现意识障碍。意识障碍的程度,常作为判断颅脑创伤轻重的标志。

1.意识障碍的分类各家不完全一致,多认为由轻到重作如下描述。

（1）嗜睡:是最轻的意识障碍,患者陷入持续的睡眠状态,可被唤醒,并能正确回答和做出各种反应,但当刺激去除后很快又再入睡。

（2）意识模糊:意识水平轻度下降,较嗜睡为深的一种意识障碍。患者能保持简单的精神活动,但对时间、地点、人物的定向能力发生障碍。

（3）昏睡:接近于人事不省的意识状态。患者处于熟睡状态,不易唤醒,虽在强烈刺激下（如压迫眶上神经,摇动患者身体等）可被唤醒,但很快又再入睡。醒时答话含糊或答非所问。

2.严重的意识障碍,表现为意识持续的中断或完全丧失。可分为 3 个阶段。

（1）轻度昏迷:对疼痛刺激尚可出现痛苦的表情或肢体退缩等防御反应。角膜反射、瞳孔对光反应、眼球运动、吞咽反射等可存在。

（2）中度昏迷:对剧烈刺激可出现防御反射。瞳孔对光反应迟钝。

（3）深度昏迷:全身肌肉松弛,对各种刺激全无反应。深、浅反射均消失。

二、瞳孔变化

颅脑创伤发生意识障碍时,观察瞳孔的形态、大小、反应有无伴随的神经症状,是了解和判断病情程度和变化的主要方法。正常人瞳孔呈圆形,双侧等大,直径为 2.5～4.5mm,虽有个体差异,如女性、近视和成人稍大些。但无论双侧或单侧,瞳孔直径>6.0mm 或<2.0mm 者均为病态。如一侧瞳孔直径>4.0mm,并有该侧对光反应障碍,而无眼部直接外伤者,则表示该侧动眼神经麻痹,可为颅内血肿诊断的有力参考。但应注意,伴有颈椎损伤时,应排除颈髓损伤刺激交感神经引起的痉挛性瞳孔散大的可能,后者一般并不多见。颅脑创伤伴有脑桥或脑底出血时，可出现副交感神经瞳孔收缩中枢的刺激，表现为瞳孔缩小，可至2.0mm以下，应加以注意。

三、其他生命体征变化

重症颅脑创伤出现轻微意识障碍时，其呼吸变化常表现为过度换气后出现短暂的无呼吸状态，严重脑挫裂伤发生颅内血肿和出现脑水肿时，则颅内压明显增高，这时呼吸表现深而且慢，每分钟可只有10次左右。颅内压增高进一步发展，出现小脑幕疝时，则表现为过度呼吸与无呼吸规律地交替出现，即所谓潮式呼吸。如损伤已波及脑干呼吸中枢时，则失去其规律性，成为呼吸失调，呼吸将很快停止，陷入死亡。

颅脑创伤对血压及脉搏常有一短时间内变动，血压呈一过性升高，脉搏有时增加或减少。脑水肿颅内压增高时，又将反射地出现血压上升、脉压增加、脉搏数减少，如颅脑创伤后，即出现明显的血压下降，而且对症治疗无效，则首先注意有无内脏损伤，尤其实质性脏器的损伤或四肢、骨盆等骨折大出血性休克。

如脑干、下丘脑等受到损伤时，则由于体温调节功能失调，常立即出现持续性高热，可达40℃以上，同时伴有意识障碍，如伤后3～5d体温仍高，则要注意有无肺部并发症或其他感染等。小儿颅脑创伤后1～2h，由于迷走神经刺激而出现呕吐者居多，常为一过性反应。如呕吐频繁，持续时间较长，并伴有头痛时，应考虑有蛛网膜下腔出血、颅内血肿或颅内压增高的可能。外伤后出现局限性癫痫者，常标志脑局部损伤，一般少见。伤后数日始出现癫痫者，多考虑为颅内血肿、脓肿或颅内感染等。

脑挫裂伤后，常出现肢体乏力、单瘫、偏瘫或运动性失语等大脑半球局部功能障碍。如出现共济失调、去大脑强直等症状，多说明损伤位于中脑或小脑。下丘脑损伤多表现为尿崩症、中枢性高热、血压的异常变动等。视力障碍、视野缺损、听力障碍等常表示为脑神经的局部损伤。用这些局灶症状和一般症状相结合，来分析颅脑创伤的程度和范围，判断病情变化和预后是十分重要的。

四、颅脑伤临床检查

1.体格检查　为了明确地判断伤情，迅速有效地确定处理方针，必须首先查明所受外力的种类，外力作用的部位和方向，受伤者在受到外力打击时所处的状态，是加速、减速抑或是挤压伤等。这对分析伤情的轻重和所能涉及的范围等有很大关系。检查急性开放性颅脑创伤伴有大出血的患者时，应首先检查伤口，控制住出血。对闭合性颅脑创伤，应首先检查患者的意识状态，根据意识情况来初步判断外伤的程度。患者如有意识障碍，则必须及时详细地检查瞳孔、血压、脉搏、呼吸、体温等生命体征的变化，进行伤情的分析，以便及时准确地进行抢救。

2.辅助检查　除病情危急或脑受压症状明显，需要立即手术抢救外，一般均应做头颅X线摄前后位、后前位、左及右侧位平片。如枕部受伤时应照Towne位相，以观察有无骨折及骨折线所通过的部位，以协助诊断。对疑有脊柱、四肢等骨折者，尚应做脊椎和四肢X线摄片，供诊断和治疗参考。电子计算机体层(CT)检查可以发现颅内小血肿和轻度的脑挫裂伤，并可了解其具体部位、形态、大小、范围和所影响周围组织的情况。脑血管造影不作为颅脑创伤检查的常规，只有当患者处于昏迷状态，神经系统检查疑有"偏侧症状"，头颅X线平片显示有骨折线经过硬脑膜血管或静脉窦时，又无脑CT扫描等特殊检查条件者，应积极地进行脑血管造影检查，以排除颅内血肿。脑同位素扫描和脑电图检查对亚急性和慢性颅内血肿诊断颇有帮助，但对急性颅脑创伤，尤其对意识障碍病人难于实行。专家们对腰椎穿刺的意见尚不一致，有学者认为有诊断价值，有学者则持否定态度。因急性颅脑创伤并发脑水肿时有出现脑疝的危险，故不必过分强调腰椎穿刺。如急性期平稳后,仍有头痛、头晕或发热时,可行腰椎穿刺,以了解蛛网膜下腔出血的恢复情况和脑脊液压力的变化情况,为进一步治疗提供有价值的参考。

五、颅脑伤一般治疗

1.一般治疗　也可称为全身治疗,其目的是要及时治疗由于外伤引起的全身脏器的功能障碍,防止由于全身因素引起脑障碍加重,即早期将原发性损伤限制在最小范围内和积极防止发生继发性损伤。这对颅脑创伤的预后有密切关系。这种处理必须争分夺秒地进行。首先是维护呼吸及循环系统的正常功能,保持呼吸道的通畅和氧的正常交换,与此同时,又必须维持静脉补液、输血的通路,以便补给水、电解质、营养及药物治疗的需要。对头部、胸腹部、四肢等大量出血引起的出血性休克,应迅速查明原因及时处理。积极给予输液、输血、给氧和适当地注射升压药。休克状态纠正后,对输液量和浓度应加注意,勿因输液不当造成严重的脑水肿。

2.抗脑水肿疗法　当前最普遍应用的药物为20％甘露醇,在脑损伤的急性期常在以下情况使用:①血肿诊断已明确,在开颅手术前为减轻脑受压,可在手术开始同时使用;②当颅内血肿诊断尚未明确,有颅内压增高症状时,可在密切观察下使用。如有颅内血肿,可因脱水疗法,症状一时有所缓解,但很快血肿体积增大,症状迅速恶化,便应及时手术开颅,清除血肿。如为脑水肿,则症状可以逐渐缓解。故诊断不清而简单地为降低外伤后颅内压增高,而快速滴注甘露醇(20％ 500ml 在30min 内滴完)。急剧降低颅内压,不密切观察患者的病情变化是十分危险的。

3.输液　颅脑创伤伴有意识障碍者必须输液,输液品种可以选择平衡盐等不含糖液体。输液量和速度应根据患者的具体情况而加减。输液 48～72h 或以后意识仍不恢复,不能进食,并证明无胃肠道出血时,可以应用胃管人工鼻饲。

4.脑营养疗法　辅酶 A、ATP、能量合剂等,虽用于神经外科临床已多年,但在实践中尚未见到能促使意识恢复等明显有效的病例。

5.抗感染疗法　对于昏迷患者,为防止肺炎及尿路感染,应及时给予抗感染治疗,尤其对开放性损伤或合并脑脊液漏等,为预防颅内或伤口感染应立即使用广谱抗生素治疗。

六、颅脑伤手术指征及方法

目前,国内外有关颅脑创伤患者,特别是急性颅脑创伤患者外科手术治疗的指征、时机和方法存在争议。鉴于外科手术无法进行双盲临床对照研究和伦理学问题,至今尚无有关颅脑创伤病人外科手术疗效的一级循证医学证据。2006 年,美国神经外科专家在收集国际医学刊物发表的 800 多篇(二级或三级证据)有关颅脑创伤外科手术方面论著的基础上,编写了美国《颅脑创伤外科治疗指南》,在《Neurosurgery》期刊上全文刊登。对美国和全世界神经外科医师外科手术治疗颅脑创伤患者发挥了良好指导作用。我国也编撰发表了颅脑创伤患者外科手术专家共识,以指导我国从事颅脑创伤诊治医师的临床医疗实践,提高我国颅脑创伤患者救治水平。

(一)急性硬膜外血肿

1.手术指征　①急性硬膜外血肿＞30ml,颞部＞20ml,须立刻开颅手术清除血肿;②急性硬膜外血肿＜30ml,颞部＜20ml,最大厚度＜15mm,中线移位＜5mm,GCS 评分＞8 分,没有脑局灶损害症状和体征的病人可非手术治疗。但必须住院严密观察病情变化,行头部 CT 动态观察血肿变化。一旦出现临床意识改变、颅高压症状、甚至瞳孔变化或 CT 血肿增大,都应该立刻行开颅血肿清除手术。

2.手术方法　按照血肿部位采取相应区域骨瓣开颅,清除血肿和彻底止血,骨窗缘悬吊硬脑膜,骨瓣原位复位固定。但对于巨大硬膜外血肿、中线移位明显、瞳孔散大的患者,可采用去骨瓣减压和硬脑膜减张缝合技术,避免手术后大面积脑梗死造成的继发性颅高压和脑疝,再次行去骨瓣减压手术。

(二)急性硬膜下血肿

1.手术指征　①急性硬膜下血肿>30ml、颞部>20ml、血肿厚度>10mm,或中线移位>5mm 的患者,须立刻采用手术清除血肿;②急性硬膜下血肿<30ml、颞部<20ml、血肿最大厚度<10mm,中线移位<5mm、GCS 评分<9 分急性硬膜下血肿患者,可以先行非手术治疗。如果出现伤后进行性意识障碍,GCS 评分下降>2 分,应该立刻采用外科手术治疗;③对于具有 ICP 监测技术的医院,GCS 评分<8 分的重型颅脑创伤合并颅内出血的患者都应行颅内压监测。

2.手术方法　对于临床最常见的额颞顶急性硬膜下血肿,特别是合并脑挫裂伤颅高压的患者,提倡采用标准大骨瓣开颅血肿清除,根据术中颅内压情况决定保留或去骨瓣减压,硬膜原位缝合或减张缝合。双侧额颞顶急性硬膜下血肿应该行双侧标准外伤大骨瓣手术,也可采用前冠状开颅去大骨瓣减压术。

(三)急性脑内血肿和脑挫裂伤

1.手术指征　①对于急性脑实质损伤(脑内血肿、脑挫裂伤)的患者,如果出现进行性意识障碍和神经功能损害,药物无法控制高颅压,CT 出现明显占位效应,应该立刻行外科手术治疗;②额颞顶叶挫裂伤体积>20ml,中线移位>5ml,伴基底池受压,应该立刻行外科手术治疗;③急性脑实质损伤(脑内血肿、脑挫裂伤)患者,通过脱水等药物治疗后 ICP≥25mmHg,CPP≤65mmHg,应该行外科手术治疗;④急性脑实质损伤(脑内血肿、脑挫裂伤)患者无意识改变和神经损害表现,药物能有效控制高颅压,CT 未显示明显占位,可在严密观察意识和瞳孔等病情变化下,继续药物治疗。

2.手术方法　①对于额颞顶广泛脑挫裂伤合并脑内血肿,CT 出现明显占位效应患者,应该提倡采用标准外伤大骨瓣开颅清除脑内血肿和失活脑挫裂伤组织、彻底止血,常规行去骨瓣减压,硬膜减张缝合技术。②对于无脑内血肿、额颞顶广泛脑挫裂伤脑肿胀合并难以控制高颅压、出现小脑幕切迹疝征象的患者,应常规行标准外伤大骨瓣开颅,硬膜减张缝合技术,去骨瓣减压。③对于单纯脑内血肿、无明显脑挫裂伤、CT 出现明显占位效应的患者,按照血肿部位,采用相应部位较大骨瓣开颅清除血肿、彻底止血,根据术中颅内压情况决定保留或去骨瓣减压,硬膜原位缝合或减张缝合。④对于后枕部着地减速性损伤、对冲伤导致的双侧大脑半球脑实质损伤(脑内血肿、脑挫裂伤)导致的脑内多发血肿,应该首先对损伤严重侧病灶进行开颅手术,必要时行双侧开颅大骨瓣减压手术。

(四)急性颅后窝血肿

1.手术指征　①颅后窝血肿>10ml、CT 扫描有占位效应(四脑室的变形、移位或闭塞;基底池受压或消失;梗阻性脑积水),应该立刻进行外科手术治疗。②颅后窝血肿<10ml、无神经功能异常、CT 扫描显示不伴有占位征象或有轻微占位征象的患者,可以进行严密的观察治疗,同时进行不定期的 CT 复查。

2.手术方法　采用枕下入路开颅,彻底清除血肿,行硬脑膜原位或减张缝合。

(五)慢性硬膜下血肿

1.手术指征　①临床出现颅高压症状和体征,伴有或不伴有意识改变和大脑半球受压体征;②CT 或 MRI 扫描显示单侧或双侧硬膜下血肿厚度>10mm、单侧血肿导致中线移位>10mm;③无临床症状和体征,CT 或 MRI 扫描显示单侧或双侧硬膜下血肿厚度<10mm、中线移位<10mm 患者可采取动态临床观察。

2.手术方法　①低密度硬膜下血肿通常采用单孔钻孔引流术;②混合密度可采用双孔钻孔引流冲洗方

法；③对于慢性硬膜下血肿反复发作、包膜厚、血肿机化的患者，则需要开瓣手术剥除血肿膜、清除机化血肿。

（六）凹陷性颅骨骨折

1.手术指征　①闭合性凹陷性骨折＞1.0cm；②闭合性凹陷性骨折位于脑功能区、压迫导致神经功能障碍；③开放性凹陷性骨折；④闭合性凹陷性颅骨骨折压迫静脉窦导致血液回流、出现颅高压患者；⑤凹陷性颅骨骨折位于静脉窦未影响血液回流、无颅高压患者不宜手术。

2.手术方法　①无污染的骨折片取出塑形后原位固定；②严重污染骨折片应该取除，待二期修补；③合并颅内出血和脑挫裂伤按相应外科手术规范处置。

（七）颅骨修补术

1.手术指征　①颅骨缺损＞2cm。②影响美容。③通常在伤后＞3个月进行颅骨修补术，对于较大颅骨缺损导致患者临床症状和体征的患者，临床病情允许条件下，可以适当提前。④由于儿童颅骨发育特点，颅骨修补手术原则＞12岁。对于较大颅骨缺损、影响儿童正常生活和学习、头皮发育良好，可以不受年龄限制。⑤颅脑伤后发生颅内外感染的患者，颅骨修补术必须在感染治愈1年以上。

2.手术方法　①按照颅骨缺损大小和形态选择相应塑形良好的钛网或其他材料；②在颞肌筋膜下与硬脑膜外仔细分离，尽量不要分破硬脑膜，将修补材料固定在颅骨边缘；③亦可采用自体颅骨保存和修补术。

七、颅脑创伤脑保护药物治疗研究进展

1.激素　国内外多个临床医学中心曾开展类固醇激素治疗颅脑损伤患者的临床研究，其疗效存在较大争议，大多数临床研究结果令人失望。2004年英国《柳叶刀》杂志发表大剂量激素治疗10008例急性颅脑损伤患者前瞻性随机双盲临床对照研究结果让人震惊。5007例急性颅脑损伤患者（GCS＜14分）伤后8h内给予大剂量甲泼尼龙治疗（48h甲泼尼龙总剂量21.2g），另5001例同样伤情患者给予安慰剂作为对照组，结果表明甲泼尼龙组患者死亡率21.1％，对照组死亡率为17.9％，显著增加了患者死亡率（$P=0.0001$）。导致死亡率增加的主要原因是感染和消化道出血。研究结果呼吁急性颅脑损伤患者不应该使用大剂量激素。有关常规剂量激素治疗急性颅脑创伤患者的疗效争议很大，目前尚无确切结论。

2.钙通道阻滞药　欧洲和国际多中心对钙通道阻滞药——尼莫地平（尼莫同）治疗颅脑损伤和外伤性蛛网膜下腔出血（tSAH）进行了为期12年、共进行了四期前瞻性随机双盲临床对照研究。Ⅰ期对351例急性颅脑损伤患者进行了前瞻性随机双盲临床对照研究，结果发现无效。随后进行了Ⅱ期对852例急性颅脑损伤患者前瞻性随机双盲临床对照研究，同样证明对颅脑损伤患者无效，但在分析临床资料后发现，尼莫同对外伤性蛛网膜下腔出血者有效。为了证明它对tSAH患者的确切疗效，欧洲又进行了Ⅲ期尼莫同治疗123例tSAH患者的前瞻性随机双盲临床对照研究，结果也表明有效。随后，又开展了Ⅳ期大样本前瞻性随机双盲临床对照研究，研究在13个国家35个医院进行，592例tSAH患者的前瞻性随机双盲临床对照研究，结果令人失望，尼莫同无任何治疗作用。由于尼莫同的临床效果争议很大，故国际上已经不把尼莫地平列为治疗急性颅脑损伤患者和tSAH患者的药物。

3.白蛋白　白蛋白是目前临床治疗急性颅脑损伤脑水肿的常用药物。但是，国际多中心临床研究结果得出相反的结论。2007年《新英格兰医学》杂志发表有关白蛋白与生理盐水治疗急性颅脑损伤患者前瞻性随机双盲对照研究结果。460例患者的入选标准：急性颅脑损伤、GCS≤13分、CT扫描证实有颅脑损伤。460例患者随机分为两组：231例（50.2％）白蛋白治疗组，全部采用4％白蛋白液体治疗28d或直至死亡；229例（49.8％）为生理盐水对照组。两组患者治疗前的临床指标（年龄、伤情、CT扫描）无统计学差异。

460 例患者中,重型颅脑损伤病人(GCS3~8 分):白蛋白治疗组 160 例(69.3%),生理盐水对照组 158 例(69.0%)。伤后 24 个月临床疗效随访结果,214 例白蛋白组死亡 71 例(33.2%),206 例生理盐水组死亡 42 例(20.4%)(P=0.003)。重型颅脑损伤患者中,146 例白蛋白治疗组死亡 61 例(41.8%),144 例生理盐水对照组死亡 32 例(22.2%)(P<0.001)。中型颅脑损伤患者中,50 例白蛋白治疗组死亡 8 例(16.0%),37 例生理盐水对照组死亡 8 例(21.6%)(P=0.50)。研究发现白蛋白增加重型颅脑损伤患者死亡率。

4.镁 2007 年英国《柳叶刀:神经病学》期刊上发表了的一组美国 7 个医学中心采用硫酸镁治疗 499 例前瞻性随机双盲临床对照研究结果。研究分组为低剂量组(血浆镁离子浓度 1.0~1.85mmol/L)、高剂量组(1.25~2.5mmol/L)和对照组。研究结果发现,患者死亡率为对照组(48%)、低剂量组(54%)(P=0.007)、高剂量组(52%)(P=0.7)。研究表明,硫酸镁对急性颅脑创伤患者无效,甚至有害。

5.谷氨酸拮抗药 Selfotel 是于 1988 年世界上合成的第一种谷氨酸受体拮抗药。某学者试验时,发现它会引起精神/心理疾病的不良反应;Ⅱ期 108 例急性颅脑损伤患者的临床研究显示具有降低颅内压作用;Ⅲ期临床试验对 860 例重型颅脑损伤患者进行了大规模前瞻性随机双盲临床对照研究,研究结果证明无效。Cerestat 是谷氨酸的非竞争性拮抗药,它结合在谷氨酸受体通道上镁的结合位点,并且只有当受体被高浓度谷氨酸激活时才发挥药理作用。Ⅲ期临床试验共有欧洲和美国的 70 个中心对 340 例颅脑损伤患者进行了前瞻性随机双盲临床对照研究,研究结果显示无效。谷氨酸拮抗药 CP101-606 比前两者的不良反应少。它在脑组织的浓度是血浆中的 4 倍,可以很快达到治疗浓度。Ⅲ期临床试验对 400 例颅脑损伤患者进行了前瞻性随机双盲临床对照研究,研究结果显示无效。谷氨酸拮抗药 D-CPP-ene 在欧洲 51 个中心进行了前瞻性随机双盲临床对照研究,治疗 920 例急性颅脑损伤患者。伤后 6 个月时随访结果显示,治疗组患者预后比安慰剂组差,但无统计学意义。Dexanabinol 不但是非竞争性 NMDA 抑制药,还是自由基清除药、抗氧化药和抗 α 肿瘤坏死因子致炎作用的抑制药。以色列 6 个神经外科中心进行急性颅脑创伤患者前瞻性随机双盲临床对照研究。101 个患者随机接受了不同剂量 Dexanabinol 或安慰剂。结果显示它能降低颅脑创伤患者低血压和死亡率,但无统计学差异。

6.自由基清除药 Tirilazad 是一种很强的自由基清除药。它被认为比传统类固醇的抗脑水肿更有效,并且没有糖皮质激素的不良反应。通过美国和全世界对 1700 例重型颅脑伤患者的前瞻性随机双盲临床对照研究,结果表明它对急性颅脑创伤患者无显著疗效。聚乙烯包裹超氧化物歧化酶(PEG-SOD)是另一种强大的自由基清除药。美国弗吉利亚医学院 Muizelaar 报道 PEG-SOD 治疗颅脑损伤患者有效的Ⅱ期临床研究结果。但随后美国 29 个中心的对 463 例重型颅脑损伤患者进行前瞻性随机双盲临床对照研究。伤后 3 个月随访显示:1 万单位/kg PEG-SOD 治疗组患者 GOS 评分提高 7.9%,伤后 6 个月时提高 6%,但都未达到统计学意义。其他剂量治疗与对照组无差异。目前还有其他类型自由基清除剂正在临床试验中,疗效有待评价。

7.缓激肽拮抗药 缓激肽拮抗药-Bradycor 的前瞻性随机双盲临床对照研究在美国的 39 个中心进行,以 ICP 作为主要观察目标,共治疗 139 个病例。结果表明治疗组和对照组之间没有显著差异。由于该药物的安全性差,终止了该项目的临床研究。

8.线粒体功能保护药 线粒体功能保护药——SNX-111 用于治疗急性颅脑损伤患者的临床多中心研究。160 例患者治疗结果令人失望,治疗组患者死亡率为 25%,安慰剂组死亡率为 15%。由于给药组的死亡率高于安慰剂组时,这个试验被停止。

9.其他神经营养药物 神经生长因子,脑活素等多肽类营养药物都未行严格随机双盲多中心前瞻性对照研究,疗效尚无法判断。

颅脑创伤是涉及创伤学、神经外科学、重症监护医学、急诊医学的多学科交叉临床难治性疾病之一,重型颅脑创伤救治是世界范围的难题,近年来,其死亡率呈逐渐下降趋势,我国颅脑伤救治在经过了漫长的发展历程后,在颅脑伤手术治疗、亚低温治疗、神经康复治疗等方面取得了多项与世界水平接轨的临床研究成果。但是,如何建立合乎中国国情颅脑伤救治规范化体系,推进覆盖面较广的颅脑伤药物、手术、重症监护治疗和并发症防治技术路线,仍然是神经外科医师必须面对的重大课题。

(刘金龙)

第三节　头皮损伤

头皮是颅脑部防御外界暴力的表面屏障,具有较大的弹性和韧性,对压力和牵张力均有较强的抗力。故而暴力可以通过头皮及颅骨传入颅内,造成脑组织的损伤,而头皮却完整无损或有轻微的损伤。头皮的结构与身体其他部位的皮肤有明显的不同,表层毛发浓密、血运丰富,皮下组织结构致密,有短纤维隔将表层、皮下组织层和帽状腱膜层连接在一起,三为一体不易分离,其间富含脂肪颗粒,有一定保护作用。帽状腱膜与颅骨骨膜之间有一疏松的结缔组织间隙,使头皮可赖以滑动,故有缓冲外界暴力的作用。当近于垂直的暴力作用在头皮上,由于有硬组织颅骨的衬垫,常致头皮挫伤或头皮血肿,严重时可引起挫裂伤;近于斜向的或切线的外力,因为头皮的滑动常导致头皮的裂伤、撕裂伤,但在一定程度上又能缓冲暴力作用在颅骨上的强度。

一、头皮血肿

头皮富含血管,遭受钝性打击或碰撞后,可使组织内血管破裂出血,而头皮仍属完整。头皮出血常在皮下组织中、帽状腱膜下或骨膜下形成血肿,其所在部位和类型有助于分析致伤机理,并能对颅骨和脑的损伤作出估计。

1.皮下血肿　头皮的皮下组织层是头皮的血管、神经和淋巴汇集的部位,伤后易于出血、水肿。由于血肿位于表层和帽状腱膜之间,受皮下纤维隔限制而有其特殊表现:体积小、张力高;疼痛十分显著;扪诊时中心稍软,周边隆起较硬,往往误为凹陷骨折。采用 X 线切线摄片的方法,或在血肿缘加压排开组织内血液和水肿后,即可辨明有无凹陷骨折。

皮下血肿无需特殊治疗,早期给予冷敷以减少出血和疼痛,24～48 小时之后改为热敷以促其吸收。

2.帽状腱膜下血肿　帽状腱膜下层是一疏松的蜂窝组织层,其间有连接头皮静脉和颅骨板障静脉以及颅内静脉窦的导血管。当头部遭受斜向暴力时,头皮发生剧烈的滑动,引起层间的导血管撕裂,出血较易扩散,常致巨大血肿。故其临床特点是:血肿范围宽广,严重时血肿边界与帽状腱膜附着缘一致,前至眉弓,后至枕外粗隆与上项线,两侧达颞弓部,恰似一顶帽子顶在病人头上。血肿张力低,波动明显,疼痛较轻,有贫血外貌。婴幼儿巨大帽状腱膜下血肿,可引起休克。

帽状腱膜下血肿的处理,对较小的血肿亦可采用早期冷敷、加压包扎,24～48 小时后改为热敷,待其自行吸收。若血肿巨大,则应在严格皮肤准备和消毒下,分次穿刺抽吸后加压包扎,尤其对婴幼儿病人,须间隔 1～2 天穿刺一次,并根据情况给予抗生素,必要时尚需补充血容量之不足。

3.骨膜下血肿　颅骨骨膜下血肿,除婴儿因产伤或胎头吸引助产所致者外,一般都伴有颅骨线形骨折:出血来源多为板障出血或因骨膜剥离而致,血液集积在骨膜与颅骨表面之间,其临床特征是:血肿周界止于骨缝,这是因为颅骨在发育过程中,将骨膜夹嵌在骨缝之内,故鲜有骨膜下血肿超过骨缝者,除非骨折线跨越两块颅骨时,但血肿仍将止于另一块颅骨的骨缝。

骨膜下血肿的处理,早期仍以冷敷为宜,但忌用强力加压包扎,以防血液经骨折缝流向颅内,引起硬脑膜外血肿,应在严格备皮和消毒情况下施行穿刺,抽吸积血1～2次即可恢复。若反复积血则应及时行CT扫描或其他辅助检查。对较小的骨膜下血肿,亦可采用先冷敷,后热敷待其自行吸收的方法;但对婴幼儿骨膜下血肿,往往为时较久即有钙盐沉着,形成骨性包壳,难以消散。对这种血肿宜及时穿刺抽吸,在密切观察下小心加压包扎。

二、头皮裂伤

头皮属特化的皮肤,含有大量的毛囊、汗腺和皮脂腺,容易隐藏污垢、细菌,容易招致感染。所幸,头皮血液循环十分丰富,虽然头皮发生裂伤,只要能够及时施行彻底的清创,感染并不多见。在头皮各层中,帽状腱膜是一层坚韧的腱膜,它不仅是维持头皮张力的重要结构,也是防御浅表感染侵入颅内的屏障。当头皮裂伤较浅,未伤及帽状腱膜时,裂口不易张开,血管断端难以退缩止血,出血反而较多。若帽状腱膜断裂,则伤口明显裂开,损伤的血管断端随伤口退缩、自凝,故而较少出血。

1.头皮单纯裂伤 常因锐器的刺伤或切割伤,裂口较平直,创缘整齐无缺损,伤口的深浅多随致伤因素而异,除少数锐器直接穿戳或劈砍进入颅内,造成开放性颅脑损伤者外,大多数单纯裂伤仅限于头皮,有时可深达骨膜,但颅骨常完整无损,也不伴有脑损伤。处理的原则是尽早施行清创缝合,即使伤后逾时24小时,只要没有明显的感染征象,仍可进行彻底清创一期缝合,同时应给予抗菌药物及TAT注射。

清创缝合方法:剃光裂口周围至少8cm以内的头皮,在局麻或全麻下,用灭菌清水冲洗伤口,然后用消毒软毛刷蘸肥皂水刷净创部和周围头皮,彻底清除可见的毛发、泥沙及异物等,再用生理盐水至少500ml以上,冲净肥皂泡沫。继而用灭菌干纱布拭干创面,以碘酒、酒精消毒伤口周围皮肤,对活跃的出血点可用压迫或钳夹的方法暂时控制,待清创时再一一彻底止血。常规铺巾后由外及里分层清创,创缘修剪不可过多,以免增加缝合时的张力。残存的异物和失去活力的组织均应清除。术毕缝合帽状腱膜和皮肤。若直接缝合有困难时可将帽状腱膜下疏松层向周围行分离,施行松解术之后缝合;必要时亦可将裂口作S形、三叉形或瓣形延长切口,以利缝合,一般不放皮下引流条。

2.头皮复杂裂伤 常为钝器损伤或因头部碰撞在外物上所致,裂口多不规则,创缘有挫伤痕迹,创内裂口间尚有纤维相连,没有完全断离,即无"组织挫灭"现象,在法医鉴定中,头皮挫裂伤创口若出现"组织挫灭",常暗示系金属类或有棱角的凶器所致。伤口的形态常能反映致伤物的大小和形状。这类创伤往往伴有颅骨骨折或脑损伤,严重时亦可引起粉碎性凹陷骨折或孔洞性骨折穿入颅内,故常有毛发、布屑或泥沙等异物嵌入,易致感染。检查伤口时慎勿移除嵌入颅内的异物,以免引起突发出血。处理的原则亦应及早施行清创缝合,并常规用抗生素及TAT。

清创缝合方法:术前准备和创口的冲洗清创方法已如上述。由于头皮挫裂伤清创后常伴有不同程度的头皮残缺,故这里主要介绍头皮小残缺修补方法。

对复杂的头皮裂伤进行清创时,应做好输血的准备。机械性清洁冲洗应在麻醉后进行,以免因剧烈疼痛刺激引起心血管的不良反应。对头皮裂口应按清创需要有计划地适当延长,或作附加切口,以便创口能够一期缝合或经修补后缝合。创缘修剪不可过多,但必须将已失去血供的挫裂皮缘切除,以确保伤口的愈合能力。对残缺的部分,可采用转移皮瓣的方法,将清创创面闭合,供皮区保留骨膜,以中厚断层皮片植皮覆盖之。

3.头皮撕裂伤 大多为斜向或切线方向的暴力作用在头皮上所致,撕裂的头皮往往是舌状或瓣状,常有一蒂部与头部相连。头皮撕裂伤一般不伴有颅骨和脑损伤,但并不尽然,偶尔亦有颅骨骨折或颅内出血。这类病人失血较多,但较少达到休克的程度。由于撕裂的皮瓣并未完全撕脱,常能维持一定的血液供应,清创时切勿将相连的蒂部扯下或剪断。有时看来十分窄小的残蒂,难以提供足够的血供,但却出乎意料的使整个皮瓣存活。

清创缝合方法原则上除小心保护残蒂之外,应尽量减少缝合时的张力,可采用帽状腱膜下层分离,松解裂口周围头皮,然后予以分层缝合。若张力过大,应首先保证皮瓣基部的缝合,而将皮瓣前端部分另行松弛切口或转移皮瓣加以修补。

三、头皮撕脱伤

头皮撕脱伤是一种严重的头皮损伤,几乎都是因为留有发辫的妇女不慎将头发卷入转动的机轮而致。由于表皮层、皮下组织层与帽状腱膜3层紧密相接在一起,故在强力的牵扯下,往往将头皮自帽状腱膜下间隙全层撕脱,有时连同部分骨膜也被撕脱,使颅骨裸露。头皮撕脱的范围与受到牵扯的发根面积有关,严重时可达整个帽状腱膜的覆盖区,前至上眼睑和鼻根,后至发际,两侧累及耳廓甚至面颊部。病人大量失血,可致休克,但较少合并颅骨骨折或脑损伤。

【头皮撕脱伤的处理】

根据病人就诊时间的早迟、撕脱头皮的存活条件、颅骨是否裸露以及有无感染迹象而采用不同的方法处理。

1.头皮瓣复位再植　即将撕脱的头皮经过清创后行血管吻合,原位再植。仅适于伤后2~3小时,最长不超过6小时、头皮瓣完整、无明显污染和血管断端整齐的病例。分组行头部创面和撕脱头皮冲洗、清创,然后将主要头皮供应血管,颞浅动、静脉或枕动静脉剥离出来,行小血管吻合术,若能将其中一对动、静脉吻合成功,头皮瓣即能成活。由于头皮静脉菲薄,断端不整,常有一定困难。

2.清创后自体植皮　适于头皮撕脱后不超过6~8小时,创面尚无明显感染、骨膜亦较完整的病例。将头部创面冲洗清创后,切取病人腹部或腿部中厚断层皮片,进行植皮。亦可将没有严重挫裂和污染的撕脱皮瓣仔细冲洗、清创,剃去头发,剔除皮下组织包括毛囊在内,留下表皮层,作为皮片回植到头部创面上,也常能成活。

3.晚期创面植皮　头皮撕脱伤为时过久,头皮创面已有感染存在,则只能行创面清洁及交换敷料,待肉芽组织生长后再行晚期邮票状植皮。若颅骨有裸露区域,还需行外板多处钻孔,间距约1cm左右,使板障血管暴露,以便肉芽生长,覆盖裸露之颅骨后,再行种子式植皮,消灭创面。

(宋树新)

第四节　颅骨损伤

一、颅骨骨折的机理及分类

(一)颅骨骨折的机理

颅骨骨折的发生是因为暴力作用于头颅所产生的反作用力的结果,如果头颅随暴力作用的方向移动,没有形成反作用力,则不至于引起骨折。颅骨具有一定的黏弹性,在准静态下,成人颅骨承受压缩时最大的应力松弛量为12%,最大的应变蠕变量为11.5%左右。同时,颅骨的内、外板拉伸弹性模量、破坏应力和破坏应力对应变率的敏感性亦有一定限度,其抗牵张强度小于抗压缩强度,故当暴力作用于其上时,总是在承受牵张力的部分先破裂。如果打击的强度大、面积小、多以颅骨的局部变形为主,常致凹陷性骨折,伴发的脑损伤也较局限;若着力的面积大而强度较小时则易引起颅骨的整体变形,而发生多数线形骨折或粉碎性骨折,伴发的脑损伤亦较广泛。

1.**颅骨局部变形**　颅盖(穹隆部)遭受外力打击时,着力部分即发生局部凹曲变形,而外力作用终止时,颅骨随即弹回原位。若暴力速度快、作用面积小,超过颅骨弹性限度时,着力的中心区即向颅腔内呈锥形陷入,内板受到较大的牵张力而破裂。此时如果暴力未继续作用于颅骨上,外板可以弹回而复位,故可以保持完整,造成所谓的单纯内板骨折,是为后期外伤性头疼、或慢性头疼的原因之一。如果暴力继续作用,则外板亦将随之折裂,造成以打击点为中心的凹陷或其外周的环状或线形骨折。若致暴力的作用仍未耗尽或属高速强力之打击,则骨折片亦被陷入颅腔内,而形成粉碎凹陷性骨折或洞形骨折。

2.**颅骨整体变形**　头颅的骨质结构和形态,犹如一个具有弹性的半球体,颅盖部呈弧形,颅底部如断面,恰如弓与弦的关系。在半球体的任何一处加压,均可使弓与弦受力而变形。例如:当侧方受压,头颅的左右径即变短而前后径加大;反之若为前后方的暴力常使矢状径缩短而横径相应变长。因此,当暴力为横向作用时骨折线往往垂直于矢状线,折向颞部和颅底,当暴力是前后方向,骨折线常平行于矢状线,向前伸至颅前窝,向后可达枕骨,严重时甚至引起矢状缝分离性骨折。此外,当重物垂直作用于头顶部及臀部或足跟着地的坠落伤,暴力经脊柱传至颅底。这两种情况,无论是自上而下还是自下而上,其作用力与反作用力都遭遇在枕骨大孔区,引起局部变形,轻度造成颅底线性骨折,重者可致危及生命的颅底环形骨折,陷入颅内。

3.**颅骨的拱架结构**　颅盖与颅底均有一些骨质增厚的部分,作为颅腔的拱柱和桥架,能在一定程度上对外力的压缩或牵张,起到保护颅脑损伤的作用。颅盖的增强部分有:鼻根、额部颧突、乳突及枕外粗隆四个支柱;于其间又有眶上缘、颞嵴、上项线、及矢状线四个位居前方、侧方、后方及顶部中央的骨弓,形成坚强的拱柱。颅底的增强部分有:中份的枕骨斜坡、两侧有蝶骨嵴和岩锥,形成梁架,有力地支撑颅底、承托颅脑,并与周围的颅盖部支柱相接,结合为有相当韧性和弹性强度的颅腔,完美地保护着神经中枢。当头颅遭受打击时,暴力除了引起局部颅骨凹陷变形之外,同时也将造成不同程度的整体颅骨变形,若暴力的能量在局部全部被吸收,消耗殆尽,则仅引起凹陷性骨折或着力部的损伤;如果暴力的能量并未耗竭,继续作用在头颅上,则由于颅骨的整体变形,骨折线将通过着力点沿颅骨的薄弱部分延伸,也就是在增厚的拱架间区发生折裂。这种规律不仅见于颅骨骨折,尤其多见于颅底骨折,由于颅底厚薄不一,含有许多孔、裂,因而骨折线常经骨质薄弱的部分穿过。

4.**颅骨骨折的规律性**　暴力作用的方向、速度和着力面积等致伤因素对颅骨骨折的影响较大,具有一定的规律性,概括如下:暴力作用的力轴及其主要分力方向多与骨折线的延伸方向一致,但遇有增厚的颅骨拱梁结构时,常折向骨质薄弱部分。若骨折线径直横断拱梁结构,或引起骨缝分离,则说明暴力强度甚大。暴力作用的面积小而速度快时,由于颅骨局部承受的压强较大时,故具有穿入性,常致洞形骨折,骨片陷入颅腔,若打击面积大而速度较快时,多引起粉碎凹陷骨折;若作用点面积大而速度较缓时,则常引起通过着力点的线状骨折,若作用点的面积大而速度较缓时,可致粉碎骨折或多数线性骨折。垂直于颅盖的打击易引起局部凹陷或粉碎性骨折;斜行打击多致线性骨折,并向作用力轴的方向延伸,往往折向颅底;枕部着力的损伤常致枕骨骨折或伸延至颞部及颅中窝的骨折。

暴力直接打击在颅底平面上,除较易引起颅底骨折外,其作用力向上时,可将颅骨掀开;暴力作用在颅盖的任何位置,只要引起较大的颅骨整体的变形,即易发生颅底骨折;头顶部受击,骨折线常垂直向下,直接延伸到邻近的颅底;暴力由脊柱上传时,可致枕骨骨折;颅骨遭受挤压时往往造成颅底骨折。颏部受击时可引起下颌关节凹骨折,但头部因可沿作用力的方向移动而缓冲外力对颅颈交界区的冲撞;上颌骨受击时不仅易致颌骨骨折,尚可通过内侧角突将暴力上传至筛板而发生骨折,鼻根部受击可致额窦及前窝骨折。

(二)颅骨骨折的分类

按颅骨骨折的部位,可分为颅盖骨折及颅底骨折。根据骨折的形态不同,又可分为:线形骨折、凹陷骨折、粉碎性骨折、洞形骨折及穿透性骨折。此外,按骨折的性质,视骨折处是否与外界相通,又分为闭合性骨折及开放性骨折,后者包括颅底骨折伴有硬脑膜破裂而伴发外伤性气颅或脑脊液漏者。

二、颅盖骨折

颅盖骨折即穹隆部骨折,其发生率以顶骨及额骨为多,枕骨及颞骨次之。颅盖骨折有三种主要形态,即线形骨折、粉碎性骨折和凹陷骨折。骨折的形态、部位和走向与暴力作用方向、速度和着力点有密切关系,可借以分析损伤机制。不过对闭合性颅盖骨折,若无明显凹陷仅为线形骨折时,单靠临床征象很难确诊,常需行 X 线片或头颅 CT 片检查始得明确。即使对开放性骨折,如欲了解骨折的具体情况,特别是骨折碎片进入颅内的数目和位置,仍有赖于 X 线摄片头颅 CT 扫描检查。

(一)线形骨折

单纯的线形骨折本身无需特殊处理,其重要性在于因骨折而引起的脑损伤或颅内出血,尤其是硬膜外血肿,常因骨折线穿越脑膜中动脉而致出血。因此,凡有骨折线通过上矢状窦、横窦及脑膜血管沟时,均需密切观察、及时做可行的辅助检查,以免贻误颅内血肿的诊断。

线形骨折常伴发局部骨膜下血肿,尤其以儿童较多。当骨折线穿过颞肌或枕肌在颞骨或枕骨上的附着区时,可出现颞肌或枕肌肿胀而隆起,这一体征亦提示该处可能有骨折发生。

儿童生长性骨折:好发于额顶部,为小儿颅盖线形骨折中的特殊类型,婴幼儿多见。一般认为小儿硬脑膜较薄且与颅骨内板贴附较紧,当颅骨发生骨折裂缝较宽时,硬脑膜亦常同时发生撕裂、分离,以致局部脑组织、软脑膜及蛛网膜突向骨折的裂隙。由于脑搏动的长期不断冲击,使骨折裂缝逐渐加宽,以致脑组织继续突出,最终形成局部搏动性囊性脑膨出,患儿常伴发癫痫或局限性神经功能废损。治疗原则以早期手术修补硬脑膜缺损为妥。手术方法应视有无癫痫而定,对伴发癫痫者需连同癫痫源灶一并切除,然后修复硬脑膜。对单纯生长性骨折脑膨出的患儿,则应充分暴露颅骨缺口,经脑膨出之顶部最薄弱处切开,清除局部积液及脑瘢痕组织,尽量保留残存的硬脑膜,以缩小修复的面积。硬脑膜修补材料最好取自患者局部的骨膜、颞肌筋膜、帽状腱膜,亦可切取患者的大腿阔筋膜来修补缺损,必要时则可采用同种硬脑膜或人工脑膜等代用品。颅骨缺损一般都留待后期再行修补,特别是使用人材料修补硬脑膜后,不宜同时再用无生机的材料修补颅骨缺损。若遇有复发性脑膨出需要同时修补硬脑膜及颅骨缺损时,需查明有无引起颅内压增高的因素,予以解除。颅骨修补以采用患者自身肋骨劈开为两片或颅骨劈开内外板,加以修补为佳。

(二)凹陷骨折

凹陷骨折多见于额、顶部,常为接触面较小的钝器打击或头颅碰撞在凸出的物体上所致。着力点头皮往往有擦伤、挫伤或挫裂伤。颅骨大多全层陷入颅内,偶尔仅为内板破裂下凹。一般单纯凹陷骨折,头皮完整,不伴有脑损伤多为闭合性损伤,但粉碎性凹陷骨折则常伴有硬脑膜和脑组织损伤,甚至引起颅内出血。

1.闭合性凹陷骨折　　儿童较多,尤其是婴幼儿颅骨弹性较好,钝性的致伤物,可引起颅骨凹陷,但头皮完整无损,类似乒乓球样凹陷,亦无明显的骨折线可见。患儿多无神经功能障碍,无需手术治疗。如果凹陷区较大较深,或有脑受压症状和体征时,可于凹陷旁钻孔,小心经硬膜外放入骨橇,将陷入骨片橇起复位。术后应密切观察以防出血。

成年人单纯凹陷骨折较少,如果面积小于5cm直径,深度不超过1cm,未伴有神经缺损症状和体征,亦无手术之必要。若凹陷骨折过大过深,伴有静脉窦或脑受压征象时,则应手术整复或摘除陷入之骨折。术前应常规拍摄X线片及CT扫描,了解凹陷范围、深度和骨折片位置。手术方法是在全麻下充分暴露凹陷骨折区,作好输血准备,以防突发出血。在凹陷的周边钻孔,然后沿骨折线环形咬开或用铣刀切开,小心摘除陷入之骨片,清除挫伤、碎裂组织及凝血块,认真止血。检查硬脑膜下有无出血,必要时应切开硬脑膜探查。术毕,硬脑膜应完整修复,骨折片带有骨膜的或内、外部完全分离的,可以拼补在缺损区作为修补。若缺损过大,则应用人工材料修补或留待日后择期修补。

2.开放性凹陷骨折　　常系强大之打击或高处坠落在有突出棱角的物体上而引起的开放颅脑损伤,往往头皮、颅骨、硬脑膜及脑均可能受累。临床所见开放性凹陷骨折有洞形骨折及粉碎凹陷骨折两种常见类型。

(1)洞形凹陷骨折:多为接触面积较小的重物打击所致,如钉锤、铁钎杆或斧头等凶器,或偶尔因头颅碰撞在坚硬的固体物体上而引起,由于着力面积小,速度大,具有较强的穿透力,故可直接穿破头皮及颅骨而进入颅腔。颅骨洞形骨折的形态往往与致伤物形状相同,是法医学认定凶器的重要依据。这种洞形骨折的骨碎片常被陷入脑组织深部,造成严重的局部脑损伤、出血和异物存留。但由于颅骨整体变形较小,一般都没有广泛的颅骨骨折和脑弥散性损伤,因此,临床表现常以局部神经缺损为主。治疗原则是尽早施行颅脑清创缝合术,变开放伤为闭合伤,防止感染,减少并发症和后遗症。手术前应例行X线片检查或CT扫描检查,了解骨折情况和陷入脑内的骨碎片位置、数目,作为清创时参考。手术时,头皮清创方法已如前述,延长头皮创口,充分暴露骨折凹陷区,将洞形骨折沿周边稍加扩大,取出骨折片,骨窗大小以能显露出正常硬脑膜为度,按需要切开硬膜裂口,探查硬膜下及脑表面的情况,然后循创道小心清除脑内碎骨片、异物及挫碎的脑组织,并核对X线片上的发现,尽量不造成新的创伤。位置深在已累及脑重要结构或血管的骨碎片,不可勉强悉数摘除,以免加重伤情或导致出血。清创完毕,应妥当止血,缝合或修补硬脑膜。骨缺损留待伤口愈合3个月之后,再择期修补。

(2)粉碎凹陷骨折:即粉碎性骨折伴有着力部骨片凹陷,常为接触区较大的重物致伤,不仅局部颅骨凹曲变形明显,引起陷入,同时,颅骨整体变形亦较大,造成多数以着力点为中心的放射状骨折。硬脑膜常为骨碎片所刺破,偶尔亦有硬脑膜完整者,不过脑损伤均较严重,除局部有冲击伤之外,常有对冲性脑挫裂伤或颅内血肿,治疗方法与洞形骨折相似,术前除X线片外,尚应做CT扫描检查了解脑组织损伤及出血情况。清创时对尚连有骨膜的骨片不易摘除,仍拼补在骨缺损区,以缩小日后需要修补的面积。

三、颅底骨折

颅底骨折以线形为主,可以仅限于某一颅窝,亦可横行穿过两侧颅底或纵行贯穿颅前、中、后窝。由于骨折线经常累及副鼻窦、岩骨或乳突气房,使颅腔和这些窦腔交通而形成隐性开放性骨折,故可引起颅内继发感染。颅底骨折绝大多数都是由颅盖部骨折线延伸至颅底而致,少数可因头颅挤压伤所造成。颅底骨折的诊断主要依靠临床表现,X线平片不易显示颅底骨折,对诊断无所帮助。CT扫描可利用窗宽和窗距的调节清楚显示骨折的部位,采用颅底重建技术,对颅底骨折的诊断有重要价值。

暴力作用的部位和方向与颅底骨折线的走向有一定规律,可作为分析颅骨骨折的参考;额部前方受击,易致颅前窝骨折,骨折线常向后经鞍旁而达枕骨;额部前外侧受击,骨折线可横过中线经筛板或向蝶鞍而至对侧颅前窝或颅中窝;顶前份受击,骨折线常经颞前伸延至颅前窝或颅中窝;顶间区受击,可引起经过颅中窝,穿越蝶鞍和蝶骨小翼而至对侧颅前窝的骨折线;顶后份受击,骨折线可经岩骨向颅中窝内侧伸延;颞部受击,骨折线指向颅中窝底,并向内横过蝶鞍或鞍背到对侧;颞后份平颅中窝底的暴力,可致沿岩骨前缘走向岩尖、卵圆孔、鞍旁、圆孔,再经鞍裂转向外侧,终于翼点的骨折;枕部受击,骨折线可经枕骨指向岩骨后面甚至横断之;或通过枕骨大孔而折向岩尖至颅中窝或经鞍旁至颅前窝。

(一)颅前窝骨折

颅前窝底即为眼眶顶板,十分薄弱、易破,两侧眶顶的中间是筛板,为鼻腔之顶部,其上有多数小孔,容嗅神经纤维和筛前动脉通过。颅前窝发生骨折后,血液可向下浸入眼眶,引起球结膜下出血,及迟发性眼睑皮下淤血,多在伤后数小时始渐出现,呈紫蓝色,俗称"熊猫眼",对诊断有重要意义。但有时与眼眶局部擦挫伤互相混淆,后者呈紫红色并常伴有皮肤擦伤及结膜内出血,可资鉴别。颅前窝骨折累及筛窝或筛板时,可撕破该处硬脑膜及鼻腔顶黏膜,而致脑脊液鼻漏及/或气颅,使颅腔与外界交通,故有感染之虞,应视为开放性损伤。脑脊液鼻漏早期多呈血性,须与鼻衄区别,将漏出液中红血球计数与周围血液相比,或以尿糖试纸测定是否含糖,即不难确诊。此外,颅前窝骨折还常有单侧或双侧嗅觉障碍,眶内出血可致眼球突出,若视神经受波及或视神经管骨折,尚可出现不同程度的视力障碍。

颅前窝骨折本身无需特殊处理,治疗主要是针对由骨折引起的伴发症和后遗症。早期应以预防感染为主,可在使用能透过血脑屏障的抗菌药物的同时.作好五官清洁与护理,避免用力擤鼻及放置鼻饲胃管。采半坐卧位,鼻漏任其自然流出或吞下,促使颅压下降后脑组织沉落在颅底漏孔处,促其愈合,切忌填塞鼻腔。通过上述处理,鼻漏多可在2周内自行封闭愈合,对经久不愈长期漏液达4周以上,或反复引发脑膜炎及大量溢液的病人,则应施行修补手术。

(二)颅中窝骨折

颅中窝底为颞骨岩部,前方有蝶骨翼,后份是岩骨上缘和鞍背,侧面是颞骨鳞部,中央是蝶鞍即垂体所在处。颅中窝骨折往往累及岩骨而损伤内耳结构或中耳腔,故病人常有听力障碍和面神经周围性瘫痪。由于中耳腔受损脑脊液即可由此经耳咽管流向咽部或经破裂的鼓膜进入外耳道形成耳漏。若骨折伤及海绵窦则可致动眼、滑车、三叉或外展神经麻痹,并有引起颈内动脉假性动脉瘤或海绵窦动静脉瘘的可能,甚至导致大量鼻衄。若骨折累及蝶鞍,可造成蝶窦破裂,血液和脑脊液可经窦腔至鼻咽部,引起鼻漏或咽后壁淤血肿胀。少数病人并发尿崩症,则与鞍区骨折波及丘脑下部或垂体柄有关。颅中窝骨折的诊断主要依靠临床征象如脑脊液耳漏、耳后迟发性瘀斑(Battle氏征)及伴随的颅神经损伤。如果并发海绵窦动静脉瘘或假性动脉瘤时,病人常有颅内血管鸣及患侧眼球突出、结膜淤血水肿等特征性表现,不难诊断。由于颅底骨质结构复杂,凹凸不平,又有许多裂孔,故X线检查难以显示骨折线,但有时病人咽后壁软组织肿胀得以显示,亦可作为颅底骨折的间接影像。CT扫描检查对颅底骨折有一定价值,通过对窗宽和窗距的调节常能清楚显示骨折的部位。

颅中窝骨折的治疗原则与颅前窝骨折相同,仍以防止感染为主。有脑脊液耳漏的病人,应清洁消毒外耳皮肤,然后用灭菌脱脂棉或纱布覆盖,定时交换。采取半坐卧位头偏向患侧,以促其自愈,如果漏液持续4周以上则应考虑手术治疗。对伴有海绵窦动静脉瘘的病人,早期可采用Mata氏试验,即于颈部压迫患侧颈总动脉,每日4～6次,每次15～30分钟,对部分瘘孔较小的病例有一定效果。但对为时较久、症状有所加重或迟发的动静脉瘘,则应及早手术治疗。

个别病人伤后立即出现严重大量鼻衄,可因休克或窒息而致死,故需采取急救处理。应立即气管内插管,清除气道内血液保证呼吸;随即填塞鼻腔,有时尚须经咽部堵塞鼻后孔;快速补充失血量;于患侧颈部压迫颈总动脉,必要时施行手术结扎,以挽救生命。

(三)颅后窝骨折

颅后窝的前方为岩锥的后面,有内耳孔通过面神经及听神经,其后下方为颈静脉孔,有舌咽神经、迷走神经、副神经及乙状窦通过,两侧为枕骨鳞部,底部中央是枕骨大孔,其前外侧有舌下神经经其孔出颅。颅后窝骨折时虽有可能损伤上述各对颅神经,但临床上并不多见,其主要表现多为颈部肌肉肿胀,乳突区皮下迟发性瘀斑及咽后壁黏膜淤血水肿等征象。拍摄 X 线汤氏位照片,即向头端倾斜 30 度角的前后位像,常能显示枕骨骨折,若骨折线穿越横窦沟时,则有伴发幕上下骑跨式硬膜外血肿或横窦沟微型血肿的可能,应予注意。此外,枕骨大孔环形骨折或颅颈交界处关节脱位及/或骨折,也可以采用 X 线平片检查作出判断。CT 和 MRI 扫描检查对颅后窝骨折亦有重要意义,尤其是对颅颈交界区的损伤更具有参考价值。

颅后窝骨折的治疗,急性期主要是针对枕骨大孔区及高位颈椎的骨折或脱位,若有呼吸功能紊乱和/或颈脊髓受压时,应及早行气管切开,颅骨牵引,必要时作辅助呼吸或人工呼吸,甚至施行颅后窝及颈椎椎板减压术。

四、闭合性颅脑损伤

闭合性颅脑损伤是指硬脑膜仍属完整的颅脑损伤,虽然头皮和颅骨已有开放性创口,但颅腔内容物并未与外界交通,故而仍称为闭合性颅脑损伤。根据致伤因素和病理改变,临床上又将脑损伤分为原发性损伤和继发性损害两类,前者是暴力作用在脑组织的一瞬间就已造成的损伤,如脑震荡、脑挫裂伤;而继发性损害为脑原发性损伤之后所产生的一系列病理生理改变如颅内血肿、脑水肿与肿胀等。

(一)脑震荡

1.伤因与病理　脑震荡系由轻度脑损伤所引起的临床综合症状群,其特点是头部外伤后短暂意识丧失,旋即清醒,除有近事遗忘外,无任何神经系统缺损表现。过去一直认为脑震荡仅仅是中枢神经系统的暂时性机能障碍,并无可见的器质性损害,在人体解剖和病理组织学上均未发现病变,所表现的一过性脑功能抑制,可能与暴力所引起的脑细胞分子紊乱、神经传导阻滞、脑血液循环调节障碍、中间神经元受损以及中线脑室内脑脊液冲击波等因素有关。近代,据神经系统电生理的研究,认为因脑干网状结构受损,影响上行性活化系统的功能才是引起意识障碍的重要因素。但是,这些学说还远不能满意地解释脑震荡的所有现象,比如有因脑震荡而致死的病例,职业拳师发生慢性脑萎缩损害甚至痴呆,以及业余拳击者亦有脑机能轻度障碍的报道。同时,从动物实验中发现,遭受暴力部位的神经细胞,在电子显微镜下可见线粒体肿胀、推移、神经元轴突肿胀并有间质水肿。生物化学研究发现,脑震荡后不仅有脑脊液中乙酰胆碱升高,钾离子浓度增加,而且有许多影响轴突传导或脑细胞代谢的酶系统发生紊乱,导致继发损害。晚近,从新的临床观察中亦发现,轻型脑震荡病人脑干听觉诱发电位,有半数示有器质性损害,国外学者采用前瞻性研究,对连续 712 例 GCS 15 分的轻微闭合性颅脑损伤病人作 CT 扫描检查,发现有急性损伤病变者,占9.6%。由此可见,脑震荡已经不能用"仅属一过性脑功能障碍而无确定的器质性损害"来概括了,随着医学科学的不断深入研究和发现,必将为脑震荡这一诊断名词注入新的含义。

2.症状与体征　颅脑外伤后立即出现短暂的意识丧失,历时数分钟乃至十多分钟,一般不超过半个小时;但偶而有病人表现为瞬间意识混乱或恍惚,并无昏迷;亦有个别出现为期较长的昏迷,甚至死亡者,这可能因暴力经大脑深部结构传导致脑干及延髓等生命中枢所致。病人遭受外力时不仅有大脑和高位脑干功能的暂时中断,同时,也有低位脑干、延髓及颈髓的抑制,而使血管神经中枢及植物神经调节也发生紊乱,引起心率减慢、血压下降、面色苍白、出冷汗、呼吸暂停继而浅弱及四肢松软等一系列反应。在大多数可逆的轻度脑震荡病人,中枢神经机能迅速自下而上,由颈髓-延髓-脑干向大脑皮质恢复;而在不可逆的严重脑震荡则可能是自上而下的抑制过程,使延髓呼吸中枢和循环中枢的功能中断过久,因而导致死亡。

意识恢复之后,病人常有头疼、恶心、呕吐、眩晕、畏光及乏力等症状.同时,往往伴有明显的近事遗忘(逆行性遗忘)现象,即对受伤前后的经过不能回忆。脑震荡的程度愈重、原发昏迷时间愈长,其近事遗忘的现象也愈显著,但对过去的旧记忆并无损害。

脑震荡恢复期病人常有头昏、头疼、恶心、呕吐、耳鸣、失眠等症状,一般多在数周至数月逐渐消失,但亦有部分病人存在长期头昏、头疼、失眠、烦躁、注意力不集中和记忆力下降等症状,其中有部分是属于恢复期症状,若逾时 3～6 个月仍无明显好转时,除考虑是否有精神因素之外,还应详加检查、分析,有无迟发性损害存在,切勿用"脑震荡后遗症"一言以蔽之,反而增加病人的精神负担。

3.诊断与鉴别诊断　脑震荡的诊断过去主要以受伤史、伤后意识短暂昏迷、近事遗忘、无神经系统阳性体征作为依据。但客观的诊断依据及其与轻度脑挫伤的临床鉴别仍无可靠的方法。因此,常需借助各种辅助检查方法才能明确诊断:如颅骨平片未见骨折;腰穿测压在正常范围、脑脊液没有红细胞;脑电图仅见低至高波幅快波偶而有弥散性 δ 波和 θ 波,1～2 天内恢复,或少数病人有散在慢波于 1～2 周内恢复正常;脑干听觉诱发电位可有Ⅰ～Ⅴ波波间期延长、Ⅴ波潜伏期延长或有波幅降低或波形消失;CT 检查平扫及增强扫描均应为阴性.但临床上发现有少数病人首次 CT 扫描阴性,而于连续动态观察中出现迟发性颅内继发病变,应予注意。此外,有学者报告用放射性核素[131]I-IMP 和 99mTc-HM-PAO 施行单光子发射 CT 扫描(SPECT),检查青少年脑震荡病人,发现 70％有小脑和枕叶血流降低。

4.治疗与预后　脑震荡无需特殊治疗,一般只须卧床休息 7～14 天,给予镇痛、镇静对症药物,减少外界刺激,做好解释工作,消除病人对脑震荡的畏惧心理,多数病人在 2 周内恢复正常,预后良好。但有少数病人也可能发生颅内继发病变或其他并发症,因此,在对症治疗期间必须密切观察病人的精神状态、意识状况、临床症状及生命体征,并应根据情况及时进行必要的检查。避免使用影响观察的吗啡类药物,最好选用副作用少的镇痛、镇静剂,如脑震宁、颅通定、布洛芬、萘普生、安定、溴剂、利眠宁和改善植物神经功能药谷维素等。

(二)脑挫裂伤

1.伤因与病理　脑挫裂伤是脑挫伤和脑裂伤的统称,因为从脑损伤的病理看,挫伤和裂伤常是同时并存的,区别只在于何者为重或何者为轻的问题。通常脑表面的挫裂伤多在暴力打击的部位和对冲的部位,尤其是后者,总是较为严重并常以额、颞前端和底部为多,这是由于脑组织在颅腔内的滑动及碰撞所引起的。脑实质内的挫裂伤,则常因脑组织的变形和剪性应力引起损伤,往往见于不同介质的结构之间,并以挫伤及点状出血为主。

脑挫裂伤的病理改变,以对冲性脑挫裂伤为例,轻者可见额颞叶脑表面淤血、水肿,软膜下有点片状出血灶,蛛网膜或软膜常有裂口,脑脊液呈血性。严重时脑皮质及其下的白质挫碎、破裂,局部出血、水肿、甚至形成血肿,受损皮质血管栓塞,脑组织糜烂、坏死,挫裂区周围有点片状出血灶及软化灶,呈楔形伸入脑白质。4～5 天后坏死的组织开始液化,血液分解,周围组织可见铁锈样含铁血黄素染色,糜烂组织中混有黑色凝血碎块。甚至伤后 1～3 周时,局部坏死、液化的区域逐渐吸收囊变,周围有胶质细胞增生修复,附近脑组织萎缩,蛛网膜增厚并与硬脑膜及脑组织发生粘连,最后形成脑膜脑瘢痕块。

脑挫裂伤早期显微镜下可见神经元胞浆空泡形成、尼氏体消失、核固缩、碎裂、溶解,神经轴突肿大、断裂,脑皮质分层结构消失,灰白质界限不清,胶质细胞肿胀,毛细血管充血,细胞外间隙水肿明显。此后数日至数周,挫裂伤组织渐液化并进入修复阶段,病损区出现格子细胞吞噬解离的细胞碎屑及髓鞘,并有胶质细胞增生肥大及纤维细胞长入,局部神经细胞消失,终为胶质瘢痕所取代。

2.症状与体征 脑挫裂伤的临床表现因致伤因素和损伤部位的不同而各异,悬殊甚大,轻者可没有原发性意识障碍,如单纯的闭合性凹陷性骨折、头颅挤压伤即有可能属此情况。而重者可致深度昏迷,严重功能损伤,甚至死亡。

意识障碍:是脑挫裂伤最突出的临床表现之一,伤后多立即昏迷,由于伤情不同,昏迷时间由数分钟至数小时、数日、数月乃至迁延性昏迷不等。长期昏迷者多有广泛脑皮质损害或脑干损伤存在。一般常以伤后昏迷时间超过30分钟为判定脑挫裂伤的参考时限。

病灶定位症状:依损伤的部位和程度而不同,如果仅伤及额、颞叶前端等所谓"哑区",可无神经系统缺损的表现;若是脑皮质功能区受损时,可出现相应的瘫痪、失语、视野缺损、感觉障碍以及局灶性癫痫等征象。脑挫裂伤早期没有神经系统阳性体征者,若在观察过程中出现新的定位体征时,即应考虑到颅内发生继发性损害的可能,及时进行检查。

头痛、呕吐:头痛症状只有在病人清醒之后才能陈述;如果伤后持续剧烈头痛、频繁呕吐;或一度好转后又复加重,应究其原因,必要时可行辅助检查,以明确颅内有无血肿。对昏迷的病人,应注意呕吐时可能误吸,有引起窒息的危险。

生命体征:多有明显改变,一般早期都有血压下降、脉搏细弱及呼吸浅快,这是因为受伤后脑机能抑制所致,常于伤后不久逐渐恢复,如果持续低血压,应注意有无复合损伤。反之,若生命体征短期内迅即自行恢复且血压继续升高,脉压差加大、脉搏洪大有力、脉率变缓、呼吸亦加深变慢,则应警惕颅内血肿及/或脑水肿、肿胀。脑挫裂伤病人体温亦可轻度升高,一般约38℃,若持续高热则多伴有下丘脑损伤。

脑膜刺激征:脑挫裂伤后由于蛛网膜下腔出血,病人常有脑膜激惹征象,表现为闭目畏光,蜷屈而卧,早期的低烧和恶心呕吐亦与此有关。颈项抵抗力约于1周左右逐渐消失,如果持续不见好转,应注意有无颅颈交界处损伤或颅内继发感染。

3.诊断与鉴别诊断 脑挫裂伤病人往往有意识障碍,常给神经系统检查带来困难。对有神经系统阳性体征的病人,可根据定位征象和昏迷情况,判断受损部位和程度。凡意识障碍严重,对外界刺激反应差的病人,即使有神经系统缺损存在,也很难确定。尤其是有多处脑挫裂伤或脑深部损伤的病人、定位诊断困难,常需依靠CT扫描及其他必要的辅助检查作出确切的诊断。

CT扫描:对脑挫裂伤与脑震荡可以作出明确的鉴别诊断,并能清楚地显示脑挫裂伤的部位、程度和有无继发损害,如出血和水肿情况。同时,可根据脑室和脑池的大小、形态和移位的情况间接估计颅内压的高低。尤为重要的是,对一些不典型的病例,可以通过定期CT扫描,动态地观察脑水肿的演变或迟发性血肿的发生。

MRI(磁共振成像):一般不用于急性颅脑损伤的诊断。MRI成像时间较长,某些金属急救设备不能进入机房,躁动病人难以合作,故多以CT为首选检查项目。但在某些特殊情况下,MRI优于CT,如对脑干、胼胝体、颅神经的显示;对微小脑挫伤灶、轴索损伤及早期脑梗死的显示;以及对血肿处于CT等密度阶段的显示和鉴别诊断方面,MRI有其独特的优势,是CT所不及的。

腰椎穿刺:有助于了解脑脊液中含血情况,可以此与脑震荡鉴别,同时,能够测定颅内压及引流血性脑脊液。由于CT的普及,在病人入院急症时腰椎穿刺不再使用,因为腰椎穿刺不但时间长,有一定危险,而且无法作出定位诊断。另外,对有明显颅内高压的病人,应忌腰穿检查,以免促发脑疝。腰椎穿刺仅用于无明显颅内高压的脑挫裂伤蛛网膜下腔出血的住院病人。

4.治疗与预后 脑挫裂伤的治疗当以非手术治疗为主,应尽量减少脑损伤后的一系列病理生理反应、严密观察颅内有无继发血肿、维持机体内外环境的生理平衡及预防各种合并症的发生。除非颅内有继发性血肿或有难以遏制的颅内高压需手术外,一般不需外科处理。

(1)非手术治疗:①保持呼吸道通畅:此类病人昏迷均较严重,伤后常有剧烈呕吐、舌后坠,有时咳嗽及吞咽机能障碍亦可发生,故极易出现呼吸道机械性阻塞,造成脑缺氧和加重脑水肿。应立即清除呼吸道分泌物,牵出舌头,将病人改为侧卧位。估计昏迷时间较长,合并严重颌面伤及胸部伤,或伤后有呕吐物误吸者,为确保呼吸道通畅,减少肺部并发症,应及时行气管切开。如有高碳酸血症或低氧血症时,必须及早行气管切开和呼吸机维持正常呼吸,使 PaO_2 维持在 9.3kPa(70mmHg)以上,$PaCO_2$ 保持在 4.7~5.3kPa(35~40mmHg)。②伤后严密观察病情:有条件的医院,病人应入住神经外科 ICU 病房。床旁监护仪持续动态监测病人的血压、脉搏、呼吸、SaO_2 等,并随时观察和对比病人的意识及瞳孔改变。入院后即应做好急诊手术准备(如剃头、配血等)。③防治脑水肿:a.卧床:如无明显休克,头部应抬高 15~30°,以利静脉回流及减轻头部水肿。b.严格控制出入量:通常给予每日 1500~2000ml,以等渗葡萄糖盐水和半张(0.5%)盐水为主,不可过多。但在炎夏、呕吐频繁或合并尿崩症等情况时,要酌情增加入量,达到出入量基本平衡,以免过分脱水导致不良后果。另外,每日入量应在 24h 内均匀输入,切忌短时快速输入。c.脱水利尿治疗:目前最常用药物有渗透性脱水药和利尿药两类。渗透性脱水药有:甘露醇、甘油制剂、二甲亚砜(DMSO)、浓缩血浆、人体血清白蛋白等;利尿药有:利尿酸钠、速尿、双氢克尿噻、氨苯喋啶、醋唑磺胺等。甘露醇,常配制成 20% 溶液,成人每次 0.25~1g/kg,每 4~12 小时一次。该药毒性和反跳作用小,降压效果显著,为目前最常用药物。注入速度,一般 100~120 滴/分,紧急时,可从静脉快速推注。甘露醇的药理作用在给药后 15~30 分钟出现,其作用维持 90 分钟至 6 小时。甘油果糖静脉注射 250~500ml,每 8~12 小时一次。浓缩血浆及人体血清白蛋白,为胶体脱水药,不仅可发挥脱水效能,且可补充蛋白质。浓缩血浆系将一单位干燥血浆,用半量稀释液溶解后输注。人体血清白蛋白,常用量为 10 克,每日 2 次,静脉滴注或缓慢推注。利尿酸钠和速尿均为强有力的利尿药物。主要药理作用为抑制肾小管对钠、钾、氯的重吸收,从而产生利尿作用,脑水肿伴心功能不良或肺水肿的病人,更为适用。利尿酸钠成人剂量 25~50mg,速尿成人剂量 20~40mg,肌肉注射,或用 10% 葡萄糖水 20ml 溶解后,由静脉缓缓注入。上述两药,均使大量电解质由尿中排出,故用药期间,要注意电解质变化,随时予以纠正。双氢克尿噻、氨苯喋啶,二药作用机理均为抑制肾小管对钠、氯离子的重吸收。但前者增加钾排出,后者有钾潴留作用,故二药常合并使用。双氢克尿噻成人每次 25mg,一天 3 次;氨苯喋啶 50mg,一天 3 次。醋氮酰胺(醋唑磺胺),能抑制碳酸酐酶的活性,减少肾小管内氢、钠离子交换,使大量钠离子排除,起到利尿作用。另外,该药尚有抑制脉络丛分泌作用,降低颅内压,成人每次 0.25~0.5g,一天 3 次。脱水药虽可降低颅内压,但使用不当,亦可产生不良后果,所以,需注意以下几点:没有排除颅内血肿(尤其是硬脑膜外血肿)前,不宜于伤后立即给予脱水药物,因脑体积缩小后,反而有助于颅内出血。一旦出现脑疝时,为了争取抢救时间,防止脑干受压过重,发生不可逆性损害,则可在术前快速注入甘露醇等脱水药。脱水利尿药均可使水分、电解质大量丧失,长期用药者,更需密切注意,随时纠正。有心功能损害,而又须用渗透性脱水药者,宜减量或用药前先给予强心剂(如西地兰 0.4mg),以防止血容量骤然改变时,引起不良后果。休克、严重肾功能不全者,用药应慎重。其他对抗脑水肿措施,尚有高压氧治疗、适当过度换气和巴比妥药物疗法等方法。④亚低温疗法:亚低温的临床治疗方法:目前国内外临床亚低温治疗方法已比较规范。主要包括全身降温和局部降温。头部局部降温通常难以使脑温降至亚低温水平,而全身降温方法比较可靠。病人躺在降温冰毯上,通过体表散热使中心体温和脑温降至所需温度,通常为 32~35℃。根据病情需要维持 2~14 天。由于病人在接受亚低温治疗和复温过程中会发生寒颤,故在实施亚低温治疗时应使用适当剂量肌肉松弛剂和镇静剂以防寒颤。临床通常使用的肌肉松弛剂和镇静剂为卡肌宁、安定和冬眠宁。常用剂量:静推卡肌宁 25mg 或安定 10~

20mg;500ml 生理盐水＋卡肌宁 200～400mg＋冬眠宁 100mg 静滴,20～40ml/小时。静滴肌松和镇静剂速度和用量取决于病人的体温、血压、脉搏和肌松程度。若病人的体温已降至亚低温水平、血压和脉搏平稳、肌松状况良好,肌松和镇静剂速度和用量可减少。若病人的体温难以降至亚低温水平,病人躁动不安,应加大肌松和镇静剂速度和用量。特别值得注意的是对于使用适当剂量肌肉松弛剂和镇静剂的病人,必须使用呼吸机,以防肌肉松弛剂和镇静剂所致的呼吸麻痹。另外,婴幼儿及高龄病人、循环机能明显紊乱者,不宜行亚低温疗法。⑤肾上腺皮质激素:目前常用的药物为地塞米松、甲基强地松龙。本药能抑制脂质过氧化反应,稳定细胞膜的离子通道,改善血脑屏障,增加损伤区血循环,减轻脑水肿的作用。伤后用药愈早愈好。常规用药为甲基强地松龙 40mg,每天 1～4 次;地塞米松 5～10mg,每天 2～4 次,静脉注射。近来有人主张"大剂量短程冲击疗法",地塞米松首次 5mg/kg 静脉推注,6 小时重复一次,以后 1mg/kg,6 小时一次,共 6 次,再用常规剂量 3 天,停药。甲基强地松龙首次 30mg/kg 静脉推注,6 小时后重复一次,以后 15mg/kg,6 小时一次,2 天后改常规剂量,用药 3 天停药。但其疗效仍存在较大的争议。⑥其他药物治疗:主要有以下药物:三磷酸腺苷(ATP)、辅酶 A(Co-A)、细胞色素 C。镁制剂、大剂量维生素 C(200mg/kg)、尼莫地平、脑活素、胞二磷胆碱、神经节苷脂、纳洛酮、脑复康和脑复新注射液等。因严重颅脑损伤后病理生理变化十分复杂,至今尚在继续探索中。上述一些药物广泛用于临床均有一定效果,但尚需继续深入完善,方可形成定论。颅脑损伤的治疗是一种综合性治疗,不可单靠哪一种去完善治疗,是要结合临床实际,选择性地应用。⑦对症治疗:包括控制癫痫发作,制止躁动,可应用抗癫痫药物,如苯妥英钠、苯巴比妥钠、丙戊酸钠、安定等口服或注射。极度躁动时,可适当采用冬眠药物,有精神症状可用百优解、奋乃静、喜尔登或三氟拉嗪等。整个治疗中,尚须用抗生素或磺胺类药预防和治疗感染。⑧护理:是艰苦而又细致的工作,尤其在重型颅脑损伤,护理更显得重要。颅脑伤护理的重点,在伤后 3 天左右,以严密观察病情、及时发现继发性病变为主;3 天后,应以预防肺部并发症及其他感染为主,晚期则需保证营养供给,防止褥疮,功能训练等。

(2)手术治疗:原发性脑挫裂伤一般不需要手术治疗,但当有继发性损害引起颅内高压甚至脑疝形成时,则有手术必要。对伴有颅内血肿 30ml 以上、CT 示有占位效应明显、非手术治疗效果欠佳时或颅内压监护压力超过 4.0kPa(30mmHg)或顺应性较差时,应及时施行开颅手术清除血肿。对脑挫裂伤严重,因挫裂组织及脑水肿而致进行性颅内压增高,降低颅压处理无效,颅内压达到 5.33kPa(40mmHg)时,应开颅清除糜烂组织,行内、外减压术,放置脑基底池或脑室引流;脑挫裂伤后期并发脑积水时,应先行脑室引流待查明积水原因后再给予相应处理。近年来国内外采用标准外伤大骨瓣方法治疗严重广泛脑挫裂伤、恶性颅内高压取得良好效果,值得临床推广应用。

标准外伤大骨瓣开颅术不但能达到充分减压的目的,而且还能达到下列手术要求:①清除额颞顶硬脑膜外、硬脑膜下以及脑内血肿;②清除额叶、颞前以及眶回等挫裂伤区坏死脑组织;③控制矢状窦桥静脉、横窦以及岩窦撕裂出血;④控制颅前窝、颅中窝颅底出血;⑤修补撕裂硬脑膜,防止脑脊液漏等。标准外伤大骨瓣开颅手术要点:①手术切口:手术切口开始于颧弓上耳屏前 1cm,于耳廓上方向后上方延伸至顶骨正中线,然后沿正中线向前至前额部发际下。若颅脑伤患者术前病情急剧恶化,出现脑疝症状时,应首先采取紧急颞下减压术。在颞部耳廓上方迅速切开头皮,分离颞肌,颅骨钻孔,用咬骨钳扩大骨窗,放出部分硬脑膜外血肿。若为硬脑膜下血肿,则应迅速切开硬脑膜,放出并吸除部分血肿。紧急颞下减压术能暂时有效地降低颅内高压,缓解病情。然后应该继续行标准外伤大骨瓣开颅术。②骨瓣:采用游离骨瓣或带颞肌骨瓣,顶部骨瓣必须旁开正中线矢状窦 2～3cm。③切开硬脑膜:对于已采取紧急颞下减压术的患者,从原来颞部硬脑膜切开处开始作"T"字弧形硬脑膜切开。若未曾采取紧急颞下减压术的患者,应从颞前部开始切开硬脑膜,再作"T"字弧形切开硬脑膜。硬脑膜切开后可以暴露额叶、颞叶、顶叶、前颅窝和中颅窝。

④硬脑膜切开后,采用冲洗、吸引和杯状钳等轻柔去除硬脑膜下血肿。血肿清除后,仔细寻找出血来源。对于脑表面动静脉破裂出血者采用双极电凝止血;对于矢状窦静脉出血双极电凝止血无效时,宜采用明胶海绵止血或肌片填塞止血。脑挫裂伤通常发生在额叶前部、额叶底部和颞叶。对于肉眼所见的挫裂伤坏死脑组织应彻底吸除;对于颞上回后部、中央沟附近、顶叶或枕叶等重要功能区挫裂伤组织应慎重处理。若这些功能区挫裂伤组织确实坏死,则应吸除。脑内血肿最常见的部位是额叶和颞叶。脑内血肿可发生于脑浅表组织,多同脑挫裂伤并存,也可单独发生于脑深部组织。对于直径大于1cm的浅表脑内血肿应予以手术清除。对于脑深部血肿应慎重处理,若深部脑内血肿造成颅内高压、脑移位或神经功能障碍时,则应小心分开脑组织,暴露和清除深部脑内血肿;对于未引起颅内高压和神经功能障碍的较小脑深部血肿,则不必采用外科手术清除,血肿可自行吸收。硬脑膜切开后,有时会出现急性脑肿胀和脑膨出。手术过程中急性脑肿胀、脑膨出的原因主要包括:a.脑血管张力自主调节能力丧失,当硬脑膜切开或血肿清除减压后,脑血管被动扩张,脑充血肿胀形成。b.手术同侧或对侧术前已存在的颅内血肿或手术过程中形成的新血肿。对于其他颅内血肿应该给予手术清除;对于脑血管张力自主调节能力丧失所致的脑肿胀患者,目前最有效的治疗措施是控制性低血压,收缩压控制在8.0～12.0kPa,时程2～4分钟,以减轻脑充血和脑肿胀。在实施控制性低血压时可同时给予甘露醇和过度通气。控制性低血压时程不宜过长,以免造成缺血性脑损害。目前通常使用的控制性低血压药物是硫喷妥钠。给药方法:成人先静脉注射500mg,必要时加大剂量至75mg/kg。另外,术前或术中给予降温处理,也能有效地减轻脑肿胀和脑充血,绝大多数患者经过上述治疗后能有效地控制脑肿胀和脑膨出。若经过上述治疗措施仍无效,可考虑实施部分额叶或颞叶切除术。缝合硬脑膜和手术切口。⑤颅内手术完毕后,应尽一切可能缝合硬脑膜,若因脑张力大硬脑膜无法缝合时,应采用腱膜或其他组织修补缝合硬脑膜。缝合硬脑膜的理由:①防止术后硬脑膜外渗血进入蛛网膜下腔;②减少术后大脑皮层与皮下组织的粘连;③减少术后脑脊液漏和脑脊液切口漏;④减少术后硬脑膜下脑内感染;⑤防止脑组织从切口膨出,避免脑组织切口疝形成;⑥减少术后外伤性癫痫发生率。硬脑膜缝合完毕,放回并固定骨瓣,缝合手术切口。在手术缝合过程中,手术区放置引流管,用于引流手术部位渗血和渗液。术后脑室放置引流管,用于监测颅内压,颅内压高时可用于释放脑脊液以降低颅内压。

(三)脑干损伤

1.伤因与病理　脑干损伤是一种严重的,甚至是致命的损伤,约有10%～20%的重型颅脑损伤伴有脑干损伤。单纯的脑干损伤并不多见。脑干包括中脑、脑桥和延髓,位于脑的中轴底部,背侧与大、小脑相连,腹侧为骨性颅底,恰似蜗牛趴在斜坡上。当外力作用在头部时,不论是直接还是间接暴力都将引起脑组织的冲撞和移动。脑干除在坚硬的颅底上擦挫致伤之外,还受到背负的大脑和小脑所加予的牵拉、扭转、挤压及冲击等致伤力,其中,尤以鞭索性、旋转性或枕后暴力对脑干的损伤最大。通常前额部受击可使脑干冲撞在斜坡上;头侧方着力易使脑干嵌挫在同侧小脑幕切迹缘上;当头颅在扭转运动中致伤时,因为大脑或小脑的转动,使脑干受到扭曲和牵拉;后枕部受力时,脑干可直接撞在斜坡与枕骨大孔上;头部因突然仰俯运动所致鞭索性损伤中,延髓受损机会较多;双脚或臀部着力时枕骨发生凹陷骨折,则可直接损伤延髓;此外,当头部受击引起颅骨严重变形,通过脑室内脑脊液冲击波亦可造成中脑导水管周围或四脑室底的损伤。

原发性脑干损伤的病理改变常为挫伤伴灶性出血和水肿,多见于中脑被盖区,桥脑及延髓被盖区次之,脑干受压移位、变形使血管断裂引起出血和软化等继发病变。

弥漫性轴索损伤(DAI):系当头部遭受加速性旋转暴力时,因剪应力而造成的神经轴索损伤。病理改变主要位于脑的中轴部分,即胼胝体、大脑脚、脑干及小脑上脚等处,多属挫伤、出血及水肿。镜下可见轴索断裂、轴浆溢出。稍久则可见圆形回缩球及血细胞溶解含铁血黄素。最后呈囊变及胶质增生。国外学者提出所谓原发性脑干损伤实际上是 DAI 的一部分,不应作为一种独立病征。通常 DAI 均有脑干损伤表现,且无颅内压增高,故需依靠 CT 或 MRI 检查才能诊断。

2.症状与体征　原发性脑干损伤的典型表现多为伤后立即出现持续昏迷状态,轻者对痛刺激可有反应,但严重时生命体征多有早期紊乱。表现为呼吸节律紊乱,心跳及血压明显波动。双侧瞳孔时大时小,眼球位置歪斜或凝视。亦可四肢肌张力增高,去大脑强直,伴有单侧或双侧锥体束征。经常出现高热、消化道出血、顽固性呃逆,甚至伴发脑性肺水肿。

中脑损伤表现:意识障碍较为突出,系因网状结构受损而致,多有程度不同的意识障碍。伤及动眼神经核时,瞳孔可时大时小双侧交替变化,光反应亦常消失,可有眼球歪斜,一侧上外一侧下内呈跷板式。严重时双瞳孔散大固定。当脑干在红核与前庭核两者间受伤时,即出现去大脑强直,表现为四肢伸直、角弓反张。病人头眼垂直运动反射和睫状节脊髓反射亦消失。

脑桥损伤表现:除有持久意识障碍之外,双侧瞳孔常极度缩小,角膜反射及嚼肌反射消失。由于呼吸节律调节中枢及长吸中枢均位于脑桥,故易致呼吸紊乱,呈现节律不整;陈施氏呼吸或抽泣样呼吸。若伤及侧视中枢则呈凝视麻痹,头眼水平运动反射消失。

延髓损伤表现:主要为呼吸抑制和循环紊乱,病人呼吸缓慢、间断。脉搏快弱、血压下降、心眼反射消失。当延髓吸气和呼气中枢受损时,可在短时间内停止呼吸,但心跳尚可维持数小时或数日,但已属脑死亡状态。

3.诊断与鉴别诊断　原发性脑干损伤往往与脑挫裂伤或颅内出血同时伴发,临床症状相互参错,难以辨明孰轻孰重、何者为主,特别是就诊较迟的病人,更难区别是原发性损伤还是继发性损害。因此,除少数早期病人于伤后随即出现脑干损伤症状又没有颅内压增高,可确诊外,其余大部分病人均需借助 CT 或 MRI 检查才能明确诊断。在显示脑实质内小出血灶或挫裂伤方面,尤其是对胼胝体和脑干的细微损害,MRI 明显优于 CT。

脑干听觉诱发电位(BAEP),为脑干听觉通路上的电生理活动,经大脑皮层传导至头皮的远场电位。它所反映的电生理活动一般不受其他外在病变的干扰,可以较准确地反映脑干损伤的平面及程度。通常在听觉通路病灶以下的各波正常,病灶水平及其上的各波则显示异常或消失。

颅内压监护连续测压亦有鉴别原发性或继发性脑干损伤的作用,虽然二者临床表现相同,但原发者颅内压正常,而继发者明显升高。

脑干反射与脑干损害平面的对应关系:严重脑损伤时,皮层以下至脑干各平面受损程度和范围不一,其临床表现亦各异。故可从某些生理反射或病理反射的表现,来判断脑干受损的部位,用以指导临床、推测预后。

4.治疗与预后　脑干损伤的治疗与严重脑挫裂伤基本相同。对轻症脑干损伤病人,可按脑挫裂伤处理原则进行治疗,能使部分可逆性脑干损伤获救。对重症则疗效甚差,其死亡率几乎占颅脑损伤死亡率的三分之一,若延髓平面受创,则救治希望甚微。因此,在救治这类病人时,必须认真仔细,精心治疗,耐心护理。同时,密切注意防治各种并发症,有时亦可使部分重型脑干损伤病人获救。在治疗过程中,急性期主要是给予激素、脱水、降温、供氧,纠正呼吸和循环紊乱,尽可能的维持机体内、外环境的平衡,保护脑干功能不再继续受损。如果出现脑干创伤性水肿时,CT 可见脑干肿大、密度减低,脑池压闭,死亡率高达 70%,则应及时给予大剂量激素,强力脱水,冬眠降温及巴比妥治疗。恢复期应着重于脑干功能的改善,可用苏醒药物,高压氧舱治疗,增强机体抵抗力和防治并发症。

(四)丘脑下部损伤

1.伤因与病理　丘脑下部是植物神经系统重要的皮质下中枢,与机体内脏活动、内分泌、物质代谢、体温调节、以及维持意识和睡眠有重要关系。因此,丘脑下部损伤后临床表现往往重笃。单纯丘脑下部损伤较少,大多与严重脑挫裂伤/或脑干损伤伴发。通常若颅底骨折越过蝶鞍或其附近时,常致丘脑下部损伤。当重度冲击伤或对冲性脑损伤致使脑底部沿纵轴猛烈前后滑动时,也可造成丘脑下部的损伤,而且往往累及垂体柄和垂体,其损伤病理多为灶性出血、水肿、缺血、软化及神经细胞坏死,偶可见垂体柄断裂和垂体内出血。

2.症状与体征   一般认为丘脑下部前区有副交感中枢,后区有交感中枢,两者在大脑皮层的控制下互相调节,故当丘脑下部受损时,较易引起植物神经功能紊乱。

意识与睡眠障碍:丘脑下部后外侧区与中脑被盖部均属上行性网状激动系统,系维持觉醒的激动机构,是管理觉醒和睡眠的重要所在,一旦受损,病人即可出现嗜睡症状,虽可唤醒,但仍又入睡,严重时可表现为昏睡不醒。

循环及呼吸紊乱:丘脑下部损伤后心血管功能可有各种不同变化,血压有高有低、脉搏可快可慢,但总的来说以低血压、脉速较多见,且波动性大,如果低血压合并有低温则预后不良。呼吸节律的紊乱与丘脑下部后份呼吸管理中枢受损有关,常表现为呼吸减慢甚至停止。视前区损伤时可发生急性中枢性肺水肿。

体温调节障碍:因丘脑下部损伤所致中枢性高热常骤然升起,高达41℃甚至42℃,但皮肤干燥少汗,皮肤温度分布不均,四肢低于躯干,且无炎症及中毒表现,解热剂亦无效。有时出现体温不升,或高热后转为体温不升,若经物理升温亦无效则预后极差。

水代谢紊乱:多因丘脑下部视上核和室旁核损伤,或垂体柄内视上-垂体束受累致使抗利尿素分泌不足而引起尿崩症,每日尿量达4000~10000ml以上,尿比重低于1.005。

糖代谢紊乱:常与水代谢紊乱同时存在,表现为持续血糖升高,血液渗透压增高,而尿中无酮体出现,病人严重失水,血液浓缩、休克、死亡率极高,即所谓"高渗高糖非酮性昏迷"。

消化系统障碍:由丘脑下部前区至延髓迷走神经背核有一神经束,管理上消化道植物神经,其任何一处受损均可引起上消化道病变。故严重脑外伤累及丘脑下部时,易致胃、十二指肠黏膜糜烂、坏死、溃疡及出血。其成因可能是上消化道血管收缩、缺血;或因迷走神经过度兴奋;或与胃泌素分泌亢进、胃酸过高有关。除此之外,这类病人还常发生顽固性呃逆、呕吐及腹胀等症状。

3.诊断与鉴别诊断   丘脑下部损伤往往与严重脑挫裂伤、脑干损伤或颅内高压同时伴发,临床表现复杂,常相互参错,故较少单纯的典型病例。一般只要有某些代表丘脑下部损伤的征象,即可考虑伴有此部损伤。近年来通过CT和MRI检查,明显提高了丘脑下部损伤的诊断水平。不过有时对第三脑室附近的灶性出血,常因容积效应影响不易在CT图像上显示,故对于丘脑下部仍以MRI为佳,即使只有细小的散在斑点状出血也能够显示,于急性期在T_1加权像上为低信号,在T_2加权像则呈等信号。亚急性和慢性期T_1加权像上出血灶为清晰的高信号,更利于识别。

间脑发作:亦称丘脑下部发作或间脑癫痫,为一种阵发出现的面颈部潮红、出汗、心悸、流泪、流涎、颤抖及胃肠不适感,每次发作历时数分钟至1~2小时,但无抽搐,偶有尿意。

4.治疗与预后   丘脑下部损伤的治疗与原发性脑干损伤和严重脑挫裂伤基本相同,只因丘脑下部损伤所引起的神经-内分泌紊乱和机体代谢障碍较多,故在治疗上更为困难和复杂,必须在严密的观察、颅内压监护、血液生化检测和水电解质平衡的前提下,稳妥细心地治疗和护理,才有度过危境的希望。

(宋合保)

第五节　继发性脑损伤

所谓继发性颅脑损伤系指在原发性脑损伤的基础上,随着伤后的组织反应、病理生理改变与出血等因素所发生的脑水肿、肿胀或颅内血肿。这些继发性损伤继续发展的后果,为进行性颅内压增高,若不能及时明确诊断,给予有效处理,则必将导致脑疝,终因中枢性衰竭而死亡。继发性颅脑损伤的及早诊治对于提高颅脑创伤病人的治疗效果十分重要,一方面是继发性颅脑损伤在伤后数分钟、数小时、数天才发生,医生有时间处理;另一方面继发性颅脑损伤,特别是颅内血肿可以通过及时手术和非手术治疗得到治愈。相反,若临床医生未能及时发现继发性颅脑损伤,尤其是急性颅内血肿,会造成病人死残。所以,对于临床医生来讲,正确诊断和处理继发性颅脑损伤比原发性颅脑创伤更有意义。

一、创伤性脑水肿

(一)发生机理

外伤性脑水肿是指脑实质损伤之后均有轻重不同的脑水肿反应,也是外伤后颅内压增高的常见原因之一。脑水肿可在伤后立即发生,逐日加重,至3~4天达到高潮。实际上脑水肿完全消退约需7~14天,而当脑组织损伤严重,局部出血、水肿、缺血及缺氧等反应向周围广泛扩展时,则常导致不可逆的弥漫性水肿、肿胀、威胁病人生命。以往,临床上所看到的脑水肿有湿性与干性之分,前者水分主要积在细胞外间隙,脑回外观扁平、脑沟窄浅,扪之松软,切面有水分渗出,出血点血液流散,称之为水肿;后者水分集于细胞内,脑表面干燥、淤血,扪之韧实;切面无水分渗出,出血点不流散,称之为肿胀。1967年国外学者将创伤性脑水肿分为血管源性细胞外水肿和细胞毒性细胞内水肿,前者系因血脑屏障破坏,毛细血管通透性增加,使水分、钠、氯及蛋白渗至血管外,形成细胞外间隙水肿,又因白质细胞外间隙大于灰质4~6倍,故水肿主要在白质内扩散;后者则属细胞代谢障碍所致,概因缺氧、胶质细胞膜受损、酶系统活动紊乱及钠泵功能不良等故,而使水分进入渗透压较高的细胞内,形成细胞内水肿且灰质与白质均可涉及。有关创伤性脑水肿的发生机理研究很多,提出了不少学说。

1.血脑屏障学说　血脑屏障结构与功能损害是血管源性脑水肿的病理基础。主要病理特点是脑毛细血管内皮细胞微绒毛形成、胞饮小泡增多、胞饮作用增强以及紧密连接开放。脑损伤后血脑屏障开放、通透性增加,血中大分子物质及水分从血管内移出进入脑组织内,积聚于细胞外间隙,形成血管源性脑水肿。既往认为脑损伤后血脑屏障破坏在伤后6小时始出现,伤后24小时才明显。有人在实验研究中发现,伤后30分钟就已有5nm胶体金微粒透过血脑屏障,至伤后6小时,血脑屏障通透性增加已达高峰,此时各种大小(5、10和15nm)的胶体金微粒均可通过血脑屏障,证明了血脑屏障破坏可能是直接导致创伤性脑水肿的最早和最重要的因素。脑损伤后缺血和缺氧、血管扩张和脑组织本身释放的许多损害因子均可导致血脑屏障破坏。

2.钙通道学说　钙对神经细胞损害和死亡起着决定性作用。研究发现脑损伤后脑组织内钙的浓度升高,认为其与创伤性脑水肿的发生与发展有关。脑损伤早期大量 Ca^{2+} 进入细胞内,胞浆中游离钙浓度异常升高,可达正常的10~15倍,即钙超载,是引起神经细胞损害、血脑屏障破坏和创伤性脑水肿的关键因素。这种改变在伤后30分钟即十分明显,伤后6小时到达高峰,并一直持续到伤后72小时。脑损伤后钙超载的原因:①由于早期缺血缺氧,神经细胞能量供应障碍, Ca^{2+}-Mg^{2+}-ATP 酶的排钙功能受损;②内质网、线粒体的贮钙作用减弱;③特别是细胞膜结构受损、流动性及稳定性降低,钙离子通道开放,细胞外大量钙离子涌入细胞,尤其是神经细胞内,细胞内的低钙离子稳态受到破坏,发生钙离子超载。钙超载产生下列危害:①激活细胞内中性蛋白酶及磷脂酶,或通过钙调蛋白(CaM)的介导,使神经细胞蛋白质及脂质分解代谢增加,细胞膜完整性破坏,细胞外 Na^+、Cl^- 及水等物质进入细胞内,导致细胞内水肿。②Ca^{2+} 沉积于线粒体内,使线粒体氧化磷酸化电子传递脱耦联,无氧代谢增强,释放大量氢离子,细胞内 pH 值降低,造成细胞内酸中毒,Na^+/H^+ 交换使 Na^+ 进入细胞内增多,发生细胞内水肿。③Ca^{2+} 进入微血管壁,通过钙调蛋白或直接作用于微血管内皮细胞,紧密连接开放,血脑屏障通透性增加,导致血管源性脑水肿。④Ca^{2+} 进入脑血管壁,血管平滑肌细胞内 Ca^{2+} 浓度升高,使其收缩,脑血管痉挛,加重脑缺血缺氧和血脑屏障破坏,加剧血管源性脑水肿。近年来的大量实验和临床研究表明,脑损伤早期应用钙离子通道阻滞剂尼莫地平等有效阻止 Ca^{2+} 内流,保护神经细胞和血脑屏障功能,防止脑血管痉挛缺血,能有效减轻细胞内和血管源性脑水肿。

3.自由基学说　氧自由基是指一类具有高度化学反应活性的含氧基团,主要有超氧阴离子(O_2^-)、羟自由基(OH^-)和过氧化氢(H_2O_2)。早在 1972 年,国外学者就开始用自由基学说解释脑水肿的发生机理,随后国内外不少学者在实验中观察到,脑损伤后脑内氧自由基产生增加,脂质过氧化反应增强,是引起神经细胞结构损伤和血脑屏障破坏,导致细胞毒性脑水肿和血管源性脑水肿的重要因素。氧自由基主要产生于神经细胞和脑微血管内皮细胞。脑损伤后上述部位氧自由基产生增多的原因:①不完全性缺血缺氧使线粒体呼吸链电子传递中断,发生"单价泄漏现象",氧分子被还原为 O_2^-;②细胞内能量合成减少,分解增加,大量 ATP 降解为次黄嘌呤,后者在被还原成尿酸过程中生成大量 O_2^-;③细胞内 Ca^{2+} 增多,激活磷脂酶 A_2,使花生四烯酸产生增加,后者在代谢过程中产生 O_2^-;④单胺类神经递质肾上腺素、去甲肾上腺素和5-羟色胺大量释放,它们自身氧化生成 O_2^-、OH^- 和 H_2O_2;⑤脑挫裂伤出血,以及蛛网膜下腔出血,大量氧合血红蛋白自身氧化成各种氧自由基,血中的铁、铜等金属离子及其络合物催化脂质过氧化反应,又生成氧自由基。氧自由基对生物膜的损害作用最为广泛和严重。神经细胞和脑微血管内皮细胞既是自由基的产生部位,又是受自由基损害最为严重的部位。由于这些细胞的膜都是以脂质双分子层和多价不饱和脂肪酸为框架构成,易于遭受氧自由基的攻击,产生下列病理损害:①神经细胞膜上 Na^+-K^+-ATP 酶、Ca^{2+}-Mg^{2+}-ATP 酶、腺苷酸环化酶、细胞色素氧化酶等重要的脂质依赖酶失活,导致膜流动性和通透性增加,细胞内 Na^+、Ca^{2+} 增多;线粒体膜破坏,细胞能量合成障碍;溶酶体膜破裂,溶酶体内大量水解酶释放,导致细胞内环境紊乱,细胞肿胀,发生细胞毒性脑水肿。②氧自由基破坏脑微血管内皮细胞的透明质酸、胶原和基底膜,使血脑屏障通透性增加,血浆成分漏出至细胞外间隙,导致血管源性脑水肿;③氧自由基还攻击脑血管平滑肌及其周围的结缔组织,导致血管平滑肌松弛,同时氧自由基使血管壁对血管活性物质的敏感性下降,血管扩张,微循环障碍加重,加剧脑水肿。目前认为,甘露醇、糖皮质激素、维生素 E 和维生素 C 等具有氧自由基清除作用,能有效地减轻创伤性脑水肿。

4.脑微循环学说　脑损伤可引起脑微循环机能障碍,导致其静力压增高,产生压力平衡紊乱,导致脑水肿。脑微循环障碍包括血管反应性降低、血管自动调节紊乱(血管麻痹或过度灌注)和血液流变学改变。脑血管反应性降低指其对 CO_2 的收缩反应能力低下,当血中 CO_2 分压降低时管壁并不收缩。研究表明,脑损伤 24 小时后血管平滑肌松弛,不论动脉血 CO_2 分压增高或降低,脑血管均呈扩张状态。1985 年,国外学者就对重型脑损伤病人进行头颅 CT 动态扫描发现急性期病人大多数有脑充血表现。一般认为,在重型、特重型脑损伤急性期,脑干血管运动中枢和下丘脑血管调节中枢受损引起广泛性脑血管扩张,脑血流过度灌注。临床观察发现,脑充血多在重型脑损伤后 4~14 小时内发生,实验证明最早可发生在伤后 30 分钟。近年来实验与临床研究证实严重脑损伤后数小时内脑血流量下降,随后脑血流量增加,伤后 24 小时达高峰。脑血管扩张可能是脑组织缺血、缺氧和血管活性物质堆积的继发性反应。在脑损伤组织亦存在脑血管扩张和过度灌注,其主要原因是脑损伤后脑组织缺血缺氧,无氧酵解增加,CO_2和乳酸堆积,毛细血管后括约肌、微静脉等阻力血管麻痹扩张,而细静脉、小静脉耐受缺氧的能力较强,对CO_2和乳酸反应性低,仍处于收缩状态,导致损伤组织过度灌注。脑血流过度灌注可致血脑屏障受损,通透性增加,血浆成分漏出增多,发生和加重血管源性脑水肿,严重者发展为弥漫性脑肿胀。

目前认为脑损伤时由于微血管自动调节机制丧失,局部脑血流的变化主要靠血液流变学调节。脑损伤时脑组织缺血缺氧,大量单胺类神经递质释放,Ca^{2+}超载等,使红细胞膜ATP酶活性降低,变形能力下降。加之脑损伤时血管内皮细胞受损,Ca^{2+}激活磷酯酶A_2,分解膜磷脂产生花生四烯酸,导致血栓素A_2($TX\ A_2$)生成过多,前列腺素I_2(PGI_2)生成减少,导致微血管过度收缩、痉挛及血管内皮肿胀,脑微循环灌注减少;甚至出现"无再灌注现象",加重受伤脑组织缺血和水肿。广泛的脑血管麻痹和脑血流过度灌注与损伤局部脑微循环血栓形成,血管痉挛所致的"无再灌注现象"形成一对矛盾,表现为"盗血现象",脑水肿与脑缺血形成恶性循环。近年来,国内外一些学者都主张采用控制性过度换气的方法,降低动脉血CO_2分压($PaCO_2$),使扩张的脑血管收缩,防止受伤区域的"盗血现象",改善微循环。但在使用过度通气时,首先要保持呼吸道畅通,保证氧供,并使用自由基清除剂,以减少因缺氧和高碳酸血症、氧自由基反应所致的血管反应低下。

5.能量代谢学说　细胞能量代谢障碍是细胞毒性脑水肿发生的基础,同时亦引起和加剧血管源性脑水肿。临床观察发现,重型脑损伤后脑缺血缺氧的发生率高达30%,50%的病人合并低血压和低氧血症而加重脑组织缺血缺氧。目前认为,脑损伤后脑组织为不完全性缺血缺氧,加之脑细胞能量储备很少,组织中葡萄糖进行无氧酵解,ATP产生不足,乳酸产生增多,细胞内pH值下降,Na^+/H^+交换,使Na^+进入细胞内。同时细胞膜ATP依赖的Na^+-K^+-ATP酶(钠泵)活性受抑制,排Na^+作用减弱,Na^+大量贮存于细胞内,Cl^-随之进入细胞内,使细胞内呈高渗状态,大量水分被动内流,发生细胞内水肿(细胞毒性脑水肿)。在不完全性缺血的同时,毛细血管内血流仍处于瘀积状态,水分从血管内向外移动,脑组织含水量增加,合并血管源性脑水肿。另外,脑缺血缺氧亦可引起微循环障碍、触发Ca^{2+}超载及自由基反应等,加重细胞毒性和血管源性脑水肿。临床上采用能量合剂、亚低温和高压氧等治疗脑损伤均能使脑水肿减轻,证实能量代谢障碍是导致并加重创伤性脑水肿的重要因素。值得一提的是,在缺氧条件下若大量补充葡萄糖,由于增加了无氧酵解,加重脑组织酸中毒,可以使脑组织受损和脑水肿加重,应引起注意。

创伤性脑水肿的发生机理是十分复杂的。上述的各种机制也并非孤立存在、单独起作用,而是相互影响、多种机制共同起作用的结果。如脑微循环障碍可加重缺血、缺氧、ATP合成减少、血脑屏障破坏等。另外单胺类神经递质、谷氨酸、一氧化氮、缓激肽、内皮素、花生四烯酸等的增多也与创伤性脑水肿的发生与发展有关。

另外,与创伤性脑水肿不同的另一种病理变化称为外伤后急性脑肿胀又称弥漫性脑肿胀(DBS)是在严重脑挫裂伤或广泛性脑损伤之后所发生的急性继发损害,发生率约为10.5%~29%,以青少年为多见。常于伤后2~4小时或稍长时间内出现一侧或双侧脑组织广泛肿大,病情恶化迅速,处理较为困难,往往于短期内死于不能遏制的颅内高压,死亡率高达80%以上。目前,对发病机理尚无定论,由于脑肿胀的发生与消退较一般脑水肿迅速;CT扫描显示肿胀的脑白质CT值高于正常或等于正常;测定脑血流量有明显增加;及对激素治疗效果甚差等特点看,明显有别于脑水肿,故多数学者同意系因急性脑血管扩张所致脑肿胀。但亦有人认为是由于严重脑外伤累及脑干血管运动中枢,引起血管麻痹、扩张、脑血容量增加所致严重颅内高压,继而造成脑灌注压下降、脑缺血,故而发生较一般为快的急性脑水肿。

(二)治疗

由于创伤性脑水肿通常不会单一存在,与其他原发性和继发性病理损伤同时存在,所以,创伤性脑水肿的治疗同急性颅脑损伤病人。

脱水治疗:通过提高血内渗透压及利尿的方法达到使脑组织内水分及脑脊液减少从而起到降低颅内压的目的。常用的脱水剂有:20％甘露醇溶液 250ml,0.25～1.0g/kg,每 4～12 小时一次静滴;甘油果糖溶液 250ml,每 6～12 小时一次静滴,亦可同甘露醇交替使用;25％白蛋白注射液 5～10g 静滴,每日 1～2 次,借提高血液胶体渗透压减轻脑水肿;50％甘油盐水口服液,1～2ml/kg/次,每日 3～4 次,可用于缓慢降低颅压,但临床已基本不用。常用利尿剂有:呋喃苯胺酸(速尿)20～40mg,每日 2～4 次,应以小剂量开始,并注意补钾;醋氮酰胺(乙酰唑胺)250mg,每日 2～4 次,环戊甲噻嗪 250mg,每日 1～2 次;双氢克尿噻 25mg,每日 2～3 次,注意有诱发高血糖之可能。应予指出,采用强力脱水,虽可迅速缓解颅内高压,但这种效果难以持久,甚至尚有反跳现象,致使颅内压力反而高于脱水之前,故宜于相对平稳地保持脱水状态为佳。国内外大多数医师主张采用速尿＋甘露醇＋白蛋白联合使用的方法,取得良好的效果。但必须注意,不适当地强力脱水可促使颅内出血或引起迟发性血肿,亦可导致水、电解质紊乱,加重心、肾功能损害。所以,对于局灶性脑挫裂伤、无颅内高压和占位效应的病人,不应该常规使用、更不应该长期使用脱水治疗。

激素治疗:主要是利用糖皮质激素具有稳定膜结构的作用减少了因自由基引发的脂质过氧化反应,从而降低脑血管通透性、恢复血管屏障功能、增加损伤区血流量及改善 Na^+-K^+-ATP 酶的功能,使脑水肿得到改善。常用地塞米松 10mg,每日 1～2 次静滴。也有主张采用 3～6mg/kg 的大剂量地塞米松或甲基强的松龙治疗急性脑损伤病人。但大多数临床实践证明激素的治疗效果有限。其次是利用性激素促进蛋白质合成,抑制其分解代谢,以对抗糖皮质激素的蛋白分解作用。常用有丙酸睾丸酮或苯丙酸诺龙,25～50mg 每周 2 次肌注。女性病人应加用乙烯雌酚 1mg。

冬眠降温和亚低温治疗:适用于严重脑挫裂伤、脑干及/或丘脑下部损伤伴发高热和去脑强直的病人。目的在于控制高热以降低脑代谢率和脑耗氧量,增强脑组织对缺氧的耐受性,减少脑血容量和颅内静脉压,改善细胞膜的通透性,防止脑水肿的发展。常用药物有:氯丙嗪 50mg、异丙嗪 50mg 及度冷丁 100mg(Ⅰ号合剂,小儿按 0.5～1mg/kg 计算);或海德琴 0.6mg、异丙嗪 50mg 及度冷丁 100mg(Ⅱ号合剂);或酰普马嗪 20mg、异丙嗪 50mg 及度冷丁 100mg(Ⅳ号合剂)。加在 500ml5％葡萄糖溶液中滴注,待病人植物神经得到显著抑制、御寒反应减弱或消失后,逐渐开始物理降温。通常每降低 1℃,脑耗氧量与血流量即下降 4％左右,降温深度依病情而定,以 32～35℃为宜,过高达不到降温目的,过低有发生心律失常和低血压的危险。降温过程中切忌发生寒战、冻伤及水电解质失调,一般持续 3～5 天即可停止物理降温,使病人自然复温,逐渐减少用药乃至停药。复温困难时可加用电热毯,以促进体温的回升。近年来,国内外采用肌松冬眠合剂＋呼吸机＋冰毯降温的正规亚低温治疗方法,取得良好效果。该方法不但能使病人的体温迅速达到亚低温水平(32～35℃),而且无寒战和呼吸对抗所致的颅内压波动。

对于非手术治疗无效,病人颅内高压无法控制时,应该选用标准外伤大骨瓣减压,可挽救病人生命。

二、外伤性颅内血肿

颅内血肿是颅脑损伤中最多见而且最危险的继发性病变,若诊断和处理不及时,会威胁病人生命。其发生率约占闭合性颅脑损伤的 10％,但在重型颅脑创伤中几乎有半数病人并发颅内血肿。通常自受伤至血肿形成往往有一个演变过程,其发展速度急缓不一,依出血的速度和部位而异。按伤后至血肿症状出现的早迟可分为:特急性血肿(3 小时内);急性血肿(3 天内);亚急性血肿(4～3 周);慢性血肿(3 周以上)。另有迟发性血肿,系属伤后首次 CT 检查阴性,而后在复查 CT 时又发现血肿者。此外,根据血肿所在解剖部位不同又可分为:硬膜外血肿;硬膜下血肿;脑内血肿及特殊部位血肿。颅内血肿的主要危害,是压迫、推移脑组织,引起进行性颅内压增高,形成脑疝,危及病人生命。其中除少数出血速度慢、血肿体积小、代偿能力强及脑水肿、肿胀反应轻者外,一般均需及时施行手术清除血肿,始能得以救治。据临床观察急性颅内血肿量幕上超过 20ml,幕下 10ml 即可引起颅内压增高症状。

急性颅内高压的病理生理:正常情况下,颅腔容积(平均 1400ml)是颅腔内容物脑组织(平均 1250ml)、单位时间脑血管内贮血容量(平均 75ml)及颅内脑脊液容量(平均 75ml)之和。这三者之间虽然是互为盈亏、保持平衡,但由于脑实质不能被压缩,故调节颅内压主要在脑脊液和脑血容量之间进行。当颅内压升高时,颅内脑脊液可转移至椎管及加快吸收率,不过充其量只能代偿 5%,约 70ml。继而脑血容量亦可压缩 1/3 左右,但至少应保持单位时间脑血容量在 45ml 以上,故也只能代偿 3%,约 25ml 左右。因此,实际上当颅内压增高时只有 8% 的颅腔容积可以代偿。

设若颅内高压的发生和发展较为缓和,有一个逐步升高的过程,则颅腔容积的代偿力才能充分发挥,可在颅内压监测所示容积/压力曲线上清楚看到代偿期,并有较好的顺应性。若颅内高压的发生与发展十分急骤,迅即超出容积代偿力,越过容积/压力曲线的临界点,直线上升,则很快进入失代偿期。此时,颅腔容积的顺应性极差,即使从脑室放出 1ml 脑脊液,亦可使压力下降 0.4kPa(3mmHg)以上,说明病人已至衰竭阶段。若颅内高压达到平均体动脉压水平时,脑灌注压已少于 2.6kPa(20mmHg),则脑血管趋于闭塞,中枢血液供应濒临中断,则病人将陷入脑死亡状态。

(一)急性硬脑膜外血肿

硬脑膜外血肿是位于颅骨内板与硬脑膜之间的血肿,好发于幕上半球凸面,十分常见,约占外伤性颅内血肿的 30% 左右,其中绝大部分属急性血肿(86.2%),次为亚急性(10.30%),慢性较少(3.5%)。目前大多数临床医生又将伤后 3 小时内即出现的颅内血肿,称为特急型血肿。

1.病因与病理　典型的急性硬脑膜外血肿常见于青壮年男性颅骨线形骨折病人,以额颞部和顶颞部最多,这与颞部含有脑膜中动、静脉,又易为骨折所撕破有关。特别是发展急速的硬脑膜外血肿,其出血来源多属动脉损伤所致,血肿迅猛增大,可在数小时内引起脑疝,威胁病人生命。若出血源于静脉,如硬脑膜静脉、板障静脉或静脉窦,则病情发展稍缓,可呈亚急性或慢性病程。急性硬脑膜外血肿在枕部较少,因该处硬膜与枕骨贴附较紧,且常属静脉性出血。据研究,血肿要将硬膜自颅骨上剥离,至少需要 35g 的力量。但有时,由于骨折线穿越上矢状窦或横窦,亦可引起骑跨于窦上的巨大硬膜外血肿,这类血肿的不断扩张,多为硬脑膜与骨内板剥离后,因新的再出血所致,而非仅由静脉压造成继续出血。血肿的大小与病情的轻重关系密切,愈大愈重。不过出血速度更为突出,往往小而急的血肿早期即出现脑压迫症状,而出血慢的血肿,则于数日甚至数周,始表现出颅内压增高。位于半球凸面的急性血肿,常向内向下推压脑组织,使颞叶内侧的海马及钩回突向小脑幕切迹缘以下,压迫大脑脚、动眼神经、大脑后动脉,并影响脑桥静脉及岩上窦的回流,称为小脑幕切迹疝。为时较久的硬膜外血肿,一般于 6～9 天即有机化现象,由硬膜长入纤维细胞并有薄层肉芽包裹且与硬膜及颅骨粘连。小血肿可以完全机化,大血肿则囊性变内贮褐色血性液体。

2.症状与体征　硬膜外血肿的临床表现可因出血速度、血肿部位及年龄的差异而有所不同,但从临床特征看,仍有一定规律及共性,即昏迷-清醒-再昏迷。现以幕上急性硬脑膜外血肿为例,概述如下。

意识障碍:由于原发性脑损伤程度不一,这类病人的意识变化,有 3 种不同情况:原发性脑损伤较轻,伤后无原发昏迷,至颅内血肿形成后,始出现进行性颅内压增高及意识障碍,这类病人容易漏诊。原发性脑损伤略重,伤后曾一度昏迷,随后即完全清醒或有意识好转,但不久又再次陷入昏迷状态,这类病人即所谓典型病例,容易诊断。原发性脑损伤严重,伤后持续昏迷,且有进行性加深表现,颅内血肿的征象常被原发性脑挫裂伤或脑干损伤所掩盖,较易误诊。

颅内压增高:随着颅内压增高,病人常有头疼、呕吐加剧,躁动不安和四曲线的典型变化,即 Cushing's

反应,出现血压升高、脉压差增大、体温上升、脉率及呼吸缓慢等代偿性反应,等到衰竭时,则血压下降、脉搏细弱及呼吸抑制。

神经系统体征:单纯的硬膜外血肿,早期较少出现神经受损体征,仅在血肿形成压迫脑功能区时,才有相应的阳性体征,如果病人伤后立即出现面瘫、偏瘫或失语等症状和体征时,应归咎于原发性脑损伤。当血肿不断增大引起颞叶钩回疝时,病人则不仅有意识障碍加深,生命体征紊乱,同时将相继出现患侧瞳孔散大,对侧肢体偏瘫等典型征象。偶尔,因为血肿发展急速,造成早期脑干扭曲、移位并嵌压在对侧小脑幕切迹缘上,则可引起不典型体征:即对侧瞳孔散大、对侧偏瘫;同侧瞳孔散大、同侧偏瘫;或对侧瞳孔散大、同侧偏瘫。应立即借助辅助检查定位。

3.诊断与鉴别　幕上急性硬膜外血肿的早期诊断,应判定在颞叶钩回疝征象之前,而不是昏迷加深、瞳孔散大之后。故临床观察尤为重要,当病人头痛呕吐加剧、躁动不安、血压升高、脉压差加大及/或出现新的体征时,即应高度怀疑颅内血肿,及时给予必要的影像学检查,包括 X 线颅骨平片、脑血管造影或 CT 扫描等。其中 CT 扫描是首选辅诊方法,不但能明确诊断,而且能准确反映血肿部位、大小、占位效应、合并脑内损伤等,为手术提供可靠的依据。

4.治疗与预后　急性硬膜外血肿的治疗,原则上一经诊断即应施行手术,排除血肿以缓解颅内高压,术后根据病情给予适当的非手术治疗。一般若无其他严重并发症且脑原发损伤较轻者,预后均良好。死亡率介于 5%～25%之间,不同地区或单位悬殊较大。实际上这类病人死亡的主要原因并非血肿本身,而是因脑疝形成后所引起的脑干继发性损害所致,因此,必须作到早期诊断、及时处理,才能有效地降低死亡率。国外有人提出单纯硬膜外血肿病人应该争取无死亡率。

(1)手术治疗:通常多采用骨窗开颅或骨瓣开颅术,便于彻底清除血肿、充分止血和必要时行硬膜下探查,是硬膜外血肿沿用已久的术式。近年来,由于 CT 扫描检查的广泛应用,血肿的部位、大小和脑损伤情况了如指掌,并能动态地观察血肿的变化,因此有作者采用小骨窗方法治疗硬膜外血肿也获得成功。但值得注意的是巨大硬膜外血肿和活动性出血的硬膜外血肿不宜采用小骨窗方法。

骨窗开颅硬膜外血肿清除术:适用于病情危急,已有脑疝来不及行影像学诊断及定位,直接送入手术室抢救的病人,先行钻孔探查,然后扩大成骨窗清除血肿。钻孔的顺序应是先在瞳孔散大侧颞部骨折线的附近,约有 60%～70%的硬膜外血肿可被发现。探得血肿后按需要延长切口,扩大骨孔,排出血肿,并妥善止血。若清除血肿后硬脑膜张力仍高,或膨起或呈蓝色时均应切开探查,以免遗漏硬脑膜下或脑内血肿。术毕,硬膜外置橡皮引流条,分层缝合头皮。颅骨缺损留待 2～3 月之后择期修补。

骨瓣开颅硬膜外血肿清除术:适用于血肿定位明确的病例。根据影像学检查结果,行成形骨瓣开颅。暴露血肿后不必急于挖出血肿,因此时颅压已得到相当的缓解,为减少出血起见,可由血肿周边向血肿最厚处近颅底侧逐渐剥离,多能发现已破裂的硬脑膜动静脉;而予以电凝或缝扎。待血肿清除后,宜用生理盐水冲洗创面,仔细审视有无出血点,并逐一止住,以防术后再出血。如果硬脑膜张力高或疑有硬脑膜下血肿时,应切开硬膜探查,切勿轻易去骨瓣减压而草率结束手术。须知,遗漏血肿是造成病人术后死亡的重要原因之一。术毕,悬吊硬脑膜于骨窗外缘,还纳骨瓣,分层缝合头皮,硬膜外置引流 24～48 小时。对于巨大硬膜外血肿脑疝的病人,有人主张血肿清除后采取去骨瓣减压,以免手术大片脑梗塞水肿、再次发生脑疝。

钻孔穿刺清除硬膜外血肿:适用于特急性硬膜外血肿的紧急抢救,为暂时缓解颅内高压,赢得时间,先行锥孔或钻孔排出部分液态血肿。这种应急措施已用于院前急救或脑内血肿的引流。最近,有学者用于急性硬膜外血肿的治疗,做到快速引流血肿抢救病人。其适应证为病情相对稳定,出血量约 30～50ml,经CT 检查明确定位,中线移位达 0.5cm 以上,无继续出血者。方法则按 CT 所示血肿最厚处,行锥孔或钻孔,然后插入吸引针管或放入带绞丝的碎吸针管。排出部分血液后再注入尿激酶,或尿激酶加透明质酸酶溶解残留的血凝块,反复数次,留管引流 3～6 天至 CT 复查血肿已排尽为度。

(2)非手术治疗:对于神志清楚、病情平稳、血肿量<15ml 的幕上急性硬膜外血肿可采取保守治疗。但必须动态观察病人神志、临床症状和动态 CT 扫描。一旦发现血肿增大,立即改为手术治疗。急性硬膜外血肿,无论施行手术与否,均须进行及时、合理的非手术治疗,特别是伴有严重脑原发性损伤及/或继发性脑损害的病人,决不能掉以轻心。治疗措施应是在严密观察病人临床表现的前提下,采用脱水、激素、止血及活血化瘀药物治疗,如丹参、川芎等。

另外,在临床上慢性硬膜外血肿较少见,系指伤后 2～3 周以上者,占硬膜外血肿的 3.5%～3.9%,自从 CT 应用以来发生率有所上升,有人发现竟占 1/3 以上,其实这中间可能有部分属亚急性硬膜外血肿,甚至是迟发性血肿,况且诊断慢性硬膜外血肿的时间标准,也不像慢性硬膜下血肿那样明确。一般认为伤后 13 天以上,血肿即开始有钙化现象可作为慢性血肿的诊断依据。慢性硬膜外血肿的致伤因素与急性者并无特殊之处,其不同者乃是病人伤后能较长时间地耐受血肿,且临床症状表现十分迟缓。这可能与血肿的大小、形成速度、所在部位和病人颅腔容积的代偿能力有关。故有出血源于静脉的说法,虽然静脉压力较低不易剥离硬脑膜,但若受伤的瞬间硬膜与颅骨已被分离,或因伴发脑脊液漏致使颅压偏低时,均有造成慢性血肿的机理。此外,亦有人认为是因外伤后引起的脑膜中动脉假性动脉瘤破裂所致。慢性硬膜外血肿的转归与硬膜下血肿不同,早期呈血凝块状,后期在局部硬膜上形成一层肉芽组织并能由 CT 所显示。仅有少数慢性血肿形成包膜及中心液化,但为时较久,约需 5 周左右。

本病以青年男性为多,可能是因为硬脑膜在颅骨上的附着没有妇女、儿童及老人紧密,而易于剥离之故。好发部位与急性硬膜外血肿正好相悖,即位于额、顶、枕等处为多,而颞部较少,究其原因,多系颞部血肿易致脑疝,故而病程发展较速。临床特点主要是头疼、呕吐及视乳突水肿。病人可以较长时间处于慢性颅内高压状态,如果不认真检查,往往误诊为脑外伤后综合征,直到因颅内高压引起神经系统阳性体征,如意识障碍、偏瘫、瞳孔异常或眼部体征时,始引起重视。

慢性硬膜外血肿的诊断有赖影像学检查。绝大多数病人均有颅骨骨折,而且骨折往往穿越硬膜血管压迹或静脉窦。CT 扫描的典型表现,是位于脑表面的梭形高密度影,周界光滑,边缘可被增强,偶见钙化。MRI 于 T_1 和 T_2 加权图像上均呈边界锐利的梭形高信号区。

迟发性硬膜外血肿:迟发性血肿的意义是影像学检查的概念,即首次 CT 扫描时没有明显影像异常,而是在相隔几小时甚至十多天之后再次复查时,才发现的血肿,故谓之迟发,并不是指血肿的期龄或病程的急缓。迟发性硬膜外血肿占整个硬膜外血肿的 5%～22%,男性青年较多。其发病机理,可能是由于病人头部外伤时存在硬脑膜的出血源,但因伤后脑组织水肿,其他先此形成的血肿及某些引起颅内压增高的因素,形成了填塞效应而对出血源有压迫作用。但继后若采用过度换气、强力脱水、脑脊液漏、清除颅内血肿及手术减压等措施,或因全身性低血压的影响使颅内高压迅速降低,突然失去了填塞效应,故而造成硬脑膜自颅骨剥离,遂引起迟发性硬膜外血肿。临床上,这类病人常有病情突然恶化或首次 CT 为阴性而病情却无好转时应立即复查 CT,明确诊断。一旦诊断确立,应尽早手术清除。迟发性硬膜外血肿与慢性硬膜外血肿相比,预后明显较差。

对已有明显病情恶化的病人,应及时施行手术治疗。除少数血肿发生液化,而包膜尚未钙化者,可行钻孔冲洗引流之外,其余大多数病人都须行骨瓣开颅清除血肿。一则暴露充分,二则不残留颅骨缺损。同时对术中查寻出血点和施行止血操作均较方便。此类病人如果处理得当,不伴发严重并发症,预后均较好。对个别神志清楚、症状轻微、没有明显脑功能损害的病人,亦有人采用非手术治疗,在 CT 监护下任其自行吸收或机化。

（二）急性和亚急性硬脑膜下血肿

硬脑膜下血肿是颅脑损伤常见的继发损害，发生率约为5％，占颅内血肿的40％左右。由于出血来源的不同又分为复合型硬脑膜下血肿与单纯型硬脑膜下血肿。前者系因脑挫裂伤、脑皮质动静脉出血，血液集聚在硬脑膜与脑皮层之间，病情发展较快，可呈急性或亚急性表现。有时硬膜下血肿与脑内血肿相融合，颅内压急剧增高，数小时内即形成脑疝，多呈特急性表现，预后极差；单纯型系桥静脉断裂所致，出血较缓，血液集聚在硬脑膜与蛛网膜之间，病程发展常呈慢性，脑原发伤较轻，预后亦较好。

急性硬脑膜下血肿发生率最高达70％，亚急性硬脑膜下血肿约占5％。两者致伤因素与出血来源基本相同，均好发于额颞顶区。临床病程发展的快慢，则据脑原发损伤的轻重、出血量及个体代偿能力的不同而异。

1.伤因与病理　急性和亚急性硬脑膜下血肿都是由脑挫裂伤皮质血管破裂引起出血，故均属复合型硬膜下血肿，所不同者，仅是病程急缓上略有差异而已。两者致伤因素和损伤病理亦相同：即加速性损伤所致脑挫裂伤，血肿多在同侧；而减速性损伤所引起的对冲性脑挫裂伤出血常在对侧；一侧枕部着力的病人，在对侧额、颞部前份发生复合型硬膜下血肿，甚至同时并发脑内血肿；枕部中线着力易致双侧额极、颞尖部血肿；当头颅侧方打击时，伤侧可引起复合型硬膜下血肿，即硬膜下脑内血肿；头颅侧方碰撞或跌伤时，同侧多为复合性硬膜下血肿或硬膜外血肿，对侧可致单纯性及/或复合型硬膜下血肿；另外，前额部遭受暴力，不论是打击还是碰撞，血肿往往都在额部，很少发生在枕部，而老年人则常引起单侧或双侧单纯性硬膜下血肿。

2.症状与体征　急性者大多为复合型硬脑膜下血肿，故临床表现酷似脑挫裂伤，所不同的是进行性颅内压增高更加显著，超过了一般脑损伤后脑水肿反应的程度和速度。病人伤后意识障碍较为突出，常表现为持续性昏迷，并有进行性恶化，较少出现中间清醒期，即使意识障碍程度曾一度好转，也为时短暂，随着脑疝形成迅又陷入深昏迷。亚急性者，由于原发性脑挫裂伤较轻，出血速度稍缓，故血肿形成至脑受压的过程略长，使颅内容积代偿力得以发挥，因此常有中间清醒期，不过神志恢复的程度，不像硬膜外血肿那样鲜明、清醒。颅内压增高症状：急性者，主要表现为意识障碍加深，生命体征变化突出，同时，较早出现小脑幕切迹疝的征象；亚急性者，则往往表现头疼、呕吐加剧、躁动不安及意识进行性恶化，至脑疝形成时即转入昏迷。

局灶性体征：伤后早期可因脑挫裂伤累及某些脑功能区，伤后即有相应的体征，如偏瘫、失语、癫痫等；若是在观察过程中有新体征出现，系伤后早期所没有的或是原有的阳性体征明显加重等，均应考虑颅内继发血肿的可能。

3.诊断与鉴别诊断　颅脑损伤后，原发昏迷时间较长或原发昏迷与继发性意识障碍互相重叠，表现为昏迷程度不断加深，并随之出现脑受压及颅内压增高的征象，特别是伴有局灶体征者，即应高度怀疑急性硬脑膜下血肿；若病情发展较缓已为期4～12天，曾有中间意识好转期，继而加重，并出现眼底水肿及颅内压增高症状，则往往伴有亚急性硬脑膜下血肿。行辅助检查诊断，切勿观望，等待瞳孔散大、对侧偏瘫、昏迷加深及生命征紊乱等典型脑疝症候群出现，以致延误病情，应该及早进行CT检查。另外，对小儿及老人急性硬脑膜下血肿的诊断，应注意其临床表现各具特点：小儿脑受压症状出现较早、较重，有时脑挫裂伤不重但脑水肿或肿胀却很明显，易有神经功能缺损，癫痫较多，预后较成人差；老年人因血管硬化、脑萎缩，脑的活动度大，故轻微头伤也可造成严重损害，故急性硬脑膜下血肿多属对冲性复合型血肿，常伴有脑内血肿，虽然脑水肿反应不像青年人重，但组织修复能力差，恢复慢，并发症多，死亡率亦高。

辅助检查首选CT扫描，既可了解脑挫裂伤情况，又可明确有无硬脑膜下血肿；颅骨X线平片检查，约有半数病人可出现骨折，但定位意义没有硬膜外血肿重要，只能用作分析损伤机理的参考；磁共振成像

(MRI)不仅具有能直接显示损伤程度与范围的优点,同时对处于 CT 等密度期的血肿有独到的效果,因红细胞溶解后高铁血红蛋白释出,T_1 T_2 均显示高信号,故有其特殊优势。所以,磁共振成像对于亚急性硬脑膜下血肿的诊断优于 CT 扫描。

4.治疗与预后　　急性硬脑膜下血肿病情发展快,伤情重,尤其是特急性病例,死亡率高达 50%～80%,一经诊断,刻不容缓,应争分夺秒,尽早施行手术治疗。亚急性硬脑膜下血肿中,有部分原发性脑损伤较轻,病情发展较缓的病例,亦可在严密的颅内压监护下或 CT 扫描动态观察下,采用非手术治疗获得成功。但治疗过程中如有病情恶化,即应改行手术治疗,任何观望、犹豫都是十分危险的。

(1)手术治疗:手术方法的选择须依病情而定,常用的手术方法包括:骨瓣开颅血肿清除术＋去骨瓣减压术、颞肌下减压术和钻孔冲洗引流术。钻孔冲洗引流术:根据 CT 显示血肿所在部位,行钻孔引流,若属术前来不及定位的紧急钻孔探查,则应按致伤机理及着力点,结合病人临床表现作出定位,然后按序钻孔。若属对冲性损伤应首先在颞前部钻孔,其次额部,然后顶部;若系直接冲击伤,则先在着力部,继而于对冲部位钻孔探查。发现血肿后,应将钻孔稍加扩大,以方便冲洗和清除血肿。如为液状血肿,又无活跃性出血时,可于血肿较厚的部位再多作 1～2 个钻孔,然后经各孔间插管冲洗常可将血肿大部排出。此时,若颅内高压得以缓解,脑搏动良好,即可终止手术。于低位留置引流管一根,持续引流 24～48 小时,分层缝合头皮。小儿急性硬膜下血肿囟门未闭者可经前囟侧角穿刺反复抽吸逐渐排出,若属固态血肿则需钻孔引流或开颅清除血肿。骨窗或骨瓣开颅术:适用于血肿定位明确的病人;经钻孔探查发现血肿呈凝块状,难以冲洗排出者;于钻孔冲洗引流过程中有鲜血不断流出者;或于清除血肿后,脑组织迅速膨起,颅内压力又复升高者。均应立即扩大钻孔为骨窗或行骨瓣开颅,在良好显露的前提下,充分清除血肿及挫碎、糜烂的脑组织,妥善止血。必要时应行脑穿刺排除脑内血肿,并行脑室穿刺引流或行脑基底池引流。术毕,如常缝合硬脑膜及头皮各层,硬膜外置橡皮引流 24～48 小时。若在清除血肿后,颅内压一度好转,旋又增高时,应于可能存在颅内多发性血肿的部位,试行钻孔及探查。特别是额、颞底部及脑内深部,必要时应借助于术中 B 型超声波行脑扫描检查。在确定无其他血肿后,可行颞肌下减压术或去骨瓣减压术,并应作脑室穿刺引流及/或小脑幕切开、脑基底池引流。仍有怀疑时,尚须行 CT 扫描检查或脑血管造影检查,以排除遗漏血肿或迟发性血肿的可能。颞肌下减压术:急性硬脑膜下血肿伴有严重脑挫裂伤脑水肿或并发脑肿胀时,虽经彻底清除血肿及糜碎挫裂的脑组织之后,颅内压仍不能有效缓解,脑组织依然膨隆时,则需行颞肌下减压或去骨瓣减压,必要时尚需将受累的额极和颞极切除,作为内减压措施。颞肌下减压术是一个传统的术式,作为急性脑挫裂伤伴硬脑膜下血肿清除后的减压手术,减压的范围已有所扩大,可达 8～10cm直径但以不超过颞肌覆盖面为度。将颞肌自颅骨表面充分剥离后,咬除颞骨鳞部及部分额骨和顶骨相邻部。然后星状剪开硬脑膜达骨窗边缘,止血后间断缝合颞肌,颞肌筋膜不予缝合,以便减压。分层缝合头皮,不放引流。一般多行单侧减压,如有必要亦可行双侧颞肌下减压。

骨瓣开颅血肿清除＋去骨瓣减压术:是目前临床治疗急性硬脑膜下血肿最常用的方法。有关手术的具体方法仍有争议。争议的焦点是骨瓣大小、硬脑膜是否缝合、颅骨是否保留等问题。所谓去骨瓣减压,即弃去骨瓣,敞开硬脑膜,仅将头皮缝合,以作减压。通常,除非是术前已决定施行去骨瓣减压,并有意将骨瓣加大,故有大骨瓣减压之称。否则,骨瓣的大小和部位较难达到减压的要求。实际上,是否须行减压措施,大多是在手术中作出决定的。因此,常于弃去骨瓣之后,还需将颞骨鳞部向下到颧弓水平、向前到额骨眶突后面的蝶骨大翼一并切除,使颞叶和部分额叶能向外凸出,减轻对脑干及侧裂血管的压迫。但必须强调,去骨瓣减压术应严格掌握指征,不可随意弃去骨瓣。须知,大骨瓣减压后,由于脑膨出而造成的脑移位、变形及脑实质水分大幅流动紊乱等不良后果,早期可引起颅内迟发性血肿及局部水肿加重、脑结构变形、扭曲,增加神经缺损,后期尚可导致脑软化、萎缩、积液、穿通畸形、脑积水和癫痫等并发症。大骨瓣减压的适应证为:急性或特急性颅内血肿,伴有严重脑挫裂伤及/或脑水肿,术前已形成脑疝,清除血肿后颅内高压缓解不够满意,又无其他残留血肿时;弥散性脑损伤,严重脑水肿,脑疝形成,但无局限性大血肿可予排除时;术前双瞳散大、去脑强直,经手术清除血肿后颅内压一度好转,但不久又有升高趋势者。

(2)非手术治疗:急性、亚急性硬脑膜下血肿无论手术与否,均须进行及时、合理的非手术治疗,特别是急性血肿术后,尤为重要。虽有个别急性硬脑膜下血肿可以自动消散,但为数甚少,不可存侥幸心理,事实上仅有少数亚急性硬脑膜下血肿病人,如果原发脑损伤较轻,病情发展迟缓,始可采用非手术治疗。适应证为:神志清楚、病情稳定、生命征基本正常,症状逐渐减轻;无局限性脑压迫致神经机能受损表现;CT 扫描脑室、脑池无显著受压,血肿在 40ml 以下,中线移位不超过 10mm;颅内压监护压力在 3.33～4.0kPa(25～30mmHg)以下。

(三)慢性硬脑膜下血肿

慢性硬脑膜下血肿系属外伤后 3 周以上始出现症状,位于硬脑膜与蛛网膜之间,具有包膜的血肿。好发于小儿及老年人,占颅内血肿的 10%,占硬脑膜下血肿的 25%,其中双侧血肿的发生率高达 14%。本病头伤轻微,起病隐袭,临床表现无明显特征,容易误诊。从受伤到发病的时间,一般在 1 个月,文献中报告有长达 34 年之久者。

1.病因与病理　慢性硬脑膜下血肿的发生原因,绝大多数都有轻微头部外伤史,尤以老年人额前或枕后着力时,脑组织在颅腔内的移动度较大,最易撕破自大脑表面汇入上矢状窦的桥静脉,其次静脉窦、蛛网膜粒或硬膜下水瘤受损出血。近年来的临床观察发现慢性硬脑膜下血肿病人在早期头部受伤时,CT 常出现少量蛛网膜下腔出血。这可能与慢性硬脑膜下血肿发生有关。非损伤性慢性硬脑膜下血肿十分少见,可能与动脉瘤、血管畸形或其他脑血管病有关。对慢性硬膜下血肿扩大的原因,过去有许多假说,如血肿腔内高渗透压机理,现已被否定。目前多数研究证明,促使血肿不断扩大,与病人脑萎缩、颅内压降低、静脉张力增高及凝血机制障碍等因素有关。据电镜观察,血肿内侧膜为胶原纤维,没有血管;外侧膜含有大量毛细血管网,其内皮细胞间的裂隙较大,基膜结构不清,具有异常的通透性,在内皮细胞间隙处,尚可见到红细胞碎片、血浆蛋白和血小板,说明有漏血现象。人们研究发现,血肿外膜中除红细胞外,尚有大量嗜酸性粒细胞浸润,并在细胞分裂时有脱颗粒现象,这些颗粒基质内含有纤维蛋白溶解酶原,具有激活纤维蛋白溶解酶而促进纤维蛋白溶解,抑制血小板凝集,故而诱发慢性出血。

小儿慢性硬脑膜下血肿双侧居多,常因产伤引起,产后颅内损伤者较少,一般 6 个月以内的小儿发生率最高,此后则逐渐减少,不过外伤并非唯一的原因,有作者观察到营养不良、坏血症、颅内外炎症及有出血性素质的儿童,甚至严重脱水的婴幼儿,亦可发生本病。出血来源多为大脑表面汇入矢状窦的桥静脉破裂所致,非外伤性硬膜下血肿,则可能是全身性疾病或颅内炎症所致硬脑膜血管通透性改变之故。

慢性硬脑膜下血肿的致病机理主要在于:占位效应引起颅内高压,局部脑受压,脑循环受阻、脑萎缩及变性,且癫痫发生率高达 40%。为期较久的血肿,其包膜可因血管栓塞、坏死及结缔组织变性而发生钙化,以致长期压迫脑组织,促发癫痫,加重神经功能缺失。甚至有因再出血内膜破裂,形成皮质下血肿的报道。

2.症状与体征　主要表现为慢性颅内压增高,神经功能障碍及精神症状,多数病人有头疼、乏力、智能下降、轻偏瘫及眼底水肿,偶有癫痫或卒中样发作。老年人则以痴呆、精神异常和锥体束体征阳性为多,易与颅内肿瘤或正常颅压脑积水相混淆;小儿常有嗜睡、头颅增大、顶骨膨隆、囟门凸出、抽搐、痉挛及视网膜出血等特点,酷似脑积水。国外有人将慢性硬脑膜下血肿的临床表现分为四级:Ⅰ 级:意识清楚,轻微头疼,有轻度神经功能缺失或无;Ⅱ 级:定向力差或意识模糊,有轻偏瘫等神经功能缺失;Ⅲ 级:木僵,对痛刺激适当反应,有偏瘫等严重神经功能障碍;Ⅳ 级:昏迷,对痛刺激无反应,去大脑强直或去皮质状态。

3.诊断与鉴别诊断　由于这类病人的头部损伤往往轻微,出血缓慢,加以老年人颅腔容积的代偿间隙较大,故常有短至数周、长至数月的中间缓解期,可以没有明显症状。嗣后,当血肿增大引起脑压迫及颅内压升高症状时,病人早已忘记头伤的历史或因已有精神症状、痴呆或理解能力下降,不能提供可靠的病史,所以容易误诊。因此,在临床上怀疑此症时,应尽早施行辅助检查,明确诊断。以往多采用脑超声波、脑电图、同位素脑扫描或脑血管造影等方法辅助诊断。近年来临床都采用CT扫描,不但能提供准确诊断,而且能从血肿的形态上估计其形成时间,而且能从密度上推测血肿的期龄。一般从新月形血肿演变到双凸形血肿,约需3～8周左右,血肿的期龄平均在3.7周时呈高密度,6.3周时呈等密度,至8.2周时则为低密度。但对某些无占位效应或双侧慢性硬膜下血肿的病人,MRI更具优势,对CT呈等密度时的血肿或积液均有良好的图像鉴别。

慢性硬脑膜下积液,又称硬脑膜下水瘤,多数与外伤有关,与慢性硬膜下血肿极为相似,甚至有作者认为硬膜下水瘤就是引起慢性血肿的原因。鉴别主要靠CT或MRI,否则术前难以区别。

大脑半球占位病变:除血肿外其他尚有脑肿瘤、脑脓肿及肉芽肿等占位病变,均易与慢性硬膜下血肿发生混淆。区别主要在于无头部外伤史及较为明显的局限性神经功能缺损体征。确诊亦需借助于CT、MRI或脑血管造影。

正常颅压脑积水与脑萎缩:这两种病变彼此雷同又与慢性硬膜下血肿相似,均有智能下降及/或精神障碍。不过上述两种病变均无颅内压增高表现,且影像学检查都有脑室扩大、脑池加宽及脑实质萎缩为其特征。

4.治疗与预后　目前,对慢性硬脑膜下血肿的治疗意见已基本一致,一旦出现颅内压增高症状,即应施行手术治疗,而且首选的方法是钻孔引流,疗效堪称满意,如无其他并发症,预后多较良好。因此,即使病人年老病笃,亦需尽力救治,甚至进行床旁锥颅引流,只要治疗及时,常能转危为安。现存的问题主要是术后血肿复发率仍有3.7%～38%。

钻孔或锥孔冲洗引流术:根据血肿的部位和大小选择前后两孔(一高一低)。也有临床研究证明单孔钻孔冲洗引流术与双孔钻孔冲洗引流术的疗效基本相同,故不少临床医生采用单孔钻孔冲洗引流术。于局麻下,先于前份行颅骨钻孔或采用颅锥锥孔,进入血肿腔后即有陈血及棕褐色碎血块流出,然后用硅胶管或8号尿管小心放入囊腔,长度不能超过血肿腔半径,进一步引流液态血肿。同样方法于较低处(后份)再钻孔或锥孔引流,放入导管,继而通过两个导管,用生理盐水轻轻反复冲洗,直至冲洗液变清为止。术毕,将两引流管分别另行头皮刺孔引出颅外,接灭菌密封引流袋。高位的引流管排气,低位的排液,约3～5日拔除。有人采用单纯锥颅冲洗术,可在床旁直接经头皮锥颅,排出陈血,用生理盐水冲洗至清亮,每隔3～4天重复锥颅冲洗,一般2～4次左右,在CT监测下证实脑受压解除、中线结构复位后为止。

前囟侧角硬脑膜下穿刺术:小儿慢性硬脑膜下血肿,前囟未闭者,可经前囟行硬膜下穿刺抽吸积血。选用针尖斜面较短的肌肉针头,经前囟外侧角采用45度角斜行穿向额或顶硬膜下,进针0.5～1.0cm即有棕褐色液体抽出,每次抽出量以15～20ml为宜。若为双侧应左右交替穿刺,抽出血液常逐日变淡,血肿体积亦随之减小,如有鲜血抽出及/或血肿不见缩小,则需改行剖开术。

骨瓣开颅慢性硬膜下血肿清除术:适用于包膜较肥厚或已有钙化的慢性硬膜下血肿。开颅方法已如前述,掀开骨瓣后,可见青紫增厚的硬脑膜。先切开一小孔,缓缓排出积血,待颅内压稍降后瓣状切开硬膜及紧贴其下的血肿外膜,一并翻开可以减少渗血。血肿内膜与蛛网膜多无愈着,易于分离,应予切除,但不能用力牵拉,以免撕破内外膜交界缘,该处容易出血,可在近缘0.5cm处剪断。术毕,妥善止血,分层缝合硬脑膜及头皮各层、血肿腔置管引流3～5天。对双侧血肿应分期分侧手术。

5.术后血肿复发的处理　无论是钻孔冲洗引流还是开颅手术切除,都有血肿复发的问题。常见的复发原因有:老年病人脑萎缩,术后脑膨起困难;血肿包膜坚厚,硬膜下腔不能闭合;血肿腔内有血凝块未能彻底清除;新鲜出血而致血肿复发。因此,须注意防范,术后宜采用头低位、卧向患侧、多饮水,不用强力脱水剂,必要时适当补充低渗液体;对包膜坚厚或有钙化者应施行开颅术予以切除;血肿腔内有固态凝血块时,或有新鲜出血时,应采用骨瓣或窗开颅,彻底清除。术后引流管高位排气,低位排液,均外接封闭式引流瓶(袋),同时经腰穿或脑室注入生理盐水;术后残腔积液、积气的吸收和脑组织膨起需时 10~20 天,故应作动态的 CT 观察,如果临床症状明显好转,即使硬膜下仍有积液,亦不必急于再次手术。

(四)急性和亚急性脑内血肿

脑内血肿是指脑实质内的血肿,可发生在脑组织的任何部位,在闭合性颅脑损伤中,其发生率为 0.5%~1.0%,占颅内血肿的 5% 左右,好发于额叶及颞叶前端,占全数的 80%,其次是顶叶和枕叶约占 10% 左右,其余则分别位于脑深部、脑基底节、脑干及小脑内等处。

外伤性脑内血肿绝大多数均属急性,少数为亚急性,特别是位于额、颞前份和底部的浅层脑内血肿,往往与脑挫裂伤及硬脑膜下血肿相伴发,临床表现急促。深部血肿,多于脑白质内,系因脑受力变形或剪力作用致使深部血管撕裂出血而致,出血较少、血肿较小时,临床表现亦较缓。血肿较大时,位于脑基底节、丘脑或脑室壁附近的血肿,可向脑室溃破造成脑室内出血,病情往往重笃,预后不良。

1.病因与病理　外伤性脑内血肿好发于额叶及颞叶,约占全数的 80%,常为对冲性脑挫裂伤所致,其次是顶叶及枕叶,约占 10%,系因直接打击的冲击伤或凹陷性骨折所引起,其余则为脑深部、脑干及小脑等处的脑内血肿,为数较少。血肿形成的初期仅为一血凝块,浅部者周围常与挫碎的脑组织相混杂,深部者周围亦有受压坏死、水肿的组织环绕。约 4~5 天之后血肿开始液化,变为棕褐色陈旧血液,周围有胶质细胞增生,此时,手术切除血肿可见周界清楚,几不出血,较为容易。嗣后,至 2~3 周时,血肿表面有包膜形成,内贮黄色液体,并逐渐成为囊性病变,相邻脑组织可见含铁血黄素沉着,局部脑回变平、加宽、变软,有波动感,但临床上已无颅内压增高表现。

2.症状与体征　脑内血肿的临床表现,依血肿的部位而定,位于额、颞前端及底部的血肿与对冲性脑挫裂伤、硬脑膜下血肿相似,除颅内压增高外,多无明显定位症状或体征。若血肿累及重要功能区,则可出现偏瘫、失语、偏盲、偏身感觉障碍以及局灶性癫痫等征象。因对冲性脑挫裂伤所致脑内血肿病人,伤后意识障碍多较持久,且有进行性加重,多无中间意识好转期,病情转变较快,容易引起脑疝。因冲击伤或凹陷骨折所引起的局部血肿,病情发展较缓者,除表现局部脑功能损害症状外,常有头疼、呕吐、眼底水肿等颅内压增高的征象,尤其是老年病人因血管脆性增加,较易发生脑内血肿。

3.诊断与鉴别诊断　急性及亚急性脑内血肿与脑挫裂伤硬脑膜下血肿相似,病人于颅脑损伤后,随即出现进行性颅内压增高及脑受压征象时,即应进行 CT 扫描,以明确诊断。紧急情况下亦可根据致伤机理的分析或采用脑超声波测定,尽早在颞部或可疑的部位钻孔探查,并行额叶及颞叶穿刺,以免遗漏脑内血肿。由于这类血肿多属复合性血肿,且常为多发性,故而根据受伤机理分析判断血肿的部位及影像学的检查,十分重要,否则,于术中容易遗漏血肿,应予注意。急性期 90% 以上的脑内血肿均可在 CT 平扫上显示高密度团块,周围有低密度水肿带,但 2~4 周时血肿变为等密度,易于漏诊,至 4 周以上时则呈低密度,又复可见。此外,迟发性脑内血肿是迟发性血肿较多见者,应提高警惕,必要时应作 CT 复查。

4.治疗与预后　对急性脑内血肿的治疗与急性硬脑膜下血肿相同,均属脑挫裂伤复合血肿,两者还时常相伴发。手术方法多采用骨窗或骨瓣开颅术,于清除硬脑膜下血肿及挫碎糜烂脑组织后,应随即探查额、颞叶脑内血肿,予以清除。如遇有清除血肿后颅内压缓解不明显,或仍有其他可疑之处,如脑表面挫伤、脑回膨隆变宽,扣之有波动时,应行穿刺。对疑有脑室穿破者,尚应行脑室穿刺引流,必要时须采用术中脑超声波探测,以排除脑深部血肿。病情发展较急的病人预后较差,死亡率高达 50% 左右。对单纯性脑内血肿,发展较缓的亚急性病人,则应视颅内压增高的情况而定,如为进行性加重,有形成脑疝之趋势者,仍以手术治疗为宜。至于手术方法是采用开颅或是钻孔冲洗引流，则应根据血肿的液态部分多寡而定，如果固态成分为多时，仍以手术切开彻底排出血肿为妥。有少部分脑内血肿虽属急性，但脑挫裂伤不重，年龄大，血肿较小，不足 20ml，临床症状轻，神志清楚，病情稳定，或颅内压测定不超过 3.33kPa（25mmHg）者，亦可采用非手术治疗。对少数慢性脑内血肿，已有囊变者，颅内压正常，则无需特殊处理，除非有难治性癫痫外，一般不考虑手术治疗。

（五）迟发性外伤性脑内血肿

自从 CT 问世之后，对迟发性外伤性脑内血肿的概念已较明确，即头部外伤后，首次 CT 检查未发现脑内血肿，经过一段时间后再次检查始出现脑内血肿者；或于清除颅内血肿一段时间后又在脑内不同部位发现血肿者（Frech 和 Dnlin，1977）。其发病率约在 1%～10% 之间，多见于年龄较大的颅脑外伤病人，发病高峰常在脑挫裂伤后 3 天内或于清除其他脑内血肿突然减压之后。本病的临床特点可以概括为：中、老年病人，减速性暴力所致中至重型颅脑损伤，伤后 3～6 天内症状和体征渐次加重，或有局限性癫痫，意识进行性恶化，特别是曾有低血压、脑脊液外引流、过度换气或强力脱水的病例，应及时复查 CT。本病的预后较差，死亡率为 25%～55%，提高救治水平的关键在于加强临床观察，尽早复查 CT，及时诊断、迅速清除血肿，并给予合理的术后处理。

（六）特殊部位血肿

1.脑干血肿　在闭合性颅脑损伤中单纯的原发性脑干血肿极少，据 Zuccarello（1983）报道发生率为 3.6%，且死亡率极高，约 83%。由于脑干损伤常与严重脑挫裂伤或颅内血肿并存，且脑干损伤的表现相同，因此，对脑干出血究属原发性，抑或继发性，难于辨别。虽然从临床上脑干受损症状出现的早迟和有无颅内高压、脑疝形成的经过来分析，可以鉴别，但对就诊较迟的病人仍有困难。一般都需要依靠高分辨率 CT 或 MRI 检查，不过，因为脑干接近骨性结构，斜坡后方常出现低密度带，岩骨边缘易有高密度条纹，故 CT 影像往往受到干扰，影响诊断。MRI 是脑干出血较理想的辅助检查方法，特别是出血灶在 4 天以上时，T_1 加权图像可显示清晰的高信号，易于识别；虽然急性期出血灶 T_1 加权为等信号，但 T_2 加权呈低信号，周围有或无高信号水肿，仍较易识别。此外，原发性脑干血肿多在一侧脑干的被盖区，而继发性脑干出血常于中脑和桥脑上分腹侧中线旁，呈纵行裂隙状，可资区别。外伤性脑干血肿的治疗，基本上均采用非手术治疗，血肿在 2～4 周逐步吸收，除采用 CT 观察外，尚可利用听觉诱发电位监测其恢复情况。对少数血肿体积较大，有压迫性效应者，可于急性期之后，待血肿已液化并与周围组织有明显分界时，行颞部、枕下或颅后窝入路开颅术，选择脑干血肿最为表浅的部位切入一小口，排出血肿，解除压迫有助于神经机能的恢复。

2.基底节血肿　外伤性基底节区血肿是在 CT 广泛应用之后才发现的特殊部位血肿。通过报道其发生率占颅脑损伤的 3.1%，并将之分为两型：其一为单纯性基底节血肿，其二为复合性基底节血肿，即合并有其他颅内血肿，且预后较差。致伤机理多属加速或减速性损伤所产生的扭转或剪切力，使经白质进入基底节的小血管撕裂而致。血肿一般约为 20～30ml 左右，体积较大时可穿破脑室造成脑室内出血，使病情加重。本病临床表现以头伤后早期出现完全偏瘫，而意识障碍相对较轻为特征。早期诊断需靠 CT 检查，并应根据血肿的大小、累及范围及病情是否稳定来决定手术与否。若病人伤后意识有所改善，血肿小于 20ml，颅内压不超过 3.33kPa（25mmHg），CT 无严重脑室、脑池受压、中线移位未超过 10mm，未穿破脑室者，可行姑息性治疗，否则，应及早施行手术。

手术方法：对单纯性基底节血肿可采用钻孔穿刺引流术，即在额或颞部，避开脑重要功能区钻孔或锥孔，按 CT 所示位置定向穿刺血肿，小心抽出其中液态部分，如有 60% 积血可以排出，即已达到减压目的，放入导管作为术后引流，缝合伤口。必要时可在 CT 监测下注入尿激酶数次以促其固态血块液化后排出。

若单纯性基底节血肿已破入脑室,则直接行脑室穿刺放置导管引流。

对复合性基底节血肿,伴有同侧颅内血肿时,最好按CT所示部位设计骨瓣或骨窗开颅,通过一个入路同时解决两处血肿,如果不能一次完成手术或因病变各居异侧时,则除行开颅术清除复合血肿外,对基底节血肿亦应行骨窗开颅或至少采用扩大钻孔的方法,经外侧裂或颞上回切开脑皮质,在直视下清除基底节血肿,彻底止血,以免术后发生再出血。

3.脑室内出血　外伤性脑室内出血有二:其一是因暴力作用在额或枕部,使脑组织沿前后方向猛烈运动时,脑室壁产生剪力变形,撕破室管膜血管而致,称为原发性脑室内出血;其二是外伤性脑实质内血肿,破入脑室而引起,谓之继发性脑室内出血。本病的发生率占重型颅脑损伤的1.2%。在行CT扫描的重型颅脑外伤病人中占7.1%。临床上除脑受压、颅内压增高及意识障碍显著之外,尚有中枢性高热,持续40℃以上,呼吸急促,去脑强直及瞳孔变化,易与脑干损伤及丘脑下部损伤相混淆。确切诊断有赖CT检查,可见明显的高密度影充填部分脑室系统,一侧或双侧,大量出血形成全脑室铸形者较少。脑室内出血量的多少、原发脑损伤的严重程度、病人年龄的长幼以及有无早期脑室系统扩大等因素均直接影响预后,死亡率31.6%～76.6%,幸存者常残留功能缺损及智力障碍。

治疗方法:本病往往并发严重脑挫裂伤及/或其他部位的血肿,其危害性尤甚于脑室内出血,应该在及时处理原发性和继发性损伤的同时,行脑室引流术,或在清除颅内血肿及挫碎脑组织之后,切开脑室排出引起脑室阻塞的血凝块。通常,少量脑室出血多能自行吸收,即使有少量血凝块也能在10天左右液化,故采用腰椎穿刺引流血性脑脊液数次即可使脑脊液转清;若脑室出血量大,充盈全脑室系统时,则需行脑室切开或钻孔冲洗引流,前者多在剖开术中同时施行,后者则可行双侧额角脑室穿刺,用生理盐水等量交替冲洗,尽量排出积血,必要时亦可应用尿激酶溶解血凝块,以便减少脑室扩张、脑积水,同时,也减轻对丘脑下部和脑干上端的挤压,从而避免该区灰质核团发生缺血、缺氧性继发损害。

4.多发性血肿　颅脑损伤后颅内同时形成两个以上不同部位或类型的血肿时,谓之多发性血肿。此类血肿常伴发于严重脑挫裂伤病人,发生率约占颅内血肿的10%～25%。其中,居不同部位者占60%左右;位于同一部位但不是同一类型的血肿,约占40%。多发性血肿没有独特的临床征象,虽然可以根据致伤机理和神经功能受损表现,作出初步估计,但因各种多发性血肿之间,症状和体征往往混淆,难以确诊,常须依靠影像学的检查,或经手术探查证实。一般分为三种情况:

同一部位不同类型的多发血肿,多为对冲性脑挫裂伤伴急性硬脑膜下血肿及脑内血肿;或着力部位硬膜外血肿伴局部硬脑膜下及/或脑内血肿。

不同部位同一类型的多发血肿,常为双侧硬脑膜下血肿,尤其是小儿及老年病人,因额部或枕部减速性损伤所致。当致伤暴力大、脑挫裂伤严重时,常为急性硬脑膜下血肿,往往位于双侧额颞前份。若脑原发性损伤轻微,系脑表面的桥静脉撕裂出血时,则多为慢性或亚急性双侧半球凸面硬膜下血肿。偶尔可因挤压伤致双侧颞骨骨折,亦有引起双侧硬脑膜外血肿的可能,但较少见。

不同部位不同类型的多发血肿,见于着力部位硬脑膜外血肿及/或脑内血肿伴对冲部位硬脑膜下及脑内血肿。有时枕部减速性损伤,引起枕骨骨折,可致颅后窝硬脑膜外血肿,伴对冲部位硬膜下及/或脑内血肿。

(1)多发性血肿的诊断:此类血肿临床表现常较严重,病人伤后多持续昏迷或意识障碍变化急促,容易早期出现天幕切迹疝及双侧锥体束受损征。当疑有多发性血肿可能时,应首选CT扫描。能快速确诊多发性颅内血肿。颅骨X线平片可以提示有无跨越静脉窦或血管压迹的骨折线。若脑血管造影示有无血管区,而大脑前动脉并未向对侧相应的移位,或移位程度不足血肿厚度的1/2时,或血肿甚小而中线移位过大时,均应想到多发性血肿的可能。在紧急抢救时,术前未明确多发血肿的手术病人,应注意清除血肿后的颅内压改变。若颅内压无明显缓解，或一度好转随即又复升高，或血压正常而脑组织搏动欠佳，甚至仍有脑膨出时，均需对可能发生多发血肿的部位，进行认真的探查，以免遗漏。

（2）多发性血肿的治疗：对术前已通过影像学检查，定位诊断明确的多发血肿，可以合理设计手术入路、方法和次序；但对术中始疑有多发血肿的病例，应根据致伤机理、着力点和颅骨骨折等情况慎加分析，进行探查，或采用 B 型超声波术中适时探测。

同一部位不同类型血肿的清除：最常见的是额颞前份对冲性脑挫裂伤，急性硬脑膜下伴脑内血肿，属混合性同一部位的血肿，往往彼此相连，故可在同一手术野内一并清除，偶尔需行脑穿刺始能发现；其次是硬脑膜外血肿伴发硬膜下或局部脑内血肿，可疑时必须切开硬脑膜探查硬膜下或行脑穿刺，证实后予以清除。

不同部位同一类型血肿的清除：较多见的是双侧硬脑膜下血肿，好发于额、颞前份或额、顶凸面。其次是双侧颞部硬膜外血肿，较少见。手术探查及清除这类双侧的血肿时，病人头位宜仰卧垫高，消毒铺巾须兼顾两侧施术的要求。一般急性双侧血肿应先于有脑疝的一侧，或血肿较大的一侧行骨窗开颅清除血肿，另一侧行钻孔引流或扩大钻孔至适当的骨窗清除血肿。对亚急性双侧血肿，可以一次手术双侧骨瓣开颅，亦可按血肿之大小分次剖开清除。对慢性硬脑膜下血肿大多采用双侧钻孔引流术。

5.颅后窝血肿　颅后窝血肿较为少见，约占颅内血肿的 2.6%～6.3%。由于后窝容量较小，为脑脊液经第四脑室流入蛛网膜下腔的孔道所在，并有重要生命中枢延髓位于其间，较易引起脑脊液循环受阻，颅内压急骤升高，小脑扁桃体疝及中枢性呼吸、循环衰竭，病情较为险恶，死亡率高达 15%～25%。

颅后窝血肿除在时间上有急性、亚急性和慢性血肿之分，在部位上也有硬脑膜外血肿、硬脑膜下血肿、小脑内血肿及多发性血肿 4 种。通常因为出血来源和速度不同，脑损伤程度轻重各异，故临床表现亦有差别。急性血肿系指伤后 3 天内即出现颅内压增高、小脑及/或脑干受压症状者；亚急性血肿为伤后 4～21 天出现症状者；慢性血肿则为 22 天以上出现症状者。

颅后窝血肿中以硬脑膜外血肿最多见，常因枕骨骨折损伤静脉窦或导静脉而致，临床上以亚急性表现者为多。血肿往往位于骨折侧，偶尔亦可超过中线累及双侧，少数可向幕上发展，形成特殊的骑跨横窦的硬膜外血肿。硬脑膜下血肿较少见，常伴有小脑、脑干损伤，出血主要源于小脑皮质血管或静脉窦及其导静脉撕破，多为单侧，病程发展急骤，预后较硬脑膜外血肿差。小脑内血肿罕见，多因小脑半球挫裂伤所致，常合并硬脑膜下血肿，预后不良。多发性血肿，以颅后窝血肿同时伴有幕上额、颞部对冲性脑挫裂伤、硬脑膜下及/或脑内血肿较多。

（1）颅后窝血肿的诊断：此类血肿缺乏特有的临床征象，除了进行性颅内高压症状之外，多无明显的神经系统定位体征，故早期诊断有一定困难，常须依靠 X 线照片、CT 等辅助检查方法明确诊断。通常当病人有枕骨骨折并伴有进行性加重的颅内高压时，特别是头疼、呕吐剧烈，颈部有强直或一侧颈肌肿胀，出现乳突区迟发性瘀斑（Battle 氏征）者，即应考虑颅后窝血肿的可能性。倘若病人出现双侧锥体束征、小脑机能障碍、脑干受压及生命体征改变时，应及时作辅助检查，以防漏诊。拍摄 X 线额枕前后位（Towne 氏位）平片，80% 以上可见枕骨骨折及/或骨缝分离；CT 可显示高密度备肿影像；椎动脉血管造影可见小脑后下动脉、椎基底动脉受压前移及/或局限性无血管区。若缺乏特殊检查手段，情况紧急时，应直接行颅后窝钻孔探查。

（2）颅后窝血肿的治疗：诊断一旦明确或高度怀疑颅后窝血肿时，即应手术清除血肿或钻孔探查，特别是呼吸表现有抑制情况时，切勿迟疑、观望。

单侧颅后窝探查术：病人采侧卧位，患侧居上，为防止呼吸骤停，多选用气管内插管全身麻醉。在枕外粗隆至乳突后缘连线中外 1/3 处，作纵行切口，切开时应避免损伤枕骨大神经，但枕动脉往往横过切口中段,须予结扎剪断。将肌肉自枕骨上分离,牵向侧方暴露骨折线,然后在骨折线附近钻孔探查,确认血肿后扩大骨窗清除血肿。如属幕上下骑跨型硬膜外血肿,即需向幕上扩大骨窗彻底清除之;若系硬膜下及/或小脑内血肿,则应切开硬膜清除血肿和挫碎的脑组织。如果血肿排除后颅内压仍不能满意缓解时需行枕下减压术。同时,应行脑室穿刺,并考虑到多发性血肿的可能,尤其是幕上额、颞前端的对冲伤部位,不可疏漏。

双侧颅后窝探查术:用于累及双侧的颅后窝血肿,麻醉与体位同上。手术经枕后颈中线切开,上起枕外粗隆、下至 C_4 棘突,如能严格沿项中线项韧带剖入则切口出血甚少。将枕下肌肉自骨面向两侧剥离,于儿童甚易分离,但在成年人常须切断枕肌在项上、下线的附丽缘,始能充分显露颅后窝。先行双侧钻孔,再用咬骨钳咬除两侧枕骨鳞部至适当大小以便探查,或 Y 形切开硬脑膜探查硬膜下及/或小脑内血肿。若清除血肿后颅内压仍高时,应切除枕骨大孔后缘及环椎后弓,敞开硬脑膜,行枕下减压术。必要时脑室穿刺引流并对疑有多发血肿处探查。

6.横窦沟微型硬膜外血肿　系因枕骨骨折所引起的横窦沟内出血,微型血肿压迫横窦造成静脉窦回流受阻,而致急性进行性颅内压增高。由于此症缺乏定位症状和体征,故长期以来为临床医师所忽视,一般多误诊为"外伤性良性颅内压增高",使这类病人未能得到正确的诊断和治疗。

横窦沟微型硬膜外血肿的临床特征,多为减速性枕部着力所致闭合性颅脑损伤,伴有枕骨骨折及(或)人字缝分离,骨折线越过横窦沟,右侧占 76.9%,左侧为 23.1%。常见于儿童和青年,脑原发性损伤常属轻至中型。伤后逐渐出现颅内压增高症状,约在 1 周前后达到高峰,头痛、呕吐剧烈,缓脉及视乳头水肿不断加重。经强力脱水和激素治疗虽可获得暂时好转,但终难有效缓解,甚至有 66.7% 的病人出现不同程度的意识障碍,严重者可导致颞叶钩回疝。造成急性颅内高压的原因,主要是跨越横窦的枕骨骨折,在横窦沟内形成微型硬膜外血肿,压迫横窦而致。由于横窦沟容量较小,虽然微型血肿体积平均只有 3ml 左右,已足以导致横窦静脉回流受阻。当疑有此症时,可行 CT 或 MRI 检查,或行静脉窦造影加以证实,必要时应直接钻孔探查。手术清除效果极佳,可在局麻或全麻下施术,于骨折线与横窦沟交叉处钻孔探查,稍稍扩大骨孔即可剔除沟内血凝块,妥善止血,悬吊硬膜,分层缝合头皮,皮下引流 24 小时。

(七)外伤性硬脑膜下积液

又名外伤性硬脑膜下水瘤,是因颅脑损伤时,脑组织在颅腔内强烈移动,致使蛛网膜被撕破,脑脊液经裂孔流至硬脑膜下与蛛网膜之间的硬脑膜下间隙聚集而成。发生率大约为颅脑损伤的 1%,约占外伤性颅内血肿的 10% 左右。其机理是由于蛛网膜破孔恰似一个单向活瓣,脑脊液可以随着病人的挣扎、屏气、咳嗽等用力动作而不断流出,却不能返回蛛网膜下腔,终致硬脑膜下形成水瘤样积液,从而引起局部脑受压和进行性颅内压增高的后果。

1.诊断与鉴别诊断　硬脑膜下积液的临床表现酷似硬脑膜下血肿,亦有急性、亚急性和慢性之分,术前难以区别。其临床特征为轻型或中型闭合性头伤,脑原发性损伤往往较轻,伤后有逐渐加重的头疼、呕吐和视乳头水肿等颅内压增高的表现。病程发展多为亚急性或慢性,偶尔可呈急性过程。严重时亦可导致颞叶钩回疝,约有 30.4% 的病人出现单侧瞳孔散大,约半数有意识进行性恶化及锥体束征阳性。硬脑膜下积液量一般为 50～60ml,多者可达 150ml。其性状,急性者多为血性脑脊液,稍久则转呈黄色清亮液体,蛋白含量稍高于正常。本病的确诊必须依靠特殊检查,如 CT 或 MRI,有时,即使采用 CT 扫描,也可能与等密度或低密度的硬膜下血肿相混淆。不过在 MRI 图像上积液的信号与脑脊液相近,而血肿信号较强,特别是 T 加权像时,血肿均呈高强信号,可资鉴别。

2.治疗与预后　积液的治疗,一般多采用钻孔引流术,即在积液腔的低位处,放置引流管,外接封闭式引流袋(瓶),防止气颅。于术后 48～72 小时,在积液腔已明显缩小,脑水肿尚未消退之前,拔除引流管,以免复发。对慢性积液者,为使脑组织膨起,更好地闭合积液腔,术后可以不用或少用强力脱水剂。病人采平卧或头低位卧向患侧,以促进脑组织复位。必要时尚可经腰穿缓慢注入 20～40ml 生理盐水,亦有利于残腔的闭合。对少数久治不愈的复发病例,可采用骨瓣或骨窗开颅术清除积液,将增厚的囊壁广泛切开,使之与蛛网膜下腔交通,或置管将积液囊腔与脑基底部脑池连通,必要时可摘除骨瓣,让头皮塌陷,以缩小积液残腔。术后再经腰穿注入生理盐水或过滤空气以升高颅内压,亦可通过增加静脉补液量,或适当提高血压,同时,给予钙阻滞剂减低脑血管阻力,从而改善脑组织的灌注压,以促进脑膨起。

硬脑膜下积液病人,原发性脑损伤一般较轻,如果处理及时合理,效果较好,若脑原发性损伤严重及/或伴有颅内血肿者,则预后较差,死亡率可达 9.7%～12.5%。

(刘　平)

第六节　开放性脑创伤

开放性颅脑损伤是泛指火器性或非火器性致伤物所造成的头皮、颅骨、硬膜和脑组织均向外界开放的创伤。这类损伤不仅有哆开的伤口,而且深达硬脑膜。对脑损伤来讲,只有在硬脑膜已破损,使颅腔与外界相通时,始称为开放性脑损伤。骨折伴有脑脊液漏或气颅时,虽属开放性脑损伤,但并无需要清创的头皮及颅盖开放伤。

一、非火器性颅脑开放伤

致伤因素较多,可概括为打击伤和碰撞伤两大类,前者系因锐器或钝器打击在相对静止的头部所致,后者则为移动的头颅碰撞在相对固定的物体上而造成。因此,除头部的开放创伤之外,常有不同程度的脑对冲性损伤、剪应力性损伤和出血、水肿、感染等继发损害。

1.病因与病理　锐器伤常见的致伤物有刀、斧、矛、钢杆及锥、钉、剪、匕首等。具有阔刃的利器多造成砍伤,呈条状创口,头皮创缘整齐,无明显擦、挫伤痕迹,颅骨亦为槽形裂开或陷入,硬脑膜及脑组织也有裂伤及出血。具有尖端的锐器常引起穿刺伤,头皮刺孔小而整齐,其大小及形态往往与致伤锐器的横断面相仿,刺入深度则依暴力作用的强弱而异,引起脑内血肿的机会以颞叶为多额叶较少。通常锐器伤污染较轻,颅内异物亦少见,故感染率较低。不过,偶尔亦可有小碎骨片被带入脑内,成为日后感染的核心。

钝器伤常见的致伤物有棍棒、砖、石及钉锤、斧背等铁器。长形的钝器多造成条状的头皮挫裂伤,创缘不整。颅骨呈粉碎性骨折伴条形凹陷,硬膜常被骨折片刺破。脑组织挫裂伤面积较大,且偶有一定程度的脑对冲伤,块状钝物常引起凹陷骨折或洞形骨折伴不同程度的放射状线形骨折。头皮挫伤多与致伤物外形相似,但裂伤往往呈三角形或星芒状,创缘不整、挫伤严重。硬脑膜可有撕裂,颅骨碎片刺入脑内者较多。这类钝器损伤污染较重,脑内异物、毛发、泥沙常见,易致感染,且颅内并发血肿的机会甚多。此外,还有一种较特殊的钝器开放伤,即儿童奔跑时不慎跌倒,将手中所持竹筷、铅笔或长柄玩具等棒状物,经眼眶、鼻腔、额窦或上颌窦等骨质薄弱处,戳入颅内,造成脑组织损伤及出血。如果污染较重往往导致颅内感染。

碰撞所致开放性颅脑损伤,是由于快速运动的头颅撞击在有棱角或突起的固定物上所致,例如坠落在石块上、或跌撞在铁桩上,这种暴力虽属减速性损伤,但由于作用面积较小,速度大,故与颅骨遭受外力打击类似,造成犹如加速性损伤的表现,即以颅骨局部变形为主的凹陷性或洞形骨折,但是伴发的脑对冲性损伤及剪应力性损伤仍较一般加速性损伤为重。颅内出血及感染的机会也较多。

2.症状与体征 开放性颅脑损伤的临床表现,因致伤因素、损伤部位的不同及有无继发性出血或感染而各异。

(1)全身症状:①意识改变:开放性脑损伤病人意识变化差别较大,轻者可以始终清醒,例如,锐器穿刺伤,若未伤及功能区,又未引起颅内出血,则情况往往良好。重者可出现持续昏迷,如果伤及脑干或丘脑下部时,病人常有去大脑强直及高热等表现;若继发颅内血肿,亦可引起脑疝征象。②生命体征:开放性脑损伤多有失血,故常呈面色苍白、脉搏细弱、血压下降等表现。即使是伴有颅内血肿,其生命体征的变化也多不典型。③复合伤:复合伤的存在是引起休克的又一常见原因。常见的复合伤多为胸腹闭合性损伤。若颅脑伤重于复合伤时,临床征象大多以脑伤为主,容易漏诊复合伤,特别是对有意识障碍的病人,不可忽视全身体格检查。④癫痫:较闭合性脑损伤多见,伤后早期癫痫可能与损伤的刺激或脑皮质挫伤有关。局限性凹陷骨折、急性硬膜下血肿、脑挫伤、软脑膜下或蛛网膜下腔出血以及晚期出现的感染、脑膜脑瘢痕,都是引起癫痫的因素。⑤颅内感染:开放性脑损伤常有异物、骨片、毛发被带入颅内,脑内创道又是良好的培养基,故较易感染。感染初期多为脑膜炎及化脓性脑炎,病人常有头疼、呕吐、颈强直、高热及脉速等毒性反应。晚期则往往形成脑蕈及/或脑脓肿。

(2)局部体征:头部开放伤重者可见伤口哆开,颅骨外露,脑浆外溢,病人也常处于濒危状态。轻伤者局部伤口可以很小,甚至被头发所掩盖,有时系钢针、铁钉、竹筷等致伤物,经眼眶、鼻腔或耳道刺入颅内。检查时应注意创口的大小、方向及深度,对留置在创内的致伤物,暂勿触动,以免引起出血。根据受伤的部位、失血的多少或有无大量脑脊液流出,可以判断脑原发伤情况及有无静脉窦或脑室穿通伤。

(3)脑部症状:因受伤部位和范围而异,常见的脑功能损害有:偏瘫、失语、偏身感觉障碍及视野缺损等;颅神经损伤多见于嗅、视、面及听神经;严重的开放性脑损伤可累及脑干或基底节等重要结构,病人临床表现重笃,预后不良。

3.诊断方法 开放性脑损伤可以直接看到创口,易于诊断,但对颅内损伤的情况及有无继发性血肿、异物或感染灶则有赖于辅助检查。

(1)X线平片检查:对了解颅骨骨折线走向、凹陷深度、颅内异物、骨碎片分布以及气颅等情况均十分重要,只要病人情况许可,应作为常规检查,包括正侧位和凹陷区的切线位照片。

(2)CT扫描检查:可以看到确切的损伤部位和范围,并能对异物或骨片的位置、分布作出精确的定位。特别是当颅内继发血肿、积液或后期的脑积水、脑肿胀、脑穿通畸形及癫痫病灶均有重要诊断价值。

(3)脑血管造影:主要针对开放性颅脑损伤后期的并发症和后遗症,如外伤性动脉瘤或动静脉瘘。在没有CT设备的情况下,脑血管造影仍不失为重要的诊断手段。

(4)腰椎穿刺:腰穿的目的在于了解颅内有无感染的征象,故仅在疑有炎症时始考虑此项检查或经鞘内给药。

4.手术治疗 鉴于头皮、颅骨和脑均已开放,为预防感染,应尽早施行清创术,排除挫碎组织、异物或血肿,修复硬脑膜及头皮创口,将开放伤变为闭合伤,然后再依靠必要的非手术治疗措施,使病人渡过手术后再出血、脑水肿及感染"三关"。能否在6~8小时内施行清创术,取决于病人就诊时间的早迟,故有早期清创、次期及晚期处理之分:

(1)早期清创术:由于颅脑开放伤的特殊性,早期清创缝合的时限可以延长到48小时,如无明显污染,在强有力的抗菌药物控制下,可延长到伤后72小时。病人若有休克,应首先加以纠正。手术前常规投给广谱抗生素及破伤风抗毒血清,作好备血工作。一般宜在气管插管复合麻醉下施术,麻醉应平稳,避免呛咳,保持良好气体交换,以免脑组织膨出。

清洁冲洗创面:先以灭菌干纱布轻轻填压在创口上,对嵌入颅内的异物、毛发等暂勿触动,然后用灭菌生理盐水冲洗创周,并用肥皂水刷洗,继而取下纱布继续冲洗,用水量不少于 1000ml,注意勿直接将冲洗液注入颅内。随后按常规消毒、铺巾,开始清创手术。

清创操作应由外至内、由浅入深,首先行头皮清创并适当延长切口,以增加暴露,并应照顾到缝合时不致增加张力。然后逐层清除挫碎及失去活力的组织、异物,继而于颅骨凹陷的周边用咬骨钳咬开或钻孔后扩大骨窗,小心摘除已松动的骨片,在直视下取出嵌入颅内的异物。若是在静脉窦附近,必须作好突发出血的应急准备,以防不测。硬脑膜破口亦须适当扩大,以利暴露。脑组织清创时,应在直视下进行,用边吸引边冲洗的方法,清除创内所有糜烂组织、血凝块、异物及失去活力的组织,但于重要功能区应采取审慎态度。对非功能区则以尽量彻底为好,可以减轻术后脑水肿及感染的机会。术毕,妥善止血,创内尽量不用明胶海绵。创腔置引流管,特别是与脑室相通者,作为术后引流和给药途径,经头皮刺孔引出颅外。硬脑膜及头皮分层缝合或修补整复,皮下置橡皮引流 24~48 小时。颅骨缺损留待伤口愈合 3 月后,择期修补。

(2)次期清创术:指伤后 4~6 天的开放性颅脑损伤,常因就诊较晚或因早期清创不彻底,创面已有感染迹象,或有脑脊液外溢。此时不宜进行过多的外科性处理,应作创面细菌培养及药敏试验。同时清洁创面改善引流条件,并用双氧水清洗伤口,摘除表浅异物。根据创口具体情况放置引流条或用盐水纱布、油纱布更换敷料。创口过大时可以于清洁创面之后松松全层缝合创口两端以缩小创面,但必须保证创口引流通畅。待创面分泌物减少、肉芽生长良好,局部细菌培养连续 3 次阴性时,即可全层减张缝合头皮创口,留置引流 2~3 天,处理得当创口常能如期愈合。

(3)晚期处理:颅脑开放伤已逾一周以上,感染严重,常伴颅内感染,局部脑膨出或已有脑蕈形成。此时应保持创口引流通畅,及时更换敷料,改善病人营养状况,增强抵抗力,选用敏感的抗菌药物控制感染。同时,创面采用弱消毒剂冲洗、高渗湿敷以促肉芽生长,争取次期植皮,消灭创面。若病人伴有颅内高压明显脑膨出,则须及时行 CT 扫描检查,查明原因,再给予相应处理。

二、火器性颅脑开放伤

火器性颅脑损伤是一种严重战伤,其发生率与死亡率都较高。第一次与第二次世界大战的统计,颅脑伤的发生率分别占全部战伤的 15%~20% 与 7%~13%。美军侵朝与我军抗美援朝战争中分别为 18% 与17.2%,1979 年我军对越自卫还击战中占 9.1%,都仅次于四肢伤的发生率。若将颅脑伤阵亡者计入,则其实际发生率更高,如我军在抗美援朝战争中,阵亡于颅脑伤者高达 38.4%~46.6%。

穿透伤的死亡率在第一次世界大战初期为 49.3%~60.7%,后期约为 30%,第二次世界大战时降至15%。近年的死亡率仍在 10% 以上。主要死亡原因为:①脑部重要区域损伤;②并发颅内血肿;③合并伤与休克;④颅内感染等。

1.分类　火器性颅脑损伤的分类,已由繁到简。兹列举过去和目前采用的有代表性的 3 种分类法作为参考。

(1)Cushing 分类法:Cushing 在第一次世界大战期间,按火器性颅脑损伤的性质与部位特点,分为 9类,并制定了相应的创伤处理方法:①头皮伤。②开放性颅骨骨折无硬脑膜破裂。③颅骨骨折,骨片凹陷,硬脑膜破裂、无脑膨出。④沟槽形伤,碎骨片深入脑内,并有脑膨出。⑤脑穿透伤,并有碎骨片及金属、异物存留。⑥在第 4 类或第 5 类伤基础上,并有侧脑室伤和异物深入。⑦颅面伤,伤及副鼻窦、乳突。⑧颅脑贯通伤。⑨广泛性,爆裂性颅骨骨折与脑损伤。此分类为当时许多学者所采用,但分类过细,不便运用,以后为简化的分类取代。

(2)按创伤深浅分类:第二次世界大战及以后一时期采用。分类简明,能大致反映伤情轻重。①头颅软组织伤:包括头皮各层及肌层与骨膜伤,颅骨与硬脑膜尚完整,创伤局部与对冲部位可能有脑挫伤。此类多属轻型伤,少数为中型。②颅脑非穿透伤:即开放性颅骨骨折。骨折呈凹陷、粉碎性,弹片有时嵌入骨折裂隙,硬脑膜未破。常伴有硬膜外出血,局部存在脑挫裂伤或形成血肿。此类多属中型伤,个别可为重型。③颅脑穿透伤:即开放性脑损伤。颅内多有碎骨片、弹片或枪弹存留,伤区脑组织有不同程度的破坏,并发伤道血肿的机会多,属重型伤。此型伤又有盲管伤、贯通伤、切线伤与反跳伤四种基本类型。

(3)按硬脑膜是否破裂分类:将火器性颅脑损伤简化为非穿透伤与穿透伤两类。前者包括头皮伤与开放性颅骨骨折。后者相当于上述三型分类中的颅脑穿透伤。此分类法简明适用。

此外,又按投射物的种类分为弹片伤与枪弹伤。按损伤部位分为额部伤、顶部伤、颞部伤、枕部伤、颅后窝伤、颅底旁伤、(额眶、颞眶、颞乳突伤)及几部联合伤。依受伤之脑叶分为额、颞、顶、枕叶与脑室、脑干、小脑伤和几处的联合伤或多发伤。可作为以上分类的补充。

2.病理改变　火器性颅脑损伤的病理改变与非火器伤有所不同。

高速轻武器的弹片或枪弹伤造成的脑损伤有一定特点,伤道脑的病理改变分为3个区域:①原发伤道区,指位于伤道中心的一条宽窄伤道,内含毁损与液化的脑组织碎块,与血液和血块交融,含有颅骨碎片、头发、布片、泥沙以及弹片或枪弹等。碎骨片通常于伤道近端,呈散射状分布,使脑的损伤区加大。弹片或枪伤则位于伤道远侧。脑膜与脑出血,容易在伤道内聚积形成硬膜外、硬脑膜下、脑内或脑室内血肿。脑伤道内血肿的部位,可位于近端,中段与远端。②紧靠脑破坏区外周一带,为脑挫裂区。致伤机理是由于高速投射物穿入密闭颅腔后的瞬间,在脑内形成暂时性空腔,产生超压现象,冲击波向周围脑组织传递,使脑组织顿时承受高压及相继的负压作用而引起脑挫裂伤。病理征象表现为点状出血和脑水肿带。在该区域内的神经组织出现缺血性改变,少枝胶质细胞与星形细胞肿胀或崩解,随后小胶质细胞变成格子细胞,大量进入该区,开始组织修复过程。③位于脑挫裂区周围为脑震荡区。脑组织在肉眼或一般光学显微镜下无明显病理改变可见,但可出现暂时性功能障碍。

脑的病理变化可随创伤类型、伤后时间,初期外科处理和后期治疗情况而有所不同。脑部的血液循环与脑脊液循环障碍,颅内继发出血与血肿形成、急性脑水肿、并发感染、颅内压增高等因素,皆可使病理改变复杂化。

上述病理演变大致分为急性期、炎症反应期与并发症期三个时期。如创伤得到早期彻底清创处理,则可不经并发症期而愈合。

此外,脑部冲击伤也可能存在,乃因炸弹或炮弹爆震引起之高压冲击波所致。使脑部发生点状出血、脑挫裂伤、脑水肿。肺、肝、脾及空腔脏器也可同时存在冲击伤,不可忽略。

3.临床表现　火器性脑损伤具有以下临床特点。

(1)意识障碍:火器性颅脑穿透伤员,局部虽有较重的脑损伤,有时可不出现昏迷,此点不可忽略,应予连续观察神志变化过程。如伤员在伤后出现中间清醒或好转期,或受伤当时无昏迷随后转入昏迷,或意识障碍呈进行性加重,都反映伤员存在急性脑受压征象,可能合并急性颅内血肿。长期昏迷,反映广泛性脑损伤或脑干伤。颅内感染,严重合并伤以及休克、缺氧等,皆可使脑部伤情趋向恶化。一部分伤员尚可出现精神障碍。

(2)生命体征:重型颅脑伤员,伤后多数立即出现呼吸、脉搏、血压的变化。伤及脑干部位重要生命中枢者,可早期发生呼吸紧迫、缓慢或间歇性呼吸。脉搏转为徐缓或细速,脉率不整与血压下降等中枢性衰竭征象。伤后呼吸慢而深、脉搏慢而有力、血压升高的进行性变化是颅内压增高、脑受压和脑疝的危象。常指示有颅内血肿。开放伤引起外出血,大量脑脊液流失,可引起休克、衰竭。应该注意查明有无胸、腹伤、大的骨折等严重合并伤,进行分析鉴别。

伤后出现中度发热,多系蛛网膜下腔出血和创伤反应。下丘脑损伤可引起中枢性高热。还要考虑颅内感染、肺炎、泌尿系感染等因素。体温不升,说明周身反应能力低下,是预后不良之征。

(3)与非火器性颅脑损伤一样,伤员可有运动区脑挫裂伤、血肿、骨片刺激、脑膨出等,常引起癫痫,并因癫痫加重瘫痪。脑膜刺激征也常出现。

(4)颅内压增高:火器性颅脑损伤并发颅内血肿的机会较多,脑水肿与颅内感染,都使颅内压增高。呼吸道通气不畅,经常使颅内压加剧增高,改善呼吸可使情况改善。

4.诊断　作战时,因伤员数量很多,检查要求简明扼要,迅速明确颅脑损伤性质和有无其他部位的合并伤。

要强调头颅 X 线检查,这对了解伤道情况,确定颅内异物的性质、数目、位置,分析是否有头部多发伤很有必要。对指导清创手术的进行也有重要作用;脑血管造影通常在一、二线医院都不宜采用。在急性脑受压时,宜抓紧时机,直接进行清创探查。

在野战条件下,腰椎穿刺检查尽可能不做。疑有颅内感染者,则可进行腰穿与脑脊液检查。必要时可同时通过蛛网膜下腔注射抗菌素作为治疗。

火器性颅脑损伤后期存在的并发症与后遗症可按具体情况选择诊断检查方法,包括脑超声检查、脑血管造影、CT 脑扫描、气脑造影及脑电图检查等。

5.治疗　需做好下列事项:

(1)急救:①尽力将全部伤员从火线上抢救下来,暂时隐蔽在安全地带,并实行自救与互救。②包扎伤口,减少出血,有脑膨出时,用敷料绕其周围,保护脑组织以免污染和增加损伤。③昏迷伤员取侧卧位,在整个转送途中都要特别注意,以利口腔内,呼吸道分泌物和呕吐物排出,保持呼吸道通畅,防止窒息。④迅速后送到团、师救护所。对休克、颅内血肿伤员施行急救。有空中转运条件时,应该直接送到中心医院或军区总医院。⑤尽早开始大量抗菌药物治疗,应用 TAT。⑥剃发,清洁创口外围,预防感染入侵。⑦进行分类、填伤票、记录伤情,医疗文件随同伤员后送。后送中注意安全和其他医疗防护事项。已出现休克或已有中枢衰竭征象者,就地急救,不宜转送。

(2)分级医疗救护:在战争特殊环境下,很强调合理的战救组织与分级医疗救护,不可将大批颅脑伤员集中在一线医院处理。而需按战情、地理环境等情况,及时组织后送。医疗救护通常是按一线、二线、后方区三级划分,神经外科手术组(或队)加强到一线或二线医院,后方区则设置专科医院,集中收治头部伤伤员。也可按两级划分,即前方和后方区。伤员最好尽早用飞机空运至后方医院。在一线医院,通常只限于危及生命的颅内血肿,胸腹部伤和休克的救治。

在二线医院或后方专科医院,大量伤员到达时,伤员手术的顺序大致如下:①有颅内血肿等脑受压征象者,或伤道有活动性出血者,优先手术。②颅脑穿透伤的手术先于非穿透伤,其中脑室伤有大量脑脊液漏,及颅后窝伤也应尽先处理。③同类型伤,先到达者,先作处理。④危及生命的胸、腹伤,优先处理,然后再处理颅脑伤,如同时已有脑疝征象,伤情极严重,前面已经提到,只有在良好的麻醉与输血保证下,两方面手术同时进行。术后加强抗感染和颅脑伤的一般治疗。

(3)创伤的初期清创处理:火器性颅脑损伤与非火器伤一样,要求在伤后早期进行清创术,但要避免不适当的初期清创与二期手术。

(4)清创术原则与方法:麻醉、术前准备、一般清创原则基本上与平时开放性颅脑损伤的处理相同。在战时,为了减轻术后观察和护理的任务,宜多采用局麻或只用短程的全身麻醉。开颅可用骨窗法或骨瓣法。彻底的颅脑清创术,要求修整严重污染或已失活的头皮、肌肉、硬脑膜,摘尽碎骨片,清除碎烂失活的脑组织与其他异物,确实止血。对过深难以达到的金属异物,不强求在一期清创术中摘除。清创术后,颅内压力下降、脑组织下塌、脑搏动良好,冲净伤口,缝合修补硬脑膜,缝合头皮。硬脑膜外可置引流1~2天。伤口局部可酌用抗菌素。

对于脑室伤,术毕用含抗菌素的生理盐水冲净伤口,对预防感染有一定作用,同时可做脑室引流。

脑肿胀明显时,骨窗与硬脑膜伤口要扩大,行减压术。摘除的碎骨片数目,可当时与X线平片之数目与形状核对确认是否已全部取出。避免残留碎骨片形成颅内感染隐患。

新鲜伤道中深藏的磁性金属异物和弹片,可应用磁性导针伸入伤道底部吸出。手术简便,附加损伤小。如异物射到对侧或小脑幕下颅腔内,可在异物靠近颅骨之点(避开中央区,言语运动区)开颅,切开脑皮质,插入磁针吸出。

颅脑贯通伤的入口与出口相隔较远,可分别从入口与出口两处清创。脑室伤清创术中,强调将脑室中之血块与异物彻底清除,脑室壁出血,一般用棉片压迫片刻可止,脉络丛出血用电凝止血。用含稀释抗生素之生理盐水多次冲洗,而后缝合硬脑膜。颅面伤、颅底旁伤、颅后窝伤可按上述非火器性开放性颅脑损伤手术原则处理。

下列情况时,硬脑膜不予缝合修补,而需行颞肌下或枕下减压术:①清创不彻底。②脑挫裂伤严重,清创后,脑组织仍然肿胀或膨出。③已化脓之创伤,清创后需伤道引流。④止血不可靠。

(5)术后处理:脑穿透伤清创术后,仍需定时密切观察生命体征、意识、瞳孔的变化,观察有无颅内继发出血、脑脊液漏等。加强抗脑水肿、抗感染、抗休克的治疗。保持呼吸道通畅,吸氧。躁动、癫痫,高热时,使用镇静药、冬眠药和采用物理方法降温。昏迷瘫痪者,定时翻身,预防肺炎,褥疮和泌尿系感染,注意营养,与重型闭合性脑损伤的处理原则相同。

(宋树新)

第七节　脑神经损伤

脑神经颅内段主要位于颅内深部,经颅底多个骨孔进出颅腔。脑神经损伤在颅脑外伤中较为常见,可表现为部分性或完全性损伤,可以是单个神经损伤,也可以多根神经同时受累。脑神经损伤在伤后早期,特别是患者存在意识障碍或合并眼及颌面部外伤时,容易漏诊。

一、概述

(一)周围神经损伤程度分级

除嗅神经和视神经外,其余脑神经都是具有确定颅内通路的周围神经。周围神经的损伤程度分级同样适用。常见的有以下2种分级。

1.Saddon分类　按损伤程度共分3类。

(1)神经失用:即短暂不完全的可逆性神经功能丧失。可在数小时或数周内恢复。病理学上显示为神经生物膜离子通透性紊乱或节段性脱髓鞘。

(2)轴索断裂:轴索和髓鞘完全断裂,但膜性结缔组织结构尚完好,临床上表现为受损轴索以远的神经功能全部丧失,但有自发再生的可能。

(3)神经断裂:指解剖学上的完全离断,或神经及其结缔组织成分的断裂范围达到无法自发再生的程度。

2.Sunderland 分级　可分为 5 级：Ⅰ级相当于 Saddon 分类的神经失用。在损伤部位有可逆性局灶传导阻滞。Ⅱ级相当于轴突和髓鞘断裂，但尚保留被膜和周围结缔组织的完整性。Ⅲ级除轴索和髓鞘断裂外，神经束内在结构也受到损害。Ⅳ级除神经外膜外，所有神经及其支持组织均断裂，神经固有的束状外观消失。Ⅴ级神经的连续性完全丧失，损伤远侧神经功能完全消失。

（二）损伤原因

1.颅底骨折导致脑神经或其供血动脉直接损伤，这是最常见的原因。

2.脑组织在颅内发生位移导致脑神经或其供血血管受到牵拉、压迫。

3.脑干损伤累及脑神经核团或脑神经近端。

4.脑神经本身的震荡使神经纤维传导功能障碍。

5.火器、锐器等所致开放性损伤导致脑神经直接损伤。

6.颅内高压，尤其是脑疝压迫或牵拉脑神经。

7.脑血管痉挛导致脑神经缺血缺氧性损害。

8.脑神经在颅底骨管处因出血或神经组织本身肿胀而受压。

9.晚期蛛网膜粘连、牵拉造成脑神经损伤。

10.外伤性颈内动脉海绵窦漏导致动眼神经、滑车神经、展神经及三叉神经损伤。

（三）辅助检查

1.X 线片　了解颅底有无骨折。

2.CT　最为常用，特别是高分辨薄层 CT 扫描，结合冠状位和矢状位重建，对于了解眼眶、视神经管、鼻窦、颞骨、枕骨等区域骨折具有重要优势。还可了解有无颅内血肿、积气、脑挫裂伤等其他损害。

3.MRI　软组织分辨率高，特别是了解视神经、脑干等处损伤具有优势。

4.脑血管造影　怀疑有颈内动脉海绵窦漏应行脑血管造影。

5.神经电生理学检测　包括肌电图和神经传导速度、神经电图、视觉诱发电位、脑干听觉诱发电位等。

（四）治疗

脑神经损伤早期，判断损伤的性质和程度较为困难，因不论是神经传导障碍、神经轴索断裂还是神经完全断裂早期均可表现为完全神经功能障碍。大多数情况下为神经失用或神经轴索断裂，治疗以非手术治疗为主，某些神经在特定情况下适合手术治疗。不同脑神经损伤的治疗策略在下面分述，总体来说包括下面几点。

1.原则　脑神经损伤本身不威胁生命，故在治疗时要有整体观念，以抢救生命为主，兼顾脑神经损伤的治疗。

2.非手术治疗　包括糖皮质激素、血管扩张药物、神经营养药物、高压氧及针灸、理疗等治疗。

3.手术治疗　主要包括减压手术、神经重建手术等，其中以视神经减压术、面神经减压或重建术报道较多。

二、各种脑神经损伤及其治疗

（一）嗅神经损伤

1.损伤原因　多由于前颅底筛板骨折或因额底部脑组织挫伤、移位造成嗅神经撕裂。

2.临床表现

(1)嗅觉丧失或减退。

(2)可伴有鼻旁窦骨折或脑脊液漏。

(3)部分嗅觉丧失者在恢复过程中可有异常嗅觉。

3.治疗　目前尚无特殊有效的治疗方法。在不完全性嗅觉丧失患者中,嗅觉往往可以得到完全恢复。恢复高峰出现在伤后10周,其原因可能与血肿、水肿的吸收消退有关。在双侧嗅觉完全丧失的患者中,恢复相对困难,如在2个月后仍未有任何恢复迹象的话,则可能将永久性丧失嗅觉。

(二)视神经损伤

1.损伤原因　视神经与周围神经性质不同,是中枢神经系统的延伸,包绕在脑膜所构成的鞘中。视神经可分为眶内段、视神经管内段和颅内段。颅脑外伤所致视神经损伤常见于额部或额颞外伤,特别是眶外侧缘的直接暴力,往往伴有颅前窝或颅中窝骨折。受伤机制如下。

(1)视神经管骨折,可导致视神经挫伤、断裂、牵拉、骨折片刺伤;视神经鞘膜内血肿可压迫视神经;视神经水肿因骨管和鞘膜的限制而至视神经受压和缺血。

(2)眼球后极与视神经间发生扭转导致视神经前段撕裂。

(3)视神经管颅内开口处上缘的镰状韧带对视神经的挤压伤。

(4)外伤所致眼底血管痉挛、血栓形成导致视神经缺血性损伤。

(5)视神经本身的震荡使视神经纤维传导功能障碍。

(6)晚期蛛网膜粘连、视神经管骨质增生、结缔组织增生及血肿机化等原因损伤视神经。

(7)颅高压造成继发性视神经损害。

2.临床表现及诊断　对于清醒患者,由于临床表现明显,易于诊断,但对于昏迷者或有明显眼部血肿挫伤时,容易漏诊。

(1)有外伤史,特别是额或额颞部直接外伤。

(2)伤后视力下降,甚至失明。可在伤后立即出现,也可数小时至数日后视力进行性下降。

(3)瞳孔扩大;伤侧直接光反应消失而间接光反应存在,健侧瞳孔直接光反应正常,间接光反应消失。眼底早期正常,伤后5～7d可发生视神经萎缩。

(4)辅助检查

1)CT:行眼眶部轴位及冠状位高分辨薄层CT扫描,可以显示眼眶内积气、血肿和视神经的挫伤或水肿。骨窗像可显示有无视神经管骨折、变形、狭窄和骨片压迫,有无颅前窝底及蝶骨大、小翼和眶壁骨折。

2)MRI:一般采用薄层扫描,可显示视神经全程,特别是CT不易显示的视神经管内段。视神经挫伤、水肿时可见视神经增粗,含水量增加。视神经鞘膜下出血及明显断裂时亦可显示。

3)视觉诱发电位:是由头皮记录的枕叶皮质对视觉刺激产生的电活动。临床上常用黑白棋盘格翻转刺激诱发电位,是一个由NPN组成的3相复合波,分别按各自的平均潜伏期命名为N75、P100、N145,其中P100潜伏期最稳定且波幅高,是最可信的成分。判断异常的标准是潜伏期延长、波幅降低或消失。

3.治疗　视神经损伤预后不良,尚无确切有效的办法。视神经完全断裂者,无法恢复。不完全性视神经损伤,随着水肿的消退、压迫的解除和血供的改善,部分患者有恢复的可能。

(1)药物治疗:包括脱水药、激素、血管扩张药、神经营养类药物、改善微循环类药物等。

(2)手术治疗:通过视神经减压术,清除碎骨片和积血的直接压迫和局部刺激,有利于缓解视神经水肿。改善局部的血液循环,防止继发性视神经损伤。

1)手术指征

①伤后曾有视力(即使有短暂视力)或查体时尚有残存视力(即使仅有手动或光感),表明神经未完全受损者。

②伤后早期视力进行性下降伴视神经管骨折变形、狭窄、骨折刺入或周围血肿压迫者。

③伤后无视力障碍或仅有轻度视力障碍,在数周至数月缓慢恶化的继发性视神经损害。

2)手术时机:一旦手术指征明确,视神经减压的手术时机越早越好,但对于超过多长时间不再适合手术则争议较大。

3)手术要点:Uemura 提出了视神经减压术的 3 个要点。

①视神经管周的骨壁要去除周径的 50%。

②减压的纵深要达到骨管的全长。

③切开神经鞘膜及总腱环,但也有学者认为不必切开神经鞘膜,因为不必要的减压会引起水肿、出血,将进一步加重神经的压迫。

4)手术方法

①经颅视神经管减压术。

②经筛窦视神经管减压术;经鼻外筛窦切口,眶内进路视神经管眼压术;鼻内经筛窦-蝶窦视神经管减压术;经上颌窦开放筛窦视神经管减压术;鼻内镜下视神经管减压术。

(三)第Ⅲ、Ⅳ、Ⅵ对脑神经损伤

1.损伤原因

(1)眼眶及颅底骨折,可造成脑神经的直接损伤,也可因骨折、血肿压迫等原因造成继发性损伤。

(2)脑干损伤、弥漫性轴索损伤的可造成第Ⅲ、Ⅳ、Ⅵ对脑神经及其核团损伤。

(3)脑疝、脑干移位牵拉、颈动脉海绵窦瘘或海绵窦血栓形成等导致的继发性第Ⅲ、Ⅳ、Ⅵ对脑神经损伤。

1)眶上裂综合征:累及动眼神经、滑车神经、展神经和三叉神经第 1 支,出现眼球运动障碍、上睑下垂、瞳孔散大、角膜反射减弱和前额部皮肤感觉减退等症状。有时眼静脉回流亦受阻,导致突眼。

2)海绵窦综合征:多见于海绵窦血栓形成、颈动脉海绵窦瘘等情况。临床症状与眶上裂综合征类似,但由于眼静脉回流受阻,常出现明显的眼球突出和结合膜水肿。

2.临床表现及诊断　动眼神经中的躯体运动纤维支配上睑提肌、上直肌、下直肌、内直肌和下斜肌,内脏运动纤维支配瞳孔括约肌及睫状肌。滑车神经在颅内的行程最长支,配上斜肌。展神经分布于外直肌。

动眼神经损伤的临床表现为瞳孔散大,该侧直接和间接光反应减弱或消失,眼睑下垂,眼球向内、向上、向下运动受限,眼球固定于外下方,在清醒患者可有复视。

滑车神经支配的上斜肌使眼球向下向外转动,当一侧滑车神经麻痹时,患者下视困难并有复视,特别是下楼梯时以上症状更为明显。若双眼向前直视时,患侧眼球位置可稍偏上。患者为纠正复视,常采取头倾向健侧的姿势,貌似斜颈。

展神经是头部创伤患者第一容易受累的神经。展神经麻痹引起内斜视,眼球外展受限,并有复视,特别是双眼向患侧注视时复视更为明显。

3.治疗　早期可给予针对神经损伤的药物治疗,如激素、血管扩张药物及神经营养药物等,如为部分损伤,有恢复潜力,恢复常需数月。如完全断裂,则没有有效方法。如伤后 6~12 个月仍无恢复迹象,则麻痹可能为持久性,此时治疗主要是眼科针对斜视的矫正治疗,如三棱镜治疗和斜视矫正手术。

(四)三叉神经损伤

1.损伤原因　三叉神经损伤以周围支损伤多见。眉弓部的头皮裂伤和眶上缘骨折可以损伤眶上神经。

颌面部特别是上颌骨骨折可损伤眶下神经。颅脑外伤造成三叉神经根、半月节等颅内段损伤不多见，常合并邻近神经损伤，如滑车、面神经、前庭蜗神经损伤。岩尖和颅中窝底骨折可导致三叉神经在 Meckel 囊、圆孔、卵圆孔、海绵窦等处损伤。

2.临床表现及诊断　三叉神经损伤的临床表现为受累神经支配区麻木、感觉减退或消失，角膜反射因角膜感觉丧失而消失。运动支受累一侧咀嚼肌瘫痪和萎缩，张口时下颌偏向患侧。在某些患者中可表现为感觉过敏或疼痛。三叉感觉根、三叉神经节及其三个分支的损伤表现为周围型感觉障碍，即支配区的一切感觉障碍，包括痛觉、温觉和触觉。不同于中枢性病变如三叉神经脊束核某段受损所致的面部分离性感觉障碍，即"洋葱皮样"节段性分布的痛温觉障碍，但触觉仍存在。三叉神经损伤后期，有时可因部分神经纤维再生发生粘连或受压出现继发性疼痛，疼痛可以为持续性，也可以为阵发性。

3.治疗　三叉神经再生能力强，损伤后多能恢复。眶上缘、眶下缘处挫裂伤应仔细清创，防止感染，减少瘢痕形成，促进神经功能恢复。三叉神经第一支损伤导致眼部感觉减退，角膜反射减弱，容易发生角膜炎或角膜溃疡，严重者可致失明，特别是在合并面神经损伤时更应警惕，早期使用眼药，必要时可行保护性眼睑缝合术，在昏迷患者中尤为重要。对于继发性三叉神经痛者，可考虑局部封闭、射频毁损、三叉神经感觉根切断等除痛治疗。

（五）面神经损伤

1.应用解剖　从大脑皮质中枢到颅外支配表情肌的分支，面神经的神经传导通路可分为 9 段。

(1)运动神经核上段：起自额叶中央前回下端的面神经皮质中枢，下达脑桥下部的面神经运动核。

(2)运动神经核段：面神经根在脑桥中离开面神经核后，绕过展神经核至脑桥下缘穿出。

(3)脑桥小脑三角段：面神经离开脑桥后，跨过脑桥小脑三角，会同听神经抵达内耳门。

(4)内听道段：面神经由内耳门进入内听道，偕同听神经到达内听道底。

(5)迷路段：面神经由内听道底的前上方进入面神经管，向外于前庭和耳蜗之间到达膝状神经节。此段最短，长 2.25～3cm。

(6)鼓室段：又名水平段，自膝状神经节起向后并微向下，经鼓室内壁的骨管，达前庭窗上方，到达鼓室后壁锥隆起平面。此处骨管最薄，易遭病变侵蚀或手术损伤。

(7)锥段：自外半规管下方到锥隆起平面，传统上常将锥段划入鼓室段。

(8)乳突段：又称垂直段。自鼓室后壁锥隆起高度向下达茎乳孔。此段位置较深，在成人距乳突表面大多超过 2cm。

颞骨内面神经全长约 30mm；其中自膝状神经节到锥隆起长约 11mm，自锥隆起到茎乳孔长约 16mm。

(9)颞骨外段：面神经的终末支在茎突的外侧向外、前走行进入腮腺。主干在腮腺内分为上支和下支。两者弧形绕过腮腺岬部后又分为 5 支；各分支间的纤维互相吻合，最后分布于面部表情肌。

面神经自上而下的分支包括：①岩浅大神经，自膝状神经节的前方分出，分布到泪腺和鼻腔腺体。②镫骨肌神经，自锥隆起后方分出，支配镫骨肌。③鼓索神经，从镫骨肌神经以下到茎乳孔之间的面神经任一部分分出。其感觉纤维司舌前 2/3 的味觉；其副交感纤维达下颌下神经节，节后纤维司颌下腺和舌下腺的分泌。④面神经出茎乳孔后，即发出耳后神经、二腹肌支、颈突舌骨肌支等小分支。⑤面部分支，腮腺内首先分为上、下两大支，然后再分为颞支、颧支、颊支、下颌缘支、颈支，形成复杂的分支及吻合网。

2.损伤原因　面神经是头部创伤中容易受伤的脑神经第二位。

(1)颌面部外伤累及面神经颅外段。

(2)头部加速或减速运动时，因脑和颅骨相对运动引起面神经，特别是脑桥小脑三角段神经的牵拉、压挤和撕裂伤。

（3）颞骨骨折：面神经在颞骨面神经管中的长度约30mm，颞骨骨折是创伤后面神经麻痹最主要的原因。按1959年Mchangh提出的分类方法，颞骨骨折可分为三种类型：纵行、横行和混合型骨折。纵行骨折骨折线起自颞骨鳞部，通过外耳道后上壁、中耳顶部，沿颈动脉管，至颅中窝底的棘孔或破裂孔附近。横行骨折其骨折线常起自颅后窝的枕骨大孔，横过岩锥到颅中窝。有的经过舌下神经孔及岩部的管孔（如颈静脉孔），个别可经过内耳道和迷路到破裂孔或棘孔附近。不同类型的骨折临床症状也不相同。纵行骨折时面瘫的发生率为20%，多为面神经受压、水肿、血肿压迫神经所致，预后较好；横行骨折中发生率为50%，多损伤面神经颅内段至内听道段，预后差，较难恢复。

3.临床表现及诊断

（1）症状

1）口角歪斜和闭眼障碍。

2）溢泪、鳄鱼泪和无泪

①溢泪：面神经损害在膝状神经节以下，泌泪功能正常，而由于面瘫使鼻泪管的被动运动受阻，眼泪不能通过鼻泪管流向鼻腔，故患者有不自主流泪现象。

②鳄鱼泪：进食的同时伴有流泪现象，原因是原来分布于涎腺的神经再生后错位交叉生长，长入泪腺，多见于膝状神经节和膝状神经节上端的损伤。

③无泪：当膝状神经节或以上部位病变时，岩浅大神经受累，患侧无泪，角膜干燥。

3）味觉过敏：当鼓索神经受累，患侧舌部味觉异常或消失，患者常述口中有甜味或辛味。

4）听觉过敏：当镫骨肌受累，患者对突然出现的强声难以忍受，称为听觉过敏。

（2）体征

1）静态表现：患侧额纹消失，鼻唇沟浅或消失，眼裂大，长期面瘫者由于面肌萎缩松弛，患侧眉毛低于健侧。

2）患侧眉毛不能上抬。

3）眼睑不能闭合，做闭眼运动的同时，患侧眼球不自主向外上方运动，使角膜下巩膜外露，即"眼球露白"，此现象称为"贝尔现象"。

4）做笑或露齿的动作时，口角明显向健侧移动。做鼓腮运动时，双唇难以闭紧，患侧漏气。做张口运动时，下颌偏向健侧（面神经下颌缘支受累）。

5）联动：当患侧面部部分表情肌主动运动时，另一部分表情肌会出现被动运动，称为联动。如患侧做闭眼运动时，同侧口角会被动运动。联动的原因是在面神经纤维再生时，由于神经小管的破坏，神经纤维错向生长，不能准确到达应该支配的靶肌，而支配其他面部表情肌。当原靶肌运动时，出现非靶肌的被动运动。

（3）面神经损害部位的判断：以下只是一般规律，因临床病变常很复杂，其所见并不一定完全遵守下述规律。

1）泪液分泌试验：用宽0.5cm，长5cm滤纸两条，将其一侧距离顶端5mm处折叠。吸干眼结膜的下穹隆内的泪液，将折叠好的滤纸置入5min后，对比双侧滤纸的泪液浸湿的长度。正常人两侧差别不超过30%，如果相差一倍可为异常，提示膝状神经节以上面神经受损。

2）镫骨肌声反射：反射消失表明损害部位在面神经分出镫骨肌处或更高水平（如面神经水平段、膝状神经节等部位）。

3）味觉试验：味觉试验消失表示面神经损伤在鼓索支的水平或更上。

4）CT和MRI检查：颞骨薄扫CT能显示颞骨骨折线，有助于了解面神经骨管损伤的部位，其定位准确率可达 90％以上；MRI 可以直接显示水肿变形的面神经。

(4)面神经损害程度的判断

1)神经电兴奋试验：取决于正常或失用纤维和变形纤维所占的比例。受损的神经纤维发生病变常需 1～3d，故本试验应在病变开始的 3d 后至 3 周进行。试验时将电极放在神经分支上，逐渐加大刺激强度，直至观察到最小肌肉收缩为止。3 周 10mA 刺激无反应为失神经支配；两侧差大于 3.5mA 提示面神经不可逆变形。两侧差别大于 2mA 为神经变性，双侧差别小于 3.5mA，提示面神经功能可以恢复。

2)肌电图：通过插入肌肉内的电极，检测单个运动单位的电活动。肌电图记录不到任何电活动，表示面神经完全性麻痹。纤颤电位是面神经变性后出现的失神经电位，是判断完全性面瘫的一个重要客观标志。但该电位一般出现在肌肉失去神经支配的 2～3 周或以后，因此不适合做早期预后判断。如面瘫时仍可测到接近正常的运动单元电位，说明损害不重，反之则自然恢复可能性小。

3)面神经电图：表面电极所记录的面肌复合动作电位的幅度与轴索冲动数和同步性直接有关。在茎乳孔外的面神经主干体表进行点刺激，口轮匝肌处记录。由于面神经纤维的变性程度同面肌纤维的失神经程度成正比，故面神经电图的振幅相当于面神经兴奋程度。

面神经变性的程度是以健侧面神经电图的振幅与患侧面神经的振幅的比例表示，变性百分比＝(健侧振幅－患侧振幅)/健侧振幅。一般情况下，面神经变性百分比小于 90％，提示神经的病变是可逆的，而变性百分比大于 90％～95％，提示神经变性的不可逆性。面神经变性百分比在 90％～95％以上，自然恢复或非手术治疗恢复的可能性不到 15％，因此需要进行面神经减压或者面神经移植。

在做面神经电图检测时，两侧的刺激量应该相同，最大刺激不能超过 18mA。超过 18mA 的面神经刺激常常直接兴奋面肌，形成假阳性。面神经电图应在面瘫后 1 周至 1 个月内进行，面瘫 1 周内由于病变未达到最大程度，面神经电图的振幅降低较少。在面瘫 1 个月后。即使面神经功能已经逐渐恢复，患侧面神经电图常常不能同步恢复，这是由于再生的面神经纤维兴奋性的同步性差，在同一瞬间记录到的不同步的神经纤维的正负相相互抵消，复合电位无反应。

(5)面瘫程度评价的分级：临床上常用 House-Brachmann 分级。

4.治疗　对于是否手术及手术时间选择方面还存在争议。迟发性面神经麻痹大多数可以恢复。不完全性面瘫或临床完全面瘫而面神经电图和面神经兴奋试验提示可逆性病变者以非手术治疗为主，常用药物有糖皮质激素类药物、血管扩张药、神经营养药物、脱水药、B 族维生素和 ATP 等，也可以采用高压氧治疗和物理治疗的措施，同时因眼睑不能闭合，要注意保护角膜。对于按 House-Brachmann 分级，程度为 V 级或 VI 级的任何不可逆面瘫，病程 3 周内，面神经电图检查提示面神经变性≥90％，神经电兴奋试验示健侧和患侧相差≥3.5mA，病程 3 周以上，结合 EMG 检查见纤颤电位，表明神经无恢复倾向，应进行手术治疗。

(1)面神经减压术：在国内多为耳科医生实施。目的是开放面神经管和切开神经外膜，解除其压力，改善血液循环，促进面神经功能恢复。应根据面神经损伤的部位决定手术进路。当听力和前庭功能存在时，经耳道和鼓室进路可达鼓室段面神经；从耳后切口，经乳突暴露鼓室段和乳突段面神经；颅中窝进路可暴露内耳道段和迷路段；迷路后进路可到达颅后窝的面神经；经乳突和颅中窝联合进路，可行面神经全程减压，保留听力和平衡功能；对听力和前庭功能完全消失的患者，可经迷路进路暴露面神经全程。

(2)面神经吻合术：包括端对端吻合术和改道吻合术。端对端吻合术适用于神经离断但无分离或分离不多，可行无张力吻合者。神经两断端相距 3～4mm 或以上，吻合时张力较大者，需采用颞骨内和颞骨外改道吻合术。

(3)面神经移植术：适用于神经缺损较大，无法吻合的病例。移植神经常用耳大神经和腓肠神经。

（4）舌下神经或副神经面神经吻合术：副神经的效果不如舌下神经，且副神经切断后的胸锁乳突肌和斜方肌瘫痪及萎缩，影响举手和抬肩运动，常作为第二选择。

（5）两侧面神经交叉吻合术：利用对侧的面神经冲动改善患侧的、口角运动。

（6）面瘫晚期康复手术：面神经康复手术主要有两大类，即动力重建手术和静态康复手术。动力重建手术包括神经重建手术（如上述舌下神经或副神经-面神经吻合术）和带蒂肌瓣转移手术。静态康复手术包括提眉术、上睑全负荷体置入术、下睑楔形切除术、外眦成形术、口角悬吊术等。

（六）前庭蜗神经损伤

1.损伤原因　头颅闭合性损伤可导致迷路震荡、内耳出血、内耳毛细胞和螺旋神经节细胞受损。若创伤发生于头部加速或减速运动时，因脑和颅骨相对运动引起脑挫伤或前庭蜗神经的牵拉、压挤和撕裂伤。临床上表现多为重度高频神经性聋或混合性聋，伴高调耳鸣及眩晕、平衡紊乱。症状多能在数个月后缓解，但难以完全恢复。

颞骨横行骨折时，与颞骨岩部垂直走行的骨折线常跨越骨迷路或内耳道使其内的诸结构受伤害，发生重度感音神经性聋及眩晕、眼震、面瘫和脑脊液耳漏等。

2.临床表现及诊断　前庭蜗神经损伤后表现为伤侧耳聋和平衡功能障碍；由于前庭刺激可出现眩晕和眼球震颤，有因前庭与网状结构和自主神经的联系，可伴有恶心、呕吐等症状。在蜗神经损伤中，另　常见症状为耳鸣，耳鸣的程度和持续时间各异，多数为持续性的高调耳鸣，大部分有望在伤后3～4周逐渐恢复，少数可表现为永久性耳鸣。

纯音电测听、耳蜗电图、脑干听觉诱发电位、眼震电图等电生理检查有助于前庭蜗神经损伤的定性和定位诊断。颞骨薄层CT扫描可了解颞骨骨折情况。

3.治疗　前庭蜗神经损伤无有效治疗方式，早期以药物治疗为主，如激素、血管扩张药物、神经营养药物、抗眩晕药物等。有残存听力者，可选配助听器。可通过心理治疗以及加强平衡训练来补偿前庭功能。若眩晕症状频繁发作，根据受累耳的听力情况，可考虑手术治疗，如破坏迷路或选择性切断前庭神经等。

（七）后组（Ⅸ、Ⅹ、Ⅺ、Ⅻ）脑神经损伤

1.损伤原因　舌咽神经、迷走神经和副神经一同穿颈静脉孔出颅，舌下神经经舌下神经管出颅。后组脑神经位于颅后窝，外伤性后组脑神经损伤在临床上较为少见。可见于颅后窝骨折、颅外颈部弹片伤等。骨折线多累及颈静脉孔和舌下神经神经管。

2.临床表现及诊断　后组脑神经均起自延髓，其损伤多合并脑干损伤，多数患者因合并严重脑外伤昏迷，查体不合作，容易漏诊。舌咽、迷走、副神经一起经颈静脉孔出颅腔，故颅底骨折所致后组脑神经损伤多为合并伤。

舌咽神经受损表现为同侧舌后1/3味觉消失，舌根及咽峡区痛觉消失（单纯舌咽神经损伤因还有其他感觉所以咽反射和吞咽反射障碍多不出现，但临床上多同时合并其他后组脑神经损伤），同侧咽肌无力，吞咽困难，饮水呛咳。

迷走神经损伤后由于咽部感觉障碍和肌肉瘫痪，可因声带麻痹出现声嘶，软腭运动障碍而吞咽困难，腭垂偏向一侧。迷走神经主干损伤可出现内脏活动障碍。

副神经脊髓根损伤时，由于胸锁乳突肌瘫痪使头不能向患侧侧屈，也不能使面部转向对侧。由于斜方肌瘫痪，患侧肩胛骨下垂。

因为舌咽、迷走、副神经同时经颈静脉孔出颅，颈静脉孔处损伤常累计上述3对脑神经，出现"颈静脉孔综合征"舌下神经完全损伤时，患侧半舌肌瘫痪，伸舌时，尖偏向患侧；舌肌瘫痪时间过长时，可造成舌肌瘫痪。

3.治疗　后组脑神经颅外段如为锐器切断,可行神经吻合。但对大多数外伤所致后组脑神经,准确判断损伤的程度、部位并找到可供吻合的两端应是十分困难,故临床上多以糖皮质激素、血管扩张药物、神经营养药物等非手术治疗为主。同时注意误吸和排痰,必要时行气管切开。患者因呛咳进食困难时,可放置鼻胃管维持营养及水、电解质和酸碱平衡,也可早期行胃造口术。

(赵　毅)

第八节　颅脑损伤处理

一、头皮血肿抽吸术

头皮血肿较大(直径超过 3cm),3～5 天后仍不能自行吸收者,可考虑行头皮血肿抽吸术。

【手术方法】

一般是在血肿波动最明显的地方将毛发剃除,用 18 号针头刺入,将积血尽量吸完,然后局部加压包扎。有时血肿较大(如帽状腱膜下血肿),数天以后血肿腔内已形成分隔,则应在不同的部位分别穿刺血肿。血肿穿刺排血不完全时,头皮仍然浮起,加压包扎效果不佳,可试用加戴石膏帽固定的方法。多数情况下,帽状腱膜下血肿要经数次抽吸和加压包扎后方能完全清除积血,因此有时亦可试行穿刺持续引流的办法,其具体做法是将穿刺针的后面接一无菌引流袋,然后将针头刺入血肿腔维持 1～2 天。少见情况,血肿极大而且出血新鲜,血肿腔内充满凝固的血块,此时虽然触诊肿块波动明显,但穿刺却不能奏效,对此可在头皮血肿的波动处做皮肤小切口将凝血块排出,术后仍要加压包扎头部。

二、新生儿颅内血肿抽吸术

新生儿颅骨骨缝未闭,有时可借助颅骨骨缝的连接处穿刺诊断或治疗颅内疾病。最常用的地方为新生儿颅骨冠状缝的外侧部位。剃除毛发后,最好先用尖针在穿刺部位打一皮洞,然后用带管芯的腰椎硬膜外穿刺针向病变的方向刺入。新生儿颅内血肿包括硬膜下血肿、积液和脑内血肿,一般进针不深均可顺利到达血肿腔。抽吸血肿时,负压不要太大,必要时可反复抽吸。

三、头皮裂伤清创缝合术

头皮的锐器切割损伤,边缘整齐,污染不重,如不合并颅骨的损伤,则在伤口清洗后分层缝合即可。若是钝性暴力造成的裂伤,除了裂伤以外,伤口周围尚有明显的皮肤挫伤。清创时宜先做一般性清洗,然后由浅及深修整受创的皮缘,污染皮缘的切除一般仅 1～2mm,以免术后缝合张力太大。必要时可以"S"状延长伤口,将伤口内的异物(如毛发、泥土、砂石),包括挫伤失活的组织全部清除。清理完毕,伤口分两层缝合,必要时放置引流物。

四、头皮撕脱复位术

头皮撕脱伤处理远较头皮裂伤为复杂。根据撕脱伤的程度可分为不全撕脱损伤和完全撕脱损伤。不全撕脱伤时尚有瓣蒂与头皮相连,此时一定要认真检查和判断瓣蒂的血供是否能保证撕脱头皮的营养,如其不能,则应将其视为完全撕脱伤处理;否则,还原皮瓣后,头皮可能整个坏死。

【手术方法】

完全性头皮撕脱伤最理想的处理方法是在彻底清创以后,分别在残存头皮和撕脱头皮上面找到一条动脉和两条静脉,然后将其吻合,再将整个头皮原位缝回,但这样的机会实在太少。绝大多数情况是残存的头皮严重污染,组织挫伤严重,撕脱的头皮经过机器的碾轧和现场的污染,送到医院时几乎已经面目全非,完全不具备吻合的条件。对此,在清创以后,应将撕脱头皮的皮下组织尽量去除,形成中厚皮片(越薄越好),然后将此贴在头皮的缺失处压紧。皮片较大时可于中间间断切开小口以防皮片下积液,一般不放引流物。

五、颅骨凹陷骨折复位术(碎骨片摘除术)

【手术指征】

1.大片颅骨塌陷造成颅内空间减小,引起颅内压增高者。

2.脑功能区受压有神经压迫症状,或有继发癫痫可能者。

3.骨折局部颅骨内板塌陷超过 1cm 者。

4.开放性粉碎性凹陷骨折。

5.骨折位于前额部影响外观者。

【手术方法】

颅骨凹陷骨折最理想的做法是在局麻或全麻下,于凹陷骨折的四周钻 3～4 个骨孔,然后用线锯将其骨孔间连接锯断,完整取下凹陷的骨片;将骨片翻转过来,用骨锤将其锤平,最后还纳之。如凹陷颅骨取出时已经破碎,则此法不能奏效。儿童颅骨较软,有时亦可试行仅钻 1 孔,伸入骨膜剥离器,将凹陷骨折顶起还原。粉碎性凹陷骨折,尤其是涉及颅内静脉窦的地方,因粉碎骨片已经不可能还原,故可不必钻孔取下骨片。正确的做法是先在正常的颅骨处钻 1 孔,然后用咬骨钳沿骨凹陷周围咬除一圈,尽量在把周围的碎骨片取完之后,最后再取静脉窦表面的碎骨片。

六、矢状窦破裂修补术

【手术方法】

外伤性矢状窦破裂后修补的机会极少,开颅以后血流如注,根本无法看清矢状窦的裂口所在,更多的做法是用明胶海绵立即覆盖于矢状窦的裂口之上,压迫一段时间以后,出血自然止住。有时裂口超过 5mm 以上,单纯压迫不能奏效,则必须要在充分显露的前提下进行矢状窦裂口的修补。首先,将周围的颅骨咬除以显露一段矢状窦,然后在充分吸引的条件下,轻压裂口两端的矢状窦以阻断血流,看清裂口以后一般用 5-0 的无创带针丝线缝合 1～2 针。还有一种方法是硬脑膜周围悬吊止血法,具体做法是在矢状窦的一侧或双侧悬吊硬脑膜,将覆盖明胶海绵的矢状窦裂口压迫于颅骨内板和硬脑膜之间。

七、小脑幕上血肿清除术

(一)颞肌下减压术

颞肌附着于头颅侧方的颞窝内,上起自上颞线,下止于下颌骨的喙突,颞深筋膜位于其表,颞深筋膜的下面分成浅、深两层，分别止于颧弓的内、外侧。传统的颞肌下减压术是在颧弓上的颞部做直切口，分开颞肌后颅骨钻孔，然后用咬骨钳将骨孔扩大。这种方法骨窗小，减压效果极为有限，故现在基本上放弃不用。新的做法是在上颞线的头皮投影区做头皮弧形切口，于颞浅筋膜下分离皮瓣，在上颞线处和额骨颧突、颧骨额突的后方将颞深筋膜切开，用骨膜剥离子分开颞肌与颞窝的附着，在颞窝处的颅骨钻孔并扩大骨窗，最后将硬脑膜呈放射状切开减压。关颅时主要是将颞深筋膜缝合即可。

（二）硬脑膜外血肿

硬脑膜外血肿的好发部位为颞部、颞后顶部、颅骨骨折局部、头皮挫伤的深面。除非术前 CT 已经明确血肿的部位，否则手术探查时均应以上述部位作为根据。

【手术方法】

首先在血肿的体表部位形成一个马蹄形皮骨瓣，掀开骨瓣后即可看见血肿；清除血肿时不必过分地刮去硬脑膜表面的血凝块，以免导致新的出血。如果术前 CT 证实硬脑膜下没有血肿或积液，则不必切开硬脑膜。为防止术后的积血，可以将血肿周缘的硬脑膜与骨窗周缘的骨膜进行悬吊。清除血肿之后，颅内压力明显降低，关颅时应该还纳骨瓣，硬脑膜外置橡皮引流管，然后分层缝皮，若患者术前急性硬膜外血肿量很大，且已脑疝形成时，关颅时宜打开硬膜，行去骨瓣减压术，以缓解术后出现严重的脑水肿。有时在时间和条件都不允许的情况下，也可试行骨窗开颅术。此即在血肿的头皮表面做一弧形或垂直切口，用撑开器牵开之后颅骨钻孔，用咬骨钳扩大骨孔形成骨窗，以下的步骤就是清除血肿。骨窗开颅术的显露比骨瓣开颅术要小得多，一般在靠近颅底的部位和血肿较大时均不宜使用。

（三）硬脑膜下血肿

硬脑膜下血肿常合并有脑的挫裂伤，血肿范围广泛，损伤较重。脑挫裂伤的好发部位主要是颞叶和额叶的底面，硬脑膜下血肿的出血来源主要是脑挫裂伤和脑的表面静脉，尤其是回流到矢状窦的一些桥静脉。硬脑膜下血肿的发生部位几乎无例外地都在一侧或两侧的额、颞部。手术显露的范围应该包括一侧的额底和颞底，以及靠近矢状窦的部分桥静脉。

【手术方法】

头皮切口上起自额部发际内的中线处，向后弧行切开，下止于耳屏前和颧弓上。骨瓣尽量大一些，钻 5～6 孔，形成带蒂或游离的骨瓣。"H"形或放射状切开硬脑膜，清除脑表面血肿后，再轻抬额叶的底面和颞叶的底部，将其挫伤破碎的脑组织一并吸除。术后视脑损伤的程度决定是否弃去骨瓣，如脑的损伤不重，压力不高，可以缝合硬脑膜后还纳骨瓣（硬脑膜亦可不必缝合）。如脑的损伤较重，估计术后可能发生严重的脑水肿，则应弃去骨瓣，敞开硬脑膜充分减压。有时脑的挫伤严重，切开硬脑膜之后脑组织向外严重膨出，甚至不能关闭切口，此时一定要注意有无下列情况存在：一是排除对侧有无血肿，二是排除同侧的脑内和额、颞部的底面有无血肿。这些情况排除以后，可以要求麻醉师降低血压，加深麻醉和正压过度换气；与此同时，手术者可以将部分额极和颞极的脑组织吸除，然后尽快关颅。

（四）脑内血肿

脑内血肿一般发生在脑损伤的额叶和颞叶，有的是在脑挫裂伤的基础上由许多小的出血灶缓慢融合而来，后一种情况脑内血肿的形成需要一段时间，此即所谓"迟发性血肿"。脑内血肿的开颅术与硬脑膜下血肿的手术方法大致相同。只有显露脑组织、清除血肿后，将软化的脑组织尽量吸除干净，否则会加重术后脑水肿，延长病程。

注意：清除血肿、去骨瓣以后，脑组织从骨窗膨出严重的患者，术后应复查 CT，如果有遗漏血肿或新血肿形成，应再次进行血肿清除术。

（五）慢性硬脑膜下血肿

慢性硬脑膜下血肿在临床上表现为缓慢颅内压增高和偏侧神经功能障碍的假性脑瘤症状。手术的目的主要是改善脑受压和促使脑复张。对此,以前多采取骨瓣开颅术,清除血肿,剥离血肿包膜,尤其是脑表面的血肿脏层包膜,用以促使脑的术后扩张。这种手术方法损伤较大,剥离脑表面的血肿脏层包膜有可能造成术后渗血,加之此类患者多数年龄较大,故现在基本废弃不用。目前取而代之的是钻孔引流术,即在额颞部颅骨上钻一小孔,切开硬脑膜后将导管插入硬脑膜下的血肿腔内,持续引流48～72小时后将导管拔出。有的术者偏向于钻双孔引流,有的主张术后应该尽量用清水将血肿腔冲洗干净。

七、小脑血肿清除术

(一)硬脑膜外血肿(骑跨横窦)

小脑的硬脑膜外血肿多见于颅盖部的线性骨折延伸至后颅窝,尤其是延伸通过横窦的骨折,造成特有的骑跨横窦幕上、幕下硬脑膜外血肿。一般发病较缓,通常外伤后2～3天症状达到高峰。

【手术方法】

手术时取侧卧或俯卧体位,在血肿的体表部垂直切开皮肤、皮下和各层组织,在达到颅骨以后常可见到纵行的骨折线。在骨折线的旁边钻孔,然后扩大骨窗。血肿多已凝固,清除静脉窦表面的血肿时应注意不要人为地损伤静脉窦。手术以后将明胶海绵1～2块贴附于静脉窦的表面,然后分层关颅。枕下的颅骨缺损,由于有枕肌的庇护,一般不做处理。

(二)硬脑膜下血肿

小脑的硬脑膜下血肿少见。

(三)脑内血肿

小脑的脑内血肿常合并有小脑的脑挫裂伤,多见于年龄较大的伤者,可能与伤者受伤以前的血管状况有关。动脉硬化、高血压、血液凝固状态等因素与血肿的形成和发展密切相关。手术体位同硬脑膜外血肿。

【手术方法】

一般取枕下正中切口,沿中线切开枕下肌肉显露部分枕骨。颅骨钻孔后用咬骨钳扩大骨窗,骨窗尽可能大一些,以利于术后枕下减压。放射状切开硬脑膜,仔细观察脑的表面,在可疑血肿的地方用脑针穿刺(在有CT资料的情况下,直接切开小脑皮质亦可),清除血肿和破碎的脑组织,术后一般不缝硬脑膜,不放引流物,分层关颅。

八、颅内异物取出术

颅内异物,这里主要指金属异物,尤其是颅脑枪弹伤,如高压气枪子弹、小口径步枪子弹等。金属异物越小,手术取出困难越大。枪弹金属异物射入颅内以后,由于枪弹残余力量大小和射入角度的不同,可以造成不同程度的病理损害。金属异物可以贯穿颅骨,或在颅骨内板和颅内组织之间反弹曲折,造成非常复杂的弹道关系。因此,术前仅凭颅骨X线正、侧位检查很难做出正确判断。目前比较好的办法是通过立体导向的方法做到正确定位,同时在损伤最小的前提下取出异物。

九、气管切开术

颅脑损伤昏迷患者GCS计分8分以下,持续时间6小时以上,估计在24小时内不能清醒者,均应早期行气管切开术。

【手术方法】

1.体位　仰卧,肩下垫枕,头后仰。

2.切口　一般为颈前正中直切口,自环状软骨下缘到胸骨上窝稍上处,依次切开皮肤、皮下组织及颈浅筋膜。

3.分离气管前肌群　用血管钳将胸骨舌骨肌和胸骨甲状肌在颈中线处分开,显露第2～4气管软骨环。

4.确认气管　有时甲状腺峡部横跨第2～4气管软骨环前,应将气管前筋膜切开,然后将甲状腺峡部向上牵拉,确认略带灰白色的气管软骨。

5.切开气管　以反向挑刀或尖刀自下而上沿中线挑开1～2个气管环,为了插管方便,有时可将切口两侧的气管软骨切除少许。

6.插入套管　以气管扩张器或血管钳撑开气管切口,将带有管芯的外套管插入气管切口内。

7.创口处理　将气管套管用纱带打死结系在颈部,皮肤切口上端酌情缝合1～2针,然后拔出管芯,将纱布垫衬于套管的底板之下。

【手术并发症】

1.皮下气肿　常与过多分离气管前软组织和气管切口过大有关,轻者局限于颈部,严重时可向头面部、胸部、腹部蔓延,一般在24小时内停止发展,不需处理。

2.气胸　向下分离时损伤胸膜顶部所致,多见于儿童和脖粗短患者,气胸明显影响呼吸时,应行胸腔穿刺或闭式引流术排出积气。

3.喉狭窄　切开气管部位过高,误伤环状软骨,术后可出现喉狭窄造成拔管困难。

4.气管狭窄　切开气管时,造成气管软骨过多损伤,术后可以出现气管狭窄。

5.食管损伤　食管前壁与气管后壁相连,呼气困难时,气管前壁与后壁相接触,此时切开气管容易误伤食管,形成日后的气管食管瘘。

（罗　刚）

第九节　颅脑损伤合并症和后遗症

一、癫痫

外伤后癫痫是指一种继发于头部外伤后出现的癫痫性发作的临床综合征。

【临床表现】

1.癫痫的发病率与颅脑损伤的严重程度、性质及处理等有关。开放性颅脑损伤远较闭合性颅脑损伤多见。硬脑膜穿通较未穿通者可高10倍。

2.颅内残留异物者常可发生癫痫,而非金属异物较其他异物更易发生。

3.损伤部位越靠近中央前回运动区及颞叶内侧部位,越易发生癫痫。

4.早发癫痫(伤后3个月内)多见于脑挫裂伤、凹陷骨折,少见于颅内血肿。

5.晚发癫痫(伤后3个月后)原因为:①脑膜脑瘢痕;②脑瘢痕;③凹陷骨折压迫;④颅内异物;⑤慢性硬膜下血肿;⑥脑脓肿;⑦脑穿通畸形;⑧脑内囊肿等。

6.癫痫发作可在伤后任何阶段。伤后立即发作者占少数;伤后第1周内发作者,在开放性颅脑损伤的病例中有8.3%发生,在闭合性颅脑损伤的病例中有4.7%发生;伤后半年内发生者有50%;2年后发生者有80%。有人报告一例竟于伤后29年才出现首次发作。

7.外伤后癫痫的预后与癫痫首次发作的早晚无关。

8.发作类型:以大发作及局限性发作多见,也可有精神运动性发作,这多与损伤部位有关。

【治疗】

1.药物治疗　用抗癫药控制发作。有10%～30%的患者坚持用药,随时间的推移,发作渐次减少或自行缓解。

2.手术治疗　凡是对大脑皮质起刺激作用的病变(如机械性压迫)均可刺激皮质敏感区异常放电而诱发癫痫。要解除机械刺激,如凹陷性骨折者做骨折整复、浅在的颅内异物摘除、导致颅内压增高的外伤后继发性颅内占位病变的清除,这些因素都应尽早地手术解决。还有一种是颅脑损伤后病变长期存在,进一步演变的结果,它们在病理解剖学和生理学方面存在共同的特征:有程度和范围不等的脑组织瘢痕形成以及在脑组织内有固定的异常放电的致痫灶存在。致痫灶并不存在于瘢痕之中,而是存在于它周围的、受到部分损害的脑组织内。二者之间的关系以及形成致痫灶的机制至今未明,所以手术应在皮质电极等电生理检查定位致痫灶后进行。若致痫灶在脑组织瘢痕周围,同时非位于脑的重要部位(如语言中枢、运动中枢等处)或皮质下深部,则将瘢痕组织连同它周围致痫灶的脑组织一并切除。对于脑瘢痕组织位于重要部位时,则只允许切除致癫痫部分,且须尽力保留软脑膜和它附近的血管,不允许切除致痫灶时,只能在致痫灶处按5mm间距行多处软膜下横纤维切断术。

对于脑内囊肿,抽除囊液或切开囊壁均可。如囊腔与蛛网膜下腔或脑室相邻,则可切开囊壁使之与蛛网膜下腔或脑室相通。如囊壁甚厚或周围尚有较厚的瘢痕组织,则应考虑将二者一并切除。手术治疗的有效率约达50%。所以有些患者术后仍要用抗癫痫药物。

二、脑脊液漏

因颅骨骨折同时撕破硬脑膜致使脑脊液流出体外。

【病因】

脑脊液漏常见于颅底骨折、硬脑膜破裂,使脑脊液经鼻或耳流出。它亦可见于颅脑火器伤,尤其是脑室穿通伤,脑脊液常经伤口流出。

脑脊液鼻漏多见于筛板骨折,少见于额窦后壁和蝶窦骨折。脑脊液耳漏多为岩骨骨折,如中耳鼓膜破裂,则经外耳道流出,也可经咽鼓管从鼻孔流出。脑室穿通伤脑脊液大量流失,极易导致颅内出血、气脑和颅内感染,或颅内低压。

【临床表现及检查】

通常于伤后立即出现脑脊液漏,少数颅底骨折后数天甚至数月后发生,这可因硬脑膜裂口被凝血块或挫伤脑组织所暂时填塞,一旦这些填塞物自溶后则出现脑脊液漏,昏迷患者易在一定体位时才产生,因此较易忽略。伤后初期脑脊液常含血性,以后转为清亮。因脑脊液流失,患者出现头痛头昏,抬头症状加重等低颅压综合征,甚至因脑室塌陷等发生颅内血肿。颅底骨折常合并嗅觉或听力丧失、面神经麻痹等症状。

1.头颅影像学检查有时可显示颅内积气,上颌窦、蝶窦内液平面,甚至可见岩骨、筛板、筛窦、额窦等骨折线或骨缺损。

2.令患者低头、屏气或双侧颈静脉加压使颅内压力升高,可见液体流出加速。

3.鼻孔流出的脑脊液糖定量在 35mg%(1.9mmol/L)以上时,脑脊液干后不结痂。

4.鼻内镜检查可能找到瘘口部位并确定脑膜缺损范围。电鼻内镜可录像,找到脑脊液经鼻道出口。

5.腰穿或延髓池穿刺注入靛胭脂 1ml,卧床头低位,10～20 分钟后可见滴出染色的液体。

6.螺旋 CT 冠状增强扫描,或 MRI 检查。

【治疗】

其原则是防止导入颅内感染,促进脑脊液漏自发停止,即促进瘘口愈合。

1.凡脑脊液漏的患者,均要预防性使用抗感染药物及破伤风抗毒素。

2.保持鼻腔、外耳道通畅清洁,但不可用填塞物,否则易导致感染源逆行导入颅内。

3.禁忌局部冲洗。尽量避免擤鼻、屏气、呛咳,避免使细菌逆行人颅内。急性期禁忌腰穿,以免逆行颅内感染和外伤性气颅的危险。严重脑脊液鼻漏者,安置鼻饲管时应慎重。

4.为促使脑脊液漏自发停止,宜抬高床头,并卧向患侧(如耳漏),令脑组织与撕裂脑膜处紧密贴附,以利于自行闭合。

5.若为脑室穿通伤、急性外伤后的严重脑脊液鼻漏、耳漏以及伴有较多破损脑白质自耳、鼻渗出,应考虑做急诊开颅,施行脑膜裂口修补术。

6.一般颅底骨折所引起的脑脊液鼻漏或耳漏多在 1 周内自行停止,超过 1 个月不愈者应考虑行手术修补。

三、颈内动脉海绵窦瘘

颈内动脉海绵窦瘘又名搏动性突眼,是颈内动脉海绵窦段或其分支破裂,与海绵窦沟通的动静脉瘘,引起眼静脉迂曲怒张、眼球突出搏动、颅内杂音等一系列的循环紊乱的病理状态。

四、颅骨缺损综合征

颅骨缺损综合征指因颅骨较大缺损引起的一系列不适感觉。

【临床表现】

颅内缺损范围小而硬脑膜完整者,很少出现症状。较大的颅骨缺损可能产生颅骨缺损综合征,表现为头痛、头晕,体位变动时加重缺损部位的不适感(低头时隆起,立位时凹陷),有恐惧感,往往给患者造成严重的精神负担。

【治疗】

一般颅骨缺损直径＞3cm 者,可做修补术。但是在前额部的颅骨缺损影响美观者,虽然其直径不到 3cm,也可以修补。颞肌下减压者,因有较厚的颞肌保护,若无症状,可以不修补。

1.手术修补的目的

(1)消除或缓解症状。

(2)保护脑组织。

(3)美容,解除患者精神负担。

2.禁忌证

(1)颅内压增高未解除者。

（2）意识不清或一般情况差者。

（3）颅内残存异物可能会造成感染者。

3.手术时间　　无感染伤口,伤后1～3个月可做颅骨修补术。感染伤口者,要等伤口痊愈后半年进行修补。

（刘金龙）

第十节　颅脑损伤预后和临床风险评价

颅脑创伤是神经外科常见急重症之一,其致残率、病死率居各类创伤之首,严重威胁人类的生存质量与生命健康。颅脑创伤的主要致伤原因包括交通事故、坠落及暴力打击等。此外,随着近期地质活动周期频繁,各种自然灾害也成为颅脑创伤不可忽视的致伤因素。颅脑创伤不仅直接导致了大量的人员伤亡,而且幸存者的不良预后状态也给个人、家庭和社会带来沉重的负担。因此,颅脑创伤预后和临床风险评价具有十分重要的临床意义。

一、影响颅脑损伤预后的常见后遗症及其防治

（一）颅骨缺损

开放性颅脑损伤清创术或闭合性颅脑损伤去骨瓣减压术后,将遗留颅骨缺损。缺损直径2cm以上;有头晕、头痛、恶心及呕吐症状,或癫痫发作;患者有怕碰伤等不安全感;缺损位于额部影响面容等情况均须修补。一般在伤后3个月即可修补,对缺损较大出现临床症状和体征的患者,在临床病情允许条件下可以适当提前。颅脑损伤后发生颅内外感染者,应在感染治愈后1年以上再行颅骨修补术。

（二）颅脑创伤后脑积水

脑挫伤后蛛网膜下腔出血较常见,血性脑脊液对脑膜将产生强烈的刺激,可引起无菌性炎症反应,可以在软膜与蛛网膜之间发生粘连,甚至堵塞蛛网膜绒毛,从而造成脑脊液的循环和吸收障碍。患者往往出现颅内压增高的症状,脑室系统扩大,如没有及时合理的治疗,病情将日趋恶化。外伤性脑积水有急性和慢性两种。对急性脑积水的患者,如果在颅脑创伤后早期即施行脑室外引流或腰池引流,及时排出血性脑脊液,有可能减少后期脑积水的发生率。怀疑有慢性脑积水时,应早做影像学检查明确诊断,尽早施行脑室腹腔分流(V-P)术或腰池腹腔分流(L-P)术,以缓解由脑积水引起的进行性脑组织萎缩。

（三）颅脑创伤后综合征

颅脑创伤后患者可遗留有某些神经或精神方面障碍的表现,统称为颅脑创伤综合征,又称脑外伤后遗症、脑震荡后遗症或脑外伤神经官能症,病名不一,说明对此病症尚缺乏统一认识和诊断标准。其发病机制可能与脑的轻度器质性损伤和精神因素有关。近年来已有较多的文献报道,利用MR新技术——DTI可发现在轻中型脑损伤患者中存在神经纤维束的损害。患者常有头晕、头痛、恶心、厌食、疲劳、易激动、耳鸣、多汗、心悸、记忆力减退、精神萎靡、失眠、性功能减退及月经失调等。症状时轻时重,与精神情绪状态有一定关系,患者主诉多,而神经系统阳性体征少或缺乏,有时虽查出一些轻微征象,也难以定位。其中一些患者可能存在脑电图轻度或中度异常,CT扫描可有轻度脑萎缩等。处理上预防和治疗同等重要。伤后急性期患者应安静卧床休息,勿过多思考问题,暂停阅读长篇读物等。急性期过后,可让患者早期活动。对存在的临床症状给予适当的镇静药和镇痛药,关心体贴患者痛苦,以解除患者思想上对所谓"后遗症"不

能治愈的紧张和焦虑,适当地进行一些体疗等,配合中医活血化瘀药物的治疗,症状有所改善就鼓励患者逐渐转入正常的生活、学习和工作。

(四)颅脑创伤后长期昏迷

脑外伤后长期昏迷患者能否苏醒?临床医护人员如何促使长期昏迷患者苏醒?长期昏迷及苏醒的确切机制是什么?这些问题迄今尚未搞清。由于目前临床采用的催醒方法缺乏严格随机双盲对照研究,所以其疗效难以被肯定,甚至有学者认为颅脑创伤长期昏迷患者的苏醒是自然恢复过程,催醒治疗无任何作用。但无论如何,目前世界各国医师均常规采用康复训练和药物催醒等综合疗法,期望促使长期昏迷患者苏醒。长期昏迷催醒治疗应包括:①预防各种并发症;②使用催醒药物;③高压氧治疗;④减少或停止使用苯妥英钠和巴比妥类药物;⑤处理外伤性脑积水等。

(五)持续植物状态

持续性植物状态(PVS)俗称植物人,是严重颅脑创伤后的一种生存状态。PVS的诊断目前主要依据临床标准:①认知功能丧失、无意识活动,不能执行指令;②保持自主呼吸和血压;③有睡眠-觉醒周期;④不能理解和表达语言;⑤能自动睁眼或刺激下睁眼;⑥可有无目的性眼球跟踪运动;⑦丘脑下部和脑干功能基本保存。

处理PVS主要包括以下几个方面:①积极治疗原发病,密切观察病情变化;②加强基础护理,防治各种并发症;③加强肢体功能锻炼,预防失用性挛缩;④制订合理的饮食计划,保证充足的营养供给;⑤创造幽雅舒适的休养环境。

二、影响颅脑创伤预后的相关因素

颅脑创伤的预后与很多因素密切相关,文献关于预后的统计报道差异较大。目前较为公认的因素包括致伤原因,损伤部位、性质和范围,伤情严重程度,其他器官组织的损伤情况等。

(一)与颅脑创伤急性期预后相关的因素

1.致伤原因及严重程度　一般来说,单纯打击伤较车祸和高空坠落伤等预后好。轻至中型颅脑损伤随着救治水平的提高,往往预后较好。如患者伤后原发性昏迷深、时间长,往往提示原发脑损伤较重,预后较差,致残率和病死率均较高。

2.损伤部位和范围　硬膜下血肿较硬膜外血肿预后差;伴有原发性或继发性脑干损伤预后差;严重的弥漫性轴索损伤造成胼胝体损伤预后较差,尤其是上脑干后外侧损伤预后极其不良;颅内广泛脑挫裂伤或多发血肿预后往往较差。

3.颅内压(ICP)　测定颅内压超过5.33kPa(40mmHg),经积极治疗不见好转,反而持续增高者预后不良。近年来逐渐发展起来的各种有创及无创颅内压监测技术,为临床医师的病情判断和诊治提供了极为有效的客观依据,已被公认为颅脑创伤患者标准的监测方法。

4.手术处理是否得当　早期诊断、及时手术清除颅内血肿,积极防治各种继发性损害,能显著减少病死率和致残率。颅脑创伤的临床表现主要为渐进性的颅内压升高症状,而持续的颅内压必然引起脑疝形成,导致病情恶化,并最终造成患者死亡。去骨瓣减压术作为降低颅内压有效手段,在颅脑损伤手术救治中应用较多,近年来逐渐普及的标准大骨瓣减压尽管仍有争议,但在挽救重型颅脑创伤患者生命的价值得到了多数学者的认同。

5.并发症　颅脑创伤患者是否合并脑积水、颅内外感染、神经内分泌紊乱、电解质紊乱、低血压、低血氧饱和度、高热等也与急性期颅脑创伤预后有关。

（二）与颅脑损伤长期预后相关的因素

除上述可能直接影响急性期颅脑损伤预后的因素外，还有一些不可忽视的因素会影响患者的长期预后，如年龄、职业状况、情绪及环境因素及个体因素等。对于这些因素的研究将有助于确定颅脑损伤患者的康复进程，并可能给予一定程度的干预，有利于提高患者的长期生存质量。

1.与年龄的关系　　年龄的增长是导致很多疾病（如肿瘤、心脑血管疾病等）不良预后的主要原因，也同样可以导致颅脑损伤预后不良。多项研究提示，颅脑损伤的不良结局与年龄呈阶梯式关系，年龄越长，预后越差。其可能机制与大脑随年龄老化而修复能力下降有关。另外，年长患者常常合并心脏病、高血压及糖尿病等全身系统疾病，而这也是年长患者病死率高的重要因素。

2.与残疾严重程度之间的关系　　多数研究认为，对于颅脑损伤患者的长期生存状态或生存率来说，残疾状况是一个非常重要的影响因素。从康复治疗的效果来看，残疾也是唯一可变的预测预后因素，

3.与情绪的关系　　抑郁和焦虑障碍是颅脑损伤患者中最为常见的精神心理并发症，而精神心理并发症对于患者的长期预后（如社会心理的适应和重返工作）有严重影响。一般认为，严重抑郁障碍持续时间较长（6个月或以上）者才可能影响颅脑损伤的长期预后。多项研究提示，存在严重的抑郁和焦虑情绪与社会心理预后较差有明显的相关性。

4.与环境因素的关系　　环境因素对颅脑损伤患者长期预后的影响在欧美等国家已受到广泛重视。所谓的环境因素包括家庭支持、环境设施、交通设施、就业环境、周围人的态度及政府制定的相关政策等，这些因素会影响患者的活动能力及活动范围、情绪心理变化、婚姻状况、社会交往能力及上学或就业情况。

5.与个体本身创伤耐受性的关系　　人们在长期的医疗实践和实际生活中观察到，体质相近的不同个体对相同或相似创伤的抵抗能力是不相同的。已有研究表明，机体抗损伤反应能力与某些特殊基因或单个位点有密切关系，这些基因或位点相应的神经生物学作用的差异可直接导致继发性脑损伤的轻重程度和创伤修复快慢的不同，从而使伤情的演变和预后迥异。如目前较为公认的载脂蛋白E基因（APOE）主要有3个等位基因，即APOEε2、APOEε3、APOEε4，分别编码三种蛋白apoE2、apoE3、apoE4。近年来的研究表明，APOE亚型特异性与脑损伤的耐受性密切相关。一方面，携带APOEε4的患者对脑损伤的耐受性降低，其远期预后对阿尔茨海默病的易感性增加，是脑创伤患者中远期预后差的主要因素。另一方面，APOE亚型与脑损伤早期病情转归的相关性也逐渐引起重视。

三、颅脑损伤预后及临床风险的功能测定常用量化评价

1.格拉斯哥预后量表　　格拉斯哥预后量表（GOS）是用于评价颅脑损伤患者预后的一个非常简单的量表，主要用于判断脑损伤患者的预后。GOS包含5个级别，即死亡、植物状态、严重残疾、中度残疾、恢复良好。分值从1～5分，分值越高，预后越好。该量表内容简单，分级明确，是应用广泛的预测脑损伤结局的量表。

2.残疾等级量表　　残疾等级量表（DRS）可用于评价住院颅脑损伤患者的功能改善程度，可用来定量分析患者从受伤、急性期康复、出院及回到社区整个过程病情改善程度的观察，并对预测患者的入院、出院时间、出院后建议及回归工作很有价值。该表包括6个项目，即睁眼反应、语言反应、运动反应、进食与排泄、一般功能状态及能否劳动，总分29分，0分对应为无障碍，29分对应为深度植物生存状态。DRS具有易学、快速完成、有效、预后判定、可靠等优点，较之GOS能更好地监测患者的临床变化。但是，对于功能水平很高的患者（DRS<3分）和功能水平很低的患者（DRS>25分）缺乏敏感性。

3.功能独立评定量表　　功能独立评定量表（FIM）是另一个最为广泛使用的日常生活活动能力评定量

表,于 1984 年由美国康复医学会 11 个部门联合制订,成为美国医学康复统一数据库(UDSMR)的重要组成部分。其影响力大,流行于世界,并充分利用网络资源优势,定期由专家解释并颁布手册,但因涉及昂贵的版权费和培训费问题,使用受到限制。评定包括自理、括约肌控制、转移、行进、交流及认知 6 个方面共 18 项(13 项运动和 5 项认知)。FIM 评分采用 7 分制,每项最高 7 分,最低 1 分,以患者独立程度、对辅助用具或辅助设备的需求程度及他人给予帮助的程度为评定依据。

4.世界卫生组织生存质量测定量表　WHO 于 1993 年研制成一套用于测量个体与健康有关的生存质量的国际性量表,即世界卫生组织生存质量测定量表,(WHOQOL)包括 WHOQOL-100 和 WHOQOL-BREF(1996 年 6 月),后者即简化版,简化版包含生理、心理、社会关系和环境四大领域内的 24 个项目。其中生理领域有 7 个题目:①疼痛与不适;②精力充沛与易疲倦;③睡眠与休息;④走动能力;⑤日常生活能力;⑥对药物及医疗手段的依赖性;⑦工作能力。心理领域有 6 个题目:⑧积极感受;⑨思想、学习、记忆和注意力;⑩自尊;⑪身材、相貌和感受;⑫消极感受;⑬精神支柱。社会关系领域有 3 个题目:⑭个人关系;⑮所需社会支持的满意程度;⑯性生活。环境领域包括 8 个题目:⑰社会安全保障;⑱住房保障;⑲经济来源;⑳医疗服务与社会保障:获取途径与质量;㉑获取新信息、知识、技能的机会;㉒休闲娱乐活动的参与机会和程度;㉓环境条件(污染、噪声、交通、气候);㉔交通条件。该量表简短、方便、准确,可反映出患者总的健康状况与生存质量,其信度、效度等计量心理学指标具有较好的内部一致性、良好的区分效度和结构效度。目前已经应用于各种慢性疾病患者的生存质量研究,尤其多用于颅脑损伤、脑卒中及脊髓损伤患者。

（罗　刚）

第三章　脑血管病

第一节　概述

　　脑血管病是指脑血管病变或血流障碍所引起的脑部疾病的总称。广义上,脑血管病变包括血管破裂、血管壁损伤或通透性发生改变、血栓或栓塞引起的血管腔闭塞、凝血机制异常、血液黏度异常或血液成分异常变化导致的疾病。脑血管病是目前造成人类死亡和残疾的主要疾病,其分类和发病形式多种多样,熟悉和掌握其病因、发病机制、诊断及鉴别诊断,对预防和治疗脑血管病至关重要。

一、流行病学

　　脑血管病的发病率、死亡率及致残率均高,脑血管病与心脏病、恶性肿瘤构成了人类的三大死因。全球每年 5500 万死亡者中,10% 死于脑卒中。其中 1/3 在工业化国家,其余发生在发展中国家,患病和死亡主要在 65 岁以上的人群。日本是脑卒中发病率、死亡率最高的国家之一。我国属于脑卒中高发国家,脑卒中年发病率约 250/10 万。脑卒中的危险因素很多,由于脑梗死与脑出血的发病机制不同,不同类型脑卒中的危险因素可能存在差异。脑卒中的危险因素可分为可干预性因素,如高血压、心脏病、糖尿病、吸烟、酗酒、无症状颈动脉狭窄、抗凝治疗等;不可干预因素,如年龄、性别、种族/民族、遗传因素等。近年来我国的流行病学发现,脑血管病在人口死因顺序中居第 2 位。我国城市脑卒中的年发病率、年死亡率和时间点患病率分别为 219/10 万、116/10 万和 719/10 万;农村地区分别为 185/10 万、142/10 万和 394/10 万。据此估算,全国每年新发脑卒中患者约为 200 万人,每年死于脑卒中的患者约 150 万人,存活的患者人数600 万～700 万。

　　我国脑血管病的地理分布表明,除西藏自治区外,呈现北高南低、东高西低的发展趋势。在性别上,男性多于女性,男女之比为(1.1～1.5)∶1。发病具有明显的季节性,寒冷季节发病率高,尤其是出血性卒中的季节性更为明显。

　　与西方发达国家相比,我国脑血管病的发病率和死亡率明显高于心血管病。西方国家出血性脑卒中占全部脑卒中的 8%～15%,而我国则高达 21%～48%。值得注意的是当前我国高血压患者的数量正在快速增长,发病有年轻化趋势,多数患者有高血压且血压控制不良,这可能是导致脑血管病高发的主要原因。随着社会的进步和人民生活水平的提高,以及人口的老龄化,脑卒中的总体发病率呈明显上升趋势。还有研究表明,脑血管病的分布与社会经济地位、职业及种族等有关。其致残率高,约有 3/4 的患者遗留有严重的残疾,丧失劳动能力,给社会及家庭带来沉重的负担。

二、分类

脑血管病的分类方法对临床进行疾病诊断、治疗和预防有很大的指导意义,长期以来分类方法较多:①按病程发展可分为短暂性脑缺血发作、进展性卒中和完全性卒中;②按脑的病理改变可分为缺血性卒中和出血性卒中。

缺血性脑卒中临床较多见,多系动脉硬化等原因,使脑动脉管腔狭窄,血流减少或阻塞,脑血流循环障碍使脑组织受损而发生的一系列症状,包括:①短暂性脑缺血发作(TIA),又称小卒中或一过性脑缺血发作,与脑动脉硬化有关,是脑组织短暂性、缺血性、局灶性损害所致的功能障碍;②脑血栓形成,常由动脉粥样硬化、动脉炎、外伤及其他物理因素、血液病引起脑血管局部病变,形成凝血块堵塞重要血管发病;③脑栓塞,可因多种疾病所产生的栓子进入血液阻塞脑部血管而诱发,临床上以心脏疾病为最常见的原因,其次是骨折、外伤后脂肪入血、寄生虫卵、细菌感染、气胸致空气入血或静脉炎形成的栓子等因素,堵塞脑血管所致。

出血性脑血管疾病包括:①脑出血,脑实质血管自发性破裂导致出血,多由高血压、脑动脉硬化、肿瘤卒中等引起;②蛛网膜下腔出血,脑表面和脑底部的血管破裂,血液直接流入蛛网膜下腔所致,常见原因有动脉瘤破裂、脑血管畸形、高血压、动脉硬化、血液病等。此外,20 世纪 70 年代以来,由于 CT 和磁共振的广泛应用,临床上又发现一些出血和梗死并存的脑血管病,即混合性卒中,这种病,有学者报道占同期各种脑血管病的 3% 左右。

三、诊断

详细询问病史了解病人的发病情况(突发、缓慢发作、反复发作),出现的症状及先后程序(头痛、意识状况、瘫痪、失语、大小便失禁、癫痫等),既往史(高血压、糖尿病、心脏病、高血脂等),存在的危险因素(家族史、烟酒嗜好、肥胖、避孕药等),在查体中发现阳性神经系统体征后,对病人的病情有初步的印象。可对以下问题进行初步判断:①有无脑部病变;②病变的病理性质(出血、梗死、混合性病变);③病变部位(大脑、小脑、脑干、蛛网膜下隙、脑实质内);④累及的血管(颈部、颅内、颈动脉系、椎-基底动脉系、ICA、MCA、ACA 等);⑤可能的病因(高血压、心源性、先天性、代谢性、脑损伤等)。在此基础上再进行实验室和影像学的辅助检查。

1.实验室检查　血常规、生化、凝血、肝肾功能、血脂等的检查。

2.心血管系的检查　病情许可条件下可做胸部摄片、心电图检查,如发现异常可再行其他仪器或机械性检查。

3.脑脊液检查　对 CT 未能查到的轻型蛛网膜下腔出血病例,需要做腰穿取液来确定诊断。有的病例脑脊液中红细胞已经消失,但其引流液的黄染可作为诊断的依据。另外,有些脑血管性疾病有炎症表现,如结核、梅毒、真菌及感染性静脉炎引起的脑梗死病例中,脑脊液检查对病因诊断具有较大的帮助。

4.眼底检查　眼底动脉(视网膜中央动脉)是颅内颈内动脉的第一分支眼动脉的终末支,因此临床上常把它作为观察颈内动脉病变的一个窗口,通过检眼镜观察视网膜动脉可以获得脑出血和脑缺血的诊断。在蛛网膜下腔出血的病例中,眼底常可见到有玻璃体膜下片状出血。其消退缓慢,在蛛网膜下腔出血消失后 1～2 周,仍可见有出血痕迹,可作为曾有出血的有力证据。在长期视网膜缺血的情况下,视网膜的神经纤维层表现像松散的棉花,可于眼底检查见到,是反映颅内动脉有供血障碍的间接证据。脑栓塞性病变中,乳白色发亮的栓子可在视网膜血管内找到,其内含有胆固醇结晶,表明它是来自颈动脉的粥样硬化斑块。

5.影像学检查

(1)CT扫描:是脑血管疾病病人首选的成像检查。脑出血表现为高密度灶,常呈圆形或椭圆形。蛛网膜下腔出血表现为脑沟、脑池的密度增高。对于脑缺血性病变,CT表现为有低密度变化,但密度变化和发病时间有直接联系,这最主要依赖于缺血后病理改变,如TIA和刚刚发病的脑梗死,CT表现为正常,如分辨率高,则在发病后6h,可见到低密度改变。在发病后10余天内,脑梗死区的密度逐渐降低,接近脑脊液的密度。这是由于吞噬细胞将坏死组织移去,使病变组织越发疏松。至2～3周后,梗死区的密度又可稍稍升高,因为周围有血管性肉芽形成。

(2)磁共振成像(MRI):MRI是一项无创的放射诊断技术。对早期出血性脑卒中不如CT敏感,但对于早期缺血性脑卒中则比CT敏感。但是,在急诊情况下应用MRI存在困难,MRI对运动伪影比较敏感,同时检查时间较长也限制了MRI在急性期应用。MRI优势在于可以获得更多大脑情况,明确有无肿瘤性脑卒中等导致出血的原因,同时,MRI可以对血管畸形等进行定位,利于术中准确暴露切除。另外,磁共振波谱(MRS)分析来研究脑血管性疾病的病理生理情况。尤其用MRS对脑梗死区进行评估,不但能测知梗死区范围并能对梗死区的破坏程度做出判断。

(3)单光子发射计算机断层(SPECT):通过给病人灌注核素,用多架γ照相机记录病人靶器官内的放射信号分布,通过计算机处理后得到三维层图像。主要功能是测定脑局部血流量,还可以了解脑血流灌注情况、代谢、神经受体等的功能变化。

(4)正电子发射断层扫描(PET):又称神经功能性成像。PET能检测脑病变部位的血流量、代谢及其他生理学指标,并与脑缺血的病因及病程进展相关联。

(5)经颅多普勒超声(TCD):穿入颅内的Doppler超声仪,采用的发射探头能发射2～5MHz超声波,能从双侧颞部、双侧眶板及颈后枕骨大孔共5个"骨窗"处将声波射入颅内。对双侧MCA、双侧ACA、双侧PCA、基底动脉、双侧椎动脉进行单独的检测。可应用于诊断各种脑血管疾病、鉴定治疗效果、筛选治疗药物、研究脑血流变学等。与SPECT、PET、XeCT合称为研究脑血管疾病的四大技术。

(6)氙增强CT:先让病人吸入Xe气和O_2混合气体,然后在连续时间内获取氙增强CT。从取得的图像可计算出脑各区的CBF。这种技术可对脑血管病进行诊断、判断预后、观察治疗效果等。

(7)脑血管造影:这是观察脑部血管最直接的方法,能了解血管的形态、分布、狭窄、粗细、移位、闭塞等,还可以观察到血管本身的病变,如脑动脉瘤、脑动静脉血管畸形等。数字减影血管造影(DSA),图像解析度高,可排除颅脑软组织和骨质的干扰,可完整全面地反映颅内血管解剖和可能存在的动脉瘤,因此选择性DSA是目前公认的诊断颅内动脉瘤的"金标准"。但DSA的敏感性无法达到100%,20%～25%的脑血管造影不能发现出血的来源。发生此类假阴性,可能与血管痉挛造影剂充盈不佳有关,另外,一些特定部位的动脉瘤,如前交通动脉瘤因其解剖的特殊性,(双向顺行供血)发生假阴性的概率最高,若高度怀疑动脉瘤,对这部分病例,在1周后重复进行DSA造影能在1%～2%的病例中发现先前未能识别的动脉瘤。考虑到DSA是一种有创检查,而且有诱发动脉瘤再破裂出血的风险,DSA与其他动脉瘤检查手段相比仍有其不足之处。碘过敏者,有出血疾病者,严重心、肝、肾功能不全者等都是DSA检查的禁忌证。造影操作中导管对血管壁的机械刺激可能会诱发血管痉挛,短期内不宜重复。相比其他几种检查方式,DSA的费用较高、操作较复杂、X射线辐射和对比剂用量较大,有损伤瘤体、动脉内膜、血栓脱落等危险,难以作为普查手段。DSA显示的是动脉瘤腔内径,无法显示腔内血栓、动脉瘤瘤体的实际大小及脑实质方面的信息。

除DSA外尚有两种微创性血管造影,包括MRA和CTA。它们是颅内动脉瘤筛查的常用手段,当颅内动脉瘤大于 15mm 时,MRA 诊断的敏感性达到 85%～100%,而在检测小于 5mm 的颅内动脉瘤时,MRA 的敏感性下降到只有 56%,但是 MRA 的优势在于不需要碘对比剂而且无电离辐射,这可能有助于妊娠患者动脉瘤的诊断。但如病人装有起搏器或颅内有金属异物时,MRA 不能应用,可选用 CTA。CTA 的优势是图像采集速度快和普及性广,适用于危重症患者的紧急检查,而且越来越多的资料显示,仅仅根据 CTA 中的阳性发现就进行手术也是可行的。当然 CTA 的应用也存在缺点,它不能反映血流动力学的准确信息,无法显示远端小血管的影像,而且易受骨质伪影干扰常使 ICA 段动脉瘤、后交通动脉瘤信号丢失而漏诊。同时因必须使用碘对比剂,使碘过敏患者应用受到限制。

四、治疗

(一)血管性疾病的非手术治疗

本组疾病分类很多,有缺血性、出血性、先天性等。其病因有血液性、高血压、血栓栓塞性、血管壁缺陷性等。

1.适合于全组的治疗原则

(1)治疗的主要目的是为受损的脑组织提供正常的或有足够的营养的血液,使脑能维持正常的功能及活力,并从脑移去堆积的代谢产物。

(2)治疗中应根据不同的临床类型、病因、危险因素、发病机制、发病时间等确定治疗方案,实施个体化和整体化治疗原则。有条件的医院,应建立卒中单元,卒中病人应收入卒中单元治疗。

(3)降颅压治疗:颅内压增高是脑血管病常见的并发症,是死亡的主要原因。常用的降颅压药物有甘露醇、呋塞米和甘油果糖,其他还有白蛋白。

(4)强调绝对的卧床休息,严密观察患者的意识、瞳孔、血压、呼吸等生命体征的改变,避免病人精神心理上的压抑和刺激。

(5)加强并发症的防治:吸入性和坠积性肺炎、上消化道出血、水电解质紊乱、尿路感染、深静脉血栓、皮肤褥疮等。

2.适合于脑内出血的治疗原则　基本治疗原则:①脱水降颅压,减轻脑水肿;②调整血压;③防止继续出血;④减轻血肿造成的继发性损害;⑤促进神经功能恢复;⑥防治并发症。

(1)调控血压:脑出血时血压升高,是在 ICP 增高情况下,为保证脑组织供血出现的脑血管自动调节反应,当 ICP 下降时血压也随着下降,所以首先应进行脱水、降颅压治疗,暂不使用降压药。脑出血患者血压的控制并无一定的标准,应视患者的年龄、既往有无高血压、有无颅内压增高、出血原因、发病时间等情况而定。一般可根据下列原则。

1)脑出血患者不要急于降血压,因为脑出血后的血压升高是对颅内压升高的一种反射性自我调节,应先降颅内压后,在根据血压情况决定是否进行降血压治疗。

2)血压>200/110mmHg 时,在降颅压的同时可慎重平稳降血压治疗,使血压维持在略高于发病前水平或 180/105mmHg 左右;收缩压在 170～200mmHg 或舒张压在 100～110mmHg,暂时可不必使用降压药,先脱水降颅压,并严密观察血压情况,必要时再用降压药。血压降低幅度不宜过大,否则可能造成脑低灌注。收缩压<165mmHg 或舒张压<95mmHg,不能行降血压治疗。

3)血压过低者应升压治疗,以保持脑灌注压。

(2)给予止血药:可选用巴曲酶(立止血),每支 1ml,含 2kU,供皮下注射。也可使用氨甲苯酸(止血芳酸)或氨基己酸静脉滴注。

（3）亚低温治疗：局部亚低温治疗是脑出血的一种新的辅助治疗方法，能够减轻脑水肿，减少自由基生成，促进神经功能缺损恢复，改善病人预后，且无不良反应，安全有效。初步基础与临床研究认为亚低温是一项有前途的治疗措施，而且越早应用越好。

3.适合于有蛛网膜下腔出血的治疗原则　治疗目的是防治再出血、血管痉挛及脑积水等并发症，降低死亡率和致残率。

（1）防治再出血：包括安静休息、调控血压和抗纤溶药物应用。

（2）防治脑血管痉挛

1）维持血容量和血压：避免过度脱水。必要时使用升压药。3H 疗法即高血容量、升高血压和血液稀释疗法在国外较多应用于治疗 SAH 后的脑血管痉挛。

2）早期使用钙通道阻滞药：常用尼莫地平注射液微量泵泵入，也可尼莫地平口服，40～60mg，每日 4～6 次，共服 21d，但注意其低血压等不良反应。

（3）防治脑积水：轻度急、慢性脑积水可药物治疗，给予乙酰唑胺 0.25g，每日 3 次，减少 CSF 分泌，还可选用甘露醇、呋塞米等药物。严重的可选用脑室穿刺 CSF 外引流术。

4.适合于有脑缺血性卒中的治疗原则　TIA 是卒中的高危因素，需对其积极进行治疗，遵循个体化和整体化原则。

（1）药物治疗：抗血小板聚集药物如阿司匹林 50～300mg，每日 1 次或氯吡格雷 75mg，每日 1 次，其与阿司匹林相比上消化道出血的发生率显著减少，在预防血管性事件发生方面优于阿司匹林；抗凝治疗不作为 TIA 常规治疗，对于伴发心房颤动、风湿性心脏病、有人工机械瓣膜的缺血性脑卒中和 TIA 患者，建议使用华法林口服抗凝治疗。钙通道阻滞药尼莫地平 20～40mg，每日 3 次，可防止血管痉挛，增加血流量，改善微循环。

（2）病因治疗：针对可能存在的脑血管病危险因素，如高血压、糖尿病、血脂异常、心脏疾病等，进行积极治疗是预防 TIA 复发的关键。

（二）血管性疾病的手术治疗

本组疾病中有些很明显需做外科治疗的病种，如脑动脉瘤、动静脉血管畸形等。现仅将有关脑卒中等外科治疗做简单介绍。

1.缺血性脑卒中的手术治疗　脑缺血性卒中主要是由于脑血管的粥样硬化引起的管腔狭窄及栓子脱落所造成。根据病情程度可分为短暂性脑缺血发作（TIA）、可逆性脑缺血发作、进行性卒中、完全性卒中。根据病情，可选择不同手术。

（1）去骨瓣减压术：减压术可使颅内压明显减低，限制梗死区的扩大。颅内压和机械压力的下降使脑灌注压升高，导致脑血流增加。手术时机的选择至关重要。临床研究显示，发病后平均 21h 内手术与发病后 39h 手术比较，前者死亡率明显减少。

（2）颈动脉内膜切除术：是切除增厚的颈动脉内膜粥样硬化斑块，以预防由于斑块脱落引起的脑卒中。手术适应证包括：①多发 TIA，相关颈动脉狭窄；②单次 TIA，相关颈动脉狭窄＞50％；③颈动脉软性粥样硬化斑或有溃疡形成；④抗血小板治疗无效；⑤术者以往对此类患者手术的严重并发症（卒中和死亡）率＜6％；⑥轻、中度卒中相关颈动脉狭窄；⑦无症状颈动脉狭窄，包括狭窄＞70％，软性粥样硬化斑或有溃疡形成，术者以往对此类患者手术的严重并发症率＜3％。

（3）颅内外架桥手术：颅外-颅内旁路手术分为颅外-颅内动脉吻合术和颅外-颅内血管移植吻合术。前者是将颅外供血动脉与颅内受血动脉直接吻合，后者是指在颅外与颅内动脉之间移植一段血管，以完成颅外-颅内动脉吻合。

（4）颞肌脑贴附术：借颞肌内的血管床来改善缺血脑皮质的血供。先做颞肌下减压术，切开硬脑膜，将脑表面的蛛网膜撕开，然后将带血管的颞肌贴附于缺血的脑表面。

（5）血管内介入治疗手术

1）血栓形成的动脉内溶栓术：适应证包括以下几种。①发病至溶栓治疗时间小于 6h 或最近 4h 内卒中症状恶化，椎-基底动脉系统梗死可放宽至 12h。②有明显神经功能障碍，瘫痪肢体肌力（指最小肌力）3级。③头颅 CT 无低密度灶，且排除脑出血或其他明显的颅内疾病。④年龄＜75 岁，无严重的心脏、肝、肾疾病。迅速昏迷者，可将年龄上限放宽。⑤无出血倾向病史，初步检查无出血倾向。⑥家属同意进行溶栓治疗并愿承担相关风险。

2）血管内成形术：也称经皮腔内血管成形术（PTA），经皮穿刺，使球囊导管到达血管狭窄部位，通过膨胀球囊压迫狭窄处扩展管腔，然后在扩张部位置入支架，维持已扩张的动脉管壁。适应证包括以下几种。①血管狭窄＞50%。②相关脑组织缺血。③侧支循环不良。④狭窄血管结构适合血管成形（狭窄段长度＜10mm，成角不明显）。⑤无一般神经介入治疗的禁忌证。

2.出血性脑卒中的手术治疗

（1）手术的适应证和禁忌证

1）经 CT 证实的幕上＞30ml，幕下＞10ml 的病例，特别是出现瞳孔不等大，意识障碍加深的病人应尽快手术治疗。

2）外侧型血肿，因血肿表浅的致残率及死亡率均较低，应及时手术。内侧型血肿（基底核区、内囊型、丘脑型、脑干型）血肿，因手术效果不佳应慎重选择。

3）年龄＞70 岁，有明显心、肺、肝、肾功能障碍者手术难以达到预期目标，一般不推荐手术。

4）深度昏迷、双瞳散大甚至生命体征不稳定者，一般不做手术治疗。

（2）手术方法

1）开颅血肿清除术：根据血肿部位设计手术入路，直视下清除血肿，充分减压。

2）钻孔血肿引流术：对于情况紧急或不能耐受全身麻醉手术者，可考虑此法引流血肿的液性成分。局部使用尿激酶或链激酶等溶栓药可以促进血肿溶解以利引流，但该法减压不彻底，盲目穿刺可致出血，应慎用。

3）脑室穿刺引流：适用于脑室出血或颅后窝出血引发梗阻性脑积水者。

（马　建）

第二节　颅内动脉瘤

颅内动脉瘤是脑动脉的局限性异常扩大，以囊性动脉瘤最为常见，其他还有梭形动脉瘤、夹层动脉瘤等。颅内动脉瘤是自发性蛛网膜下腔出血（SAH）最常见的原因。

【诊断标准】

1.临床表现

（1）出血症状：动脉瘤破裂引起蛛网膜下腔出血、脑内出血、脑室内出血或硬脑膜下腔出血。突发剧烈头痛是最常见的症状，见于 97% 的患者。通常伴呕吐、意识障碍，甚至呼吸骤停、晕厥、颈部及腰部疼痛（脑膜刺激征）、畏光。如果有意识丧失，患者可能很快恢复神志。可伴发局灶性脑神经功能障碍，如动眼神经麻痹而导致复视和（或）上睑下垂，出血随脑脊液沿蛛网膜下隙向下流动的刺激腰神经根引起腰背部疼痛。

（2）体征

1）脑膜刺激征：颈强直（特别是屈曲时）常发生于出血后6～24小时。

2）高血压。

3）局灶性神经功能丧失：如动眼神经麻痹、偏瘫等。

4）意识状态变差。

5）眼底出血。

目前已有许多种关于SAH分级标准，临床常用的是Hunt和Hess分级。

表3-1　SAH的Hunt和Hess分级

分级	临床症状与体征
Ⅰ	无症状或轻度头痛和轻度颈强直
Ⅱ	脑神经麻痹（如Ⅲ、Ⅵ），中、重度头痛颈强直
Ⅲ	轻度局灶性神经功能缺失，倦睡或意识模糊
Ⅳ	木僵，中至重度偏侧不全麻痹，早期去脑强直
Ⅴ	深昏迷，去脑强直，濒死状态

备注：若有严重的全身疾患如高血压、糖尿病、严重的动脉硬化、慢性梗阻性肺病及动脉造影上显示有严重的血管痉挛则加1级

修订的分级增加以下内容：0级：未破裂动脉瘤；Ⅰa级：无急性脑膜/脑反应，但有固定的神经功能缺失

（3）局灶症状：即非出血症状，如动脉瘤体积缓慢增大，压迫邻近神经，也可出现相应的神经功能缺损症状。

1）视神经症状：如视力下降、视野缺损和视神经萎缩等。

2）动眼神经麻痹：常见的为一侧动眼神经麻痹。

3）海绵窦综合征。

4）癫痫。

（4）脑血管痉挛：脑血管痉挛分为早期和迟发性血管痉挛。早期血管痉挛，发生于出血数小时之内，也称即刻脑血管痉挛，多因机械性反应性因素引起，表现为出现后意识障碍、出血量不大，但呼吸突然停止、四肢瘫痪或截瘫。迟发性脑血管痉挛发生于SAH的4～5天以后，也称为迟发性缺血性神经功能缺失（DIND）或症状性血管痉挛，是SAH后病情加重的原因之一。临床特征表现为精神混乱或意识障碍加深，伴局灶性神经功能缺损（语言或运动）。症状通常缓慢发生，包括头痛加重、昏睡、脑膜刺激征和局灶性神经体征，可出现以下临床综合征。

1）大脑前动脉综合征：额叶症状为主，可表现为意识丧失、握持/吸吮反射、尿失禁、嗜睡、迟缓、精神错乱、低语等。双侧大脑前动脉分布区梗死通常由于大脑前动脉瘤破裂后血管痉挛引起。

2）大脑中动脉综合征：表现为偏瘫、单瘫、失语（或非优势半球失认）等。

"迟发性血管痉挛"诊断是在排除其他原因的基础上建立的，单凭临床较难确诊，可行TCD或TCI检查协助诊断；必要时可行3D-CTA和DSA明确诊断。

2.辅助检查　包括SAH和脑动脉瘤两个方面的评估诊断。

（1）头部CT：头部CT检查是诊断SAH的首选检查，也可对脑动脉瘤的某些方面作初步评估。通过颅脑CT扫描还可评定以下方面。

1）脑室大小：21%动脉瘤破裂患者立即发生脑积水。

2）颅内血肿：有占位效应的脑内血肿或大量硬脑膜下血肿。

3)脑梗死。

4)出血量:脑池、脑沟中出血量多少是预测血管痉挛严重程度的因素。

5)部分患者可以通过头部 CT 检查初步预测动脉瘤的位置。

此外,CTA,尤其是 3D-CTA 对诊断脑动脉瘤有较大参考价值,在急诊情况下可作为首选。

(2)腰椎穿刺:SAH 最敏感的检查方法,但目前已不常用。可发生假阳性,例如穿刺损伤。脑脊液检验阳性表现包括压力升高,脑脊液为无血凝块的血性液体,连续几管不变清。

(3)数字减影脑血管造影:数字减影脑血管造影(DSA)是诊断颅内动脉瘤的"金标准",大部分患者可显示出动脉瘤的部位、大小、形态、有无多发动脉瘤,脑血管造影还可以显示是否存在血管痉挛及其程度。

脑血管造影的一般原则如下。

1)首先检查高度怀疑的血管,以防患者病情改变,而不得不停止操作。

2)即使动脉瘤已经显现,建议继续完成全脑血管(4 根血管:双侧颈内动脉和双侧椎动脉)造影,以确诊有无多发动脉瘤并且评价侧支循环状况。

3)如确诊有动脉瘤或者怀疑有动脉瘤,应摄取更多的位像以帮助判断和描述动脉瘤颈的指向。

4)如果未发现动脉瘤,在确定血管造影阴性之前,建议如下。

使双侧小脑后下动脉起始部显影:1%～2%动脉瘤发生在 PICA 起始部。如果有足够的血流返流到对侧椎动脉,通过一侧椎动脉注射双侧 PICA 通常可以显影,偶尔除了观察对侧 PICA 的返流外,还需要观察对侧椎动脉情况。

颈内动脉交叉造影,了解脑内前后交通动脉及侧支循环情况,即在照汤氏位相时,可通过一侧颈内动脉注入造影剂,压迫对侧颈内动脉,使造影剂通过前交通动脉使对侧颈内动脉显影;在照侧位相时,通过一侧椎动脉注入造影剂,压迫任一侧颈内动脉,使颈内动脉系统显影。

(4)头部 MRI:最初 24～48 小时内不敏感(正铁血红蛋白含量少),尤其是薄层出血。约 4～7 日后敏感性提高(对于亚急性到远期 SAH,10～20 日以上,效果极佳)。对于确定多发动脉瘤中的出血来源有一定帮助,并可发现以前陈旧出血的迹象。MRA 作为无创检查对诊断脑动脉瘤有一定参考价值,可作为辅助诊断方法之一。

【治疗原则】

1.病因治疗　颅内动脉瘤的治疗关键是病因治疗,即针对颅内动脉瘤的手术或血管内栓塞的病因治疗,治病必求其本,而其次为 SAH 及其并发症的对症治疗。动脉瘤的治疗取决于患者的身体状况、动脉瘤的大小及其解剖位置、外科医师的手术处理能力,以及手术室的设备水平等。对于大多破裂的动脉瘤而言,最佳的治疗是手术夹闭动脉瘤颈或行血管内栓塞动脉瘤腔,使之排除于循环外而不闭塞正常血管,从而阻止动脉瘤再出血和增大。

对于因蛛网膜下腔出血急诊入院的患者,应及时向家属交待,患者在住院期间随时可能因动脉瘤再次破裂出血而死亡的危险性。

2.术前处理

(1)患者绝对卧床,有条件者在 ICU 观察。

(2)观察神志、血压、脉搏、呼吸。

(3)给予镇静(地西泮等)、止血(6-氨基己酸等)、脱水、激素、通便(果导、番泻叶)药物等;同时预防性给予抗癫痫药物,并保持有效血药浓度;钙离子拮抗剂(尼莫地平等)。对于高血压患者应用降压药。

3.手术适应证　对无明显手术禁忌证的患者均可开颅手术夹闭动脉瘤。某些病例也可采用血管内介入治疗。

颅内动脉瘤手术依据手术时间可分为"早期手术"（SAH 后 6～96 小时内）和"晚期手术"（SAH 后 10～14 日以上）。在 SAH 后的 4～10 日（血管痉挛期）手术效果较差,不如早期或晚期手术效果好。

4.手术方式

(1)夹闭(切除)术:开颅手术中利用动脉瘤夹直接夹闭动脉瘤的颈部,使其与脑循环隔离,是最为理想的治疗方法。前循环和基底动脉顶端的动脉瘤,一般采用翼点入路,经侧裂暴露,夹闭动脉瘤。

(2)包裹或加固动脉瘤:对于无法夹闭的脑动脉瘤,可以考虑使用一定的材料加固动脉瘤壁,尽可能地阻止动脉瘤再出血的发生。目前临床常用的加固材料是自体肌肉,其他还包括棉花或棉布、可塑性树脂或其他多聚物、Teflon 和纤维蛋白胶等。

(3)孤立术:通过手术(结扎或用动脉瘤夹闭塞)或结合球囊栓塞的方法有效阻断动脉瘤的近端和远端动脉,使其孤立。

(4)近端结扎:是指夹闭或结扎动脉瘤的输入动脉,是一种间接的手术方法。分急性和慢性结扎两种。可能增加血栓栓塞和对侧动脉瘤形成的危险。仅作为直接手术的一种替代方法。

5.血管内栓塞治疗动脉瘤　　通过微导管技术将一定的栓塞材料放置在颅内动脉瘤腔内,达到闭塞动脉瘤的目的。

(1)主要方法

1)各种类型的可脱性弹簧圈:通过向动脉瘤腔内放置电解、水解可脱性铂金弹簧圈,闭塞动脉瘤囊腔,从而达到闭塞动脉瘤和防止动脉瘤破裂(或再破裂)出血的目的。对于宽颈动脉瘤可采用支架＋弹簧圈或球囊辅助技术(R-T 技术)来达到闭塞动脉瘤的目的。

2)球囊:通过导管将球囊送入载瘤动脉来闭塞载瘤动脉,来孤立动脉瘤,使其血栓形成而达到治疗目的。

3)非黏附性液体栓塞剂:适用于颈内动脉虹吸部巨大动脉瘤的治疗。

4)带膜支架:适用于眼动脉起点近端颈内动脉动脉瘤。

(2)适应证:一般脑动脉前、后循环,尤其是后循环任何部位的动脉瘤均是血管内治疗的适应证,但对巨大动脉瘤其完全闭塞率较低。尤其适用于手术夹闭困难或夹闭失败的动脉瘤、老年患者或身体状况不能很好耐受手术者、宽颈的动脉瘤,复杂动脉瘤(如后循环动脉瘤、梭形动脉瘤和巨大动脉瘤等)、夹层动脉瘤及假性动脉瘤。

(3)并发症:术中动脉瘤破裂出血;材料脱落导致远端栓塞;血管痉挛;血栓形成;动脉瘤闭塞不全,术后动脉瘤可能再生、增大和再出血等。

6.术中及术后处理

(1)开颅前 30 分钟应用抗生素、激素和抗癫痫药物。手术后当日注意控制血压。防止脑血管痉挛及脑梗死,可应用尼莫地平等药物,一般用药 7～10 天。

(2)手术后均应复查脑血管造影,确定动脉瘤夹闭情况。

(3)出院医嘱:一般出院休息 3 个月后门诊复查。手术前有癫痫发作的患者,术后服用抗癫痫药,监测血药浓度来指导用药。无癫痫发作 6～12 个月后,可逐渐减(停)药。

7.SAH 的治疗

(1)一般性治疗

1)卧床休息:床头抬高 15°,减少外界刺激,限制探视,禁止噪音。

2)神志和生命体征(包括心律)监测。

3)24 小时尿量监测:留置尿管的指征包括:Hunt-Hess 分级 Ⅲ 级和 Ⅲ 级以上(除外情况好的 Ⅲ 级患

者);可能有脑性耗盐(CSW)或抗利尿激素分泌不当(SIADH)患者;血流动力学不稳定患者。

4)昏迷或呼吸道不通畅的患者(如哮喘)应进行气管内插管或气管切开;同时监测血气分析,必要时给予呼吸机辅助通气。

5)饮食:如果准备早期手术应禁食水;如果不考虑早期手术,对于清醒患者建议清淡饮食,而伴有意识障碍者早期可禁食,后期给予静脉营养或鼻饲饮食。

6)预防深静脉血栓和肺梗死:可给予弹力袜等。

7)补液。

8)吸氧。

9)血压和容量控制:应进行动脉压监测,必须避免血压过高以减少再出血的危险。但低血压会加重缺血,也应该避免。理想的血压控制水平仍存在争议。必须考虑到患者的基础血压水平,袖带测量收缩压120~150mmHg 可作为临床的一个指导标准。应用血管扩张剂降低血压时,理论上可以增加未夹闭动脉瘤破裂的危险。对于不安全(未夹闭)的动脉瘤,轻度扩容和血液稀释,以及略微升高血压有助于防止或减少血管痉挛及脑性耗盐。对于夹闭的动脉瘤,可应用积极的扩容和提高血流动力的治疗("3H"治疗)。

(张英亮)

第三节 颅内血管畸形

一、脑动静脉畸形

(一)流行病学

人群中脑动静脉畸形(AVM)发生率约为 0.1%,2% 的病变为多发,男女发病率相当。根据尸检结果,约仅 12% 的 AVM 有临床症状。AVM 是青年人(<35 岁)非创伤性脑出血的最常见原因。多数病变在 40 岁左右发病,75% 的出血发生在 50 岁前。脑动静脉畸形是胎儿期脑血管形成异常的先天性疾病,但家族性动静脉畸形少见。

(二)病因病理

动静脉畸形是由一团动脉、静脉及动脉化的静脉(动静脉瘘)样血管组成,动脉直接与静脉交通,其间无毛细血管。在全部尸解中占 0.2%~0.6%,但占脑血管畸形的 50% 左右。有些动静脉畸形,由于血栓形成或出血破坏,常规血管造影不显影,称做隐匿型动静脉畸形;也可很大,累及半球之大部,称为巨大型动静脉畸形。局部血管呈丛状或血管聚成球形,有一个或多个供血动脉及一个或多个引流静脉。血管的管径大小不一:大的动脉常似静脉样增粗,引流静脉可到直径 1cm。而隐匿型动静脉畸形的供血动脉很小,只有 0.2~0.3cm。血管组成的致密程度不同,有的致密似海绵状血管瘤。静脉血管常有节段性扩张,甚至于成囊状在畸形血管团内缺乏正常的毛细血管床。在这些异常血管之间夹杂有胶质样变的脑组织,及充满含铁血黄素的巨噬细胞。血管壁的厚薄不一,多由纤维组织构成,偶有平滑肌纤维,多无弹力层。异常血管内常有血栓形成或机化及钙化,并可伴有炎性反应。超微结构检查,动静脉畸形血管中仅有一部分能分辨出动脉和静脉样结构,而大部分病变血管不能区别血管结构。位于脑表面,动静脉畸形的软膜增厚、不透明。膜下搏动的动脉及静脉,因含有红色及蓝色层状或涡流状血流,往往辨认不清。引流静脉有时也动脉化呈红色。

由于畸形血管的盗血,使其周围脑组织供血减少,因而出现盗血症状。这种盗血是由于动静脉瘘造成的,在脑血管造影上极易显示,同时,可见对畸形病灶周围正常脑组织的供血减少(其动脉充盈不良,甚至完全不充盈)。

脑动静脉畸形是一种先天性疾患。在胚胎早期,原始的动脉及静脉是相互交通的,以后由于局部毛细血管发育异常,动脉及静脉仍然以直接沟通的形式遗留下来。由于没有正常毛细血管的阻力,血液直接由动脉流入静脉,使静脉因压力增大而扩张,动脉因供血多,也逐渐增粗,加上侧支血管形成及扩大,形成迂曲、缠结、粗细不等的畸形血管团,血管壁薄弱处扩大成囊状。血管畸形,附近脑组织因缺血而萎缩,或因陈旧出血而黄变。畸形的血管团一般呈楔形分布,尖端指向脑室壁。

动静脉畸形的出血与其体积的大小及其引流静脉的数目、状态有关,即中小型(<4cm)的容易出血;引流静脉少、狭窄或缺乏正常静脉引流者容易发生出血。至于与年龄、性别、供血动脉数目、部位似无明显的关系。

幕上动静脉畸形接受大脑前、中、后动脉的分支供血,深部动静脉畸形的供血来自大脑后动脉、脉络膜前及脉络膜后动脉、豆纹动脉。浅部动静脉畸形的供血主要来自大脑中动脉的分支,它们埋藏在脑沟内。除非极小动静脉畸形外,大多数由2支或2支以上主要脑动脉供血。幕下动静脉畸形由小脑上、小脑前下或小脑后下动脉供血,有时3支都供血。深部穿通支供应脑十及其周围的动静脉畸形。

据报告122例脑血管畸形。临床上有过脑出血55例中,35例(64%)在病变内或其周围的切片中有含铁血黄素或血棕晶质。而临床上无出血历史的病人中,26例在畸形邻近有含铁血黄素或血棕品质。在病史中有头痛的32例,其中20例(63%)病理切片有陈旧性出血迹象。14例是在尸检时才发现动静脉畸形,其中,11例(79%)是由于动静脉畸形致死。其他常见的组织学改变有钙化、血管内膜粥样硬化及颗粒性嗜伊红小体,这些大概是畸形周围脑实质的反应。组织学上,脑血管畸形病灶的陈旧性出血迹象,并不一定表明临床上有出血病史。脑实质内某些组织病理发现如颗粒性嗜伊红小体,提示为脑血管畸形(通常为出血的血管畸形)的邻近组织。

大的脑动静脉畸形是由血管组分隔构成,各组皆有自己的供血动脉及引流静脉。各血管组之间并不交通。有时只是畸形血管团的一部分引起症状,可选择性地栓塞这一部分。

正常灌注压突破综合征(NPPB):由于脑动静脉畸形盗血,造成畸形周围的正常脑供血不足,使脑组织慢性缺血。因而这部分血管处于扩张状态,丧失了自动调节能力。一旦动静脉畸形被切除,或其主要输入动脉被闭塞,原来被动静脉畸形盗取的血液重新流入慢性扩张的血管,以高流量注入微循环,使病理性扩张的血管不能耐受这种改变,导致血管源性水肿,毛细血管破裂,脑实质出血。这一理论可解释某些术后数小时或数天内发生的颅内血肿和脑水肿。这种情况在手术病例中仅占3%～4%。

用锝单光子断层扫描检查颅内动静脉畸形病人手术前及手术后的脑血流,发现术前动静脉畸形区脑血流减少很多;其周围区域脑血流也较正常少,这表明有盗血现象。给利尿剂乙酰唑胺后使正常脑组织的血流显著增加,但动静脉畸形区不增加,表示动静脉畸形区的微循环有继发性功能减退,动静脉畸形周围区域稍有增加。手术切除动静脉畸形后1～2月再次用同样方法检查,则血液动力学没有显著变化。

将温度电流计探头放在动静脉畸形的主要引流静脉上测血流,并放到距离病灶3～5cm的皮层上测血流,结果是:①夹闭输入动脉时,靠近病灶的脑皮层血流突然增加5例,血流增加25%～50%;突然减少1例;无变化5例。②将刚刚开始切除病灶的脑皮层血流与完全切除病灶后即刻的脑皮层血流比较,切除后脑皮层血流增加的6例;减少的5例。③夹闭输入动脉时,主要引流静脉的血流减少2～5分钟,以后在开始切除病灶时又恢复到以前水平,病灶切除完了,血流显著减少。这些对了解动静脉畸形切除后发生突破现象的病理牛理有帮助。

通过研究了大的高流量动静脉畸形的手术。选择动静脉畸形大于4cm;供血动脉粗,有高流量的短路;周围脑组织血循环不足的病人13例,夹闭供血动脉后,4例动静脉畸形附近脑皮层血流增加,其中3例术后出现了脑内出血和一过性运动性失语并发症,这可能是由于灌注压突破的结果;另9例在夹闭供血动脉时,动静脉畸形附近脑皮层血流不增加,术后未发生任何并发症。上述说明夹闭供血动脉时,动静脉畸形附近脑皮层血流量增加,表示有发生灌注压突破的趋势。所以,测定脑皮层表面血流可帮助预测高流量动静脉畸形被切除后,是否会发生灌注压突破综合征。

通过研究了18例动静脉畸形手术切除前后病灶周围的皮层血流。病灶<2.5cm的2例;>2.5cm的16例。发现距离灶周边2~4cm远的皮层血流量是:切除动静脉畸形前较正常低;切除后显著增加。用穿刺法测皮层的"供血动脉"压力;67%的病人在切除前是正常皮层动脉压的60%以下,切除后恢复正常。

高血流量动静脉畸形由于动静脉短路分流严重,血流量大,血液流速快,供血动脉会逐渐扩张及变长。使周围脑组织的血液供应减少,但仍不能满足分流需要,故常通过脑底动脉环的吻合血管,向畸形血管盗血。如一侧大脑中动脉动静脉畸形,可有同侧大脑前动脉,甚至椎基底动脉系统的盗血现象,使远离动静脉畸形部位的脑组织供血也减少。

(三)动静脉畸形的部位和分类

按部位颅内动静脉畸形可分成六个区域,即硬脑膜、单纯皮层、皮层至脑室、半球深部、小脑及脑干。

以上部位中,浅部的手术较容易;深部者较困难,且有一定危险;脑干的最危险。浅部功能区的手术容易出现神经功能障碍。

Stein按部位分为:

1.表浅型(软膜、皮层):主要累及脑膜及皮层。

2.深或中央型:累及皮层下灰质及邻近的白质。

3.髓质型:主要累及髓质动脉及静脉。

4.旁中央(基底节及脑室)及中线型(胼胝体、脑干、小脑)。

5.单一的、多发的或广泛的动静脉畸形分级:根据神经外科手术的难易程度,按照动静脉畸形大小、部位及深浅、供血动脉及引流静脉分级。

(四)临床表现

小的动静脉畸形常无症状,甚至动静脉畸形相当大也可无症状。除非出血或引起癫痫才被发现,绝大多数是出血后才诊断出来,其次是寻找癫痫原因发现的。有的由于长期顽固性头痛而发现。其症状因动静脉畸形的部位、大小、有否出血或缺血等而定。

1.出血　这是颅内动静脉畸形最常见的症状,约占52%~77%,半数以上在16~35岁之间发病。出血与季节无关,通常发生在正常活动时。怀孕期间的出血危险增加。出血可至脑实质或脑室内和蛛网膜下腔。血管畸形的大小、部位与出血的发生有关:很大的动静脉畸形较较小的动静脉畸形出血少,中心型动静脉畸形较边缘型易出血。因是扩张的静脉出血,所以不像动脉瘤出血那样剧烈。一般出血不多,大量出血者仅占16%。出血前数周至数年内可出现头痛、癫痫和某些局灶体征等。血管畸形破裂时的蛛网膜下腔出血症状与其他各种原因引起者无大的差别。发生脑内血肿时有压迫症状出现,严重时造成脑疝而死亡。脑室内出血病人常昏迷,其神经系统体征亦较危重,急性脑积水发生率高。颅内动静脉畸形患者如任其自然发展,第一次出血约有10%死亡,以后每10年由于再出血死亡的也为10%。总的说来,动静脉畸形的出血机会比颅内动脉瘤少,初欠出血的死亡率也较动脉瘤低得多,预后较好。

2.癫痫　可在颅内出血时发生,也可单独出现。约占全部病人的15%~47%,也有人报告颅内动静脉畸形患者70%发生癫痫而无出血。癫痫大发作与局灶生癫痫的发生率几乎相等,精神运动性发作和小发乍较少出现,一般由病变和出血的位置和范围而定。

动静脉畸形病人发生癫痫原因是:动静脉短路使脑局部缺血,邻近脑组织胶质样变;颞叶动静脉畸形的点火作用。

3.头痛　多数是颅内出血的结果,除此而外,约43%的病人在出血前即有持续性的或反复发作性头痛,往往是顽固性头痛。头痛与动静脉畸形部位符合的仅占13%~36%,所以定位的意义不大。

4.局灶性神经功能症状　约10%的动静脉畸形可表现为不同程度的局灶性神经功能症状。

由血管畸形部位、血肿压迫、脑血液循环障碍及脑萎缩区域而定。如额叶智力及情感障碍;基底核区肢体运动障碍等。

5.其他症状　颅内吹风样血管杂音占所有动静脉畸形患者的2.4%~38%;精神症状的发生率为30%~72%;婴儿及儿童可能因为颅内循环短路出现心力衰竭。

(五)诊断

动静脉畸形的诊断依靠脑血管造影或磁共振扫描。CT扫描也有帮助,还应结合临床症状及体征及其他检查手段来全面考虑。

1.脑血管造影　蛛网膜下腔出血或自发性脑内血肿应行脑血管造影或磁共振血管成像(MRA)。对于大的动静脉畸形应行双侧颈动脉及椎-基底动脉造影,有时还需要做超选择性供血动脉造影,以全面了解供血动脉、引流静脉及盗血情况。脑动静脉畸形的动脉血不经过毛细血管网而直接进入静脉系统,由动脉注射造影剂后很快(<1.5s)即能见到引流静脉。这种直接的短路造成以下后果:①静脉淤滞,大量动静脉分流使得静脉窦内血液淤积,造成皮质静脉淤滞。②盗血,大量的动静脉分流使动静脉畸形周围的脑组织缺血。③脑动静脉畸形的管壁薄,再受到血液压力易于扩张,引流静脉扩大最明显,甚至局部扩张形成静脉瘤。④长期的静脉淤滞,可能造成静脉窦梗阻。

Lasjaunias等(1986年)行颅内超选择性血管造影,见畸形血管结构如下:①动脉直接输入病灶(血管团)。②动脉发出分支输入病灶。③与血流有关的动脉扩张形成动脉瘤。④发育不良性动脉瘤。⑤直接的动静脉瘘。⑥病灶内的动脉扩张形成动脉瘤。⑦病灶内的静脉扩张形成静脉瘤。⑧引流静脉扩张。

富于血管的脑肿瘤与脑动静脉畸形有时不易区别。其在血管造影上的鉴别点如下:①动静脉畸形有异常血管团,血管浓染,肿瘤血管染色淡。②动静脉畸形血管短路,动脉期即可见静脉出现。肿瘤罕见。③动静脉畸形供血动脉、引流静脉明显增粗及纡曲,肿瘤仅动脉轻微扩大,静脉改变不明显。④动静脉畸形仅有出血形成血肿才有占位效应,肿瘤本身即有占位效应。

2.CT扫描　动静脉畸形无血肿者,CT平扫可见团状聚集或弥散分布的蜿蜒状及点状密度增高影,其间则为正常脑密度或小囊状低密度灶。此外动静脉畸形钙化常见,呈点状或小结节状。

3.磁共振影像(MRI)及磁共振血管成像(MRA)　MRI可见蜂窝状或葡萄状血管流空低信号影(快速血流),对动静脉畸形的供血动脉、病灶、引流静脉、出血、占位效应、病灶与功能区的关系均能做出判断。

(六)治疗

脑动静脉畸形的治疗主要包括:①动静脉畸形切除术;②介入栓塞术;③放射外科治疗。

治疗的目的:①阻断供血动脉及去除畸形血管团,解决及预防出血;②治疗癫痫;③消除头痛;④解决盗血,恢复神经功能。

Pean(1889年)首次成功切除动静脉畸形,到目前为止手术切除动静脉畸形仍是彻底治疗这种疾病的最好方法,被认为是金标准。切除畸形血管只要尽量靠近病灶,保护功能区皮质特别是在显微镜下小心操作,切除后不会影响重要的神经功能。应行显微外科手术切除动静脉畸形,对于巨大的高流量动静脉畸形勿企图用一次手术完全切除,有发生"正常灌注压突破"的危险,可采用分期手术或逐步栓塞术,或两者并用。

1.时机选择　急诊切除动静脉畸形的死亡率及并发症率均高。如症状没有威胁生命则应等行全面检查评估及继发性脑损伤恢复后再治疗；如出血威胁生命则应立即手术，可能时应连动静脉畸形一并切除，如不能切除应择期手术。

2.适应证　目前认为有症状的动静脉畸形时应予以治疗，而没有症状的动静脉畸形应结合病人的年龄、生理心理状况及动静脉畸形病变本身的特点及发展、治疗的风险综合考虑是否治疗。

以下几种情况是治疗的绝对适应证：①动静脉畸形有大量出血或多次小量出血；②顽固性癫痫，药物不能控制者；③顽固性头痛不能缓解者；④精神智力障碍进行性发展者。

以下情况可考虑治疗：①合并灶旁动脉瘤者；②动静脉畸形供血动脉引流静脉呈高流量而引流不畅、循环时间延长者；③病人因病变心理压力大，而病变位于非功能区者。

3.治疗方法的选择　治疗方法的选择有争议，应根据病人的年龄、出血的表现、畸形血管团的特点及深动脉供血情况综合考虑治疗方案。有学者认为 Spetzler-Martin 分级 1～2 级的动静脉畸形建议手术切除，3 级的病人选择综合治疗，而没有症状的 4～5 级的病人建议不治疗。

4.手术治疗

(1)寻找动静脉畸形的方法：以前认为沿着引流静脉或供血动脉及出血形成的血肿寻找畸形血管团，随着神经影像学的发展，现可在多功能手术室进行手术，术前根据功能 MRI 检查确定功能区、传导束的位置及与畸形血管团的相对关系，术中在导航指引下切除病灶，还可以行术中荧光造影或脑血管造影检查进一步明确供血动脉及引流静脉，明确畸形血管团是否有残留。

(2)畸形血管团切除的基本方法：对于很小的病变，特别是位于皮质表面的动静脉畸形，可电凝使之完全闭塞。局限于额极或颞极的大的动静脉畸形可距畸形病灶约数毫米处切除；精确的沿动静脉畸形边缘切除，这是最主要而又常用的方法。先阻断皮质到畸形血管团的供血动脉，用双极电凝和吸引器在畸形血管团与正常脑组织之间轻柔的牵开和吸引，遇到较深的供血动脉分离清楚后电凝切断。至少保留一条主要引流静脉直至大多数动脉供应被切断。最棘手的问题是供血动脉主要位于畸形血管团的最深处，难以接近。电凝供血动脉时应注意电凝要确实，电凝血管长度为血管直径的 3～5 倍，然后再切断。供血动脉直径大于 1mm 时，应先以特别小的动脉夹毕后再电凝剪断。

(3)功能区及深部动静脉畸形的手术：包括半球内侧面、扣带回、胼胝体、脑室周围区、脑室内脉络丛、外侧裂，以及优势半球的颞、枕叶底面的动静脉畸形。这类动静脉畸形手术较为困难，容易造成术后并发症，手术治疗要慎重。

5.放射外科治疗　立体定向放射外科治疗为动静脉畸形提供了一个好的方法，报道显示约 80% 的直径小于 3cm 的病灶可通过放射外科治疗治愈。从治疗到完全闭塞为 2～3 年，在病灶闭塞前并不能避免病灶出血。

6.血管内介入治疗　单独血管内介入栓塞治疗动静脉畸形完全闭塞率较低，通常作为姑息治疗，或者是在手术切除、放射外科治疗前的辅助治疗。

(七)并发症

术后估计有可能出现"正常灌注压突破现象"的病人，可维持全身适度低血压 4～7 天，以避免术后严重脑水肿或脑出血。如果术后术野出血，一般提示仍有残余动静脉畸形。术后 1～2 周应常规复查脑血管造影。如需再次手术，应在 CT 证实脑水肿已消失或临床症状缓解后再施行。

(八)预后

报道初次症状性出血的死亡率为 6%～29%，每年并发症和死亡率约为 2.7%，颅后窝病变有更高的并发症和死亡率风险。23%～44%的患者有再出血,再出血的死亡率为12%～15%。手术治疗癫痫的效果不佳,而药物治疗效果较为满意。1～3级的患者手术死亡率和并发症率很低,而高级别的患者手术死亡率和并发症率较高。影响手术效果的因素很多,如病变大小、深浅、部位、供血动脉的来源及多少、引流到静脉系统的方式及静脉本身的畸形、术前神经功能障碍的程度和患者健康状况、麻醉选择、显微手术技巧、手术者个人经验等。

二、海绵状血管畸形

(一)流行病学

海绵状血管畸形是指众多薄壁血管组成的海绵状异常血管团,这些畸形血管紧密相贴,血管间没有或极少有脑实质组织,是一种隐性血管畸形。尸检显示海绵状血管畸形发病率为0.4%～0.5%,约占颅内血管畸形的16%。多数海绵状血管畸形在20～40岁发病,男女发病率相当。海绵状血管畸形分两组类型,即家族型和散发型。散发型为10%～30%为多发病变,家族型约84%为多发病变。2.1%～36%的海绵状血管畸形伴有静脉畸形。

(二)病因病理

海绵状血管畸形病因不明确,其实质是畸形血管团,血管团的供血动脉和引流静脉为正常管径的血管,病灶内的压力大于颅内压而小于动脉压,血液速度缓慢,故脑血管造影不能显示畸形血管团病灶。血液滞留也是畸形血管内形成血栓和钙化的原因。海绵状血管畸形可缓慢生长,且可以出现新发病灶。外观常为紫红色,表面呈桑球状,剖面呈海绵状或蜂窝状。其血管壁由单层内皮细胞组成,缺少肌层和弹力层,管腔内充满血液,可有新鲜或陈旧血栓;异常血管间为疏松纤维结缔组织,血管间无脑实质组织。

海绵状血管畸形可发生在中枢神经系统的任何部位,如脑皮质、基底核和脑干等部位(脑内病灶),以及颅中窝、海绵窦、视网膜和颅骨等部位(脑外病灶),但多数病变位于幕上。约19%的病例为多发病灶,多发病灶病人常合并身体其他脏器海绵状血管畸形。病变的质地与急性血管团内的血液含量、钙化程度和血栓大小有关,可软、可硬。病灶周围脑组织有胶质增生和黄色的含铁血色素沉积。这种含铁血色素是脑皮质型海绵状血管畸形引起病人癫痫的原因之一。

(三)临床表现

多数海绵状血管畸形可能终身没有症状。症状性病变因病灶侵犯部位不同而有不同的症状,主要有癫痫(39%～79%)、出血、头痛和局灶性神经功能障碍,约24%病灶可以没有症状。单发海绵状血管畸形癫痫年发生率约为1.5%,多发病灶癫痫年发生率约为2.5%;单发海绵状血管畸形出血年发生率为0.3%～0.7%,多发病灶出血年发生率约为1.1%。女性容易发生出血;约为6.7%。30.7%的再次出血发生在首次出血后48个月内。尽管22%的患者因出血发生神经功能障碍,但极少发生威胁生命的出血。报道显示预后差的危险因素包括病变生长、再出血、新发病变、妊娠、家族型病变、没有彻底切除的病变、合并静脉畸形病变及位于第三脑室、基底核区、脑干的病变。

(四)辅助检查

1.CT扫描 表现为富含血管的占位征象。脑外病灶平扫时呈边界清晰的圆形或椭圆形等密度或高密度影,注射对比剂后病灶有轻度增强,周围无水肿。如病灶有出血,可见高密度影像。脑内病灶多显示边界清楚的不均匀高密度区,常有钙化斑,注射对比剂后轻度增强或不增强。CT骨窗像可显示病灶周围骨质破坏情况。

2.MRI扫描 MRI检查是诊断海绵状血管畸形的特异方法。病灶与周围脑组织有明确的边界,呈圆形。病灶在 T_1 加权像呈等信号,在 T_2 加权像或注射对比剂后呈高信号,病灶内有混杂低信号,病灶周围有环形低信号带。这种低信号改变是含铁血黄素的影像改变,具有特征性,是诊断海绵状血管畸形的重要依据。脑外病灶不呈现周围低信号带。

3.脑血管造影   多表现为无特征的乏血管病变,在动脉相很少能见到供血动脉和病理血管;在静脉相或窦相可见病灶部分染色。海绵状血管畸形为富含血管的病变,在造影上不显影的原因可能为供血动脉太细或已有栓塞,病灶内血管太大、血流缓慢使造影剂被稀释。因此,晚期静脉相有密集的静脉池和局部病灶染色是此病的两大特征。

(五)诊断与鉴别诊断

海绵状血管畸形主要与脑膜瘤、动静脉畸形鉴别。影像学上,脑内圆形病灶、有混杂密度(代表有不同程度的出血)、MRI 的 T_2 像有含铁血黄素沉积是海绵状血管畸形的特点。

(六)治疗

1.手术治疗   手术切除病灶是症状性海绵状血管畸形的根本治疗方法,而无症状的病变可观察。病灶反复小量出血、癫痫和重要功能区的占位效应,是海绵状血管畸形手术适应证的主要考虑因素。对于很小的病灶,可随访观察。有明确的反复出血史,或有明确的癫痫发作,应积极选择手术治疗。对儿童病人更应采取积极的手术态度。对于脑干及基底核区病灶需要充分评估病人的症状和手术的风险综合考虑治疗策略。

脑内型海绵状血管畸形可以分为脑皮质癫痫型和脑深部型。对于深部的小病灶,准确地寻找病灶非常重要,建议在神经导航下切除;邻近功能区如脑干、基底核区病灶可在多功能手术室进行手术,术前根据功能 MRI 检查确定功能区、传导束的位置及与病灶的相对关系,术中在导航指引下切除病灶。当病灶位于脑皮质,由于病灶本身和含铁血色素的作用,可引起病人的癫痫。因此,在手术切除海绵状血管畸形的同时还应该切除病灶周围的含铁血黄素层,这是减少术后癫痫的根本方法。脑深部病灶,如基底核区和脑干,病灶的占位效应和间断性出血,产生功能破坏,含铁血黄素本身不引起临床表现。故在手术切除病灶时,含铁血黄素层是手术界面,只切除病灶,保留含铁血黄素层,以免加重术后神经功能障碍。上述两种类型的海绵状血管畸形在手术切除时,病灶本身出血很少,此点与颅中窝病灶切除有明显不同。

对于颅中窝的病灶多采用颞部入路,以往有采用硬膜下入路,现认为颅中窝海绵状血管畸形是硬膜外病变,适合经颞弓硬膜外入路切除。硬膜外入路对于出血容易控制,手术全切除率高,并发症相对较少。

2.放射外科治疗   有报道放射外科治疗颅中窝海绵状血管畸形有效,而该类病灶与海绵窦关系密切,手术切除较为困难,因此颅中窝海绵状血管畸形的治疗有建议行放射外科治疗控制。对于脑内海绵状血管畸形放射治疗效果有争议,治疗并不能降低出血的发生率,且迟发性反射反应较为严重。

(七)并发症

脑内海绵状血管畸形手术切除一般较为安全。基底核及脑干等功能区病灶切除可能出现术后神经功能障碍。颅中窝病灶切除后海绵窦内脑神经功能障碍发生率较高。

(八)预后

海绵状血管畸形可生长、新发并多次出血,但出血后少见严重神经功能障碍或死亡。一般认为,幕下病变较幕上病变有更高的致残率,多次出血也有更高的致残率。而幕上病变和多发病变是癫痫的危险因素,但这类癫痫药物治疗效果较好。一般认为脑内病灶全切除后可避免再出血,多数癫痫可完全缓解。

(葛学成)

第四节　脑出血

脑出血(ICH)是指源于脑实质内或脑室内血管的非创伤性自发出血,ICH 占所有卒中的 10%～15%。原发性 ICH 占整个 ICH 的 85%,通常是在长期高血压或淀粉样脑血管病(CAA)作用下发生病理改变的小血管或小动脉自发破裂造成的。继发性 ICH 则与动脉瘤、血管畸形、肿瘤、凝血异常等有关。ICH 临床特点是突然发作的神经功能异常和颅内压增高表现如呕吐和意识水平下降。脑出血后引起机体和脑组织局部一系列病理性反应,其中最重要的是血肿本身、血肿再扩大及其周围继发性损害致脑缺血、脑水肿和神经损伤。

一、流行病学

全球每年约 1530 万人发生卒中,其中有 200 万～300 万为 ICH,占所有新发卒中的 10%～15%。美国每年有 6 万新发脑出血患者,中国每年是 40 万,年发病率为 24.6/10 万,占所有卒中的 17%～54%,高于西方发达国家,其致残率与死亡率居所有脑血管疾病的第一位。由于超过 2/3 的 ICH 都发生在老年人群,因此随着人口老龄化,ICH 发病率也随之升高。随着经济的发展,尽管医疗卫生条件有所改善,但 ICH 的死亡率和致残率并未降低。

多数患者,特别是原发性脑出血的许多患者存在易发生脑出血的危险因素,这些危险因素也对有明确病因的患者有促发出血作用。因此,了解危险因素,尤其是可控制的危险因素对脑出血再发的预防非常重要。近年一些研究报道了脑出血与脑梗死危险因素的比较。在卒中的各危险因素中,糖尿病、心房颤动、冠状动脉粥样硬化性心脏病在脑梗死患者中的比例明显较高,而高血压更常见于脑出血患者。不同部位的出血,其危险因素也不相同。脑叶出血通常认为与非高血压因素关系密切,而深部脑出血被认为与高血压密切相关。与非高血压者相比,高血压患者的脑出血风险显著增加。最近的一项 meta 分析显示,自诉高血压病史或血压高于 160/90mmHg(1mmHg=0.133kPa)的患者,脑出血的风险增加 9.18 倍。脑出血可控制的危险因素主要包括高血压、吸烟、饮酒、糖尿病、血脂水平,其他如药物使用史等,高血压仍是目前预防脑出血发生和复发最重要的可干预因素。华法林、高剂量的阿司匹林与 ICH 的危险性增高有关,ICH 发生率随着年龄、抗凝强度增加而增高。

二、分子生物学

近年来,关于 ICH 基因的研究越来越多。有学者测定磷酸二酯酶 4D 基因中 3 个单核苷酸多态(rs966221、rs456009 和 rs2910829),结果发现只有 SNP83(rs966221)与卒中相关。等位基因 C 是风险等位基因,与动脉粥样硬化性卒中有关。Park 等发现白介素-4 单核苷酸多态及其单倍体与 ICH 有相关性。携带 APOEε2 和 ε4 基因的患者发生脑叶出血的风险增加,Biff 等研究发现携带 APOEε2 等位基因的脑叶出血患者出血体积与不携带该基因的患者相比明显增大,且前者死亡率增加,功能预后更差。

同时研究发现,ICH 中可观察到基质金属蛋白酶的(MMPs)上调,而 MMPs 主要负责细胞外基质的重塑、趋化性和前体分子的蛋白裂解。MMPs 损害作用主要是通过细胞分离和整合素信号丢失激发细胞凋亡反应。Alvarez-Sabin 等研究急性 ICH 中 MMPs 和它们的天然抑制剂 TIMPs 的关系,证明 MMP9 与血肿周围水肿呈正相关,而 TIMPs 与周围水肿呈负相关。

三、病因病理

(一)病因及分型

长期以来,脑出血的研究相对于脑梗死较为滞后。近年来国际上已给予极大重视,发表的脑出血研究报道显著增加。对脑出血采用国际公认的标准进行分型,有助于脑出血临床观察性研究和临床试验纳入标准的规范化,有利于各研究结果之间的比较和交流,同时也有助于临床更好地针对不同亚型选择适宜诊治的措施及制定防治策略,从而改善脑出血的预后和预防再发。近年来学者们提出了原发性脑出血与继发性脑出血之分,是因近年诊断方法敏感度提高、流行特点变化和新危险因素的发现而提出的分类,目前得到较多认可。

1.原发性脑出血　指无明确病因直接引起的脑出血,是起源于小血管自发破裂的脑内出血。主要指由长期高血压或淀粉样血管病引起的小血管(或穿支动脉)自发破裂导致的脑出血,占所有脑出血的 78%～88%。原发性脑出血患者约 50% 以上由高血压、约 30% 由脑淀粉样血管病引起,其余为原因不明。脑淀粉样血管病是老年人散发性脑叶出血的常见病因。与继发性脑出血的病因直接导致出血不同,高血压和脑淀粉样血管病是对小血管壁长期影响导致其逐渐发生病理改变而发生的出血。目前根据高血压病史、出血部位和影像学(磁共振梯度回波或磁敏感加权成像显示的微出血和铁沉积等)表现可以区别高血压或脑淀粉样血管病相关的脑出血。波士顿标准是当前使用最多的脑淀粉样血管病相关脑出血的诊断标准。

2.继发性脑出血　指由血管病变、血液成分异常或其他原因直接引起的脑内出血,占全部脑出血的 20% 左右。常见病因包括血管畸形、动脉瘤、凝血功能障碍、抗凝或抗血小板药物使用、血液病、拟交感神经药物使用、烟雾病、原发性或转移性肿瘤、静脉窦血栓形成、血管炎、妊娠及其他明确病因导致的脑出血。查明继发性脑出血的病因对于更好地治疗和预防再发有极其重要的临床意义。因此,对临床怀疑存在潜在血管病变的患者,应该进一步行磁共振血管成像(MRA)、CT 血管成像(CTA)或数字减影血管造影(DSA)检查。随着诊断方法敏感度的提高,继发性脑出血的病因检出率将不断提高。

3.其他病因分型　SMASH-U 分型是 Meretoja 等 2012 年新提出的脑出血病因分型方法。即 SMASH-U 分类法。将脑出血病因分为:①血管结构病变,包括动脉瘤、动静脉畸形、海绵状血管瘤等;②药物使用,发病前 3d 内使用过华法林(且国际标准化比值＞2.0)或全剂量肝素,或非缺血性卒中(如深静脉血栓及肺栓塞等其他疾病)的系统性溶栓;③淀粉样血管病,脑叶、皮质或皮质-皮质下出血,年龄≥55 岁,且排除其他病因;④系统性或其他疾病,全身性或其他明确病因引起的脑出血,不包括抗凝、高血压或淀粉样血管病;⑤高血压,深部或幕下脑出血,且此次发病前具有高血压病史;⑥不明原因型脑出血。

(二)发病机制

1.高血压脑出血多发生于主干动脉发出的穿支动脉分布区。在长期高血压的影响下,这些穿支动脉会发生透明脂质样变性、小动脉硬化、粟粒状微动脉瘤形成等一系列改变。

(1)脑小动脉的透明脂质样变性是高血压脑出血病人的最常见的病理基础,持续高血压会造成小动脉通透性增加,血浆外渗,导致透明样变性,纤维蛋白样坏死,从而破坏血管壁结构导致脑出血。

(2)另外脑小动脉硬化通常发生于分支动脉末端,其病理特征为血管内膜下成纤维细胞增生,并伴有充满脂质的巨噬细胞沉积,富含胶原的中膜平滑肌细胞被替代,使血管顺应性下降和管腔狭窄,容易发生血管闭塞(如腔隙性梗死)或脑出血。

(3)在长期高血压刺激下,小血管的内弹力层断裂,在脑小动脉硬化和透明样变性的基础上,血管的张力改变在局部薄弱处形成微小动脉瘤。不过，最近一些学者对这种微动脉瘤的存在提出了质疑，认为这些结构大多是复杂的血管团、外膜下出血或血肿损伤内膜后引起的血管外凝血块。

2.脑淀粉样血管病是脑出血的一个重要危险因素。脑淀粉样血管病是指β-淀粉样蛋白积累于病变血管壁的中膜和外膜，导致血液渗过血管壁。CAA 所引起的脑出血多为皮质-皮质下出血，尤其是颞叶和枕叶的出血。其损伤机制包括：①血管平滑肌的减少；②管壁变厚，管腔狭窄；③内皮细胞功能受损；④血管壁顺应性下降，弹性降低。一旦血压突然升高，或头部轻微受伤即会出现血管破裂引起脑出血或蛛网膜下腔出血。

（三）病理生理

1.病理　ICH 后可见大片出血，红细胞多完整，约 3h 后，血液开始凝固，常有多形核白细胞浸润，毛细血管充血及管壁肿胀，并可破裂形成点状出血灶。血肿边缘的脑组织受血肿压迫，局部灌注压下降，神经细胞消失或呈现局部缺血改变，严重者出现软化坏死。出血后 24～36h，血肿周围出现大量多核白细胞浸润。随着时间的延长，血肿发生液化，红细胞破溃，释放出含铁血黄素，同时出现胶质细胞增生，尤其是小胶质及部分来自血管外膜的细胞形成格子细胞，红细胞破碎成分连同血肿周围液化坏死的脑组织，一并被小胶质细胞和血管外膜来源的细胞吞噬，血肿逐渐吸收。患者在恢复期时坏死的脑组织、血肿等被吞噬细胞清除，由胶原纤维、胶质纤维、胶质细胞等代替其形成瘢痕。

2.损伤机制　ICH 的损伤机制主要包括：①原发性脑损害，是指 ICH 后血凝块对脑组织造成物理损伤，在发病的最初几天血肿扩大使颅内压增加，压迫大脑相关区域导致脑血流障碍（脑缺血），最终可形成脑疝。②继发性脑损害，主要是指大脑原发性损伤激发级联反应，主要是血肿的生理反应及释放的凝血成分。ICH 后 0～4h，神经损伤主要与血肿造成的物理损伤有关，4h 后主要是血肿释放的物质引起。

（1）出血继续扩大：传统的看法认为 ICH 是血管破裂后一次性出血，通常在发病后 20～30min 即形成血肿停止出血。有学者将 Cr 标记的红细胞注入患者体内，5h 后尸检时未见标记的红细胞进入血肿，提示出血已止，但是发病后病情不断恶化以及 CT 在临床应用后，许多学者报道了出血继续扩大。通过 204 例 HICCH 患者的 CT 影像分析及两次 CT 差≥12.5ml 为标准。认为发病 3h 内血肿继续扩大者占 36%。6h 后仍占 17%，但 24h 后降至 0，其原因多与出血后血压过高，频繁呕吐，呼吸道梗阻，过度脱水等有关，CT 显示血肿深在，形态不规则多见。此外，既往有酗酒，肝功能障碍者也易发生再出血。至于血肿扩大是由于持续出血，再出血抑或多源性出血，目前尚不清楚。不过它改变了对病后早期神经系统症状体征单纯由于反应性水肿所致的传统看法，同时也表明了早期手术干预的必要性。

（2）血肿对脑组织的毒性作用：ICH 除占位效应外，还因其毒性作用而致脑组织损伤。众所周知，脑水肿是脑损伤重要的标志之一。血块形成时，凝血酶原被激活转变为凝血酶，而后者具有较强的神经毒性作用，是导致脑水肿的主要原因。临床上当脑出血患者伴有凝血障碍或曾接受过抗凝治疗者其血肿周围水肿较轻微。目前已知凝血酶对神经组织的毒性作用包括：①在 C6 胶质瘤细胞培养液中加入凝血酶，24h 后标志脑细胞损伤的乳酸脱氢酶增加；②将凝血酶注入动物脑出血模型内，30min 后脑电波呈癫痫样发作，提示对脑细胞有直接毒性作用；③实验中可抑制动物的脊髓运动神经元，诱发其退变、死亡；④当培养液中凝血酶≥500mmol/L 时可致星形细胞和海马神经元死亡。上述研究表明，凝血酶所致的细胞死亡属于凋亡，而细胞凋亡与细胞内钙离子浓度持续升高有关。综上所述，目前，在 ICH 后凝血酶对脑组织的毒性作用日益受关注，及时清除出血将有助于减轻上述不良反应。

（3）血肿的占位效应：ICH 除出血部位外，出血量的多少同样是决定预后的重要因素。解除血肿对脑组织的压迫无疑可以降低增高的颅内压，防止危及生命的脑疝发生，提高脑灌注压以及清除血块分解产物，减轻毒性作用及脑水肿。动物实验及临床运用 SPECT 及 PET 观测结果表明，脑出血后血肿周边存在着血流下降,程度与血肿大小密切相关,小量出血多使局部血流短时下降,大量出血则可致同侧半球长时间缺血。在鼠小量脑出血实验中,血肿周围每百克脑组织血流可降至 25ml/min,但 10min 后恢复,并不出现脑梗死,当猴 CBF＞23ml 时,即使时间较长也无脑梗死,但当 CBF＜10～12ml 时,2～3h 后即产生脑梗死。此外,不同部位的出血,影响血流下降程度和范围也不同,丘脑出血引起的双侧半球血流下降较之壳核更为明显,且持续时间长,表明出血部位越靠近中线,脑血流改变也越明显。研究还表明,脑出血周边出现不完全性缺血,同样可以诱发神经细胞凋亡,在此过程中,存在着 DNA 可修复的时间窗,如能尽早进行有效干预,可望改善其预后。

四、临床表现

(一)高血压脑出血的临床特点

多发生于中老年人,男性多于女性,春冬两季发病率较高,多有高血压病史。在使血压骤然升高的因素下(如情绪激动、剧烈活动、饮酒过度、排便用力等情况)诱发疾病。发病后病情常于数十分钟或数小时达高峰。表现为失语、偏瘫,重者意识不清,50％以上患者伴有头痛、呕吐。

1.壳核出血　壳核出血为高血压脑出血的最好发部位,其典型临床表现为对侧"三偏"(偏瘫、偏身感觉障碍、偏盲),出血少可仅有嗜睡和偏瘫,患者说话含糊或失语。

2.丘脑出血　一般出现对侧半身感觉障碍。当内囊出血时也出现偏瘫症状。如果向脑干上方扩展,则出现垂直凝视不能,眼睑下垂,瞳孔缩小,瞳孔大小不等。当脑脊液循环受阻,可出现脑积水。

3.小脑出血　多数病人起病稍缓,出血早期意识清楚,患者诉枕部头痛、眩晕复视、频繁呕吐而无瘫痪。由于对脑干的直接压迫,少数患者可能先出现昏迷而不是先出现偏瘫,病情进展迅速,短时间内呼吸停止。

4.脑叶出血　症状与血肿所在的 4 个脑叶不同而有所不同。

(1)额叶:可出现对侧偏瘫。偏瘫多发生于上肢,下肢和面部较轻微。

(2)顶叶:对侧半身感觉障碍,较轻的偏瘫。

(3)枕叶:同侧眼痛和对侧同向偏盲,有些可扩展至上 1/4 象限。

(4)颞叶:在优势半球者,出现语言不流利和听力障碍,理解力差,但重复性相对较好。

5.脑干出血　①脑桥出血,约占脑出血的 10％。轻症者或早期检查时可发现单侧脑桥损害的体征,如出血侧的面和展神经麻痹及对侧肢体弛缓性偏瘫。重症脑桥出血多很快波及对侧,患者迅速进入昏迷、四肢瘫痪,大多呈弛缓性,少数呈去大脑强直,双侧病理征阳性,双侧瞳孔极度缩小呈"针尖样"。持续高热,明显呼吸障碍等,病情迅速恶化,多数在 24～48h 死亡。②中脑出血,少见。③延髓出血,更为少见。

6.脑室出血　继发性脑室出血多数由壳核、丘脑出血破入脑室。小脑、脑桥出血也可破入第四脑室。原发脑室出血,约半数患者出血量较少,表现为头痛、呕吐、颈强、意识清楚或一过性意识障碍,预后较好。出血量大者,出现昏迷、瞳孔极度缩小,两眼分离性斜视或眼球浮动,四肢软瘫,有阵发性强直性痉挛或去大脑强直,病情危重,预后极差。

(二)淀粉样脑血管病相关脑出血的临床特点

CAA 相关脑出血占老年脑出血的 10％～20％,为老年人自发性、非外伤性、非高血压性脑出血的常见原因之一。随着年龄增长,CAA 相关脑出血发病率和严重程度均增加。CAA 相关脑出血患者一般在安静时起病,发病与情绪激动及活动无明显相关性。CAA 相关脑出血的部位以脑叶多见,常见部位为额叶和顶叶,颞叶和枕叶次之;随着病程进展,双侧多个脑叶均可受累。脑出血多呈反复性、多灶性、叶性分布;白质深部结构如胼胝体、基底核、小脑受累亦罕见。血肿形态不规则,周围水肿。脑出血可呈双侧,多灶性和反复发作;可见白质软化、局灶性脑室扩大、白质疏松等非特异性改变。其临床主要表现为有精神症状、进行性智能减退、合并多发性、自发性复发性浅表脑叶出血。

五、辅助检查

1.CT　　CT是诊断脑出血的首要措施,可以显示血肿的部位、大小、有无破溃入脑室及脑组织周围水肿情况等,诊断明确,确诊率较高。根据CT表现上的出血部位,分为丘脑、小脑、脑干、枕叶、额叶、颞顶叶、基底核区。其中基底核区分为三型:壳核外侧型、壳核内侧型、混合型,其中壳核外侧型的血肿位于内外囊之间,包括苍白球、壳核和外囊,血肿常从尾状核头部破溃进入脑室,多为肾形。壳核内侧型包括内囊前肢、膝部和尾状核头部的血肿。混合型是指内囊内外都存在血肿,易破溃入脑室,截断内囊,血肿面积大,预后较差。

CT检查可以显示血肿的部位、大小、有无破溃入脑室及脑组织周围水肿情况等,诊断明确,可以指导病情的判断、治疗方法的选择、疾病预后的评估等,以便及时采取有效预防及处理措施,防止并发症及死亡的发生。但是临床医生在疾病治疗过程中应加强鉴别诊断,不可过于依赖CT结果,注意影像学上的异病同像和迟发性脑出血的发生,防止误诊。

2.MRI　　血肿的MRI影像多变,并受多种因素影响,除血红蛋白状态外,其他因素包括:磁场强度、脉冲序列的选择、红细胞状态、血液凝固的时间、血块大小及氧合作用等。MRI影像的优点是可以观察出血的溶解过程,清晰地了解出血的生理学改变,是理解出血在MRI影像中变化的基础。简单地说,急性出血时由于其含有氧合血红蛋白及脱氧血红蛋白,在T_1加权像表现为等信号至轻度低信号,而在T_2加权像表现为灰至黑色(低信号)区;亚急性期出血(3d至3周)时由于正铁血红蛋白形成,在T_1及T_2加权像均显示为高信号区。随着正铁血红蛋白被巨噬细胞吞噬转化为含铁血黄素,T_2加权像可见到在出血周围形成一低信号环。以上出血过程的变化,在高磁场强磁共振仪显像时表现尤为明显。

3.其他　　对于继发性脑出血,除了行CTA以及DSA检查,明确有无颅内动脉瘤、血管畸形及烟雾病等疾病外,还应行全身检查以排除其他引起脑出血疾病的存在。

六、诊断及鉴别诊断

(一)诊断

1.高血压脑出血的诊断目前尚无统一的标准:过去诊断高血压脑出血,大部分靠经验,并结合患者的病史特点、体检及头部CT等做出诊断。一般认为年龄在50岁以上,多有高血压病史,在白天活动过程中或兴奋激动时突然发病;头痛、呕吐、昏迷和偏瘫等脑局灶体征;脑脊液呈血性即可确诊;影像学检查有阳性发现可考虑高血压脑出血。然而部分高血压患者合并动脉瘤、血管畸形等其他脑血管疾病;又如海绵状血管瘤出血,只能在超早期或晚期行强化MRI才能诊断。故常使临床上出现误诊、误治的情况。某医院神经内、外科血管组初步确定了如下诊断标准,可供参考:①典型的脑出血部位,特别是基底核区血肿;②明确的高血压病史;③CT血管成像(CTA)、MR血管成像(MRA)或DSA检查排除其他脑血管病;④超早期或晚期强化MRI排除海绵状血管瘤或其他肿瘤卒中。其中对病因的排除诊断相当重要,对疾病确诊和制订治疗方案起着极其重要的作用。

2.国际上尚未就CAA脑出血的诊断达成共识迄今为止,病理检查结果证实脑血管淀粉样物质的存在仍是CAA脑出血临床诊断的基础。但在临床上,CAA与其他原因(如外伤、出血性梗死、肿瘤卒中,高血压性脑出血、血管畸形等)引起的脑出血仍然难以鉴别,需借助其他方法。

波士顿 CAA 研究组制订了详细的 CAA 脑出血诊断标准:①尸检确诊的 CAA。完整尸检证实为脑叶、皮质或皮质下出血和严重的 CAA 血管性病变,无其他诊断的病变。②有病理学支持的很可能的 CAA。临床资料和病变组织(血肿清除或皮质活检标本)显示脑叶、皮质或皮质-皮质下出血,标本存在一定程度的 CAA,无其他诊断的病变。③很可能的 CAA。临床资料和 MRI 显示局限于脑叶、皮质或皮质-皮质下区域的出血(也可为小脑出血),年龄>55 岁,无出血的其他原因。④可能的 CAA。临床资料和 MRI 或 CT 显示脑叶、皮质和皮质下单个出血灶,年龄>55 岁,无出血的其他原因。

根据临床表现,老年人发生多发性、复发性脑叶出血时,尽管患者当时血压升高,但排除其他原因引起的脑出血后,就要考虑 CAA 相关脑出血的可能。单发的 CAA 相关脑出血更常见于老年患者。

(二)鉴别诊断

主要与继发性脑出血相鉴别,如血管畸形、动脉瘤、凝血功能障碍、抗凝或抗血小板药物使用、血液病、烟雾病、原发性或转移性肿瘤、静脉窦血栓形成、血管炎、拟交感神经药物使用、妊娠及其他明确病因导致的脑出血。对于单纯脑室出血、出血形态不规则、出血位于非基底核区、存在蛛网膜下腔出血等患者,除了行 CTA 及 DSA 检查,明确有无颅内动脉瘤、血管畸形及烟雾病等疾病外,还应行全身检查以排除其他引起脑出血的疾病存在。

七、治疗

(一)内科治疗

一般原则为安静卧床、脱水降颅压、调整血压、防治继续出血、加强护理防治并发症,以挽救生命,降低致死、残疾率。

1.一般处理　应绝对卧床休息,严密观察体温、脉搏、呼吸和血压等生命体征,注意瞳孔变化和意识改变;保持水、电解质平衡,加强营养和对症支持治疗,过度烦躁不安的患者可适量用镇静药。重视消化道出血的预防和治疗。加强口腔护理,及时吸痰,保持呼吸道通畅;留置导尿时应做膀胱冲洗;昏迷患者可酌情用抗生素预防感染;预防深静脉血栓和肺栓塞发生。病危患者的监测和治疗在神经重症监护病房或专门的卒中单元进行。

2.控制高血压　高血压是脑出血最重要的危险因素之一。75% 的脑出血患者发病后收缩压高于 140mmHg,并且脑出血后血压升高与不良预后相关。研究发现脑出血早期,尤其是 48h 内过高的收缩压可引起血肿扩大,加重脑损伤。2% 版美国 ICH 治疗指南意见修改后建议:对于收缩压介于 150～220mmHg 的 ICH 患者,立即将血压降至 140mmHg 比较安全(Ⅱa 级,B 类证据)。

3.降低颅内压　脑出血后脑水肿约在 48h 达到高峰,维持 3～5d 后逐渐消退,可持续 2～3 周或更长。血肿合并脑水肿可使颅内压增高,积极控制脑水肿、降低颅内压是脑出血急性期治疗的重要环节。常用药物:①甘露醇,通常 125～250ml,每 6～8 小时 1 次,疗程 7～10d。与呋塞米合用,可增加疗效。使用期间需要监测肾功能,并调整水、电解质平衡,尤其是钾的补充。②甘油果糖,甘油果糖脱水作用较甘露醇缓和,具有反跳较轻,对水、电解质影响小,对肾负担轻及明显的利尿等特点,临床上应用于少量脑出血、脑水肿轻的患者或脑出血伴有肾功能不全的患者。③激素,尚有争议,对高血压脑出血患者,激素治疗无明显益处,而且会出现更多的并发症(感染、消化道出血,血糖升高),应用宜慎重。

4.超早期止血治疗　近年来,人们开始重视对脑出血的研究。目前临床研究的热点之一是超早期止血治疗。止血药的应用可有效控制血肿扩大,理想的止血药应具备以下条件:①能增强凝血功能正常患者的止血功能;②在内皮细胞破裂或血管损害的局部起作用;③具有抗纤溶作用;④起效快;⑤无全身性不良反应。候选药物包括氨基己酸、氨甲苯酸、抑肽酶和重组活化Ⅶ因子等。氨基己酸和氨甲苯酸具有抗纤溶作用,但不能激活凝血、凝血酶的产生和血液的凝固,因此仅起到稳定血凝块的作用。抑肽酶是纤溶酶抑制药,但可通过抑制激肽释放酶间接地抑制Ⅶ因子的形成,能减少外科手术引起的失血。近年来凝血因子的应用受到了人们的广泛重视,活化Ⅶ因子是止血的天然起始因子,主要在损伤的血管和内皮细胞局部起作用,起效快,在治疗血友病中发现,其引起高凝状态和血栓形成的风险较小,能增强凝血机制正常者的止血功能,是脑出血超早期止血治疗的理想药物。

5.血糖管理　　不论是否合并糖尿病的脑出血患者,入院时高血糖均提示更高的病死率和更差的临床预后。目前高血压患者血糖控制的最佳方案以及血糖控制目标仍未明确。2010 年美国心脏协会/美国中风协会《自发性 ICH 诊疗指南》建议 ICH 患者静脉应用胰岛素,将血糖控制在 4.4～6.1mmol/L 可改善 ICH 患者血肿周围区域的脑血流动力学、氧合作用及神经化学方面的变化,但应避免低血糖的发生。

6.血脂管理　　流行病学研究证明胆固醇水平和 ICH 发生负相关。在一项日本人群的研究中,低密度脂蛋白胆固醇(LDL-C)水平与 ICH 的死亡风险的增加明显相关,高 LDL-C 水平患者 ICH 风险增加。

7.低温治疗　　亚低温对脑出血的保护和治疗机制主要在以下几个方面:①抑制代谢率,维持脑血流量;②保护血-脑屏障,减轻脑水肿及降低颅内压;③减少钙离子内流,阻断钙对神经元的毒性作用;④减少脑细胞结构蛋白的破坏,促进脑细胞结构和功能的修复;⑤促进细胞间信号传递的恢复,刺激再生;⑥抑制脑损伤后内源性有害因子的生成、释放和摄取。亚低温一直被人认为是减轻脑水肿降低颅内压有效的措施,国内外亚低温治疗时间窗。开始时间越早越好,最好在 12h 内开始实施;持续时间应在颅内高压降至正常后再维持 24h,如无颅内高压,亚低温持续 24h 即可复温。病情危重者可相应延长治疗时间,但一般不应超过1 周,因为长时间低温将降低机体抵抗力,导致继发性感染等并发症。但亚低温治疗不良反应较大,其治疗存在较多争议,相关研究仍需要进一步深入。

8.卒中单元和神经重症监护病房　　卒中单元能够有效地降低 ICH 患者的死亡率,改善预后,提高生活质量,尤其在 ICH 急性期的治疗方面优势明显。近来研究表明,在专门的神经重症监护病房治疗可改善患者的预后。ICH 最初的管理应关注心肺功能的稳定和治疗颅内并发症。也应关注患者液体量和血糖,将肺炎的风险最小化,控制发热、提供肠内营养,预防血栓栓塞。

(二)外科治疗

脑出血后可出现一系列病理生理学改变,血肿的占位效应造成颅内压升高和脑水肿危及生命,同时血肿使神经元受压、血肿本身释放的有害物质等因素导致脑组织损伤,造成一系列神经功能缺失。早期手术治疗高血压脑出血不仅能清除血肿,减轻脑水肿,防止血肿进一步扩大引起脑损伤,还可防止血肿本身释放各种毒性物质导致脑组织损伤,有利于抢救患者生命和减轻后遗症。显微外科技术使术者在良好照明及放大条件下准确识别局部神经、血管解剖,精细地清除脑内血肿,并保护周围重要结构,减少对周围脑组织及血管损伤,促进脑神经功能最大限度的恢复。现代神经外科要求神经外科手术精确化、微创化,并达到完美的治疗效果,因此应根据患者不同出血类型、不同出血量采取个体化手术方式和入路,避免手术方法入路单一,致残率高的局面。选择适宜的手术入路,能够最大限度地保护脑组织,使患者尽快度过水肿高峰期、降低死亡率、降低病残率、减少并发症、缩短住院时间、降低住院费用、减轻病人及其家属的负担。

1.手术适应证和禁忌证　　在高血压脑出血的手术疗效尚未明朗的背景下,目前世界上各国医疗组织没有足够证据可以提出一个全面详尽的高血压脑出血手术适应证指南,手术与否被迫逐案决定。美国心脏协会(AHA)的 ICH 治疗指南也只对极少数的情况做了指导:对于直径>3cm 的小脑出血,并且神经功能进行性加重或存在脑干受压和(或)脑室梗阻引起脑积水的患者,应尽早进行外科手术清除血肿,Ⅰ级推荐,B级证据。除此之外,目前最为公认临床经验是,出血量小、意识清醒、神经功能障碍轻者不需手术;深昏迷、双瞳孔散大、呼吸不规则的病例手术亦无太大帮助。各国医师还从临床上总结了很多被广泛承认的手术适应证要点。有一些学者提出相似的开颅外科手术适应证:①出血较为表浅,血肿量介于20～80ml;②神经系统症状持续加重;③患者年龄相对较轻(≤75岁);④出血导致中线结构移位和颅内压明显升高;⑤幕下血肿＞10ml,直径＞3cm或引起脑积水的患者。某学者总结手术经验的要点:①出血量。通常幕上出血量＞30ml,小脑出血量＞10ml,即为有手术指征。②出血部位。浅部出血要优先考虑手术,如皮质下、壳核及小脑出血,急性脑干出血者其手术疗效多不理想。③病情的演变。出血后病情进展迅猛,短时间内即陷入深昏迷或脑疝者多不考虑手术。④意识障碍。一般情况下,对意识清醒的患者多不需手术,如果发病时意识障碍较轻,其后逐渐加深,以及入院时中度意识障碍者,应积极行手术治疗。⑤其他。年龄不应作为考虑因素。发病后血压过高,≥200/120mmHg,眼底出血,病前有心、肺、肾等严重疾病者,手术风险大,需慎重考虑手术。⑥手术前需征得家属同意,理解手术效果。近年来,随着微创手术的发展,手术适应证已不断扩展,手术患者的年龄范围也逐渐放宽。国内学者总结微创手术适应证:①脑叶出血≥30ml;②基底核出血≥30ml;③丘脑出血≥10ml;④小脑出血≥10ml;⑤脑室出血,引起阻塞性脑积水、铸型性脑室积血者;⑥颅内出血量虽未达到手术指征的容量,但出现严重神经功能障碍者。禁忌证为:①意识障碍轻,神经功能缺损小,出血量小于20ml而无须手术可缓解的患者;②已处于深昏迷、呼吸骤停、双瞳散大的濒死状态患者;③脑干功能衰竭;④凝血功能障碍、有严重出血倾向者。

2.手术时机　诸多研究证明,ICH手术时机是影响预后的独立危险因素。目前,相关研究也正处于探索阶段。初步试验显示,超早期和早期手术表现出明显的优势。AHA指南:Ⅰ级推荐,A级证据。ICH首选CT、MRI等影像学检查,应尽早迅速诊断并给予治疗。基础研究表明,脑出血一般在30min形成血肿,6～7h血肿周围脑组织由于凝血酶、血清蛋白的毒性作用等出现水肿。脑组织坏死随时间的增长而加重,很多学者将发病7h内定义为超早期手术,主张对高血压脑出血行超早期手术治疗。总结其优点为:①手术治疗解除血肿占位效应,减轻血肿本身毒性作用等引起脑水肿和脑缺氧,阻断恶性循环,使脑组织继发性损害降至最小限度;②避免或尽快解除因血肿和继发损害导致的神经功能不可逆损害;③尽早减少血液分解物对脑组织的损害;④可以预防脑水肿及脑疝,对血肿量大的患者,清除血肿可以阻止脑疝的发生。多位国外学者通过影像学分析或试验发现,发病后6h继续出血的较少,故支持起病6～14h的手术时机。国外小样本试验也证实,超早期手术对再出血有加速作用,建议使用重组活化凝血因子Ⅶ解决再出血的问题。某医院研究组,进行了多次大样本非随机临床试验后指出,超早期手术治疗ICH可有效降低近期病死率,提高远期恢复良好率。同时研究组总结了降低和应对ICH再出血的临床经验:①适当使用镇静药物;②合理控制血压;③避免超早期使用甘露醇;④对有慢性肝病、长期饮酒、凝血功能障碍及服用抗凝药的患者,要注意保肝及改善凝血功能;⑤适量应用止血药;⑥对血肿形态不规则的及有卒中病史的患者更应密切观察其病情变化,复查CT,必要时行手术治疗。因此,美国AHA指南Ⅲ级推荐,B级证据:超早期开颅手术可能会增加再出血风险;12h内清除血肿,特别是微创手术已得到较多证据支持。Ⅲ级推荐,A级证据:延期开颅手术清除血肿几乎无益。

3.手术方法　血肿清除手术的方式,主要有大骨瓣开颅血肿清除术、小骨窗开颅微创血肿清除术、CT引导血肿抽吸术、立体定向(CT,MR)颅内血肿清除术、神经内镜下脑内血肿清除术、神经导航辅助微创手术、侧脑室穿刺引流术等。

总的原则:手术术式的选择必须适合病情的发展,既要考虑出血部位、出血量、病情演变及意识障碍程度,也要考虑其能有效清除血肿、止血彻底、降低颅内压,在满足以上要求下,尽量减少损伤,达到微创治疗的目的。

(1)大骨瓣开颅血肿清除术:骨瓣开颅血肿清除术是外科治疗脑出血最常用的传统手术方法,其优点是血肿清除彻底、直视下止血可靠,并可视病情去骨瓣减压,降低颅内压,适用于出血量较大、有或无脑疝形成及 CT 示中线移位＞1cm 患者。但是手术时间长,脑组织容易受到牵拉,电凝过程中损伤周围脑组织,而且创伤大,有更多的术后并发症(肺部感染较常见)及较差的手术效果。在显微外科技术条件下,可从外侧裂进入或皮质造口清除血肿,手术过程牵拉脑组织少,可减小脑组织损害。

(2)小骨窗开颅微创血肿清除术:小骨窗开颅显微手术的创面小,具有微创、直切口、手术时间短、住院时间缩短、较快恢复的优点,同时具备快速电凝控制出血血管的优点,有效避免了再次出血。以壳核血肿为例,在耳郭前上方做与外侧裂投影线平行的斜切口。铣开骨窗直径为 2～3cm,可经侧裂或切开皮质直达基底核区血肿腔。完全或大部清除血肿后,找到出血责任血管予以电凝,以防术后再次出血。该术式适用于无须去骨瓣减压者。

(3)CT 导向穿刺血肿抽吸术:在 CT 定位下,将引流管置于血肿中心,在抽吸清除血肿的同时,可注入尿激酶溶解血块。该术式在局部麻下进行,创伤小,操作简便,患者负担轻,可迅速吸出部分血肿,降低颅内压,术后可通过 CT 复查了解血肿残留情况或有无出血,适应于有严重内科疾病不能耐受全身麻醉手术的患者。该手术的缺点是无法迅速彻底清除血肿,不能有效降低颅内压,而且由于盲目吸引造成血管损伤,及局部注入尿激酶等可出现难以控制的再出血。Tang 等对手术进行改进后建议:6h 以内发病的,第一次手术清除血肿不宜＞20%,6h 以后发病的,清除血肿的范围大约可以维持在 20%～50%(血肿体积＜50ml,圆形或类圆形,密度均匀,没有进行性增加,未破入脑室),抽吸的压力不宜＞$9.3×10^4$Pa。目前对于尿激酶的使用建议持谨慎态度。

(4)神经内镜锁孔手术:运用内镜手术治疗高血压脑出血缩小了开颅范围,减轻了组织损伤和脑暴露,又能在可视下较彻底地清除血肿和止血,只要定位准确,神经内镜手术的效果依然可达到开颅的手术效果,不需要过分牵拉脑组织就可以找到出血点及责任血管。同时脑室出血是神经内镜治疗的最佳适应证之一,脑室为神经内镜手术操作提供了必需的空间。但不必勉强清除紧贴在脑组织壁上的血肿,用力牵拉可能会导致再出血及更为广泛的损伤。该术式也有一些缺点:①术中遇到较大较多出血时,神经内镜下止血困难。②操作空间局限,视野狭小;神经内镜下解剖与实际解剖结构不能等同,内镜只能显示平面图像,缺少立体感,手术深度难以感触,即使经验丰富的神经外科医师初始操作亦将异常困难。③辅助器材多且不易保持无菌条件,易导致术后感染。④神经内镜手术专业性强,需要术者具有扎实的显微外科基础和长期正规的技能训练才能掌握。神经内镜技术与导航、超声系统、三维 MRI 相结合的应用可以更好地开展手术。目前而言,内镜手术只有在有条件的医院才能使用,操作器械也有待进一步改善。

(5)神经导航辅助微创手术:神经导航技术定位准确,无须头架,操作简便,安全性高且有利于排出血肿,早期解除脑组织受压,同时精确定位可最大限度地减轻医源性损伤,降低病残率,改善患者神经功能提高生存质量。目前术中实时更新导航系统的数据对于神经外科手术是很适合的,超声、MRI、CT 提供的即时影像信息可以及时更新导航系统的数据,提高应用的准确度。术中超声显像的缺点是分辨力和影像质量较差,成像模式不适合导航系统的数据更新,但同时也具有及时发现术中的脑移位、低耗时、低成本的优点。术中 MRI 相对于术中 CT 分辨力较高,但后者具有移动性好、费用较低等优点,术中 CT 可以及时发现术中出血。神经导航系统由于费用昂贵、使用不方便等因素,使其使用受到极大的限制。相信随着经济的发展,其使用会逐渐得到普及。

(6)侧脑室穿刺外引流术:该术式在脑出血中的应用往往是作为有效的辅助手术治疗方案。其优点是:手术方法简单易行,耗时短,脑组织再损伤极小,可在局部麻醉下进行,尤其适合急诊手术,可迅速降低颅内压。近年来,随着技术的不断完善,此术式已成为治疗脑室出血或出血破入脑室的主要手段,尤其是针对出血形成脑室铸型的患者。经额角或枕角穿刺引流加纤溶药物注入结合腰大池置管持续引流或间断腰穿释放脑脊液法,更是一种安全简便、疗效显著的治疗方法。

4.康复治疗　卒中康复是通过治疗由卒中引起的能力丧失,寻找促进最大限度地恢复重建的一个过程。脑出血急性期康复治疗的有效性是任何药物所不能代替的。脑出血的康复治疗应包括肢体康复、语言康复、心理康复等。各指南均推荐对病情稳定的脑出血患者的康复治疗应早期进行,康复介入的时间越早,神经功能恢复越好。早期康复是指患者发病后,只要神志清楚、生命体征稳定、神经系统症状48h内不再进展即可开始康复训练,即在不影响患者抢救措施的情况下,康复几乎与药物治疗同步进行。如康复治疗中肢体摆放、体位变换和肢体被动活动对血压无明显影响,病后应马上开始。早期配合高压氧的运动训练能改善各器官功能,有效预防和治疗并发症,有利于康复的早期介入。

八、并发症

1.肺部感染　脑出血患者病情危重,多伴有不同程度的意识障碍,而肺部感染是脑出血患者常见而严重的并发症,它不仅会加重患者的病情,也是脑出血患者合并多器官功能衰竭的首要诱因和死亡的主要原因之一,因此做好脑出血患者肺部感染的防治,可减少脑出血患者死亡率,降低其致残率、提高治愈率。由于患者多为中老年人,大多存在基础疾病,常出现意识障碍、吞咽困难等增加误吸的可能性,导致吸入性肺炎;卧床时间相对延长则易引发坠积性肺炎;脑部功能受损,神经体液调节功能紊乱,易产生神经源性肺水肿、肺淤血,使得病原菌易于在肺部繁殖而致感染,这些因素的共同作用,使肺部感染发生的机会大大增加。

肺部感染的预防应针对易致感染的原因进行。除加强口腔、呼吸道护理外,营养支持、基础疾病及并发症的治疗、脑功能的恢复至关重要。对于肺部感染治疗通常行采集痰标本检查,根据致病菌的检查结果及药敏试验,明确病原菌,正确地使用抗生素。在未能获得明确的病原菌前,应根据病人的身体状态、基础病变的轻重经验性选择广谱抗生素以覆盖多种致病菌。

2.应激性溃疡　重度ICH时,常规应用抑酸药和质子泵抑制药可减少消化道出血的发生率。上消化道出血多见于脑干出血患者,其防治重点是保护胃黏膜,中和胃酸,积极治疗脑出血。及早给予肠内营养,使用止血药,或用冰水100~200ml加去甲肾上腺素4~8mg胃管注入。上述止血措施无效时,应及早行内镜检查,试行镜下止血或外科手术治疗。

3.脑出血急性期的癫痫发作　癫痫是脑出血常见的并发症,首次发作应治疗1个月;脑出血早期经有效抗癫痫治疗不再发作者,不必长期应用抗癫痫药;频繁抽搐或时间较久者,应按癫痫长期服药,并寻找引起癫痫的病灶,必要时进行手术治疗。顶叶出血者早期抽搐发生率高,应预防性应用抗癫痫药物治疗。多数患者只需一种药物,可选择苯妥英钠、卡马西平或丙戊酸钠等,必要时可联合用药。

4.高血糖　脑出血常伴血糖升高,目前认为与以下因素有关,如发病前已有糖尿病或糖耐量异常、发病后机体对胰岛素的反应性和敏感性下降、应激反应。过高的血糖加重脑水肿、造成颅内压增高、脑细胞损害。

5.神经源性肺水肿　神经源性肺水肿是急性中枢神经系统损伤后,突发性颅内压升高引起的一类肺水肿,可发展至充血性肺不张、呼吸衰竭及成人呼吸窘迫综合征,起病急、进展快、病死率高。对于潜在发生神经源性肺水肿的患者,应及早给予高浓度吸氧。近年推荐使用的硝苯地平10~20mg舌下含化可迅速降低患者周围和肺动脉压力,对神经源性肺水肿有良好效果。多巴酚丁胺可提高心肌收缩力,同时也能加快心脏血流,是治疗神经源性肺水肿的首选药物。

6.常见并发症还包括　多器官功能障碍、深静脉血栓形成、电解质紊乱、褥疮等,对并发症积极的预防和治疗对改善预后同样有重要意义。

九、预后

脑血管病在全世界范围内都是致死、致残的主要原因之一,其中又以 ICH 死亡率最高。该类患者由于年龄大,多合并高血压、糖尿病、冠心病、慢性支气管炎等多种疾病,发病后易发生多器官功能衰竭。在 ICH 急性期预测患者的预后,可为确定最佳的治疗和康复策略提供重要的信息。

1.血肿体积及血肿扩大　研究表明,小血肿扩大概率小,预后较好。血肿扩大是 ICH 预后的强大的预测因子。脑室内出血是 ICH 患者不良预后的独立预测因子,脑室内出血体积大,累及脑室多者,预后不良。Staykov 等研究表明,尽管血肿尽快清除,最初发生在第三脑室的血肿体积成为较强的独立的负面预测因子。

2.体温　发热和血肿增大是 ICH 后不良预后的独立预测因子,Rincon 等的研究结果表明发热与血肿增大有暂时的独立的相关性,ICH 后发热与 90d 的不良预后有关。关于这一现象的机制及 ICH 后早期的温度调节是否能改善患者预后需要进一步研究。

3.血糖　应激性高血糖在 ICH 患者中常见,是不良预后和高死亡率的标志,尤其对于既往没有糖尿病史的患者。Lee 等也发现,入院时血糖水平与 ICH 后早期的死亡率有关,对于没有糖尿病史的患者,入院时的血糖水平与长期的死亡率有关。

4.标准临床评分量表　Huang 等对伴有血液透析 ICH 患者的研究显示,与死亡率独立相关的预后因素包括:GCS 评分,年龄逾 70 岁,收缩压<130mmHg 或>200mmHg,血肿体积>30ml,出现脑室出血及血清葡萄糖水平>8.8mmol/L;并制定标准临床评分量表,患者 30d 的死亡率随此评分的增加而增加,并可根据此量表对伴有血液透析的 ICH 患者进行危险分层。

5.血液中生化标志物　通过研究表明,ICH 患者血浆白介素-11 水平可能会成为 ICH 患者死亡率的新的独立预测因子,成为危险分层的有价值的工具。通过研究表明幕上 ICH 后第 1 个 24h 内血浆 S100b 和脑钠肽水平可准确预后患者的神经功能。

6.ICH 复发的预测　美国心脏协会/美国卒中协会《自发性脑出血诊疗指南》指出,脑叶出血常与脑血管淀粉样变性有关,易于复发;而基底核、丘脑或脑干部位出血的再出血风险较低。此外,首次发生的脑叶出血、高龄、服用抗凝药物、载脂蛋白 E2 或 E4 等位基因表达,以及 MRI 上微小出血灶的多少均与再出血有关。

总之,需充分认识相关因素对急性期脑出血患者生命预后的影响。在内科常规调整血压,减轻脑水肿与颅高压,保护主要脏器功能,控制高血糖,防治并发症基础上。选择手术时机清除血肿,使受压的神经细胞尽可能恢复。减轻出血后所致的继发性病理改变,打断危及生命的恶性循环,可最大限度地挽救部分患者的生命,减少生存后的致残率。

(宋树新)

第五节　颈动脉海绵窦瘘

广义地讲,颈动脉海绵窦瘘(CCF)是颈动脉和海绵窦之间的动静脉交通,通常表现为搏动性突眼,结膜充血和颅内杂音。CCF 的供血动脉可以是颈内动脉，也可是供应硬脑膜的动脉。前者是真正意义的 CCF，而后者应确切地称为海绵窦区的硬脑膜动静脉瘘。

一、CCF 的分类

　CCF 的分类可根据病因分为自发性和外伤性，根据瘘口的流速分为高流速和低流速，根据血管结构分为直接瘘（颈内动脉和海绵窦直接交通）和间接瘘（脑膜的供血动脉和海绵窦交通）。Larsen 等根据血管结构情况和致病因素将 CCF 分为：1 型，外伤造成的直接瘘。骨折片或外伤的剪力作用刺破或撕裂颈内动脉壁，使颈内动脉直接与海绵窦相通。另外，当血管壁病变时（如 Ehlers-Danlos 综合征），在某些外部因素的作用下（如血管内诊断或治疗操作），颈内动脉破裂而形成 CCF，也属此类；2 型，原发存在的动脉瘤破裂而形成 CCF。破裂的瘤囊为海绵窦内孤立的结构，其瘤颈与颈内动脉相通，破口与海绵窦相通；3 型，海绵窦区的硬脑膜动静脉瘘。颈内动脉和/或颈外动脉通过供应脑膜的分支间接向瘘供血；4 型，混合型，上述 3 种类型合并存在。这些分类虽从某些方面反映了 CCF 的某些特点，但仍不全面。例如，外伤性颈动脉海绵窦瘘通常是直接瘘，而自发性瘘既可为直接性也可为间接性的。

　1985 年，Barrow 根据供血动脉将 CCF 比较全面地分为 4 种类型：

　A 型，为颈内动脉主干和海绵窦之间的直接瘘，通常为高流速；

　B 型，供血动脉为颈内动脉供应硬脑膜的分支，比较少见；

　C 型，供血动脉为颈外动脉供应硬脑膜的分支；

　D 型，供血动脉为颈内动脉和颈外动脉供应硬脑膜的分支。

　Barrow 分类的缺点是，对于 D 型的 CCF 没有进一步区分单侧供血还是双侧供血，而这对治疗有较重要的意义。为此，Robert 将 D 型 CCF 进一步分为 D_1 型和 D_2 型。前者为单侧的颈内动脉和颈外动脉分支供血，后者则为双侧供血。另外，Barrow 分类没有体现出引流静脉的情况，而大多数 B 型和 D 型的治疗取决于静脉引流的形式，而不是供血动脉。尽管如此，Barrow 的分类是目前最为全面的分类方法。本章将主要根据该分类进行论述。

二、CCF 的脑血管造影检查

（一）A 型 CCF 的脑血管造影检查

　脑血管造影主要了解 A 型 CCF 瘘口的位置和大小，是否存在假性动脉瘤，静脉窦有无曲张，引流静脉的形式包括有无皮层静脉引流，侧支供血动脉的情况，以及是否合并夹层动脉瘤等。

　全面的脑血管造影应包括双侧颈总动脉造影，患侧颈内动脉和颈外动脉的选择造影，压迫患侧颈总动脉行健侧的颈内动脉造影，以及压迫患侧行椎动脉造影。患侧颈总动脉造影可排除合并存在的夹层动脉瘤，动脉粥样硬化性狭窄，肌纤维发育不良或其他动脉性血管病。Robert 报道的 80 例 A 型 CCF 中，有 5% 合并颈部的夹层动脉瘤。患侧颈内动脉选择性造影可显示瘘口和引流静脉情况，而患侧颈外动脉的选择性造影则可了解颈外动脉系统是否也参与供血。健侧颈总动脉造影主要了解是否存在该侧的 CCF 或合并夹层动脉瘤或假性动脉瘤。压迫患侧颈总动脉行健侧颈内动脉造影或椎动脉造影观察两动脉系统通过 Wallis 环的侧支供血情况。

　CCF 情况下，海绵窦的血管造影形态差别很大。海绵窦可呈明显扩张的窦状，也可呈管状直接与硬膜的静脉窦和眼静脉相接。有些则表现为假性动脉瘤，充满整个海绵窦空间。

A 型 CCF 瘘的流量和流速较大,脑血管造影时海绵窦往往迅速显影使瘘口位置的判断困难。Djindjina 指出只有 34％的 CCF 瘘口可在脑血管造影上准确判定。Parkinson 认为由于海绵窦段颈内动脉的前部活动度较大,该处出现瘘口的机会较多。以下措施可帮助显示和判定瘘口的位置:①将普通造影管选择插入患侧的颈内动脉,于导管头的近侧压迫颈总动脉,然后以 1 毫升/秒的速度注射造影剂使造影管头远端的颈内动脉和瘘口缓慢显影,就可以比较容易地观察到瘘口的准确位置;②用带球囊的双腔导管选择插入颈内动脉,将球囊充盈后再以前述的速度注射造影剂,也可清楚显示瘘口位置;③Huber 方法:压迫患侧的颈总动脉,行椎动脉造影,造影剂通过后交通动脉逆行显示瘘口的位置。

Debrun 将海绵窦段的颈内动脉分为 5 段。常见瘘口的位置依次为:近侧水平段(第 3 段),海绵窦下动脉发出点附近,占 40％;水平段和后升段交界处(第 4 段),占 28％;后升段(第 5 段),占 20％;前曲和前升段(第 2 和 1 段),占 12％。Tomsick 和 Helmke 各总结了 69 例和 42 例 CCF,瘘口位置的分布形式各有不同。综合三者的资料,瘘口在后升段(第 5 段)约占 40％,而前曲和前升段(第 2 和 1 段)仅占 6％。凶此,Parkinson 有关瘘口多在海绵窦段颈内动脉的前部的说法不是很准确。

瘘口的大小和位置在制定治疗方案时非常重要。绝大部分 A 型 CCF 可用球囊成功闭塞瘘口。球囊不能进入瘘口时,可用导引微导管通过瘘口进人海绵窦内,放置微弹簧圈填塞海绵窦。有些瘘口小,流速慢的 CCF 可单纯经颈总动脉压迫方法治愈。瘘口过大或颈内动脉断裂者则需闭塞颈内动脉。

假性动脉瘤或海绵窦异常扩张可导致致命的鼻衄和颅内出血,应积极治疗。夹层动脉瘤的存在往往会影响 CCF 的治疗方案。如果对侧合并有夹层动脉瘤,在治疗上则不能闭塞患侧的颈内动脉。而颈内动脉海绵窦段的夹层动脉瘤累及到瘘口附近时,应将瘘口和颈内动脉一并闭塞。在闭塞颈内动脉时一定要充分了解侧支循环的建立情况。

静脉的引流形式与临床症状关系密切。眼上静脉引流的 CCF,通常有典型的眼部症状和体征。岩上、下窦引流者,易于出现颅神经麻痹症状。而皮层静脉引流者,则容易出现颅内出血,颅内高压和神经功能障碍。

(二)B、C 和 D 型 CCF 的脑血管造影检查

B,C 和 D 型 CCF 脑血管造影检查的目的是确定瘘口的位置,供血动脉,静脉引流形式,有无颈外动脉系统与颈内动脉系统和椎动脉系统的"危险吻合"等。脑血管造影检查的内容包括患侧颈内动脉的选择造影,患侧的椎动脉,颌内动脉,咽升动脉造影和对侧颈内动脉和颈外动脉的选择造影。C 型和 D 型 CCF 的颈外动脉系统供血动脉为脑膜中动脉,脑膜副动脉,颌内动脉终末支包括圆孔动脉和翼管动脉,以及咽升动脉。微导管超选择造影可进一步了解各供血动脉的供血情况。

B 型和 D 型颈内动脉系统的供血动脉主要为脑膜垂体干,海绵窦下外侧动脉,McConnel 被囊动脉一对侧颈内动脉的脑膜动脉也多参与供血。

这类 CCF 的供血情况通常非常复杂。在经动脉途径栓塞治疗前,必须仔细研究脑血管造影,特别注意有无"危险吻合"的存在。

颈总动脉分叉处的情况也是脑血管造影要观察的重要内容。如果该处有动脉粥样硬化斑块,则禁止采用压迫颈总动脉的方法治疗 CCF。

正常情况下,海绵窦接受眼上、下静脉和蝶顶窦的引流,再经岩上、下窦引流到横-乙状窦交界处和颈静脉球。两侧的海绵窦经海绵间窦相交通。在 CCF 存在的情况下,海绵窦内压力增高,血流方向发生改变:经眼上静脉逆流入角静脉和面静脉,经海绵间窦注入对侧海绵窦,以及逆流入蝶顶窦等。B 型,C 型和 D 型的 CCF 以前多在硬脑膜动静脉瘘中进行讨论,属于海绵窦区的硬脑膜动静脉瘘。Cognard 根据静脉的引流形式将硬脑膜动静脉瘘分为 5 种类型:

Ⅰ型:引流到静脉窦,静脉窦的血流方向正常。

Ⅱ型:引流到静脉窦,有反向血流

Ⅱa:只有静脉窦的反向血流

Ⅱb:只有皮层静脉的反向血流

Ⅱa+b:静脉窦和皮层静脉均有反向血流

Ⅲ型:直接引流到皮层静脉,但无皮层静脉扩张

Ⅳ型:直接引流到皮层静脉,皮层静脉扩张大于 5mm 或是引流静脉的 3 倍

Ⅴ型:向脊髓引流

按此分类,B,C 和 D 型的 CCF 主要为Ⅰ型和Ⅱ型的硬脑膜动静脉瘘。

静脉的引流形式不仅决定了病人的临床症状,也是经静脉治疗的途径。有皮层静脉引流者,颅内出血的机会增加,但要比 A 型 CCF 伴皮层静脉引流者的出血机会小得多。皮层静脉引流也是颈总动脉压迫治疗的禁忌证。眼上静脉和岩下窦是经静脉治疗的重要途径。Shiu 把正常岩下窦的引流形式分为 4 种类型:Ⅰ型,直接引流到颈静脉球;Ⅱ型,通过一中间静脉与静脉球相通;Ⅲ型,岩下窦发育不良;Ⅳ型,岩下窦引流到颈部静脉丛。在脑血管造影上,尽管岩下窦有时显影不良甚至不显影,仍有可能经岩下窦栓塞治疗成功。

三、CCF 的无创性影像学检查

无创性影像学检查对典型的 CCF 的诊断意义并不大,但不典型的 CCF 的诊断则多是从无创性影像学检查开始的。尽管大多数 CCF 最终仍需要有创性的脑血管造影来确立诊断和制定治疗方案,但无创性影像检查对初步诊断和治疗后的随访有较为重要的意义。

CT 可显示突眼,眼外肌肥大,眼上静脉和海绵窦的扩张。Vaghi 等报道了一例 A 型 CCF,引流形式为向前逆行引流到眼上、下静脉,向后经岩下窦引流,向上引流到外侧裂的静脉,同侧的颈内静脉已发生闭塞。CT 发现额顶区一圆形的高密度影可轻度强化,周围可见低密度的水肿带。治疗后,迂曲扩大的侧裂静脉转为正常,CT 的高密度影和水肿带也消失。CT 的表现是异常引流静脉和脑水肿造成的。D'Angelo 也报道了一例 A 型 CCF,脑血管造影显示迂曲扩张的侧裂静脉与 CT 所见的颞叶区的蚯蚓状血管结构相吻合。Watanabe 报道了一例 D 型的 CCF,CT 显示左侧小脑扩张的皮层静脉。I[123] IMPSPECT 扫描发现该区脑血流量下降,是由于局部静脉高压造成的。Teng 等报道 2 例伴有皮层静脉引流的 A 型 CCF,CT 发现有脑干的水肿,瘘口闭塞后水肿也消失,表明皮层静脉高压是水肿的原因。皮层静脉引流、皮层静脉高压也导致大脑半球的水肿,而这种水肿是血管源性的,一般只累及白质。

CCF 所致的颅内出血通常是经过 CT 检查发现的。所报告的病例中,出血部位都在扩张的静脉附近,也是由于静脉高压造成的。

通过报道一例 CCF 病人,反复出现蛛网膜下腔出血和脑室内了血。Shimizu 报道一例复发 CCF,CT 显示海绵窦呈瘤样扩张,并有占位效应。

自旋回波(SE)MRI 也能显示 CT 所发现的突眼,眼外肌肥大,眼上静脉和海绵窦的扩张等,并且对海绵窦结构的显示要优于 CT。Sato 认为大多数 CCF,可在 MRI 上发现有流空影。MRA 可显示 CCF 的异常静脉引流。低流速的 CCF,特别是硬脑膜的 CCF,在最大信号强度投影 MRA 上,显示不清,但在 MRA 的原始图像上则可清楚显示。高流速的 CCF,MR 能够清楚显示,但对瘘口位置和大小的判定则不够准确。SE 和 MRA 都能显示异常的皮层静脉引流。MRA 对后向引流的 CCF 的早期诊断有特别重要的意

义。这类病人由于没有向前的引流,眼部症状和体征不明显,只表现为头痛或者痛性动眼神经麻痹,而被错误诊断为 Tolosa-Hunt 综合征。MRA 检查可发现瘘的存在,尽管 SE 成像可能正常。

Sergott 等建议已诊断为硬脑膜的 CCF,当临床症状恶化时,可首先行 MRI 检查。他报告了 3 例临床症状出现恶化的病人,T_1 成像发现眼上静脉的高信号,表明眼上静脉血栓形成。3 例 CCF 均发生了完全性自发闭塞。因此,对这类临床症状恶化的病人,如果 MR 发现眼上静脉发生闭塞,可不行脑血管造影,随访过程中,CCF 可望自发闭塞。

眶部彩色多普勒检查对于 CCF 的诊断和治疗后的随访有一定的作用。彩色多普勒可确定血流速度和方向,区分正常静脉引流和 CCF 动脉化的血流,并且为无创性检查,费用也不高。但是,彩色多普勒对只有岩下窦或皮层静脉引流而无限静脉引流的 CCF,诊断意义并不大。

四、CCF 的病因、临床症状和自然病史

(一)A 型 CCF 的病因

1.外伤和医源性血管损伤 车祸是外伤性 CCF 的最常见原因,其次是坠落伤和穿刺伤。外伤性 CCF 常见于青年男性患者。Thomas 等发现外伤性 CCF 的男女比例为 3:1。Locke 报道的外伤性 CCF 中,男性占 76%。颈内动脉被破裂孔和前床突处的硬脑膜所固定。头部外伤的剪切力和颅底骨折的骨折片撕裂或刺破颈内动脉,从而形成 CCF。Charles 等尸检一例 CCF 的病人,发现骨折片刺破颈内动脉。某学者在治疗一例 CCF 时,5 枚球囊在充盈过程中发生破裂,提示有骨折片的存在。类似病例文献中也有报道。Helmke 对 42 例 CCF 的病人行 CT 检查,发现 3 例确实的颅底骨折,4 例可疑有颅底骨折的存在,但是未发现骨折片刺入海绵窦内。闭合性颅脑损伤而无颅底骨折所致的 CCF,外伤性的剪切力则是主要的发病机理。

医源性血管损伤所致的 CCF 比较少见。文献报道的主要有经筛或经蝶活检和垂体瘤切除,经皮三叉神经节穿刺或开颅三叉神经切除,颈内动脉血管成形术等。Barr 则报道了一例微导管操作导致的 A 型 CCF。

2.自发性 自发性 A 型 CCF 多见于年龄较大的病人和女性病人。Tomsick 报道的 20 例 A 型 CCF 的病人,女性占 85%,年龄均大于 29 岁,平均年龄为 61.4 岁。Taki 报道的 7 例 A 型 CCF,平均年龄为 40 岁。

(1)颈内动脉瘤的破裂:文献中有关海绵窦颈内动脉瘤破裂而形成自发性 A 型 CCF 的报道很多。Barrow 报道一例双侧颈内动脉海绵窦段动脉瘤,右侧动脉瘤引起眼部症状而行该侧颈内动脉闭塞,对侧动脉瘤则破裂形成 CCF。Mullan 开颅治疗了 50 例 CCF,4 例术中发现确实为动脉瘤破裂所致,7 例怀疑为动脉瘤破裂。Debrun 报道了 3 例海绵窦段颈内动脉动脉瘤所致的 CCF,其中 1 例在对侧的颈内动脉的相应部位也发现动脉瘤。Enomoto 报道一例原始三叉动脉瘤破裂所致的 CCF。Tomsick 发现了一例原始三叉动脉与 A 型 CCF 合并存在的病例,考虑 CCF 的形成可能与动脉瘤的破裂有关。其他少见的原始颈椎基动脉合并 CCF 病例也有报道。

有些作者认为某些 A 型 CCF 可能是海绵窦段颈内动脉供应硬脑膜的分支破裂所造成的。开始时这类 CCF 只表现为低流速的小瘘口,相当于 B 型 CCF,以后瘘口逐渐增大,流速加快,形成 A 型 CCF。

(2)动脉血管壁异常:肌纤维发育不良和 Ehlers-Danlos 综合征或弹性纤维假黄瘤易于导致自发性 A 型 CCF。Ehlers-Danlos 综合征的病人,胶原缺失造成动脉迂曲、血管脆性增加,常给经动脉途径的诊断和治疗带来困难。成骨不全症也会出现血管脆性增加,从而导致自发性 CCF 的产生。

(3)炎症:梅毒性和真菌性动脉炎导致自发性 A 型 CCF 的病例,文献中也有报道。

（二）A 型 CCF 的临床症状和自然病史

自发性 A 型 CCF 和外伤型 CCF 在自然转归上无明显差别。但外伤性 CCF 起病比较突然，眼部疼痛和颅内杂音等症状也比较明显，而颈总动脉压迫对自发性 CCF 的疗效要好于外伤性 CCF。

大多数外伤性 CCF 在外伤后数天到几周内即可出现明显的临床症状，个别可于外伤后几个月出现临床症状。Scattler 曾指出非穿刺伤造成的 CCF 功经验 30％在 24 小时内出现临床症状，30％在 1 周内，20％在 2 个月以上，2％在 1 年以上出现症状。外伤当时，瘘口可能比较小或存在局部的血肿或是引流静脉受压闭塞，因而瘘的流量也小。随着引流静脉增粗引流通畅，流量开始增加，局部的占位效应减小。假性动脉瘤的存在可使临床症状出现较晚，动脉瘤破裂后才开始出现症状。

清醒的病人可在受伤的当时听见颅内杂音，昏迷病人在清醒后多也可听见杂音。但儿童或有传导性耳聋的患者，尽管存在高流速的 CCF，也可能无杂音主诉。失语患者的 CCF 如果无眼部症状，则容易漏诊。Schneider 报道的 CCF 病例中，只有不到 50％的患者可听见杂音。但 Stem 报告的 11 例 CCF 中，9 例在就诊时可听见杂音。

尽管 A 型 CCF 的流速变化很大，并取决于瘘口的大小和引流静脉的情况，但总体讲 A 型 CCF 是高流速的。Nomnes 用手术孤立瘘口治疗了 5 例 CCF，术中发现瘘口近端的颈内动脉流速为 975 毫升/分。CCF 的病人由于瘘口的存在，静脉血氧饱和度可在 24 小时内增加，此时可能还无临床症状。

一般认为，外伤性 A 型 CCF 自发闭塞的情况比较少见。但自 Parson 报道了造影后 CCF 发生闭塞的病例以来，已有许多类似报道。造影后瘘口闭塞可能与造影的化学性刺激有关。在颈总动脉穿刺脑血管造影时期，造影后颈总动脉压迫止血也是瘘口闭塞的一个大因素。Tomsick 报道 3 例症状性 A 型 CCF，未经任何干预而自发闭塞。不过只有 1 例为高流速的 CCF，另 2 例为低流速。Goto 报道的 148 例 A 型 CCF 中，自发闭塞 5 例。

Tomsick 还报道了 3 例球囊闭塞瘘口未成功但瘘口消失的病例。1 例为 56 岁男性，车祸后出现左侧突 H 艮和结膜充血水肿。脑血管造影发现 A 型 CCF，眼上静脉和岩上下窦引流，并伴有明显的皮层静脉引流。经过长时间多次球囊闭塞瘘口的尝试，球囊仍无法进入瘘口。再次造影发现瘘口流量减少，继则完全闭塞，随访 15 年未见复发。1 例 40 岁男性，也是球囊闭塞瘘口未能成功，但颅内杂音减弱。压迫颈总动脉一段时间后，瘘口完全闭塞。类似病例在其他文献中也有报道。球囊闭塞瘘口过程中，反复球囊充盈和注射造影剂诱发血栓形成，可能是瘘口自发闭塞的原因。另外，颈总动脉压迫也有助于 A 型 CCF 的自发闭塞。Higashida 报告的 48 例患者中，8 例经颈总动脉压迫而治愈。

A 型 CCF 多出现明显眼部症状包括进行性搏动性突眼，结膜充血，眼外肌麻痹和视力障碍等。Sattler 报道 30％搏动性突眼的患者将丧失视力，60％将出现眼外肌的麻痹。颅神经功能障碍常出现在患侧，是由于海绵窦扩张和扩张引流静脉的压迫所致。约 5％的患者以健侧眼部症状为主，是由于患侧引流静脉闭塞，转而向对侧引流所致。

A 型 CCF 伴发颅内出血的机会很小，但一旦出现多危及生命。Sattler 报道的 322 例 CCF 中，3％出现致命的颅内出血。个别病例在眼部症状和体征完全消失后，仍出现颅内出血，应引起特别注意。Echols 报道的 14 例 CCF 中，2 例因海绵窦破裂出血而未来得及治疗即死亡，出血分别发生在外伤后 65 天和外伤后 7 年，进而指出致命的颅内出血可在外伤后早期出现，也可很晚才出现。颅内出血可为颅内血肿或蛛网膜下腔出血。出血的原因大多是由于皮层引流静脉的破裂所致，有些则为海绵窦的直接破裂所致。因此，Halbach 和 Hiramatsu 等特别强调静脉引流形式的重要性。对有侧裂静脉或蝶顶窦引流的 A 型 CCF，不要进行保守治疗，以免发生致命的出血。

鼻衄多伴有颅底骨折和海绵窦的假性动脉瘤样扩张，出血常是致命的。Goto 报道的 148 例 CCF

中,4 例出现了致命的鼻衄。对病史中出现过鼻衄,特别是反复鼻衄的病例,应积极治疗。

皮层静脉引流,皮层静脉高压是 A 型 CCF 比较常见的现象。约 10% 的 A 型 CCF 可因此出现颅内高压。Halbach 在闭塞 CCF 时曾监测珠网膜下腔的压力,发现一例 CCF 的珠网膜下腔压力可高达 40mmHg,而治疗后压力则降至 7mmHg。皮层静脉高压可导致脑水肿,在急性颅脑外伤的病人可加重脑水肿。脑干的静脉高压则可引起脑干功能障碍甚至昏迷。

A 型 CCF 的盗血现象所致的神经功能障碍在文献中也有报道。Iida 报道了一例 CCF 出现急性脑梗死,考虑与盗血现象有关。Chung 在 SPECT 扫描上发现 CCF 侧的脑灌注下降,瘘口闭塞后脑灌注立即改善。不过,皮层静脉引流所致的静脉高压也可引起脑灌注不良,而当后者同时存在时,很难分清哪种机理造成脑灌注不良。

(三)B、C、D 型 CCF 的病因

1.雌激素的作用　有些作者观察到妊娠期妇女和绝经后的妇女,B、C、D 型的发病率要高于不同人群,而经雌激素治疗后部分可缓解症状甚至治愈。Sattler 报道的 41 例 B、C、D 型 CCF 中,11 例为孕期和分娩的妇女。妊娠期妇女雌激素水平下降可能是这类 CCF 的致病因素,但具体致病机理还不清楚。有人认为内源性雌激素水平下降使原来存在的"生理性动静脉交通"自我调节出现障碍,而产生 CCF。

雌激素在 CCF 中的作用还存有争议。Tomsick 报道的 50 例 B、C、D 型 CCF 巾,无一例为妊娠期的妇女或近期分娩的妇女。有些动物实验发现雌激素对 CCF 的发生并无影响。

2.外伤性和医源性损伤　外伤所致的 B、C、D 型 CCF 不如 A 型 CCF 常见。Newton 报道一例于颅底骨折后 4 个月出现 CCF 的症状。Tomsick 报道的 50 例硬膜 CCF 中,2 例为闭合性颅脑损伤所致。Halbach 也报道了 8 例外伤性的硬膜 CCF。外伤性的硬膜 CCF 主要为 C 型,其中大部分应为脑膜中动脉-脑膜静脉瘘,引流到海绵窦。大宗病例报道,外伤性硬膜 CCF 仅占 3%。

医源性所致的硬膜 CCF 很少见。Tomsick 报道了一例经皮三叉神经节穿刺所致的 D 型 CCF。Barr 等在海绵窦区脑膜瘤术前栓塞过程中,超选择插入脑膜垂体干时,该动脉破裂而形成 B 型 CCF。

3.先天性　婴儿出现硬膜 CCF 在文献中也有报道。全部为 C 型 CCF,是脑膜中动脉与海绵窦之间的交通。婴儿硬膜 CCF 形成的具体机制尚未阐明。

(四)B、C、D 型 CCF 的临床症状和自然病史

B、C、D 型 CCF 早期的症状主要有头疼,复视,结膜充血和颅内杂音等。这些症状多无特异性,常被误诊为眼部或中耳的疾病。随着病情的发展,可出现突眼,复视,眼内压增高,甚至失明。复视多为外展神经麻痹所致,其次为动眼神经麻痹,而滑车神经麻痹则较少。三叉神经功能障碍所致的面部感觉障碍,远比 A 型 CCF 少。面神经麻痹也很少见。颅神经的麻痹主要出现在患侧,但有时也可为双侧或者对侧的颅神经麻痹。如果静脉引流为岩上、下窦而无眼上静脉的引流,则可出现单纯的颅神经麻痹,不伴有突眼,结膜充血等症状。颅神经麻痹的具体原因还不清楚,可能是由于静脉充血,静脉压迫或是盗血现象所致的脑膜垂体干和海绵窦下动脉对颅神经的供血不足造成的。其中,静脉性因素可能要比动脉性因素更为重要:①一侧动脉供血而以对侧海绵窦引流为主的 CCF,颅神经多出现在对侧,即静脉引流侧;②有脑膜垂体干参与供血的海绵窦以外其他部位的 AVF,则很少出现颅神经的麻痹;③C 型 CCF 并无脑膜垂体干和海绵窦下动脉供血,但仍可出现颅神经的麻痹。因此,从病理生理上分析,B、C、D 型 CCF 应为静脉性疾病。

突眼、结膜充血水肿等眼科症状可为单侧、双侧或仅为对侧。后一种情况可能是由于海绵窦各静脉腔的发育异常或是患侧海绵窦和眼上静脉闭塞,静脉引流通过海绵窦间窦向对侧海绵窦和眼上静脉引流所致。Halbach 报道的硬膜 CCF 中,13% 为对侧引流,7% 为双侧引流。Tomsick 报道的 50 例 CCF 中,单纯对侧引流者占 6%。

同高流速的 A 型 CCF 相比,B、C、D 型的 CCF 自愈的可能性较大,因而多采用保守治疗。但对于有视力障碍,眼内压增高,进行性复视等症状的病例则需血管内治疗。

脑血管造影常改变 B、C、D 型的 CCF 的病程,因而很难正确评价这类 CCF 的自然病史。Newton 和 Takahashi 首先强调硬膜 CCF 在脑血管造影后有自发闭塞的趋势。Seegher 报道了 6 例造影后自发闭塞的硬膜 CCF 并指出造影剂的化学性刺激血小板和红细胞的聚集,促进血栓形成。Tomsick 报道的 50 例 CCF 中,24 例进行保守治疗,26 例行血管内治疗或放射治疗。在保守治疗的病例中,18 例经长期随访,症状消失或明显改善。Nukui 报道的 19 例中,18 例在 6 个月到 7 年的随访过程中症状消失,另一例症状明显改善。Sasaki 观察了 26 例硬膜 CCF 的临床过程,发现 19 例症状自然消失,5 例在 6 个月内消失,4 例在 6～12 个月内消失,4 例在 1～2 年内消失,6 例 2 年以上症状消失。继续随访到 9.6 年,另外 5 例症状明显改善,2 例症状无改变。相反,在 1 个月内症状和体征加重的有 5 例,6 个月内 9 例,6 个月以上 6 例。

症状缓解或加重是海绵窦血栓形成和静脉引流改变的表现。CCF 在闭塞过程中,由于引流方向的改变有可能使眼部症状加重。Seegher 强调症状的突然加重可能预示着海绵窦的血栓形成,而此时瘘的流量已减少眼部症状的突然加重也可能是向眼上静脉的引流增加造成的。Hawke 报道 1 例硬膜 CCF,发病时只有岩下窦引流,以后岩下窦血栓形成,出现了向眼上静脉的引流,从而出现眼部症状。CCF 自发闭塞过程中,也可伴有眼上静脉和视网膜静脉的闭塞,造成视力障碍甚至失明;如果伴有皮层静脉引流,则可出现静脉高压和出血;如果向脊髓静脉引流,则引起脊髓功能障碍。

颈总动脉压迫可促进硬膜 CCF 的自发闭塞。Locke 报告了 106 例硬膜 CCF,28 例(26.41%)通过单纯的颈总动脉压迫治愈或明显改善,并指出颈总动脉压迫对自发性病例更为有效,通常作为首选治疗。Higashida 认为颈总动脉压迫的同时也压迫颈内静脉,动脉压降低,动脉血流减少,而静脉压力增高,动静脉压力梯度减小造成血流淤滞,从而诱发血栓形成。Kuppersmith 和 Berenstein 建议颈总动脉压迫的具体方法如下:第一周每 2 小时压迫 5 分钟,然后每周每 2 小时增加 5 分钟直到每 2 小时压迫 10 分钟。有皮层静脉引流者,特别是伴出血者应视为颈总动脉压迫的禁忌证,因为颈总动脉压迫所致静脉压力增高有使皮层引流静脉破裂的危险。

五、CCF 的神经眼科学

CCF 的眼科学表现是由于眶内和眶周围静脉压力增高所致的压迫和缺血造成的。静脉压力增高与瘘的流速有关。高流速的瘘通常见于 A 型 CCF,眼科学症状明显。但主要以岩上下窦向后引流者,则无明显的眼科学表现。

1.突眼　突眼的发生率为 63%～90%。向前引流的 CCF 一般都会表现出突眼。眶内静脉压力增高,静脉迂曲使眶内容物增加使眼球向前突出。轻度的突眼有时肉眼难以观察,需眼球突度计才能检出。重度突眼常会影响眼睛的闭合造成角膜溃疡。对于硬膜 CCF,突眼突然加重可能是 CCF 瘘口闭塞和眼上静脉血栓形成的结果。

2.结膜充血水肿　动脉压力传至结膜静脉使其扩张迂曲。结膜充血有时会单独存在,常被误诊为结膜炎。多数情况下,结膜充血与眼部的体征并存。82%～100% 的 CCF 可出现结膜充血,具有诊断意义。结膜水肿的发生率为 25%～90%,严重的结膜水肿也会使上睑下垂,影响眼睛的闭合。

3.颅内杂音　颅内杂音是 CCF 常见的症状和体征,但低流量的 CCF 可无颅内杂音。Kupersmith 报道的 29 例外伤性 CCF 都伴有颅内杂音,而 18 例硬膜 CCF 中只有 7 例(39%)有颅内杂音。其他报道硬膜 CCF 伴有颅内杂音为 10%～77% 不等。多数情况下,患侧眶部和颈部杂音听诊最清楚,压迫颈总动脉时杂音可减弱或消失。但有时可只有对侧海绵窦引流,听诊时对侧眶部杂音最清楚。

4.角膜损伤　角膜暴露是角膜损伤的最主要原因。突眼和结膜水肿会影响了眼睑的闭合,使角膜干燥,角膜上皮受损消失,丧失了其屏障保护作用而易于感染。角膜溃疡可导致永久性疤痕形成,有时需要角膜移植如果感染扩散到眼球内部则需眼球摘除。因此,润滑剂覆盖患眼,并给予适当的抗生素预防感染,是非常必要的。

5.复视　复视可见于50%的CCF的病人,是由眼外肌麻痹造成的,其原因是多方面的。眶内静脉压增高可使眼外肌充血肿胀,限制眼球的活动,同时也会影响其收缩性。突眼使两侧的眼球不在同一水平而产生复视。支配眼外肌的颅神经功能障碍也是产生复视的重要原因。瘘口闭塞后,复视大多能恢复。但对于外伤性CCF,如果存在支配眼外肌神经的原发损失,则可能难以恢复。CCF治愈后观察6个月以上,复视仍未恢复,则可考虑手术矫正。

6.颅神经功能障碍　支配眼外肌的颅神经功能障碍可于CCF出现后几天发生,但原发损伤则出现于外伤的当时,并且在瘘口闭塞后也很难恢复。外展神经最容易受损,大宗病例报道约占46%～85%。外展神经容易受损的原因与其走行于海绵窦内有关,而动眼神经和滑车神经走行于海绵窦的外侧壁。Kupersmith报道的33例A型CCF中22例(67%)出现动眼神经麻痹,17例(49%)滑车神经麻痹,而硬膜CCF出现上述两神经功能障碍者分别为36%和11%。

CCF可有三叉神经的损伤。文献报道25%的病人可出现眶面部的疼痛,可能与三叉神经受到刺激有关。但眶面部疼痛最常见的原因为角膜裸露。角膜和面部感觉减退比较常见,病人可能无意中损伤角膜导致角膜炎或角膜溃疡。

CCF造成面神经损伤文献中也有报道,但非常少见。Kapur和Moster各报道了一例岩下窦引流的硬膜CCF出现了患侧的面神经麻痹。Palestine报道的74例CCF中,3例(4%)出现面神经的麻痹。但很难肯定面神经的损伤是外伤直接造成的还是CCF造成的。

7.眼内压升高和视力障碍　CCF可造成眼内压升高。Phelps报道的19例CCF中都有眼内压升高。有时患侧的眼内压并不高,但较健侧要高。眼内压的升高可造成视力障碍,即青光眼。一般情况下,CCF在没有发展到青光眼性视力障碍的程度就已得到治疗。但极度增高的眼内压可导致视力的急剧下降,通常需要急症处理。在瘘口闭塞后,眼内压多能恢复正常。

16%～48%的CCF病人可出现视力障碍,可由于角膜溃疡和视网膜病变所致的视信号向枕叶视中枢的传递障碍造成。视网膜的功能障碍可有多种机制:瘘的盗血使视网膜中央动脉供血不足而视网膜中央静脉同流受阻;视网膜细胞缺氧;视网膜静脉扩张,迂曲等。瘘口闭塞后,视力多能恢复。但如果视网膜静脉发生闭塞可造成视网膜的弥散广泛的出血和缺血,视力多难恢复。

（赵　毅）

第六节　烟雾病

烟雾病又称为自发性Willis环闭塞症。该病脑血管造影的特点不仅是双侧颈内动脉终末段狭窄或闭塞,而且双侧脑底可见程度不同的异常网状血管。有时一些主要的脑动脉也会出现不显影的情况,如大脑前动脉(ACA)、大脑中动脉(MCA),甚至包括大脑后动脉(PCA)。国际医学界40多年已经积累了很多关于烟雾病的研究结果。在当前的技术条件下,诊断烟雾病已不再困难。

1955年,日本学者Shimizu和Takeuchi首次报道烟雾病的脑血管造影情况。1957年,Takeuchi认为,烟雾病是双侧颈内动脉发育不良的结果。其后开始有相同的病例报道,均为先天异常或血管肿瘤,这些病例在今天看来都是烟雾病。1963 年,在第 22 届日本神经外科学术会议上,Shimizu 报道 6 例烟雾病的脑血管造影资料,奠定了现代医学对烟雾病的认识基础。Shimizu 提出,双侧颈内动脉终末段后天性的、慢性进行性狭窄所造成的侧支循环的新生血管,即脑底的异常网状血管是烟雾病最基本的临床特征。

1965 年,Weidner 报道了第 1 例在美籍日裔烟雾病的女性患者。同年,Krayenbihl 和 Yasargil 将烟雾病的脑血管造影表现编入 Krayenbtihl 的教科书中。随后烟雾病在世界各地逐渐开始被报道,不再被认为是日本民族所特有的疾病。1965 年,Suzuki 首次将该病命名为 Moyamoya 病,日语中"Moyamoya"一词用于形容如随呼吸喷出、烟雾弥漫、模糊的现象。患者脑底的异常血管网在血管造影中显示正如"烟雾"一样。同时,对年幼患者的长期随访中发现,患者幼年发病时脑血管造影显示烟雾浓重,之后逐渐稀薄,最后颈内动脉及周围网状血管消失,也类似于烟雾的出现和消失过程,故命名为烟雾病。

目前,将典型的烟雾病定义为包括双侧颈内动脉终末段、大脑前动脉起始段、大脑中动脉起始段在内的血管狭窄或闭塞,脑血管造影动脉期,上述部位出现异常的血管网。各国学者一致认为烟雾病患者的血管是因双侧颈内动脉终末段慢性进行性狭窄所造成的侧支循环,但病因还不明确。

自 2003 年以来在日本烟雾病研究委员会数据库注册的烟雾病患者有 1139 例,1994 年全球报道病例为 5227 例,2005 增至 10812 例,至 2003 年在日本诊断烟雾病的患者达 7700 人。日本对烟雾病的诊治积累了丰富的经验,同时在该疾病的流行病学、遗传学等基础研究方面做了大量的工作。2012 年日本厚生省资助的烟雾病研究委员会公布了 2012 年再版的烟雾病诊断及治疗指南,指出外科血管重建治疗缺血性烟雾病是有效的,推荐行脑血管重建(旁路移植)手术治疗烟雾病。

一、流行病学和病理学的临床表现

烟雾病在日本的发病率为每年 0.35/10 万,男女比例为 1:(1.34~1.5),<15 岁的儿童与成人之比为 1:1.17,儿童中男女比例为 1:(1.28~2.53)成年人中男女比例为 1:1。发病以 0~5 岁、30~39 岁为高峰。

目前,烟雾病的病因至今尚未阐明,其诊断需要排除动脉粥样硬化、自身免疫性疾病、脑膜炎、脑肿瘤、唐氏综合征、神经纤维瘤病等已知病因引起的烟雾综合征或称类烟雾病。烟雾状血管是扩张的穿通支,可发生血管壁纤维蛋白沉积、弹力层断裂、中膜变薄及微动脉瘤形成等许多不同的病理变化。烟雾状血管亦可发生管壁结构的破坏及继发血栓形成。这些病理改变是临床上烟雾病患者既可表现为缺血性症状,又可表现为出血性症状的病理学基础。烟雾病患者发生颅内出血主要有两个原因:①扩张的、脆弱的烟雾状血管破裂出血;②基底动脉环微动脉瘤破裂出血。烟雾状血管破裂出血主要是由于持续的血流动力学压力使脆弱的烟雾状血管破裂,通常出血发生于基底核区、丘脑及脑室旁区域。

烟雾病血管的病理特征可分为两类,一类是血管膨胀而管壁变薄,可伴发动脉瘤,是脑实质内出血的主要责任血管。另一类是血管壁增厚而致管腔狭窄,甚至闭塞。另外,因血流动力学改变而出现的侧支血管,也是颅内多发出血的责任血管。颈内动脉的狭窄和闭塞主要是动脉内膜增生,表现为弹性纤维增厚,内弹性层弯曲,但没有断裂,间质萎缩变薄,外层没有明显变化,没有炎性细胞浸润,与动脉硬化或血管炎完全不同。在成年患者中 14% 伴有动脉瘤。可分为两种类型:①周围动脉型,多位于烟雾血管网或其外周部分;②大动脉型,动脉瘤位于 Willis 环上,为真性动脉瘤。由于血流动力学的变化,更易破裂出血。

临床首发症状最多见于运动功能障碍(包括儿童和成人),其次为颅内出血、头痛、意识障碍、语言障碍和抽搐等。儿童以单瘫、偏瘫、半身瘫痪等为主,提示有脑缺血发生,加上感觉障碍、精神心理障碍等,脑缺血表现可达 85%。在成人中以脑出血为主,脑缺血较少。有家族史的病例约占总病例数的 10%。既往病史中以扁桃体炎最常见,另外亦可见到扁桃体后部化脓、颈部以上反复感染,如上呼吸道感染、鼻窦炎及脑创伤等。

二、血管造影的特征性表现

脑血管造影中可见 3 种烟雾血管。以脑基底烟雾血管最有特征性,是诊断烟雾病的主要依据。

1.脑基底烟雾血管　Suzuki 等通过对 4 例儿童型烟雾病患儿进行长期随访,其中最长的 1 例达 18 年 3 个月,多次复查脑血管造影,揭示烟雾病患者脑基底烟雾血管发生、发展的变化规律,提出了烟雾病脑基底血管变化发展的 6 个阶段,即烟雾病脑血管造影的阶段判定标准,Suzuki 等为治疗烟雾病奠定了理论基础。按自然病史,烟雾病脑基底血管的变化发展可分为 6 个阶段:①阶段 1(SAS1),颈内动脉(ICA)、ACA、MCA 三分叉处变窄,但仅为中度狭窄,无其他异常改变。②阶段 2(SAS2),主要为脑血管扩张阶段,三分叉无继续明显变窄,但其附近开始出现烟雾血管。③阶段 3(SAS3),烟雾加重,MCA、ACA 开始消失,脑基底出现典型的烟雾血管,随后由于颈外动脉向脑内供血加强,消失的主要供血血管如 MCA、ACA 又可以见到。④阶段 4(SAS4),烟雾减少,颈内动脉阻塞累及后交通动脉,PCA 也消失,MCA、ACA 更加狭窄,烟雾变得粗糙、狭窄,在脑基底形成一个较差的血管网。⑤阶段 5(SAS5),烟雾缺乏,颅内颈内动脉系统主要脑血管全部消失,烟雾更加减少,残存的烟雾血管主要是位于颈内动脉虹吸部附近,颈内动脉阻塞向下发展累及 C2、C3 段。颈外动脉向脑供血增加。⑥阶段 6(SAS6),烟雾消失,颈内动脉系统主要脑血管和脑基底烟雾血管一起全部消失,脑组织仅由颈外动脉和椎动脉供血。

患儿经长期随访表明,绝大多数可能出现以上 6 个阶段的变化过程。而成人型病例的长期随访,则显示很少出现这样典型的变化。

2.筛骨烟雾血管　筛骨烟雾血管主要来自于扩张的筛窦黏膜和上鼻道黏膜,其中源于颈内动脉的颅内供血来自眼动脉、筛前和筛后动脉,源于颈外动脉的颅内供血来自颞浅动脉、面动脉及额支、鼻背支、睫状支、巩膜支和脉络膜支等更细小的分支,以及脑膜前动脉。

在患儿中,第 5、第 6 阶段烟雾病血管供血增加,而成年患者的筛骨型烟雾病与基底型在各阶段均不同,可能与成年患者侧支循环开放困难有关。

3.颅顶盖烟雾血管　患儿在 9 个位置可以出现烟雾血管,如额极中线区、前囟中央区、前囟外侧区、顶中央区、顶外侧区、顶枕中央区、顶枕外侧区、枕外侧区、横窦中央区。出现率以额极中线区、横窦中央区、枕外侧区最多。成人患者有 3 个位置没有烟雾病血管,即前囟外侧区、顶中央区和顶外侧区,其他位置与儿童型一致,出现率以额极中线区、前囟中央区、枕外侧区为最多。颅顶盖烟雾血管是相应位置对 ICA 系统脑缺血的生理反应,常出现在患儿的第 3~6 阶段,第 2 阶段前没有该血管出现。成人患者中颅顶烟雾出现在第 4~6 阶段,第 6 阶段时为第 4、5 阶段的 2 倍,第 1~3 阶段没有颅顶烟雾出现。因此,烟雾病患者的最终脑供血为源于颈内动脉的脑底烟雾血管,源于颈外动脉的筛骨、颅顶烟雾血管和源于后循环的椎-基底系统的血管。

三、血流和脑代谢情况的改变

检测烟雾病的常用手段包括氙增强 CT、单光子发射断层扫描(SPECT)、正电子发射断层扫描(PET)等,检测指标包括脑血流量(CBF)、脑氧代谢率(CMRO)、氧摄取分数(OEF)、脑血容量(CBV)及脑血管储备（CVR）等。

患儿发病后若 CBF、CMRO$_2$、CBF/CBV 和 CVR 均有降低，CBV 和 OEF 升高，则提示在血流动力学上呈脑缺血状态，可为手术治疗提供客观依据。在成人缺血性脑血管病患者中，脑底出现烟雾血管者与烟雾血管已消失者相比，已闭塞的颈内动脉供血区的脑皮质 CBF、CMRO$_2$、CBF/CBV 及 CVR 等显著降低，CBV 和 OEF 显著升高。烟雾血管消失患者平均的脑血流动力学和脑代谢的参数，除脑白质 CBF 有差异外，其他与正常人无明显差异。表明脑底烟雾血管是脑血流动力学受到严重损害的征象，但与出血性脑血管病之间的关系还不明确。

四、烟雾病诊断及鉴别诊断

烟雾病的确诊主要依靠临床表现和脑动脉造影，须与高血压和动静脉畸形导致的脑出血鉴别。

1.高血压导致的脑出血　首先患者有高血压病史，一般老年人多见，脑 CT 表现出血部位以基底核区、丘脑居多，而且愈后多有软化灶形成。

2.动静脉畸形引起的脑出血　脑 CT 表现为出血部位以脑皮质边缘，且常出现条索状，有的伴蛛网膜下腔出血。

五、治疗原则

由于病因未明，迄今尚无根治性疗法，所以治疗的目标应该是增加脑供血，减少脑出血，预防再发作。在脑缺血和脑出血的急性期，以对症治疗为主，如保持呼吸道通畅，控制血压、颅内压和癫痫发作，预防呼吸道和泌尿道感染等。对脑缺血发作的患者，应检测脑循环和脑代谢水平，对适于手术治疗的患者进行血管重建手术，目前多数学者主张儿童患者应及时手术治疗。手术的适应证包括：①脑缺血明显，临床症状反复出现。②区域性脑血流量、血管反应和脑灌注储备降低等。对成年出血患者，可根据病情行脑室外引流或血肿清除术，以挽救生命或改善临床状况。但目前关于血管吻合手术对预防该类患者再出血是否有效，还没有明确的结论。

血管重建手术包括直接血管吻合和间接血管吻合。直接血管吻合手术是颞浅动脉——MCA 吻合或颞浅动脉、ACA 吻合，术后能马上建立侧支循环，增加脑供血，该术改善供血效果可靠。但通常因血管直径细小，手术难度很大。有研究对 45 例出血型患者进行血管吻合，术后血管造影显示供血血管充盈良好，脑供血改善，其中 31 例有 1 次出血患者吻合后没有发生再出血，14 例多次出血患者中 7 例再出血，吻合血管充盈良好，但烟雾血管并没有减退，出血发生在吻合血管供血范围以外，提示经血管吻合后能建立良好的侧支供血的病例，可望降低出血风险。

间接血管吻合手术是通过将硬脑膜、颞肌、帽状腱膜等与脑表面直接接触，让它们自行简单建立多条供血血管，但间接血管吻合方法在成人患者中，建立侧支循环较为困难，术后临床症状可持续存在，甚至有时需要再次手术。一些学者开始对同一病例采用直接＋间接或间接＋间接血管吻合的联合手术方式，使吻合血管覆盖的脑表面积更广，侧支循环建立的机会更多。近年的多数报道均采用联合手术的方式，取得了较好的效果，如 Kashiwagi 等就对 18 例儿童型烟雾病进行 25 侧分离硬脑膜-脑血管吻合术＋脑硬脑膜血管连通术（splitDES＋EDAS），即首先进行硬脑膜动脉贴附术，开硬脑膜，将含头皮动脉的帽状腱膜与额叶硬脑膜缝合，然后分离脑硬脑膜血管，将脑膜中动脉附近的硬脑膜分离成内外两层，外层的脏面贴附于脑表面。术后 1.5 年全部患者的 TIA 症状消失，无死亡病例，残留可逆的神经缺血症状 3 例，脑梗死 1 例，切伤口延迟愈合1例。术后脑血管造影显示,DES和EDAS均与大脑皮质建立了血液循环,最快的1例2周血管造影时,即见到了血管重建。随访到6.5年的患者16例,13例良好,3例术前就存在精神症状的患者没有得到改善。Saito等就以SPECT观察了患儿手术前、后脑血流的变化,14例患儿术前均有TIA发作,行颞浅动脉-MCA吻合,以及大脑皮质与颞肌贴附的间接血管吻合(EMS)后,SPECT结果显示局部脑血流量、局部血管储备明显改善,乙酰唑胺激活和休息状态下的脑供血半定量参数也有明显改进。Kim等报道204例17岁以下接受手术治疗的烟雾病患者,其中对198例患者进行双侧EDAS,部分同时行双侧额叶大脑皮质与帽状腱膜贴附的间接血管吻合(EGS),5例进行单侧手术,1例EDAS后死亡,平均随访39.3个月,最长达173个月,发现6岁以下的患儿以脑梗死为首发症状者较6岁以上者明显增多,而以3岁以下患儿术前发生脑梗死的最多,术后症状性脑梗死发病率为9.3%,3岁以上的预后较3岁以下的患儿好,术后脑血流动力学改进达71%～84%。由于患者在自然病程中很可能发生脑梗死,故发现烟雾病后,尽早手术对改善预后是有益的。

(一)脑缺血型烟雾病的手术治疗

脑血管重建的手术指征:烟雾病患者临床出现缺血症状,在PET检查为脑血流灌注贫乏或SPECT检查脑血流为2期血流动力学的脑缺血,均是脑血管重建的手术指征。烟雾病患者出现脑缺血症状,SPECT显示脑血管储备降低时也应考虑进行脑血管重建手术(证据水平Ⅲ)。为防止出血性烟雾病再出血,即或脑血管储备不降低亦应行脑血管重建手术(证据水平Ⅲ)。脑血管重建手术有两种方式:包括直接脑血管重建手术(搭桥)手术和间接脑血管重建(旁路移植)手术。

1.直接脑血管重建(颅内外血管直接旁路移植)手术　Yasargil于1970年首先行颞浅动脉(STA)-大脑中动脉(MCA)旁路移植手术治疗烟雾病,此后被广泛用于治疗缺血性烟雾病,但在儿童因MCA在脑皮质的主要分支细小,直接行血管旁路移植手术有一定困难。颅内外血管直接旁路移植术后,颅外动脉血流直接向缺血区脑组织供血,能立即增加脑血流和改善脑缺血症状。术后脑缺血发作或脑梗死消失或减轻。围术期脑缺血性卒中的发病率低,一般在3.5%左右。直接旁路移植手术的病死率为0.7%,罹患率为3.5%～9.2%。术后主要并发症有脑缺血性发作、脑卒中、颅内出血、术区头皮坏死、伤口感染等。围术期最引人注意的并发症为"脑高灌注综合征",特别是手术前有严重脑缺血的患者更易出现,多在术后2～14d出现神经功能恶化,似脑缺血或卒中发生,但MR弥散成像并未显示新的脑梗死,SPECT或PET检查显示手术侧脑血流增多。上述症状在术后几周后消退,常不遗留永久性神经功能障碍。因此,术前术后脑血流的监测十分重要,对发现灌注过度的诊断有价值。直接旁路移植手术后出现高灌注引起短暂性神经体征恶化的发病率为16.7%～38.2%。研究显示直接旁路移植手术在烟雾病患者比非烟雾病患者产生高灌注的发病率高,烟雾病组发生率21.5%,而非烟雾病组为0%～4.5%。烟雾病患者易出现灌注过度的确切原因尚不清。有报道烟雾病患者软脑膜内血管构造脆弱如内膜变薄,血管弹力层呈波浪状或折皱状可导致在颅内外旁路移植区周边动脉更脆弱,当血管重建后过度氧化反应也可影响血管的通透性,因而出现短暂性神经体征恶化和(或)出血性并发症等。另外烟雾病患者的硬脑膜、蛛网膜和血液中均有血管上皮生长因子和基质金属蛋白的表达增加,而两者在烟雾病患者表达的增加,至少部分是血管脆弱和易产生高灌注的原因。STA-MCA吻合后MCA血供可通过软脑膜建立的侧支循环向大脑前动脉(ACA)供血区供血,所以并不都需要再行STA-ACA吻合术,其仅在ACA供血区有明显缺血症状的患者中应用,这种病例是较少的,此时STA额支可与ACA分支吻合,旁路移植后脑血管造影显示ACA供血区血流动力学改善。烟雾病使大脑后动脉(PCA)受累者可达25%～60%。此类患者是缺血性卒中的高危人群,因为烟雾病患PCA是到颈内动脉(ICA)分布区供血的重要侧支循环途径,患者可产生枕叶或颞枕叶脑梗死,此时应行STA、枕动脉(OA)-大脑后动脉(PCA)旁路移植手术。Meaiwala等报道美国39例烟雾病65次脑血管重建手术治疗,其中 36 例行直接旁路移植,3 例间接旁路移植,其中 26 例行双侧旁路移植,13 例单侧,共行 65 次手术,手术并发症 8 例(12.3%),包括伤口感染 3 例,无症状脑梗死 5 例,死亡 3 例(1 例死于心肌梗死),2 例手术邻近部位出血。术后平均随访 42.9 个月,5 例术前出血者有 1 例术后 2 个月再出血,术前缺血性发作者,术后 6 例有短暂性缺血性发作(TIA)其他术后功能均改善。术后 2 个月复查单侧旁路移植者 80%脑血流较术前改善,而双侧旁路移植者 100%改善。Guzeman 等报道 1991-2008 年 329 例烟雾病患者行 557 次脑血管重建手术治疗,其中成人 233 例行 389 次手术,儿童 96 例行 168 次手术。直接旁路移植手术成人为 95.1%,儿童为 76.2%,MCA 直径>6mm,4.5 岁以上儿童均能行直接旁路移植手术,其中 264 例 450 次手术得到长期随访(平均随访 4.9 年)。手术罹患率 3.5%,病死率为 0.7%,5 年危险性(包括围术期、术后卒中或死亡)为 5.5%,在 171 例表现为 TIA 患者中,1 年以后 91.8%无 TIA 发作,术后生活质量改善,术前修正 Rankin 评分为 1.62,随访末(4.9 年)为 0.83($P<0.0001$)。71.2%生活质量改善,23.6%无变化,5.2%恶化。脑血管重建手术治疗烟雾病危险小,可有效阻止以后的缺血性危险,提高生活质量,因此烟雾病一旦确诊,应尽早行血管重建手术治疗。

2.间接脑血管重建(旁路移植)手术　间接旁路移植手术种类很多,包括脑颞肌贴附术(EMS)、脑颞肌血管连通术、脑硬脑膜血管连通术(EDAS)、脑硬脑膜血管颞肌连通术(EDAMS)、脑帽状腱膜骨膜连通术(EGPS)、脑硬膜动脉血管帽状腱膜连通术(EDAGS)、颅骨多处钻孔,大网膜移植等手术。间接旁路移植手术是用颅外动脉供血的组织为供体,贴附于缺血脑区的脑表面建立侧支,使颅外供体组织向脑缺血区供血,此侧支循环形成较慢,一般需要 3～4 个月,因此在围术期发生缺血性卒中的危险比直接旁路移植手术高,但操作技术简单较安全,文献报道间接旁路移植手术围术期缺血并发症为 4%,直接旁路移植手术为 2%。以往的研究已证实间接旁路移植手术在儿童 100%可建立良好的侧支循环,但有 40%～50%成人并不能建立侧支循环。另外,侧支循环的建立只有在手术暴露范围内的脑区。最近的临床研究已证实儿童烟雾病的开颅行间接旁路移植手术疗效并不理想,对儿童智力下降无改进。据报道 EMS 在 1977 年由 Karasawa 首先应用,以后应用甚广,其将颞肌贴于脑表面,并固定于术野边缘的硬膜上。EDAMS 由 Matsushima 在 1979 年首先提出并应用于临床,此手术要分离一部分颞浅动脉并保证其血流通畅,然后将颞肌贴于外侧裂的脑区,切开硬膜和多处蛛网膜,使暴露的血管与肌肉、硬膜与脑皮质接触,并使脑膜中动脉参与侧支循环的形成。此外尚有使帽状腱膜也参与供血的 EDAGS 等手术。Nakagawara 等利用 SPECT 检查成人烟雾病患者中有高级脑功能障碍者,发现因长期脑血流动力学改变,患者额叶内侧面有不同程度的脑梗死和皮质神经元减少。对额叶缺血明显出现高级脑功能障碍者,间接血管重建手术开颅时应尽量向前包括额叶,侧支循环形成后能够改善该区脑缺血的症状。1980 年后在日本广泛应用间接旁路移植手术治疗烟雾病,有许多回顾性临床研究发现使用 EDAS,特别是儿童可有效地建立侧支循环减轻临床症状,但也发现一些并不能有效地建立侧支循环减轻临床症状,甚至完全失败的报道。EDAS 后 72%可产生良好的侧支循环,28%侧支循环不佳或全无。文献报道间接搭桥手术的并发症有肥大的颞肌引起占位病变压迫脑组织、发生癫痫、美容等问题。为了克服间接旁路移植手术的缺点和不足,提高手术疗效,增加侧支循环范围,从 20 世纪 90 年代早期几组报道改进间接旁路移植手术使其增加对 ACA 和 PCA 供血区的血流量。1992 年 Inoue 等行额叶的 EMAS 以改进 ACA 供血区的灌注。1993 年 Kinugasa 联合应用 EDAMS,从一个单一的间接旁路移植手术发展到多处间接旁路移植手术,如在额叶用 EMAS,在颞顶区用 EDAS 和 EMS 结合,通过两个开颅行三个间接旁路移植手术,使用 STA 前支和额肌行 EMAS 为额叶供血,STA 后支和颞肌行 EDAS 和 EMS 向颞顶区供血,这样联合间接旁路移植手术不仅恢复 MCA 区的血供,而且也向 ACA 或 PCA 流域供血,术后血管造影显示有广泛的侧支循环建立。Tenjin 和 Ueda 1997 年用多个 EDAS 手术,利用 STA 额顶支和 OA 向 ACA 和 PCA 流域供血,这些联合间接旁路移植手术对儿童十分有效。Scott 等于 2004 年报道 143 例儿童烟雾病患者行间接血管重建手术 271 次。平均随访 5.1 年,术后 30d 内 7.7％发生脑卒中,4 例发生晚期脑卒中,1 例有 TIA 发作。1 年后血管造影 65％患者新生血管充盈 MCA 供血区的 213,25％充盈 1/3～2/3.10％充盈 MCA 供血区的 1/3。2009 年 Fung 复习 1996～2004 年英文文献共报道 1448 例烟雾病患者,91％在 21 岁以下,其中 73％病例行间接血管重建手术,23％行直接、间接联合手术。围术期脑卒中或可逆性缺血性意外的发生率为 4.4％和 6.1％,术后平均随访 53.7 个月,在术前有症状的 1156 例中 51.2％症状完全消失,35.5％改进(发作频率减少或症状严重程度减轻),10.5％无变化.2.7％恶化。70％～74％可独立正常生活,直接和间接手术疗效差异无统计学意义,间接旁路移植手术 72％侧支循环良好,范围达 MCA 供血区的 1/3 以上,16.8％侧支循环差。Choi 等报道 88 例烟雾病,26 例患者行间接旁路移植手术平均随访 28.8 个月,缺血性烟雾病术后 87.6％症状消失或明显好转,日常生活活动(ADL)改进者占 55％,无变化 29％,加重者 16％;未行手术治疗 52 例,平均随访 67.2 个月,ADL 加重者占 49％,改进者占 26％。63 例出血型术后 2 例有再出血发生。段炼等报道成人烟雾病 312 例侧半球行 EDAS 治疗,术后平均随访 26 个月(3～62 个月),56.6％显示良好的颅内外血管重建效果,缺血性症状消失者 34 例,明显好转者 185 例,两者共占 87.6％,显示应用 EDAS 能明显改善和预防成人烟雾病的脑缺血发作并有预防再出血的作用。

3.直接间接联合血管重建手术 20 世纪 90 年代为了提高血管重建治疗烟雾病的疗效,将直接、间接旁路移植手术联合应用治疗烟雾病。Ku-roda 和 Houkin 报道 58 例烟雾病行直接间接联合血管重建手术治疗已随访 10 年,术后脑血管造影、SPECT 或 PET 检查脑血流动力学在手术侧大脑半球明显改善,未再出现脑缺血症状或出血性脑卒中。Fujimura 等报道 106 例烟雾病患者,平均年龄 33.1 岁,对 150 个大脑半球行直接间接旁路移植手术联合,随访至少 12 个月,平均为 58.4 个月,随访期无脑血管意外发生为 89.3％,TIA 发生 8.6％,脑梗死 0.66％,脑出血 1.33％。结论:直接间接联合血管重建手术治疗烟雾病是安全有效的,术后灌注过度和围术期脑梗死或脑出血是其潜在并发症,加强术后管理和急性期的脑血流检测有助于减少并发症的发生。Kim 等报道 96 例成人烟雾病 134 次旁路移植手术(72 例直接间接联合旁路移植和 62 例 EDAGS),围术期神经系统并发症在联合手术治疗组为 23.9％,在间接旁路移植手术组为 19.7％,围术期并发症常见于联合手术组,但较轻。在联合手术组 83.1％手术效果良好,在间接旁路移植组为 82％。术后 2～18 个月(平均 6.8 个月)复查血管造影,显示侧支循环形成良好者在联合手术组占 80.3％,间接旁路移植组仅为 75.4％($P=0.045$),但两组差异无统计学意义。有学者行直接间接联合血管旁路移植手术治疗 226 例儿童烟雾病,术后平均随访 15.5 年,结果 28％神经系统症状完全消失,31％显著进步,20％轻度进步,19％无变化,2％死亡,总有效率为 79％,结论是:直接间接联合颅内外血管重建手术对改善儿童脑缺血有明显疗效。脑血管重建手术治疗出血性烟雾病目前还有争议,烟雾病患者发生颅内出血则对患者生存和神经功能造成严重影响,现已证实烟雾病患者脑出血常来自扩张脆弱的烟雾血管或其上形成的动脉瘤破裂,随访 4～6 年出血性烟雾病的再出血率为 14.3％～18％,估计每年出血危险为 7％。迄今尚无阻止出血性烟雾病再出血的统一策略,直接血管重建手术后烟雾血管或其上形成的动脉瘤消失或减少,减轻了侧支循环中的血流动力学重担,可减轻或预防再出血的发生,因而再出血和缺血性发作的频率均下降,在缺血性烟雾病直接搭桥术后长期随访再出血比非手术治疗低(证据水平Ⅲ)。另外出血性烟雾病搭桥术后还可防治脑缺性发作等脑血管意外发生,防止出血性烟雾病患者缺血性发作。多个临床研究认为直接旁路移植手术能阻止再出血,日本一个大规模的回顾性研究在 57 个研究单位对 290 例出血性烟雾病患者进行观察,其中 138 例行药物治疗,152 例行血管重建手术治疗,药物治疗组在随访期有 23.8％发生出血,手术治疗组则为 19.1％。有学者报道 16 例出血性烟雾病行直、间接血管重建后随访 4 年多未再发生出血。日本烟雾病 2009 诊治指南中指出,出血性烟雾病行间接旁路移植手术的疗效不如缺血性烟雾病好,但对阻止脑血管意外发生和脑缺血性发作仍是有益的,并可防止出血性烟雾病患者的缺血性发作。2012指南认为血管重建手术可考虑对出血性烟雾病进行治疗,但目前尚缺乏有充分科学依据的临床证据,为了解决这个难题,在日本一个多中心、随机、前瞻性阻止烟雾病再出血研究(JAM)于2001年开始进行检测血管重建术对出血性烟雾病的疗效与非手术治疗组相比,随访5年,其结果将于近期年公布。

综上,日本2012年再版的烟雾病的诊断及治疗指南的结论是:外科血管重建对治疗缺血性烟雾病是有疗效的,推荐使用脑血管重建手术(推荐级别B)。其理由是大量文献已证实血管重建手术能减少缺血性烟雾病患者TIA发作频率和降低脑梗死的危险性,能改善生活质量和高级神经活动的长期预后,直接或间接脑血管重建手术或两者的联合均可改善脑血流动力学,达到上述疗效。间接血管重建手术在成人不如直接旁路移植手术有效,但在儿童无论是直接旁路移植、间接旁路移植手术均可改善预后。血管重建手术可考虑对出血性烟雾病进行治疗,但目前尚缺乏有充分科学依据的临床试验。

4.其他手术方式　治疗Moyamoya病早期还有颈动脉交感神经切断(PVS)与颈上交感神经节切断(SCG)和大网膜移植等方法,近来报道比较少。

5.术中的注意事项

(1)开颅骨窗的位置:多数报道是在侧裂后部额颞顶交界处开一个骨窗,但根据术前脑血管造影和脑血流动力学检测的结果,也可能会在额叶、颞顶叶STA分支的走行区域各开一个骨窗。一个骨窗内可进行多种吻合术式,具体术式因手术医生对患者情况判定和对手术方式的熟悉程度不同而定。

(2)保护已存在的硬膜脑皮质间自然吻合的血管:Moyamoya病人的自然血管吻合可发生于颅缝和颅底等区域的硬脑膜血管和脑皮质血管之间,术前的脑血管造影能观察到发病时已存在的硬膜—脑皮质间自然吻合的血管,显示颈外动脉系统已自发的开始向颅内缺血的脑组织供血,手术时应注意保护这些已存在的侧支循环。开颅时应注意保护MMA,打开骨窗时应参照血管造影(颈外动脉侧位像)中MMA的走向,颞叶基底部MMA附近的颞骨最好分块去除。

6.手术并发症

(1)切口脑脊液漏和皮瓣下积液:由于术后关颅时不能将硬脑膜完全缝合(否则会阻断颈外动脉系统的供血),脑脊液会充盈到硬膜外,有发生切口脑脊液漏和皮瓣下积液的可能。

预防措施:减小分离MCA时蛛网膜的切口,术后缝合蛛网膜,采用生物胶、生物纤维素等材料封闭蛛网膜和硬脑膜缺口,密切缝合切口等。

(2)缺血性并发症:TIA多数在术后6个月以后消失。

(3)出血性并发症:急性硬膜下血肿有占位效应的应尽快手术清除血肿;慢性硬膜下血肿可钻孔引流,但这种血肿会阻碍间接吻合手术后吻合血管的形成。

(4)癫痫:多数是短时一过性的癫痫发作,药物可以控制。

(5)皮瓣皮肤缺血坏死:极少见,需要整形外科协助修复伤口。

7.术后的长期预后　由于Moyamoya病的具体手术治疗方式很多,而已有的研究报道中病例数多在20~100例,有限的例数使得很难评价哪一种手术方式更好。但对于血管吻合手术和非手术治疗两种治疗方式,绝大多数研究认为前者适合于儿童型缺血性Moyamoya病。第一次手术后临床症状长期无改善者,根据复查脑血管造影和脑血流评价的情况考虑是否再次手术。综合报道目前有50%~70%的病人术后能长期进行正常社会生活,如上学、工作等;一些病人遗有很小的残疾,生活需要他人简单帮助;极少一部分病人则不能离开他人的帮助,临床症状表现上多为精神障碍及运动、感觉障碍等,如果发生多发脑梗死则预后较差。预后较好者术后远期一些无创检查检测脑血流情况,如SPECT、Xenon-enhanced CT等显示大脑中动脉供血区血流明显增加,但术后长期的DSA资料很少。

8.相关报道 我国关于缺血型 Moyamoya 病的外科治疗报道有李之邦等在1998年报道了较大的一组以改进的颅外-颅内动脉吻合及脑-颞肌-血管连通融合相结合的血供重建术（Bypass＋EDAMS），治疗226例15岁以下儿童 Moyamoya 病的情况，经8年（平均15.5年）以上随访，神经系统症状完全恢复者达28％，显著进步31％，轻度进步20％，无变化19％，2％死亡，血供重建的方法对改善儿童 Moyamoya 病脑缺血状态有明显作用。随后，朱献伦等报道对5例儿童型 Moyamoya 病进行脑-颞肌-颞浅动脉贴敷术（EDAMS），随访4～6年，没有脑缺血或脑梗死等并发症出现，复查 MRA 见大脑中动脉供血增高。秦怀洲等也报道以脑-颞肌-颞浅动脉贴敷术（EDAMS）治疗7例儿童型 Moyamoya 病，随访1.5～3年，4例症状消失，3例好转，复查脑血管造影见颞浅动脉发出细小的穿支血管为原缺血的脑皮质供血，原颅底烟雾血管减少。近来晋强等比较了颞浅动脉贴附（EDS 或 EDAS）、颅骨多点钻孔、颈动脉外膜剥脱或颅骨多点钻孔同时联合颈动脉外膜剥脱四种手术方式，发现各组疗效没有明显差别。

（二）颅内出血型 Moyamoya 病的手术治疗

出血是 Moyamoya 病致死的主要病因。小血肿可行非手术治疗，大血肿可行血肿清除手术，脑室内出血可行脑室外引流，脑室铸型者可先于两侧额角钻孔直接清除脑室内血肿，再持续外引流。出现脑积水者可行脑脊液分流手术，慢性期可行血管吻合手术。进行血管吻合手术有利于降低 Moyamoya 血管的血流动力学张力。但另一方面，血管吻合手术后脑灌注压明显增高，脑血流量增加，使脑出血的风险同样加大。但从理论上分析，脑组织最终还是会从增加的血液供应中获得益处，因此一些医生应在控制风险因素的前提下，为出血型 Moyamoya 病进行血管吻合手术。

（赵 毅）

第七节 缺血性脑血管疾病

脑血管疾病是造成人类死亡的三大疾病之一，在美国占人口死亡的第三位，在日本占第二位，在中国则占人口死亡的第一位，特别对50岁以上的人危害更大。各种原因的脑血管疾病在未发生急性发作之前为一缓慢过程，发生急性发作称为卒中，其中缺血性脑卒中占75％～90％，出血性脑卒中占10％～15％。引起脑血管狭窄和闭塞的原因有脑动脉硬化、先天畸形、外伤、炎症、肿瘤、动脉瘤和手术损伤等。以往对这些疾病多采用内科治疗。1965年我们采用手术摘除血栓及内膜治疗颅外段颈动脉血栓，1967年Yasargil 和 Donaghy 应用颞浅动脉与大脑中动脉吻合成功，1976年首先吻合颞浅动脉与大脑中动脉成功，1977年吻合枕动脉与小脑后下动脉成功。目前治疗脑缺血性疾病应用最多的是颅外-颅内动脉吻合术、颈动脉内膜切除术和颅外-颅内血管连通术。

一、脑缺血的病理生理

（一）脑的供血和循环

正常脑的重量约1300～1500g，占全身体重的2％，脑是一个特殊的需氧器官，耗氧量很大，心脏每分钟搏出5000ml 血液，其中750～1000ml（占15％～20％）供应脑。每侧颈内动脉每分钟通过350ml 血液，两侧颈内动脉通过的血流量占全脑血流量的85％；每侧椎动脉每分钟通过100ml 血液，两侧椎动脉供血占全脑血量的15％。一侧大脑中动脉每分钟有75～125ml 的血通过，一侧颞浅动脉及枕动脉每分钟有150ml 的血通过。脑血循环停止3秒，代谢即起变化；停止60秒，神经元活动停止；停止4～8分钟，即出现不可逆转的脑梗死。

正常脑血管靠扩张和收缩来调节脑血流量（CBF），而血管的扩张和收缩有赖于体循环血压、动脉血二氧化碳分压（$PaCO_2$）和氧分压（PaO_2）。正常动脉血 $PaCO_2$ 为 40mmHg（1mmHg＝133.332Pa），PaO_2 为 100mmHg。当 $PaCO_2$ 发生变化时，由于酸性 CO_2 分子透过内皮的数量不同，可导致细胞外的 pH 值改变，因而引起脑血流量的改变。$PaCO_2$ 增高时，脑血管扩张，CBF 增加；$PaCO_2$ 降低时，脑血管收缩，CBF 减少。$PaCO_2$ 每变化 1mmHg，CBF 即变化 5％。一般氧分压对 CBF 影响不大。

脑血管对血压的变化在 60～180mmHg 范围内有自动调节功能：当血压升高时，脑血管收缩而使脑血管阻力增加；血压下降时，血管扩张而使脑血管阻力下降，此两种变化可维持正常脑血流量。血压变化超过自动调节范围后，CBF 即随血压的升降而增减。

在脑急性缺血和梗塞区有代谢产物聚积，引起局部的反应性充血，局部 CBF 可减少 30％～40％。健侧脑区对二氧化碳的反应也可能消失或减退。所以，早期手术改善局部血流对全脑都有好处。

脑的局部微循环由微动脉、毛细血管及微静脉组成。微循环主要靠化学物质调节，在脑缺血时微循环中血流变慢而淤积，最后静脉血停滞，可发生血栓。

脑缺血区的血供恢复主要靠代偿性侧支循环的形成。对脑动脉闭塞的病人作脑血管造影发现，从对侧颅内动脉系统供血的有 77％，从基底动脉供血的有 54％，从同侧颈外动脉系统经眼动脉逆行供血的有 60％，经脑膜动脉至大脑皮层动脉的有 48％。

（二）脑动脉闭塞

主要发生在大动脉分叉及转折处，此处血流湍急，容易造成管壁的损伤。皮层小动脉则少见硬化病变。颈总动脉分叉部粥样硬化病变最常见，它是先有狭窄，逐渐发展成闭塞，动脉壁的粥样斑块上的内膜如果发生溃疡，则此处可迅速形成血栓而使血管闭塞；血栓或粥样硬化斑块可能脱落而造成脑栓塞。大脑中动脉的闭塞多发生在分出豆纹动脉以后的节段，大脑中动脉闭塞后将出现严重的神经功能障碍，较颈内动脉闭塞后的症状重。多数人认为颈内动脉闭塞主要由于血栓形成，大脑中动脉闭塞主要由于栓塞。

脑动脉发生闭塞的速度与临床症状有明显关系。脑动脉缓慢发生闭塞，交通动脉能逐渐扩张，所缺的血量可被代偿而不出现神经功能障碍，甚至，双侧颈内动脉都闭塞也可以没有明显的神经功能障碍。有些情况下椎基底动脉也闭塞，仅表现有轻微的神经功能障碍。如果脑动脉的闭塞发展得快，则可造成严重的神经功能障碍，当然，还要视哪一根脑动脉发生闭塞。

（三）脑梗死

正常情况下 CBF 为 50 ± 10ml/100g/min（每分钟每 100 克脑组织所流过的血液量）。当 CBF 降到 18～20ml/100g/min 时，脑皮层诱发电位减低，脑电波逐步消失；CBF 降至 15ml/100g/min 时，脑皮层诱发电位和脑电波完全消失，此时脑细胞仍然存活，但功能消失，神经轴突间的传导中断，如增加 CBF 在此阈值以上，脑功能可以完全恢复；当 CBF 降至 8～10ml/100g/min 时，神经细胞膜的离子泵功能衰竭，K^+ 外流和 Na^+ 内流，造成细胞内水肿而使结构发生破坏，在此阈值下，细胞不能存活而死亡，即形成脑梗死。

急性的脑动脉闭塞可致出血性梗塞，多见于大脑中动脉栓塞及急性颈内动脉血栓形成。在此急性期用手术摘除颈动脉内膜及血栓，也会引起梗塞区出血，有高血压时更易发生梗塞区出血。用手术建立小的侧支循环，如 STA-MCA 吻合，则不至于引起梗塞区出血，这是由于缺血区的毛细血管床承受的压力较低之故。

许多动物实验证实，大脑中动脉被阻断的时间越长，则梗塞区越大，水肿范围也越广，造成的神经功能障碍越严重。夹闭动物大脑中动脉 1～2 小时可引起较轻的病理损害，表现出轻微神经功能障碍；夹闭 4 小时可发生小梗塞区，产生中度的神经功能障碍；夹闭 6～24 小时则出现广泛的脑梗死，表现有偏瘫及昏迷，在此时中止夹闭,则发生梗塞区出血,如不中止夹闭则不会发生出血。阻断大脑中动脉两小时,出现反应性脑充血,此时恢复血流可出现进行性脑水肿,因此,如此时实施血管重建手术,虽然脑缺血区恢复血流后微循环和生理功能可能会改善,但进行性的水肿和出血常导致手术失败。

在慢性期的脑梗区周围有一缺血区,称为半暗区。此缺血区的体积比中心梗塞大数倍,此区内 CBF 处于边缘状态,细胞仍存活但无功能,神经传导停止,增加 CBF 可使此区内的神经细胞恢复功能。这是手术治疗脑缺血疾病的根据。

二、脑缺血性疾病的临床分类

从病因学来讲,大多数脑缺血病人的症状是由于血栓性栓塞,由于短暂性脑缺血发作(TIA)或由于血流动力学不足引起卒中的病人只占很小部分。从发生脑缺血的部位来讲,分为前部循环脑缺血和后部循环脑缺血。发生前部循环脑缺血多是由于颅内血管栓塞,栓子主要来源于病变的心脏和颈总动脉分叉部粥样硬化溃疡病变。后部循环脑缺血的发作多是由于椎基底动脉系统的低血流灌注,椎动脉和基底动脉很少发生粥样硬化溃疡病变;其病变特点是椎动脉狭窄或闭塞,而后部循环缺乏较大的侧支循环血管(例如后交通动脉)。

以往认为脑缺血性疾病包括 TIA 和脑梗死,我们认为烟雾病作为较特殊的颅内血管病变,其引起的主要病理变化为脑缺血损害,故也属脑缺血性疾病的范围。

(一)短暂性脑缺血发作

为突然发作的局灶性神经功能障碍,多在数分钟或数小时内完全恢复,最长不超过 24 小时。

1.TIA 的自然史 TIA 的发病率很高,常是发生完全性卒中的一个重要危险因素,正确处理 TIA 病人可以使大部分病人免于发展成为完全性卒中。对 TIA 的研究是近几十年来脑缺血疾病防治工作的一个重大进展。

有关 TIA 自然史的资料较多,由于病人选择标准不统一,统计数据有较大差别。Dennis(1990 年)统计了 184 名 TIA 病人,发现 5 年内的死亡率是 31.3%,年死亡率为 6.3%;5 年内的卒中发生率为 29.3%,年卒中率是 5.9%,其中,TIA 后第一个月卒中率为 4.4%,半年为 8.8%,1 年为 11.6%;5 年内发生心肌梗塞是 12.1%,年发病率为 2.4%;综合起来讲,5 年内死亡、卒中或心肌梗塞的年发生率为 8.4%。因此,首次发生 TIA 的病人,如不给予积极的治疗,将有约 1/3 的病人在 5 年内死亡、发生卒中或心肌梗塞。此资料与 1987 年美国 Mayo Clinic 医学中心的统计数据基本相同。

2.发病原因 TIA 的发生是由于脑血流量下降或微小栓子栓塞了脑动脉所致。

脑供血不足。当脑的供血动脉发生足以影响血流量的狭窄或闭塞,但 CBF 尚未降至产生脑缺血的临床症状时,如遇某些造成脑供血不足的原因时,如急剧血压下降(心肌梗塞、心律失常、休克、阿-斯综合征或体位性低血压)或转头引起的椎动脉受压等,此时即可产生 TIA 发作。一般认为动脉狭窄到原管腔横截面积的 80% 以上足以使原有血流明显减少,在造影片上管腔内径缩小超过原内径的 50% 即认为足以影响血流。多条动脉发生狭窄较单根动脉狭窄对 CBF 的影响更大。

微小动脉梗塞。心脏内膜和颈动脉内膜发生病变,表面的粥样硬化斑块发生溃疡,其上面附着的血小板凝块、血栓或粥样硬化斑块的小碎片随血流进入脑内,梗塞了脑血管或视网膜血管,产生 TIA 表现。这些栓子均很微小,很快分裂成碎片面溶解,或向动脉的远侧支移动,故其引起的临床表现很短时间内消失。

3.临床表现 TIA 的临床特点是短暂的局灶性神经功能缺失,24 小时内症状完全消失,病人不遗留任何阳性神经系统体征。TIA 可以反复发作,间歇时间很不规律。TIA 的症状随受累动脉不同而异。

颈动脉系统 TIA。病变对侧肢体常出现突然发作的麻木、感觉减退或感觉异常、上肢或/和下肢无力、面肌麻痹(中枢性)或单眼突发黑目蒙等。如病变在优势半球,常伴有语言障碍。

椎基底动脉系统 TIA。其临床症状比颈动脉系统 TIA 复杂,有双眼阵发性黑目蒙或阵发性同向性偏盲、眩晕、共济失调、复视、构音障碍和吞咽困难。每次发作中出现的轻偏瘫部位可不恒定。患者常因肢体无力而跌倒。枕部头痛较多见。

(二)脑梗死

脑组织(包括神经细胞、胶质细胞和血管)由于缺血而发生坏死称为脑梗死。脑梗死包括①可逆性神经功能障碍(RIND)。②发展性卒中(SIE)。③完全性卒中(CS)。脑梗死的原因是脑血管严重狭窄或闭塞,侧支循环不足,CBF 不能维持脑组织的代谢需要,以致发生脑组织结构上的破坏。

1.可逆性神经功能障碍　发病似卒中,出现的神经功能障碍较轻,24 小时以后逐渐恢复,一般在 1～3 周内功能完全恢复。脑内可有小范围的梗塞灶。

2.发展性卒中　卒中症状逐渐发展,在几小时、几天、几周,甚至几个月内呈阶梯状或稳步恶化,常于 6 小时至数日内达高峰。脑血管造影常显示颈内动脉或大脑中动脉闭塞。

3.完全性卒中　突然出现中度以上程度的局部神经功能障碍,于数小时内达高峰,并且稳定而持续地存在。以后症状可能时轻时重,但总的趋势是无进步。其症状及体征包括偏瘫、偏盲、失语及感觉障碍,随闭塞的动脉不同症状各异。主要是颈内动脉闭塞、大脑中动脉闭塞和脑动脉多发性狭窄。

(三)烟雾病

烟雾病是原发性颈内动脉末端狭窄、闭塞及脑底出现异常血管扩张网所致的脑出血性或缺血性疾病。此病首先由日本学者提出,因脑底的异常血管网在脑血管造影像上似"烟雾状"或"朦胧状"(日文 Moyamoya 义)而得名。此病多见于日本,在中国及东南亚地区也有不少报道,在欧美则极少见。目前对其病因尚不十分清楚,部分病例发现与细菌、病毒、结核和血吸虫的感染有关。此病发病年龄呈双峰样,第一高峰在 10 岁以内儿童,第二高峰在 40～50 岁成人。男女发病比例因地区不同而有差异,在日本男女之比约 1:16;中国及东南亚地区男性多于女性,比例约 1.6:1;在蛛网膜下腔出血的原因中,烟雾病约占 6.2%。

1.病理　基本病理变化为双侧对称性颈内动脉末端、大脑前动脉和大脑中动脉的主干狭窄、闭塞,病变呈进行性发展。由于长期缺血的刺激,使 Willis 动脉环及其周围主干动脉与周围大脑皮层、基底节、丘脑和硬脑膜有广泛的侧支代偿血管形成,从而构成了脑底广泛的异常血管网。同时,Willis 动脉环的前部血管也有狭窄或闭塞。病变的血管腔内结缔组织增生、内膜增厚、内弹力板重叠和破坏、平滑肌细胞有变性、坏死;脑内其他部位血管(如眼动脉、大脑后动脉、基底动脉及脑底血管网的血管),颈外动脉系统(如颞浅动脉和脑膜中动脉)等也有上述病理变化,但程度轻。

上述两种病理改变:病变血管进行性狭窄、闭塞和代偿性侧支循环血管的形成分别是烟 6 雾病引起脑缺血和脑出血的病因。颈内动脉末端、大脑前动脉、大脑中动脉和 Willis 环前部主干血管的进行性狭窄和闭塞,使相应供血区脑组织发生缺血性改变。代偿性形成的侧支循环新血管不能耐受长期病变而导致的异常血流动力的压力,可形成微小动脉瘤、假性动脉瘤和真性动脉瘤,这些动脉瘤的破裂引起脑出血。微小动脉瘤和假性动脉瘤多位于脑实质内,常引起基底节和丘脑、室管膜下和脑室内及皮层下出血;真性动脉瘤常引起蛛网膜下腔出血。

2.临床表现　儿童患者主要表现为脑缺血症状,如短暂性脑缺血发作(TIA)、缺血性脑卒中和脑血管性痴呆等。成人患者多表现为脑出血症状,常为脑内出血、脑室内出血和蛛网膜下腔内出血三种类型。可有头痛、昏迷,偏瘫及感觉障碍。

3.诊断　本病的诊断主要依靠影像学检查,特别是脑血管造影所见。

(1)脑血管造影:主要表现为双侧颈内动脉末端(虹吸段)、大脑前动脉和大脑中动脉起始段狭窄、闭塞、脑底部位有异常扩张的血管网。有时可见假性或真性动脉瘤。

(2)CT扫描:对表现为脑缺血症状的病人,CT显示脑内多处点片状低密度灶。有不同程度脑萎缩征象,如脑室扩大、脑沟、脑回增宽。表现为脑出血症状的病人,可见脑内、脑室内或蛛网膜下腔出血。

(3)MRI检查:主要有三个特征性改变:①Willis环模糊不清。②基底节有多个低信号区。③灰质和白质的对比不清晰。

4.治疗　对脑缺血表现的患者,由于内科治疗和手术治疗具有相同的预后,故目前倾向于内科治疗,大部分病人对抗菌素、激素、血管扩张剂和低分子右旋糖苷有良好的反应。手术治疗也可使病人获得一定的好处,手术方法主要有颞浅动脉-大脑中动脉吻合术、脑-颞肌血管连通术和脑-硬膜-动脉血管连通术。对有脑出血的病人,如出血灶较小可采取内科治疗;如出血灶较大有脑压迫者,或脑室内出血者,应采取手术吸除血肿或脑室内引流术。如有动脉瘤应予夹闭。手术中应特别注意尽量不要损伤脑底已形成的侧支循环血管,以免加重这些部位的脑组织缺血损害。

三、脑缺血性疾病的检查和诊断

脑缺血疾病的诊断主要依靠病史、神经系统体验和必要的辅助检查。

(一)病史和体验

根据病史及神经系统阳性发现可以初步判定出病变血管的部位,是颈内动脉系统,还是椎基底动脉系统,是血栓,还是栓塞,栓子的可能来源在哪里,并按照TIA、RIND、PS和CS的分类对病人做出诊断分型。同时需要与出血性疾病相鉴别。

(二)CT和MRI扫描

对表现有缺血性脑卒中症状的病人首先做CT扫描,最大的帮助是排除脑出血,因只靠症状很难区别病人是脑梗死还是脑缺血。TIA病人CT扫描多无阳性发现,少数可表现为轻度脑萎缩或在基底节区有小的软化灶。RIND病人的CT表现可以正常,也可有小的低密度软化灶。CS病人则在CT片上有明显的脑低密度梗塞灶,可有脑室扩大。发生脑梗死的初期CT不能发现异常,一般在24~48小时后才出现明显的低密度区。

MRI检查对早期脑梗死的诊断有一定的帮助。发生脑梗死后6小时,梗塞灶内水分已经增加3%~5%,此时梗塞灶呈长T_1和长T_2改变,表示存在细胞毒性脑水肿。在24小时左右,梗塞灶内血脑屏障破坏,注射Gd-DTPA做MR增强扫描可见明显的信号增强。发病1周后梗塞灶仍可表现长T_1和长T_2,但T_1值较早期缩短。如梗塞灶内有出血,呈T_1值缩短而T_2值仍然延长。

(三)脑血管造影

脑血管造影在脑缺血病的诊断上是不可缺少的重要检查,可以发现血管病变的部位、性质、范围及程度。应尽量做全脑血管造影,并包括颈部的动脉和锁骨下动脉,必要时还应检查主动脉弓部。如首次造影距手术时间较长,术前还需重做造影检查。脑血管造影具有一定危险性,对有动脉粥样硬化的患者危险性更大,可引起斑块脱落造成脑梗死。近年来应用经股动脉插管造影,较直接穿刺颈总动脉造影更安全,且具有高度血管选择性,可选用双向连续造影,包括颅内及颅外循环。

在脑缺血疾病的患者中,有相当一部分是由于颅外血管病变所致。Hass(1968年)报告造影发现41.2%的颅外动脉有病变。动脉硬化引起的狭窄或闭塞具有多发性,可有数条动脉受累,也可表现为同一条动脉上有多处病变,Lyons(1965 年)报告在发现有多发病变的患者中,67.3%可手术摘除病变。

(四)脑血流测定

测量方法有吸入法、静脉法和颈内动脉注射法,以颈内动脉注射法最准确。注射氙(^{133}Xe)溶液到颈内动脉,用多个闪烁计数器探头放在头部,测定局部及全脑的血流量,用此法可计算出灰质、白质及脑不同区域的血流量,定出缺血区。局部脑血流量(rCBF)测定除有助于确定是否需要手术吻合血管外,还能证实吻合后局部缺血状况是否改善。因此,病人有局部神经功能障碍,脑血流量测定显示局部血流减少而全脑正常,或全脑血流减少而局部减少更甚,是颅外颅内动脉吻合手术的指征。如患者有 TIA 历史而无神经功能障碍,血管造影显示脑动脉梗阻,但侧支循环良好,脑血流测定表现两半球皆有轻度缺血,则不需做动脉吻合术。

正常 rCBF 为每分钟 50±10ml/100g,脑灰质和白质的血流量有很大差别,灰质血流量为每分钟 74.5ml/100g,白质血流量是每分钟 24.8ml/100g,灰质血流量是白质血流量的 3 倍。

(五)其他检查方法

1.多普勒超声检查 可测定血液的流动和方向,借此可判断血管有无闭塞。颈总动脉分叉处至发出眼动脉之间的这一段颈内动脉闭塞后,眶上动脉及滑车上动脉内的血返流至眼动脉,再入颈内动脉、大脑中动脉及大脑前动脉。用多普勒超声仪作上述两头皮动脉的经皮测定,即可判断上述颈内动脉部位的闭塞和狭窄,以及血流方向的改变。

经颅彩色多普勒检查可以判定脑底动脉环、大脑前动脉、大脑中动脉、大脑后动脉、颈内动脉颅内段及椎基动脉等颅内大血管的血管深度、血液方向、血流速度和搏动指数(PI)等,依此可判定哪根血管有病变。

2.脑电图 脑缺血严重时,脑电图才表现异常。发生脑梗死后,脑电图表现异常,几天后开始好转,至发病后八周,仍有约半数病人显示有局限性异常,但以后逐渐恢复正常。与此同时,神经损害症状却持续存在。脑梗死灶在脑电图上显示局限性慢波。

3.脑同位素扫描 常用锝(^{99m}Tc)静脉注射法扫描。此方法只能扫描出直径大于 2cm 的脑病变灶,TIA 病人和有脑干、小脑梗死者扫描多为阴性。有人报告 38 例 TIA 病人行脑同位素扫描,只有 1 例阳性发现;275 例 CS 病人,75%有阳性发现。检出的阳性率与病程的发展阶段和注入同位素后扫描时间有关,脑梗死发生后 2～3 周,水肿消退,有侧支循环,使同位素能进入梗塞区,扫描阳性率最高;注入同位素后 2～4 小时扫描的阳性率最高。

4.视网膜中心动脉压测定 颈内动脉的颅外段严重狭窄或闭塞时,大多数病人同侧的视网膜动脉压比对侧低。用眼动脉压测量计测量两侧视网膜中心动脉的收缩压及舒张压,如果两侧的压力相差 20%以上则有诊断意义。

四、治疗

(一)颅外-颅内动脉吻合术和架桥术

颅外-颅内旁路手术分为颅外-颅内动脉吻合术和颅外-颅内血管移植吻合术。前者是指将颅外供血动脉与颅内受血动脉直接吻合;后者是指在颅外与颅内动脉之间移植一段血管,以完成颅外-颅内动脉吻合,故也称为颅外-颅内动脉架桥吻合术。

1.颅外-颅内动脉吻合手术

(1)手术适应证:根据病人症状、脑血管造影发现及一些辅助检查决定是否需要手术。主要依靠症状及血管造影,不能确定时,再考虑其他辅助检查的结果。不能单纯依靠血管造影决定手术,如造影有脑动脉闭塞，但临床无缺血发作，神经系统检查正常，局部脑血流及 CT 扫描也正常，则勿需手术。相反，有神经功能障碍而血管造影、CT 检查均无异常者，也不宜手术。

症状上的适应证：①一过性脑缺血（TIA）其趋向是演变成完全性卒中。有人将行血管吻合术治疗的 TIA 病人与未手术者行随访比较，随访 16 个月发现，未手术的病人有 22％发生了完全性卒中，而手术病人只 7％发生了完全性卒中，且其中发生于吻合血管的一侧半球者只有 3％。TIA 病人行血管吻合术后，80％以上不再出现症状。因此，几乎所有的作者都赞成 TIA 是血管吻合术的适应证，特别是 TIA 发作频繁或逐渐严重，常预兆卒中的来临，应尽快手术。手术前行脑血管造影，发现有血管狭窄或闭塞，则施行手术。血管造影后不能肯定者，需再做局部脑血流测定和 CT 扫描等项检查，以便确定应否手术。②可逆性神经功能障碍（RIND）亦是手术适应证之一。任其自然发展而不手术的 RIND 病人，4 年中会有 17％～40％死亡，血管吻合术能促使 RIND 恢复并可能防止复发，有人对 19 例 RIND 病人行血管吻合术，平均术后随访 15 个月，无一例恶化，并有 20％的病人恢复正常。③进展性脑缺血（SIE）应否手术，意见尚不一致。多数人不主张手术，因术后可能造成病情恶化或死亡。但也有人认为，吻合手术可使恶化中的症状趋向稳定，甚至于进步，术后症状恶化或死亡者，并非手术本身造成，而是其原发病继续进展的结果，手术只不过未能阻止其进展而已。④完全性脑卒中（CS）经造影证实的大脑中动脉闭塞引起的急性卒中病人，如任其自然发展，20％能恢复，20％死亡，60％遗留神经功能障碍。脑梗死发病后已 3 周，仍有轻度或中度神经功能障碍而不再恢复的，特别症状时起时伏的病人，可以行血管吻合手术，能使症状进一步改善并防止卒中的再发。对病程已逾 3 个月的慢性期病人仍有轻度或中度神经功能障碍的，手术也常能获满意的结果。国内许多地方报告手术病例中，也有梗塞后半年到 7 年行血管吻合术而症状改善的。因此，病程晚期并不能绝对放弃手术治疗，要视具体情况，例如，参考 CT 及局部脑血流等检查结果而定。⑤全脑缺血：多数人不主张手术，但也有人认为手术能使 50％的病人病情改善，甚至症状呈戏剧性好转。这种病人常为双侧颈动脉闭塞，而侧支循环尚好。脑血流测定显示普遍灌注减少，CT 扫描两侧半球中等度减低，对其施行血管吻合术以改善血供，亦不无益处。⑥脑底动脉闭塞症（烟雾病、moyamoya 病）：这种病人的颈内动脉虹吸部逐渐闭塞，而于脑底有侧支循环形成，这些侧支循环构成异常的血管网。行血管吻合术后，随着血液供应的改善，异常血管网会逐渐消失。

脑血管造影上的适应证：①供血动脉及受血动脉的大小：手术选用的头皮供血动脉内径及受血动脉的外径要够大，血管吻合才可能成功。一般颞浅动脉都较大脑中动脉皮层分支为粗，在血管造影片上颞浅动脉内径大于 1.5mm 者，吻合后通畅率可达 90％；不足 1.25mm 的，通畅率约 70％；小于 1mm 的，吻合容易失败。大脑中动脉的皮层分支以角回动脉最粗，平均外径 1.3mm，一般均在 1mm 以上，有时可达 2mm。因此，手术多选用颞浅动脉与角回动脉吻合。其次受血动脉的选用顺序为颞后动脉、额顶升动脉、眶额动脉，颞极和额叶岛面的动脉较细，等于及大于 1mm 直径的分别约占 2/3 及 1/2。当颈内动脉或大脑中动脉闭塞时，上述皮层分支相应地变细，角回动脉可细到 0.8mm。皮层动脉分支外径小于 0.8mm 时，不易吻合成功。术前做脑血管造影时，大脑中动脉的闭塞使其皮层分支无法显影，因而不能根据造影选择受血动脉，只有在手术暴露下根据血管外径选择。颈动脉完全闭塞时，虽可通过对侧颈动脉造影来观察病侧大脑中动脉系统的情况，但显影亦常常不够满意。当然，术前也可以从临床症状间接推测皮层动脉分支的管径，如神经功能障碍严重而日久的，脑萎缩肯定较重，甚至液化，此时局部动脉多是细的。CT 扫描结果亦可帮助推测，梗塞区如仅为小的囊腔，局部动脉可能稍变细，如为一个大的空腔，局部动脉肯定很细，而不适于吻合。

枕动脉通常比颞浅动脉更粗，正常颈外动脉造影有 80％的枕动脉适于做吻合用，小脑后下动脉用做受血动脉也是合适的，因为即使一侧椎动脉闭塞，这一侧的小脑后下动脉仍能保持相当的口径可以吻合。

Weinstein 等在 50 例尸体上做后颅窝中线旁 4cm 直径的骨窗,发现 85% 的小脑后下动脉扁桃体半球分支直径为 1mm,但对 100 例正常人做血管造影,只有 55% 能看到这样的动脉。②脑动脉的狭窄程度:手术后能否保持吻合口的血流通畅,除了动脉的大小及手术技巧等因素外,脑动脉(包括颅外部分)梗阻的程度似乎也有一定关系,即完全梗阻的比部分梗阻的容易保持术后吻合口的通畅,大部梗阻比小部梗阻容易保持通畅。至于吻合后临床症状是否好转,则依赖于脑萎缩程度及是否尚有可能恢复功能的(即处于"睡眠"状态的)神经细胞存在。但是,我们不能都等到脑动脉闭塞了才做手术,因脑动脉闭塞的症状要比狭窄重,而且其神经功能障碍在术后也更不容易恢复。Bodosi 等 1979 年曾指出,颈内动脉闭塞后,仅有 1/5 的病人可望用外科方法使之好转。脑动脉狭窄会演变成闭塞,但是否必然如此,尚有待进一步证明。从狭窄演变到闭塞可以很快,如血管造影时即可发生这种变化。溃疡性的狭窄或有新鲜的附壁血栓都易变成闭塞,如血管造影证实有这两种情况,应急行动脉内膜摘除术,若病变在手术不可及的部位,则行颅内-颅外动脉吻合术,以防止其演变成闭塞及造成严重的不可逆的神经功能障碍。造影发现颈部颈内动脉直径小于 2mm 时,即使无临床症状,也考虑手术,关于大脑中动脉狭窄是否需要吻合手术,意见不一,有人认为狭窄不重时吻合效果不好。Austin 认为脑血流减少超过 25% 时,血压稍降低即能引起缺血发作,所以,此时虽无特殊症状,亦应手术。大脑中动脉近端,颈内动脉远端或基底动脉的狭窄,在行颞浅动脉与大脑中动脉皮层支吻合后,原狭窄处皆有可能变成完全梗阻,甚至,原来位于手术对侧的颈内动脉的狭窄也可变成闭塞。如吻合后血流改善得好,这种变化不会使症状恶化,否则,症状将会恶化,甚至死亡。因此,Sletter(1979)主张,这些部位中等度狭窄时不手术,高度狭窄时才手术;如一侧颈内动脉虹吸部闭塞,另一侧狭窄时,要先在狭窄处手术。③动脉闭塞的部位:动脉闭塞的部位与手术效果有关,一般言之,颈总动脉闭塞比颈内动脉闭塞的手术效果好,颈内动脉颅外段闭塞比颅内段好,颈内动脉闭塞比大脑中动脉好。颈内动脉闭塞而丘脑纹状动脉(由于对侧造影显示)充盈,或大脑中动脉闭塞而丘脑纹状动脉仍充盈的病人,血管吻合效果好。一侧椎动脉闭塞,可由对侧椎动脉供血代偿,一般不需手术。如果两侧椎动脉发育不同,发育好的一侧为主要供血动脉,如该侧闭塞,需行吻合手术。至于基底动脉或椎及基底动脉狭窄或闭塞,则应考虑行血管吻合手术。④多发性血管病变:脑血管造影常发现有几个血管闭塞和/或狭窄,这种病人极易发生卒中而死亡,是血管吻合术的适应证。在行颅外-颅内动脉吻合术的病人中,多发性血管病变占 17%~60%,包括颅外与颅内动脉,以两侧颈内动脉为多见。一侧颈动脉闭塞,另一侧狭窄者,供血来自狭窄侧,此时应先在哪一侧手术?看法尚不一致。一般都主张先于闭塞侧行吻合术待症状有了改善,再行对侧手术。也有人于闭塞侧行颅外-颅内动脉吻合,随即于狭窄侧行动脉内膜摘除术。但维也纳神经外科医生则相反,先于狭窄侧行颈内动脉内膜摘除,手术中注意夹闭动脉时间尽可能短,并在摘除血栓时于血管内置管保持血流通畅。8~10 天后行对侧颅内颅外动脉吻合,未见并发症,而前一种手术顺序却有并发症出现。Falkovic(1979)认为,先在狭窄侧手术,虽在术中插一捷径管保持血流通畅,但仍易造成不可逆的脑损害。他主张先于闭塞侧行血管吻合,几周后行狭窄侧的内膜摘除。但如狭窄严重,或有新鲜的附壁血栓,表示即将变成完全梗阻,手术顺序应颠倒过来。至于两侧颈内动脉闭塞的病人,也应考虑颅外-颅内动脉吻合。Youekawa 和 Yasargil 还提到一例四根动脉都梗阻的病人,行颅外-颅内动脉吻合术后,症状大有改善。⑤烟雾病:颅外-颅内动脉吻合手术是较好的治疗方法。⑥外伤性颈动脉闭塞:可行颅外-颅内动脉吻合术治疗,多数主张手术在 3 周以后进行,以免急性期手术因局部血脑屏障破坏而导致脑出血和死亡。⑦其他:如颅内肿瘤或巨大动脉瘤压迫脑动脉,脑动脉炎造成动脉的狭窄或闭塞,对动脉瘤或颈内动脉海绵窦瘘行孤立手术需阻断大血管,或手术误伤重要的脑动脉等情况下,都可行颅外-颅内动脉吻合术。

其他试验性治疗及辅助检查上的适应证:①高压氧治疗:在给病人做高压氧治疗前,前、中、后检查其神经系统症状和体征以及脑电图,看有无好转。如给氧一次、几次或一疗程后有好转,表示供氧增加后,一些功能障碍的神经元可以恢复功能,适于行血管吻合术。因此,高压氧治疗能估计 CS 病人的神经功能障碍能否恢复,可帮助挑选适于手术的病人。②升血压治疗:升高病人血压后症状及脑电图好转,为手术指征。但此法只有当病人血压不高时才能使用。③脑电图检查:除在上述两项治疗中作为神经元功能可否恢复的客观指标外,还可以刺激对侧正中神经,测量感觉区皮层诱发电位,如有好转,亦为手术指征。④局部脑血流测定:局部缺血,或相对的局部缺血,即全脑缺血而局部更严重,为手术指征。⑤脑同位素扫描:连续扫描都为阴性或有进步,表示未发生严重的脑梗死,可以行血管吻合术。⑥CT 扫描:TIA 及 RIND 患者的 CT 扫描大都正常或仅有轻微改变。主要对完全性脑卒中(CS)患者,CT 扫描可以提供是否应当手术的根据。若脑组织广泛萎缩及液化,表现为超过 3cm 直径一个大的空腔,则吻合术难以改善其症状,如脑组织损害在 3 厘米直径以内,即梗阻区密度降低其中一个或多个小的囊腔,吻合术会有帮助,但内囊区即使有小的梗塞,手术效果也不好。

(2)禁忌证:①全身状况:决定做颅外-颅内动脉吻合手术前,一定要注意病人的全身状况。多采用全身麻醉,因此,术前必须全面检查全身情况,有严重心、肝、肾、肺功能不全,严重糖尿病,严重高血压合并脑小血管病变、癌症等疾病患者,不宜手术;身体其他部位若有严重的动脉狭窄,手术中哪怕出现暂时的血压降低,也可能造成该动脉的血栓形成,而产生严重后果,这必须引起我们的注意。②脑部情况:脑梗死急性期或有严重的脑水肿或出血,梗塞发生后病人昏迷、神经功能障碍严重,完全卒中晚期伴严重神经功能障碍,CT 检查示广泛脑损害或大空腔,脑内广泛的脉管炎或广泛的小动脉闭塞等,皆不宜手术。

(3)手术吻合的方式:手术是将颅外的动脉直接吻合于脑表面的动脉,以建立颅外颅内的侧支循环,改善脑缺血的状况。根据具体选用的供血及受血动脉分下列几种方式:

颞浅动脉-大脑中动脉皮层分支(STA-MCA);

枕动脉-大脑中动脉皮层分支(OA-MCA);

耳动脉-大脑中动脉皮层分支(AA-MCA);

脑膜中动脉-大脑中动脉皮层分支(MMA-MCA);

枕动脉-小脑后下动脉(OA-PICA)。

选用哪一支头皮动脉与哪一支皮层动脉做吻合,主要根据血管管径大小,以及皮层缺血区域来决定。

上述各对动脉的吻合,都是端一侧吻合,即供血动脉末端吻合到受血动脉的一侧。也可同时用颞浅动脉的两支与两条皮层动脉吻合。对多发的脑血管闭塞,还可分期行双侧吻合,或分期行前后侧吻合,即分期行颞浅动脉与大脑中动脉皮层分支及枕动脉与小脑后下动脉吻合。

(4)手术的特殊设备及麻醉:进行颅外-颅内吻合术,要备有手术显微镜、双极电凝器、显微手术及微血管吻合器械和用品等。

前部动脉吻合可采用局部麻醉,病人不合作时用全身麻醉。局部注射麻醉剂时注意勿刺伤供血动脉,但又要使麻醉剂浸润到该动脉。后部动脉吻合需要用全身麻醉,术中要保持血压稳定,术中患者要给予静脉输液维持,术前血压高的要给予降血压治疗,以免术中出血难以控制。术前一天可给阿司匹林 600mg。

(5)手术技巧:①颞浅动脉与大脑中动脉分支的吻合:头皮切口,用龙胆紫将颞浅动脉在头皮上标示出来,然后确定切口的部位和形式。尽可能保全颞浅动脉,只将所选用的分支在末端切断;骨窗的中心要落在外耳孔上方 6cm 处,此处正常是角回动脉由大脑外侧裂后端走出来的位置。头皮切口有两种,可选用一种:耳上弧形切口由耳廓上方向上垂直切开约 6cm,再向前拐直至发缘,前端要略低,若欲用颞浅动脉前支(额支)吻合,需将头皮切口切至前支的前方,若欲用其后支(顶支),则不要损伤前支。将选用的前支或后支断端寻出并夹住,皮瓣翻向颞侧,于帽状腱膜下分离皮瓣时,注意不要损伤颞浅动脉,正常颞浅动脉在帽状腱膜外方,但有时由于动脉硬化及增长及弯曲,使动脉的某些部分延伸到帽状腱膜下方,应小心观察之。

头皮翻开后,于手术显微镜下仔细分离开颞浅动脉,以备吻合用。沿颞浅动脉顶支或额支做直线切口:多沿顶支作切口,需注意切得要浅,以免损伤动脉,然后将动脉周围组织轻轻分离开。

暴露颞浅动脉:分离颞浅动脉有两种方法,第一紧贴动脉分离。比较容易,分离时要轻巧,以免撕破其细小分支;第二稍离开动脉分离。使血管周围附带一些纤维组织,此种分离不易损伤动脉干,也能保证血管的营养,但较费时间,一般要分离出颞浅动脉 6～8cm 长,但还要根据选用的受血动脉位置而定,分离出的长度要足够,以免吻合后有张力,但太长则容易折曲。暴露皮层动脉:于耳廓上方 3cm 钻孔,扩大至 3～4cm 直径,暴露之皮质恰在侧裂后端,角回动脉、颞后动脉及顶后动脉皆在此处,除非暴露区严重软化或萎缩,总可以找到直径大于 0.8mm 的皮层分支,选择较粗的一根皮层动脉进行吻合。将皮层动脉上的蛛网膜撕开及剥离掉 1～1.5cm 长,这样一般长度的动脉约有 3～5 个分支,其直径约 0.1～0.2mm,行双极电凝后剪断。将游离出的一段动脉下方置一橡皮片保护脑组织。或将橡皮片剪一长口,覆盖于脑表面,仅露出要吻合的一段动脉即可。吻合:将颞浅动脉穿过颞肌处的肌肉剪掉一块,使成一小洞,以免挤压颞浅动脉。将已分别游离好的供血动脉及受血动脉行端侧吻合,这样使供血向皮层动脉的两个方向走行。也有人认为应该使血流向侧裂方向供应,使侧裂动脉的大分支充盈,从而供应整个大脑中动脉系统。吻合步骤:将游离的颞浅动脉根部用小动脉阻断夹夹住,或距末端 1～2cm 处夹住,用肝素稀释液(2500u 肝素＋10ml 生理盐水)冲洗动脉腔,将颞浅动脉末端外膜及结缔组织去掉约 0.5cm 长,并剪成 45°角斜面。然后把皮层动脉两端用小动脉阻断夹夹住,相距 1～1.5cm。用保险刀片纵行切开动脉之一侧,也可用针挑起动脉,剪成一长椭圆形口,切口的长度与颞浅动脉末端口径相似,管腔内亦用肝素稀释液冲洗。用 9～10 个零的尼龙线行间断缝合。先缝两角,这两针一定要缝得准确,以后每边缝合 3～5 针。针距要相似,结扎最末一针前,再用肝素盐水冲洗动脉腔。或先放开颞浅动脉夹,冲出管腔内可能存在的凝血块及空气等,而后结扎之。去掉所有动脉夹,检查有无漏血。如漏血较多,要补缝,若仅少许渗血,以明胶海绵压迫即可。去掉动脉夹后,皮层动脉即充盈起来。皮层动脉缺乏弹性,排空血液后呈半透明状态,缝合时注意勿将对侧壁也缝上;由于动脉壁很薄,穿过的缝针或线很易将其撕破;所以缝合与结扎缝线时都不要牵拉皮层动脉;颞浅动脉壁较厚,不易撕破,但勿过多损伤其内膜,以免以后有血栓形成。术中也要注意少损伤血管周围组织。吻合完毕,将出血清理干净,去掉覆盖脑表面的橡皮片。②枕动脉与小脑后下动脉吻合:椎动脉闭塞并出现临床症状,两侧后交通动脉发育不好,而颈动脉系统供血尚好时,可行枕动脉与小脑后下动脉吻合术。椎动脉在发出小脑后下动脉之前闭塞,才能用小脑后下动脉作受血动脉。有些病人临床表现为椎基底动脉的 TIA,而血管造影显示两侧颈内动脉闭塞,此时,应行 STA-MCA 吻合,而不是 OA-PlC 吻合。头皮切口,病人俯卧位或坐位,头前屈,用龙胆紫将枕动脉标出,于手术侧枕下部作钩形切口,中线由枕外结节至颈 4 棘突,外端在乳突后方作纵切口,中间连线向上呈弧形,这样可使枕动脉游离得长些,翻开皮瓣后于镜下分离枕动脉。枕动脉分离:枕动脉比颞浅动脉更弯曲,其近端要小心分离,以免损伤。分离出枕动脉 7～9cm 长,于上项线水平切断枕肌,内达中线,外至枕动脉,将枕肌从枕骨上剥离开,在枕下钻孔及扩大,上方达横窦水平,内达中线,下达枕大孔,咬掉环椎后弓,术野暴露得愈大,手术操作愈方便。小脑后下动脉分离:硬脑膜星形剪开,将小脑后下动脉表面的蛛网膜撕掉 1～1.5cm,游离出 1.5cm 长的一段动脉备吻合用。吻合:在游离的枕动脉根部或距其末端 1～2cm 处用小动脉阻断夹夹住,管腔内以肝素稀释液冲洗,枕动脉末端外膜去除 0.5cm 长,并剪成斜口,把分离的小脑后下动脉于两端夹住,相距 1cm,用保险刀片纵切一口,长度与枕动脉剪的斜口相似,以 9～10 个零的尼龙线先将其两端与枕动脉缝合,然后每侧各缝 4～6 针。其他步骤同颞浅动脉与大脑中动脉皮层分支吻合术。可选用小脑后下动脉襻作吻合,也可用小脑表面的动脉作吻合,这要视手术野血管管径等具体隋况而定。③其他头皮动脉或脑膜中动脉与大脑中动脉与大脑中动脉皮层分支的吻合:选用其他供血动脉如耳动脉和脑膜中动脉与大脑中动脉皮层分支吻合,多半是由于颞浅动脉太细(直径<1mm),不适合于做供血动脉,有时则是由手术具体情况的需要考虑。

(6)术中的检查及诊断:手术暴露大脑皮层后,要观察脑萎缩的程度及范围。由脑的饱满程度,皮层色泽,血管粗细等可以估价吻合效果。如脑已萎缩塌陷,皮层色黄,皮层动脉口径<0.6mm,则吻合无益。术中可以测量感觉皮层的诱发电(刺激对侧正中神经诱发),于吻合前及吻合后分别记录,可帮助估计手术效果。

(7)手术效果:颅外-颅内动脉吻合术开展后的十几年中,全世界已积累手术病例5000例以上,国内也超过1500例。根据众多的病例报告来看,只要病人选择合适,手术的效果是肯定的。影响手术效果的因素很多,如手术技巧、供血及受血动脉的管径,病人的年龄、血压、病程及皮层萎缩程度等。手术效果可以从几方面予以衡量。①术后症状与体征的改善:国内行颅外-颅内动脉吻合且资料较完整的949例中20%是TIA及RIND患者,72%是CS患者(主要为轻度及中度的神经功能障碍),8%为烟雾病及其他。术后神经症状及体征改善者占87%。其中24%完全或近于完全恢复。②术后辅助检查:A.颞浅动脉触诊:术后由于颞浅动脉逐渐扩张,搏动增强。吻合处血栓形成会影响其搏动的强度,若术后5天颞浅动脉搏动由减弱而消失,则吻合可能闭塞,应再做血管造影。若证实梗阻,可用颞浅动脉另一支或枕动脉等再行吻合术。摘除吻合处血栓是困难的,因脑动脉壁薄而脆,容易撕破。且摘除血栓会增加内膜损伤,以后可能再次形成血栓。B.脑电图:随着供血的好转,不仅临床症状进步,脑电活动也增加,皮层诱发电好转。C.多普勒超声图:在颞浅动脉与大脑中动脉皮层分支吻合术后,以多普勒超声仪对颞浅动脉做血流动力学超声测定,可估计吻合是否有效。D.脑血管造影:多在术后7~12天行脑血管造影复查,若在此之前怀疑吻合不通时,可随时造影。如果吻合成功,受血动脉充盈,脑血流得到改善,颞浅动脉亦较术前扩张。我们的STA-MCA吻合通畅率是84%,术后初期为75%,后期为92%,大多数病人的临床效果与脑血管造影结果是一致的。但也有造影显示吻合通畅而临床症状无改善,或吻合已不通而临床症状却有明显改善的。这主要与术前脑萎缩的程度即缺血区神经细胞功能状态等因素有关。E.CT扫描:如果术后改善,几周后即可显示原密度减低区的密度又有增加。F.局部脑血流测定:因需要穿刺颞浅动脉,故不能作为术后的常规检查。凡术后神经系统症状和体征改善、血管造影显示吻合通畅及CT检查脑部情况好转的,都有局部以至半球血流量的增加;吻合口通畅,但神经功能障碍不恢复,术后的局部脑血流量也无甚增加。局部脑血流测定加多普勒超声描记可以了解吻合后引起的脑灌注的变化和吻合口的功能。③术后脑血管病的再发率:TIA病人行颅外-颅内动脉吻合术后又有脑血管病发作的,Chater(1976)报告为26010,Kletter(1979)报告为20%,而未手术的病例,一年内的卒中发生率为50%,Weinstein报告20例手术后的TIA病人,随访36个月以上,仅有1例出现CS,并且是发生在非手术侧。CS病人术后再发率,Yasargil等(1977)报告随访3年出现复发性卒中者仅占3.8%。Kletter(1979)报告,46例CS病人手术后随访3年以上,仅二例死于脑梗死(4.3%)。

(8)术后并发症:据国内949例手术病人统计,术后并发症有:头皮坏死4例,坏死均很轻,勿须特殊处理。有的头皮坏死是出现在切口边缘,所以还应注意头皮的止血及缝合技巧。颅内血肿3例,两例发生在手术部位,一例发生在对侧,这可能是由于脑萎缩,再加上术中放出较多脑脊液,使对侧大脑过度下陷,引起大脑上行静脉出血所造成。脑脊液漏2例。手术中不缝硬脑膜或不可能将硬脑膜缝得紧密时,如颞肌也缝得不紧密,脑脊液即可能沿颞浅动脉漏至皮下,而形成皮下积液;如头皮也缝得不好,便会出现脑脊液漏。皮下积液可穿刺抽吸,一般一周后可消失。感染4例,切口感染2例,颅内感染2例。癫痫2例,皆为运动性癫痫,其发生机理及远期影响有待进一步观察研究。脑血栓形成3例,其中2例发生在手术侧,1例发生在手术对侧,可能由于术中血压曾一度过低造成的。一过性神经功能障碍2例,一例同向凝视障碍,一例为一过性失语。心肌梗塞3例。

死亡:术后一月内死亡 14 例,占 1.48％。原因是,心肌梗塞 3 例,术后颅内血肿 3 例,颅内感染 2 例,脑血栓 3 例,不明原因 3 例。

其他文献报告的并发症还有肺栓塞、胃肠道出血、肺炎等。

2.颅外-颅内动脉架桥吻合手术　是颅外-颅内动脉直接吻合的一种代替性手术,操作比直接吻合复杂,效果也未必好,选用动脉做架桥血管时还会因其痉挛而造成梗阻,因此,不作为首选的手术方法,只是在某些情况下才使用,如头皮动脉管径小于 1mm,直接吻合困难;有头部外伤,开颅手术或放射治疗的历史而无适当供血动脉可以选用。此时需另寻找头皮以外的动脉或静脉行架桥手术,即取一段动脉或静脉接于颅外动脉与颅内动脉之间。供血的颅外动脉有颞浅动脉主干,颈总动脉、锁骨下动脉、椎动脉等。桥血管多选用桡动脉、大隐静脉或人造血管。受血动脉为床突上颈内动脉、大脑中动脉、小脑后下动脉及椎动脉等。

吻合方式有:锁骨下动脉-大隐静脉-大脑中动脉或椎动脉。

椎动脉-桡动脉-小脑后下动脉。颈总动脉-大隐静脉-床突上颈内动脉。

(1)静脉架桥手术:多采用大隐静脉。①静脉架桥于锁骨下动脉与大脑中动脉之间:适用于当病人需做颅外-颅内动脉吻合而又无适当头皮供血动脉可用;处理动脉瘤或动脉畸形需"牺牲"大脑中动脉主干;颈内动脉闭塞等情况。②静脉架桥于颈总动脉与床突上颈内动脉之间:Lougheed(1977 年)报告此种手术。他认为此手术比颞浅动脉与大脑中动脉皮层分支吻合的供血要充足得多。临床上常遇到一侧颈内动脉完全闭塞的病例。由于对侧颈内动脉来的侧支血流充足而不出现症状。在这类病人中,对侧颈内动脉狭窄者也不少见。该学者认为,对这条狭窄动脉行内膜切除是很危险的,而应于闭塞侧行静脉架桥手术。此种手术对颈内动脉远端闭塞或大脑中动脉闭塞的病人不适用。③静脉架桥于锁骨下动脉与椎动脉之间:George 等 1977 年报告于锁骨下动脉与椎动脉之间移植大隐静脉一例成功。④静脉架桥于颈外动脉与大脑中动脉皮层分支之间:适用于颞浅动脉不够长或远端管径太细不能做供血动脉时。但是因静脉管径与动脉管径相差太大,吻合容易失败。供血血管与受血动脉管径的比例以 1.6:1 为最好,这样手术后的通畅率最高。除由下肢取静脉外,Tew 曾由上肢取静脉吻合于颞浅动脉近端及大脑中动脉皮层分支之间。

(2)动脉架桥手术:①桡动脉架桥于颈外动脉与大脑中动脉皮层分支之间:桡动脉常用于主动脉与冠状动脉之间的架桥,也可用于颞浅动脉与大脑中动脉皮层分支之间的架桥。桡动脉远端在腕部的管径为 3mm。取 20mm 长的桡动脉做架桥血管用。②桡动脉架桥于颈内动脉和大脑中动脉之间:用于颈内动脉末端巨大动脉瘤欲行孤立手术时,或认为颞浅动脉-大脑中动脉吻合不足以维持血液供应时。③桡动脉架桥于椎动脉与小脑后下动脉之间:Ausmam 等 1978 年移植桡动脉于左侧椎动脉与右侧小脑后下动脉之间,治疗右侧椎动脉梗阻的病人,获得成功。④Weinstein 及 Chater 等正在研究用人的脐带动脉架桥:脐带动脉的直径通常为 2～3mm。⑤同种的动脉移植:H.Matsumura 等从人的新鲜尸体四肢上取下动脉,经高伏阴极射线处理后抗原性降低,用于脑血管重建,外端接到颞浅动脉主干上,内端接到大脑中动脉岛叶部,即该动脉分成三支后任何一支的近端。移植动脉的直径为 2mm,临床应用通畅性很好。此种动脉移植法还可用于其他血管的架桥手术,如颈总动脉与颅内动脉之间架桥手术等,可用于处理各种闭塞性脑血管病。

(二)颈动脉内膜切除术

颈动脉内膜切除术是切除增厚的颈动脉内膜粥样硬化斑块,以预防由于斑块脱落引起的脑卒中。自 1951 年 Spence 首次手术成功以来,经过 40 多年大量手术病例总结,证明颈动脉内膜切除术是防治缺血性脑血管疾病的有效方法。颈动脉分叉部的粥样硬化斑块主要引起两方面脑损害,第一,脑供血减少;第二,脑栓塞。尤以后者最具危险性,栓子来源于脱落的粥样硬化斑块及其附着的血小板凝块、附壁血栓或胆固醇碎片。手术既解除了颈动脉的狭窄，又消除了脑栓子的来源。

1.适应证的选择　决定对病人实施颈动脉内膜切除术应对血管造影的影像学发现、临床表现及手术危险性三个方面进行综合考虑。

(1)血管造影发现：①病灶部位：造成颈动脉狭窄的硬化斑多位于颈总动脉分叉部。对超过乳-颌线（乳突尖与下颌角连线）以上的病灶，颅外手术不可到达。②狭窄程度：动脉直径的最狭窄处小于2mm（或管腔内径缩小超过50％）时，应手术治疗。如狭窄严重，很快要发展为完全梗阻者，应立即手术。③溃疡：当颈动脉显示非狭窄性病灶且只有表浅溃疡，可采取抗血小板凝集等内科治疗。如溃疡深，表面多处不规则，这种改变可产生涡流从而干扰正常腔内层流，使管壁内膜进一步产生溃疡和形成血栓，应尽早手术。④双侧颈动脉狭窄：有症状的一侧先做手术。双侧均有症状时，狭窄较严重的一侧先做手术，3周后再做对侧手术。⑤一侧颈动脉狭窄、对侧闭塞：只做狭窄侧手术。⑥颈动脉狭窄合并椎基底动脉供血不足症状（或TIA）：经狭窄颈动脉可见椎基底动脉系统显影，说明椎基底供血受颈动脉供血的影响较大，颈动脉内膜切除术后，供血不足的后循环动脉血流可得到改善。

(2)临床表现：①短暂性脑缺血发作（TIA）：频繁发作TIA并造影发现颈动脉有病灶者，是手术的绝对适应证，应及早手术。②其他脑卒中症状：一过性黑矇、中央视网膜动脉阻塞、轻到中度的稳定性或进展性神经功能缺失，这些均有进一步发展成为大脑半球缺血性损害的危险。如造影发现颈动脉病灶，应行手术切除。③无症状的颈部杂音和颈动脉狭窄：对此病人可做随访观察，如发现杂音有明显改变，并经造影证实有较严重狭窄或溃疡形成时，应手术治疗。

(3)术前危险性评价：依据病人的神经功能状况、内科疾病和血管造影发现，将病人术前危险性分为5级。病人术前分级越高，手术的危险性越大。

2.术前准备

(1)保持足够的血容量：术前病人可以由于许多原因引起低血容量，如卧床休息引起的体液再分配，造影剂检查（CT或血管造影）引起的利尿及术前的限制性饮水等。对低血容量者有必要给予静脉补液。

(2)了解病人的心肺功能状况。

(3)给予抗血小板凝集药物。如阿司匹林0.3g，每日2次；或潘生丁50mg，每日3次。

3.麻醉、术中监测及辅助处理

(1)麻醉：气管内插管全身麻醉，使用吸入麻醉剂（如氟烷或环丙烷）和巴比妥类药物可显著降低脑的氧代谢率，对脑组织具有保护作用。经鼻气管内插管有利于颈部切口向上延伸，而显露出远端颈内动脉。全身麻醉也有利于术中监测。

(2)术中监测：全麻状态下脑功能监测主要方法有：EEG、局部脑血流（rCBF）、颈动脉残存压、诱发电位监测和术中动脉造影。以EEG监测简单易行，应常规应用；有条件作rCBF监测。

(3)辅助处理：可应用脑缺血保护剂，如仙台鸡尾酒（20％甘露醇10mg/kg，维生素E 10mg/kg，和苯妥英钠10mg/kg）。要保持血压在正常范围内或稍高水平。$PaCO_2$保持在正常范围，以防止低碳酸血症引起的脑血流减少，或高碳酸血症引起的脑过度灌注。

4.手术方法　病人双肩下垫小枕保持头轻微后仰，并头向手术对侧偏转45°。

沿胸锁乳突肌前缘作皮肤直切口，上端达下颌角后1cm且稍向乳突方向延伸，下端达甲状软骨下缘。皮肤切口止血要彻底，以免术中全身抗凝后出血。切开颈阔肌，在切口上端有耳大神经从颈阔肌深面穿过，勿损伤此神经。沿胸锁乳突肌中部纵行锐性分开直至暴露出颈动脉鞘。仔细进入颈动脉鞘，勿损伤周围分支。仔细分辨颈内静脉并游离出来，面总静脉和其他大的桥静脉要双重结扎并中间剪断。分离颈总动脉要尽量少对周围组织做过多的操作，以免损伤喉返神经，同时，也要少在动脉上操作或触动、牵拉动脉，以免斑块脱落造成脑梗死。用一控制带套过颈总动脉。

　　确定颈总动脉分叉部,在颈动脉窦区注射1%利多卡因0.1ml,以预防由于触动颈动脉窦引起的反射性心动过缓和低血压。游离出颈外动脉,用一个控制带套上;分离出甲状腺上动脉数个毫米,要注意避免伤及喉上神经,用2-0丝线双重结扎。用相同方法处理其他颈外动脉分支的近端。颈外动脉处理完毕后,再分离病灶远端的颈内动脉。多数情况下,颈动脉球远端的颈内动脉很容易与周围组织分离;当病变节段血管超过了球部进入远端颈内动脉,此段的颈内动脉分离较困难。迷走神经多位于颈内动脉后侧方,少数情况下位于前方,要注意保护。经常需要显露出耳旁腺的下极,以备必要时向上分离显露颈内动脉远端;不要进入损伤腺体实质,否则可导致术后涎漏。面神经的下颌缘支(支配下唇)从耳旁腺下部腺体中穿过,注意勿损伤。分开二腹肌的后腹和少部分茎突舌骨肌,游离胸锁乳突动脉和静脉,及血管下面的舌下神经;有必要时分离出枕动脉,以上这些措施可使颈内动脉暴露到距颅底1cm处。颈总、颈外和颈内动脉的分离要远离病变节段(分叉部),以免引起斑块脱落造成脑梗死。如病变溃疡穿过中层侵及后壁的动脉外膜时,要分离出分叉部的后面以便修补动脉。喉上神经(支配环甲肌)位于分叉部下面,大约与甲状腺上动脉走行一致,此神经损伤可导致轻度声嘶、低音和咳嗽。动脉分离完毕后,给予静脉内肝素5000u。用动脉瘤夹和控制带分别阻断颈外动脉和颈总动脉。

　　术中分流并非常规应用。主要依靠血管造影来评估Willis环的功能及术中测量颈动脉残留压以确定是否做术中分流。对某些病例,术中分流提供了一定的安全性。残留压测量方法:用一根23号穿刺针穿刺病灶下方的颈总动脉,当平均压力在5.3～6.2kPa(40～50mmHg)以下时,可做分流。用一个动脉瘤夹阻断远端颈内动脉,从穿刺点处向上剪开颈总动脉直至颈内动脉病灶上端看见正常血管内膜止。如果做分流术,选择合适大小的分流管插入远端颈内动脉,放开动脉瘤夹,使倒流的血液从分流管流出,再将颈内动脉上端的控制带收紧。分流管的近端放入颈总动脉,用控制带收紧。多数粥样硬化斑是晚期病变,可见血管中层与硬化斑块间分界明显。血管中层很少受累。用神经剥离子先从分叉处向颈内动脉远端沿界面分离,斑块一般止于远端颈动脉球处,很易从正常内膜下剥离脱落。假如分叉部很高,或斑块超过了颈动脉球处,应撤出分流管再向上剥离斑块,此时,应适当提高血压,分离出颈内动脉段的斑块后,再向下依次分离出颈总动脉和颈外动脉处的斑块。多数情况下斑块容易从颈内动脉远端剥离下来,但根据情况也可先从颈总动脉段分离。当斑块累及颈外动脉时,剥离是在非直视下进行,要沿斑块底面圆形向上剥离,一般斑块在颈外动脉开口处与正常血管壁有较明显界限,很易剥离。当斑块从颈总动脉段完全分离出来后,在斑块基底部剪断。颈总动脉近端残留的环带状稍增厚的内膜可以被动脉内血流压贴到动脉壁上;如果远端颈内动脉处的内膜与中层粘连不紧或有分离,可缝合数针将内膜固定在动脉壁上,但注意不要将动脉壁扭曲。如果斑块在内膜上产生浅的溃疡,很难确定合适的分离界面,此时应在显微镜下用显微剪仔细分离内膜。在斑块被切除后,用肝素盐水反复冲洗血管腔,并仔细察看内壁上有无小的松动的组织块。极少数病例溃疡侵犯中层至动脉外膜,如果动脉足够宽大,可通过折叠缝合予以修补;如果动脉不够大,可做血管壁移植修补。

　　动脉壁切口用6-0线做连续缝合。由于动脉切口缝合后最易发生漏血点是在切口远近两端点,故切口两端点处缝合尤其重要。端点处第一针在切回稍远处,用2个交叉结固定,第二针在切口稍上方,用2个交叉结固定,再将此两线结扎;第三针平切口端,再依次做连续缝合。连续缝合时有两点应注意:进针角度应与管壁垂直,切口两端进针点应成W形而不是N形。这样可使切口对合后向外卷起,有利于止血且内壁光滑。缝合从切口两端向切口中段进行,先从远端颈内动脉开始,当上下两连续缝合间距1cm左右时,松开颈内和颈总动脉控制带,如有分流管予以抽出,让血液短时间流出后再收紧两端控制带。用肝素盐水冲洗管腔后,将余下切口缝合。如果预先估计缝合后血管腔狭窄,可用自体静脉或人工血管片修补切口。切口缝合完毕后,先松开颈外动脉,再放开颈总动脉,这样可使空气和小碎片被血流冲入颈外动脉系统;最后去除颈内动脉夹闭。如果缝合的切口有渗漏,可用6-0线补加缝合,但要垫一层Teflon垫,这种补缝有可能引起动脉狭窄,因此最好的预防方法是严密缝合动脉壁切口分层缝合颈阔肌和皮肤切口,用橡皮片在皮肤切口上端做引流。术后继续肝素抗凝。

双侧颈动脉内膜切除术应间隔3周。在第二次手术前应检查声带和舌头运动情况,双侧声带或舌下神经麻痹是不可恢复的严重并发症。血压不稳定者,可通过延长手术间期和至少保留一侧颈动脉窦神经而达到血压平稳。

术后分叉部的再狭窄是由于血管缝合不紧密或血小板在缝合线附近积聚所引起的内膜增生所致。由于血管周围疤痕使手术处理很困难,特别是控制远端颈内动脉。需在远端颈内动脉内放置一个球囊导管,做腔内阻塞。增生的内膜很难与血管中膜划分界限,可用锐性分离将增厚的斑块剥除,再做管壁的移植修补术。

5.术后处理

(1)术后24小时内应严密监视病情变化,记录生命体征和神经功能状态。不应过多给予镇痛剂,以免抑制呼吸。早期检查动脉血气变化。注意呼吸变化。

(2)注意手术区有无血肿,保持切口引流通畅。如有血肿压迫呼吸道,应立即手术排除血肿。

(3)保持血压正常或轻度升高。由于术后颈动脉压力感受器功能丧失,易导致血压改变,多数为术后低血压。应静脉内输入胶体溶液或血液以扩充血容量,如这些方法失败,可用升压药。病人术后血压不稳定,要保持卧床24小时;当病人能耐受坐位时,才可开始下床行走。少数病人有术后高血压,轻度升高可不予处理;严重升高要予降压,特别是病人有新近脑梗死,要预防由于血压太高引起的脑内出血或脑水肿。

(4)如发生术后颈动脉血栓形成,要予紧急手术切除血栓。

6.并发症　颈动脉内膜切除术的手术死亡率在1%左右,永久性大的神经功能缺失为1.2%,永久性小的神经功能缺失为1.4%。主要并发症有Ⅶ、Ⅹ、Ⅺ和Ⅻ神经的交感神经功能障碍,非致命性的心肌梗塞、颈部血肿和永久性声带麻痹。减少术后并发症的关键在于治疗适应证的选择、术中仔细操作和良好的术后处理。在术后死亡的病例中,心肌梗塞占一半的原因,因此,术前、术后要认真检查心脏和冠状动脉的功能情况,并给予积极的内科处理。

(三)大网膜颅内移植术

大网膜具有丰富的血液供应和很强的修复能力,能很快建立广泛的侧支循环,其在腹腔外也有很强的血管再生能力,因此,当身体某些局部血供不足时,可望利用大网膜的这一特点来增加血流供应。1978年Goldsmith等首先移植大网膜至颅内治疗缺血性脑血管病。国内是在1980年开始做这种手术的。

1.手术指征　有人主张颅外-颅内动脉吻合术的手术指征均可作为本手术的指征,但又不具备颅外-颅内动脉吻合条件或颅外-颅内动脉吻合失败,颅内广泛的小血管硬化狭窄或闭塞,也可行此种手术。有腹腔炎症病史及大网膜广泛粘连和纤维化者,不适用本手术。

2.手术方法　分为带蒂移植与游离移植两类。

(1)带蒂大网膜颅内移植术:开颅与开腹两组同时进行。患者仰卧位,头略偏向对侧。于上腹部作正中或旁正中切口。切开腹腔检查大网膜无缺缩、广泛粘连及纤维化后,将其提出腹腔,观察血管分布,确定大网膜血管的类型,然后将大网膜剪裁延伸成长条状,将延长的大网膜由腹部切口上端即剑突下引出腹腔,在引出部位的腹直肌鞘、腹直肌及腹白线横行切开2～3cm,以避免引出切口的大网膜血管受压,影响血液循环。通过胸壁、颈、耳后3～4cm宽的皮下隧道,将长条状大网膜引至移植区。经过皮下隧道时要注意勿将大网膜扭转。开颅组作额颞顶开颅,广泛切开硬脑膜,将大网膜覆盖在脑表面,周围缝合固定于硬脑膜边缘。将颅骨片去掉或将骨片下部咬除,以免大网膜受压。常规缝合头皮。不放引流。

(2)游离大网膜颅内移植术:手术亦分两组进行。腹部手术组取下一片游离的大网膜,其上含有一段胃网膜左或右动、静脉,血管腔内以肝素生理盐水灌洗至液体清亮为止,提供给开颅组。有两种吻合方式:①双端血管吻合:即将网膜上的动、静脉近端与颞浅动、静脉吻合,胃网膜动脉的远端与大脑中动脉皮层分支吻合,这使大网膜起到真正的"架桥"作用。并将大网膜铺平在大脑表面上。其近端的血管吻合也可选用其他的动、静脉如下述。②一端血管吻合:即将大网膜上的动、静脉近端与颞浅动、静脉,或甲状腺上动脉与颈外静脉,或颌外动、静脉吻合,而另一端不与皮层的动脉吻合,只单纯将大网膜覆盖于脑表面。

3.手术效果　大网膜颅内移植术是治疗缺血性脑血管病的一种新途径,国内已行这种手术200余例。一般持肯定态度。从国内200余例手术病人看,近期疗效满意,有效者占90%以上。关于此手术的远期效果,适应证的范围,手术合并症,例如癫痫等问题,还有待今后进一步观察和研究。

(四)椎动脉减压术

椎动脉狭窄除了动脉硬化这个最常见的原因外,颈椎关节病的骨质增生也是原因之一。正常两侧椎动脉变异很大,可能一侧发育不良而主要依靠另一侧供血,此时若发育不良一侧受压则不出现症状;但如果后交通动脉发育好,能充分供应椎、基底动脉的侧支血流,即使两侧椎动脉都受压也可以不出现症状。

颈椎关节病压迫椎动脉造成的椎、基底动脉缺血症状在转头向后看、向上看、起床或改变身体姿势时出现。主要有头痛、视力障碍、四肢麻木、出冷汗、眩晕、恶心、呕吐等,偶有耳鸣及听力丧失或眩晕。骨质增生压迫颈神经根则有颈及肩部疼痛,少数有颅神经障碍,小脑体征,偶有半身运动及感觉障碍。X光平片可见颈椎关节骨质增生,椎间孔显著狭窄。血管造影检查除照常规的正、侧位片外,还可使头后仰或向一侧过度转动再拍片。向同侧转头使椎动脉受压增加,可造成近全梗阻。椎动脉受压部位多在颈 $C_5 \sim C_6$、$C_4 \sim C_5$、$C_5 \sim C_7$ 之间,多为一侧椎动脉受压,也可双侧都受压。

1.手术指征　有临床症状,造影显示一侧或双侧椎动脉受压狭窄,均为手术指征。只有椎动脉向外移位而无狭窄的不必作手术。

2.手术技巧　多采用前入路,如为双侧椎动脉受压,先手术一侧,过1～2月再手术对侧。

采用气管内插管麻醉,患者仰卧位,头偏向对侧作切口前先用X线定位。由中线到胸锁乳突肌外缘做横切口,长6～7cm,如为多发病变,则沿胸锁乳突肌前缘作纵切口。由颈动脉鞘与甲状腺、喉之间分开直达椎体。用一针刺入椎间盘照侧位像,以进一步定出手术部位。触诊可摸到颈长肌下的骨质增生,电灼颈长肌内缘并切断,暴露横突,注意走行于颈长肌外面的颈交感干,勿损伤。将骨刺上、下横突上的颈长肌切掉一部分,并去掉上、下的横突前壁。骨刺用小咬骨钳、括匙或电钻去除。椎动脉受压最严重部位的周围会形成疤痕,用普鲁卡因注射至动脉周围防止其发生痉挛,在手术显微镜下用硬膜钩钩起增厚的外膜,纵行切开,并切除纤维性疤痕组织,若静脉丛出血,以海绵轻压止血,其余手术步骤从略。

3.手术效果　术后大部分病人的临床症状消失,血管造影显示椎动脉狭窄消失。

(五)颅外颅内血管重建术

近年来随着辅助诊断技术如 PET、CTA、DSA、MRA、超声影像等的进步和对缺血半暗带、迟发型神经元营养障碍研究的加深,使其得到了更好、更客观的临床评价,其临床治疗价值重新得到神经外科医生的重视。同时随着治疗理念的改变,单一的颅内外血管搭桥术已被包含多种术式的颅内外血管重建术所替代。颅内外血管重建术包括直接血管重建术和间接血管重建术,绝大多数儿童因血管管径等原因不适合直接血管重建术,选择间接血管重建术,与儿童相比,成人行间接血管重建术后侧枝循环难以形成,因此建议采用直接血管重建术或联合手术。直接血管重建术最常用的是颞浅动脉-大脑中动脉分支吻合术(STA-MCA);其次是枕动脉-大脑中动脉分支吻合术(OA-MCA)及枕动脉-大脑后动脉吻合术(OA-PCA)。直接血管重建术可立即改善脑部缺血的症状,明显增加脑血流量,缓解脑缺血症状,同时降低代偿血管的负荷,减少脑出血发生的概率。间接血管重建术是从颅外动脉供血区游离一部分带蒂组织,敷贴于大脑皮质,进而产生新的侧枝循环向受累区域供血,常见的间接血管重建术有脑-颞肌贴敷术(EMS)、脑-硬脑膜-动脉贴敷术(EDAS)、脑-硬脑膜-动脉-颞肌贴敷术(EDAMS)、硬膜翻转术和颅骨多点钻孔术等。

(马　建)

第八节　颈动脉粥样硬化

动脉粥样硬化是颈动脉狭窄或闭塞的主要原因。作为主要的脑供血动脉,颈动脉狭窄或闭塞可引起缺血性脑卒中,严重者还可导致死亡。颈动脉狭窄到一定程度便需要手术治疗切除硬化斑块,或行支架置入,扩张狭窄的血管,恢复动脉血流。

【诊断标准】

1.临床表现　动脉粥样硬化斑块可造成动脉管腔狭窄及脑动脉栓塞,从而引起脑缺血表现。根据脑缺血后脑损害的程度,其临床表现可分为两类,一类是由于轻度或短暂的供血不足引起暂时性神经功能缺失,但无明显脑梗死存在,临床上表现为短暂性脑缺血发作(TIA);另一类缺血程度较重,持续时间较长,造成脑梗死,临床上表现为可逆性缺血性功能缺失(RIND)、进行性卒中(PS)和完全性卒中(CS)。

(1)颈动脉系统 TIA:病变对侧肢体常出现突然发作的麻木、感觉减退和感觉异常、上肢和(或)下肢无力、面肌麻痹(中枢性)或病变同侧单眼突发黑矇。如病变在优势半球常伴有语言障碍。症状在 24 小时内完全消失。

(2)脑梗死

1)可逆性缺血性神经功能缺失:发病似卒中,出现神经功能障碍较轻,24 小时以后逐渐恢复,一般在 1～3 周内功能完全恢复,脑内可有小范围的梗死灶。

2)进行性卒中:卒中症状逐渐发展,常于 6 小时至数日内达高峰,脑内有梗死灶存在,脑血管造影常显示颈内动脉或大脑中动脉闭塞。

3)完全性卒中:卒中症状发展迅速,在发病后数分钟至 1 小时内达高峰,并且稳定而持续的存在,其症状和体征随闭塞动脉的不同而异。

2.辅助检查　颈动脉狭窄或闭塞的诊断主要依靠颈部超声波检查、CTA、MRA、高分辨率 MRI 和动脉造影(DSA)。后者属于创伤性检查,但仍是目前确定颈动脉狭窄的主要检查方法。通过辅助检查可以了解颈动脉狭窄的部位、程度,以及侧支循环的代偿情况。

【治疗原则】

1.保守治疗　包括扩血管、改善脑血流和脑代谢的药物治疗等。

2.外科手术治疗　颈动脉内膜剥脱术(CEA)是目前有效的治疗方法。

(1)CEA 的手术指征:仍未统一,公认的主要如下。

1)颈内动脉颅外段严重狭窄:对于症状性狭窄患者(TIA 或卒中),目前认为当狭窄大于 50％时,CEA 的疗效肯定;对于无症状患者来讲,当狭窄大于 60％或动脉粥样硬化斑块不稳定时建议手术治疗。

2)狭窄部位在下颌角以下,手术可及。

3)完全闭塞 24 小时以内,也可考虑手术;闭塞超过 24～48 小时,已发生脑软化者,不宜手术。

(2)CEA 麻醉:可分为全身麻醉和局部麻醉两种。

1)全身麻醉其优点包括:全程气道控制和动脉二氧化碳浓度控制;巴比妥类药物提供脑保护。

术中调控血压,其缺点包括术中脑灌注监测:包括 TCD、近红外分光镜、脑电图和体感诱发电位等技术的敏感性和特异性均较差,以致于缺乏准确的参数来决定分流技术的实施与否。异氟烷潜在的"偷盗"现象;脑保护所需要的高浓度异氟烷及术后恶心、呕吐等。心血管系统的反应也较常见,例如麻醉诱导的交感反应、气管插管、手术切口及拔管等均可导致冠脉循环和脑循环的损害。

2)局部麻醉优点包括:术中脑灌注监测敏感性高;分流使用率减少;心血管系统并发症减少;ICU 和住院天数减少;费用少;对于 COPD 患者可避免插管;避免"盲目"升高血压对心脏的有害作用等。

3)其缺点包括:各种局麻技术的并发症;急诊术中气道控制差;心肌缺血的发生率高;术中对患者与医师间的相互合作及交流能力要求较高。

3.颈动脉扩张支架成形术　近年,颈动脉支架成形术(CAS)的临床应用日渐增多,其创伤小且疗效肯定,可达到手术不能到达的部位,如颈内动脉颅底段及虹吸部,其技术已越来越成熟,除支架的种类增多和新的支架不断问世外,还研制成了防止颈动脉斑块脱落而导致脑栓塞的保护伞。但大规模的前瞻性研究正在进行中,远期疗效有待进一步研究。

(葛学成)

第四章　功能神经外科疾病

第一节　癫痫

一、流行病学

癫痫患病率在我国为 4‰～7‰,活动性癫痫患病率为 4.6‰,年发病率 30/10 万左右,推算我国有 600 万左右活动性癫痫患者。来自 WHO 及各国临床研究,新诊断的癫痫如接受规范合理抗癫痫药治疗,为 70%～80% 的患者可以终止发作。剩余 20%～30% 药物治疗效果不佳的患者,其中约 50% 适合手术治疗,为此估计我国有 80 万～100 万癫痫患者需手术治疗。

二、病因病理

尽管癫痫是一组不同种类的功能障碍,但其共同特点为:在中枢神经系统存在一个或多个区域,此区域有产生过度兴奋性的趋势。实验模型提示这种趋势是不同机制作用的结果。电压依赖性和受体依赖性离子通道的变化可能是引起神经元兴奋性改变的原因。当兴奋性突触发生永久性改变或产生局部兴奋性环路时,癫痫就有可能发生。许多神经调节因子和第二信使在癫痫发作和癫痫易患的人群中都有表达。基因表达的改变可能与神经元的活动、损伤和癫痫发作有关。大脑新皮质、边缘系统、丘脑、基底核、脑干的构筑和生理学,以及这些结构的相互联系在癫痫发作类型和传播中具有重要的作用。大脑皮质发育异常和随年龄或因创伤而致的神经元可塑性的改变异常都是致病的重要因素。

癫痫的危险因素与年龄相关。在儿童发生的癫痫常与头外伤、中枢系统感染、智力发育迟缓和脑瘫有关。热性惊厥在大多数情况下是一个良性状态,但在一些病案中它仍是癫痫的危险因素。流行病学调查表明,一侧颞叶内侧硬化、颞叶癫痫或其他癫痫综合征的病人也常伴发热性惊厥。

三、癫痫的外科治疗

(一)适应证

1.药物难治性癫痫　药物难治性癫痫诊断尚无统一标准,目前基于脑功能保护的理念认为:联合、规范应用 2 种或 2 种以上抗癫痫药物充分治疗一段时间后,癫痫发作频率仍大于每月 1 次(尤其是全面强直-阵挛发作),可考虑药物难治性癫痫。一旦考虑诊断药物难治性癫痫,应尽早采取合理的外科手术干预。

2.继发/症状性癫痫　应用现代神经影像学技术和神经电生理监测技术,能明确引起癫痫发作的"责任病灶"。

3.特殊类型癫痫综合征　有明确病理生理变化预示着药物治疗预后不良的综合征,可以通过手术获得较好的效果。积极外科手术不仅可以减轻或控制癫痫发作,而且可降低患者远期的神经功能障碍率。如颞叶内侧型癫痫、有明确可以切除病变的新皮质癫痫、婴儿期适合半球切除的癫痫类型和特殊的癫痫综合征(包括偏侧抽搐-偏瘫综合征、脑穿通畸形、一侧弥漫性皮质发育不良、Sturge-Weber 综合征和Rasmussen 脑炎等),积极手术治疗可避免更严重的残障发生。

(二)手术禁忌证

1.有潜在的变性疾病或代谢疾病者。

2.合并有突出并且严重的全身性疾病者。

3.合并有严重精神障碍、严重认知功能障碍者。

4.由于身体和(或)营养状况不能耐受手术者。

5.未经术前正规治疗、获得治疗小组同意者或未经术前综合评估者。

(三)术前综合评估

癫痫患者的手术治疗,确立致痫灶的部位是至关重要的,这与是否手术、手术方式及手术效果直接相关。术中尽可能全切除致痫灶,又不损伤神经功能才能达到癫痫手术的最佳效果。目前,国内外学者一致认为,以术前综合检查为准,而非单一方法可代替。

1.第一期评估——非侵袭性检查

(1)病史采集:完整的病史包括发作史、出生史、生长发育史、热性惊厥病史、家族史等,能够为癫痫定位提供更多的线索。

(2)体格检查:包括一般内科系统查体和神经系统查体。重点应放在神经系统方面,要注意病人的精神状态和智能,注意病人的言语是否正常,在检查眼部时,应注意检查眼底。体格检查对癫痫的病因诊断有一定帮助。

(3)辅助检查

1)脑电图(EEG):由于癫痫发病的病理生理基础是大脑兴奋性的异常增高,而癫痫发作是大脑大量神经元异常同步化放电引起的。EEG 反映大脑电活动,是诊断癫痫发作和癫痫的最重要的手段,并且有助于癫痫发作和癫痫的分类。临床怀疑癫痫的病例应进行 EEG 检查;癫痫外科术前评估一般行长程视频脑电图监测,记录发作间期及发作期 EEG 演变和临床表现,结合其他检查定位致痫灶。

2)脑磁图(MEG):是新发展起来的一种无创性的脑功能检测技术,其原理是检测皮质神经元容积传导电流产生的磁场变化,与 EEG 可以互补,有条件的单位可应用于癫痫源的定位以及功能区定位,并不是常规检查。

3)头颅电子计算机 X 线体层扫描(CT):头 CT 能够发现较为粗大的结构异常,但难以发现细微的结构异常。多在急性癫痫发作时或发现大脑有可疑的钙化和无法进行 MRI 检查的情况下应用。

4)头颅磁共振成像(MRI):头 MRI 在临床中的应用,大大地改进了对癫痫病人的诊断和治疗。MRI 具有很高的空间分辨率,能够发现一些细微的结构异常,对于病因诊断有很高的价值,特别是对于难治性癫痫的评估。特定的成像技术对于发现特定的结构异常有效,例如海马硬化的发现。

5)单光子发射计算机断层扫描(SPECT):是通过向体内注射能够发射 γ 射线的放射性示踪药物后,检测体内 γ 射线的浓度来进行成像的技术,反映脑灌注。可作为难治性癫痫术前定位的辅助方法。致痫灶在发作间歇期 SPECT 为低灌注,发作期为高灌注。

6）正电子发射断层扫描（PET）：正电子参与了大脑内大量的生理动态，通过标记示踪剂反映其在大脑中的分布。可以定量分析特定的生物化学过程，如可以测定脑葡萄糖的代谢及不同神经递质受体的分布。在癫痫源的定位中，临床目前常用示踪剂为^{18}F标记2-脱氧葡萄糖（FDG），观测局部脑代谢变化。理论上讲，发作间歇期癫痫源呈现低代谢，发作期呈现高代谢。

7）磁共振波谱（MRS）：癫痫源部位的组织具有生化物质的改变，利用存在于不同生化物质中相同的原子核在磁场下其共振频率也有差别的原理，以光谱的形式区分不同的生化物质并加以分析，能够提供癫痫的脑生化代谢状态的信息，并有助于定位癫痫源。其中^1H存在于一些具有临床意义的化合物中，脑内有足够浓度的质子可以被探测到，因此临床应用最多的是磁共振质子波谱（^1HMRS）。

8）功能磁共振（fMRI）：是近年来发展起来的新技术，能够在不应用示踪剂或者增强剂情况下无创性的描述大脑内神经元激活的区域，是血氧水平依赖技术。主要应用于脑功能区的定位。

目前应用于癫痫领域的影像学检查越来越多，很多检查仅仅针对特殊目的，如病因学诊断、术前评估等，而并非常规检查，如SPECT、PET、MRS、fMRI等。在临床实践中，应该熟悉每一种技术的特点，根据不同的临床要求和现实条件选择相应检查。

（4）其他实验室检查

1）血液学检查：包括血液常规、血糖、电解质、血钙等方面的检查，能够帮助寻找病因。血液学检查还用于对药物不良反应的检测，常用的监测指标包括血常规和肝肾功能等。

2）尿液检查：包括尿常规及遗传代谢病的筛查，如怀疑苯丙酮尿症，应进行尿三氯化铁试验。

3）脑脊液检查：主要为排除颅内感染等疾病。除常规、生化、细菌培养涂片外，还应做支原虫、弓形虫、巨细胞病毒、单纯疱疹病毒、囊虫病等病因检查及注意异常白细胞的细胞学检查。

4）遗传学检查：尽管目前发现一部分癫痫与遗传相关，特别是某些特殊癫痫类型，但是目前医学发展的阶段还不能利用遗传学的手段常规诊断癫痫。通过遗传学检测预测癫痫的发生风险和通过遗传学的发现指导治疗的研究也在进一步的探索之中。

5）其他检查：针对临床可疑的病因，可以根据临床需要或者现实条件进行相对应的其他特异性检查，如对于怀疑有中毒导致癫痫发作的病例，可以进行毒物筛查；怀疑存在代谢障碍的病例，进行相关的检查等。

（5）神经心理学评估内容：包括智力、注意力、运动、感觉、语言、记忆、视空间能力、执行功能等。目前，智力和认知功能检测常用WAIS-R和INMSE方法；语言功能测试常用Boston Naming和WAIS-R中的Verbal Test；记忆和学习功能常用Wechsler Memory Scale-Reviewed（WMS-R）方法；视空间能力测试常用WAIS-R中PerformnanceTest。

2.第二期评估——侵袭性检查

（1）颅内电极记录：有硬脑膜下条状、栅状和深部电极和立体定向电极，用来确定致痫灶侧别和部位。特别适宜致痫灶不明确、累及重要功能区、有多发起始灶、MRI未发现异常或多种评估检查结果不一致时。

（2）术中皮质脑电监测（ECoG）和深部电极检测：是开颅癫痫灶切除术中的常规检测手段。可验证致痫灶部位和范围，有助于确定切除范围，评价残留的痫性放电。

目前仍认为癫痫患者电生理检查是致痫灶定位的金标准，但需充分结合无创、患者易接受的CT、MRI、fMRI、SPECT、PET、MEG等先进技术。

3.评估检查注意事项

（1）每一个患者进行所有的检查既不可行，又没有必要。应根据具体情况，以获得满意的定位资料为标准选择相关的检查。

（2）不可能通过一种检查手段就能得出最后结论，定位是多项检查的综合结果。具体选用的检查手段组合，至少应该包括发作期和发作间歇期的 EEG 记录、结构影像学及功能学检查手段。

（3）发作间期脑电图仅能提供初步的定位价值，必须要求获得发作期的脑电变化。发作期的监测要记录到至少 3 次以上与平时发作一致的自然发作。

（四）手术方式的选择及相关问题

1.切除性手术　是开展最多的癫痫外科手术方式，实施切除性手术的前提是明确定位致痫区和功能区，且致痫区比较局限，位于重要功能区之外。手术目的是尽可能完全缓解临床发作。

（1）颞叶癫痫：颞叶癫痫在癫痫外科中最为常见。主要包括颞叶内侧型癫痫与颞叶外侧型癫痫。根据致痫区部位的不同，主要的手术方式如下。

1）前颞叶切除术。

2）选择性杏仁核海马切除术。

3）裁剪式颞叶切除。

（2）新皮质类型癫痫（或颞叶外癫痫）

1）局灶性新皮质切除术。

2）多脑叶切除术。

（3）大脑半球切除术。

2.姑息性手术　实施姑息性手术的前提是患者患有全面性癫痫发作、致痫区位于脑重要功能区或致痫区为多灶性。手术目的在于减少发作次数或者减轻发作，但并不能彻底使发作消失。

（1）胼胝体切开术：胼胝体是半球间最主要的联系纤维，切断该纤维可以使失张力发作、跌倒发作、全身强直-阵挛性发作等患者明显受益。根据胼胝体切开的部位和范围，该手术主要包括全部胼胝体切开术、胼胝体前段切开术、胼胝体后段切开术、选择性胼胝体切开术四种手术方式。

（2）多处软膜下横切术（MST）：MST 是一种治疗致痫区位于重要功能区的癫痫的外科方法。一般皮质横切的平均深度不超过 4mm。切割时应按脑回走行方向横切，两次横切之间的距离在 5mm。容易出现的并发症为短暂性轻偏瘫、单肢偏瘫、感觉丧失、构语困难及蛛网膜下腔出血等。

（3）调节大脑兴奋、抑制功能的神经调控治疗

1）迷走神经刺激术（VNS）：VNS 主要适用于不能开颅或不接受开颅、左侧迷走神经发育健全、临床表现为全面性或部分性发作的难治性癫痫患者。手术操作相对简单，损伤轻微。手术后 2 周开始进行刺激参数的调整。术后可出现声音嘶哑、咽痛、咳嗽、气短、恶心等并发症，经刺激参数调试后可得到明显缓解。

2）其他神经调控方法：包括慢性丘脑前核电刺激术、海马电刺激术、封闭回路皮质电刺激术（RNS）等。由于临床病例积累较少，其作用机制、最佳刺激部位、刺激参数及长期疗效等还需进一步分析与总结。

3.其他手术方式

（1）脑立体定向射频毁损术：当致痫区位于脑深部或脑重要结构周围时，不宜行开颅手术，立体定向射频毁损术可能是较好的选择。临床上，此类手术方法主要应用于下丘脑错构瘤和脑深部局限灰质异位引起的癫痫发作。此外，近年来此类方法也被尝试性地用于采用了立体定向脑电图监测后的患者，毁损明确的发作起始点对发作有明确的抑制作用，但目前此方法仍在探讨之中。

（2）放射外科治疗：包括 γ 射线、赛博射线、X 射线等立体定向放射治疗。适应证和毁损术类似，目前，此项外科治疗机制尚不完全明确，效果有待进一步证实。

（五）颞叶癫痫的外科治疗

1.颞叶癫痫的定位特点　是指发作起源于颞叶的癫痫类型。是最常见的癫痫综合征之一，主要见于成

年人和青少年,部分病人有热性惊厥的病史。具体可以分为内侧颞叶癫痫(MTLE)和外侧颞叶癫痫(LTLE),绝大多数癫痫为前者。多种损伤性因素都可以导致发病,海马硬化是最多见的病理改变。发作类型包括以自主神经症状、特殊感觉症状及精神症状等为特点的简单部分性发作、多伴有自动症的复杂部分性发作等。部分病人对于药物的反应性欠佳,需要接受手术治疗。EEG 显示颞区的癫痫样放电。

(1)一般特点

1)单纯部分性发作:具有自主神经的和(或)精神的症状及某些感觉(如嗅和听)现象(包括错觉在内),最常见的是上腹部(胃气上升)的感觉。

2)复杂部分性发作:往往以动作停止开始,随后出现口咽部、手部自动症,持续时间 1min 左右。经常发生发作后意识模糊,逐渐恢复,有发作后遗忘。

(2)临床特点

1)颞叶内侧型癫痫:常有热性惊厥史及家族癫痫史;发作间期有行为紊乱(多为抑郁表现);临床发作一般有先兆,最多见为胃气上升感,还可有精神症状,如恐惧、幻嗅或幻味(数秒钟);常是复杂部分性发作,表现为动作停止、凝视、伴口咽部、手部自动症;发作后期常有定向障碍、近记忆力缺失、遗忘和失语(发作起始于言语优势半球);神经系统检查一般正常,但可有近记忆力减退。

2)颞叶外侧型癫痫:听幻觉、错觉、睡梦状态、视觉性感知障碍或言语障碍(优势半球受累时);痫性放电扩展到颞叶内侧或颞叶以外结构,可发展为复杂部分性发作。

(3)脑电图特点:颞叶癫痫患者需加做蝶骨电极和(或)卵圆孔电极,定位不明确时颅内埋藏皮质和深部电极有助于精确定位致痫灶。

1)颞叶内侧型癫痫:头皮 EEG 可能正常;呈现单侧蝶骨电极或前颞区导联棘波或慢波,亦可能呈现双侧棘波或慢波,同步或非同步;发作期起始于一侧蝶骨电极及或双侧蝶骨电极及前颞区导联。

2)颞叶外侧型癫痫:头皮 EEG 发作间期呈现单侧或双侧中颞区和后颞区棘波,这种棘波在外侧面导联最显著;发作期起始于一侧或双侧颞区大部分导联,有时不能确定侧别或脑区。

(4)影像学特点

1)最常见的是海马硬化,MRI 常显示一侧海马体积缩小、颞角扩大;亦可发现肿瘤、错构瘤、海绵状血管瘤、皮质发育异常等。

2)发作间期 FDG/PET 低代谢,常累及同侧丘脑和基底核。

3)SPECT 显示发作间期颞叶低灌注,发作期高灌注。

4)颞叶内侧硬化的患者 MRS 显示 NAA 峰值降低和(或)Cr、Cho 峰值升高,临床上常以 NAA/(Cr+Cho)<0.7 为异常标准。

5)功能性磁共振成像(fMRI)有助于定位颞叶癫痫的致痫灶和重要功能区。

(5)神经心理学和精神病学评估:术前应全面评估患者的高级皮质功能,检查语言、记忆、判断和推理、注意力和视觉、空间技能,这些常为颞叶功能紊乱的证据,有助于定位致痫灶。语言记忆障碍提示优势颞叶功能紊乱;视觉、空间知觉和记忆缺失提示非优势半球功能紊乱。术前有记忆功能障碍和左利手的患者应做 Wada 试验定位高级功能。

2.颞叶癫痫的外科治疗　术前 1 日应停用抗癫痫药或减少剂量,但癫痫发作频繁而严重者可不停用。

(1)标准前颞叶切除术

1)皮质脑电图(ECoG)及深电极检测:开颅显露颞叶后行皮质及深部脑电监测,用 Marker 标记致痫灶。

2)确定切除颞叶的范围:左侧颞叶切除颞极后 5cm,右侧颞叶切除颞极后 6cm 的颞前叶范围,一般向后切除不得超过 Labbe 静脉。但目前有学者主张切除的范围更小，从颞极沿大脑外侧裂向后 4.5cm，不超过中央前沟。沿颅中窝底向后通常为 5cm。非优势半球可各向后延长 0.5cm，以扩大切除范围，避免术后失语和偏盲。

（2）前内侧颞叶切除术：包括大部分海马结构，颞叶外侧皮质仅切除颞极向后约 3.5cm 的部位；颞叶内底面的后切除缘位于上丘水平面，并尽可能切除杏仁核、海马。此术式有两个优点：①因不损害语言功能，无须术中唤醒术中定位语言区；②是唯一能保留视野不受损的手术方式。

（3）选择性杏仁核、海马切除术：手术仅切除杏仁核、海马和海马旁回，保留颞叶外侧皮质。

（4）术毕应再行 ECoG 监测：如仍有异常放电，应再切除之，但岛叶和外侧裂上方皮质及颞横回不必切除。

3.疗效　前颞叶切除后，可使 80%～90% 的患者获得显著的改善（癫痫发作消失或癫痫发作频率减少 90% 以上）。

（六）额叶癫痫的外科治疗

起源于额叶的有单纯部分性发作、复杂部分性发作及继发性全身性发作或这些发作的混合性发作特征的癫痫称为额叶癫痫。

1.额叶癫痫的定位特点

（1）一般特点

1）额叶发作形式多样，如不对称强直、过度运动发作、部分运动性发作等。

2）发作往往持续时间短暂，睡眠中更容易发生，成簇发作，发作后能够很快清醒。

3）容易继发全面性发作。

4）额叶部分发作有时可与精神因素引起的发作相混淆，癫痫持续状态是常见的并发症。

（2）发作类型：现将若干发作类型描述如下，但多数额区可能迅速受累，特殊的发作类型不可能被识别。

1）辅助运动区发作：为姿势性的局灶性强直伴有发音、语言暂停及击剑姿势。

2）扣带回发作：以复杂部分发作，伴有发病时复杂的运动手势自动症，常见自主神经征，如心境和情感的改变。

3）前额极区发作：包括强迫性思维或起始性接触丧失及头和眼的转向运动，可能伴有演变，包括反向运动、轴性阵挛性抽动、跌倒及自主神经征。

4）眶额区发作：是一种复杂部分发作，伴有运动和手势性自动症、嗅幻觉、错觉和自主神经征。

5）背外侧部发作：可能是强直性的或者较少见的阵挛，伴眼和头的转动及言语停止。

6）岛盖发作：特点包括咀嚼、流涎、吞咽、咽喉症状、言语停止、上腹部先兆、恐惧以及自主神经现象。单纯部分发作，特别是部分阵挛性面肌发作很常见，而且可能是单侧的。如果发生继发感觉改变，则麻木可能是一个症状，特别是在手上。味幻觉在此区特别常见。

7）运动皮质发作：主要特点是单纯部分性发作，其定位是依据受累侧别及受累区的局部解剖，较低 Rolandic 区受累可能有言语停止、发声或言语障碍，对侧面部强直-阵挛运动或吞咽动作、全身性发作经常发生。旁中央小叶受累时发作呈同侧足部出现强直性运动，发作后 Todd 瘫痪常见。

8）Kojewnikow 综合征：目前认为有两种类型的 Kojewnikow 综合征，即 Rasmussen 脑炎和代表成人和儿童 Rolandic 部分性癫痫的特殊类型，与运动区的损害有关。其主要特点为：①运动性部分发作，定位明确；②发作后期通常在有躯体运动性发作发生的部位出现肌阵挛；③EEG 背景活动正常，可见局灶性阵发异常（棘波和慢波）；④可发生于任何年龄；⑤通常有明确病因，如肿瘤、血管畸形；⑥发作类型，EEG 或心理等方面不呈进行性演变(结构病变本身除外),可由线粒体脑病(MELAS)引起。

(3)额叶癫痫的 EEG 特点

1)发作间期 EEG:①无异常;②有时背景不对称,前额区出现棘渡或尖波;③尖波或慢波(常见于双侧或单侧多脑叶),颅内电极 EEG 可精确定位。

2)发作期 EEG:①累及额叶或多脑叶,通常是双侧性,低波幅快活动、混合的棘波、节律性棘波、节律性棘慢波或节律性慢波;②双侧高幅单个尖波,随后是弥漫性慢波。

(4)额叶癫痫的特征:Rasmusen 指出,额叶癫痫可出现下列特征中的 1 项即可诊为额叶癫痫。

1)全身性强直-阵挛性惊厥发作后即刻意识丧失。

2)初期头和眼转向病变对侧,意识清楚或逐渐意识不清,继发全面性发作,提示致痫灶起源于额叶凸面的中间部位。

3)表现为身体某部的姿势运动,如对侧手臂强直高举,同侧手臂向下伸展及头转向病变对侧,提示致痫灶位于额叶中间部位的内侧面。

4)常表现为表情淡漠或有短暂动作停止,思维紊乱,凝视,继而全面性发作。

5)癫痫发作可伴有发作期或发作后的自动症,类似于颞叶癫痫。

(5)影像学特点:CT、MRI 可发现一些小的低级别胶质瘤、AVM、海绵状血管瘤及大脑皮质发育不良,还可发现脑膜瘢痕、脑萎缩、脑囊性改变等。有利于致痫灶定位。发作间期 SPECT 和 PET 呈低灌注或低代谢,发作期 SPECT 常显示额叶皮质高灌注。

2.额叶癫痫的手术治疗　额叶癫痫手术治疗常用的是皮质致痫灶及致痫病灶切除术,对致痫灶及病灶广泛且仅限于一侧额叶的应行部分额叶切除术;在非优势半球,大块额叶切除的范围应限于中央前沟以前部分,切除可分两步:于脑外侧凸面整块切除额上、中、下回,接着在胼胝体附近切除前扣带回,眶后皮质要保留。优势半球应保留额上回后部的 2.5cm 的脑组织,以避损伤语言功能。双侧额叶致痫灶或一侧致痫灶,且不能行皮质切除时,应选用胼胝体前 2/3 切开术,阻断痫性放电的传播,减轻癫痫发作。额叶致痫灶累及运动、语言区时应选用多处软膜下横纤维切断术。目前多采用联合术式治疗额叶癫痫,致痫灶累及颞叶或顶叶,还需联合颞叶切除术或行大脑半球切除术。

3.疗效　额叶切除手术的效果不如颞叶切除的效果好,但病残率低,仅占 6%,无死亡率。

(七)顶-枕叶癫痫的外科治疗

顶-枕叶癫痫只占手术治疗癫痫患者的约 7%。随着高灵敏和高分辨率的神经影像学技术的发展,同时加上脑电监测技术的改进,越来越多致痫灶位于顶-枕叶的患者能够准确定位,并且接受外科手术治疗。

1.顶-枕叶癫痫的定位特点　大多数顶-枕叶癫痫患者脑内均有病灶,多为皮质发育不良、肿瘤、脑缺血疾病及产伤所致的症状性癫痫。顶叶癫痫可分为单纯部分性发作和继发性全身性发作。

(1)顶叶发作的临床特点:发作主要是具有很多特点的感觉症状。

1)阳性表现包括麻刺感和触电感,可局限于一个部位或呈 Jackson 发作。

2)患者可能出现移动身体某一部分的想法或者感到自己身体的某一部分移动,肌张力可能丧失。

3)最常受累的部位是具有最大皮质代表区的部位(如手、臂和面区),可能出现舌蠕动、舌发硬或发凉的感觉,面部感觉可出现于两侧,偶尔可发生腹部有下沉感、阻塞感或恶心,这在顶叶下部和外侧部受累时最常见。少数情况下可出现疼痛,呈浅表烧灼样的感觉障碍,或边界不清、非常严重的疼痛感觉。

4)顶叶视觉现象可呈构成多变的幻觉而出现,如变形扭曲,变短和变长,非优势半球放电时更为常见。

(2)枕叶发作的临床特点:视觉异常发作是枕叶癫痫患者特征性的表现,包括发作性视物模糊、黑矇以及幻视,而这些症状常提示枕叶有结构性改变。发作特点如下。

1）发作形式多种多样。

2）不同的患者可表现为不同的发作形式，同一患者也可出现不同的发作形式。

3）枕叶发作时，常伴随眼球和头颈向病变对侧偏转。

4）可出现不同程度的视野缺损，这点患者常没有陈述，在查体时可以发现，对于定位有重要的意义。

5）闪光刺激能诱发癫痫发作。

（3）脑电图特点：尽管单纯依靠头皮脑电图很难定位枕叶癫痫，但头皮脑电图资料能提供非常重要的信息。

1）一侧枕区导联脑电波幅减低、不对称或出现尖波和棘波。

2）枕叶区域一旦出现痫性放电，高度提示枕叶癫痫的可能。

3）发作间期的棘/尖波常可在颞叶记录到，且比枕叶记录的多，且常为双侧。

4）枕叶放电易向前（颞或顶）传播，在枕叶出现痫性放电的前提下，颞顶叶痫性放电应该考虑为枕叶放电传播的结果。

5）可行颅内电极埋藏来明确痫性放电的起始区以及播散区，同时通过电刺激来明确重要功能区及视觉和听觉传导区。

（4）影像学特点：大多数顶-枕叶癫痫患者的影像学检查有阳性结果，如微小的病变、皮质发育异常等。

2.顶-枕叶癫痫的外科治疗　枕叶癫痫患者的手术方式的选择分以下几种情况考虑。

（1）枕叶有形态学改变时，应在切除病变的基础上，再尽可能地切除周围的痫灶，因为它是启动癫痫发作的关键。

（2）枕叶无形态学改变时，应该仔细分析临床表现和头皮脑电图结果，区分颞叶癫痫和枕叶癫痫；手术者在切除枕叶为主的同时，应该根据皮质脑电的结果沿侧裂上、下适当向前扩展。

（3）顶叶癫痫切除致痫灶前需通过皮质体感诱发电位的定位中央沟，全身麻醉唤醒皮质电刺激精确定位运动区、感觉区和语言区。

手术切除顶-枕叶致痫灶时应注意以下几点。

1）保留中央区和中央后回到上矢状窦的升静脉及优势半球顶下小叶的回流静脉。

2）当原先枕叶已经有外伤或病变导致偏盲时，可以行枕叶切除；在非优势半球，切除的范围可包括邻近的顶叶和颞后区，不会出现功能缺失；在优势半球，应该尽量保留联顶盖区，以减少语言障碍的可能，且要保留脑白质，切除顶盖区会出现对侧下象限偏盲。

3）在优势半球的顶叶内，只有顶内下沟附近的顶上小叶才能切除，如果致痫灶广泛分布于非优势半球的顶叶，可将其全部切除，但会给患者遗留空间分析、运动和视觉注意方面的障碍。

4）位于顶叶的致痫灶，不能切除时可联合多处软膜下横纤维切断术（MST）。

3.疗效　影像学发现顶叶有病变的致痫灶切除后手术效果较好。枕叶癫痫的手术效果也是比较满意的，与顶叶癫痫的疗效基本相当。

（八）大脑半球切除术

Krynauw（1950）首先对婴儿偏瘫引起的难治性癫痫、有行为障碍的患者行大脑半球切除术，取得了良好的效果，患者癫痫发作消失，行为改善，偏瘫无明显加重。所谓大脑半球切除术，从解剖上讲应是大脑半球皮质切除术，但习惯沿用大脑半球切除术这一术语。

1.适应证

（1）婴儿偏瘫伴难治性癫痫及行为障碍者。

（2）脑-面血管瘤综合征。

（3）半侧巨脑症。

（4）Rasmussen 脑炎。

2.选择病例时的注意事项

（1）药物治疗无效的癫痫患者。

（2）癫痫发作起始于一侧半球的数个脑叶。

（3）局限于一侧半球的结构性病变（如一侧半球萎缩）。

（4）对侧肢体瘫痪。

（5）语言中枢位于对侧正常的大脑半球。

（6）智能障碍程度轻，智商在 60 以上。

3.手术方式

（1）大脑半球切除术和改良式大脑半球切除术：全身麻醉下额颞顶枕弧形切口及骨瓣，沿大脑外侧裂向鞍旁探查，显露颈内动脉大脑中动脉及大脑前动脉，在豆纹动脉、穿通动脉以上结扎大脑中动脉，在前交通动脉以远结扎大脑前动脉。然后将 Labbe 静脉结扎，在大脑后动脉分出后变通动脉的远端结扎大脑后动脉。继而在矢状窦缘将桥静脉逐一电凝切断。沿大脑纵裂将胼胝体切开直达侧脑室，沿侧脑室外侧缘围绕基核节外侧白质切开，保留基底核。最后将海马及杏仁核切除。

Adams 改良将未原位缝合的硬脑膜翻向中线，缝于大脑镰、小脑幕和前、颅中窝底的硬膜上，以缩小硬膜下腔，并用肌片堵塞同侧 Monro 孔，并固定于颅底硬膜上，隔开硬膜下腔与脑室系统的变通，防止血液流入脑室，减少并发症。称为改良式大脑半球切除术。

（2）功能性大脑半球切除术：为 Rasmussen 所创，指功能上完全，但解剖上是次全半球切除术。将残留的额叶和枕叶与胼胝体和上脑干分开。全身麻醉下沿矢状线内缘做一较大 U 形皮肤切口，在胼胝体嘴部平面显露额叶和在胼胝体压部平面显露顶叶。术中根据 ECoG 监测结果及形态学改变，决定保留多少额前及枕顶叶。首先在大脑外侧裂以上将额叶、中央区及顶盖区的皮质切开，深至岛叶为止，继而切开额叶及顶叶直到中线的软脑膜。当脑室显著扩大时，其切口缘常达大脑半球内表面至扣带回的顶部。保留扣带回，防止损伤胼胝体表面的大脑前动脉，将额叶后部、中央区、顶叶脑组织整块切除。然后将扣带回及胼胝体下回行软脑膜下切除，达到将胼胝体嘴部以前的额叶用吸引器吸除至大脑镰软脑膜层，在胼胝体压部以后，向下至大脑镰、小脑幕处切开顶叶白质。将残留的前额叶及后顶枕区与上脑干和胼胝体切开最后，将颞叶于顶叶皮质切开的平面切除，保留岛叶，吸除杏仁核，切除海马，保留其内侧软脑膜、蛛网膜层，预防损伤基底池中的神经、血管。切除脉络丛，严格缝合硬脑膜，将骨瓣复位，缝合头皮。

（3）经外侧裂（锁孔）经脑室功能性大脑半球切除术：为 Chramm J 等首先采用。该入路有以下几个特点。

1）小骨瓣开颅及经侧裂显露岛叶皮质。

2）切除前内侧颞叶（杏仁、沟回、海马）。

3）通过脑岛环状沟经皮质进入脑室系统，从颞角顶至额角顶。

4）在大脑前动脉的前端切开额底部。

5）沿大脑前动脉于内侧切开胼胝体直到压部。

6）在三角区沿边幕缘的轮廓切开后内侧脑组织至切除的颞叶内侧残腔为止。

具体步骤如下：额颞部开颅，切口大小取决于胼胝体长度、岛叶至丘脑后结节（枕）的前后直径和脑室扩大的程度。开放外侧裂，显露岛叶环状沟，通过岛叶环状沟下部进入颞角，吸除或整块切除沟回、杏仁核外侧部和海马。保留大脑中动脉的主要分支，围绕着岛叶皮质打开脑室正好到额角，牵开岛盖部。用吸引器和双极电凝横断额角直到基底的蛛网膜层,正好达大脑前动脉,最终达半球间裂的蛛网膜,并显露出大脑前动脉,继而沿着大脑前动脉,围绕胼胝体在内侧切开,但保留蛛网膜完整。这样从脑室内将切体开至压部。保留大脑后动脉,然后横过海马尾部达颞叶内侧切除腔的脉络裂的切除区为止。此手术方式最适宜于有脑室扩大的患者,脑室穿通畸形囊肿和有脑池、脑沟扩大的显著脑萎缩患者。

(4)大脑半球切开术:为 Delalande 等所创,在解剖上保留,而大脑半球的生理功能失去联系。经顶骨开颅,切除部分额顶叶皮质开窗进入侧脑室,从侧室内切开胼胝体全长,并横行切开丘脑及穹隆后半部的脑组织。

4.并发症　术后常见的并发症有切口感染、颅内出血、急性脑干移位;晚期有梗阻性脑积水和脑表浅含铁血黄素沉积症。含铁血黄素沉积症常在手术后 4～20 年出现。表现精神迟钝、嗜睡、震颤、共济失调及慢性颅内压增高征。X 线、CT、MRI 发现残留脑室扩大,半球切除的腔内液体含高蛋白,含铁血黄素。常因轻微的头部外伤,神经系统症状恶化而突然死亡。故目前多采用改良式大脑半球切除或功能性大脑半球切除术。

(九)胼胝体切开术

胼胝体切开术目前已得到世界各地学者公认,是治疗癫痫的有效手术方法。一般认为是姑息手术。

1.理论基础　切开胼胝体控制全身性癫痫发作的理论依据是胼胝体为癫痫放电从一侧半球扩散至另一半球的主要通路。因此,切断胼胝体阻止癫痫放电扩散,即可控制癫痫发作。但癫痫放电扩散还有其他通路,如皮质下径路(丘脑、中脑),故手术后还需用抗癫痫药。

2.适应证

(1)难治性癫痫,失张力性(跌倒发作),强直和强直-阵挛发作。

(2)多灶性癫痫,致痫灶位于一侧或双侧大脑半球;额叶癫痫、不能行致痫灶切除的患者。

(3)婴儿性偏瘫侧手指功能未全丧失者、Rasmussen 脑炎、Lennox-Gastaut 综合征、Sturge-Weber 综合征、巨脑症、脑皮质发育不良等,患者智能无严重障碍。

3.手术方式

(1)胼胝体前部切开术:全身麻醉下选用右额瓣状(U 形)切口开颅,弧形切开硬脑膜,翻向矢状窦侧,电凝和切断桥静脉。轻轻向外牵拉右额叶,进入大脑纵裂,分离粘连及蛛网膜,打开胼胝体池。分清胼胝体周围动脉,看清动脉下方的呈白色光泽的胼胝体,用牵开器牵开术显示胼胝体与邻近结构的关系,用直剥离子切割胼胝体纤维,直至蓝色半透明室管膜为止。其膝部及嘴部纤维最后可用细吸引器切割,避免打开脑室;严格沿中线切开,进入透明隔腔,可防止进入脑室。切开胼胝体的前 2/3,或全长的 80%。一般切开长度粗测为 5～8cm。

(2)胼胝体后部切开术:于鼻根至枕外隆突连线中点后 5cm 处做一长 10cm、与矢状窦垂直的线状切口,横过中线。环钻开颅,切开硬脑膜,保护骨窗前缘的中央静脉。将右顶叶从大脑纵裂向外牵开,显露出胼胝体及压部后的 Galen 静脉和小脑上的蛛网膜,切开胼胝体后部、压部和其下的海马联合纤维即可。

上述手术一般分两期进行或选择性地实施。先采用前部胼胝体切开术,控制癫痫的效果差时,可隔几个月(一般为 2 个月至 6 个月)后,再行胼胝体后部分开术。可提高控制癫痫的疗效,又能减少失连接综合征的发生。

4.并发症　手术损伤小,患者术后恢复快,很少并发症。人格行为障碍在术后不会加重,患者在认识、记忆、性格、思维等方面无改变。可能出现下列并发症。

(1)无菌性脑室炎及交通性脑积水。

(2)颅内血肿。

（3）感染,切口感染或细菌性脑膜炎。

（4）严重脑水肿。

（5）脑梗死。

（6）失连接综合征:①急性失连接综合征;②后部失连接综合征,胼胝体后部切开后可出现感觉性失连接综合征;③裂脑综合征,非优势半球的运动功能与优势半球丧失连接。表现非优势侧手对语言命令毫无反应,有时可对优势侧的手起相反的作用。此综合征可随时间而好转,但少数人遗留永久功能障碍,日常生活能力几乎完全丧失(如穿衣、吃饭、买东西等)。大多数手术后患者正常。

（7）神经系统后遗症:多在全部胼胝体切开后发生。有运动功能障碍(左手失用、下肢无力、轻偏瘫加重),发生率为15%(全部切开胼胝体)。语言障碍(表达性失语、书写不能、永久性缄默),发生率占15%。认识功能障碍(记忆力、注意力下降),发生率占8%。行为障碍(易怒、攻击、凶暴等),手术前已有行为紊乱及额叶有病变的患者易发生。

5.疗效　胼胝体切开术只能降低癫痫发作的频率和严重度,并不能完全终止癫痫发作。

（十）多处软脑膜下横纤维切除术（MST）

癫痫放电要有大量并排的皮质神经元的水平联系;脑皮质主要功能特性依赖于垂直纤维的连接。因此将癫痫皮质切成多个垂直薄片,使皮质内纤维失去联系,而控制癫痫发作,且不造成重要功能区的神经功能障碍。

1.适应证　致痫灶位脑重要功能区的局灶性癫痫,在不能行皮质切除术时选用。如中央前回及后回、优势半球的 Broca 区、Wernicke 区、角回及缘上回。

2.手术方式　用一特制手术刀,此刀由手柄、体部及刀片三部分构成。体为粗钢丝,刀片长4mm,与钢丝成直角,刀片和手柄间可灵活调整为各个角度以利切割。先行 ECoG 检查,确定致痫灶部位。于该部位脑沟深无血管的软脑膜上,戳一小孔,沿孔将特制刀弓状伸入脑回。尖端伸入脑回对侧,刀尖在软脑膜下可见,但又不穿通软脑膜,接着往回轻微拉,切断纤维。

3.疗效　MST 作为姑息手术方式很少单独应用,常与切除性手术合用以达到最大限度缓解发作的目的。

（十一）癫痫的脑立体定向手术

1.立体定向射频毁损术

（1）理论依据:脑立体定向手术治疗癫痫的理论根据是利用立体定向技术破坏脑深部致痫灶,阻断癫痫的扩散径路,降低神经元的兴奋性(通过降低刺激的易化或提高抑制功能),从而用来治疗难治性癫痫。立体定向手术可选择选在不同的丘脑神经元集合体(腹前核、腹外侧核、中央中核、背内侧核)、内囊、下丘脑、豆状核、壳核、苍白球、杏仁核、海马、Forel-H 区、胼胝体、穹窿、扣带回等。目前除采用上述单个靶点毁损外,趋向采用多靶点结合治疗癫痫。杏仁核和海马结构为颞叶癫痫的致痫灶,又在边缘系统中起重要作用,毁损后除破坏致痫灶外又破坏了癫痫传播通路,故手术效果较好。

（2）适应证:适用于药物难治,又不能选用切除手术治疗的癫痫患者。

（3）靶点选择

1)杏仁核或海马毁损术:目前直接在 CT/MRI 定位下毁损此二结构,对部分有继发全面性癫痫发作的颞叶癫痫患者效果较好。

2)Forel-H 区毁损术:Forel-H 区毁损术对全面性发作的癫痫患者效果较好。Forel-H 区为癫痫放电扩散纤维最集中的地方,用此靶点治疗强直-阵挛性癫痫发作,是最有希望且效果好的靶点。

（4）并发症:并发症较常规开颅术低,颅内血肿1%～3%,瘫痪0.3%～1.4%,病死率为0.5%～1.5%。

（5）疗效：综合文献中 750 例定向手术治疗癫痫的患者，随访 3～5 年，术后约 30％的患者癫痫发作消失，40％有改善，30％无效。

2.立体定向放射外科治疗　Leksell 于 1951 年首次提出立体定向放射外科的概念，采用聚焦大剂量一次照射治疗功能性神经外科疾病。立体定向放射外科（γ 刀、X 刀）治疗癫痫是有效的，而且是无创伤的治疗方法。

①伽马刀（γ 刀）：以 ^{60} 钴作为放射源，以 201 个小孔射出窄束 γ 射线并聚焦在靶点上，短时间局限范围内使病变部位接受极量照射，从而毁损和杀死病变组织细胞，达到治疗的目的。②X 刀：以直线加速器、X 线作为放射源，窄束聚焦于靶点上，毁损病灶组织，起到治疗作用。

（1）立体定向放射外科治疗癫痫的机制：目前还不十分清楚，一般认为有以下几种假说。

1）致痫神经传导阻滞是其根本机制，可发现在致痫灶中神经元的树突突触丢失。

2）癫痫神经元对放射高度敏感，照射后致痫神经元突触新生物形成，使致痫神经元传导阻滞或照射后引起皮质神经元的活动抑制。

3）放射外科可引起起搏神经元减少，兴奋性降低（兴奋性氨基酸、天冬氨酸和谷氨酸浓度减少）。

4）导致致痫灶的放射性坏死。

（2）适应证

1）伴有病变的难治性癫痫（如 AVM、低级别胶质瘤、脑灰质异位等）。

2）致痫灶定位明确的难治性性癫痫。

3）某些痫灶广泛的难治性癫痫，可试用放射外科治疗。

（3）照射剂量：各家报道不一致，有的用低剂量 10～20Gy，有的用 150～170Gy。应慎重选用，避免并发症。

（4）疗效：这种治疗是无创、安全、有效的方法，但长期疗效有待观察。

（十二）迷走神经刺激术

VNS 是一种较新的治疗方法，1988 年开始应用于顽固性癫痫的治疗，并在 20 世纪 90 年代中期进行了较多临床试验，证实其安全性高、疗效好，故迅速得到了广泛应用。该装置于 1997 年 6 月正式通过美国 FDA 认可，目前，已有 13 万多例患者接受了 VNS 治疗。

1.作用机制　VNS 的原理复杂，尚未完全清楚，可能与以下几个因素有关。

（1）解剖因素：迷走神经传入纤维直接或间接的通过孤束核投射到下丘脑、杏仁核、丘脑岛叶，所有这些结构都与癫痫相关。

（2）对迷走传入刺激的效应：这种效应与刺激频率及强度相关，迷走神经刺激可以在中枢神经系统的各个部分产生诱发电位。

（3）VNS 可在脑电图上产生多种变化：神经刺激能够使脑电图去同步化，并阻止慢波睡眠中的纺锤波。以低频（1～16Hz）刺激孤束核可产生脑电同步化，高频（大于 30Hz）时去同步化。调节刺激参数，激动可激动有髓或无髓纤维，可在脑电图上产生不同效果。去同步化由那些传导速度小于 15m/s 的纤维产生。同时刺激孤束核及迷走神经能产生慢波睡眠。最近研究表明 VNS 治疗癫痫的效果取决于蓝斑的完整性。

（4）癫痫试验模型中，棘波可被 VNS 抑制或增强，并取决于刺激参数。

2.适应证　适用于不能开颅或不接受开颅，左侧迷走神经发育健全，临床表现为全面性或部分性发作的难治性癫痫患者。

3.禁忌证

（1）以往有左侧或双侧颈迷走神经切除者。

(2)证实有进行性疾病或全身性疾病、糖尿病等。

(3)有心律失常、呼吸系统疾病如哮喘、声嘶、胃溃疡、迷走性晕厥及其他神经系统疾病。

4.手术方法 主要将一微型组件的刺激器(直径 55mm,厚度 13mm)埋植于左锁骨下区皮下组织内的小囊袋中,并将电极经皮下隧道引入颈下部,缠绕在迷走神经上。一般选用左侧迷走神经行刺激治疗(选用右侧迷走神经会发生重度的心动过缓)。

(1)于左锁骨上一横指半的颈下部做一横切口,潜行向上下分离皮下,牵开器牵开皮肤,垂直切开颈阔肌,分离出胸锁乳突肌、颈动脉鞘。于颈动脉鞘后部、颈内静脉和颈动脉之间暴露出 3cm 长迷走神经(直径约 3mm)。

(2)于左锁骨下区胸壁上,做一切口,长 7~10cm。从胸筋膜上钝性分离锁骨下区的皮下组织,做成一囊袋状,以备能容纳刺激器,然后用分流引导器,从胸部切口经皮下隧道将电极导线引至颈部切口,并将螺旋状的电极缠绕在左侧迷走神经上。将短导线在下方相衔接,长导线向上衔接,伤口缝合前测试阻抗,验证连接是否完好。术后应用抗生素预防感染。

5.调控人 建议术后 2 周内不给予刺激,因为术后水肿可致电流短路。开机后患者诉有颈痛、咀嚼、面部或牙齿不舒服,会有阵发性咳嗽或声音嘶哑。起始电流 0.25~0.50mA,根据患者的耐受情况,每 2~4 周刺激电流提高 0.25~0.50mA,直到临床有效,最大不超过 3.5mA。2~3 个刺激周期后患者会对不适逐渐耐受,常在数小时后消失。每个临床观察期对发作频率及不良反应进行评估。在调试过程中,抗癫痫药物继续服用。在调试完成后,每 3~4 个月随访 1 次。

6.疗效 VNS 是难治性癫痫的有效治疗方法,但也是姑息治疗。约 1/3 的患者发作得到控制,减少 50% 以上。1/3 的患者发作减少 30%~50%,1/3 患者效果差或无效。手术后 18 个月内,治疗时间越长,效果越好。很少有患者发作消失。据大宗病例统计,VNS 平均无发作率为 6% 左右。目前随访资料显示 VNS 对患者的认知功能和综合素质有一定的改善。

7.不良反应及安全性和耐受性 最常见的不良反应为刺激时的喉反应,包括声音变化、咳嗽、喉麻痹不适、呼吸困难,调整刺激参数后可得到明显缓解,治疗耐受性较好。手术相关性并发症包括声带麻痹,还有患者下面部不全性麻痹,发生器下积液、感染。术中测试时罕见心动过缓及心脏停搏。

(十三)其他神经调控方法

包括慢性丘脑前核电刺激术、海马电刺激术、封闭回路皮质电刺激术(RNS)等。由于临床病例积累较少,其作用机制、最佳刺激部位、刺激参数及长期疗效等还需进一步分析与总结。

(十四)儿童癫痫外科的特殊性

在儿童难治性癫痫中,如婴儿偏瘫-痉挛伴顽固性癫痫综合征、Rasmussen 脑炎、婴儿痉挛、SturgeWeber 综合征、Lennox-Gastaut 综合征等,发作多表现为次数频繁,程度严重,而且进展为癫痫性脑病的可能性大。这些患者多属于药物难治性,而且在药物治疗几周、最多几个月后即可得到验证。目前在临床上,只要身体条件可耐受手术者,主张手术无最小年龄限制。早期手术不仅有利于控制癫痫发作,还可改善患者大脑功能发育和神经心理功能的恢复。

由于先天性皮质发育障碍、半球病变等多发生在儿童患者中,因此,儿童癫痫外科最为常用术式为切除性手术,这类手术的比例要明显高于成人。此外,儿童大脑皮质的可塑性远远大于成人(成人几乎不具备),手术后的神经功能障碍恢复程度要明显好于成人。

(十五)癫痫再手术

癫痫再手术是针对那些药物难治性癫痫外科治疗失败的病例而采取的进一步治疗措施。文献统计,癫痫再手术的发生率为 5.2%~13.7%。它不是简单的二次手术,也不是预先设计好的分阶段手术。对于初次手术而言,再手术可以是初次手术的延续,可以是其他新的手术方法,也可以是几种手术方法的联合。再手术的术前评估相对应更为谨慎与保守。

癫痫外科手术治疗存在一定的风险,实施手术的医师必须严格掌握手术适应证。通过正规的术前综合评估,精确地找出致痫区所在。选择恰当的手术方式:应首选切除性手术,合理选用姑息性手术,慎重考虑其他手术方式(如神经调控、放射外科治疗等)。尽最大可能地减少手术并发症。同时,加强手术后综合治疗,提高手术成功率。

四、癫痫外科手术后的综合治疗

外科手术后均需要一段时间的抗癫痫药物维持与巩固治疗。

1.手术后抗癫痫药物的早期治疗　手术后早期(多指术后 1 周内),由于手术本身对大脑皮质的刺激及手术导致的血液中抗癫痫药物浓度的波动,可能会出现癫痫发作,甚至癫痫持续状态,应该给予抗癫痫药物治疗。

手术后并没有具体的药物选择标准,一般多参照抗癫痫药物的使用原则。可以继续使用术前的抗癫痫药物,也可以根据手术后可能出现的发作类型使用相对应的抗癫痫药物。

2.手术后抗癫痫药物的长期治疗　其价值在于控制手术后可能残余的致痫区,防治有发作潜能的皮质(如刺激区)发展为新的致痫区;同时防治手术瘢痕形成新的致痫区。

(1)手术后即使发作得到彻底控制,亦应坚持使用抗癫痫药物至少 2 年。

(2)手术后长期抗癫痫药物的使用原则要参照术前用药进行调整,术后效果良好的患者,可将术前应用的药物种类减少,最好首先停用不良反应严重及术前药效较差的药物。

(3)仅留先兆发作的患者,根据发作的频率、持续时间及对患者的影响,参考脑电图情况考虑是否可以减药。

(4)如果术后效果不佳,则应长期服用抗癫痫药物治疗,或考虑再次行手术评估。

五、并发症

癫痫外科并发症是评价并影响癫痫手术效果的重要因素,常见的并发症有:①感染,包括切开感染、脑膜炎;②出血和颅内血肿;③脑肿胀(前三者常见于颅内埋藏电极);④脑积水;⑤脑神经受损,包括 VNS 手术的迷走神经及其分支受损;⑥偏瘫;⑦视野缺损;⑧记忆障碍;⑨精神障碍(抑郁症等);⑩失语;⑪神经心理障碍,可发生急性失连接综合征、裂脑综合征、缄默症、认知与注意力障碍;⑫死亡,罕见,前颞叶切除术小于 10%,解剖性大脑半球切除术较高,可达到 20%～30%。

六、随访及手术效果评价

癫痫外科手术后的随访内容包括癫痫控制情况、脑电图情况、功能缺失恢复情况及神经心理功能的改变情况等。随访时间以手术后 3 个月、半年、1 年、2 年为宜。

癫痫外科的手术效果应该从术后癫痫发作控制情况、抗癫痫药物使用情况、脑电图所反映的脑功能改善情况、神经心理功能改善情况及因手术致残的恢复情况等几方面综合评价。其中发作控制情况最为患者及家属所关注。

1.癫痫发作疗效的评估　目前,针对癫痫控制情况,国际应用较为普遍的是 Engel 标准。有关疗效评估的时间,公认为手术后至少 1 年期为准。1 年以内者不做疗效评估。

2.神经心理效果的评估　主要体现在对记忆、语言、智力和注意力四个方面的评估(Luder 等)。

3.生活质量的评估　可参考 Luder 等的标准。

(王丽丽)

第二节　帕金森病

一、概述

帕金森病(PD)是一种多发于中老年人,以肌肉震颤、肌肉僵直、运动活动起动困难,姿势反射丧失为特征的中枢神经系统疾病。它由英国医师帕金森于 1817 年首先描述,1841 年 Hall 称为震颤麻痹,1892 年 Charcot 称为帕金森病。目前对病因不明者称为原发性帕金森氏病(帕金森病、震颤麻痹)。由脑炎、脑动脉硬化、脑外伤及中毒等产生类似临床表现,称继发性帕金森氏综合征(症状性帕金森氏综合征、帕金森氏综合征)。所有帕金森病都具有下列共同特征:它们隐匿起病并不断加重,震颤在静止时最明显;肢体僵硬,引起运动减少,逐渐丧失正常工作和生活能力;面部表情改变,表现为面具样脸,而不能表示情感反应;讲话慢、声调低、音色单调;流涎;躯体俯曲姿势,不易维持直立姿势;油脂溢出皮肤伴有脂溢性皮炎倾向。

本病患病率综合世界各国资料在 10~405/10 万之间,从我国资料来看,居民患病率为 44/10 万,属于 PD 低发生地区。最近我国 15 城市随机调查,并非先前认为是低发生区,其结果与其他西方国家报道结果相近似。PD 发病率和患病率随年龄增长而增加。PD 发病年龄 0~39 岁为 20/10 万左右,70~79 岁为 1100/10 万左右,好发于 50~65 岁,青年型极少。男女之比接近 1 或男性比女性略高。

过去对 PD 的病因和发病机制一无所知,直到 1957 年,Carlsson 根据利血平可激发 PD,1960 年 Ehringer 和 Hornykliewicz 对 PD 病人尸检进行了单胺类物质测定,发现纹状体的 DA 严重不足,DA 不足引起 PD 的说法而得到确认。从此,对该病的研究速度大大加速,目前,已知黑质和纹状体中多巴胺能神经元变性是本病的主要病理变化。

二、分子生物学

(一)兴奋性氨基酸与帕金森病

近年来研究,兴奋性氨基酸(EAA)及其受体介导的兴奋性毒性,在 PD 的发病机制中可能发挥重要作用。

在中枢神经系统内,EAA 主要是 L-谷氨酸(Glu)和 L 天门冬氨酸(Asp),二者大部分为中间代谢产物,只有少部分为神经递质。Glu 和 Asp 是脑内含量最多、毒性最强的兴奋性氨基酸,这部分 EAA 主要储存于突触前神经末梢内,其释放是通过突触电压门控性通道 Ca^{2+} 依赖的,作用于突触后膜的 EAA 受体。突触间隙内的 Glu 主要通过神经末梢和胶质细胞高亲和摄取系统主动重摄取,或在酶的作用下灭活。脑内含有大量 EAA 受体(EAAsR),目前已发现五种类型:①N-甲基 D-天门冬氨酸(NMDA)受体;②L-氨基-3-羟基-5-甲基-4-异恶唑丙酸(AMPA)受体;③海人藻酸(KA)受体;④L-2-氨基-4-磷酸丁酸(L-AP4)受体;

⑤代谢型受体。

Porras 和 Karler 等均对 DA、Glu 和 GABA 之间的关系进行了研究，发现三个系统之间有相互作用：谷氨酸激动剂可引起大鼠纹状体 DA 的释放，DA 能系统可激活 Glu 及 GABA 能系统。因为 DA 能紊乱是 PD 等运动系统疾病的基础，同样说明了 EAA 与 PD 发病有联系。

在某些情况下，谷氨酸受体的过度刺激会导致神经元的损害和死亡，NMDA 受体介导的神经毒性作用，显然是由胞外 Ca^{2+} 的过度内流造成的，胞质 Ca^{2+} 增加，激活大量钙离子依赖性酶，包括蛋白激酶 C，磷酸脂酶 A_2、C、Ca^{2+}/钙调蛋白依赖性蛋白激酶 Ⅱ，NO 合成酶和各种蛋白激酶、核酸激酶。钙离子诱导的与蛋白、磷酸脂和核苷酸分解代谢有关的酶的激活，通过各种途径导致细胞死亡。

兴奋性损害最早出现的征象是线粒体肿胀的功能失调，研究表明线粒体也是自由基形成的场所。当胞质浓度增加时，线粒体便作为 Ca^{2+} 储存池，当受体长久激活时，线粒体 Ca^{2+} 隔离的能力便受损，出现功能失调，生物能量缺乏。神经元对兴奋性毒素的损害变得敏感，伴随着细胞器的肿胀和细胞溶解，神经元便走向了死亡。

EAA 的大多数递质通路与基底节和边缘系统有直接关系，EAA 的兴奋毒性与 PD 的发生机理密切相关。因此，目前临床应用 NMDA 受体拮抗剂治疗 PD 的目的在于阻断丘脑底核(STN)过度兴奋性，同时起到对 DA 神经元保护作用。

(二)多巴胺代谢障碍

黑质致密区(SNc)——纹状体 DA 系统调节锥体外系运动功能，它与 PD 发生有密切关系。在基底节中，具有调节作用的神经环路有两种，一是直接环路：大脑皮层 Clu 纹状体 GABA 苍白球内侧区(Gpi)和黑质网质区(SNr)两神经核 CABA 丘脑 Glu 大脑皮层。另一种为间接环路：大脑皮层 $\xrightarrow{Glu}$ 纹状体 $\xrightarrow{GABA}$ 苍白球外侧区(GPi)和黑质网质区(SNr)两神经核 $\xrightarrow{GABA}$ 丘脑 $\xrightarrow{Glu}$ 大脑皮层。另一种为间接环路：大脑皮层 $\xrightarrow{Glu}$ 纹状体 $\xrightarrow{GABA}$ 苍白球外侧区(GPe) $\xrightarrow{GABA}$ 底丘脑(STN) $\xrightarrow{Glu}$ 苍白球内侧区(Gpi) $\xrightarrow{GABA}$ 丘脑 $\xrightarrow{Glu}$ 大脑皮层。

正常时，两者功能处于平衡状态，当黑质 DA 神经元退变，超过 80% 以上，锥体外系运动功能失去自我平衡调控，产生 PD。

正常人脑内的纹状体中 DA 及其代谢产物高香草酸(HVA)的含量最多。在 PD 病人中，纹状体 DA 水平下降，纹状体的 DA 含量越少，PD 的症状就越重。相应地，HVA 亦减少，并伴有 5-羟色胺(5-HT)及去甲肾上腺素(NE)的含量下降。DA 的这种降低主要由于 DA 的合成减少，也可与 DA 的分解加速有关，或两者兼而有之。DA 合成的主要调控作用的中心环节是酪氨酸羟化酶(TH)，TH 催化儿茶酚胺合成的第一步，即酪氨酸的羟化。

DA 的分解是在单胺氧化酶(MAO)和儿茶酚-氧位-甲基转移酶的催化下进行的，其最终产物为 HVA。当引起黑质-纹状体变性因素存在，可导致 DA 的神经元脱失，使残存的神经元中 DA 的形成和释放代偿性增多；另一方面，MAO-B 活性的增高，使 DA 的分解加剧，在转化为 HVA 的同时，并伴有自由基的生成，后者将对神经细胞产生进一步的毒性作用。

(三)其他

1.自由基与帕金森病　自由基(包括超氧自由基 O_2、羟自由基 OH)是氧在线粒体代谢过程中生成的，适量的自由基对机体有许多有用的作用，过量的自由基则会对细胞产生损害。当 DA 能神经元的脱失可通过自由基对神经元起进一步的毒性作用。事实上，在 PD 的发生中，自由基代谢的病理生理学远比此复杂。正因为如此，自由基已成为另一个备受关注的 PD 发生发展假说。

2.遗传缺陷与帕金森病　　PD 的发生是源于遗传缺陷一直存在着争论,但是 PD 有明显家族史,目前正在进行 PD 易感基因筛选和克隆工作,倾向于大多数 PD 病人的病因符合多基因遗传。

三、病因与病理

(一)病因

目前虽然已查明本病的主要病变是黑质变性,至于引起黑质变性的原因至今不明。近几十年来,对 PD 发病因素的调查,为病因学研究提供了重要线索。如社会人口因素中,PD 与职业关系,可从农民与 PD 发病率之间,存在着较密切关系,主要是他们与杀虫剂、除草剂使用接触有因果关系。至于受教育程度,社会经济地位,性别等无显著差异。PD 的患病率和发病率随年龄增长而增加,这是 PD 的危险因素之一。在遗传因素中,PD 患者的家族发病率为 7.5%～94.5%,众多学者倾向于 PD 是遗传易感性与环境因素相互作用的结果。

目前认为环境因素中,农业环境中神经毒物(杀虫剂、除草剂),工业环境中暴露重金属与 PD 发病率有因果关系,是 PD 的重要危险因素,然而也有相反的结论。因而人们对环境病因假设提出了质疑,至于吸烟、饮食习惯、头颅外伤、病毒感染等因素,至今仍未取得一致意见,需要进一步深入研究。

但是,在 PD 的病因学研究中,MPTP 的神经毒性作用,氧化应激和自由基产生,线粒体功能缺陷和个体的遗传易感性,是比较公认的几种学说。特别是 1997 年相继发现 α-Synuclein 基因的突变,可引起常染色体显性遗传性家族性 PD,而 Parkin 基因的缺失和点突变则可引起早发性常染色性隐性遗传性帕金森氏综合征,这两个可引起多巴胺神经元变性死亡和家族性 PD 基因的发现,对研究 PD 的遗传和细胞凋亡机制起了极大的作用。

(二)病理

帕金森病的病理变化主要在黑质、纹状体,也有在苍白球、壳核、尾状核、丘脑底核、第三脑室周围、大脑皮质等处。黑质细胞退变和破坏,黑色素消失,黑质中神经细胞数量减少、破坏及神经胶质增生。上述变化在苍白球、纹状体及脑干的蓝斑等处亦可见到。另一个病理变化是进行弥漫性脑萎缩,通过脑室造影也可证实这一点。某研究所对 156 例帕金森氏病患者进行气脑或脑室造影,结果发现本病有脑萎缩者占 90%以上,并证明脑萎缩程度与年龄的大小、疾病的严重程度、类型和病期的长短有明显的相关性。

关于 Lewy 小体,过去认为是 PD 最常见的病理改变,近来研究发现,Lewy 小体是由正常细胞成分组成,并非由致病物或生物因子所引起。必须指出 Lewy 小体并非 PD 的特征性病变,它尚可见于其他疾病,如多系统萎缩、进行性核上性麻痹、运动神经元变性、毛细血管扩张性共济失调、亚急性硬化性全脑炎、阿尔茨海默病、先天痴愚症等。

从免疫细胞化学方面也揭示黑质多巴胺能神经元减少。帕金森病不仅多巴胺含量减少,而且基底神经核中多巴胺代谢产物高香草酸(HVA)、多巴胺合成的限速酶(酪氨酸羟化酶)和多巴胺脱羧酶也明显减少。脑内多巴胺能神经元大量丧失,多巴胺含量下降,使多巴胺绝对和相对不足,促使乙酰胆碱的作用相对增强,引起肢体震颤、肌僵直、运动减少等运动障碍。

四、临床表现与体征

临床表现基本形式有三:①静止性震颤,在静止时可看到 4～6 次/秒,粗大的节律震颤,多数以手指开始,呈捻丸样动作,上肢比下肢容易出现,下肢以踝关节开始较多,逐渐扩展到全身(下颌、口唇等震颤的出现）。病情早期震颤于静止时出现，运动减轻或消失，情绪激动时加重，夜间睡眠时消失。晚期强烈的震颤在运动时也不消失，还有 5.6%～10% 帕金森氏病人无静止性震颤。②肌僵直，因患肢肌张力增高，关节被动运动时，可感到均匀的阻力，称为"铅管样僵直"；若合并有震颤则似齿轮样转动，称为"齿轮样僵直"。躯干、颈面部肌肉均可受累，病人出现特殊姿势，头部前倾，躯干俯屈，上肢之肘关节屈曲，腕关节伸直，前臂内收，下肢之髋及膝关节均略为弯曲。手足姿势特殊，指间关节伸直，手指内收，拇指对掌。③运动减少，病人上肢不能做精细工作，表现为书写困难，写字弯弯曲曲，越写越小，称"写字过小症"。步态障碍甚为突出，首先下肢拖曳，然后步伐变慢变小，起步困难，一旦迈步则向前冲，且越走越快，出现慌张步态。④其他症状与体征，主要是植物神经功能紊乱的临床表现，如油脂脸、多汗、垂涎、便秘、尿频或失禁，直立性低血压，皮肤网状蓝斑、吞咽困难、阳痿等。在精神症状上有忧郁、多疑、痴呆、智能低下及幻觉等。以后生活上不能自理，起床、穿衣、解纽扣、洗脸及刷牙都困难。步伐障碍突出，站立时低头屈背，膝稍屈，有时进进退退，走路慢，脚几乎不能离地，步伐小。由于起步困难，一旦迈步就向前冲，随重心越走越快，不能停止或转弯。这类病人，面部呈假面具脸，失去联合运动，行走时上肢前后摆动减少或完全消失。

五、影像学表现

（一）CT、MRI 影像表现

由于 PD 是一种中枢神经系统退性变疾病，病理变化主要在黑质、纹状体、苍白球、尾状核以及大脑皮层等处，所以，CT 影像表现，除具有普遍性脑萎缩外，有时可见基底节钙化。MRI 除能显示脑室扩大等脑萎缩表现外，T_2 加权像在基底节区和脑白质内常有多发高信号斑点存在。

（二）SPECT 影像表现

1. 通过多巴胺受体（DAR）的功能影像　多巴胺受体广泛分布于中枢神经系统中多巴胺能通路上，其中主要是黑质、纹状体系统，DAR（D_1）分布于纹状体非胆碱能中间神经元的胞体；DAR（D_2）位于黑质、纹状体多巴胺能神经元胞体。

SPECT 是把放射性核素，目前主要是 ^{123}I-IBZM，[131]-IBZM，特异性 D_2 受体标记物，静脉注入人体后，通过在基底节区域的放射活性与额叶、枕叶或小脑放射活性的比值，反映 DAR 受体数目和功能，来诊断早期 PD。如果早期采用多巴制剂治疗患者，起病对侧脑 DARD$_2$ 上调。长期服用多巴制剂的中晚期 PD 患者，脑中基底节/枕叶和基底节/额叶比值减少，SPECT 功能影像只能检测 DAR 受体数目，不能帮助确诊是否为原发性帕金森病，但是可以区别某些继发性 PD，还可用作 PD 病性演变和药物治疗效果指标。

2. 通过多巴胺转运蛋白（DAT）功能显像　多巴胺转运蛋白（DAT）如何转运多巴胺（DA）尚不清楚，DAT 主要分布于基底节和丘脑，其次为额叶。DAT 含量与 PD 的严重程度是存在着正相关性，基底节 DAT 减少，在早期 PD 患者表现很显著。

SPECT 采用 ^{11}C-WIN35428、[123]I β-CIT，通过静脉注入人体后，检测基底节/小脑活性比值，丘脑/小脑活性比值，反映中枢不同区域 DAT 数量。早期 PD 患者，基底节区域 DAT 数目明显减少。

（三）PET 功能影像

正电子发射断层扫描（PET）诊断 PD，其工作原理和方法与 SPECT 基本相似，目前主要是依赖脑葡萄糖代谢显像，一般采用 [18]F 脱氧葡萄糖（[18]FDG）。

因为，在 PD 病人早期，纹状体局部葡萄糖代谢率就中度降低，晚期葡萄糖代谢率进一步降低。用 PET 的受体显像剂很多，PET 神经递质功能显像剂主要是用 [18]F-多巴-PET（[18]PD-PET）等核素，基本原理同 SPECT，在此从略。

PET 可对 PD 进行早期诊断,可作 PD 高危人群中早期诊断,对病情严重程度的一种客观指标,了解多巴制剂应用疗效,鉴别原发 PD 和某些继发 PD 均有很大作用。

六、诊断和鉴别诊断

(一)诊断

诊断帕金森病主要依据:①有遗传性,但是原因多不明。②多数在 40～69 岁发病。③多从一侧静止性震颤开始,逐渐发展到两侧,呈现肌僵直,运动减少,静止性震颤三大症状,尤其伴有姿势反射障碍。④脂性假面具脸,上肢屈曲,伴有前屈姿势,步行时躯干向前,小步,缺乏联合动作。⑤限于没有合并症,不伴有锥体束症、假性球麻痹、眼颤、共济失调、感觉障碍、肌萎缩、癫痫、尿失禁、痴呆、情感失调及幻觉等帕金森综合征以外的症状。⑥病程进展缓慢。⑦脑脊液、血液生化及脑电图等检查无特殊异常。⑧应用左旋多巴有效。但是,诊断帕金森病要注意,只要其他条件具备,个别病人服 L-dopa 无效或三大症候不完全具备或有精神症状,也要高度怀疑此病。

1.关于帕金森病分类和分级诊断　根据我国在 1984 年 10 月全国锥体外系疾病讨论会上决定帕金森病及帕金森综合征的分类(草案)如下:①原发性(帕金森病、震颤麻痹)按病程分型:a.良性型:病程较长,平均可达 12 年。运动症状波动和精神症状出现较晚。b.恶性型:病程较短,平均可达 4 年。运动症状波动和精神症状出现较早。按症状分型:a.震颤型。b.少动和强直型。c.震颤或少动和强直型伴痴呆。d.震颤或少动和强直型不伴痴呆。按遗传分型:a.家族性帕金森病。b.少年型帕金森病。②继发性(帕金森综合性、症状性帕金森综合征):感染性(包括慢性病毒感染);脑炎后帕金森综合征(嗜睡性脑炎,其他脑炎等);中毒性(一氧化碳、锰、二硫化碳、氰化物、甲醇等);药物性(抗精神病药物,如吩噻嗪类、丁酰苯系等);脑血管性病变;脑肿瘤(特别是脑部中线肿瘤);脑外伤;中脑空洞症;代谢性(甲状旁腺功能减退,基底节钙化、慢性肝脑变性等)。③症状性帕金森氏综合征(帕金森叠加综合征):进行性核上性麻痹、纹状体黑质变性、皮层齿状核黑质变性、橄榄桥脑小脑萎缩、Sky-Drager 位置性低血压综合征、皮层纹状体脊髓变性、Alzheimer 及 Pick 病、正常颅压脑积水、遗传性疾病(肝豆状核变性、Hallerrorden-spatz 病,Huntigton 病,脊髓小脑黑质变性等)。

2.PD 临床分级诊断　Hoehn&yahr;Matsumoto 帕金森病分级法。见表 4-1。

表 4-1　帕金森病分级法

Hoehn&Yahr	Matsumoto,etal	临床表现
一级	Ⅰ级	只是一侧症状,轻度功能障碍
二级	Ⅱa 级	两侧和躯干症状,姿势反应正常
三级	Ⅱb 级	轻度姿势反应障碍,日常生活还可独自处理,劳动力丧失明显姿势反应障碍,日常生活和劳动力丧失,可起立,稍可步行
四级	Ⅲ级	借助他人帮助起床,限于轮椅生活
五级	Ⅳ级	

[注]Hoehn 和 Yahr 量表,将疾病演变过程分 5 个阶段,对病情进展认识有很大帮助,这种分阶段是简单和实用的。但是,这个量表对测定疗效非常粗糙。

所以,帕金森病的诊断依据:凡中老年发病,具有静止性震颤、肌僵直、运动迟缓和姿势反应异常 4 大主征中 2 项以上,而找不到确切病因者,即可诊断。左旋多巴药物试验反应可协助诊断。实验室检查无特异性,CT 和 MRI 亦无明确诊断价值。PET 有助于其他变性疾病鉴别。

（二）鉴别诊断

本病首先应与各种震颤症状群鉴别,按照和随意运动的关系,将震颤分为生理性震颤和病理性震颤。当肢体或躯体的其他部位处于静止时所出现的震颤为静止性震颤。在一定体位时,如将手臂向前伸展而出现震颤称体位性震颤。若仅出现在向某一个目标运动时称为意向性震颤。体位和意向震颤都可称为运动性震颤。而帕金森病为一节律性静止性震颤,应与以下疾病鉴别。

1.肝豆状核变性(Wilson 病)　往往以急性、亚急性或慢性起病,开始出现情感改变,记忆力减退,注意力不集中,继而出现震颤,肌张力增高,构音困难,此震颤以动作性震颤为主(扑翼状),静止性震颤很轻微,有时表现为徐动样动作或特殊性挛缩或强直性痉挛。角膜上有 K-F 环可资鉴别。

2.Huntington 性舞蹈病　开始为行为笨拙和不安,间歇性出现轻度耸肩,手指的抽搐和"鬼脸"等不自主动作。随后舞蹈样动作逐渐加重,此舞蹈动作是迅速的,跳动式和多变的,此种病人肌张力正常,在情绪紧张时加重,静坐或静卧时减轻,它是一种慢性进行性的遗传性疾病。

3.老年性震颤麻痹　见于老人,四肢、下颌及舌头等均可受累,震颤以速率快、节律更规则、幅度更小为特征,一般无强直,可有痴呆表现。

4.Alzheimer 病　早期表现为记忆力减退,定向障碍,缺乏主动性。2～3 年后出现明显智能障碍和精神症状,逐渐加重。约有 1/4 病人表现有锥体外系症状,表现有肢体静止性震颤。

由于临床上很多神经系统疾病表现为不同程度震颤、强直、运动缓慢症状与体征,如纹状体黑质变性(SND)、Lewy 体痴呆,进行性核上性麻痹(PSP),橄榄桥脑小脑萎缩(OPCA),脑炎后帕金森综合征,血管性帕金森综合征等,在此不能一一阐述。

七、药物治疗

（一）药物治疗原则

帕金森病应强调综合性治疗,包括药物、理疗、水疗、医疗体育和日常生活调整和外科手术等,不应强调单一治疗方法。

1.应该依据病情个体化,选择抗帕金森病药物,如静止性震颤选择抗胆碱能药物;少数动作性震颤选用心得安,此二药无效可用左旋多巴类。

2.用药剂量应该以产生满意疗效的最小剂量,必要时根据病情缓慢增加剂量。

3.不宜多品种抗 PD 药同用,也不宜突然停药。

4.应用左旋多巴类药物,Ⅰ～Ⅱ级病人不需要用药,Ⅲ～Ⅴ级病人才使用左旋多巴类药。

（二）临床药物应用

治疗帕金森病药物至今已发展到第三代。第一代抗胆碱能药;第二代左旋多巴;第三代是多巴胺受体激动剂和增强剂。

1.抗胆碱能药物　安坦(苯海索、Artane)2～4mg,3 次/d;苯甲托品 2～4mg,1～2 次/d;开马君 5～10mg,3 次/d;比哌立登(安克痉 Akineton)2～4mg,3 次/d;东莨菪碱 0.2mg,3 次/d。

2.抗组织胺药　苯海拉明 25mg,3 次/d;非那根(phenergan)25mg,3 次/d。

3.多巴胺替代疗法——左旋多巴　宜从小剂量开始,125～250mg,3 次/d,通常每 3～5 天增加 250mg,常用剂量 3g/d,最大量 5～8g/d。口服左旋多巴有较多副作用,临床使用应注意。

4.多巴胺能增强剂　应用左旋多巴增强剂,与左旋多巴合并治疗本病,可以减少左旋多巴剂量,减少副作用,提高疗效,常用药物如下:①苄丝肼:此药与左旋多巴以 1∶4 的比例混合,又称美多巴或苄丝肼多巴或羟苄丝肼或多巴丝肼：治疗剂量：美多巴 125mg，3 次/d，以后可逐渐增大剂量，最大量不超过 800～1500mg/d。②α-甲基多巴肼（MK-486）。③帕金宁控释片（卡比多巴/左旋多巴、息宁、sinemetCR）：每片中含卡比多巴 50mg，左旋多巴 200mg。剂量：轻度患者 sinemetCR 每次一片，2～3 次/d，用药间隔 4～12 小时，最大用量每日可达 12 片。由于本药在 4～8 小时可较均衡地释放，从而保持多巴的稳定血清水平，可较好地解决由于峰值波动出现的开关现象。

5.多巴胺释放促进剂　金刚烷胺，剂量 100mg，3 次/d，用药数日后才产生效果。

6.多巴胺受体激动剂　常用药物有：①溴隐亭（溴麦角隐亭，bromocriptine，Piribedil 等），通常剂量为 25～45mg/d。低于 8mg/d 往往无效。②培高利特（pergolide，协良行）剂量范围在 0.75～5mg/d，开始剂量 0.05mg/d，每 3～4 天增加一次剂量，直至每日 3 次，每次 0.25mg，最大剂量小于 5m～d。多巴胺能增强剂还有很多，临床应用很少。

7.单胺氧化酶抑制-B 型（MAO-B1）　司来吉兰：通常用量为 10mg/d，个别可达 15mg/d。如每日剂量超过 20mg，可引起阵发性高血压反应。

8.儿茶酚——氧位——甲基转移酶抑制剂　托卡朋初期用量 50mg，3 次/d，增至每次 100mg，3 次/d。恩他卡朋，用量每次 200mg，3 次/d。

9.其他药物辅助治疗帕金森病　普萘洛尔（心得安），可控制帕金森病的动作性震颤。一般剂量为 40～80mg/d，分次口服，最大用量可达 200mg/d。心得安有减慢心率，降低血压的作用，宜审慎。还有 PLG 三肽，纳洛酮，GM₁ 神经节苷脂，拉莫三嗪，CPP，维生素 E，维生素 C，脑复康等。

八、外科治疗

（一）PD 早期手术治疗

在立体定向手术开始以前，几乎从中枢到周围神经系统每一个可以达到部位，都有人尝试用手术的方法去减轻严重运动障碍的症状群。如 Horsley（1890 年）、Bucy（1921 年）脑皮层切除；Putnam（1938 年）脊髓锥体侧柱切断术；Walker（1947 年）大脑脚切断术；Meyer（1939 年）基底节尾状核头部摘除术；Cooper（1952 年）脉络膜前动脉结扎术等，由于副作用大，疗效不肯定而一一放弃。

（二）帕金森病的立体定向术

1.概述　自从 1947 年 Spiegel 和 Wycis 临床开展立体定向手术以来，很多学者如 Talairach，Guiot，Riechert，Cooper，Walker，Gillingham，Leksell 等为治疗帕金森氏病，于脑内寻找有效靶点做了大量工作，从早期脑定向手术开始到目前，对震颤、僵直等运动障碍进行毁损的靶点有：苍白球、豆状襻、内囊、福雷尔氏区、丘脑腹外侧核、丘脑底核、丘脑腹前核以及小脑齿状核等。就目前所知，大脑基底节和丘脑内这些靶点，显著地存在着两个不同的联系纤维，一是苍白球到丘脑外侧核群径路，大概与僵直有关。另一条从小脑到丘脑腹外侧核径路，大概与震颤有关。

目前公认丘脑腹外侧核治疗帕金森病有效率达 80%～90%。根据手术时观察破坏此核的前部（相当 Voa、Vop 核团）对僵直有效，后部（相当 Vim 核团）对震颤最好，破坏偏内时对上肢有效，偏外时对下肢有效。而 Vim 核是包括在丘脑腹外侧核群里，也是目前治疗帕金森氏病定向毁损最主要靶区。Vim 核它的位置前方是 Vop 核，后方是 Vc 核，背侧是 Lp 核，腹侧在 Ac-Pc 线稍下方，外侧是内囊，内侧与 Ce 核连接。它前后径为 4mm，高度 10mm，宽度 10mm，从侧面看，此核在后连合的前方 4～8mm 处，与 Ac-Pc 连作一垂直线，此线从外向内倾斜 20 度，向前斜 20 度，所以对帕金森氏病的肢体震颤的病人，选用此核进行毁损时，要注意上述解剖特征。

但是,帕金森病第二次对侧脑内靶点毁损术,若仍以丘脑腹外核中 Vim 核为毁损区,易产生嗜睡、言语障碍、吞咽困难、记忆力减退等严重并发症。所以帕金森病二次对侧靶点应选择 Forel-H 或 Gpi 核团为靶点较适宜。假如选择对侧脑深部电刺激术更适宜。

2.立体定向毁损手术适应证和禁忌证　根据多年手术经验,认为该手术的适应证为:长期药物治疗无效;疾病进行性缓慢性发展已超过三年以上;工作和生活能力受到明显限制,根据 Hoehn 和 Yahr 分级为 II～IV 级病人,且没有下列手术禁忌证者,如年高体弱,严重关节挛缩;明显精神障碍病人,严重心、肝、肾和高血压脑动脉硬化者,均可作为手术病例选择对象。

若病人需要再次对侧脑内定向毁损术,一定要具备以下条件:第一次手术效果好;术后震颤消失,僵直缓解,又无任何并发症;手术疗效保持在一年以上;目前无明显植物神经功能紊乱症状和严重精神症状;病情仍维持在 II～IV 级。这样可减少二次手术并发症发生。

3.手术步骤　采用立体定向毁损术治疗帕金森病,目前多数医院利用 CT 或 MRI 进行导向,在 CT 片水平面上找出 AC-PC 长度和大脑中心 0 点,再指出靶点在框架上 X、Y、Z 坐标数值。若用 MRI 扫描,在 T_1W 中线矢状片上求出 AC-PC 长度和大脑中心 0 点,Y、Z 靶点以及它们在框架上坐标数值。在水平面质子像上或 T_1W 像求出 X 靶点以及在框架上坐标坐值(过去采用脑室造影方法导向目前基本淘汰)。

然后重新消毒、局麻、钻孔,利用定向仪定向装置,就可准确地把手术器械或微电极或毁损电极送到颅内靶点。

进行靶点电生理描记或毁损,目前毁损手段,都是射频温控热凝仪。进行毁损前靶点位置核对确实后,首先作靶点区 43～45℃ 可逆性毁损,若无感觉、运动障碍,再将温度提高到 70～75℃,持续 60～100 秒。当临床检查达到预期效果,拔除电极,拆除定向仪。例如毁损后效果不佳,要立刻行相应调整 X、Y、Z 数值,核对、再毁损,直达到临床满意,才可手术结束。

4.靶点毁损前验证与鉴别　进行脑立体定向手术的病人多无生命危险,术后仍可长期生存。对这种选择性立体定向手术首先是不能造成明显的神经功能障碍,其疗效、并发症与毁损术有密切关系。因此,在定向手术靶点毁损时,必须对靶点进行验证,术中常用靶点核对方法如下。①微电极记录又称核团的单位放电记录:脑深部的核团中有单位放电,在白质或脑室中无单位放电,此点可作为电极是否入神经核(团)的依据,一般无特异性,目前经过很多学者努力,已初步掌握 Gpe、Gpi、Vim 等核团一定规律放电特征,安装微电极记录系统,靶点上 10mm 开始进行记录,根据情况记录 3～4 个针道(一般为 8 针道)。通过导针,送入微电极,用微推进器以 $1\mu m$ 数量级向靶点方向送入,计算机显示沿途记录细胞电生理信号的变化,依次可见和听到苍白球外侧部、苍白球内侧部的特异电生理信号,并可见到苍白球中的震颤细胞群产生的特异电生理信号,待记录到"视束"电信号时,停止微电极进针,并记录所进的深度。放电频率、背景噪声水平、放电幅值在内苍白球、外苍白球、髓板、豆状核绊中差别显著。髓板与豆状核绊在放电频率及幅值上差别不显著。②电刺激试验,通过用侧方开口能伸出弯曲的"搜索"电极,对靶点及其周围结构进行适当刺激。脑部不同结构的电刺激后产生反应不同,可作为核对电极位置的依据。当给予一定刺激参数时,可产生对侧肢体运动。电刺激 VP 核可产生对侧肢体麻刺的感觉。电刺激苍白球,丘脑底核、Forel-HVL、CM,可加强或减弱患者运动状态。一般电刺激参数:频率用于运动 2～5Hz,脉宽 0.5～1ms,波形是方脉冲,电压 0.5～2.0V,电流量是 0.9～1.0mA。用于感觉刺激参数,50～100Hz,脉宽 0.5～1ms,电压 0.3～0.5V。③临床神经、精神功能检查法:利用临床观察和询问仍是不可缺少的基本核对方法。如作丘脑腹外侧核毁损时,令病人作对侧肢体上抬、握拳、抬手、讲话、睁眼等运动,并进行感觉、反射、肌力、肌张力、眼震、意识、记忆、思维等神经和精神方面功能检查。若靶点正确,对侧肢体震颤消失,肌僵直缓解,活动自如。若对侧肢体无力,有感觉障碍,语言困难,症状仍存在,提示定位不准或有并发症的出现。此外,还有立体定向脑电图,诱发电位,电阻抗,暂时性功能阻滞法等。

(三)神经细胞脑内移植治疗帕金森病

神经组织移植已有一百多年的历史。1890年,美国生理学家Thompson开展了世界上第1例神经组织异种移植,将成年猫大脑皮层组织移植到成年狗大脑皮层内。1979年Perlow等首先报道了将胎鼠中脑腹侧多巴胺能神经元组织移植到帕金森病大鼠模型尾状核内,能使大鼠的异常旋转减少,激发了人们对脑组织移植治疗神经退行性变病症的兴趣。

1982年Backlund进行了自体肾上腺髓质脑内移植治疗2例帕金森病,术后6个月症状改善,它标志着神经组织移植进入了临床实验研究阶段,开创了脑移植治疗帕金森病临床研究的先例。尤其是近年来,现代分子生物学和基因治疗学的发展,使神经组织移植富于新的内容,转基因细胞脑内移植的研究越来越受到重视。

神经组织移植治疗帕金森病成功的关键取决于移植多巴胺能神经元细胞存活的数量,尤其与TH细胞数目密切相关,多巴胺神经功能的恢复,患者的临床症状才能改善。通过提高成活率和降低排斥反应,使宿主脑内多巴胺水平和神经营养因子的水平提高,成为神经组织移植治疗帕金森病研究的热点和趋势。同时由于胎儿脑组织移植受到伦理道德和供体来源的问题,因此,人们正试图进行基因工程化的细胞或永生化的胚胎中脑细胞系以及神经干细胞作为神经组织移植治疗PD的供体来源。

(四)伽玛刀治疗帕金森病

γ刀治疗PD是一种方法。通过立体定向放射外科原理,进行靶点毁损,达到治疗目的。1991年,Lindquist等首先报道应用γ刀治疗2例PD病人,经过1～4年随访,震颤均有改善,引起世界神经外科医师广泛重视,以后相继有较多学者报道。

目前立体定向放射外科治疗帕金森病仍属探索和经验积累阶段。某医院治疗帕金森病12例,其中震颤为主型11例,强直为主型1例。随访10例,随访10～18个月,平均15个月,9例震颤有不同程度减轻,6例强直有缓解。放射后脑水肿为其并发症,脑水肿引起严重症状和体征,适当应用脱水剂,随时间延长症状会消失。

(五)深部脑刺激术治疗帕金森病(DBS)

法国的Benabid于1987年开始应用丘脑腹外侧核刺激来治疗震颤,这项技术在近10年已逐渐发展并得到了普遍应用。

目前DBS治疗帕金森病的生理基础亦不清楚,人们提出了多种的解释。DBS刺激Vim核,减轻震颤,可能通过受刺激部位失活发挥作用,而这种失活又是通过一种去极化阻滞机制而发挥效应。刺激Gpi引起PD运动症状改善,可能是Gpi输出减少引起,这种输出减少也是通过去极化阻滞直接抑制神经元活动产生。刺激STN治疗PD,可能电刺激直接使STN失活,或改变Gpi的神经元活动来激活STN,阻滞其传导。真正机理尚不清楚。

应用慢性丘脑刺激治疗帕金森病,目前多数学者以丘脑腹外侧核中Vim核团或Gpi核团、STN核团为靶点。术前准备,适应证、禁忌证以及手术步骤,除了固定向毁损术外,下列情况也属于禁忌证:已使用心脏起搏器的病人;有免疫缺陷的病人;病人情绪易紧张或不愿接受此方法者,年龄方面没有严格的限制。

脑深部电刺激为帕金森病或其他运动障碍性疾病提供了一种新的治疗手段,它具有可逆性和可调性特点,大大地提高了治疗的安全性,减少了副作用的发生。为了进一步对其机制了解和研究,找出合适的刺激参数和电极位置,进一步改善治疗效果,扩大治疗的范围,我们还有很多工作要继续进行。今后对DBS刺激位置是Vim,还是Gpi、STN,随着病例积累,会有满意答复。由于此套刺激器价格昂贵,电池寿命有限等,在我国目前尚难以普遍推广。

（六）帕金森病的转基因治疗

随着分子克隆和基因重组技术的发展,帕金森病实验动物模型的建立,使导入目的基因治疗帕金森病成为可能。近年来基因治疗研究的不断深入,在目的基因的选择、靶细胞的确定,载体和转染途径的选择上向安全、高效的方向发展,基因治疗帕金森病实验研究有了较快的进展,为临床治疗奠定了基础。

帕金森病基因治疗进入临床实验阶段尚未成熟,而对这样一种全新的治疗手段来说,临床实验的经验对技术的发展成熟是十分必要的。由于帕金森病黑质退行性变的真正原因和发病机理目前仍不清楚,一般认为是遗传易感性与环境因素共同作用的结果,帕金森病的致病基因分离至今仍未成功,目前进行 PD 基因治疗只能是根据发病机制中的某些外围因素确定目的基因,主要是一些与多巴胺合成有关的酶基因。因而不可能进行真正意义上的基因治疗,其治疗效果必然会受到一定影响。

由于分子生物学技术的突飞猛进的发展,加上帕金森病病理改变的特殊性,从基因角度来纠正该病的病理、生化异常,帕金森病的基因治疗将极具潜力,但必须深入研究帕金森病的致病基因,转基因载体需进一步的改进,努力寻找理想的靶细胞,可以深信基因治疗将是 PD 治疗的一种有效的途径。

（王丽丽）

第三节　面肌痉挛

一、流行病学

面肌痉挛,严格地应称为半面痉挛(HFS),系一侧面神经支配的面部表情肌发作性、反复、不自主的抽动,是一种由多种病因造成的面神经过度兴奋,功能亢进的脑神经根疾病。该病虽无疼痛和危及生命之虞,但不自主的面容可严重妨碍患者的社交生活和心理健康,甚至对一些年轻患者的婚姻、就业等方面均带来不利影响。症状严重者面肌痉挛的强直发作可使面部变形,患侧眼裂变小呈裂隙状,甚至间隙性或完全闭合,不仅影响美观,还影响视力,导致阅读、行走不便及驾车困难等功能障碍。面肌痉挛非手术治疗应用卡马西平、苯妥英钠等鲜有显效。反复肉毒素注射不仅疗效难以持久,且可导致面部表情肌麻痹。易复发且不能根治。患者往往辗转求医,病程迁延,身心备受煎熬。颅后窝微血管减压(MVD)手术从解决病因入手,是目前唯一能够根治该病的方法。近五十年来,Jannetta 教授倡导治疗面肌痉挛这一类药物难治性顽症的 MVD 手术技术逐渐得到推广普及,为饱受病痛折磨的患者带来福音。国内各大医院开展 MVD 治疗面肌痉挛已相当普遍,年手术量已达数千例。

据国外有关流行病学调查,面肌痉挛的患病率在西方国家低于三叉神经痛,约为 21.9/10 万。其中女性患病率多于男性,左侧多见。然而,在亚洲,如中国和日本,面肌痉挛的患病率并不低于三叉神经痛。

二、病因、病理生理和发病机制

有关面肌痉挛的病因研究,Schultze 最早在 1875 年就曾报道过 1 例生前患有面肌痉挛的尸检结果,发现颅后窝面神经部位存在椎动脉动脉瘤压迫。1947 年,Campbell 等报道 2 例异常扩张的椎-基底动脉压迫面神经根部造成面肌痉挛的病例。Dandy 和 Cushing 都曾发现颅后窝肿瘤压迫面神经可导致面肌痉挛。1962 年,Gardner 等在对面肌痉挛患者的颅后窝手术中进一步观察到这类病人的面神经根出脑区(REZ)附近存在血管、肿瘤或动脉瘤的压迫，并认识到这种病理生理状态是可逆的，解除这些压迫因素后症状即可缓解。由于早期的颅后窝手术缺乏良好的深部照明和放大，手术死亡率和致残率都很高。直到 20 世纪 60 年代后期，随着手术显微镜的出现及显微外科技术的发展，Jannetta 应用现代显微神经外科手术技术治疗面肌痉挛，采用非破坏性手术方法，对大量病例进行了手术，发现几乎所有病例都存在面神经微血管压迫。1977 年，Jannetta 报道的成功经验，确立了 MVD 手术在功能神经外科中的重要地位，开创了微血管减压手术治疗面肌痉挛等一类脑神经过度兴奋功能失常综合征的新纪元。我国从 20 世纪 80 年代后期发表了面肌痉挛微血管减压手术治疗的大宗病例报道，疗效接近国际先进水平。

（一）病因

面肌痉挛病因包括原发性和继发性两大类。所谓原发性面肌痉挛是指常规 CT、MRI 检查排除肿瘤等明显继发性原因的症状性面肌痉挛。原发性面肌痉挛绝大多数由微血管压迫引起。系由面神经根出脑干区（REZ）受搏动性血管即责任血管长期慢性刺激压迫，造成局部脱髓鞘，神经纤维接触传导、神经冲动"短路"，面神经过度兴奋所致。继发性病因在面肌痉挛中仅占 1% ～ 2%。主要由颅后窝小脑脑桥角肿瘤，如上皮样囊肿、脑膜瘤、听神经瘤、脂肪瘤、蛛网膜囊肿等或脑血管病变，蛛网膜炎症，甚至多发性硬化引起。颅后窝畸形如颅底陷入、Chiari 畸形等造成颅后窝容积狭小，血管神经接触机会增多，也能诱发面肌痉挛。Barker 等报道 703 例面肌痉挛手术中发现颅后窝肿瘤及血管病变 7 例，占 1%。

（二）病理生理和发病机制

脑神经自脑干发出后数毫米区域内存在生理性髓鞘薄弱部位。解剖上位于脑神经近端中枢性少突胶质细胞髓鞘与远端周围性神经膜细胞髓鞘的移行区或称 Obersteiner-Redlishzone，即临床上所指的脑神经根进出脑干区（REZ）。面神经的 REZ 位神经根部，距脑干发出约 0.8mm 处。

Jannetta 等认为，随着年龄的增长，颅内动脉的硬化伸长，脑组织下沉，使得脑神经与邻近血管神经接触增多。也有学者发现面肌痉挛患者颅后窝容积明显小于正常人。颅后窝"拥挤"客观上造成血管神经接触机会增加，是症状产生的解剖学基础之一。血管的压迫刺激使脑神经特别是在髓鞘原本薄弱的 REZ 进一步发生脱髓鞘，通过某种机制引发相应症状，以运动为主的面神经出现面肌痉挛；感觉神经为主的三叉神经分布区则出现阵发性疼痛。

有关脑神经过度兴奋功能失常的综合征的发病机制尚未充分明了。目前主要有"中枢说"和"周围说"两种不同的假设，分别介绍如下。

1.周围性轴突短路学说 1962 年 Gardner 首先提出的该学说，认为面肌痉挛、三叉神经痛、舌咽神经痛等的发病主要由相应脑神经出入脑干部位有血管（动脉）、罕见有肿瘤等病因的持续机械压迫刺激所引起。压迫部位神经纤维局部脱髓鞘，造成相邻轴突之间神经元接触传导。由于原本髓鞘解剖结构薄弱，随着年龄增长，髓鞘减少，加之压迫血管等病因持续搏动性刺激，使传入、传出轴突间动作电位发生短路，造成相应脑神经的过度兴奋功能失常。

2.中枢性神经核兴奋性"点燃"说 Moller 等认为，面肌痉挛的症状与面神经运动核的异常兴奋有关。神经根的慢性刺激可导致神经核的过度兴奋。动物实验中也发现，持续地电化学刺激扁桃核能诱发痉挛发作。以微小的传入刺激转化为兴奋性传出，这种现象称为"点燃"。面神经 REZ 血管压迫的刺激可导致神经轴突间的假突触形成，冲动不仅可以是顺行性传导的亦可是逆行性传导的，使面神经核兴奋性增高，兴奋阈下降以至于诱发神经核的兴奋性冲动。面神经运动核的兴奋易通过皮质脑干束受到中枢皮质活动的影响。这就可以解释为什么有些面肌痉挛患者的症状在情绪紧张、焦虑和疲劳时往往会加重。

面神经根部 REZ 区存在微血管压迫而导致面肌痉挛。这一点已在 MVD 术中绝大多数得到了证实。但人们有时在某些探查手术中也发现，脑神经根部明显存在微血管压迫而并无相应临床症状。Sunderland

在一组随机 210 例尸解中也发现后循环血管与第 Ⅶ、第 Ⅷ 对脑神经有不同程度接触的发生率高达 64%。为何动眼神经、滑车神经、展神经和舌下神经亦可存在血管压迫而不产生相应症状? 此外,相邻神经或同一神经的不同成分对血管压迫的敏感性亦存在差异。如小脑上动脉同时压迫三叉神经的感觉根和运动根,但很少看到有三叉神经运动根支配的咬肌痉挛。这些都提示中枢性发病机制也可能起重要作用。最近笔者应用静息态功能磁共振成像(r-fMRI)技术,来研究面肌痉挛(HFS)患者静息状态下自发性脑功能活动的改变。通过对 30 例首发、未经外科治疗的 HFS 患者(HFS 组)和 33 例年龄、性别及受教育程度相匹配的健康志愿者(HC 组)进行血氧水平依赖的功能磁共振(BOLD-fMRI)扫描检查,采用局部一致性(ReHo)方法分析两组间自发性脑功能活动的差异。结果发现与 HC 组相比,HFS 组患者 ReHo 值增高的脑区包括脑桥、小脑后叶和中央前回运动区,上述脑区主要参与激活面肌运动;ReHo 值降低的脑区包括运动辅助区、颞上回、楔前叶、额中回和扣带回,其主要参与抑制眨眼、面肌运动,影响感情认知的形成和调控。提示静息状态下 HFS 患者存在面神经核及其核上运动神经元的异常兴奋,而对面肌活动起抑制作用并影响患者感情认知的脑区存在功能弱化,上述改变均可能参与 HFS 的发生机制。

三、临床表现

面肌痉挛一般中年好发,女性多见,罕有儿童患者。故年轻起病的面肌痉挛患者要高度警惕颅内肿瘤性病因的可能性。面肌痉挛绝大部分为单侧性,双侧性极为罕见,通常小于 1‰。诊断双侧面肌痉挛时一定要慎重。临床上常易将眼睑痉挛或部分 Meige 综合征作为双侧面肌痉挛来手术,基本不能达到预期疗效。面肌痉挛左侧好发。左右之比约为 3:2。这与国人左侧为椎动脉优势侧的解剖特点有关。面肌痉挛症状往往隐匿、缓慢、进行性发展。初起往往始自眼轮匝肌(主要下眼睑)、后发展至一侧面部表情肌甚至包括一侧颈阔肌的不自主发作性抽动。严重强直痉挛可致面部变形,患侧眼裂不易睁开,伴流泪等症状。痉挛涉及镫骨肌可伴低调耳鸣。患者常诉精神紧张或疲劳时会令症状加重。少部分患者甚至夜间睡眠中抽搐仍不停止。面肌痉挛发病后无自动缓解趋势,神经系统检查除患侧面肌轻瘫外一般无其他阳性体征。个别患者可并发膝状神经痛,表现为耳面部发作性疼痛,常不伴扳机点,系面神经的感觉支中间神经受累所致。

四、诊断及临床分期

1. 诊断　主要根据病史及典型临床表现,一般容易做出诊断。神经系统检查除面部肌肉阵发性的抽搐外,无其他阳性体征。少数病人于病程晚期可伴有患侧面肌轻度瘫痪。

2. 临床分期　按照 Cohen&Albert 等制订的痉挛强度分级,可以分为 0～4 级。

(1)0 级:无痉挛。

(2)1 级:外部刺激引起瞬目增多或面肌轻度颤动。

(3)2 级:眼睑、面肌自发轻微颤动,无功能障碍。

(4)3 级:痉挛明显,有轻微功能障碍。

(5)4 级:严重痉挛和功能障碍,如病人因不能持续睁眼而无法看书,独自行走困难。

五、鉴别诊断

面肌痉挛的鉴别诊断对后续治疗的策略和措施影响较大。误诊后采取 MVD 治疗不仅不能取得预想效果,还可能带来各种并发症,徒增患者的痛苦,应避免。

1.眼睑痉挛 多双侧性,痉挛局限于双眼轮匝肌、伴视力障碍,原因不明。可采用药物或肉毒素注射治疗。

2.Meige 综合征 系一种面部的肌张力障碍,由法国学者 Henry Meige 于 1910 年首先描述而得名。主要表现为双睑痉挛。多伴口面部、舌及下颌的不自主动作,呈挤眉弄眼貌。有时可伴咽喉部不自主的爆破音。一般中老年女性患者多见。目前尚缺乏确切有效的治疗方法。

3.Bell 面瘫后遗症 面神经炎损伤后期周围面神经再生,兴奋性不同造成患侧轻微面肌抽动,在闭眼时常可见面肌抽搐的异常连带运动。仔细询问有无周围性面瘫病史及电生理检查可资鉴别。体检可见这类患者面抽幅度较小,而有明显的面瘫后遗表现,如患侧抬眉动作差,额缝浅,露齿动作时患侧眼裂变小,鼻唇沟不对称等。

4.其他 全身不随意运动如舞蹈症及手足徐动症等表现的一部分,均伴有四肢的不自主运动。

六、辅助检查

(一)面肌肌电图检查

面肌痉挛患者肌电图检查可见高幅 F 波和异常肌反应(AMR)波。如刺激面神经的下颌缘支可诱发眼轮匝肌的肌电位。此类波的出现与传入冲动在面神经纤维出脑区血管压迫处形成假突触,传出兴奋向面神经颞支逆向传导旁扩散有关。MVD 术中电生理监测可发现当面神经被准确减压后,此种面肌 AMR 波消失。这种特征性肌电图表现可与其他面部运动异常做鉴别。

(二)CT 及普通 MRI 检查

通常只用来排除颅内占位等继发性病因,对脑神经的微血管压迫病因诊断则不能明确。

(三)面神经磁共振断层血管成像(MRTA)检查

磁共振断层血管成像(MRTA)技术是近年来开发的一种能显示脑神经和血管关系的新型影像学检查方法。该成像方法运用三维时飞效应磁共振血管造影(3D-TOF-MRA)技术,增加了血流和静态组织间的对比度,不仅可以将扫描层厚降低至亚毫米,而且能够同时清晰显示脑神经和血管,提高了脑神经疾病血管压迫神经的阳性率诊断。只要大于 1mm 的责任血管都能成像,即使是小于 1mm 的血管只要选择合理的参数,延长扫描时间,也能实现成像。在 MRTA 图像上,动脉血管呈高信号、脑实质和脑神经为等信号、脑脊液为低信号,脑实质、血管与脑神经等信号彼此之间形成理想的对比,因此较其他影像学方法更能清晰且同时显示面神经和责任血管,并且无须注射造影剂,属于无创检查方法。一般需采用 1.5 Tesla 磁共振机。应用 GE 公司的三维稳态毁损梯度回返采集序列(3D-SPGR)或西门子公司的三维快速稳态进动序列(3D-FISP)。扫描参数为视野(FOV)22cm、重复时间(TR)14~33ms、回波时间(TE)4.4~7ms、翻转角度 10°~20°、层厚 1.0mm,以最大限度地减少部分容积效应,显示细小血管。由于责任血管走向不尽相同,除了横断位扫描外,还须加行左、右斜矢状位和冠状位扫描共 4 个序列。先在 T_1 加权正中矢状位做一沿脑桥背侧的直线,然后做一与该直线成 105°的经桥延沟的直线为扫描基线,做横断位扫描,高度包括整个脑桥。在 T_1 加权横断位上,分别做与左、右面神经走向平行(桥延沟至内耳孔)的直线,以该直线为扫描基线分别行左、右斜矢状位扫描,通常该线与脑桥正中线成 60°~75°。在 T_1 加权正中矢状位,以与脑桥背侧直线相平行的直线为扫描基线,做冠状位扫描。整个扫描时间约 15min。由于采用了特殊的左、右斜矢状位,使扫描平面与面神经的走向一致,能显示面神经颅内段的全长,有利于发现一些上下走向的责任血管。在横断位上,上下走向的血管仅能显示其横断面,表现为细小的点状高信号,而斜矢状位扫描则较易显示责任血管的走向,特别是它与面神经的关系。在上述几种扫描平面中,横断位微血管压迫检出率最高,其次为斜矢状位,而冠状位仅能显示部分面神经。对面神经根部周围压迫血管的点状或条索状高信号血管影可通过最大密度投影(MIP)技术实现血管成像来了解责任血管的来源与行径。

Jespersen 报道一组面肌痉挛和正常对照者的 MRTA 检查结果。经双盲读片,发现面肌痉挛患侧微血管压迫的阳性率达 85%,而正常对照组阳性率仅为 7%。

某医院一组 336 例面肌痉挛 MRTA 诊断经验,患侧神经根部微血管压迫阳性率为 83%,手术符合率 98%。MRTA 检查是目前脑神经病变病因诊断的最佳方法。不仅有助于术前了解压迫责任血管的来源与走向,术后 MRTA 复查了解神经血管减压情况对于疗效的预测更有指导作用。

七、治疗

(一)内科治疗

面肌痉挛至今尚无特效药物治疗方法。一般轻症(Cohen I～II 级)或发病初期可试用巴氯芬、卡马西平(得理多)等。针灸和理疗无确定疗效。

A 型肉毒素(BTA)是一种嗜神经毒素,它主要抑制神经末梢突触前膜乙酰胆碱的释放,使神经冲动不能下达到肌肉,产生局部去神经现象导致肌肉麻痹。一般在痉挛部位小剂量、多点注射。一次总量 12.5～75U;1 个月内重复注射总量不超过 200U。BTA 注射后疗效一般仅维持数月,需重复注射。由于 BTA 是大分子生物活性物质(分子量约 15 万),具有抗原性,可产生过敏反应,多次注射后疗效下降。其不良反应包括眼睑下垂、复视,反复注射 A 型肉毒素后常遗留患侧眼睑闭合力弱,口角下垂,鼻唇沟变浅及面部活动僵硬等体征。

(二)外科治疗

1.周围面神经部分毁损手术　有学者采用乳突后茎乳孔处面神经干的结扎或部分切断术来治疗面肌痉挛。由于这些手术都以面神经的损伤为代价,不仅症状缓解不能持久,且易造成面瘫,目前一般都不采用。

2.颅后窝微血管减压术(MVD)　自从 Jannetta 报道应用显微血管神经减压成功治疗面肌痉挛的经验以来,全世界已积累了数万例的病例,其中不乏数千例的大宗手术病例报道。如美国的 Jannetta、Fukushima 和日本大阪的 Kondo 等。MVD 手术效果之理想、根治率之高已远远超过其他内科疗法,被一些专家推崇为治疗面肌痉挛的首选方法。在国内,近 30 年来 MVD 手术已在各地得到普及。MVD 治疗属功能神经外科手术,它与脑外伤和脑瘤手术的不同之处在于 MVD 手术对象一般不存在生命危险。MVD 是一种微创手术,但患者仍需承担从全身麻醉到开颅手术的各种风险。面肌痉挛患者通常都经过了较长时间的非手术治疗,对手术期望值很高。只有达到满意的治愈率和极低的并发症才能为患者所接受,才能显示出 MVD 较其他治疗方法的优越性。为此,术者必须具备丰富的小脑脑桥角解剖知识和娴熟的显微外科手术技巧,才能稳妥地开展这种手术。

(1)手术病人的选择:神经外科医生在决定采用 MVD 手术治疗面肌痉挛前必须明确回答下述 3 个问题:①诊断是否准确? 是否已排除其他症状类似的病变? 症状是否达到需要手术治疗的程度? ②是否存在微血管压迫? ③患者能否耐受手术? 术前应仔细了解患者用药情况。服用阿司匹林者术前要停药 1 周。检查应包括常规心肺肝肾功能及血液学检查,了解全身情况能否耐受全身麻醉。一般高龄并非手术禁忌,有学者经治患者最高年龄 80 岁,并无不良反应。高龄者由于脑萎缩存在,脑池较宽大,放出脑脊液后小脑退缩良好,手术空间较大,操作相对较易。术前应了解患者听力状况,特别注意症状对侧是否存在听力的减退,以免术后一旦发生并发症后导致失聪。必要时可行听力测定、BAEP等。操作时更需慎重,在电生理监护下或能警示可能发生的听力损害。术前CT或MRI检查可排除明显占位性病变、脑血管畸形或后循环动脉瘤,特别需注意患侧桥延区情况。一般无须常规行MRA及DSA检查。MR-TA检查能清晰显示面神经与责任血管的关系,具有很高的阳性符合率,有助于面肌痉挛患者的术前病因诊断和筛选及指导术中对责任血管的辨认。但MRTA阴性亦非MVD手术的反指征。可能压迫责任血管较细或存在静脉压迫而MRTA未能显示之故。

(2)手术方法:术前仅需患侧耳后局部剃发。全部病例采用静脉复合＋口插全身麻醉,成功后改健侧卧位。颈面部前屈下垂,使乳突部处于平面最高位。耳后发际内3～5mm处做平行发际的直切口,长约6cm,电刀分层切开肌层达骨膜,乳突旁钻孔扩大骨窗直径约2.5cm。骨窗应尽可能靠小脑底部,外侧缘显露乙状窦后缘。上缘则不必显露横窦下缘。乳突气房打开后应及时骨蜡封闭。弧形切开硬膜做基底平行于乙状窦的硬膜瓣,悬吊。若遇脑组织张力高时切忌过度牵拉小脑组织以免造成挫伤出血,导致恶性循环加重颅高压。此时应有足够耐心,可采用过度通气降低呼气末二氧化碳分压(pet CO$_2$)至30mmHg及静脉快速滴注甘露醇,缓慢释放脑脊液来降低颅压,还应考虑体位是否影响静脉回流。如头位是否恰当、腋下垫及腹部固定是否合适等。必要时可做些调整。一般术前无须腰穿放脑脊液。

待小脑充分塌陷后置手术显微镜,调节物镜工作距离为250～300mm。用录像记录整个显微手术过程,以便日后分析。术中不必使用固定式脑牵开器,完全可以采用少牵拉技术操作。用薄层脑棉片保护小脑皮质,2mm显微吸引器缓慢吸除脑脊液,从颅后窝底面轻抬起小脑,锐性剪开小脑延髓外侧池蛛网膜,沿舌咽迷走神经向下,锐性分离小脑与后组脑神经间隙,显露Luschka孔外方脉络丛组织,取脉络丛下入路,在听神经的腹外侧显露面神经根部;若遇绒球小结叶发达,阻挡操作视野时则应切除此部分小脑组织,以避免过度牵拉造成小脑挫伤。仔细观察压迫面神经根部的血管襻,若抬起此血管襻见脑干面神经根部存在明显血管压迹则可确认此为责任血管无误。松解与神经、血管的粘连的蛛网膜小梁,确认血管与面神经根部之间充分游离后插入合适大小的Teflon垫片即可。注意垫片位置不与面神经根REZ接触,后期垫片与神经REZ粘连是造成复发的主要原因之一。手术腔内灌满灭菌生理盐水排出空气,严密缝合硬膜以防脑脊液漏。整个手术需2～3h。术后常规应用激素及Luminal肌内注射3d,以减轻粘连,防止气颅癫痫发作。

(3)责任血管来源:责任血管按频度依次来之于小脑前下动脉(AICA)55%,小脑后下动脉(PICA)30%和椎动脉(VA)15%。有时责任血管可呈多襻压迫,根据笔者的经验多襻压迫可占手术例的12%。注意不遗漏所有的压迫血管襻是提高手术成功率的关键。

(4)术中电生理监护的价值:术中面肌肌电图AMR可作为术中有效减压的电生理依据,特别对于复杂型多点压迫和复发病例手术尤具价值。根据一组150例面肌痉挛术中电生理检测的结果发现,存在5%左右的假阳性(减压彻底术后症状消失但术中AMR不消失)、3%的假阴性(术中AMR消失但症状仍未完全消失)及10%左右术中AMR诱导不出的情况。因此,术者的经验积累和熟练技术对于手术疗效的确保更为重要。

八、手术疗效及主要并发症

Lovely总结了21组文献报道的共2095例面肌痉挛微血管减压治疗的疗效及并发症情况。随访1～8年,疗效优秀/良好率为72%～100%,平均85.8%。并发症发生率7.7%～81%。进一步分析可以看出小病例组疗效明显不稳定,并发症高。并发症中有5例死亡,死亡率0.2%,听力丧失5%(99/1984),不同程度面瘫发生率 0%～29%,其中 12 组文献报道均小于 5%。

　　Kondo 报道面肌痉挛早期手术 461 例平均 12.6 年和近期手术 290 例平均 7 年的两组随访结果,满意率分别为 84.2% 和 89%,复发率为 8.9% 和 6.9%,听力障碍发生率分别为 9.1% 和 3.7%。

　　Jannetta 所在的美国匹兹堡大学报道一组 703 例面肌痉挛 782 次 MVD 手术平均 8 年的随访结果,患者术前症状期平均 7 年,术后 84% 症状完全消失,7% 症状缓解。并发症主要有不同程度面瘫 7.4%,听力障碍 3.2%,脑脊液漏、伤口感染等轻度并发症 4.7%。手术死亡 1 例,脑干梗死、小脑出血 0.8%。

　　加藤总结了全日本 23 家医疗机构 4865 例面肌痉挛 MVD 手术的疗效,治愈率为 83.7%,面听神经并发症 4.1%。

　　分析上述资料可以看出,病例少的组别往往手术治愈率较低而并发症较高。这些都提示手术技术的改进及大量手术经验的积累和娴熟的显微外科手术技巧是 MVD 手术能够达到高治愈率、低并发症的重要保证。

九、预后

　　面肌痉挛患者术后大部分立即起效,麻醉苏醒睁眼时即可见到患侧眼裂较术前增大,此乃病因解除后原先紧张的面肌松弛所致,而非面神经挫伤所为,是手术成功疗效确定的第一征兆,亦有少部分病例术后症状完全消失几天后又有症状出现,残留面肌痉挛可持续数周至数月才完全停止,谓之迟发性缓解。如果术后症状较术前在频度和幅度上都没有减轻,则多提示手术失败。通常与术者经验不足、减压不到位或血管神经解剖复杂变异妨碍有效减压有关。

　　Shin 报道 226 例面肌痉挛 MVD 术后随访,83% 获得优良效果。其中术后立刻起效仅 62.6%,1 周后达 74.8%,3 个月后达 82.7%。手术疗效优良延迟率达 37.4%。也有报道术后立刻获得优良疗效达 88%。Illingworth 曾报道面肌痉挛 MVD 术后至迟 7 个月症状才完全停止的病例。这类现象的发生可能与血管神经间填入物位置不佳、质地较硬或减压不够充分有关。对于这类延迟缓解的病例 MRTA 检查为手术减压是否充分及疗效预测提供了行之有效而又简单的评估方法。Nawashiro 报道 MVD 术后仍有面肌痉挛患者围术期 MRTA 图像比较,见术后 REZ 区责任血管与神经完全隔开,而患者面肌痉挛迟至术后 2 个月才完全消失,避免了手术失败需再次探查的判断。因此,一般术后症状持续不缓解至少半年以上方可考虑再次手术。

　　复发率:面肌痉挛术后 10 年复发率为 5%～8%。复发大多发生在术后 2 年内。引起复发的原因很多,常见有置入物的移位或滑脱、置入物形成肉芽肿压迫面神经、新生血管压迫或神经发生永久性脱髓鞘病变等。MRTA 检查可了解 MVD 术后脑神经、脑干及周围血管解剖改变,有助于了解复发原因,帮助决定是否再手术。根据我们的经验再手术可取得初次手术相仿的疗效,但轻度面瘫(H&B Ⅱ级)和听力影响的并发症略高于初次手术。

(王丽丽)

第四节　三叉神经痛

一、三叉神经痛总论

(一)定义

脑神经共有 12 对,三叉神经是第五对脑神经,它支配同侧面部的感觉和咀嚼运动,三叉神经由眼支(第一支)、上颌支(第二支)和下颌支(第三支)汇合而成,分别支配眼裂以上、眼裂和口裂之间、口裂以下的感觉和咀嚼肌收缩。三叉神经损害后可出现面部感觉和咀嚼运动的障碍。

三叉神经痛是在面部三叉神经分布区内短暂的、反复发作的阵发性剧痛,又称痛性抽搐。三叉神经痛从病因学的角度可分为原发性三叉神经痛和症状性三叉神经痛两类。

原发性三叉神经痛多发生于成年及老年人,发病率 1.8‰,70%～80%病例发生于 40 岁以上,高峰年龄为 50 岁组,女性略多于男性,大多为单侧,右侧多于左侧,5%以下为双侧。疼痛多由一侧上颌支或下颌支开始,逐渐扩散到两支,甚至三支均受累。

(二)病因与机制

原发性三叉神经痛病因尚无一致意见,但近年来对三叉神经痛的病因认识大致归纳为中枢性与周围性两种学说:

1.中枢性病因学说认为,三叉神经痛的阵发性提示一种感觉性癫痫样的放电,放电部位可能在三叉神经脊束核内或中枢其他部位。三叉神经痛的突然发作、持续时间短暂、有扳机点、抗癫痫治疗有效、加之在疼痛发作时中脑处记录到局灶性癫痫样放电均支持中枢性病因学说。但此学说难以解释临床所见的许多现象。

2.周围性病因学说认为,在半月节到桥脑之间的后根部分,有以下病变:①机械性压迫或牵拉三叉神经根,主要是临近的血管压迫三叉神经根;②动脉硬化引起三叉神经的供血不足;③多发性硬化或自发性脱髓鞘疾病;④家族性三叉神经痛。多数临床资料表明血管压迫三叉神经根是原发性三叉神经痛的主要病因。血管压迫学说认为,血管压迫与三叉神经痛之间有肯定的关系,有或无三叉神经痛的同龄人血管接触有质和量的区别。所谓压迫指血管在神经根上形成压迹或引起神经根扭曲变形。三叉神经痛、面肌痉挛和舌咽神经痛是由于相应的颅神经在根部受到血管搏动性压迫所致,该区对搏动性和跨过性压迫特别敏感,而该区以外的周围神经轴突因有雪旺氏细胞包裹不会发生微血管压迫,动脉粥样硬化性动脉延长会加重这个过程。血管对神经根的压迫,使神经纤维挤压在一起,继而使之发生脱髓鞘变,从而引起相邻神经纤维之间伪突触形成,即发生"短路"。轻微的触觉刺激即可形成一系列的冲动通过"短路"传入中枢,而中枢的传出冲动也可通过"短路"而成为传入冲动,如此很快达到一定的"总和",而引起一阵剧烈的疼痛,直至参与此过程的神经元疲惫为止,经过长短不一的间歇期后,又重复上述过程。

(三)临床表现

1.发作情况　①疼痛发作前常无预兆,为骤然发生的闪电样、短暂而剧烈的疼痛。病人常描述为电灼样,针刺样,刀割样或撕裂样的剧烈跳痛。发作时病人常以手掌或毛巾紧按患侧面部或用力擦面部以期减轻疼痛。有在发作时不断作咀嚼动作,严重者常伴有面部肌肉呈反射性抽搐,口角牵向一侧,又称为"痛性抽搐",有时伴有面部发红,皮肤温度增高,结膜充血,流泪,唾液分泌增多,鼻黏膜充血,流涕等症状,有的病人甚至在床上打滚。②每次发作时间可由数秒钟到1～2分钟后骤然停止,间歇期间犹如常人,少数可仍有烧灼感;一般夜间发作较轻或停止,但严重者亦可通宵频繁发作不能入眠或睡后痛醒。③大多逐渐加重,疼痛发作次数渐频繁,甚至数分钟发作一次,以致终日不止。④病程可周期性发作,每次发作期可持续数周或数月,缓解期可由数天或数年不定。发作周期似与气候有关,春季与冬季较易发病。

2.扳机点及其诱因　在病侧三叉神经分布区某处,如上、下唇,鼻翼,口角,门齿,犬齿,齿根,颊,舌等,特别敏感,稍加触动即可引起疼痛发作,这些敏感区称为"扳机点"。三叉神经第三支诱发疼痛发作多因下颌动作及冷热水刺激下犬牙处所致,而直接刺激皮肤扳机点诱发疼痛发作者较少;诱发第二支疼痛发作则多因刺激皮肤扳机点所致。

3.体征　神经系统检查正常,作过封闭治疗者可有面部感觉减退,神经系统检查的目的是除外继发性三叉神经痛。

(四)三叉神经痛的诊断和鉴别诊断

依据疼痛的部位和性质,无其他神经系统症状和体征,三叉神经痛的诊断一般不难。一般认为,三叉神经痛的确定诊断应具备下述4个特征:①有无痛间隙的发作性疼痛;②无明确的神经系统阳性体征;③有扳机点;④疼痛严格限制在三叉神经支配区域。

三叉神经痛需要与继发性三叉神经痛和下列常见疾病进行鉴别:

继发性三叉神经痛常表现为三叉神经麻痹并持续性疼痛,常合并其他脑神经麻痹,可由多发性硬化、延髓空洞症和颅底肿瘤所致。做头部CT和MRI可做出鉴别。三叉神经痛经常误诊为牙痛,有的患者拔牙后仍痛才确诊。一般牙痛呈持续性钝痛,多局限在牙龈部,进冷热食物可加重,局部和放射线检查有助鉴别。非典型面痛多发生于忧郁和神经质的病人,疼痛模糊不定,通常为两侧,情绪是唯一加重的因素,面部无扳机点。鼻窦炎为局部持续性钝痛,局部有压痛,可有发热、白细胞增多、流脓涕等炎症表现,鼻腔检查和X线摄片可确诊。

(五)三叉神经痛的治疗

继发性三叉神经痛应针对病因治疗,原发性三叉神经痛的治疗分保守治疗和手术治疗。三叉神经痛的治疗应该向颅内动脉瘤、肿瘤或癫痫等疾患一样由一个特殊治疗群体组成,包括药物治疗、封闭治疗及经皮选择性半月神经节射频电凝术、三叉神经感觉根切断术、三叉神经微血管减压术等一系列的手术治疗措施。在这一系列治疗措施中,每种方法均有一定的适应证,绝大多数三叉神经痛病人的预后良好。

二、三叉神经痛的外科治疗

原发性三叉神经痛首选药物卡马西平,开始0.1克,每日两次,以后每天增加0.1克,直到疼痛停止。后再逐渐减少,找出最小有效量维持,一般为0.6～0.8克/天,约70%的患者有效。如用大剂量72小时无效即不必再试。卡马西平的副作用有头晕、嗜睡、口干、恶心、皮疹、再生障碍性贫血、肝功能损害、智力和体力的衰弱等,必须注意观察,每1～2月复查肝功和血常规。偶有皮疹、肝功能损害和白细胞减少,需停药。也可按医生建议单独或联合使用苯妥英纳、氯硝西泮、力奥来素、野木瓜等治疗。如各种药物治疗无效,可行三叉神经局部封闭术。

三叉神经封闭是注药于神经分支或半月节上,阻断其传导,导致面部感觉丧失,获得一段时间的止痛效果。注射药物有酒精、热水、酚等。封闭术的止痛效果往往不够满意,远期疗效较差,还有可能引起角膜溃疡、失明、颅神经损害、动脉损伤等并发症,且对三叉神经第一支疼痛不适用。但对全身状况差不能耐受手术的患者、鉴别诊断以及为手术创造条件的过渡性治疗仍有一定的价值。

　　绝大多数病人经过上述正规的治疗,多可获得满意疗效。但也有不少患者,经药物与封闭技术治疗无效,长期反复发作,可以考虑适当的手术治疗。兹介绍目前临床上行之有效的几种术式如下:

(一)经皮选择性半月神经节射频热凝术

　　1.**热凝机理**　三叉神经根热凝损毁理论是基于 Letcher 和 Goldring 的实验研究发现。他们发现,传导痛觉的 A-delta 类及 C 类神经纤维的复合动作电位在较低温度下能够比传导触觉的 A-Alpha 和 A-Beta 类神经纤维易受到阻止。这些生理学发现表明温度依赖的选择性损毁 A-delta 类及 C 类纤维可以成为现实。虽然某些组织学研究发现在热凝损毁后,所有神经纤维均受到无选择的损毁,然而临床观察并不支持这些实验研究,在人类作三叉神经射频损毁后可以选择性地保留触觉。进一步的实验研究表明低电流的射频损毁具有可塑性。所有神经纤维均受到无选择的损毁,然而临床观察并不支持这些实验研究,在人类作三叉神经射频损毁后可以选择性地保留触觉。进一步的实验研究表明低电流低温度的射频损毁具有可塑性。

　　三叉神经的电凝治疗技术起源于 1932 年,由 Kirschner 医生所创立。虽然早期报道取得令人可信的结果,但是直到 White 和 Sweet 医生作了如下技术改进后,才逐渐为人们接受。①使用短效麻醉剂,保持病人清醒进行感觉测试;②电刺激精确定位;③可靠的射频电流作损毁;④温度控制作精确的损毁。Van Loveren 及其同行进一步改善技术,发明弯曲电极,保证精确选择性损毁三叉神经感觉根。今天,经皮治疗三叉神经射频热凝损毁术依然为治疗初始及复发的三叉神经痛最有效的方法。

　　2.**病人选择**　所有三叉神经痛病人初期治疗选择药物治疗,卡马西平为第一选择。约 75% 的病人药物治疗不能获得长期的缓解,主要因素为疼痛复发或药物毒副作用,是手术治疗的适应者。当患者需要接受手术治疗时,需要病人及其家庭详细了解可用于控制三叉神经痛的各种手术技术,让病人及其家属作出选择。一般原则是,对于年轻病人,身体状况较好,特别是疼痛分布于眼支或三支均受累者,首先考虑微血管减压术。经皮射频神经根损毁更加适用于年龄大于 65 岁,一般状况较差或已行血管减压术疼痛复发者。

　　3.**外科技术**

　　(1)穿刺:虽然大部分外科医生喜欢在手术室进行三叉神经射频热凝损毁术,但我们更倾向于在神经放射介入治疗室进行。手术前 6 小时禁食水。阿托品 0.4mg 肌注,用于减少操作过程中口腔分泌及其预防心率失常。病人仰卧,头保持中立位。右侧手的医生站立病人的右侧,不论疼痛位于哪侧。21 号腰穿针放置于三角肌区的皮下组织作为参考电极。采用 30～50mg Methohexital 静脉麻醉。以 20 号套管针置入三叉神经经半月神经节后根部分,放置时可以使用引导装置。面部的三个解剖学标志特别重要:①外耳道前 3cm 点;②瞳孔内侧下方点;③口裂侧方 2.5cm 点。前面两个点提示卵圆孔的位置,第 3 个点是针进入皮肤的位置。利用上述解剖标志可以顺利将针置入卵圆孔。为了防止病人不自主咬住手指或电极引导针,在口中放置通气垫。放置针之前,首先静脉使用 Methohexital,将带有手套的示指放在翼状骨下缘,然后将电极刺入卵圆孔内侧,进针方向沿经过耳屏前 3cm 点的冠状面与经过瞳孔内侧面的矢状面交界面前行,如果针进入卵圆孔的后侧方有可能不在三叉神经节硬膜内,如果针太向前,则可能不能到达上颌支及其眼支。针进入卵圆孔的信号是咬肌疼痛或轻微收缩,提示已经接触到下颌感觉与运动纤维。在针电极进一步向前调整之前,拍侧位像证实电极放置的正确位置,避免穿透前上方的眶上裂和后下方向颈静脉孔或颅内其他部位。拔出针时,决定是否穿透颈内动脉。

　　颈内动脉是否被穿透,可以通过二种方法判断:套管内有搏动性血流或监测温度有节律性波动,如果颈内动脉被穿透,应迅速拔出针芯并压迫咽后腔壁,停止操作,让病人休息 24～48 小时,防止出现缺血并发症,如偏瘫及颈动脉海绵窦瘘。如果偏向内侧方,电极有可能穿透破裂孔处的软骨,进而刺破颈内动脉;

如果电极偏向后侧方,可能损害岩骨内的颈动脉入口处;如果电极偏向前内侧有可能损害海绵窦区。

绝大多数病人,套管位于三叉神经池内正确位置时将有 CSF 从针内流出,有 CSF 流出并不能保证针位于正确位置(半月神经节),如果针进入太深,CSF 亦可能从颞下蛛网膜下腔流出。

(2)电极定位:将套管调整并校正,使电极能以每一个毫米向前突出。弯曲的电极尖端是圈状弹簧,能携带热耦、电刺激和损毁探子。当电极完全插入套管后,弯曲的电极头部将有 5mm 超出套管处。电极能被旋转 3600 进行电刺激与产生损毁。

最终放置电极的位置将根据病人对电刺激的反应来确定。方波电流刺激,电压为 100～400mV,50～75Hz,脉宽为 1ms,将产生发作性疼痛,类似三叉神经疼痛。刺激亦可以通过中等热度(<40℃)获得。对既往有颅内神经根切断术或用酒精注射封闭者,需要较高的电压(500～1000mV)。记录三叉神经感觉诱发电的电极已经研制成功,这些技术在证实电极尖端在三叉神经根内的位置更有价值。

当套管到达三叉神经池后,刺激可以诱发下颌区阵发性疼痛。此时侧位 X 线片应显示电极尖是否在斜坡纵切面外面 4～5mm,如果针前行 5mm,电极尖端应该位于斜坡水平,电刺激应诱发第二支分布区的感觉异常。电极尖端不宜超过斜坡纵切面 8mm,因为过深会损伤此区域的外展神经。旋转电极将会刺激神经的不同部分。将电极向头端或内侧旋转,将更好地进入眼支组分,向尾侧或外侧方旋转电极将能更好地接触下颌支纤维。这些操作能提供对感觉根的精确解剖定位,有时针必须向前内侧调整使得电极尖端更加接近后床突靠近眼支,如果在刺激时眼球移动,提示套管太深在海绵窦或邻近脑干,如果电极接触运动根,刺激时将引起咬肌收缩。电极向侧方旋转能预防发生运动麻痹。刺激诱发面肌收缩提示电极位置过深或过低或过高。

(3)损毁形成:损毁的几何形状因电极不同而不一,呈偏心性并沿着电极的曲度分布。电极尖端直径约为 0.5mm。电热耦感应器位于电极尖端,提供 30℃ 至 100℃ 的范围,标准差为 ±2℃。

使用一定量的麻醉剂,最初损毁条件为 60℃ 持续 60 秒。此时通常会产生面部潮红,这有助于确定正在进行热凝损毁的神经根部位的定位。当病人完全清醒后,仔细评价面部感觉。重复损毁不断进行,直至获得满意的效果。一般而言,系列损毁为 90 秒间隔,每次增加 5℃。当获得较为满意的痛觉丧失与减退后,应该仔细观察感觉检查结果,力求保留触觉。一般当部分损毁已产生后,通常不持续观察感觉或重复追加麻醉剂,直接完成损毁亦可行。损毁所伴随的疼痛随温度下降而缓解,电极的弯曲度应该避免接触硬膜,这种接触常为损毁痛的发源地。当瞳孔和其他三叉神经分布区的部分感觉保留时,这种顺序性操作显得特别重要。治疗目的通常是用致密的感觉减退来覆盖这些受累区域。

当期望的感觉丧失已经获得时,应该观察病人 15 分钟以上,确定是否产生了固定性的损害。如果检查结果提示稳定的感觉减退,其分布及程度要通过仔细的感觉测试来确定。咬肌、翼状肌、面肌及眼球肌肉功能亦应记录。病人回到病房观察 4 小时以上,在这一段时间病人应注意对眼部及口腔的护理,解痉剂逐渐减量。

(4)治疗结果:大部分病人可获得满意的疗效。在回顾性研究中,对 154 例病人进行 5 年的分析,95% 的病人通过经皮射频三叉神经损毁术治疗后具有满意的疗效。

(5)副作用:①感觉系统:所有接受热凝损毁获得成功的患者面部均有不同程度的麻木。感觉异常总的发生率为 3%,其中主要表现为间断性的走蚁感、烧灼感或痒感,一般不需要特殊治疗。绝大多数病人能够适应感觉缺失。精神状态越好的病人,感觉障碍发生率愈低。年龄愈大,愈易产生此类并发症。力求保留触觉,当热凝过程中,已不感疼痛时,应停止操作。②眼部症状:约 6% 的病人产生角膜感觉减退。约 2% 病人产生神经源性角膜炎。所有病人早期给予合理的治疗,角膜损害均能有所恢复。使用软的隐型眼镜、仔细的眼部护理及其睑缝术,可以有效地防治永久性的视力损失。短暂的复视,发生率约为 1%。外展神经位于海绵窦侧壁,最易受损,其次为动眼神经及滑车神经。绝大多数复视约持续4个月。这一并发症较多见于第1支分布区的损毁过程中。③运动麻痹:约16%的病人产生运动根支配的肌肉麻痹,运动根存在于神经节的内侧,在刺激时产生咬肌收缩反应时,通过向外侧旋转弯曲电极,进而保护神经根。绝大多数病例,运动缺失是部分的且为暂时的。④单纯带状疱疹:约3%病人会产生单纯带状疱疹病毒损害,对症处理预后较好。⑤三叉神经痛复发:约20%的病人疼痛复发,其中5%疼痛较轻微不需服药,另5%中度疼痛,服用药物可以控制,其余约10%的病人疼痛严重,需要进一步外科手术治疗。疼痛的复发与感觉丧失的程度呈负相关。疼痛复发的病人中60%为较轻度感觉减退,25%的病人为中等感觉减退,15%的病人为感觉丧失。

4.总结　经皮立体定向神经根射频热凝术治疗三叉神经痛的重要地位已经得到许多学者的研究和讨论。最为常见的副作用即为感觉异常。弯头电极比直电极更加定量地接触感觉纤维,因此并发症更少。我们建议在初次治疗过程中损毁以产生三叉神经支配致密的感觉减退为佳。经皮操作技术中,射频提供了最大的治疗余地。与后颅窝开颅探察术相比较,所有经皮操作具有较低的听力丧失、面瘫,及颅内各种并发症的危险。

(二)三叉神经微血管减压术

1.机理　已知大约有85%以上的三叉神经痛病人是由于三叉神经根存在血管压迫所致,据此推测如果用手术方法将压迫神经的血管从三叉神经根部移开,疼痛则会消失,这就是微血管减压术。近年来认为不仅仅是动脉,静脉也可引此搏动性和跨过性压迫和神经扭曲。因为微血管减压术是针对三叉神经痛的主要病因进行治疗,去除血管对神经的压迫后,约90%的患者疼痛可以完全消失,面部感觉完全保留,而达到彻底根治的目的。微血管减压术可以保留三叉神经功能,运用显微外科技术进行手术,减小了手术创伤,很少遗留永久性神经功能障碍,术中手术探查可以发现引起三叉神经痛的少见病因,如影像学未发现的小肿瘤、蛛网膜增厚粘连等,因而成为原发性三叉神经痛的首选手术治疗方法。

2.手术适应证　三叉神经微血管减压术的手术适应证:①经正规药物治疗一段时间后,药物效果不明显或疗效明显减退的患者;②药物过敏或严重副作用不能耐受;③疼痛严重,影响工作、生活和休息者;④其他手术后三叉神经痛复发者。

3.手术技巧　患者全麻插管,侧卧位,头架固定,颈部微弯曲并向同侧旋转。应用头皮电极和麦克风进行脑干听觉诱发电位监测,可防止由于手术不慎导致的听觉损害。在乳突后2cm做长2.5～6cm的切口,平行于发迹,1/3切口超过上项线。身体消瘦、短颈患者可以应用短切口。对长颈、肥胖患者应用长切口是必要的。切口要足够靠外,以防损伤枕大神经。用骨膜剥离器和电烧将肌肉筋膜和骨膜自颅骨剥离。放置自动脑板牵开器,暴露乳突的后内侧。

在后颅凹的外侧最高处进行开颅,通常骨窗直径2.5～3.0cm,暴露横窦远端和与乙状窦的交角,如有必要暴露外侧乳突气房,骨蜡封闭开放的乳突气房。在横窦下切开硬膜,如果上外侧暴露不够,可以咬除更多骨质,获得上外方的暴露很重要。在小脑的外侧上方,寻找岩上静脉,通常呈Y或V形,此静脉也可缺失,锐性分离电烧后切断之。处理岩上静脉后将牵开器放置在小脑翼上,小脑翼经常在桥脑的上外方覆盖三叉神经,剪开静脉前内侧的蛛网膜,暴露三叉神经,滑车神经常位于三叉神经的头侧,二者很容易分开。如果它们位于视野的中央,说明切口太靠近头侧了。三叉神经恰好在岩上静脉的前内侧由Meckel氏腔走向桥脑,这时有必要前后倾斜手术床以便使光线照到三叉神经,切开三叉神经表面蛛网膜小梁。最好在蛛网膜切开之前评价血管与三叉神经的关系。在下面部疼痛患者,小脑上动脉通常垂直走行由下而上绕过桥脑,然后分叉,内外侧分支位于三叉神经入口处的前上部运动本体感觉侧,分支形成血管袢回到脑干和小脑。血管袢在三叉神经和桥脑之间轻轻分离后成水平位。在老年患者尤其病程很长的三叉神经痛患者动脉襻往往很长,必须仔细操作。动脉襻可能与神经联系很紧或者很容易分离。小脑上动脉的桥脑穿通支已经适应了长度的变化,仔细操作不会引起撕裂。在少数情况下,尤其在老年患者动脉襻太长不能安全移动,因此更为适合原位减压。单独的三叉神经第二支疼痛在年轻女性中常见,往往是神经受血管襻压迫,血管襻可能存在于内侧、外侧或 Meckel 腔的远端。血管跨越神经远端可能隐藏在岩骨下方。在三叉神经第一支疼痛患者,可以看到三叉静脉的分支迷走桥静脉-桥脑表面静脉,或小脑前下动脉压迫三叉神经的下外侧。

植入一片或多片 Teflon 棉绕成不同形状,将动脉与神经分离并处于一个新的位置。大的桥静脉和多个血管可以应用同样的方法处理。位于三叉神经主部的桥脑固有的静脉不能被游离和减压,只能被电灼后分离。位置变化是引起疼痛复发的最常见原因。移植物被放置在动脉和静脉之间,在麻醉辅助下做 Valsalva 操作检查移植物是否牢固可靠。

如果是多发硬化导致的三叉神经痛或血管不能被安全移动,可以在靠近脑干侧进行选择性的神经根部分切除。切断处必须在多发硬化斑的近端。应用 45 度显微神经钩刀,很易切断神经根里的白色物质。在蛛网膜下操作可以保留运动本体感觉神经束,这样有可能保留触觉。进行多个 Valsalva 操作,保证止血彻底。移去牵开器关闭硬膜。颅骨成型,分层缝合,敷料包扎。术后保持床头抬高 15 度。通常患者第二天早晨由神经外科 ICU 回病房,术后常规护理同其他开颅术。

微血管减压术治疗三叉神经痛的临床有效率为 90%～98%。影响其疗效的因素很多,其中压迫血管的类型、神经受压的程度及减压方式的不同对其临床治疗和预后的判断有着重要的意义。微血管减压术治疗三叉神经痛也存在 5%～10% 的复发率,不同术者和手术方法的不同差异很大。术中有时找不到肯定的压迫血管,或血管与神经粘连难以分开,或必须牺牲供应桥脑的动脉分支,或神经系由多发性硬化斑或桥脑固有静脉压迫时,则应改行三叉神经感觉根部分切断术。

在开颅手术治疗三叉神经痛的操作中,后颅窝开颅探索三叉神经根作微血管减压或作部分感觉根切断术是最常用的手术方法。微血管减压术通常减轻三叉神经痛,但复发率几乎与经皮操作相同。但由于该手术很少表现出各级障碍,因此对年轻的患者有较好的吸引力。然而,后颅窝探索通常伴随一定的致残率和死亡率。三叉神经痛是一组良性病变,因此对于年龄较大,身体状况较差的患者不宜首选开颅术。当对病人进行微血管减压术时,应该注意的是,大约 15% 的病人不存在确定的三叉神经压迫,此时通常对这些病人进行三叉神经部分切断术,会产生相应的感觉丧失等并发症。微血管减压术与经皮射频三叉神经根性损毁术是治疗三叉神经痛较行之有效的办法。

(三)三叉神经感觉根切断术

三叉神经感觉根切断术为治疗三叉神经痛最经典的外科治疗术式,常有三种入路。每一入路有其相应的适应证。

1.颞下硬膜外入路　有称 Frazier 手术。患侧颧弓上耳前 2cm 斜向上直切口 5～6cm,成骨窗 4cm²,下房达颅底。沿脑膜中动脉分离达棘孔。电凝并切断中动脉。在棘孔前方找到卵圆孔,分离硬膜及下颌神经固有膜,注意保护外侧的岩大浅神经。切开半月神经节,及后根固有膜,吸出脑脊液,便可见半月神经节及后根。后根的下外侧为第 2、3 支感觉纤维,用神经拉钩钩起部分纤维,选择性切断之。应保护前侧的第 1 支及运动支。本术式适应于第 2、3 支痛,及微血管减压术后无效或复发者。术后复发率为 15%,部分病人可有周围性面瘫及面部麻木等。

2.颞下硬膜内入路　本术式由 Wickinse(1966 年)提出,开颅同上。切开硬膜,抬起颞叶,沿岩骨嵴内侧寻找半月节,切开硬膜与半月节固有膜。随后操作同上。本术式不切断脑膜中动脉,不损伤岩大浅神经。适应证同前。

3.后颅凹枕下入路　有称 Dandy 手术,Dandy 在 1934 年首先使用该入路做三叉神经感觉根切断术。所有三叉神经痛均适用此种入路,手术操作较复杂,危险性稍大,术后反应较多,但常可发现病因,可很好地保护运动根及保留部分面部和角膜触觉,复发率低,至今仍广泛使用。

(四)三叉半月神经节后根甘油损毁治疗三叉神经痛

许多三叉神经疼痛病人发生在老年人,通常伴有其他疾患,因此,医务人员一直在探索低手术危险的治疗方法,对面部敏感性产生最小影响,而且在局麻下可以实施。甘油神经节损毁术,即符合上述条件,是一行之有效的方法,对于药物治疗副作用不能耐受的病人,无疑是一较好的选择。

1.历史　甘油对三叉神经痛的治疗作用纯粹是偶然发现的。作为三叉神经半月节损毁并用于治疗三叉神经痛始于 1970 年。以 Hakanson 研制的甘油注入三叉神经池治疗三叉神经痛的技术最为经典,治疗结果总的来说是满意的,亦有一部分神经外科中心,报告此方法结果不良,已经完全停止使用该方法治疗三叉神经痛。本节主要对该技术进行总结,重点描述这一技术的操作标准,力求最大程度地发挥疗效,并减少并发症。

2.适应证　主要适应证是原发性三叉神经痛。行该技术治疗的主要原因是,药物治疗不奏效,存有严重的副作用,药物过敏或耐受,或肝功能损害的迹象。

多发硬化病人的阵发性面痛发作是另一并发症。初期效果是明显的,但远期效果稍差,有待于进一步讨论。

原则上说,有去神经支配的疼痛病人,不宜进行此类损毁治疗。然而,通过其他方法治疗的三叉神经痛患者已经表现出神经损害征象,诸如感觉减退、感觉过敏、及其去神经支配疼痛等。此类患者,如果存在发作性疼痛频繁,可以考虑使用少量甘油进行损毁,并进行仔细的感觉功能评估。

3.术前评估　术前评估应重点放在三叉神经痛的典型体征、既往治疗情况、药物治疗效果、感觉障碍的存在及同侧听力损失情况。因为我们在所有病人中建议使用对比剂,因此在对患者进行此项操作之前,应行 MRI 或 CT 检查,排除占位性病变。绝大多数病人能在预先使用镇静药的情况下,在局麻下能完成手术操作,只有十分焦虑的患者才需要全麻下操作,短效的巴比妥类药物,对局麻下的操作是有益的。

4.外科手术　Hakanson 医生的经典技术已经被不同神经外科医生作了修饰。这些改良主要包括麻醉类型(全麻或局麻)、病人体位和 X 线投射、是否作脑池造影以及穿刺针尖的定位技术(电刺激法、甘油注射的反应)、甘油的剂量、甘油注射的递增速度、感觉测试以及完成操作程序后病人头位保持的时间等。这些方面的修饰并没有引起结果满意的改善。我们认为,定位技术主要是依靠解剖学定位,治疗应该以最小量尽可能纯的、消毒好的甘油获得有效的结果。

(1)麻醉与镇静:整个操作程序应该保持病人清醒,术前 45 分钟开始以 5～10mg 吗啡及 2.5mg Droperidol 静脉及肌肉内注射。某些病例使用 0.5mg 阿托品静脉注射,预防进针过程中的心率失常。整个操作过程中使用 Ringers 氏液。使用短效巴比妥和气管内诱导的全身麻醉只限于焦虑的病人。如果全麻,保持病人坐位头微屈姿势,根据外科医师的要求,及时终止麻醉显得十分重要。进针点处的皮肤及皮下组织一般使用 0.5% Lidocaine 浸润麻醉。

(2)体位:该项技术操作需要病人坐位并拥有放射监测的条件下进行。绝大多数病例,当脑池穿刺成功后,需要进行 X 线侧位透视,有时需要后前位投射,有时难以证实卵圆孔时,需要进行 X 线拍片,以助确定。

(3)解剖标志与重要结构:三叉神经池的穿刺法是采用 Hartel 的前路法。在局麻后,用 22 号腰穿针(OD 0.7mm,Length 90mm),沿口角侧方 3cm 处作为穿刺点,前进轨迹 0.5cm 处,在前后位上,指向瞳孔内侧缘。通常将针指向卵圆孔的内侧面,触及其内侧面。然后将针抽出一点距离,向内侧调整几毫米,将针引进卵圆孔内侧部。在整个过程中,间断使用 X 线透视。当针进入卵圆孔时,病人可以感受到简短的疼痛发作,这是由于针刺入第三支及其半月神经节的结果。通常在侧位观时,套针不应超出斜坡的界面。一般当套管针尖位于三叉神经池时,应有自发的 CSF 漏出。由于三叉神经半月节与三叉神经池因颅底结构变化存在变异,因此,为了保证甘油注射部位准确,一定要使用造影剂,仔细确定。

(4)三叉神经池造影:三叉神经池体积的评估与注入甘油的容积不一定完全相同。造影剂一定是水溶性的、低毒性及高放射显影。Metrizamide 被广泛应用。大约 0.3～0.6ml 造影剂被注入,保持坐位,头微屈,尽量让造影剂滞留于三叉神经池内。在造影过程中间断透视,则针尖的位置评估将比较准确,但一般均需要正位及侧位片来确定。理想的显影时,侧位三叉神经池造片上能观察到感觉根或运动根。在前后位上,典型的 45°向内倾斜的脑池影为三叉神经池。有时在 Meckels 腔硬膜下脑池外的组分亦可能被注入造影剂,这种情况通常发生在无 CSF 自发流出或注射过程中针尖移位的情况下。

(5)特殊困难:有自发 CSF 从针内流出并不能保证针尖在脑池内的位置。事实上如果套针位置稍偏侧方数毫米,则针尖位置有可能进入颞下蛛网膜下腔,CSF 则快速的流出,进行脑池造影成像将会证实之。在这种情况下,我们习惯保留第一针在原位,再刺入第二根针,第 1 根针作为引导。亦不能过分强调自主 CSF 流出是造影剂注入的必要条件。另一个问题是,如果病人的头倾斜的位置不够低,造影剂有可能会注入后颅窝,脑池显影不良,只有部分显影。

(6)造影剂排空:当针尖在脑池得到证实后,撤注射器,造影剂则流出,通常让病人仰卧位,直至造影剂排空。进一步以 2～3ml 生理盐水冲洗,直至造影剂冲尽,平片证实排空为主。某些不满意的结果可能与脑池造影剂不能排空有关。

(7)甘油注入:保持病人坐位注射甘油,最大程度地防止甘油外泄到脑池外。甘油应纯净(99.5% 以上)无菌,以 1ml 注射器缓慢注入,总的来说,0.18～0.3ml 剂量即可。我们一般使用 0.2～0.28ml,当疼痛波及三支时,甘油注射量要比单纯第 3 支要大,然而注射体积超过 0.35 毫升,则易引起术后感觉障碍。此外,如果不能显示针尖在脑池内的正确位置时,则不能注入甘油。

(8)术后处理:注射毕后,病人应该保持坐位,头部向上,1～2 小时。在某些特殊情况下应该缩短甘油与神经的接触时间,主动排空甘油,减少不必要的神经损毁。Sweet 报告,如果第一支感觉障碍出现,保留甘油在脑池内 10 分钟或更多,则会出现永久性角膜感觉障碍,因此,他建议在第一支感觉障碍发生后 10 分钟内应该将甘油从脑池内抽出。疼痛缓解的潜伏期不一。大约一半的病人在甘油注射后即可感到发作性疼痛消失,其余病人在 1～5 天后,疼痛逐渐消失,偶有 3 周以上,才产生疼痛缓解。对年龄大者,可住院一天观察。年轻者,手术当日即可出院。对既往服用的药物,通常获得成功注射者,在 7～10 天后,缓慢停止。

(9)结果:对于发作性疼痛缓解的近期与远期疗效、复发率以及各种并发症如感觉丧失、疱疹感染、无菌性及细菌性脑膜炎,均有详细的评估。发作性疼痛的近期缓解率大约为 67%～97%。对疼痛复发率的评估,粗略地评价为 2%～50%,如此大的差异与随访时间、技术操作等众多因素相关。

总的来说,甘油神经根损毁技术很少引起严重并发症。

5.结论 三叉神经甘油损毁,主要适应于高龄的健康的 TN 患者以及存在 MS 的三叉神经痛病人。年轻的病人不愿接受手术者亦可考虑此种治疗。仔细操作,该项技术极少产生严重并发症,在局麻下能很好地被病人所接受。复发率比微血管减压术稍高。

(王丽丽)

第五节 舌咽神经痛

一、流行病学

舌咽神经痛(GPN),也称为迷走舌咽神经痛,以一侧咽喉部短暂而剧烈的疼痛并放射至口咽或耳部为特征。1910年,Weis-Enburg首先描述了由小脑脑桥三角肿物引起的舌咽神经痛。1920年Sieard和Robineau报道了3例舌咽神经分布区域出现不明原因疼痛的病例,切除舌咽神经后缓解了疼痛。1921年HarriS最早描述原发性舌咽神经痛,并第一次使用了"glossopharyngeal neuralgia"这个术语。舌咽神经痛是一种临床罕见的疾病,该病多见于50岁以上的人,发病率约为三叉神经痛的1%,不足1/10万。根据美国Rochester进行的一项研究,GPN发病率约为0.7/10万(男女分别为0.9/10万和0.5/10万),发病率随着年龄增长略微增加,疼痛的分布区域在左右侧及男女之间没有差别。与三叉神经痛一样,舌咽神经痛同样与多发性硬化症有关,美国迈阿密大学Mingar和sheremata对8000例多发性硬化症患者进行了超过20年的随访,发现了4例舌咽神经痛患者(2男、2女),并报道了4例出现舌咽神经痛的多发性硬化症患者,其中3例对卡马西平治疗有效,另1例在使用ACTH和环磷酰胺时疼痛消失。

二、解剖学

舌咽神经是混合神经,包含运动、感觉和副交感神经纤维。其运动纤维起源于延髓疑核上部,穿出颈静脉孔,支配茎突咽肌。感觉神经元位于颈静脉孔附近的岩神经节和上神经节,接收来自外耳道和鼓膜后侧的痛、温觉,咽壁、软腭、悬雍垂、扁桃体、鼓室、耳咽管、乳突气房、舌后部、颈动脉窦和颈动脉体的内脏感觉,舌后1/3的味觉。副交感纤维起源于延髓的下涎核,节前支经过耳神经和岩浅小神经到耳神经节,节后支循三叉神经的耳颞神经支配腮腺。舌咽神经根在进出延髓处,即中枢与周围神经的移行区,有一段神经缺乏神经膜细胞的包裹,平均长度2mm,简称脱髓鞘区,该部位容易受到压迫、刺激从而导致舌咽神经疼痛或功能异常,该部位也是血管压迫导致舌咽神经痛的关键区域。

三、病因病理

舌咽神经痛包括原发性舌咽神经痛和继发性舌咽神经痛。继发性舌咽神经痛的病因:①颅内舌咽神经受损,可有小脑脑桥三角和颅后窝肿瘤、上皮样瘤、局部感染、血管性疾病、颈静脉孔骨质增生、舌咽神经变性等;②颅外的舌咽神经受损,可有茎突过长、鼻咽部和扁桃体区域肿瘤、慢性扁桃体炎、扁桃体脓肿等。原发性舌咽神经痛病因多数不明,部分患者发病前有上呼吸道感染病史,一般认为由于舌咽神经与迷走神经的脱髓鞘变化,引起舌咽神经的传入冲动与迷走神经之间发生短路,导致舌咽神经出现痛性抽搐。目前认为,血管压迫舌咽神经后根是导致原发性舌咽神经痛的主要原因,但其确切的发病机制至今不明。

目前认为各类病因均可能导致舌咽神经与迷走神经脱髓鞘改变,继而在舌咽神经与迷走神经之间发生短路,轻微的触觉刺激即可通过短路传入中枢,中枢传出的冲动也可通过短路再传入中枢,这些冲动达到一定总和时,即可激发神经根而产生剧烈疼痛。在各类病因中,来自椎动脉及小脑后下动脉的搏动性压迫、刺激是引起舌咽神经痛的常见原因。除血管因素外，小脑脑桥三角周围的慢性炎症刺激可导致蛛网膜逐渐增厚粘连，加重了动脉血管的异位压迫及其与神经根之间的粘连，加快了舌咽神经与迷走神经的脱髓鞘改变与舌咽神经痛的发生。

四、临床表现

舌咽神经痛也称为舌咽神经痛性抽搐，临床上较少见，系指局限于舌咽神经感觉支支配区内，有时伴有迷走神经耳支和咽支的分布区内反复发作性的一种刺痛。疼痛常从一侧舌后 1/3 和扁桃体突然发生，并迅速放射到咽、喉、软腭、耳咽管、外耳道、中耳及外耳的前后区域。疼痛性质类似三叉神经痛，呈发作性刺痛、刀割样剧痛或烧灼样疼痛，发作时间持续数秒到数分钟不等，发作间歇期疼痛可完全缓解，部分患者在发作间歇期可有持续性隐痛。舌咽神经痛也有"扳机点"现象，多在扁桃体、软腭、咽后壁或外耳道等处，一经触碰即可引起疼痛发作。"扳机点"经可卡因麻醉后可缓解发作。个别患者疼痛发作时可伴有心动过缓、心脏停搏、血压下降、晕厥及抽搐等症状。心动过缓或心脏停搏系因支配颈动脉窦的窦神经（舌咽神经的一个分支）过度兴奋，促使迷走神经功能过分亢进所致，也有学者推测可能与迷走神经本身的高敏感状态及舌咽神经近心端假突触形成有关。晕厥和抽搐则为心动过缓、心脏停搏促使血压下降和脑严重缺血缺氧所致。本病可呈自发性，但常因吞咽、谈话、打呵欠或掏耳等动作而突然发作。症状严重时患者为了减免发作而拒食，甚至不敢咽唾液，而采取低头姿势让唾液自口中自行流出。

五、辅助检查

舌咽神经痛包括原发性舌咽神经痛和继发性舌咽神经痛两种，与三叉神经痛一样，辅助检查的主要目的是发现和排除继发性病因，如胆脂瘤、舌咽神经鞘瘤、脑膜瘤、蛛网膜囊肿和蛛网膜炎等。常用的辅助检查是颅脑 CT 和 MRI，另外 3D-TOF-MRTA 可以显示舌咽神经和迷走神经后根与周围血管的关系，有助于正确选择治疗方案和完善术前准备。颅底扫描三维重建结合颅颈交界区磁共振扫描有助于发现颅后窝狭小、颅底畸形及颅颈畸形，帮助医生充分做好术前准备和评估手术风险。

六、诊断及鉴别诊断

舌咽神经痛的诊断主要依据患者典型的临床表现，根据一侧咽喉部反复发作的阵发性剧痛、扳机点现象及常见的诱发动作可以诊断。但是，对于症状不典型的舌咽神经痛的诊断就必须与下列疾病进行鉴别。

1.三叉神经痛　两者的疼痛性质与发作情况完全相似，部位亦与其毗邻，第三支痛时易和舌咽神经痛相混淆。两者的鉴别点为：①三叉神经痛位于三叉神经分布区、疼痛较浅表，"扳机点"在眼睑、口唇或鼻翼，说话、洗脸、刮须可诱发疼痛发作。②舌咽神经痛位于舌咽神经分布区，疼痛较深在，"扳机点"多在咽后、扁桃体窝、舌根，咀嚼、吞咽常诱发疼痛发作。

2.喉上神经痛　喉深部、舌根及喉上区间歇性疼痛，可放射到耳区和牙龈，说话和吞咽可以诱发，在舌骨大角间有压痛点，用 1% 丁卡因棉片涂抹梨状窝区及舌骨大角处或用 2% 普鲁卡因神经封闭，均能完全制止疼痛可鉴别。

3.膝状神经节痛　耳和乳突区深部疼痛常伴有同侧面瘫、耳鸣、耳聋和眩晕。发作后耳屏前、乳突区及咽前柱等处可出现疱疹，疼痛呈持续性。膝状神经节痛者，在咀嚼、说话及吞咽时不诱发咽部疼痛，但在叩击面神经时可诱起疼痛发作,无"扳机点"。

4.蝶腭神经节痛　此病的临床表现主要是在鼻根、眶周、牙齿、颜面下部及颞部阵发性剧烈疼痛,其性质似刀割、烧灼及针刺样,并向下颌、枕及耳部等放射。每天发作数次至数十次,每次持续数分钟至数小时不等。疼痛发作时多伴有流泪、流涕、畏光、眩晕和鼻塞等,有时舌前 1/3 味觉减退,上肢运动无力。疼痛发作无明显诱因,也无"扳机点"。用 1% 丁卡因棉片麻醉中鼻甲后上蝶腭神经节处,5~10min 或以后疼痛即可消失。

5.颈肌部炎性疼痛　发病前有感冒发热史,单块或多块颈肌发炎,引起颈部或咽部痛,运动受限,局部有压痛,有时可放射到外耳,用丁卡因喷雾咽部黏膜不能获得镇痛效果。

七、治疗

继发性舌咽神经痛主要是治疗原发病,如颈静脉孔区神经鞘瘤或脑膜瘤切除术等。原发性舌咽神经痛的治疗主要包括药物治疗和手术治疗两种,射频治疗与封闭治疗因为疗效短或操作复杂已很少应用。大部分患者药物治疗可有效缓解疼痛,常用药物有卡马西平、苯妥英钠,两者联合应用效果较单药应用更好。手术治疗主要应用于发作频繁、疼痛剧烈,且经较长时间的内科治疗仍不能起效者。手术治疗有颅外舌咽神经干切断术、咽上神经切断术、迷走神经咽部神经切断术、舌咽神经血管减压术等,其中舌咽神经血管减压术已成为目前应用最多和疗效最好的微创治疗方法。通常采用枕下乙状窦后入路,充分显露同侧舌咽神经和迷走神经后根,分离移位所有与舌咽神经和迷走神经后根存在解剖接触的血管,并妥善固定。单纯舌咽神经和迷走神经后根血管减压术可以获得满意的疗效,因此不主张采用舌咽神经和迷走神经后根选择性切断术。

八、并发症

微血管减压治疗舌咽神经痛具有与微血管减压治疗三叉神经痛同样的并发症风险,如乳突积液和听力减退,小脑出血、肿胀,甚至出现颅后窝高压,脑脊液漏,脑干缺血甚至梗死,脑卒中及幕上脑出血,颅内感染等。这里需要特别指出的是在微血管减压治疗舌咽神经痛患者中,术后出现舌咽神经和迷走神经功能障碍的发生率更高,表现为不同程度的声音嘶哑、进食呛咳、不自主咳嗽、唾液分泌过多等,而且这些并发症一旦出现很难完全恢复,会对患者的生活质量产生很大影响,因此对手术医生的操作技术提出了更高要求。

九、预后

舌咽神经痛的治疗效果与病因密切相关,继发性舌咽神经痛的手术疗效远不如原发性舌咽神经痛,而且术后出现舌咽神经和迷走神经功能障碍并发症的发生率更高。微血管减压治疗原发性舌咽神经痛可获得满意的效果,疼痛缓解率在 90%~100%,疾病治愈率在 95% 左右,而且绝大多数患者术后没有严重的并发症。

(葛学成)

第六节　癌性疼痛

疼痛是一种令人不快的感觉和情绪上的感受,伴有实质上的或潜在的组织损伤,疼痛是一种主观感觉。癌症患者往往伴有疼痛,称为癌性疼痛。癌性疼痛往往是由肿瘤压迫、侵犯有关组织神经所产生,为癌症临床常见症状之一。在癌症早期,由于瘤体尚小,一般无转移,因而癌性疼痛的发生率较低;晚期,病灶较大,不断向附近的组织器官进行浸润性生长,且往往有骨髓等远道转移。因此,癌性疼痛的发生率大大提高。癌性疼痛多为持续性疼痛,并随之病灶增大而不断加剧。在临床首诊中,50%的患者诉说有疼痛症状。在治疗过程中,又有30%的患者出现疼痛。在癌症的整个过程,几乎90%的患者都有过疼痛的经历,而其中近40%的患者因疼痛未得到及时充分的治疗而影响其生活质量。

药物治疗是目前治疗癌性疼痛的主要方法,对于药物治疗无效的癌症患者可根据患者的身体情况及生存期给予必要的手术方法缓解疼痛,改善患者生活质量。

一、临床分类

1.神经源性疼痛 主要是周围感受器受刺激或遭受伤害而引起的疼痛,包括躯体性疼痛和内脏性疼痛。该类疼痛主要由组织损伤引起,如术后急性损伤所引起的局部疼痛。其特点是主要去除伤害因素,疼痛即可获得有效缓解。

2.神经病理性疼痛 主要是由于肿瘤生长侵犯周围的神经组织,包括脊髓或脑组织等引起的疼痛。该类疼痛往往呈持续性,需要长期使用镇痛药来减轻疼痛。除肿瘤直接侵犯症状外,抗肿瘤治疗引起的神经组织损伤也是造成疼痛的主要原因。如外科手术切断神经后可引起术后疼痛。

二、诊断

癌性疼痛的诊断主要是根据患者的主诉。医生根据患者的疼痛类型和程度进行评估。常用的疼痛评估量表如下。

1.类型量表 给予患者几种不同类型疼痛的描述词汇,让患者本人选择一个适合自己的描述。

2.数字等级量评估 从0~10代表不同程度的疼痛,让患者自己选择一个数字代表自己的疼痛程度。

3.视觉类比量表(VAS) 从0~100mm水平线上,左端为0表示不痛,右边100表示无法忍受的痛。让患者在横线上做标记表明自己的疼痛程度。对于儿童,可采用不同程度疼痛的面部表情来评估疼痛。

三、治疗

癌性疼痛一般以药物治疗为主,手术治疗往往需要结合病人的总体身体状况及生存期考虑。明确患者的疼痛原因并给予治疗后,必须对镇痛效果及疼痛缓解程度予以评价,以便制订今后治疗方案及用药剂量。

1.癌性疼痛的药物治疗原则

(1)尽量口服给药,便于长期用药,可以减少依赖性和成瘾性。

(2)有规律按时给药,而不是出现疼痛时再给药。

(3)按阶梯给药,根据WHO推荐的癌性疼痛"三阶梯疗法"。

(4)用药应该个体化。

(5)注意使用抗焦虑、抗抑郁和激素等辅助药物,可提高镇痛治疗效果。

2.癌性疼痛药物治疗的"三阶梯疗法"

（1）第一阶梯：非阿片类镇痛药。用于轻度癌性疼痛患者，主要药物有阿司匹林、对乙酰氨基酚（扑热息痛）等，可酌情应用辅助药物。

（2）第二阶梯：弱阿片类镇痛药。用于当非阿片类镇痛药不能满意镇痛时或中度癌性疼痛患者，主要药物有可待因，一般建议与第一阶梯药物合用，因为两类药物作用机制不同，第一阶梯药物主要作用于周围神经系统，第二阶梯药物主要作用于中枢神经系统，两者合用可增强镇痛效果。根据需要也可以使用辅助药。

（3）第三阶梯：强阿片类镇痛药。用于治疗中度或重度癌性疼痛，当第一阶梯和第二阶梯药物疗效差时使用，主要药物为吗啡，也可酌情应用辅助药物。

3.外科治疗

（1）脊髓后正中后索点状切开术（PMM）：动物实验和尸体神经解剖均证实，内脏痛觉的上行传导通路很大部分是经由脊髓背柱上行的，特别是对于盆腔和下腹部的内脏痛觉传导，脊髓背柱的作用甚至要超过脊髓丘脑束。PMM 正是选择性切断了脊髓背柱中间部传导内脏痛觉的神经纤维。从而起到镇痛效果。PMM 选择性的切断脊髓背柱的痛觉传导纤维，不损伤脊髓丘脑束等其他重要结构，具有创伤小、操作简单、疗效好、并发症少等优点。

（2）脊髓镇痛手术：根据癌性内脏痛的不同部位和特点，考虑行脊神经后根切断术、脊髓前外侧束切断术和脊髓前联合切断术。由于手术损毁脊髓结构，易引起其他并发症，如运动或感觉障碍，因此，要结合病人的总体功能状况及生存期，慎重选择。

（3）电刺激治疗：目前主要用于疼痛治疗的是脊髓电刺激（SCS）、深部脑刺激（DBS）和运动皮质刺激。脊髓刺激一般对肿瘤引起的局限性疼痛有效，尤其是对肿瘤引起的神经病理性疼痛效果最佳。其镇痛的主要机制可能为：①刺激脊髓后索产生的逆行性冲动和顺行性痛觉冲动发生冲突；②脊髓后索的逆行性冲动激活了脊髓后角的闸门控制系统，使疼痛冲动不能上传；③刺激脊髓后索的上行冲动在丘脑、皮质产生干扰作用；④高级中枢下行抑制通路的激活；⑤内源性镇痛物质的参与。SCS 相对于 PMM，脊神经后根切断术等有创性治疗，具有无神经损伤、可逆性、参数可调节等优点。有望成为未来治疗癌性疼痛的主要手术方法。深部脑刺激和运动皮质刺激等刺激方式是将电极通过立体定向方法置入水管周围灰质和脑室周围灰质区或运动皮质进行刺激，以治疗其他方法不能减轻的顽固性疼痛。

（4）中枢靶控镇痛系统置入术：中枢靶控镇痛系统置入术的操作是，将 1 根特殊导管放置于蛛网膜下隙，然后将可编程镇痛泵置入患者皮肤下，用皮下隧道方式将导管与泵相连接，泵内的储药器可储存吗啡或其他药物、药液，泵的输注系统可将药液经导管持续、缓慢、匀速输入蛛网膜下隙的脑脊液中，达到控制疼痛的目的。由于吗啡直接作用于脊髓和大脑的内啡肽受体，泵内放入微量吗啡即可达到满意的镇痛效果，其用量相当于口服用量的 1/300，减少了由于吗啡全身用药带来的不良反应。

四、并发症

传统脊髓损伤手术常见的并发症包括：①脊柱不稳和畸形；②膀胱和直肠功能障碍；③毁损相应节段的感觉减退或缺失；④皮质脊髓束损伤导致同侧肢体无力等。

SCS 等电刺激治疗的轻度并发症主要为电极和电流刺激引起的不适感，病人一般能忍受，发生率在 40%左右。重度并发症的发生率在 10%以下，但一旦出现就会导致治疗失败。最常见的并发症是电极移位，其次是局部感染。另外，脊神经后根长期刺激后可出现神经炎。此外还可出现电极破裂、受刺激组织纤维化等。

五、预后

对于可能治愈的癌症患者,确切有效的镇痛可以明显改善病人的一般情况,使其顺利地完成临床放疗、化疗等抗肿瘤治疗计划,达到治愈的目的。对于难以治愈的患者,有效的镇痛可以使其获得较为舒适的带瘤生存,提高其生存质量,并可能延长其生存期。手术控制癌痛为癌症患者提供了一种缓解疼痛的方法。特别是脊髓电刺激疗法,由于其创伤小,可逆,不损伤脊髓等优点,日益受到临床的重视。

(董海军)

第七节　肌张力障碍

肌张力障碍是一种常见以肌肉持续收缩、扭转、重复运动和姿势异常为特点的运动障碍性疾病。以主动肌和拮抗药收缩不协调或过度收缩引起的肌张力异常为特征。

一、病因及发病机制

原发性肌张力障碍多为散发,少数有家族史,呈常染色体显性或隐性遗传,或 X 染色体连锁遗传,最多见于 7～15 岁儿童或少年。常染色体显性遗传的原发性扭转痉挛绝大部分是由于 DYT1 基因突变所致,该基因定位在 9q32～34,外显率为 30%～50%。多巴反应性肌张力障碍也是常染色体显性遗传。为三磷酸鸟苷环水解酶-1(GCH-1)基因突变所致。家族性局限性肌张力障碍,通常为常染色体显性遗传,外显率不完全。

继发性(症状性)肌张力障碍指有明确病因的肌张力障碍,病变部位包括纹状体、丘脑、蓝斑、脑干网状结构等处,见于感染(脑炎后)、变性病(肝豆状核变性、苍白球黑质红核色素变性、进行性核上性麻痹、家族性基底核钙化)、中毒(一氧化碳等)、代谢障碍(大脑类脂质沉积、核黄疸、甲状旁腺功能减退)、脑血管病、外伤、肿瘤、药物(吩噻嗪类及丁酰苯类神经安定药、左旋多巴、甲氧氯普胺)等。

发病机制不明,曾报道脑内某些部位的去甲肾上腺素、多巴胺和 5 羟色胺等递质浓度异常。可能存在额叶运动皮质的兴奋抑制通路异常,而导致皮质感觉运动整合功能障碍。

二、病理

原发性扭转痉挛可见非特异性的病理改变,包括壳核、丘脑及尾状核的小神经元变性死亡,基底核的脂质及脂色素增多。继发性扭转痉挛的病理学特征随原发病不同而异。痉挛性斜颈、Meige 综合征、书写痉挛和职业性痉挛等局限性肌张力障碍病理上无特异性改变。

三、分型

肌张力障碍可根据发病年龄、临床表现、病因、遗传基础、药物反应等因素综合分类,临床最常用如下分型。

（一）根据发病年龄分型

1.早发型　≤26岁，一般先出现下肢或上肢的症状，常常进展累及身体其他部位。

2.晚发型　>26岁，常常先累及颜面、咽颈或上肢肌肉，倾向于保持其局灶性或有限累及邻近肌肉。

（二）根据症状分布分型

1.局灶型　单一部位肌群受累，如眼睑痉挛、书写痉挛、痉挛性构音障碍、痉挛性斜颈。

2.节段型　2个或2个以上相邻部位肌群受累，如 Meige 综合征、轴性肌张力障碍。

3.多灶型　2个以上非相邻部位肌群受累。

4.全身型　下肢与其他任何节段型肌张力障碍的组合，如扭转痉挛。

5.偏身型　半侧身体受累，一般都是继发性肌张力障碍，常为对侧半球，尤其是基底核损害所致。

（三）根据病因分型

1.原发性或特发性　肌张力障碍是临床上仅有的异常表现，没有已知病因或其他遗传变性病，如 DYT-1、DYT-2、DYT-4、DYT-6、DYT-7、DYT-13 型肌张力障碍。

2.肌张力障碍叠加　肌张力障碍是主要的临床表现之一，但与其他的运动障碍疾病有关，没有神经变性病的证据，如 DYT-3、DYT-5、DYT-11、DYT-12、DYT-14、DYT-15 型肌张力障碍。

3.遗传变性病　肌张力障碍是主要的临床表现之一，伴有一种遗传变性病的其他特征，如 Wilson 病、脊髓小脑性共济失调、亨廷顿舞蹈症、帕金森综合征等。

4.继发性或症状性　脑外伤、颅内感染、接触某些药物或化学毒物等。

四、临床特点

1.扭转痉挛　指全身性扭转性肌张力障碍，又称畸形性肌张力障碍，临床上以四肢、躯干，甚至全身的剧烈而不随意的扭转运动和姿势异常为特征。按病因可分为原发性和继发性两型。

各种年龄均可发病。儿童期起病者多有阳性家族史，症状常从一侧或两侧下肢开始，逐渐进展至广泛的不自主的扭转运动和姿势异常，导致严重的功能障碍。成年起病者多为散发，症状常从上肢或躯干开始，约 20% 的患者最终可发展为全身性肌张力障碍，一般不会严重致残。

早期表现为一侧或两侧下肢的轻度运动障碍，足呈内翻跖屈，行走时足跟不能着地，随后躯干和四肢发生不自主的扭转运动。最具特征性的是以躯干为轴的扭转或螺旋样运动。常引起脊柱前凸、侧弯和骨盆倾斜。颈肌受累则出现痉挛性斜颈。面肌受累时出现挤眉弄眼、牵嘴歪舌、舌伸缩扭动等。肌张力在扭转运动时增高，扭转运动停止后则转为正常或减低。自主运动或精神紧张时扭转痉挛加重，睡眠时完全消失。

常染色体显性遗传者的家族成员中，可有多个同病成员或有多种顿挫型局限性症状，如眼睑痉挛、斜颈、书写痉挛、脊柱侧弯等症状，且多自上肢开始，可长期局限于起病部位，即使进展成全身型，症状亦较轻微。

2.Meige 综合征　主要表现为眼睑痉挛和口-下颌肌张力障碍，可分为三型：I 型眼睑痉挛；II 型眼睑痉挛合并口-下颌肌张力障碍；III 型口-下颌肌张力障碍。II 型为 Meige 综合征的完全型；I、III 型为不完全型。临床上主要累及眼肌和口-下颌部肌肉。眼肌受累者表现为眼睑刺激感、眼干、畏光和瞬目频繁，后发展成不自主眼睑闭合，痉挛可持续数秒至数分钟。多数为双眼，少数由单眼起病，渐及双眼，影响读书、行走，甚至导致功能性"失明"。眼睑痉挛常在精神紧张、强光照射、阅读、注视时加重，在讲话、唱歌、张口、咀嚼、笑时减轻,睡眠时消失。口、下颌肌受累者表现为张口闭口、撇嘴、咧嘴、缩唇、伸舌扭舌、龇牙、咬牙等。严重者可使下颌脱臼,牙齿磨损甚至脱落,撕裂牙龈,咬掉舌和下唇,影响发声和吞咽。痉挛常由讲话、咀嚼触发,触摸下巴、压迫颌下部等可获减轻,睡眠时消失。

3.痉挛性斜颈　多见于30~50岁,也可发生于儿童或老年人,男女比例为1:2。因为胸锁乳突肌、斜方肌为主的颈部肌肉群阵发性不自主收缩,引起头向一侧扭转或阵挛性倾斜。早期表现为周期性头向一侧转动或前倾、后仰,后期头常固定于某一异常姿势。受累肌肉常有痛感,亦可见肌肉肥大,可因情绪激动而加重,手托下颌、面部或枕部时减轻,睡眠时消失。

4.手足徐动症　也称指痉症或易变性痉挛,是肢体远端为主的缓慢弯曲的蠕动样不自主运动,极缓慢的手足徐动导致姿势异常与扭转痉挛颇相似,后者主要侵犯肢体近端、颈肌和躯干肌,典型表现为躯干为轴扭转。

5.书写痉挛和其他职业性痉挛　指在执行书写、弹钢琴、打字等职业动作时手和前臂出现的肌张力障碍和异常姿势,患者常不得不用另一只手替代,而做与此无关的其他动作时则为正常。患者书写时手臂僵硬,握笔如握匕首,肘部不自主地向外弓形抬起,腕和手弯曲,手掌面向侧面,笔和纸几乎呈平行状态。

6.多巴反应性肌张力障碍　又称伴有明显昼间波动的遗传性肌张力障碍。多见于儿童期发病,女性多见,男:女之比为1:(2~4)。缓慢起病,通常首发于下肢,表现为上肢或下肢的肌张力障碍和异常姿势或步态,步态表现为腿僵直、足屈曲或外翻,严重可累及颈部。肌张力障碍亦可合并运动迟缓、齿轮样肌强直、姿势反射障碍等帕金森综合征的表现。症状具有昼间波动,一般在早晨或午后症状轻微,运动后或晚间加重。此种现象随年龄增长会变得不明显,一般在起病后20年内病情进展明显,20~30年趋于缓和,至40年病情几乎稳定。对小剂量左旋多巴有戏剧性和持久性反应是其显著性临床特征。长期服用左旋多巴无须增加剂量,且不会出现左旋多巴的运动并发症。

7.发作性运动障碍　表现为突然出现且反复发作的运动障碍(可有肌张力障碍型或舞蹈手足徐动症型),发作间期正常。根据病因、诱发因素、临床症状、发作时间可分为4类:①发作性运动诱发性运动障碍,突然从静止到运动或改变运动形式诱发;②发作性过度运动诱发性运动障碍,在长时间运动后发生,如跑步、游泳等;③发作性非运动诱发性运动障碍,自发发生,或可因饮用酒、茶、咖啡或饥饿、疲劳等诱发;④睡眠诱发性发作性运动障碍,在睡眠中发生。

五、诊断

肌张力障碍的诊断可分为3步:①明确是否肌张力障碍;②明确是原发性还是继发性;③明确肌张力障碍的病因。

肌张力障碍是一种具有特殊表现形式的不自主运动,多以异常的表情姿势和不自主的变换动作而引人注目。肌张力障碍所累及肌肉的范围和肌肉收缩强度变化很大,因而临床表现各异。但某些特征性表现有助于肌张力障碍与其他形式的运动障碍的鉴别,主要有以下几点。

1.肌张力障碍时不自主运动的速度可快可慢,可以不规则或有节律,但在收缩的顶峰状态有短时持续,呈现为一种奇异动作或特殊姿势。

2.不自主动作易累及头颈部肌肉(如眼轮匝肌、口轮匝肌、胸锁乳突肌、头颈夹肌等),躯干肌,肢体的旋前肌、指腕屈肌、趾伸肌和跖屈肌等。

3.发作间歇时间不定,但异常运动的方向及模式几乎不变,受累的肌群较为恒定,肌力不受影响。

4.不自主动作在随意运动时加重,在休息睡眠时减轻或消失,可呈进行性加重,晚期症状持续,受累肌群广泛,可呈固定扭曲痉挛畸形。

5.病程早期可因某种感觉刺激而使症状意外改善被称为"感觉诡计"。

6.症状常因精神紧张、生气、疲劳而加重。

肌张力障碍这种异常运动的持续性、模式化、特定条件下加重的特点使其有别于肌阵挛时单一、电击样的抽动样收缩,也不同于舞蹈症变换多姿、非持续性的收缩。震颤显然不同于肌张力障碍,但姿势性震颤可能是特发性肌张力障碍的一种临床表现(肌张力障碍性震颤),特发性肌张力障碍患者及其家族成员常伴有姿势性震颤;特发性震颤也是发生肌张力障碍的高危人群。实际上肌张力障碍的临床诊断和分类仍主要依赖详细的病史询问和体格检查,尤其是患者充分暴露于各种加重诱因时对不自主运动的动态观察和记录。

六、鉴别诊断

1.精神心理障碍引起的肌张力障碍 特点为常与感觉不适同时出现,固定姿势,没有感觉诡计效用,无人观察时好转,心理治疗、自我放松及明确疾病性质后可好转甚至痊愈。

2.器质性假性肌张力障碍 眼部感染、干眼症和眼睑下垂应与眼睑痉挛鉴别;牙关紧闭或颞下颌关节病变应与口-下颌肌张力障碍鉴别;颈椎骨关节畸形,外伤、疼痛或眩晕所致强迫头位、先天性颈肌力量不对称或第Ⅳ对脑神经麻痹所形成的代偿性姿势等应与痉挛性斜颈鉴别。其他需要鉴别的还有僵人综合征、颅后窝肿瘤、脊髓空洞症、裂孔疝-斜颈综合征等所表现的不正常姿势或动作。

七、治疗

(一)一般支持治疗

首先要进行心理治疗,充分与患者及家属沟通,理解疾病的性质,建立对疗效的合理预期。加强心理疏导,避免焦虑、紧张、情绪波动,提高自我控制能力。多种感觉训练方法对局灶性肌张力障碍患者有益。生物反馈治疗、脊髓刺激治疗也有助于减轻症状,改善功能。特殊生活技能训练,佩戴墨镜、眼镜支架或颈托,使用矫形器械等可能有助于某些患者的症状改善,并减轻致残程度。

(二)病因治疗

明确肌张力障碍的病因,对其长期、根本的治疗最为关键,目前仅对一些症状性肌张力障碍采用特异性治疗。与 Wilson 病相关的肌张力障碍综合征可用青霉胺或硫酸锌促进铜盐排泄,多巴反应性肌张力障碍可用左旋多巴替代治疗,药物诱发的患者可及时停药并应用拮抗药治疗,由精神抑制药引起的急性肌张力障碍主要使用抗胆碱制剂,裂孔疝-斜颈综合征在胃部手术及病因治疗后斜颈及异常运动可完全消失。

(三)药物治疗

多数口服药物作用轻微或短暂,加大剂量时运动症状可有改善,但出现患者不能耐受的全身不良反应,如嗜睡、反应迟钝、口干、胃肠道不适、情绪异常等。

1.抗胆碱能药物 包括苯海索、普罗吩胺、苯扎托品等。苯海索可用于全身和节段型肌张力障碍,对儿童和青少年可能更为适宜。对长期应用抗精神病药物所致的迟发型肌张力障碍,抗胆碱能制剂常有较好疗效。对抗精神病药物、甲氧氯普胺等引起的急性肌张力障碍,主要也使用抗胆碱能制剂。

2.抗癫痫药 包括苯二氮䓬类、卡马西平、苯妥英钠等,主要对发作性运动性肌张力障碍有效。

3.抗多巴胺能药物 有Ⅳ级证据的研究报道应用经典抗精神病药如氟哌啶醇或匹莫齐特可缓解肌张

力障碍的症状。

4.多巴胺能药物　左旋多巴及多巴胺受体激动药,包括复方左旋多巴等。儿童期发病,全身及节段型肌张力障碍的患者,治疗首选左旋多巴;小剂量开始,50～75mg/d,必要时逐渐加量,试用 4～12 周无效后撤药,以排除 DRD 的诊断。DRD 典型表现为对小剂量左旋多巴有显著且长久的疗效。

5.肌松药　巴氯芬对部分口-下颌等局灶或节段型肌张力障碍可能有效,尚缺乏足够的循证医学证据予以评价。

(四)肉毒毒素治疗

A 型肉毒毒素注射可引起局部的化学性去神经支配作用,可迅速消除或缓解肌肉痉挛,重建主动肌与拮抗肌之间的力量平衡,改善肌肉异常或过度收缩相关的疼痛、震颤、姿势异常、运动障碍等表现,明显提高患者的生活质量,故成为治疗肌张力障碍的有效手段。

(五)鞘内注射巴氯芬

应用于严重的全身型肌张力障碍,特别是伴有严重痉挛状态的患者。手术本身风险不大,但需要更换药泵和随访,存在药物相关的不良反应、感染和长期使用装置故障等问题。目前应用这种方法治疗原发性肌张力障碍证据不足。对于继发性肌张力障碍合并痉挛状态的患者可以试用。

(六)外科治疗

1.脑深部电刺激术 DBS　对苍白球内侧部 GPi 或丘脑持续电刺激已应用于各种肌张力障碍的治疗,主要是药物治疗无效的患者。继发性肌张力障碍的改善不如原发性肌张力障碍。通常 DBS 置入后肌张力障碍性动作(迅速、肌阵挛和震颤样特征)可能在术后即刻或数小时至数日内改善,而肌张力障碍性姿势(强直样特征)一般要经过数周至数月才能延迟改善。原发性(家族性或散发性)全身型或节段型肌张力障碍和难治性痉挛性斜颈是苍白球 DBS 的最佳适应证。

2.选择性外周神经和肌肉切除　药物治疗或反复肉毒毒素注射没有反应的痉挛性斜颈患者,必要时可以附加肌肉切除术。合并显著的肌张力障碍性动作(迅速、肌阵挛样特征)或合并头部震颤者不适合这种治疗。

3.射频毁损　单侧或双侧丘脑或苍白球立体定向射频消融一直是严重和难治性肌张力障碍首选的外科治疗方法,但只有少量数据可用来比较丘脑毁损术和苍白球毁损术的疗效。由于双侧射频消融手术出现严重不良反应的风险较高,目前不再推荐。

(王灿明)

第八节　周围神经病

一、周围神经损伤

近年国内外对周围神经损伤的显微解剖学和手术学均有长足进展。此领域在我国多属骨科学范畴,在此仅对其基础及某些进展作一简要介绍。

(一)外周神经的解剖

神经纤维是外周神经的基本结构单位,神经内膜包裹于神经纤维之外。许多神经纤维组成神经束,包被神经束膜。神经束组成神经干,其外包被神经外膜。

轴突是核周质向外的延伸,可达到数尺长,其外被覆半透膜,称轴索膜。后者被基底膜包被,基底膜外是 Schwann 氏细胞形成的髓鞘,对神经的传导功能有重要意义,同时 Schwann 氏细胞也是产生神经营养因子的主要细胞,该因子在神经损伤时产生的数量为平时的 15 倍,整个轴索被神经内膜包裹,是外周神经结缔组织的最内层结构,许多轴索被结缔组织膜包裹成一根神经束,此膜称之为神经束膜,具有半透膜性质,可调节神经束内环境。许多神经束组合成一根外周神经,由神经外膜包被。

外周神经的血液供应:神经于是由神经纤维、血管、淋巴和结缔组织等组成的复合结构,含有营养需要各异的各种组织。神经纤维从轴浆流得到代谢底物,同时也需要神经内微循环提供的氧。神经是一个富于血管的结构,各层内均含血管丛。神经内的血管系有各自独立的两个完整系统:非固有系统和固有系统。前者为节段性分布的血管,数目和口径各异,呈螺旋状或迂曲状进入神经外膜内,然后向近侧和远侧同时发出分支,形成固有系统的一部分。后者是神经外膜内发育良好的血管丛,是由许多细小的血管分深、浅两层纵行走行于神经内,血流无一致方向。

实验表明,家兔坐骨神经-胫神经拉长 8%,神经内的血流变缓,拉伸 15%,血流停止,这说明作用在神经干上的张力对神经的微循环有很大损害。因此,神经的缺损应用移植物桥接的方法比勉强拉拢断端吻合的办法要好。

神经内环境有两层屏障:一是神经内毛细血管的内皮;二是神经束膜。后者对于隔离神经束内环境与周围环境,保证神经束的正常机能不受影响有重要作用。一旦屏障破坏,血管内的蛋白质渗透到神经束膜鞘内,造成神经束内的水肿。由于神经束膜的屏障作用,水肿液体不能扩散到神经束外,导致神经束内压力增高,其内的微循环进一步受损。水肿持续较久时引起神经束内的纤维化和疤痕形成。同时,神经束膜对机械损伤有一定的抵抗力。一旦破裂,神经束内容膨出。神经束膜可耐受 24 小时的缺血。

动物实验证明动物肢体神经遭受 30～90 分钟的压迫性缺血可造成神经功能完全丧失,但如果动脉缺血不超过 6 小时,当压迫性缺血解除后,神经内的微循环在 2～3 分钟内部分恢复。解除一小时后,小动脉和毛细血管约有 50% 再通,神经的功能相应随之恢复。静脉在缺血不超过 4 小时,尚可恢复血运,否则,因血栓形成或栓塞很难恢复血流。神经内膜内的血管对蛋白的通透性在缺血 6 小时内仍保持完好,但缺血 8 小时后循环再通,神经内膜内的血管内皮屏障即遭破坏,蛋白沿轴索广泛地渗漏到神经内间隙中,神经遭受到不可逆性损害。因此,神经内膜内的水肿发生与神经功能损伤的不可逆性是一致的。与神经内膜内的血管相反,神经外膜的血管正常时就有少许蛋白通过。在再灌注后,水肿发生较早,但由于神经束膜的屏障作用,水肿被限局在神经束外间隙,蔓延不到神经内膜内的间隙中。

神经干内的神经纤维不断地在神经束间丛状穿梭、交织,致使同一种成分和功能的纤维,即在不同水平截面上的分布有很大区别。神经束按功能分为运动束、感觉束和混合束。在神经干的近端多数为混合束,在神经干的远端不同功能的神经束已分开。因此,通常神经干的近端宜选用外膜缝合,远端宜采用束膜缝合法为妥。

(二)外周神经损伤的分类、原因、分级

1.外周神经损伤的分类　尽管显微神经外科进步已使外周神经损伤的治疗有很大的改善,但神经损伤的机理和范围仍旧对损伤的预后起重要作用。目前尚无满意的分类能兼顾到从损伤到治疗的时间、损伤的范围及神经元、运动终板和靶器官的变化等各方面。如损伤部位至靶器官的距离和损伤至处理的时间长短对同样严重程度的神经损伤可能有不同的预后结果。现介绍常用的分类。

神经失用:短暂的不完全的可逆性的神经功能丧失,在数小时或数周内恢复。轻者神经生物膜的离子通透性紊乱,重者节段性脱髓鞘,肌电图检查有纤颤电位。好发于臂丛、桡神经、尺神经、正中神经和腓神经。

轴索断裂：轴索和髓鞘完全断裂但膜性结缔组织结构尚保存，即轴索的基底膜、神经束膜和神经外膜尚完好。损伤近侧的神经尚可，但损伤处以远的神经的感觉、运动和植物神经功能立即全部丧失，随之发生 Waller 氏变性。肌电图检查肌肉随意动作电位消失，2～3 周后显示去神经状态。在损伤远侧残存的神经管道内，轴索再生和髓鞘形成自发进行。其再生能力取决于损伤部位到效应器间的距离、再生的速率和病人的年龄等因素。再生速度平均 1～2mm/day，临床上的精确判断很困难。病史、临床表现和肌电的随访常有助于判别。

神经断裂：是指解剖学上的完全离断，或神经及其结缔组织成分的断裂的范围达到无法自发再生的程度。

另有 Sunderland 氏分级：

第一级：相当于 Saddon 的神经失用，在损伤部位有可逆性的局灶性的传导阻滞而无 Waller 变性。可能有局灶性的脱髓鞘改变。临床表现为运动和感觉的轻度的不完全性或完全性的瘫痪及麻痹，在数小时或数天内开始，4～6 周内就出现恢复征象。运动性的损伤常重于感觉性的损伤，感觉性损伤中有髓的较大纤维重于较小的无髓纤维。肌电检查显示传导阻滞仅发生在损伤部位，远端正常。

第二级：相当于轴索断裂、轴索和髓鞘断裂，但尚保留三层被膜和周围的结缔组织的完整性。轴索的断裂导致远侧 Waller 变性和运动、感觉及植物神经功能的完全丧失。由于神经内的鞘膜尚存，可望有较好的恢复，恢复速度取决于损伤部位至效应器官的距离。高位损伤的恢复较差，可能超过 18 个月才能使再生的轴索达到终末。次序是从近端向远端恢复，常需数月甚至是数年时间。由于轴索再生不完全，常在长期内遗有部分功能缺失。

第三级：除轴索和髓鞘断裂外，神经束内在结构也受到损害。神经内膜丧失完整性，神经束膜和外膜可保留。包括 Saddon 分类中的轴索断裂和神经断裂。恢复取决于神经束内的纤维化程度。后者是神经传导和再生的主要障碍。此级损伤常见于神经束内的损害如注射后，缺血，牵拉-压迫性损害等。尽管外观上未看到明显损伤，但内在的损害可能很严重。临床上神经的各种功能均丧失，肌电显示去神经状态。恢复取决于神经束内的纤维化程度，往往迟缓而且不完全，甚至全无神经再生的迹象。

第四级：除神经外膜外，所有神经及其支持组织均断裂，神经固有的束状外观丧失，呈薄片或散在的发束状，或呈神经瘤状。需要外科修复或神经移植。

第五级：神经连续性完全丧失，损伤远侧神经功能完全消失。再生的轴索从伤处长出形成神经瘤。即使有少数轴索穿过伤处达到远端，也全无功能可言。常见于撕脱伤和切割伤，也见于严重的牵拉或压榨伤。在最好的外科修复条件下，功能也很难实现完全性的恢复。

外周神经损伤的手术中分类：根据神经束损伤程度和从受伤到处理的时间长短，用于手术中神经损伤的分类如下：

（1）离断性神经损害：①受伤至就诊时间在 3 周内；②受伤至就诊时间大于 3 周。

（2）连续性尚保持的损害：①受伤至就诊时间在 3 周内；②受伤至就诊时间大于 3 周。

（3）混合性损伤，部分离断，部分连续。

离断性神经类损伤神经束断裂，两段或分离或仅有结缔组织相连，相当于 Sunderland 分类的第五级。此类损伤均需要残端的切除及吻合，必要时须采用神经移植。受伤距就诊时间在 3 周以内者，其修复方法取决于损伤的范围。锐器的切割伤主要是即刻缝合断端。如伴有广泛的挫伤、牵扯或污染，需要延迟 3～4 周后等待病损范围可以明确判定时再作二期处理。

连续性尚保持的损伤平时常见，神经外观看来正常或直径变细或肿胀增粗，保持连续性的神经损伤的病理变化的严重程度常难确定。较明智的办法是等待一段时间，观察其运动或感觉的恢复与否。3 个月后无恢复迹象,应二次手术探查。术中有时仅凭外观不足以判别神经的功能和再生能力。神经的色泽、直径、质地和神经束的连续性在术中可以沿神经追踪观察。触诊发现的硬结常是纤维化的结果,提示神经束已断裂。在手术显微镜的放大观察下损伤处两侧神经外膜和神经束膜间的游离有助于判别神经束的连续性和神经外膜,神经束膜间和神经束膜内的瘢痕范围。术中的电生理学的检测能精确确定受损神经的功能,对手术方案的确定极有帮助。如果神经束的连续性仍然存在,受伤部位两端的电生理测验有电位反应或对应肌肉有收缩反应,则应避免做切除或广泛的松解术。连续性尚保持的损伤在12～16周后仍无电位反应或在细致的显微解剖探查发现神经束的完整性已丧失,可判定为神经断裂,作适当切除及吻合处理。

(4)类损伤应细心显微解剖及松解,辅以电生理学检测有助于判定神经束的完整性及是否有不可逆性损伤存在。

2.外周神经损伤机理和原因　肢体因锐器切割而造成的开放性损伤中,合并神经损伤的发生率很高。损伤程度从完全的断裂到不完全性的离断差异很大。裂伤如果是完全的,归入离断性神经损伤类。如果是不完全性的,归入连续性尚保持类的神经损伤。处理神经裂伤时重要的是致伤性质。神经损伤是仅由于锐性的切割还是伴随广泛的捻挫、撕脱等情况? 对于切割伤,损伤部位的长径和横径的范围是明确的,仅需缝合。如同时伴有广泛的捻挫或撕脱,应进行清创术,神经损伤留待3～4周损伤范围明确后二期处理。因锐器切割造成的神经损伤的位置往往与表面的创口有一段距离,术中应耐心寻找,并且很可能伴随其他组织的损伤,因此,手术方案在术前应周密计划。骨折复位时术中暴露的牵拉、压迫、电凝时的过热温度均可造成神经的继发损害。

火器伤时尽管神经功能即刻丧失,但不一定就是神经断裂,常是连续性尚保持的神经损伤,半数可望有部分神经功能的恢复,因此,并不急于做一期吻合处理。由骨折引起的裂伤虽常可造成广泛的神经挫伤,造成广泛的功能障碍,但仍可望有较好的功能恢复。钝器伤,闭合性骨折等造成的神经挫伤常采取非手术的疗法。

牵张性损伤:可造成广泛的神经损伤。当外在的牵张超过神经的耐受力,如骨折、脱位时神经可受到不同程度的损伤,神经失用或轴索断裂。骨折或手术牵拉造成的轻度的牵张性损伤预后良好,但严重的牵张性损伤常伴随广泛的神经内的纤维化,需要手术切除纤维化的神经,代之以神经的移植。此类机制的损伤常见于臂丛、桡神经和腓神经。股神经和坐骨神经有时因困难的臀部手术也造成牵张性损伤。伴有轻度移位的肱骨骨折80%可自行恢复。因此,由于很难判定损伤是原发的神经损伤或继发于骨折或脱位后的牵张性损害,最初,较明智的作法是选择保守治疗,多数在3～4个月神经功能自行恢复。恢复不佳者多是由于神经在骨折部位被绞窄或被骨折断端锐性切割造成裂伤。骨折后还可因为手术时过度牵拉、缝合错位或盲目电凝造成神经损伤,这样的损伤区别于牵张性损伤的广泛性,具有局灶性特征,两者同时存在时,就形成了两处损伤中间夹有一段正常神经节段的病变分布特点。伴有其他损伤机制的神经牵张性损伤需要有完整详尽的记录和临床与电生理学的密切随访,如无神经再生征象,3～4个月后行二期手术探查。

压迫性缺血:对神经组织压迫的同时,对神经的血运也造成损害。后者是短暂的可逆性损害,持续性的机械性的压迫是造成神经压迫性麻痹的主要原因,但局部缺血在受压神经局部损伤中也起一定作用。严重或持续的缺血可使神经产生广泛的纤维化,造成广泛的脱髓鞘和Waller变性。中度缺血性损伤因大的有髓纤维的中断造成神经纤维数目的减少。四肢神经压迫性缺血形成不可逆性损伤的时间阈值大约为8小时。在神经外膜、神经束膜和神经内膜的纵行血管间有丰富的侧支吻合,允许松解很长一段的神经而不造成缺血,但对无经验的外科医生在神经内过度操作造成神经内的微循环障碍,常可导致神经的缺血性损害,尤其是神经横断或受到张力作用时对缺血变得十分敏感。因此,神经吻合不应过多破坏微循环,并应避免张力下的吻合。神经的压迫性损伤的病理主要是有髓纤维的变化,髓鞘结节化,轴索变薄,节段性脱髓鞘,严重时产生 Waller's 变性。神经的压迫缺血性损伤在某些临床情况下可以预测神经的恢复程度。多数麻醉状态下由于体位不当引起的或因止血带造成的压迫缺血性神经损伤多可自行恢复。臂丛、尺神经、坐骨神经和腓神经易发生压迫性缺血损伤。在另外一些情况,如清除血肿或解除动脉瘤对神经的压迫后,因有许多因素影响其预后,神经功能恢复的预后很难断定。例如,损伤的神经及损伤的平面,病人年龄、损伤的严重程度和手术时机等。严重的钝性挫伤,骨折伴有血管损伤等造成的筋膜腔隙内压力增高的闭合性筋膜腔隙综合征常会导致神经和其他组织的严重缺血性损害,应立即进行减压术。

注射性损伤:是医疗工作中时常见到的神经损伤。其机制推测有注射针头的直接损伤,瘢痕挛缩引起的继发损害和化学药物对神经纤维的毒性作用。损伤后果轻重不等。治疗包括保守治疗,立即手术冲洗,早期神经松解,延期神经切除及松解。坐骨神经最易遭受此类型损伤。症状包括立即发生的注射部位的剧烈疼痛并沿神经走行放射,随之是感觉和运动的完全或不完全性损害。神经损伤的后果取决于注射部位及注射剂的成分。神经功能的恢复与损伤的神经的种类、范围和受伤平面有关。由于此类损伤发生迅猛,即刻手术治疗似乎少有价值。最初应按保持连续性的神经损伤的原则进行保守治疗,密切随访时如发现未能按预料的时间恢复,即考虑手术治疗。大宗病例的随访表明,多数病人都遗留不同程度的运动功能缺失。最易引起注射性损伤的药物是青霉素钾盐、苯唑青霉素、安定、氯丙嗪等。

(三)外周神经损伤的病理生理学

轴索损伤后染色质溶解、核偏心、核仁扩大和细胞肿胀是退变的最常见的形态学改变。这些变化伴随着胞浆 RNA 的增加,蛋白重组以及轴浆的重建和轴索连续性的恢复。重建过程从 DNA 转换为 RNA 开始,RNA 转换氨基酸以获得适当的多肽来合成轴浆的蛋白质,用于递质功能的物质减少而再生需要的物质增多。如肾上腺能神经元内的单胺氧化酶、多巴胺脱羧酶和酪氨酸羧化酶减少,同样,胆碱能神经元内的胆碱脂酶也减少。相反,6-磷酸葡萄糖脱氢酶这一核酸和磷质生物合成的关键酶活性却显著升高。这些蛋白从神经元核周体内产生,经轴浆流运送到轴索。神经元细胞再生在其生物合成中伴随显著的水解过程,与神经递质贮存颗粒的消化有关。

神经再生的代谢受很多因素影响。病人年龄是一显著因素,可能与不同年龄病人的去轴索神经元在细胞分化调控能力的区别有关。

胶质细胞参与调节神经元外的代谢过程。在轴索损伤后不久小胶质细胞增生,反映了损伤神经元周围的胶质细胞代谢活动的增加。

外周神经损伤后的反应首先是退变,而后是再生。损伤的轴索需要大量的脂类和蛋白质,神经元合成这些物质并通过运输系统运送到轴索。这些物质运送的速度不同,运输慢的成分与被神经于内的胞质调节而运输快的成分参与微管系统的活动。在伤后 24 小时内运输物质在损伤部位形成终泡,进而形成生长锥,后者是因肌原和肌凝样蛋白的收缩而能运动,最终使轴索的尖端再生。快速运输的蛋白经过受伤部位进入再生的神经芽速度为 400mm/day。这些物质在神经芽处固化。与轴索的其他部位不同,轴索再生尖端的流动性大,对钙离子的通透性大、能量消耗较高。神经元胞体内用于合成递质的蛋白减少而用于修复过程的蛋白增多。伤后一周可见轴索旺盛的芽生现象;1～3 周后,轴索芽胞开始穿过神经吻合处并在此延缓数日。在神经再生的高峰期是神经吻合的理想时机。

神经和靶组织间存在相互作用以促进神经的再生。普遍认为靶组织产生某些物质促进神经的芽生,这种物质又被轴浆流运送到神经的终末,对神经生长因子的释放起负反馈作用。此假说用于解释"去神经芽生"和侧支芽生现象。

为维持再生所必需的轴索延长和化学物质的运送是神经再生研究的中心课题。轴索的延长从尖端的生长锥开始,轴索显示的分支及数量受细胞表面的粘性和生长物质的影响。因此,轴索的延长也涉及细胞表现的变化。

生长锥近旁的环境因素不仅包括理化过程,还有促进生长和抑制生长的因子参与。去神经的肌肉组织释放增生因子,死亡的细胞、坏死组织等释放抑制因子。

在有先前受损的轴索再生的背景下,第二次损伤后的再生将加速进行。这说明神经元代谢因前次轴索再生已作调整。

当轴索断裂数小时后,损伤区附近的 Shwann 氏细胞开始吞噬髓鞘,数天后变得更明显。损伤 2~3 天后轴索两断端的所有细胞成分均有增生。Shwann 氏细胞,神经束膜的上皮细胞及神经外膜的代谢活动都增强。细胞的这些反应在某种程度上与损伤的严重性成正比。

损伤部位两端的支持细胞对损伤早期的轴索再生代谢反应有重要影响。坏死的 Shcwann 氏细胞清除后,中胚层细胞增生的趋势取决于创伤部位和局部条件而不是趋化性。众所周知,细胞结构可被索带或管腔约束成纵向形状。

神经的修复将引起远近两端的肿胀,可超出正常神经截面积的三倍。硅胶管可使神经沿着其长轴生长。较大的硅胶管为神经的肿胀留有余地并能使之沿其长轴生长。神经外膜的谨慎吻合也有这样的作用。神经外膜的精细吻合胜过外加套管的优点。水肿消退后,神经元发芽并伸入细胞间隙。需要强调的是支持细胞对损伤立即作出反应,伤后三周就有厚层胶原形成,但损伤部位的神经元的反应却很迟缓,直到轴索发芽时才开始再生。因此,良好的手术修复计划应能使神经元的再生与支持组织的再生同步。

断裂神经的神经元的远端发生 Waller 变性,但神经干的部分成分尚存活。而近端则不发生这样的变化。伤后一周轴索内的消化酶就将神经元成分消化掉,Shcwann 氏细胞也将髓鞘破坏成碎片。伤后六周末,吞噬细胞将坏死细胞清除净。远侧神经束膜的结构存在。整个神经皱缩,随时间的流逝这种皱缩逐渐变得不可逆,将影响过分延迟的神经修复的预后。神经上皮和中胚层成分部分依靠神经纤维来维持其解剖及代谢。

伴随轴索延伸,Schwann 氏细胞的代谢活性增强,新生髓鞘围绕轴索形成,原始解剖得以重建,外周神经生长速度为 1mm/d,在轴索通过吻合口断端时延迟。在某些情况下再生速度有时可达 3mm/d。当神经与效应器官连接时,则再度变缓。

外周神经干再生所有代谢物质都是通过轴浆流来自核周体,在损伤后核周体的体积变大,代谢活动增强,达到高峰,当完成髓鞘连接时再度达到高峰。这是因形成神经突触、构筑感觉器等活动的需要所致。

外周神经影响肌肉的代谢和电活动。神经损伤后,神经的营养作用丧失、肌内膜和肌束膜增厚、静息膜电位降低、磷酸肌酸减少等。这些变化的时程取决于神经断裂水平和肌肉去神经的类型。动物实验表明,通常在伤后头三天开始,2~16 周后肌肉开始萎缩。两年后肌纤维断裂丧失完整性,无论如何进行物理治疗或电刺激,肌肉去神经性萎缩由于肌鞘的增厚阻碍了终板的形成,周围纤维组织的形成也妨碍了神经再生和肌肉收缩。神经与肌肉的联系建立得越快,肌肉将越可能得到保存。肌肉的再神经化延迟一年,其功能恢复不良,延迟两年,肌细胞变化不可逆,即使神经再生,也很难指望运动功能的恢复。

与肌肉不同,终末感觉器对再度神经化的依赖较小,它不受神经损伤的恢复时间的影响。

影响神经恢复的一般因素:病人年龄、创伤类型、受损神经的种类均可影响神经的再生。其中,最重要的是病人的年龄。甲状腺素促进神经再生。创伤类型如火器伤会引起伤口延期愈合并缺血。多发性损伤因分解代谢的增强引起神经再生的延迟。

另外一个因素是生理的种系越高级,再生过程越难取得好的效果。

局灶性的神经损伤也可像脑损伤那样,分成震荡、挫伤和裂伤。神经震荡是指无器质性改变的一过性功能障碍；神经挫伤是指轴索在受伤部位断裂，尽管神经束断裂，但外观可以正常，此类损伤需要再生才能恢复神经功能；神经裂伤是指物理学上的完全离断，如果未行吻合术，神经根本无法再生。

压迫性和缺血性神经损伤可由许多机理引起，其再生取决于损伤程度和持续时间。

神经创伤的治疗必须同时考虑中央和外周局部的病理生理反应及其相互间的作用，所有这些对治疗效果均有重要影响。

（四）外周神经损伤的诊断及伤情评估

病史调查：外周神经的损伤常因麻醉而掩盖或因患其他严重的复合伤而被忽视。有时不能在受伤的当时即刻检出，因此，病史中除受伤当时的情况外，还有必要追问从受伤到就诊被检出这段时间内运动和感觉功能的变化情况。肢体伴随的其他损伤和造成的后果严重影响神经的再生，病人的职业，先前的功能，受伤的环境和机制和有无疼痛等均应记入病史中。

临床检查：伤口位置、疤痕的特征、组织的类型，关节的活动范围和挛缩程度等。记录应详尽、准确、标准。

电生理检查：包括肌电图，神经传导速度的测定，及体感诱发电位（SEP）。

辅助检查：包括 X 光平片、CT 和 MRI，必要时血管造影以明确合并的其他损伤。

（五）神经修复技术

历史：神经修复的历史长而曲折。在第 9～10 世纪阿拉伯医生就曾尝试将断裂的神经用缝合方法再接。虽然中世纪西方医学开始发展，但对神经吻合的有关知识所知甚少，19 世纪中叶才了解到神经可以自行再生，手术和缝合会影响神经功能的恢复。20 世纪中期，Waller 等学者的对外周神经解剖和病理学的研究为神经修复奠定了基础。Hueter 在 1873 年描述了缝合神经外膜的修复技术，但由于感染等原因，结果很不满意。直到第一次世界大战人们开始认识到切除损伤的神经直到健康的部分，在无张力下端-端吻合等原则的重要性。1916 年 Foerster 首次进行神经移植术。神经束间吻合虽在 1917 年就已提出，但到 1953 年 Sunderland 进行神经束内的局部解剖研究才引起重视，但由于器械的原因尚无法付诸实际，1961 年我国成功地进行了世界第一例断手再植。此后，我国学者在此领域中有诸多世人瞩目的成就。1964 年 Smith 将手术显微镜应用到外周神经外科，Bora 在 1967 年首先用猫完成了神经束间吻合。Millesi 在 1960 年指出结缔组织对神经吻合的不良影响并证实其增生程度与张力有关。至此，神经修复的技术发展为神经外膜吻合，神经束及神经束膜吻合，神经束间移植等。

神经修复：在神经修复中，损伤神经的特殊性，损伤节段的水平，损伤的严重程度和范围，伴随其他组织损伤的严重程度，病人年龄，神经细胞对损伤的反应，所有这些因素在损伤的当时就已决定，无法人为干预。外科医生仅能控制两个因素：手术的时机和手术技术。

与神经修复有关的有三个基础问题：神经干内在的解剖，轴索的生长和再生，神经内的结缔组织对损伤的反应。简言之，神经内在的解剖不是均一的，是由许多轴索和结缔组织组成的，后者占神经干的断面面积的 20%～40%，轴索被神经束膜包裹成神经束。每个神经束约含 10000 根轴索，在神经干内不规则穿梭走行，集合成丛，通过连接支与其他束结合，因此，在不同节段水平上同一轴索的位置有很大不同。我国学者对此有详细研究，为神经吻合提供了极有价值的解剖学基础。

在神经断裂后，外周神经需要复杂的修复过程。严重神经损伤后的 72 小时内，远端的传导性丧失，轴索和髓鞘崩溃并开始被巨噬细胞和 Schwann 细胞吞噬。这一主动的过程称之为 Waller 变性。Schwann 氏细胞和神经内的纤维细胞增生造成近侧断端的膨大。随时间的推移，受损神经的远侧细胞数目的减少和神经内管道的收缩和胶原分解使损伤远侧的神经直径变细。同时，神经元胞体也发生了不同程度的变化。通常 RNA 制造增加为再生作准备。轴浆流溢出髓鞘，胶原无序性分布最后在损伤的近侧端形成神经瘤。如两断端一期吻合,远侧的支持组织纵向取向生长,Schwann 氏细胞和成纤维细胞也可达到近侧端。Schwann 细胞管的开放可保持 6 个月的时间,但随时间的延长,其直径和数量逐渐减少。在去神经期间,运动和感觉终末器官均发生退变,肌肉去神经后功能恢复的时间阈为 18 个月,感觉的时间阈较长,年轻人在伤后 5 年进行修复术也是值得的。从近端再生的轴索必须通过吻合接口,寻找远端的神经内鞘,然后沿其内鞘到达其对应的终末器官——感受器或运动终板。如果错误地到达终末器官或结缔组织内,仍旧达不到功能恢复。损伤神经内的结缔组织的增生与损伤的严重性有关,也与手术的精细程度和缝合张力相关。在断裂的两端均有结缔组织形成,凡结缔组织过度增生均可使轴索再生发生阻挡或变形。

手术修复的目的是提供损伤神经的近端到远端目的地的最佳连接,使再生的轴索获得功能上的连接和恢复,并使错构性的连接减少到最少的程度,最佳的技术因不同的临床情况而不同。

修复时机:外周神经损伤的最佳修复时机尚有争议。有人主张伤后即刻修复,有人主张延期到伤后 3 周再修复,主张延期修复的经验是从战伤的治疗中获得的,这类损伤多伴随严重的软组织损伤和污染,延期治疗是妥当的。但和平期的神经损伤多为切割伤,断端整齐,创口污染不重,伴随的软组织伤也不严重,因此,可以一期缝合,由此看来,神经创伤的修复时机的选择与创伤的类型有密切关系,神经损伤为清洁而不超过 24 小时的锐器伤,应考虑一期修复。因手术无需在疤痕中解剖,断端锐利,回缩很少,不用过度分离即可使断端在无张力下吻合。一期修复有两个优点:一是可使轴索再生较早地通过吻合口,二是轴索可进入正常大小的神经鞘内。Crabb 业已证明对同一神经的损伤一期修复的结果优于二期修复。当然,一期修复也有某些缺点:难以准确判断神经两断端的损伤程度,如果吻合的是挫伤的断端将导致吻合处疤痕组织的过多形成。臂丛和坐骨神经损伤一旦满足一期修复条件即应即刻修复。因在二期手术时其断端的回缩很难拉拢,另外,损伤平面距效应器官很远,只有早期修复才能保证末梢器官的有功能的神经化。延期手术的理由:①损伤的远近端需要时间来鉴别,以便辨识神经内的疤痕组织,明确切除的范围,以便修复;②伴随的损伤有恢复的可能,感染已被控制,病人在修复前学会运用肢体;③神经鞘膜增厚,便于吻合。

手术指征:①开放性损伤,特别是锐器伤,神经断裂不可能自行恢复。②损伤平面较高,即使有自行恢复可能,但因再生到终末器官耗时过长,应行手术修复,防止其去神经后的不可逆性退变。③未作手术经保守治疗不见好转或手术后经观察不见恢复,或恢复到一定程度后即停止。④损伤部位痛性神经瘤引起明显的临床症状。

手术禁忌证:①保持连续性的神经损伤有自限性恢复的可能或仅为不完全性功能丧失者。②经观察有逐步恢复征象者。③损伤部位严重污染或软组织挫伤严重者。

上述手术适应证和禁忌证是相对的,实际选择时还应考虑病人的多方面因素,如肌肉严重萎缩,修复时间与上述时间阈相去甚远;感觉存在或功能并不重要,运动功能部分存在,其余功能可用肌腱转移的方法替代,此点尤适合于手内在肌群的麻痹;某些预后不良的损伤,如成人外侧膝副韧带断裂伴随的腓神经牵扯性损伤,较明智的作法是观察一段时间视其恢复情况再作决定;有时做肌腱转移术或某些矫形手术会更好些,如老年病人患桡神经的高位撕裂伤时可从肌位转移术立即获得伸腕和伸指功能,远比神经吻合和神经移值为佳。但正中神经损伤多年的年轻病人尽管神经修复后可能恢复不了运动功能,由于正中神经的感觉功能更重要,因此,即使距伤后 5 年也应手术修复。

儿童神经损伤经神经修复后的功能恢复较成人为佳,因此,应积极修复。

损伤肢体的局部条件也很重要,如软组织覆盖将会形成过多疤痕,影响神经的再生。

伴随骨折或关节脱位的神经损伤分为两类:闭合性损伤,骨折是造成神经损伤的原因;开放性损伤,骨折和神经损伤可能由同一致伤原因引起,前者的神经损伤少有神经断裂,可观察治疗,后者的神经损伤常需手术治疗。

此外,病人的职业和心理因素等均应综合考虑,最后作出恰当判断。

手术分类:按伤后到手术的时间长短分为一期手术、早二期手术和晚二期手术。伤后 3 个月内的吻合称之为早期的二期缝合,3 个月后为晚期二期缝合。有人将伤后 1~3 周内的手术称为延迟一期手术。

Schawann 细胞管的开放可保持 6 个月的时间,但随时间的延长,其直径和数量逐渐减少,在去神经期间,运动和感觉终末器官均发生退变,肌肉去神经后功能恢复的时间阈限为 18 个月。感觉器的时间阈限较长,年轻人在伤后 5 年进行修复术也是值得的。

按手术方法分类如下:

神经松解术:手术从正常的部位开始,然后向病变部位解剖,这样才能找到正确的解剖层次和结构并利于识别正常与病变组织的界线。手术主要是切除神经外膜和束膜间的疤痕组织并应注意保存神经的血运。

神经缝合术:神经完全断裂,或切除两端疤痕后缺损<2cm,远近两端游离后端-端对位的无张力缝合。

神经外膜缝合:断端应在轴位上准确对位。神经外膜上的血管可作为解剖对位标记。180 度两定点对位神经外膜的全层缝合,如有张力,断端可做少许松解。避免缝线穿入神经束膜下。打结时注意张力恰好使断端对合即可。过分的结扎张力会使神经束变形或堆积。创口闭合后,肢体用夹板固定 3~4 周,夹板拆除后,关节每周伸开 10~15 度。用手术放大镜完成上述手术,如用手术显微镜更好。

神经束的修复:根据外周神经不同水平断面的不同性质和成分的神经束分布位置,将两断端的同一性质的神经束按单根神经束或多个神经束组分别对位缝合。

缝合方法的选择视神经束的性质、神经干的部位、神经组织与结缔组织的比率而定。混合束,神经干的近侧,结缔组织含量少则宜采用神经外膜缝合方法;较单纯的运动或感觉束,神经干的远侧,结缔组织含量多则采用束膜缝合为佳。

神经移植:视其移植物来源不同分为异种、同种异体神经移植和自体神经移植。前两种方法因目前尚未能克服免疫排斥问题尚未广泛应用于临床,下面仅介绍自体神经移植方法。

游离神经移植:神经缺损超过 2cm,两断端的勉强吻合会因张力过大而影响再生。宜采用游离神经移植。通常取材于感觉皮神经,如隐神经、腓肠神经、肋间神经等。

带血管蒂的神经移植:可采用与神经伴行的动静脉血管蒂的吻合以提供神经移植体的供血,如桡神经浅支与桡动静脉、腓浅神经和腓浅动静脉,也可采用静脉动脉化的方法,有学者报告用小隐静脉动脉化的游离腓肠神经移植。

非神经性组织的桥接术:血管桥接和肌肉桥接。国内钟世震等人将缺损的神经两断端植入就近的健康的肌束内,观察到骨骼肌内有再生的神经纤维生长,结果有待进一步观察。

神经植入术:在神经的远侧和肌肉的近侧均已毁损的情况下将神经的近侧断端分成若干束植入肌肉内,或接长后分束植入。

神经移位替代术:用一功能相对次要的神经切断后缝合于近侧已损毁的重要神经的远侧断端,以期替代其功能。

手术治疗的辅助措施:除显微外科技术外,下列辅助措施对于手术的成功也是不能忽视的因素。术前应有充分时间规划手术,特别是与肌腱、骨骼和血管损伤合并存在时。选择恰当的体位,应用显微外科的设备和坐椅以克服因手术时间过长引起术者的疲劳。皮肤的准备和上止血带时应考虑手术范围,包括移植物取材部位。应用气带止血带使术野无血,以便辨认各精细结构对于疤痕区尤其重要,但合并血管损伤者避免应用。通常,上肢气囊压力为 33.33~50kPa(250~375mmHg),下肢气囊压力为 46.66~73.33kPa(350~550mmHg),同时应结合系统血压和肢体的大小作适当调整。对于上肢气囊压迫时间不应超过 2.5

小时。如术中需做神经电刺激应在气囊松解后 20～30 分钟进行,连续性尚保存的神经损伤应用术中电刺激和其他如诱发电位等电生理学检查十分必要。

影响神经修复结果的因素:除术者的经验和技术外,下列因素显著影响神经的修复结果:①年龄:儿童的神经生长和调整的潜能远大于成人。②损伤的性质:一般来说,钝挫伤对神经的损伤大于锐器伤。③缺损或切除的长度:越长,神经束截面上的解剖定位的差异越大,越需要精细的操作,结果也相对较差。④损伤到修复的时间:通常在损伤 3 个月后修复,修复越推延,结果越差。⑤损伤的部位及平面:越靠近脊髓或损伤的平面越高,预后越差。如前所述,神经的逆行退变,轴浆流产生的衰竭,终末器官的萎缩均影响预后。损伤部位到神经元的距离越远,再生速度越慢。尺神经损伤,如是在腋窝部,再生速度 3mm/d,如是在腕部损伤,则为 0.5mm/d。

神经再生早期征象的检查:最近侧肌肉的功能恢复是该支配神经再生的最初和最好的标志。临床的肌肉的自主运动功能检查应用神经电刺激方法证实。肌肉自主运动的缺失同样需要神经电刺激的证实,因为生理学的恢复和病人实际能够活动之间尚有一段间隔时间。

神经刺激:金属针置于靠近肌肉的神经支配点的皮下,相距 1cm,采用低强度的电流刺激该神经。

肌电:可以作为动态观察神经再生的常规检查方法。神经再生时,纤颤和去神经电位减少,代之以新生的动作电位。这是肌肉再度神经化的最早的电学变化。应间隔一段时间再检查。由于各神经纤维达到所支配的肌肉的距离不同,它们也不能同时到达所支配肌肉的终板,造成了单个肌肉纤维放电的不同步,呈多相性和低电压的运动电位。肌电检查比临床肌肉运动恢复要早数周乃至数月。

神经电图:记录运动电位通过病损的情况。

神经的恢复以运动功能的恢复为标志,在运动功能恢复后有时还需要神经电刺激试验。感觉功能的恢复需要了解分布区域的感觉恢复情况。电生理检查示跨越损伤部位的神经电位出现。

再生的时间限度:受损的神经显示再生不良或断裂的神经是否需要切除并吻合?需要了解自发再生的恢复时间是多少?肌肉去神经后发生不可逆变化的时间各异,通常为 12 个月。损伤部位远离重要肌肉时,应尽早手术治疗。

(六)臂丛及其他外周神经损伤

臂丛损伤是近年周围神经损伤研究热点,也是临床处理困难的问题。"臂丛损伤"这一名词包括了程度差异很大的非常广泛的传入和传出性损害。应用时应精确限定采用手术的种类及手术的范围才能便于总结交流,学术界对于臂丛损伤的态度形成了保守和积极的两大观点,对其有效的治疗和争议的最终统一,有待于神经再生的生物学研究成果。

臂丛损伤的诊断:

病史:受伤后即刻发生的症状,伤后第一天的运动和感觉障碍,以便比较。

查体:精确确定损伤部位。臂丛的哪些成分损伤?这些损伤是部分性的,还是完全性的?

电生理学检查:神经动作电位和运动及体感诱发电位。

其他检查:X 线平片用于骨折,血管造影用于血管损伤。

臂丛神经损伤的诊断分四层考虑:①有无损伤?②损伤部位是在锁骨上抑或锁骨下?③进一步明确该损伤是根、干、束、支的损伤?④如果根性损伤,在节前抑或节后?

耸肩无力,斜方肌萎缩提示上干节前的根性撕脱伤;Horner 征提示下干的节前性损伤,电生理学检查有助于节前和节后损伤的鉴别,在决定手术是否对臂丛损伤有益时,判定损伤是否累及神经根及是背根神经节前或节后是十分必要的。损伤部位椎间孔内的根性损伤还是椎间孔外的脊神经或神经丛损伤,抑或同时存在?神经根的撕裂往往造成人口处的脊髓损伤。这种损伤常是慢性疼痛的原因。如近侧神经根受累,损伤可能很难恢复,至少造成椎旁肌、前锯肌(C_5,C_6,C_7-胸长神经)、菱形肌(C_5,C_6-肩胛背神经)和膈肌(C_2,C_3,C_4-膈神经)麻痹,Horner 氏综合征常提示 T_1 和 C_8 的节前损伤,正中、桡、尺神经分布区的感觉丧失,但这些神经的感觉诱发电位存在提示节前损伤。如感觉诱发电位也消失,节前和节后双重损伤不能除外。一般说来,累及 C_8 和 T_1 神经根,下干和内侧索的损伤手术效果较臂丛上部成分的损伤差。

臂丛损伤的预后与多种因素有关,主要取决于神经损伤部位距离所支配的肌肉距离,损伤的严重性和损伤范围。在考虑损伤范围时,除损伤水平外,还与累及的特定结构有关。如 C_6 神经根、中干或后索。当决定手术适应证和手术时机时,应具体研究在臂丛不同水平上的不同成分神经的连续性,功能丧失的完全性的损伤的局限性如何。锐性切割伤适合一期手术吻合,钝性撕裂伤适合二期修复,火器伤或外科意外的损伤适合临床和肌电随访数月后,视其恢复情况再作决定。牵拉伤常无局限性损伤,应随访更长时间,如 $4\sim5$ 个月。此外,从受伤到手术的间隔时间对预后也有严重影响,迁延时间很长的去神经状态造成终板和肌肉的不可逆性变化。由于神经再生由近至远缓慢地进行,远侧的结构遭受较长的去神经状态。丧失感觉的手,即使运动功能恢复,也很难使用。这一时间距离概念对于臂丛损伤的治疗尤其重要,手术应在伤后尽早进行。

臂丛损伤的症状:

臂丛神经损伤多为上臂过度牵拉所致损伤,如产伤。按受累的范围分为:

臂丛完全性损伤:手、前臂和上臂全瘫,感觉除上臂部分保留外其余也全部丧失。

臂丛上部损伤:$C_5\sim C_6$ 受累,上肢下垂,内收,不能外展。前臂不能旋前旋后和屈曲,手的运动保留。

臂丛中部损伤:C_7 受累,肱三头肌和前臂伸肌瘫痪。

臂丛下部损伤:$C_8\sim T_1$ 受累,前臂屈肌和手的内在肌群瘫痪。

外科治疗计划:神经损伤后应立即进行临床检查,常规 X 线检查,并制定康复治疗计划,第 8 周时应有电生理的检查。第 12 周时病人应达到恢复的高峰。这样的病人可以随访 6 个月,每月检查一次。如果在伤后第 12 周仍无恢复表现提示手术探查指征。入院病人进行病史、临床及电生理检查,必要时进行椎管造影或 MRI 检查。比较臂丛的手术能够解决什么问题?骨骼和软组织的再建又能解决什么问题?如果是多个神经根的撕裂,就没有必要进行神经再建而应考虑矫形科手术重建其功能。

肌皮神经损伤:肱二头肌、喙肱肌和肱肌瘫痪,前臂不能屈曲和旋后。

桡神经损伤:常见于肱骨中段骨折,应用止血带和麻醉术后的合并症。高位损伤在肱三头肌支之上,整个桡神经完全瘫痪。表现为上肢各伸肌全部瘫痪。损伤位于上臂中部,肱三头肌功能保留,垂腕,损伤在上臂下 1/3 至前臂上 1/3,肱桡肌、旋后肌和腕伸肌运动功能保留。损伤在前臂中部,伸掌指关节功能的丧失,无垂腕。在腕部的损伤不造成运动功能的缺失。桡神经损伤不影响由骨间肌及蚓状肌控制的指间关节动作。桡神经支配大块肌肉并且距离损伤部位较近,自发神经再生和手术修复均可获较好结果。在肱骨中段的损伤伴随功能的完全丧失应随访,如无好转,伤后 $2\sim3$ 个月手术暴露,远端易位吻合或移植。肘关节水平的损伤常累及后骨间神经,手术较近侧损伤要复杂,手术效果仍较好。但拇长伸肌的功能较难恢复。前臂背侧损伤常累及后骨间神经的分支,造成手术修复的困难。

正中神经损伤:常见于前臂的切割伤。在上臂的损伤前臂不能旋前,前三指无力,拇指和食指不能过伸和对掌在前臂的损伤拇指不能外展、屈曲和对掌。大鱼际萎缩,桡侧三个半指掌面的感觉丧失或减退,尤其是食指和中指远端实体觉丧失是正中神经损伤的重要特征。多数正中神经的损伤都需要手术修复。即使是近侧水平的损伤,这样拇指和食指的感觉和对掌功能可望恢复,前臂和腕关节水平的损伤均应修复,此神经有较强的再生倾向。

尺神经损伤:肘以上的损伤拇指外展掌指关节过伸末节屈曲小鱼际萎缩小指不能对掌骨间肌萎缩,指间不能开合形成爪形手状,如合并正中神经损伤出现"猿手"。尺神经近侧的损伤较难获得手的功能恢复,但在肘关节及以下水平的损伤应手术修复,以避免尺侧的爪形手畸形。

胫神经损伤:跟腱反射消失足和趾不能屈曲,不能内收行走时足跟着地,骨间肌萎缩呈爪形足。小腿后面,足及足跟外侧,足底感觉障碍。

腓总神经损伤:在同一或同等致伤条件下,较之胫神经更易受损。症状为足和趾的背屈功能丧失,呈内翻垂足状,行走时呈跨阈步态,小腿的前外侧,足背感觉障碍。

坐骨神经损伤:后果严重。除兼有上述两个神经损伤的症状外,膝关节强直性过伸,大腿外旋无力。髋关节骨折和脱位或此区的手术意外损伤由于极靠近端,手术困难,自发再生因过长,也很难获得良好功能。发生在臀部水平的注射性损伤,如果其分支或全部神经的功能永久性丧失,或是非灼性神经痛经药物治疗不见好转,均应早期手术探查。坐骨神经的锐器损伤最好的治疗是手术修复。钝性的断裂伤最好在伤后2~4周手术,端-端吻合常难以实现,需神经移植。

股神经损伤:极少见,多因手术损伤,支配髂腰肌、股四头肌、缝匠肌和部分耻骨肌,损伤后屈胯和伸膝,功能丧失。通常采取较积极的态度手术修复。

二、外周神经的肿瘤

(一)外周神经肿瘤的分类

外周神经肿瘤尚无统一分类。目前较通用者为 willer 分类(见表4-2)。

表 4-2　Willer 分类

非肿瘤性的增生	
	创伤性神经瘤
	限局性增生性神经病
	血管周围 Schwann 氏细胞增生
	假性神经囊肿
神经鞘的肿瘤	
	神经鞘瘤
	颗粒细胞性神经瘤
	神经纤维瘤
	多发性黏液性神经瘤
	恶性肿瘤
神经细胞源性肿瘤	
	神经母细胞瘤
	神经节母细胞瘤
非神经源性肿瘤	
	嗜铬细胞瘤

(二)外周神经肿瘤的临床诊断

临床症状:肿块和疼痛,或功能缺失,鉴别诊断相当困难。区别于其他组织来源的皮下肿块是肿物垂直于神经走行的方向上有良好的活动度,在平行方向上活动度差。触诊有疼痛或麻木感,可向肢体远端放散。

辅助检查:CT、MRI 有助于确定肿瘤的范围,个别情况下需血管造影或椎管造影。对于脊柱附近的疑诊为神经肿瘤者,对其向内侧的延伸尤要注意,哑铃形的神经纤维瘤常需与脊柱外科配合处理。

术中诊断:肿物与神经结构的解剖关系,是否随肌肉收缩而运动?有无波动?是传导性抑或膨胀性波动?以资与肌肉、肌腱和血管的肿瘤鉴别。对于判断不明者,不应盲目地采取活检,以免造成神经损伤。

(三)外周神经鞘瘤

常发生于感觉性的颅神经、脊神经的后根和外周大的神经干的屈侧。据国内资料,发生于颅神经者,占颅内肿瘤的 9.5%,居第三位。发生于椎管内者,占椎管内肿瘤的 47.13%,居首位。发生于外周神经者,占外周神经肿瘤的 46.4%。女性多于男性,约为 2:1,颅内最常见于位听神经(前庭支),偶见于三叉神经,最常见的部位在颅内是桥小脑角,在脊柱是感觉神经根,均为神经外膜肿瘤,鲜有穿越软膜者。多发者,也可能是 Von Recklinghausen 氏病的表现之一。

肉眼外观:坚实,圆形,有时呈分叶状,境界清楚,有被膜。肿瘤较大时可发生囊变。切面呈黄色橡胶样韧性,有时与脑膜瘤在肉眼上难以区分。

镜下病理:神经鞘瘤在解剖上由致密性和疏松性组织构成。致密区由长形双极细胞索条编织而成,栅栏状排列的肿瘤细胞(Verocay 小体),是神经鞘瘤的特征性表现,在脊神经比在颅神经多见。疏松组织有多形性,通常为星形细胞组成,彼此分离,其间隔以蜂巢样伊红基质。典型的泡沫样吞噬细胞散布其间。囊变多发在疏松区。

发生于四肢者,多分布在关节的腹侧面,局部表现:限局性肿块,局部有压痛并沿神经干向远端放散。在与神经长轴方向上不活动,与其垂直的方向有良好的活动度。发生在位听神经者表现为典型的桥小脑角综合征。

神经鞘瘤属良性肿瘤,外科切除可获良好结果。

(四)神经纤维瘤

神经纤维瘤起源于外胚层,但可累及中胚层和内胚层,性质属错构瘤。据统计,神经纤维瘤占神经系统肿瘤的 11.5%,占周围神经肿瘤的 31.76%,发病年龄从新生儿到老年人均可发生。身体任何部位的皮下组织,周围神经干和神经根均可发生。罕见于颅内神经根,常见于外周神经。

病理:镜下以神经纤维(被膜)为主,神经轴索为辅,Schwann 细胞、结缔组织也参与其间,境界不清,无被膜。肿瘤本身为梭形膨大的神经干。

神经纤维瘤,对于大多数病例来说,切除后将导致该神经的功能障碍。术中通常不能发现明显的肿块,见到的是神经纤维的梭形肿胀,可区分出肿瘤的两极。实质性的病变不如神经鞘瘤多见。沿神经长轴切开神经外膜后,可见肿胀的神经束,直径各不相同,选择一根半透明的光亮肿胀的神经束,切取 5mm 长快速切片病检。少数情况下,肿瘤成肿块状,可以切除,保留较为正常的神经束。如神经必须切断,可应用隐神经移植。

肿块型的神经纤维瘤是否应该切除,可有如下选择:①做神经束活检。此一选择应是神经功能良好,病变无恶性征兆。神经纤维瘤生长极缓慢,更多表现为缺陷性病变特性而不是真正的肿瘤特性。这样的病人可随访 6 个月,如无肿块明显生长和神经功能缺失,即不作进一步的外科处理。受累神经干的切除和神经移植不能获得更满意的结果。②显微外科切除肿块型的神经纤维瘤,尽可能地保留神经的完整性。③肿块切除并神经移植。适用于不重要的小的神经。

(五)多发神经纤维瘤

属常染色体显性遗传病,为神经皮肤综合征之一。占神经系统肿瘤的 3.04%,周围神经肿瘤的 8.4%。女:男=1.85:1,从新生儿到老年均可发生,16~40 岁占 64.9%,10~20 岁和 50~70 岁为两个发病年龄高峰。Schenkein 报告此类病人血清内神经生长因子活性增高。

病理表现为成纤维细胞和 Schwann 氏细胞增生，12％的病人可能恶变，神经干的近端和深部病变易恶变。

临床表现为多发的皮肤结节，皮肤色素斑(牛奶咖啡色斑)和神经纤维瘤样的象皮病，多发的周围神经纤维串珠样增生，有的还伴有智能低下或其他疾病。

根据累及的成分和范围分如下类型：

区域性神经瘤病：以丛状神经瘤为特征，受累区域的皮肤呈像皮样增厚，变形。

全身性神经纤维瘤病：多发性皮肤结节并常有色素沉着。颅神经干和深部脊神经干也可受累。

深部周围神经干型：周围神经干受累，皮肤表现轻微。

颅神经干型：常与上型同时存在，颅内、颅外段均可受累，常累及位听神经且以双侧性者为多，比单纯神经鞘瘤的发病年龄低。

并发脑瘤和脑瘤样病变，如脑膜瘤、胶质瘤等。

对于多发神经纤维瘤病，外科医生必须确定病人的症状是由该神经受累引起的。如果是单一肿块，应手术探查并作病检以确定是神经鞘瘤、神经纤维瘤或恶性的神经瘤，然后视其性质再作进一步处理。多发神经纤维瘤病也可是广泛的编织成丛状的肿块形病变，这累及与神经干的神经纤维瘤有明显不同。如为避免复发，或因肿块、疼痛或神经症状有时需做根治性切除。

(六)其他外周神经肿瘤

外周神经元肿瘤：此肿瘤由成熟的神经元、神经突起、Schwann 氏细胞和胶原组成。多见于儿童和青年。应与神经鞘瘤和神经纤维瘤鉴别。

神经节母细胞瘤，多发于纵隔和后腹膜、肾上腺、腰背部的脊神经节。较大，圆形，均一发生于脊神经者多为哑铃形或形状与正常的神经节相似，但体积较大。颅底肿瘤中也有少数报道。

神经元母细胞瘤：是一种胚胎性的神经元肿瘤。通常发生于四岁以下的儿童。是具有局部浸润和转移性质的恶性肿瘤。肾上腺和腹部交感神经节为好发部位。外观呈灰色，有被膜，大而软常呈分叶状，境界清楚，常伴有囊变，出血，甚至钙化。镜下可见由未成熟的原始神经元组成。据说有转变为神经节母细胞的可能。患有神经节母细胞瘤的病人尿内可发现儿茶酚胺类分泌增多。此肿瘤也可发生靠近筛窦的鼻腔内，可波及到脑，多为年轻人。生长缓慢但可复发或转移。

神经节-神经元母细胞瘤：兼有两者的特性。

化学感受器瘤：以颈静脉球瘤相对多见。

(七)恶性外周神经肿瘤

外周神经的恶性肿瘤多为极其危险的肿瘤。5 年生存率很低，肿瘤沿神经干扩展并血行转移到肺和肝脏。放射治疗和化疗鲜有帮助。因此，一旦发现，应积极做广泛的根治性切除。

（葛学成）

第九节　脑脊液循环障碍

脑积水是指由各种原因引起的脑脊液分泌过多、循环受阻或吸收障碍而导致脑脊液在颅内过多蓄积。其部位常发生在脑室内，也可累及蛛网膜下腔。临床上常伴有颅内压升高。

脑积水在人群中的总发病率尚不清楚，在新生儿的发病率为 0.3％～0.4％。在婴幼儿中脑积水作为单一先天性病变发生率为 0.09%～0.15%；伴有脊柱裂和脊膜膨出者中，其发生率为 0.13%～0.29%。获得性（后天性）脑积水有各种明确病因，其发生率因原发病不同而各异。

脑积水可以按照多种方法分类。如按年龄可分为儿童脑积水和成人脑积水；按压力可分为高颅压性脑积水和正压性脑积水；按部位可分为脑室内脑积水和脑外脑积水（即蛛网膜下腔扩大）；按发病时间长短可分为急性（数天）、亚急性（数周）和慢性（数月至数年）；按临床症状有无可分为症状性脑积水和无症状性脑积水；按脑积水病性发展与否分为活动性脑积水和静止性脑积水。

脑脊液动力学障碍性脑积水是指脑脊液的产生或吸收过程中任何原因的失调所产生的脑脊液蓄积。如脑积水是由于脑脊液循环通道阻塞，引起其吸收障碍，即脑室系统不能充分地与蛛网膜下腔相通，出现梗阻部位以上脑室系统扩大，称为非交通性脑积水。如阻塞部位在脑室系统以外，蛛网膜下腔或脑脊液吸收的终点，称为交通性脑积水，也称非梗阻性脑积水，其特点是脑室系统普遍扩大，且与蛛网膜下腔相交通。

由于儿童和成人之间的脑积水在临床分类、病理生理和治疗等方面都有所不同，本节将分别进行论述。

一、成人脑积水

（一）高颅压性脑积水

高颅压性脑积水和正常颅压脑积水一样均是人为的临床上分类。两者均可由脑室系统或脑表面的蛛网膜下腔阻塞引起，只是表示脑脊液循环系统阻塞程度和脑组织顺应性不同，不能说明产生脑积水的病因。高颅压性脑积水实质上是由于脑脊液循环通路上的脑室系统和蛛网膜下腔阻塞，引起脑室内平均压力或搏动性压力增高产生脑室扩大，以致不能代偿。

其病因如下：阻塞脑室系统的常见肿瘤；①侧脑室：脉络丛乳突状瘤、室管膜瘤、室管膜下巨细胞性星形细胞瘤、胶质瘤、转移癌和脑膜瘤、透明隔神经细胞瘤。②第三脑室内的肿瘤；脑室内有星形细胞瘤、室管膜瘤、脉络丛乳头状瘤、脑膜瘤及胶样囊肿和寄生虫性囊肿。第三脑室前后区：松果体区肿瘤、生殖细胞瘤、颅咽管瘤、垂体腺瘤、异位松果体瘤、下丘脑和视神经胶质瘤、脊索瘤、畸胎瘤、鞍结节脑膜瘤和转移癌。③中脑导水管本身的肿瘤少见，但该部位胶质瘤多产生继发性导水管阻塞，中脑导水管阻塞最常见的病因是先天性中脑导水管阻塞。④第四脑室。室管膜瘤、髓母细胞瘤、脉络丛乳头状瘤、血管网状细胞瘤、表皮样囊肿和寄生虫性囊肿。小脑肿瘤可阻塞第四脑室，产生脑积水，如小脑星形细胞瘤、血管网状细胞瘤和转移癌。桥小脑角肿瘤压迫第四脑室，如听神经瘤和脑膜瘤。蛛网膜下腔阻塞原因有：头外伤性和动脉瘤性蛛网膜下腔出血，各种细菌性脑膜炎、脑膜癌瘤病及其他一些蛛网膜下腔和部分脑凸面占位性病变，包括半球胶质瘤、胶质瘤病、硬膜下血肿和蛛网膜囊肿等。

1.临床表现　蛛网膜下腔出血和脑膜炎并发的高颅压性脑积水，常在发病后 2～3 周内发生，这些病人多能预料，有些特殊病因的脑积水病人可只有脑积水症状而没有局部定位症状，特别是脑室内肿瘤。

脑积水症状、体征有头痛、恶心、呕吐、共济失调和视物不清。头痛以双额部疼痛最常见。由于卧位时，脑脊液回流较少，故头痛在卧位或晨起时较重，坐位时可缓解，病情进展，夜间有痛醒，出现全头持续性剧痛，颈部疼痛，多与小脑扁桃体凸入枕大孔有关。恶心、呕吐常伴有头痛，与头部位置无关，其特点是在早晨头痛严重时呕吐，这可与前庭性呕吐区别，共济失调多属躯干性，站立不稳，宽足距，大步幅，而小脑半球病变产生的脑积水，可表现肢体性共济失调。视力障碍，包括视物不清，视力丧失和外展神经麻痹产生的复视，后期病人可有近期记忆损害和全身不适。视乳突水肿是颅高压的重要体征，外展神经麻痹提示颅内高压而不能做定位诊断,中脑顶盖部位受压有上视和调节受限。脑积水本身可伴有躯体性共济失调,也可提示小脑蚓部病变。其他局灶性体征可能预示特殊病变位置。

2.诊断　对有颅高压脑积水临床表现的病人头颅 CT 扫描是重要的检查方法,在平扫同时应做增强扫描,这既可观察脑室扩大的程度,也可进一步明确病因。核磁共振检查对脑积水的诊断和鉴别诊断均有意义,尤其是对低级星形细胞瘤、脑室内囊肿的诊断更有意义,同时,MRI 可作为脑脊液动力学的检查,这对局限脑室扩大者,可与囊肿区别。

3.治疗　对颅高压性脑积水引起视力急剧减退或丧失者,应急症处理,行脑脊液分流术,暂无分流条件,应在病房重症监护室内行脑室穿刺,持续外引流。常用穿刺部位:在鼻根后 10cm,中线右侧旁开 3cm(即额部),头皮局部浸润麻醉,颅骨钻孔或锥孔,穿刺额角,可以留置穿刺针,置入硅胶管更好,并在出头皮切口以前在头皮下穿行 3～5cm,这可减少颅内感染。这种引流可持续 5 天。

在脑积水病人病情允许情况下,应选择脑室分流术或切除颅内原发病变解除脑积水。近年来,随着神经影像的发展和显微外科技术的进步,更多地提倡切除原发病灶解除梗阻性脑积水。

曾有文献提出,肿瘤引起的梗阻性脑积水,可在肿瘤切除前做脑室分流术,可防止出现术前颅高压和术后脑室系统阻塞不缓解产生的危险,但是,也有研究表明:对肿瘤产生的脑积水,在肿瘤切除前分流与否,术后结果相近似,并且,小脑中线部位肿瘤较大时,分流后有出现小脑幕裂孔上疝的可能。如病灶属于恶性肿瘤,有肿瘤细胞沿分流管扩散到其他部位的危险。在肿瘤切除手术时,先做脑室穿刺,放出脑脊液,这有利于术中的肿瘤暴露,并穿刺骨孔,也可为术后急性脑室穿刺放液,持续性外引流提供方便。

(二)正常颅压性脑积水

正常颅压脑积水是指脑室内压力正常,有脑室扩大。临床表现步态不稳,反应迟钝和尿失禁为主要症状,在分流治疗后对步态不稳和智力障碍有一定效果。

1.病因　该病因可分为两类,一类是有明确病因的,如蛛网膜下腔出血和脑膜炎等。另一类是散发性无明显病因。该病主要的病理改变是脑室系统扩大,脑凸面或脑底的蛛网膜下腔粘连和闭塞。最常见的病因是蛛网膜下腔出血,其次是颅内肿瘤,也有家族性正常颅压性脑积水。Page 氏病有时产生脑底面的蛛网膜下腔广泛性阻塞。脑膜感染,如结核性脑膜炎,在病变后期易产生蛛网膜粘连;外伤性蛛网膜下腔出血和颅内手术出血流入蛛网膜下腔等均可产生脑积水。最近,有人认为,中脑导水管狭窄也是一种较常见的病因。

2.病理生理　正常颅压情况下,脑室扩大的机理尚不能完全清楚。目前,主要是脑脊液动力学变化学说。①脑内压力梯度形成,在蛛网膜颗粒内阻塞时,并不产生脑积水,而是发生良性颅压增高。脑脊液在脑室系统和蛛网膜下腔流动阻力增加时,产生脑室扩大——脑积水。因而提出脑室和脑皮质表面压力梯度形成,是产生脑室扩大的原因。已有人用白陶土诱导的猫脑积水实验模型证明了这种压力梯度形成学说。②脑脊液搏动压增高,有人测定正常颅内脑积水平均脑脊液压不增高,但可有脑脊液搏动压增高,使脑室扩大。提出在正常情况下,脑实质中的小静脉、细胞间隙蛋白质和脂质有类似海绵样的弹性物质,其中的液体成分在颅压升高时可被挤出。在一定程度的压力下脑实质可被压缩,这种压力称脑组织生物弹性值。在该值以下的脑内压力只作用于脑组织内,而没有任何脑实质内的液体挤出,但脑室周围承受的压力比脑实质内的压力要大,这就产生脑室扩张。③密闭弹性容器原理,有人提出,正常颅压脑积水病人最初颅压增高,产生脑室扩大,根据 Lapace 原理,即在密闭弹性容器的液体压力(P)与容器壁的面积(A)的乘积等于容器壁承受力(F),(F＝P・A)。这样,一旦脑室扩大后,虽然脑压恢复到正常,但作用于脑壁的压力仍增加。也有提出正常颅压脑积水是由于脑组织顺应性改变所表现的脑室扩大。Welch 等报告,高血压动脉硬化脑血管病比同龄组病人高 3 倍以上,推测脑血管壁弹性的变化使脑组织顺应性增加,并可出现脑表面的压力梯度发生明显改变。目前,研究正常颅压脑积水的脑组织病理生理改变主要有:①脑组织受压产生的脑血流减少。②脑组织内神经生化物质异常,如胶质纤维蛋白增加和血管肠肽类的减少。③继发性神经元损害。

3.临床表现　　主要症状是步态不稳,记忆力障碍和尿失禁。多数病人症状呈进行性逐渐发展,有些在病情出现后,其病程为数月或几年。病人没有明显头痛,但有行为改变、癫痫或帕金森氏症。查体时,虽然眼外肌活动充分,但可有眼震、持续恒定走路困难,肢体活动缓慢,腱反射略增高,可有单侧或双侧 Babinski 氏征,晚期可出现摸索现象和强握反射。步态不稳常是首要的症状,多先于其他症状几个月或几年,有些病人步态不稳和智力改变可同时发生,也有在其他症状以后发生。其表现有从轻度走路不稳,到不能走路,甚至不能站立,并常有摔倒病史。病人抬腿困难,不能做抗重力活动,步幅小,步距宽,走路失衡,不能两足先后连贯顺序活动。Romberg 氏试验表现摇摆,但没有小脑共济失调。智力障碍在每个病人中差异较大,近期记忆丧失是最明显的特点,病人常表现呆滞,自发性或主动性活动下降,谈话、阅读、写作、爱好和创造性减弱,对家庭不关心、淡漠或冷淡、孤僻、工作效率差。有人把这些复杂活动异常,称为意志丧失性格。有试验发现,病人运用词汇能力基本保留,而非词汇运用能力,如画画、拷贝、表格排列以及难题的测试都有很大程度障碍,随着病情进展,对周围人提出的问题无反应,只做简短或部分回答,自主活动缓慢或延迟。在某些早期病人智力损害中,有焦虑和复杂性智力功能紊乱,如狂妄、幻想和语无伦次,也可有行动缓慢、动作僵硬,酷似 Parkinson 氏症状、尿失禁在某些病人表现很急,但多数病人表现为对排尿知觉或尿起动作的感觉减退,大便失禁少见。

4.影像学检查　　头颅 CT 检查是正常颅压脑积水检查重要手段,它可确定脑室扩大和皮层萎缩的程度及引起脑积水的病因,同时,也是观察术后分流效果及并发症的手段。典型的 CT 扫描表现为脑室扩大而皮层萎缩不明显。MRI 影像可从矢、冠、水平全方位观察较小的颅内病变并优于 CT,同时,通过 MRI 可观察脑脊液的动力学变化,对脑积水进行评价。脑室周围 T_1 加权像低信号改变可表明脑积水呈进展趋势。

5.腰椎穿刺　　病人侧卧位时,脑脊液压力通常不高于 $24kPaH_2O(180mmH_2O)$,在不伴有颅内其他病变时,脑脊液的糖、蛋白和细胞计算均在正常范围内。腰穿放液后,如症状改善可提示分流有效。

同位素脑池造影:用放射性同位素腰穿注入蛛网膜下腔,在进入脑和脑室时照像观察。最常用的是碘[131]I 标记人体血清蛋白(RISA),近来有用铟——二乙胺五醋酸(DTPA)作标记物,约 500UC 注入蛛网膜下腔,分别在 4 小时、24 小时、48 小时和 72 小时扫描观察。扫描可见到三种情况:①正常型:放射性同位素在大脑凸面,而不流入脑室内。②正常颅压脑积水:放射性同位素进入脑室内并滞留,72 小时内脑凸面不能显示。③混合型:多数病人为此型,即脑室和脑凸面在分期扫描均可显示。由于放射性同位素扫描对判断分流效果没有肯定的关系,这种检查对评价正常颅压脑积水没有太大的帮助,目前临床并不常用。

6.其他检查　　颅骨平片一般无慢性颅高压征象;脑电图可见持续性广泛慢波;在正常颅压脑水病人中[131]Xe 可显示脑血流量的减少,脑血管造影侧位像可见大脑前动脉格外伸直,大脑中动脉侧裂点向外移位。有脑萎缩时,在毛细血管期见到小血管与颅骨内板之间距离增宽,气脑造影见全部脑室和不同程度的脑池扩大,以上这些在脑积水的临床检查中已不常用。

鉴别诊断:正常颅压脑积水主要与脑萎缩相鉴别。两者症状相似,前者可有自发性蛛网膜下腔出血史(如突然剧烈头痛、恶心、呕吐,颈强)、头外伤、脑膜炎和脑瘤术后等病史。病人症状多在发病后几周到几个月内出现,多数小于一年,后者发病年龄多在 50 岁左右,症状发展缓慢,有些见于腔隙性脑梗死或脑出血后病人,多数无明显病因。有时两种病可同时出现,脑活检对 Aezheimer 氏病及其他脑病有鉴别诊断价值。

7.治疗　　根据正常颅压性脑积水基本发病机制是脑脊液循环途径阻塞,脑脊液聚积于脑室系统,从理论上讲,分流手术会有一定临床效果。目前,多以侧脑室腹腔分流术为首选,而脑室右心房分流术只有在病人因腹部病变不适合行腹腔分流时才实行,而其他的分流术临床应用甚少。根据正常颅压脑积水的脑压特点选择 $60 \sim 90\text{mmH}_2\text{O}$ 中压分流管为宜。术前应对分流效果给以估计,谨慎评价手术指征,达到手术最大效果。一般而言,对有明确病因者,如蛛网膜下腔出血、脑膜炎、外伤、颅脑手术后发病者,比非明确病因者手术效果好;病程短者(半年以内)比病程长者效果好;年轻者比年老者手术效果好。

8.分流指征判定

(1)临床症状评价:走路不稳是评价分流效果的重要指征。步态不稳先于智力障碍者,对分流手术反应良好,而单纯以智力障碍为主要症状者,分流效果较差。有人认为,有74%的走路不稳者分流后可恢复,并把走路不稳作为正常颅压脑积水分流指征的基本条件,87.5%病人分流后症状明显恢复。也有作者将脑室扩大和步态不稳作为分流的标准,83%的病人在分流后可取得良好效果。

(2)颅压测定:正常颅压脑积水病人几次腰穿测压均在正常值上限者,24 小时连续监测颅压有波动性升高或腰穿放液后病人症状改善者,分流后多有明显的效果。有报告连续性监测颅内压有 B 波频繁活动,24 小时 B 波活动多于 50%者,分流术后可明显改善症状。

(3)腰椎灌注试验:以腰椎穿刺连接一个三通管,管的两头分别接压力连续描记仪和注射器,以脑脊液正常分泌两倍的速度(每分钟约 1.5ml)向腰部蛛网膜下腔注入盐水,正常时压力上升每分钟不高于 $20\text{mmH}_2\text{O}$,而正常颅压脑积水因脑底的蛛网膜下腔阻塞和吸收功能减退,其压力上升高于此值。也用腰穿灌注同时做脑室引流方法预测分流术效果,其方法是先做侧脑室穿刺置管确定脑脊液流出初压,然后以该压力值向腰穿灌注生理盐水,如果脑脊液流出阻力大于每分钟每 mmHg 12.5ml,则分流术可有较好效果。

(4)头颅 CT 扫描:脑沟变浅,脑回缩小,蛛网膜下腔不宽,而脑室扩大明显和脑室周围水肿严重者分流后效果明显。

9.分流失败分析　对正常颅压脑积水选择合适压力的分流管至关重要,只有分流后使脑压尽可能降低才能达到脑室缩小、症状改善的效果。但脑压下降过度则会引起术后一些合并症。

(1)硬膜下积液:分流后发生硬膜下积液的机制有:①分流后因颅压下降,由于虹吸效应引起颅压持续下降或皮质小静脉撕裂。②分流管压力过低使颅压下降太低。③脑脊液沿分流管周围渗入蛛网膜下腔。预防方法:应选择合适压力和附有抗虹吸装置的分流管,术中封闭分流周围的蛛网膜下腔防止脑脊液外渗。也有人提出,分流后的硬膜下积液并非与分流后虹吸现象和沿分流管外渗有关,硬膜下积液多发生在腰椎腹腔分流后和分流脑室的对侧,80%的病情可得到缓解。如 CT 扫描显示脑室扩大或有临床症状加重,则需结扎或更换较高压力分流管。

(2)分流不足:分流后脑室缩小不明显或临床症状不缓解提示分流不足,可用腰穿测压估计分流功能,如果脑脊液的压力接近分流管的压力,可推测分流管功能正常。此时,如脑室仍扩大,临床症状不改善,可换低压分流管。另外,正常颅压脑积水由于脑损伤的病因不同,并且是某些疾病过程的最后结果,有些病人因分流不足或分流过度而加重病情,因此,分流失败并不可认为原始诊断有误。除此以外,尚有以下合并症:分流管阻塞或分流无效、感染、引流过度引起的硬膜下血肿、癫痫和脑内血肿等。

正常颅压脑积水的治疗一般过程见如下。

对痴呆、步态不稳、尿失禁和脑室扩大或只有步态不稳和脑室扩大的病人腰穿:如脑脊液压力高于 $24\text{kPa}(180\text{mmHg})$,无需进一步检查,可行分流手术。

抽出 20ml 以上脑脊液,如走路不稳好转,则可行分流手术,症状不改善,则另行考虑。

24 小时颅内压监测,如有搏动性升高活动优势,可行分流手术。

如腰穿灌注试验阳性或放射性同位素和碘苯酯等脑脊液动力检查,脑室没能显影,则可行分流治疗。

分流效果评价:腰穿或颅内压监测确定颅压下降,三个月后复查 CT,如症状无改善,脑室仍扩大,则可考虑更换较低压分流管。

二、儿童脑积水

(一)发病机理

儿童脑脊液产生过程和形成量与成人相同,平均每小时 20ml。但其脑积水临床特点有所不同。儿童脑积水多为先天性和炎症性病变所致,而成人脑积水以颅内肿瘤、蛛网膜下腔出血和外伤多见。从解剖学上看,脑脊液通路上任何部位发生狭窄或阻塞都可产生脑积水。从生理功能上讲,脑积水是由于脑脊液的吸收障碍所致,这种脑脊液的形成与吸收失衡,使脑脊液增多,颅内压增高使脑组织本身的形态结构改变,产生脑室壁压力增高,脑室进行性扩大。有人用腰穿灌注方法研究交通性脑积水病人发现,在正常颅内压范围内,高于静息状态下的颅内压,脑脊液的吸收能力大于生成能力,称脑脊液吸收贮备能力。脑室的大小与脑脊液吸收贮备能力无关,而是脑室扩张引起,脑组织弹性力增加,继而产生脑室内脑脊液搏动压的幅度增大,这种搏动压产生脑室的进行性扩大。脑组织的弹性力和脑室表面积的增加与脑室扩张密切相关,另外,瞬间性脑室内搏动压增高冲击导水管部位,出现脑室周围组织损伤,产生继发性脑室扩大。正常颅压性脑积水主要原因是脑室内和蛛网膜下腔之间压力差不同,而非颅内压的绝对值增高,该类脑积水阻塞部位在脑脊液循环的末端,即蛛网膜下腔,这种情况虽有脑脊液的生成和吸收相平衡,但是,异常的压力梯度作用在脑层表面和脑室之间,仍可发生脑室扩张,如果损伤在脑脊液吸收较远的部位,矢状窦内,脑皮层没有压力梯度差,脑室则不扩大。这种情况表现在良性颅高压病人,此时,有脑脊液的吸收障碍和颅内压升高,没有脑室扩大。上矢状窦压力升高可产生婴幼儿外部性脑积水,此时,表皮层表面的蛛网膜下腔扩大,这是由于压力梯度差不存在于皮质表现,而是在脑室内和颅骨之间,产生颅骨的扩张,临床上巨颅症的患儿常伴有蛛网膜下腔扩大。有报告,儿童的良性颅高压和脑积水多与颅内静脉压升高有关,良性颅高压病人全部为 3 周岁以上,颅骨骨缝闭合儿童。在婴幼儿中,即使脑内严重积水,脑室扩大明显,前囟/穿刺压力仍在 $20\sim70mmH_2O$ 的正常范围之内,在容纳异常多的脑脊液情况下,颅内压变化仍很小,这与婴幼儿脑积水的颅骨缝和前囟未闭有关,有人认为这种代偿能力对保护婴幼儿的智力有重要意义。也提示婴幼儿脑积水不能以颅内压改变作为分流治疗的指征。脑积水一旦开始则会继发脑脊液的循环和吸收障碍。另外,多数伴有脊柱裂的脑积水患儿多由于原发性导水管狭窄引起,阻塞主要的部位在第三脑室下部,尤其是出口处,伴随脑室扩张,从外部压迫中脑,产生中脑的机械性扭曲,产生继发性中脑导水管阻塞。这种现象在脊髓畸形和其他原因的脑积水患儿中均可发生。交通性脑积水的儿童在分流一段时间后,由于脑组织本身的变化也会发生中脑导水管阻塞。

(二)病理

脑积水的程度决定脑组织形态变化。由于枕、顶部脑室弧形凸度较大和额角的核团较多、组织较韧等形态结构特征,积水后的顶部脑组织选择性变薄。先天性脑穿通畸形的脑积水表现脑内局部囊性扩大,在囊壁的顺应性超过脑室顺应性时,囊性扩大更加明显,这时病人可表现局灶性神经功能缺失和癫痫发作。

儿童脑积水活检发现,在早期阶段,脑室周围水肿和散在轴突变性,继而水肿消退,脑室周围胶质细胞增生,后期,随着神经细胞的脱失、脑皮质萎缩,并出现轴突弥散变性。同时,脑室周围的室管膜细胞易受到损伤,早期室管膜细胞纤毛脱落,呈扁平状,以后细胞连接断裂,最后室管膜细胞大部分消失,在脑室表面胶质细胞生长,这些变化往往同脑室周围水肿和轴索髓鞘脱失伴行,胼胝体的髓鞘形成延迟。皮层的神经原受累,锥体细胞树突分枝减少,树突小棘也少,并出现树突曲张,这些组织学变化导致儿童的智力低下,肢体的痉挛和智能的改变等临床表现。

脑脊液的生化分析有助于判断脑积水的预后。免疫电泳测定脑脊液中的总蛋白增加,提示脑室内、外梗阻,同时,也与脑室周围白质损伤和血脑屏障破坏有关,而没有变性疾病;脑脊液中脂肪酸的浓度与颅高压成比例升高,梗阻性脑积水解除后,脂肪酸浓度下降,如术后持续性升高,多提示预后不佳。黄嘌呤和次黄嘌呤在脑脊液中的浓度能反应颅高压性脑室扩大后脑缺氧的情况,在颅高压纠正后,次黄嘌呤浓度下降;神经节苷脂与儿童脑积水后严重智力障碍有关,智力正常的脑积水儿童,脑脊液中的神经节苷脂正常,环磷腺苷与脑积水儿童脑室内感染有关。

(三)临床表现

与成人相比,儿童脑积水的临床表现是根据病人的发病年龄而变化。在婴儿急性脑积水,通常颅高压症状明显,骨缝裂开,前囟饱满、头皮变薄和头皮静脉清晰可见,并有怒张,用强灯光照射头部时有头颅透光现象。叩诊头顶,呈实性鼓音即"破罐音"称 Macewen 氏征。病儿易激惹,表情淡漠和饮食差,出现持续高调短促的异常哭泣,双眼球呈下视状态,上眼睑不伴随下垂,可见眼球下半部沉落到下眼睑缘,部分角膜在下睑缘以上,上睑巩膜下翻露白,亦称日落现象。双眼上、下视时出现分离现象,并有凝视麻痹、眼震等,这与导水管周围的脑干核团功能障碍有关。由于脑积水进一步发展,脑干向下移位,外展神经和其他颅神经被牵拉,出现眼球运动障碍。在 2 周岁以内的儿童,由于眼球活动异常,出现弱视。视乳头水肿在先天性脑积水中不明显并少见,但视网膜静脉曲张是脑积水的可靠征。

运动异常主要有肢体痉挛性瘫,以下肢为主,症状轻者双足跟紧张,足下垂,严重时呈痉挛步态,亦称剪刀步态,有时与脑性瘫痪难以区别。由于三室前部和下视丘、漏斗部受累,可出现各种内分泌功能紊乱,如青春早熟或落后和生长矮小等及其他激素水平下降症状。另外,脊髓空洞症伴有脑积水者多出现下肢活动障碍,而脊髓空洞症状伴脊髓发育不全时,常有脊柱侧弯。

(四)诊断

在婴幼儿期间,脑积水的诊断是头颅异常增大,头围的大小与年龄不相称为主要体征。定期测量婴儿的头围将有助于早期发现脑积水,并能在典型的体征出现前明确诊断,及时治疗。典型的体征是头大脸小、眼球下落、常有斜视。头部皮肤光亮紧张,前额静脉怒张,囟门和骨缝呈异常的进行性扩大。除智力发育迟缓外,因为日复一日的很微小变化,父母可能注意不到非正常的迹象。病情进行性发展,即所谓活动型脑积水,如不采取措施,许多婴儿将死亡。自然生存者转变静止型脑积水,表现为智力迟钝,出现各种类型痉挛,视力障碍,包括失明和许多其他异常。

在新生儿,虽然有脑室扩大或脑积水,前囟仍可陷入,特别是出生后体重较轻的婴儿,由于病儿脱水,可有头颅小于正常。另外,早产儿易有脑室内出血,常在新生儿期过后 6～14 周内脑室扩大,头围异常增大,但这个过程也有自限性。儿童的头围异常增大虽是脑积水的重要体征,但是,两者之间没绝对关系,尚要了解包括胎儿围产期在内的临床全过程后,对脑室扩张连续观察,B超是观察脑积水病人简单易行,无创伤和可重复的可靠方法,它能精确测量两个额角及整个侧室的大小,出生前胎儿的宫内超声检查脑积水仍是一种有效的早期诊断方法。

在进行性脑积水诊断确立后,可做头颅 CT 和核磁共振(MRI)的神经影像学检查,除外颅内肿瘤、先天性畸形和脑脊液阻塞性病变,水溶性造影剂和放射性同位素扫描有助于阻塞性脑积水的诊断,但一般要限制应用。

(五)先天性脑积水

国外资料报告,先天性脑积水的发病率约在 4～10/10 万,是最常见的先天神经系统畸形疾病之一,所有先天性脑积水几乎都是由于脑脊液通道阻塞所致,尤其是中脑导水管和第四脑室出口部位的阻塞。先天性脑积水可伴有其他神经系统畸形,以脊柱裂多见。该病可存在以下情况:单纯性脑积水;伴有软骨发育不全的全身性疾病、胼胝体发育不全或 Dandy-walker 综合征等神经系统疾病,其病因多样复杂,其中散在发病、宫内感染、出血和血管内疾病占绝大多数,这类病因的死胎率可达 24%～60%。小部分是由遗传所致,如 X 染色体遗传产生的导水管狭窄。另外,也有人认为母亲的年龄、孕期的精神状态和环境对发病有一定关系。有家族脑积水的儿童中,男女之间均有同样高的发病率。先天性脑积水可与各种其他先天性疾患或遗传疾病并发,但病因关系尚未证实。

1.宫内胎儿脑积水　由于宫内胎儿临床观察困难,应用超声波技术做产前检查,是胎儿宫内脑积水的诊断可行性方法,这对脑积水的早期诊断有一定意义。研究证明:胎儿宫内脑积水的病因有异质性,约75%的宫内脑积水胎儿合并中枢神经系统疾病,约有 2/3 患脑积水的胎儿出生后死亡。只有 7.5%的宫内脑积水的胎儿出生后可正常生长发育。超声波产前检查出胎儿宫内脑积水后,MRI 和 CT 扫描有助于进一步确定诊断:宫内胎儿脑积水常引起严重的神经系统功能的损害,如智力低下,语言障碍和发育异常,出生后的早期分流能防止和减轻神经系统继发损害,对宫内脑积水的胎儿,一旦离开母体能生存时,应行剖腹产术使胎儿娩出,给予及时分流治疗。目前尚未见有关胎儿脑积水在宫内治疗的报告。Click 等人报告 11 例宫内胎儿脑积水,1 例出生后进行性发展,1 例出生后脑积水消失,8 例脑室扩大但无明显进展。

2.宫内感染与先天性脑积水　母亲妊娠期间弓形体感染是胎儿脑积水常见病因,该病原体感染母体后穿过胎盘到胎儿中枢神经系统,产生脑实质内的血管炎性肉芽肿和室管膜炎,血管闭塞和导水管阻塞,产生脑积水,多与妊娠 3 个月时弓形体感染有关。并伴有其他神经系统损害。CT 扫描见胎儿脑积水的同时,多伴有脑组织结构缺损。柯萨奇病毒感染脑膜炎产生的蛛网膜粘连也是脑积水病因之一。病毒感染发生的先天性脑积水可伴有其他中枢神经系统缺陷和颅内钙化,但不如弓形体感染常见。

3.X 染色体基因缺失阻塞性脑积水　1949 年 Bicker 和 Aclams 首先发现在先天性脑积水部分病人,是由于隐性遗传性 X 染色体基因缺失产生的中脑导水管狭窄或阻塞。脑室扩大与智力障碍不成比例,在没有脑积水的家族男性中也可有智力低下,脑积水分流后,智力障碍无明显恢复。约有 25%至 50%的病人中,由于神经功能缺失,产生拇指内收肌屈曲畸形。因为属于 X 染色体隐性遗传性疾病,所以家族中 50%男性发病,遗传基因咨询预防重于治疗。

4.脑积水与脊髓发育不全　先天性脑积水多与中枢神经系统发育异常有关,最常见是合并脑髓膜膨出。Chiari Ⅱ 畸形为典型引起脑积水的病因。以往认为,该病形成原发性导水管狭窄是脑积水的原因,目前多认为,由于原发性脑室扩大,压迫中脑扭曲,引起导水管继发性改变。Yamacla 报告 54 例脑脊膜膨出新生儿脑室造影表明,所有病儿中脑导水管均开通。而枕骨大孔水平的第四脑室下段疝入椎管内引起出口处狭窄或阻塞,其狭窄程度与脑室扩大相一致。并认为这是由于小脑扁桃体粘连阻塞枕骨大孔所致。脑积水与脑脊膜膨出有关,统计表明胸椎病变有 95%脑积水,腰骶椎约 60%。

5.脑积水与 Dandy-Walker 畸形　1941 年 Dandy 等首先描述后颅窝囊肿和小脑蚓部畸形与脑积水的关系,以后 Taggart 和 Walker 报告第四脑室中孔和侧孔闭锁,因此,第四脑室囊状或憩室样扩大,缺乏第四脑室中孔和两侧孔及伴有闭塞或全部闭塞,导水管及各脑室均明显扩大为基本特征称 Dandy-Walker 畸形。该病约占儿童先天脑积水的 2%～4%,但有些病也可没有脑积水。有些 Dandy-Walker 畸形也可发生其他发育异常,如胼胝体发育不全、腭裂、眼畸形和心脏病等,病人脑积水可在出生时存在,但多在出生后一周岁时发病,这与扩大的第四脑室与蛛网膜下腔之间不能充分交通有关。脑室造影和同位素扫描证明,约 80%的病人属于交通性脑积水。为此在治疗方面用切除囊肿壁的方法不能缓解脑积水,而多数病人采取侧脑室分流方法。如发生小脑扁桃体上疝尚需要做囊肿分流术。

6.非遗传性导水管狭窄 在先天性脑积水中,有些发生在儿童期或以后出现导水管狭窄性脑积水。多为散发性,病因不清。通常组织学上可见导水管分叉或有胶质增生,分叉的导水管形成两个狭小的管腔,中间被正常组织分开,管腔不规则,多伴有脊髓发育异常。神经胶质增生表现为纤维胶质过度增生,围绕在导水管内,并伴有导水管内室管膜细胞脱落,这种改变在导水管腹侧端明显。也有人提出,病变可能在胎儿时期已经发生。散发性导水管狭窄,也可在儿童期或青春期出现进行性脑积水,临床表现有头痛、呕吐和视乳突水肿等颅高压症状。如有头围增大,提示在儿童早期已有无症状脑积水存在。诊断依据主要为影像学显示第四脑室大致正常而第三脑室扩大。

7.外部性脑积水 随着 CT 和 MRI 影像学的发展,临床发现有些头颅较大的儿童,伴有明显的蛛网膜下腔扩大,没有或仅有轻度脑室扩大,这种现象称外部性脑积水。这与颅外静脉阻塞引起颅内静脉压力增高,产生蛛网膜颗粒水平的脑脊液吸收障碍有关。绝大部分为良性病程,在出生后 12～18 个月,病情转归,一般不需要手术治疗,如有颅压增高症状可用多次腰穿放液缓解症状,但有必要用 B 超连续观察网膜下腔和脑室变化。也有报告认为外部性脑积水是交通性脑积水的早期阶段。总之该病原因不十分清楚。

(六)获得性脑积水

儿童获得性脑积水是指出生后有明确病因产生的脑积水,常见以下几种情况:

1.脑室出血后脑积水 在脑室内出血的儿童中,有较高的脑积水发生危险,发病率约为 25%～74%,早产儿脑室内出血发病率高于正常儿童,患呼吸窘迫症的婴儿脑室内出血发病率更高。

出血部位多在侧脑室内室管膜下或脑实质出血破入脑室,继而发生闭塞性蛛网膜炎,引起交通性脑积水。严重的脑室内出血也可因凝血块和碎组织阻塞脑室系统发生梗阻性脑积水。

出血后脑积水的病儿常有脑室扩大,但病情趋向稳定,有些病儿即使脑室扩大,颅压也可不高。对进行性脑室扩大,颅压较高和临床症状恶化者,可考虑为进行性脑积水。

2.感染性脑积水 颅内感染后,特别是细菌性脑膜炎如结核性脑膜炎,在任何年龄的儿童中均可引起脑积水。脑脊液循环阻塞部位多在脑底蛛网膜下腔,少数化脓性脑室炎,可见脑室内分隔成腔,有些腔隔可互相交通,内含脑脊液。

形成多腔脑室,有些即使感染已控制,但腔隔化仍可持续发展,当腔隔内脑脊液回流受阻塞时出现多腔性脑积水。这种情况,单纯 CT 扫描很难发现,脑室造影可做出诊断。如果分隔大而少、互不相通可做各腔分流,或在安置分流管时,穿破分隔使各腔相通。也有报告在分流术前用脑窥镜剥离分隔,但由于小儿脑皮质层薄,扩大脑室分流后有使皮层塌陷的危险。

3.外伤后脑积水 一般性头颅外伤引起的脑积水,其机制是颅内出血后引起脑底或凸面蛛网膜下腔粘连或腔室阻塞。

4.与肿瘤有关的脑积水 中枢神经系统肿瘤阻塞脑室系统产生的脑积水依病变性质而定。典型病例为三脑室前胶质瘤可阻塞 Monor 氏孔发生脑积水,相应的鞍上区肿瘤,如视神经胶质瘤、颅咽管瘤向上发展也可阻塞 Monor 氏孔,产生双侧脑室脑积水。丘脑或下丘脑肿瘤可发生第三脑室阻塞;松果体区肿瘤或鞍上肿瘤向后生长到导水管部位使之阻塞。中脑导水管周围较小胶质瘤和大脑大静脉瘤也可阻塞中脑导水管。常见阻塞第四脑室的脑瘤有:小脑的髓母细胞瘤、星形细胞瘤和室管膜细胞瘤,脑干外生性肿瘤突到第四脑室内,有时可产生脑积水。由脑瘤产生梗阻性脑积水,理想的方法应切除肿瘤解除梗阻。但在少数病例中,即使肿瘤切除后,脑室系统畅通、颅内压不高,病人仍可表现持续性脑积水,其机理尚不清楚,推测与术后无菌性脑膜炎有关。在后颅凹肿瘤切除术中,约有 19%～25% 的病儿有持续性脑积水。曾有人建议,对后颅凹肿瘤有脑积水者,术前常规做分流手术,以便在切除肿瘤前解除颅高压,稳定病情。目前随着对后颅窝肿瘤诊断和治疗技术的提高,人们对常规术前分流提出疑议,美国儿童神经外科协会研究 132

例后颅凹肿瘤病儿,发现术前分流没有益处,认为术前分流有造成肿瘤转移、颅内出血和小脑幕裂孔上疝的危险。但是对有脑积水威胁病人生命,需延迟手术及肿瘤切除仍不能缓解脑积水者,术前分流仍是合理治疗。

5.颅骨异常性脑积水　在颅软骨发育异常的巨颅症儿童中,常不伴有脑室扩大即脑积水。但是脑凸面蛛网膜下腔有扩张,仅有脑室轻度或中度扩大,属于外部性脑积水,目前认为,这种脑积水与颅底骨增生,包绕出颅静脉,引起静脉压升高有关,但随着颅底骨的增长,出颅静脉可开放,因此,该类型脑积水可有一定自限性,绝大多数病人无需分流。在少数颅骨软骨发育不良的病人中,由于颅底变形,枕骨大孔狭窄,第四脑室出口阻塞,产生非交通性脑积水,有严重的颅高压,则需要分流治疗。颅底骨过度生长的骨硬化病人也可产生类似的外部性脑积水。

(七)儿童脑积水的治疗

1.药物治疗　①抑制脑脊液分泌药物:(如醋氮酰胺,每日 100mg/kg)是通过抑制脉络丛上皮细胞 Na^+-K^+ ATP 酶,减少脑脊液的分泌。②利尿剂(速尿,每日 1mU/kg)。以上方法对两周岁以内有轻度脑积水者应首选,约有 50% 的病人能够控制病情。③渗透利尿剂:山梨醇和甘露醇。前者易在肠道中吸收并没有刺激性,半衰期为 8 小时,每天 1~2g/kg。该药多用于中度脑积水,作为延期手术短期治疗。另外,除药物治疗外,对于脑室出血或结核和化脓感染产生的急性脑积水,可结合反复腰椎穿刺引流脑脊液的方法,有一定疗效。对任何试图用药物控制脑积水者,都应密切观察神经功能状态和连续检查脑室大小变化。药物治疗一般只适用于轻度脑积水,虽然,有些婴儿或儿童没有脑积水症状,但病人可有进行性脑室扩大,这样一些儿童虽然有代偿能力,但终究也会影响儿童的神经系统发育。药物治疗一般用于分流手术前暂时控制脑积水发展。

2.非分流手术　1918 年 Dandy 首先用切除侧脑室脉络丛方法治疗脑积水,但是,由于产生脑脊液并非只限于脉络丛组织,而且第三脑室和第四脑室脉络丛没有切除,手术效果不确切,故停止使用。第三脑室造瘘术是将第三脑室底或终板与脚间池建立直接通道用来治疗中脑导水管阻塞。有开颅法和经皮穿刺法,前者由 Dandy 首先施行。术中将第三脑室底部穿破与脚间池相通或将终板切除使第三脑室与蛛网膜下腔形成直接瘘口。经皮穿刺法是 Hoffman 等人(1980)首先用定向方法进行三脑室底切开,术中先做脑室造影显示出第三脑室底,在冠状缝前方做颅骨直径 10mm 孔,用立体定向方法导入穿刺针,当第三脑室底穿开时可见造影剂流入脚间池、基底池和椎管内。由于这类病人蛛网膜下腔和脑池中缺乏脑脊液,因而手术不能使造瘘口足够大,常有术后脑脊液循环不充分,脑积水不能充分缓解,目前应用这种方法不多。

3.脑室分流术　Torkldsen(1939)首先报告用橡皮管做侧脑室与枕大池分流术,主要适用于脑室中线肿瘤和导水管闭塞性脑积水。以后 Dandy 对中脑导水管发育不良的患者施行扩张术,用橡皮导管从第四脑室向上插到狭窄的中脑导水管,由于手术损伤导水管周围的灰质,手术死亡率高。内分流术是侧脑室和矢状窦分流,这种方法从理论上符合脑脊液循环生理,但在实际中应用不多。

脑室颅外分流:该手术方法原则是把脑脊液引流到身体能吸收脑脊液的腔隙内。目前治疗脑积水常用的方法有脑室-腹腔分流术、脑室-心房分流术和脑室-腰蛛网膜下腔分流术,由于脑室心房分流术,需将分流管永久留置于心脏内,干扰心脏生理环境,有引起心脏骤停危险及一些其他心血管并发症,目前,只用于不能行脑室腹腔分流术病人。脊髓蛛网膜下腔-脑室分流只适用于交通性脑积水。目前仍以脑室-腹腔分流是首选方法。另外,既往文献报告,脑室-胸腔分流、脑室与输尿管、膀胱、胸导管、胃、肠、乳突和输乳管分流等方法,均没有临床应用价值,已经放弃。

脑室分流装置由三部分组成。①脑室管;②单向瓣膜;③远端管。但脊髓蛛网膜下腔-腹腔分流则是蛛网膜下腔管。近几年来一些新的分流管配有抗虹吸、贮液室和自动开闭瓣等附加装置。

手术方法:病人仰卧头转向左,背下垫高,暴露颈部,头部切口,从右耳轮上 4~5cm 向后 4~5cm,头颅平坦部切开 2cm 长口,牵开器拉开,钻孔,将脑室管从枕角插入到达额角约 10~12cm 长。一般认为分流管置入额角较为理想,其理由为额角宽大无脉络丛,对侧脑脊液经 Monor 氏孔流向分流管压力梯度小。并将贮液室或阀门置入头皮下固定。远导管自颈部和胸部皮下组织直至腹壁。腹部切口可在中腹部或下腹部正中线旁开 2.5~3.0cm 或腹直肌旁切开。把远端侧管放入腹腔。另有,用套管针穿刺腹壁,把分流管从外套管内插入腹腔。腹部管上端通过胸骨旁皮下组织到达颈部,在颈部与阀门管相接。禁忌证:①颅内感染不能用抗生素控制者;②脑脊液蛋白过高,超过 50mg% 或有新鲜出血者;③腹腔有炎症或腹水者;④颈胸部皮肤有感染者。

(八)分流术常见并发症及其处理

1.分流系统阻塞　为最常见并发症,可发生在从手术室到术后数年的任何时间内,最常见于术后 6 个月。

(1)分流管近端(脑室端)阻塞:可因血凝块阻塞、脉络丛粘连或脑组织粘连所致。

(2)分流管远端(腹腔端或心房端)阻塞:常见原因有:①导管头端位置放置错误(如位于皮下),未进入腹腔;②多次置换分流管及腹腔感染易形成腹腔假性囊肿,发生率为 1.7%~4.5%。可出现腹痛、分流装置处皮下积液。③导管头端裂隙被大网膜、血凝块等堵塞。

(3)脑室内出血、脑室炎和脑手术后的脑脊液蛋白或纤维素成分增高,可阻塞分流管阀门;导管连接处脱落等也是分流阻塞的常见原因。

一旦发生分流阻塞,病人的脑积水症状、体征就会复发,CT 检查示脑室再度扩大。主要表现为头痛、恶心、呕吐和嗜睡。起病的症状多种多样,可突然剧烈起病,也可缓慢起病,颅内压快速、严重升高可导致病人昏迷。慢性症状包括易激动、在学校的表现变差或生理发育期迟缓等。偶见新发癫痫或癫痫次数增加。

分流系统阻塞引起的体征与临床颅内压增高和分流管功能异常有关。对于脑室分流术后影像学检查显示脑室缩小的病人,复查显示脑室再次扩大时,提示分流系统阻塞。对于没有先期影像学资料的病人,虽然可能存在分流管阻塞,但脑室正常或轻度增大,此时判断是否存在分流系统阻塞较为困难。这种情况多见于处于生长发育期的病儿,由于先天畸形的因素,看似正常的脑室其实不正常。此时应先判断分流系统阻塞部位,再更换分流装置或加以矫正。判断方法:穿刺贮液囊抽不出脑脊液或压下阀门后不能再充盈,提示脑室端不通;若难于压瘪阀门,代表阀门本身或腹腔或心房端梗阻。对于因脑脊液蛋白及纤维素含量过高引起的分流系统阻塞应注意预防,如控制出血、炎症等,先进行脑脊液外引流,待化验正常后再进行分流术。疑有腹腔假性囊肿者,经腹部 B 超确诊后,应拔除引流管,切除假性囊肿,在腹腔其他部位重置引流管;若假性囊肿为感染所致,应在感染控制后再行分流术。

2.感染　感染仍然是脑脊液分流术后主要的并发症之一。感染可造成病人的智力损害、脑室内形成分隔腔,甚至死亡。尽管经过几十年的努力,许多医疗中心报道的感染率仍为 5%~10%。

依据受累部位将感染分为:伤口感染、脑膜炎、腹膜炎、分流管感染。多数感染发生在分流术后 2 个月内。

临床表现与感染的部位有关,伤口感染有发烧、切口或分流管皮下红肿,感染时间长时可有伤口流脓。对于慢性伤口感染,分流管可外露。婴幼儿皮肤薄,分流管易将皮肤磨破造成伤口感染。切口的脑脊液漏常引起污染,后形成感染。

脑膜炎或脑室炎的病人有发烧、头痛、易激惹和颈强直。腹膜炎比较少见,典型的表现有发烧、厌食或呕吐和腹部压痛。

常规血液检查常为多形核白细胞增高。对于脑室外腹腔分流术的病人做血培养无明确的意义,但对发烧的病人应做血培养。同时应做尿或其他感染部位如伤口的细菌培养。头颅 CT 或 MRI 检查可以明确脑室的大小,不仅可以判定分流管是否有阻塞,而且可以决定是否取出分流管或做脑室外引流。

对于所有没有伤口感染或皮下分流管外露的病人,应穿刺分流储液泵抽取脑脊液做细胞计数、革兰氏涂片或培养以明确感染的诊断。一旦确诊,应立即去除分流装置,改作脑室外引流,或经腰穿引流,并全身抗感染治疗或抗生素脑室内、鞘内用药。此外,还应考虑真菌感染可能。待感染控制后,重行分流术。术中严格无菌操作是预防感染的关键环节。

3.分流过度或不足

(1)分流过度:儿童多见。病人出现典型的体位性头痛,立位时加重而卧位后缓解。CT 扫描显示脑室小,脑脊液测压可低于 0.59kPa(60mmH$_2$O)。此时最有效的治疗方法是将低压阀门更换成高压阀门(较原先高出 0.196～0.294kPa(20～30mmH$_2$O))。

(2)慢性硬膜下血肿或积液:多见于正压性脑积水病人术后,原因多为应用低阻抗分流管导致脑脊液引流过度、颅内低压。常无明显的临床表现,复查 CT 或 MRI 时显示皮质塌陷和硬膜下血肿或积液。应用较大阻抗的分流装置或加装抗虹吸阀,避免过度引流,有可能预防本并发症。轻度硬膜下血肿或积液,可保守治疗;明显的或有症状的硬膜下血肿或积液,应进行手术治疗,前者可行钻孔引流,后者可行积液-腹腔分流术。

(3)分流不足:病人术后症状无改善,影像学检查发现脑室扩大依然存在或改善不明显。主要原因是使用的分流管阀门压力不适当,导致脑脊液排出不畅。需更换合适压力的阀门。术前判断病人的实际需要,选择合适压力的阀门是预防本并发症的关键。

4.裂隙脑室综合征　裂隙脑室综合征发生率为 0.9%～55%,可以发生在交通性或非交通性脑积水病人的术后。

裂隙脑室综合征是指分流手术后数年(平均为 4.5～6.5 年)出现颅内压增高的症状,如头痛、恶心、呕吐以及共济失调、反应迟缓、昏睡等,CT 检查可发现脑室形态小于正常,检查分流管阀门为按下后再充盈缓慢,提示分流管脑室端阻塞。

发病机制是由于脑脊液长期过度引流所致:当脑脊液大量引流后,脑室缩小,分流管脑室端发生功能性阻塞。在脑室顺应性较好时,脑脊液积聚可引起脑室的扩大,从而解除了阻塞,恢复分流管功能;长期反复的分流管功能性阻塞可导致脑脊液向脑室周围室管膜下渗出和沿分流管外渗,受损的室管膜纤维化、室旁充血和胶质增生等,使得患者的脑室顺应性逐渐降低,这时尽管脑脊液不断产生,颅内压不断增高,但脑室不再扩大,分流管阻塞不能解除,而导致高颅内压。

使用抗虹吸装置、更换分流管对预防裂隙脑室综合征并无积极意义。有报道颞肌下减压可缓解病人的症状,减少其发生率。

5.其他并发症

(1)脑室端的并发症:分流管脑室端误插入视神经通路旁时,可引起单眼失明、同向偏盲或双颞侧偏盲等。也有脑室端移到视交叉背部和脑干等处的报道。应用神经内镜,在直视下放置分流管,可以避免误插。如分流术后出现视乳突水肿等急性颅内高压征,或出现视野、视力改变,应考虑脑室端分流管移位可能。一旦明确诊断,需重置分流管脑室端。

(2)腹腔端的并发症:①脏器穿孔:多为结肠穿孔,可引起腹膜炎、脑膜炎或脑脓肿;也可刺破胃、阴道、膀胱等,可以不表现腹膜刺激征,而仅表现为分流管堵塞,或由于脑脊液流失引起的水、电解质失衡。如发现脏器穿孔,应立即手术拔除分流管,并更换分流方式。②分流管移位:可移位至胸、腹壁及颈部皮下,或头皮帽状腱膜下。偶见穿破横膈,移到胸腔、心包,引起胸腔积液,甚至刺破心脏,造成心脏功能障碍。分流管移到皮下或帽状腱膜下时,可致分流管堵塞,应更换分流管或行分流矫正术;若胸部 X 线平片证实分流管移到胸腔或心脏,需立即手术取管。为预防移位可在分流管易活动处加以固定。③其他:脑脊液肚脐漏、分流管腹腔端缠绕并引起肠梗阻等。

(3)癫痫:发生率约为 5%,额角穿刺者多于枕角穿刺者。应用抗癫痫药物控制发作,同时应排除颅内出血、炎症、脑积水复发颅内压增高等可能原因,并作相应处理。

(董海军)

第五章　颅脑肿瘤

第一节　星形细胞肿瘤

一、毛细胞型星形细胞瘤

(一)概述

毛细胞型星形细胞瘤(PA)是 Penfield 于 1937 年根据肿瘤细胞两端细胞突起为细长的毛发样胶质纤维而命名的,是一种较少见的颅内肿瘤,约占原发性中枢神经肿瘤 1.5%。PA 占颅内胶质瘤的 4%~5%,占成年人星形细胞瘤的 7%~25%,青少年组(20 岁以下)为 76%。男女发病比例均等,任何年龄均可发生,多见于儿童,占儿童颅内肿瘤 30%,好发于小脑、视神经或视交叉区域,以小脑蚓部多见,大脑半球、丘脑和基底核、脑干、脊髓、第三脑室等都可发生。

PA 临床预后很好,2007 年 WHO 将其定为 Ⅰ 级星形细胞瘤。而毛细胞黏液样型星形细胞瘤(PMA)先前一直被认为就是 PA 或是 PA 的一种临床不典型病例。近年来认为 PMA 是毛细胞星形细胞瘤的一种独特亚型,临床上较毛细胞星形细胞瘤更具有侵袭性,2007 年 WHO 正式定义 PMA 是毛细胞肿瘤,有黏液样基质和围绕血管的多极细胞,没有 Rosenthal 纤维或嗜酸性颗粒小体,将其归为 Ⅱ 级星形细胞瘤。PMA 组织起源不明,可能与 PA 组织起源相同,来源于下丘脑等部位的慢性病变周围反应性增生的星形细胞,或是神经纤维瘤病 Ⅰ 型的中枢神经系统肿瘤。到目前为止只有 1 例 PMA 基因改变的报道,其是否有确切特异的基因改变,还有待于病例的积累与总结。

(二)病理特征

1.PA 的病理学特征

(1)肉眼观察:肿瘤无包膜或有假包膜,界限较清,灰黄色,多有大小不等的囊腔,囊内绝大部分为黄色清亮液体。

(2)镜下观察:典型的 PA 是由致密排列呈双相性的肿瘤细胞组成,致密的肿瘤细胞和松散的结缔组织相互交替。绝大多数肿瘤细胞含有 Rosenthal 纤维和嗜酸性小体,有丝分裂现象不常见。瘤内某些区域血管丰富,类似毛细胞瘤或海绵状血管瘤改变。Rosenthal 纤维及血管增生虽非诊断所必需的依据,但 Rosenthal 纤维的形成是该瘤的一个突出特点。

(3)免疫组织化学检查:PA 肿瘤细胞的 GFAP、Vim、S-100 多为阳性。有研究发现 PA 的发病机制与 PTEN 基因及 p53 的突变或表达异常有关,其中 p53 突变的检测和免疫组织化学结果可用于与低度恶性星形细胞瘤的鉴别。

2.PMA 的病理学特征

(1)肉眼观察:肿瘤多为半透明、灰白色、胶冻状碎组织,质地柔嫩。术中见 PMA 瘤体于邻近骨结构处呈圆齿状,瘤体内呈胶冻状,与正常白质混合不清。

(2)镜下观察:肿瘤主要由两种成分构成,即单向性的双极梭形细胞构成的致密区和黏液样背景。肿瘤内含有大量增生的血管,肿瘤细胞呈放射状排列在血管的周围形成假菊形团,称为围血管生长方式。肿瘤组织中没有 Rosenthal 纤维和嗜酸性颗粒小体,这是与典型 PA 主要的鉴别点,瘤细胞呈小梭形或纤细梭形,异型性不明显,核分裂象不易找到,呈星网状散在分布于黏液背景中;虽然有影像学坏死,但镜下坏死灶几乎见不到;细胞增殖指数多在 $1\%\sim2\%$,难以见到出血、钙化等继发性改变。

(3)免疫组织化学检查:PMA 表达 GFAP 和 Vim 强阳性,但神经元标记物、神经丝蛋白及嗜铬粒蛋白表达阴性。p53 蛋白免疫反应极少阳性。大多数报道 PMA 并没有 p53 基因的突变、17 号染色体插入导致 BCR 基因的断裂。基因杂交对比研究表明 PMA 与 PA 的细胞及分子遗传学特点没有明显差异。

(三)临床表现

PA 是一种生长缓慢、边界清楚的良性胶质瘤,平均发病年龄为 58 个月。该瘤临床表现缺乏特异性,主要与发病部位有关。临床表现主要为头痛、头昏伴呕吐等颅内压增高症状,个别患者表现有癫痫、视物模糊、视物双影、月经紊乱以及肌张力增高等。

PMA 的发患者群和 PA 相似,小儿最常见,但平均发病年龄更小,PMA 的患儿发病年龄平均为 18 个月甚至更小。PMA 患者的临床表现多与病变发生的部位、颅内压增高等有关,最常见的临床症状有头痛、恶心、呕吐、眼球震颤、视物模糊甚至失明,其他少见的临床表现有吮吸无力、体重不增、嗜睡等。由于患儿发病年龄的关系,这些症状大多数是家长在无意中发现的,所以患儿就诊年龄相对晚一些。

(四)辅助检查——影像学特征

1.PA 的影像学特征

(1)PA 最常见于小脑,尤以小脑蚓部多发,其次为小脑半球,肿瘤范围局限;位于视交叉-下丘脑部位的肿瘤易向第三脑室周围浸润;位于脑干部位的肿瘤常占据脑桥和延髓。肿瘤常伴有不同程度的囊变,根据囊变程度的差异,分为以下三种类型:囊肿型(无壁结节或实性肿块)、囊肿结节型(囊性病变为主伴壁结节)和肿块型(实性为主伴或不伴囊变)。

(2)毛细胞型星形细胞瘤的囊性改变及囊液信号具有一定的特征性。囊液在 CT 平扫上呈明显低密度;在磁共振 T_2WI、FLAIR 上表现为高信号,而且比正常脑脊液信号更高。肿瘤囊壁、壁结节及实性部分在 CT 平扫呈等密度或稍低密度;在磁共振 T_1WI 呈等信号或不均匀低信号,T_2WI 呈不均匀高信号、且比脑灰质稍高,FLAIR 序列上为不均匀高信号,增强后肿瘤实性部分及壁结节呈明显不均匀强化、囊性部分不强化,肿瘤囊壁不强化或轻度强化。肿瘤的强化程度与肿瘤的恶性程度呈正相关。一般认为,肿瘤的恶性程度越高,肿瘤血管发育越不成熟且血-脑脊液屏障破坏越重,强化也越明显。肿瘤的囊液蛋白和血浆蛋白组成一致率可达 92%,提示肿瘤囊变为瘤周血管源性水肿所致。

(3)毛细胞型星形细胞瘤周围绝大多数没有灶周水肿,即使部分有轻微的瘤周水肿,其范围一般也小于肿瘤直径。

2.PMA 的影像学特征

(1)PMA 最常见于近中线的神经轴部位如视交叉-下丘脑区,顶叶、颞叶、枕叶、基底核、小脑、四脑室、脊髓及背侧脑干也可发生。影像学检查可见瘤体境界清晰,呈类圆形或分叶状,或呈壁结节样孤立肿块影。

(2)CT 平扫肿瘤通常呈囊性低密度影及等密度结节影。部分肿瘤以出血为首发症状,CT 平扫呈高密度影,易导致瘤体实质被高密度出血影所掩盖。MRI T_1WI 上肿瘤多为低信号,偶可呈高信号,T_2WI 上肿瘤呈高信号或等信号。增强后肿瘤多为均质强化的实性肿块,也可边缘不均匀强化或完全不强化。

(3)肿瘤占位效应较轻,瘤周无水肿。有时肿瘤可向深部灰白质浸润形成 T_2WI 高信号的继发性脑水肿。肿瘤合并急性出血时瘤周亦可合并水肿。

(五)诊断与鉴别诊断

1.诊断依据

(1)临床表现:好发于儿童,绝大多数以颅内压增高症状为主,如头痛和恶心、呕吐;病程一般较长,其局灶症状多因病变部位不同,而各具特点,主要为行走不稳、共济失调、视力受损等。

(2)影像学表现:平扫肿瘤呈类圆形的囊性低密度区或长 T_1、长 T_2 信号区,囊内壁可伴或不伴有瘤壁结节;囊液在 CT 平扫上呈明显低密度,在磁共振 T_2WI、FLAIR 上表现为高信号,而且比正常脑脊液信号更高。肿瘤囊壁、壁结节及实性部分在 CT 平扫呈等密度或稍低密度;在磁共振 T_1WI 呈等信号或不均匀低信号,T_2WI 呈不均匀高信号,且比脑灰质稍高,FLAIR 序列上为不均匀高信号,增强后肿瘤实性部分及壁结节呈明显不均匀强化,囊性部分不强化,肿瘤囊壁不强化或轻度强化。

2.鉴别诊断　　毛细胞型星形细胞瘤,发生于小脑时主要需与血管网状细胞瘤、髓母细胞瘤、第四脑室室管膜瘤相鉴别;发生于鞍区主要需与颅咽管瘤、生殖细胞瘤及侵袭性垂体瘤相鉴别。另外还要与转移瘤、脓肿相鉴别。

(1)血管网状细胞瘤:多见于 20～40 岁的成年人,其肿瘤以大囊、小结节为特征,需与颅内囊性毛细胞型星形细胞瘤鉴别。血管网状细胞瘤无钙化或出血,增强示壁结节明显强化而囊壁无明显强化,强化较毛细胞型星形细胞瘤显著,形成所谓"壁灯征",瘤旁常可见到流空的血管。血管网状细胞瘤的壁结节大都较小,直径多在 0.6cm 以下并偏离中线位置,而囊性毛细胞型星形细胞瘤结节较大,通常直径在 0.7cm 以上,并多处于中线位置。当囊肿结节型毛细胞型星形细胞瘤的壁结节出现囊变,局部表现为更长 T_1、长 T_2 信号且增强扫描不强化时有助于两者的鉴别。运用灌注成像(PWI)检查后发现,血管网状细胞瘤的 CT-PWI 和 MR-PWI 与毛细胞型星形细胞瘤明显不同,表现为肿瘤强化结节灶的过度灌注且敏感性对比磁共振弥散成像数值存在明显不同;此外血管网状细胞瘤临床上可有家族史,常伴有红细胞增多症、视网膜血管瘤及脑外肿瘤如胰、肺、肾、附睾囊肿和肾癌等。

(2)髓母细胞瘤:好发于儿童颅后窝,T_2WI 信号与灰质相似,信号不高。囊变少见,发生囊变时,囊壁呈不均匀厚壁强化,无壁结节。

(3)第四脑室室管膜瘤:肿瘤多呈不规则形,可伴有钙化灶,T_1WI 上表现为等或低信号,T_2WI 上表现为高信号,肿瘤强化不均匀、边缘不光整,但没有毛细胞型星形细胞瘤强化明显。

(4)颅咽管瘤:也是儿童时期的好发肿瘤,可为实性、囊性或囊实性,因其内常有囊变、钙化、出血和胆固醇结晶,MRI 信号呈高低混杂的特点,强化多不均匀,临床上常有垂体或下丘脑内分泌异常症状。

(5)鞍区生殖细胞瘤:以青年女性多见,与鞍区毛细胞型星形细胞瘤较难鉴别,但生殖细胞瘤多较小,可呈实性、囊实性,囊性变时呈多囊分格状或蜂窝状,并可沿脑室系统播散,且常有下丘脑内分泌异常症状,对放疗敏感。

(6)侵袭性垂体瘤:中心常可见出血、坏死,并常可见海绵窦受侵,颈内动脉被包绕征象,肿瘤内常有血管流空信号,此外,垂体瘤常有垂体内分泌异常症状。

(7)脑脓肿:增强后脓肿壁呈厚薄均匀环状,环外可见较明显的脑水肿,DWI 呈高信号,临床上具有发热等感染表现。

（六）治疗与预后

1.PA 的治疗

（1）手术治疗：由于肿瘤好发于中线重要结构附近和脑室内、脑干等部位，PA 的治疗目前以显微外科为主，以完全切除肿瘤为目的。PA 生长缓慢，目前报道其 10 年存活率高达 82%，且肿瘤切除程度和预后呈正相关。对于囊变肿瘤，如囊壁影像学检查不增强者，切除肿瘤结节即可达到全切除。Salcman 报道 50% 的肿瘤切除乃至全切除与患者生存时间呈正相关，同时可以提高生存质量并使其他辅助治疗更有效。Ilgren 等认为尽量手术全切除肿瘤是预防肿瘤复发最有效手段，其统计手术全切除组 95% 术后 5 年内无复发，而部分切除术后行放疗者 5 年内复发可达 35%。

（2）放射治疗

1）肿瘤全切除者不需要进行放疗。有学者报道 PA 术后放疗和非放疗组复发率没有显著性差异，认为肿瘤全切后不需行放射治疗。

2）对于部分术中难以完全切除肿瘤的病例，术后是否应行放化疗的问题，不同作者持有不同的观点。对于成人患者，放疗可预防肿瘤复发，术后应尽早行放射治疗。

3）对于儿童患者，特别是 7 岁以下患儿，如肿瘤发生在下丘脑和视路区，是否应行放疗存有争议。首先，这些患者都较年轻，对放射所致的脑损害相当敏感，可影响智力、引起垂体功能低下等。其次，这些患者的预期寿命都很长，有足够的时间表现出放疗产生的迟发并发症，如诱发新的肿瘤、放射性坏死、血管损伤等问题。鉴于肿瘤偏良性而放疗所致迟发性并发症发生率高，对于儿童患者，肿瘤次全切除后，放射治疗是不需要的，严密观察即可。该型肿瘤生长缓慢，如果复发肿瘤生长到一定程度可再次行手术切除，仍可达到预期的目的。

（3）化疗：虽然多数学者不主张化疗，也有人提出不同的观点：由于外科操作（主要指位于视路、下视丘等中线结构的 PA）有巨大的风险，而放疗对正在成熟的大脑有很大的潜在性不良反应，因此迫切需要找到一个能代替这些治疗的方法，以期控制肿瘤的生长，同时保留和恢复视路与内分泌功能。虽然化疗对毛细胞型星形细胞瘤的效果尚不肯定，但目前认为化疗能起到延迟低恶性度胶质瘤复发的作用。Sawamura 等用顺铂和长春新碱治疗 54 例下丘脑-视路区的 PA，所有肿瘤体积均有缩小，即使在化疗完成后肿瘤体积还在缩小。近来，对下丘脑-视路星形细胞瘤用化疗方法治疗备受提倡，但化疗药物的最佳联合仍在评估之中。对于患者年龄小于 3 岁，肿瘤位置不佳，并且已表现出临床症状者，建议使用化疗作为首选治疗，或者再联合微侵袭外科治疗。

2.PMA 的治疗现状　相对于 PA 而言，PMA 对周围的血管神经更具侵袭性，可沿蛛网膜下腔播散，且 PMA 多为实性肿瘤，较以囊性肿瘤为主的 PA 更易于复发。PMA 通常难以手术完全摘除，临床治疗一般以部分切除辅以术后化疗或放疗为主。无论是化疗还是放疗，PMA 的复发率远较 PA 高，同样发病率和死亡率均远高于 PA。

（七）未来与展望

PA 的发生多数涉及 p53、p16 及 RF 基因的缺失，VEGF 及 PDGFR 基因的过度表达，EGFR 和（或）EGFRⅧ基因的扩增，以及 10 号染色体的中间缺失，包括两类重要的肿瘤抑制基因 PTEN/MMAC1 和 Brain Tumor-1 gene 46 的突变或失活。而 PMA 的发病机制是否也属于上述两条分子通路之一尚不得而知，到目前为止只有 1 例 PMA 基因改变的报道。进一步的研究工作应该包括染色体的突变和基因表型变异的研究，更加具体和关键的是弄清 PMA 种系和体细胞变异的多态性机制，描绘出 PMA 的发生过程包括启动子突变以及涉及肿瘤发生的原癌基因、抑癌基因、下游序列突变等。在此基础上，建立一种能够反映肿瘤分子学和基因学特点的分类方法，可以更加深入地了解 PA、PMA 的发病机制、病程和预后，最终用于肿瘤的防治。

PMA 是理想的脑肿瘤的研究模型。作为已经比较了解的 PA 的一种具有侵袭性的变体,了解 PMA 有助于了解类似肿瘤的发生和转移的机制。PMA 多见于婴儿和幼年儿童,提示 PMA 可能具有遗传背景。今后的遗传诊断和治疗将有可能早期评价 PMA 的风险并及时干预。

二、间变性星形细胞瘤

(一)概述

间变性星形细胞瘤又称恶性星形细胞瘤,世界卫生组织将其定为Ⅲ级,占高级别星形细胞瘤的 12%～34%。间变性星形细胞瘤好发于中年,35～60 岁多见,以男性稍多见,男女比为 1.22∶1,病灶多发生于大脑半球。额叶居多,占 40%,其次为颞叶(35%)、顶叶(17%)。少数肿瘤可见于间脑、视神经、脑干、小脑及脊髓。位于小脑、间脑及视神经者均少见,发生于小脑者约占小脑星形细胞肿瘤的 14.4%,发生于间脑者不到颅内胶质瘤的 0.5%。

(二)病理

大体标本上可见肿瘤呈弥漫性生长,境界多不清楚,肿瘤内常见小囊变区,少数可有出血,但坏死罕见。镜下见肿瘤细胞生长活跃伴异型、密度较高,可见多核细胞、瘤巨细胞,细胞核的非典型性与核分裂易见,血管内皮增生活跃。免疫组织化学:GFAP 阳性,也可出现 TopoⅡ、EGFR、PTEN、EMA 及 VEGF 阳性。

(三)临床表现

临床症状因部位而异,常见症状为癫痫、颅内压增高的症状和局部神经组织受损的表现。临床预后较差,平均存活时间为两年。间变性星形细胞瘤可以通过细胞外间隙和沿白质束扩散,也可通过室管膜和脑脊液扩散。

(四)CT 和 MRI 检查

1.CT 扫描　CT 平扫时呈混杂密度,钙化罕见,增强 CT 扫描,典型者表现为显著不均质强化,以不规则环形强化最常见。肿瘤常有明显的占位效应,肿瘤周围水肿明显,肿瘤内也可有出血。少数肿瘤病例占位效应轻微。

2.MRI 检查　T_1WI 表现边界不清的低或低、等混合信号的占位病变,T_2WI 常为不均匀的高信号区,边界常不清楚、占位效应较明显。增强 MR 扫描常呈不规则环形强化或出现不均匀性增强,即部分有程度不一的增强、部分不增强。少数也可以不增强。MRI 氢质子波谱能够对星形细胞瘤的分化程度提供重要的诊断信息,对良恶性星形细胞瘤鉴别的敏感性、特异性和准确性分别为 100%、86% 和 96%。常用 Cho/NAA 比值和 Cho/Cr 比值判断星形细胞瘤的良恶性,间变性星形细胞瘤 Cho/NAA 比值接近 6,而良性星形细胞瘤通常在 2～3 之间。间变性星形细胞瘤 Cho/Cr 比值接近 5,而良性星形细胞瘤通常在 2～2.5 之间。

(五)诊断与鉴别诊断

1.诊断　典型的间变性星形细胞瘤 CT 呈低或低、等混合密度,MRI T_1WI 平扫呈低或低、等混合信号、T_2WI 呈不均匀的高信号,常伴轻至中度瘤周水肿和占位效应。增强扫描常出现不均匀性强化,可显示环状增强。结合患者年龄较大(40 岁以上)等临床特点,可考虑间变性星形细胞瘤的诊断。

2.鉴别诊断　间变性星形细胞瘤的临床和影像学表现缺乏特异性,因此需与颅内其他肿瘤或非肿瘤性病变进行鉴别:

（1）肿瘤性病变

1）低级别星形细胞瘤：一般形态规则，呈类圆形，内部液化坏死、囊变较少出现，增强扫描呈无强化、轻-中度强化改变，占位效应轻。

2）胶质母细胞瘤：一般形态较间变性星形细胞瘤更不规则，增强扫描多呈不均匀花环状明显强化，可沿胼胝体侵及对侧大脑半球，呈"蝴蝶征"，水肿、占位效应更重。

3）转移瘤：一般而言，转移瘤的环形增强是外厚内薄（皮质侧较厚），这是皮质侧血管较髓质侧血管丰富所致，肿瘤环外壁大多规则、内壁常不规则；星形细胞瘤由于起源于髓质多，环的髓质侧较厚，且环内外侧壁均不规则，不光滑，多有切迹及结节。转移瘤一般水肿范围与肿瘤结节范围相比大而且信号低，这点与星形细胞瘤不同。若有钙化则更趋向星形细胞瘤。

（2）非肿瘤性病变

1）脑脓肿：多数有典型的临床表现，脓肿形态较规则，具有脓壁，一般而言其脓壁在MRI上强化显著、规则且厚薄均匀，无壁结节，出血钙化较少见，加扫扩散加权成像（DWI）序列可资鉴别。

2）类脑瘤型散发性脑炎：实性间变性星形细胞瘤和多发性间变性星形细胞瘤影像上表现与类脑瘤型散发性脑炎类似，可无强化或轻度强化，脑组织肿胀，一般无占位效应，但脑炎一般起病急、进展快、病程短，病前有感染病史，病理改变以炎性细胞反应为主，临床有时需要依靠随诊观察进行鉴别，确诊需手术病理。

3）急性或亚急性脑梗死：临床上发病较急、有相应的神经体征，病变边界较清，病灶一般与相应脑血管分布一致，T_1WI序列图像上常表现为不明显或呈稍低信号，DWI序列上呈高信号，相应ADC图像成低信号，注射造影剂以后，典型的脑梗死表现为脑回样增强，治疗后随访观察可鉴别。

（六）治疗

1.手术治疗　手术切除是恶性胶质瘤首选且最重要的方法，推荐采用显微神经外科技术，以脑沟回为边界，沿肿瘤边缘的白质纤维束走向作解剖性切除，以最小程度的组织和神经功能损伤获得最大程度的肿瘤切除。对于恶性胶质瘤初诊病例，手术切除与活检相比，可明显改善患者的存活率及预后。手术切除的优势不仅可以明确病理诊断、有效地指导后续的放化疗，而且因为切除肿瘤而降低了颅内压，可防止因肿瘤生长或放化疗造成脑组织水肿所引起的颅内压增高。对于复发病例，有条件者应再次手术切除肿瘤，以有利于延长患者生存期。

尽力多切除肿瘤、尽最大可能保护神经功能是肿瘤切除手术中应遵循的基本原则。术中导航、功能MRI、术中MRI等新技术的广泛运用，为医生实现前述目标提供了有益的帮助。常规导航存在术中因释放脑脊液、脱水、过度通气等因素引起的脑移位，难以实现实时精确的定位。而术中MRI的使用可以实现术中实时定位，对于指导术者定位残余肿瘤及功能结构起着重要作用。与传统手术方式相比，术中MRI的使用可以提高恶性胶质瘤的手术切除率，提高生活质量，延长生存期。而将功能MRI与术中MRI导航结合，将进一步改善手术的精确度，有利于对语言区、运动感觉区、传导束等重要功能结构的保护。有报道利用弥散张量成像整合技术进行导航，并结合术中MRI，进行累及视放射胶质瘤的切除比较，平均肿瘤残余率为5.3%（36例），首次术中MRI与最后一次术中MRI的肿瘤切除比例分别为88.3%和95.7%，结果提示肿瘤切除程度显著提高。

2.放射治疗　作为恶性胶质瘤最重要的辅助治疗手段，放射治疗的效果已得到广泛认可。但是放疗对中枢神经系统造成的损伤难以完全修复，因此对于复发性恶性胶质瘤的再次全脑放疗仍存在争议。目前多认为至少间隔6个月以上才可以进行再次放疗。近年来，立体定向放射外科（SRS）及无框架分割立体定向放疗（FSRT）的发展使得放疗并发症明显下降。值得注意的是，SRS多用于小的残余或复发肿瘤，如果瘤体过大,照射体积增大必将导致过多的正常组织暴露于高剂量射线下,从而增加放疗并发症出现的几率。与 SRS 不同,FSRT 通过分次照射将放疗剂量叠加于肿瘤部位,因此其对周边组织的损伤相对更小,适合于较大肿瘤的放疗。

除了常见的外部照射之外,肿瘤内的近距离放射治疗也逐渐得到临床医生的重视。

3.化学治疗　化学治疗是治疗恶性胶质瘤的另一选择。替莫唑胺(TMZ)是恶性胶质瘤的一线化疗药物,标准给药方案为放疗时同步化疗,口服 TMZ 75mg/(m² · d)×6 周。放疗后 4 周,继续 TMZ 治疗,150mg/m²,连续用药 5 天,28 天为 1 个疗程,若耐受良好,则在以后的疗程中增量至 200mg/m²,推荐辅助 TMZ 化疗 6 个疗程。与单纯放疗相比,放疗加 TMZ 化疗可以将恶性胶质瘤患者的 2 年生存率从 11.2% 提高至 27.3%,5 年生存率从 1.9% 提高至 9.8%。而对于复发胶质瘤,目前证实对于标准化疗方案的反应率仅为 30%。由于 DNA 修复酶 O^6-甲基鸟嘌呤-DNA-甲基转移酶(MGMT)在 TMZ 化疗耐药中的重要性越来越得到重视,因此出现很多新的给药方案,以期通过延长给药时间来诱导肿瘤内的 MGMT 缺失。在 TMZ 治疗失败时,也可以考虑其他种类的化疗药物作为补救治疗,如亚硝基脲类的洛莫司汀、尼莫司汀、替尼泊苷、长春新碱及顺铂等,这些药物的使用可以在一定程度上延长患者的生存期。

对于化疗药物来说,现在仍难以逾越的障碍还是化疗耐药性,尤其是多药耐药性(MDR)值得进一步关注。从临床上来说,MDR 可以分为原发性耐药(治疗初始就存在)和继发性耐药(治疗后存在),其中继发性耐药可能与基因突变以及药物的筛选作用有关。随着分子病理学的发展,现已确认多种基因如 MGMT、凋亡相关蛋白、转运蛋白等均与胶质瘤继发性耐药有明确关系。MGMT 是一种 DNA 修复酶,通过去除鸟嘌呤 O6 位点的烷基来实现耐受烷化剂药物。MGMT 表达上调可以明显增强肿瘤细胞对 TMZ、BCNU 等烷化剂的耐受性,使用 MGMT 选择性抑制剂 O^6-benzylguanine(O^6-BG)可以显著抑制 MGMT 活性,增强化疗药物效果。而恶性胶质瘤患者 MGMT 启动子甲基化提示患者对 TMZ、BCNU 化疗较为敏感及预后相对改善。Bcl-2 和表皮生长因子受体(EGFR)作为凋亡相关蛋白,可以抑制体内细胞的凋亡过程,从而导致细胞耐药。而 P 糖蛋白(P-gp)及多药抗药性相关蛋白(MRP)均属于转运蛋白,通过底物转运来实现耐药。上述基因在间变性星形细胞瘤内均存在表达上调,这些基因表达的升高也提示化疗耐药及预后不良。

4.其他治疗　除了上述治疗方法外,针对肿瘤血管生成、肿瘤干细胞、病毒转染、免疫治疗等多种方式的研究也均在进行中,部分已进入临床研究阶段。血管内皮生长因子(VEGF)可以促进血管生成,对恶性肿瘤的持续生长起着重要作用。贝伐单抗作为 VEGF 的单克隆抗体,可以抑制 VEGF 的活性。研究证实,贝伐单抗单独使用或与伊立替康联合使用治疗复发胶质瘤的治疗有效率达 20%～60%,无进展生存期达 6 个月的患者比例可达 25%～50%。此外,光动力疗法(PDT)也被尝试用于胶质瘤的辅助治疗。其原理为肿瘤细胞选择性吸收光敏剂,然后用合适波长的光线照射来激活光敏剂,从而导致肿瘤细胞死亡。这些新药物、新技术的使用为间变性星形细胞瘤的治疗开启了新方向,但疗效仍有待临床大规模使用的检验。

(七)预后与展望

间变性星形细胞瘤预后较差。手术加放疗后患者的 5 年生存率基本不超过 50%。肿瘤位于间脑或前视路者预后更差,生存期不超过 2 年。年轻患者,肿瘤组织学检查间变程度较轻者预后相对稍好。手术切除肿瘤的程度直接影响患者生存情况。部分切除者即使放疗后 5 年生存率仅 16%～25%。放疗有利于延长手术患者的生存期。单行手术治疗者生存期仅 2.2 年,5 年生存率仅 21%。73%患者手术加放疗后神经系统症状有好转。经标准放疗后,40%患者 3 年内可控制肿瘤复发。

尽管近年来在神经影像学、显微手术和放射治疗方面有显著进展,但对恶性星形细胞瘤患者的生存改善仍不很理想。相信随着对恶性星形细胞瘤分子病理学和分子遗传学研究的不断深入,以及显微外科技术、立体定向放疗技术结合靶向生物治疗技术的不断进步,在未来将有可能较长时间地控制恶性胶质瘤的复发,或有治愈的可能。

三、胶质母细胞瘤

(一)概述

胶质母细胞瘤,亦称多形性胶质母细胞瘤(GBM),是成人常见的中枢神经系统恶性神经上皮性肿瘤,在神经上皮性肿瘤中占22.3%,占颅内肿瘤的10.2%。GBM主要位于大脑半球的白质内,常侵犯额、颞、顶叶,枕叶较少见,基底核和胼胝体常受累,瘤组织可以经胼胝体侵犯对侧大脑半球呈S形生长,或是经胼胝体在两侧大脑半球深部呈蝶形生长。丘脑的胶质母细胞瘤也不少见。本病主要发生于成人,发病年龄高峰在40~60岁之间,男性明显多于女性,男女比例约为2:1。

GBM按分子遗传学特性可分为两类:①原发性GBM:又称为Ⅱ型GBM,平均发病年龄55岁,临床病史较短(常小于6个月),以前没有较低级别胶质瘤的病史或组织学证据。其特征性分子遗传学改变是EGFR基因的扩增,而无染色体17p上的杂合性丢失和(或)p53基因突变;②继发性GBM:又称为Ⅰ型GBM,从低级别或间变性星形细胞瘤发展而来。患者相对年轻(30~45岁),预后较原发性GBM好。其特征性分子遗传学改变是p53突变和17p上的杂合性丢失,而无EGFR基因的扩增。

(二)病理表现

1.大体观察 肿瘤好发于大脑半球白质内,呈侵袭性生长,大多数肿瘤境界不清,少数肿瘤因生长迅速而使周围组织受压出现软化和水肿,表现"假包膜"现象,可被误以为境界清楚,其实肿瘤已超出边界浸润生长。肿瘤可侵犯皮质并可与硬膜粘连,或可突入脑室及深部结构。肿瘤的硬度因肿瘤有无继发性改变而异,一般软硬相间,质地不均。肿瘤可呈多种颜色,典型肿瘤切面可见灰色的瘤体、红色的新鲜出血、紫色的出血块、黄色的陈旧出血和白色的间质增生,肿瘤亦可有大小不一的坏死灶和囊性变,囊内液体可呈血性、棕色、或黄色。肿瘤血运丰富,周围脑水肿明显。突出到脑表面和脑室者,肿瘤细胞可随脑脊液播散。个别的可向脑外转移至肺、肝、骨或淋巴结。

2.镜下观察 胶质母细胞瘤组织表现复杂,形态不一,同一肿瘤的不同部位亦不一致。肿瘤细胞大小不一,异型性明显;肿瘤细胞大多呈梭形,漩涡状或菊形团样围绕血管排列;可见大量多核瘤巨细胞,核分裂象多见,伴大片状坏死,坏死灶周围瘤细胞排列成栅栏状;肿瘤间质内血管内皮细胞、血管平滑肌细胞和小血管明显增生,常可见血管周围淋巴细胞套形成。免疫组织化学:胶质母细胞瘤胶质纤维酸性蛋白(GFAP)及波形蛋白均呈阳性。

肿瘤具备下述特点:①肿瘤细胞的多种组织学形态。肿瘤细胞直径相差悬殊,大者可达$30\mu m$以上,小者可能不足$10\mu m$。部分肿瘤胞质十分丰富,亦有胞质完全缺如而呈裸核者。②肿瘤细胞核分裂象相当多见,并可见到单核或多核瘤巨细胞。③供血血管丰富,往往有肿瘤细胞围绕血管形成"菊形团样"结构,血管本身的内皮细胞及外膜细胞常在坏死灶的边缘呈栅栏样排列。④来源于血管外膜细胞的间质纤维增生,严重者可成为肿瘤成分。

3.超微结构观察 电镜下肿瘤细胞大小形状不一,形态呈原始低分化状,核大而周质少,细胞器稀少但多聚核糖体丰富;核不规则,核仁突出,常见核分裂象。巨细胞的质膜常有折叠,有时可见大量微绒毛,细胞器多少不固定,核畸形、多形、或分叶,高度不规则。巨细胞型胶质母细胞瘤的胞质极为宽阔,充满大量胶质丝,方向不定,成熟程度不一,线粒体散在其中;糖原丰富,核染色质与核仁突出。毛细血管和小血管内皮增生呈球状,使血管腔闭锁。大血管内皮都有增生,多层基膜包绕,有大量胶质纤维。常见肿瘤细胞有不同程度的坏死,坏死灶中和血管周围常见巨噬细胞、成纤维细胞和其他炎性细胞。

(三)临床表现

因肿瘤为高度恶性,生长快、病程短,自出现症状到就诊时多在 3 个月之内,约 70%～80%在半年以内。个别病例因肿瘤出血,可呈卒中样发病。偶尔可见病程较长者,可能与肿瘤随时间生长而发生恶性转化有关。由于肿瘤生长迅速,脑水肿广泛,颅内压增高症状明显,几乎所有患者都有头痛、呕吐、视神经乳头水肿。约 33%的患者有癫痫发作。约 20%的患者表现淡漠、痴呆、智力减退等精神症状。肿瘤侵袭、破坏脑组织,产生一系列的局灶症状,表现为不同程度的偏瘫、偏身感觉障碍、失语和偏盲等。患者可因肿瘤出血而出现脑膜刺激症状,而癫痫的发生率较星形细胞瘤和少突胶质细胞瘤少见。GBM 临床预后较差,存活中期为 11 个月。

(四)CT 及 MRI 检查

1.CT 平扫　　显示肿瘤多呈低密度为主或等密度为主的低、等混合密度病灶,形态以不规则形多见,少数呈圆形或椭圆形。出血多见。边缘不整,轮廓不清。肿瘤通过跨中线结构侵及两侧大脑半球时,可形成所谓蝴蝶状生长,颇为典型,具有一定特异性,但此征也可见于其他肿瘤。CT 平扫常难以区分肿瘤和水肿区的边界,如肿瘤有较大的坏死区或囊变区,则可出现三重密度的表现,即肿瘤中央为代表坏死或囊变的低密度区,中间为代表肿瘤的实质部分的一圈等、略低或略高密度带,最周边部分为代表水肿的低密度带。往往在注射造影剂显示肿瘤增强后,较易识别低密度的水肿区。胶质母细胞瘤 100%具有瘤周水肿,大多为中、重度水肿,少数为轻度水肿。

胶质母细胞瘤占位征象常很明显,其严重程度与肿瘤大小、水肿范围和肿瘤部位有关。常见的占位效应为中线结构移位,邻近脑室、脑池受压闭塞,可出现不同程度的脑积水,甚至脑疝。通过胼胝体等结构呈跨中线生长时,中线结构移位反而较轻。注射造影剂行增强扫描时,肿瘤的实质部分几乎都增强。大多数(90%)为密度不均匀的增强,显示为环状或花圈状增强者十分常见。

2.MRI 检查　　T_1WI 上肿瘤的实质部分呈现低信号、等信号或低、等信号混合区,与瘤周水肿所造成的低信号区往往不能区分。坏死和囊变区也呈现低信号,其信号强度常低于肿瘤实质部分所造成的信号区。出血区常呈现高信号区,MRI T_1WI 也可呈现三重信号强度区,即中央的极低信号区围以一圈等或较低信号带,最外围为低信号区。PDWI 和 T_2WI,特别是 T_2WI 和 FLAIR 成像,显示肿瘤及其有关变化往往优于 T_1WI。T_2WI 示肿瘤的实质部分为高信号区,或等信号区,或高、等混合信号区;出血显示为高信号区,坏死、囊变区为高信号或极高信号区;瘤周水肿为高信号区。就肿瘤总体而论,T_2WI 信号强度的不均匀性比 T_1WI 更为明显。据认为高度恶性胶质瘤,特别是胶质母细胞瘤,T_2WI 的典型表现为中央高信号核心(相当于凝固性坏死),围以一等信号边缘(相当于活的肿瘤组织),和周边的指状高信号(相当于有孤立肿瘤细胞浸润的水肿脑组织)。胶质母细胞瘤因血-脑脊液屏障被破坏明显,肿瘤内有异常增生血管,在 MR 平扫时可以见到异常增生的血管呈"流空效应"。增强扫描,除少数表现为较均匀增强外,大多数病例(其中占 90%)呈现为不均匀增强。增强后有利于识别肿瘤的边缘,从而易于区别肿瘤的水肿。但是,值得注意的是:肿瘤实质部分可以不增强,而不增强的等信号或低信号区(代表水肿)内可以有肿瘤细胞浸润,大多数镜下所见肿瘤细胞浸润的范围不超过肿瘤增强边缘以外 2cm,但远至增强边缘之外 3.5cm 也曾发现过浸润的肿瘤细胞。肿瘤增强大多数呈不规则形,其中呈环状或花圈状者最多。Huang 等研究发现 MRI T_1WI 增强呈现假"栅栏"征(表现为全部或部分椭圆形小泡,类似于乳突蜂窝小房)是胶质母细胞瘤一个特征性的征象。

(五)诊断与鉴别诊断

胶质母细胞瘤为成年人、老年人最常见的脑内肿瘤,一般根据患者年龄较大(40～65 岁),肿瘤较大(直径 5cm 以上），位于额叶等白质区域较多，重度瘤周水肿，较明显占位征象，CT 平扫呈低、等混合密度，MRI 平扫 T_1WI 呈低、等混合信号，T_2WI 呈高、等或高、低混合信号，注射造影剂后呈不均匀强化，特别是环状或花圈状增强等，可作出诊断。但仍需与以下病变鉴别。

1.间变性星形细胞瘤　主要区别为没有较明显的坏死区，囊变也较少见。尽管胶质母细胞瘤与间变性星形细胞瘤均属于恶性星形细胞肿瘤，其 MRI 表现较相似，但依据胶质母细胞瘤特有的"流空效应"及极具特征性的假"栅栏"征可资鉴别。

2.弥漫性星形细胞瘤　弥漫性星形细胞瘤发病年龄较轻，一般没有坏死和囊变区，没有出血的征象，可有钙化，无或仅有轻微瘤周水肿，占位效应也较轻，无或只有轻微增强。

3.脑脓肿　局限性脑炎期约持续 3～5 天，注射造影剂后一般不增强，结合急性感染病史一般不难鉴别。脓肿包膜形成之后，特别是 2 星期以后包膜形成的后期，CT 和 MRI 均可显示为薄壁环状增强，脓肿壁厚薄较均匀，如略有不均，则近脑皮质侧略厚、近内侧略薄。脑脓肿在 DWI 序列上，由于脓液弥散受限，呈明显高信号。而胶质母细胞瘤壁厚薄不均匀，实质内可见"流空效应"，增强可见假"栅栏"状强化；其囊变坏死区弥散不受限，DWI 呈低信号。

4.恶性脑膜瘤　起源于大脑凸面者，可向脑内浸润，瘤周水肿明显，瘤内可见坏死、囊变和出血，有时很难与胶质母细胞瘤区别。但前者增强后多呈均匀明显强化，多伴颅骨改变及脑外肿瘤的征象，如可见脑膜瘤以宽基底与硬膜相连及脑膜尾征的出现可能有助于确诊。

5.原发性中枢神经系统淋巴瘤　典型者 CT 表现为脑内的单发或多发，等或高密度病灶，有时也可呈低密度，明显均匀强化，瘤周水肿较轻。MRI 上的信号变异较多，T_2WI 上呈等信号或低信号为其较具特征性表现。病灶周围水肿较轻，占位效应较轻，病灶信号多均匀，瘤内坏死囊变少见。增强后多呈团块状或分叶状强化。而胶质母细胞瘤形态不规则，信号不均匀，囊变坏死常见，瘤内可见出血，可跨中线生长，水肿和占位征象明显，尤其是"流空效应"及假"栅栏"征，均有助于两者鉴别。

6.转移性肿瘤　单发转移瘤与胶质母细胞瘤一样病情进展较快，增强亦可见环状强化，但多数转移瘤边界一般较清。T_2WI/FLAIR 与 T_1WI 增强前后对照肿瘤的"假缩小征"及"瘤外浸润征"有助于两者的鉴别。原发肿瘤病史更有助于鉴别。胶质母细胞瘤呈多发性时，也应与多发性转移性肿瘤仔细鉴别：主要根据转移瘤具有原发性恶性肿瘤病史，各病灶大小较一致且大多较小，多为结节状强化，而胶质母细胞瘤多发病灶常为环状增强表现。

（六）治疗

胶质母细胞瘤的治疗方法以外科手术切除肿瘤为主，辅以放疗、化疗等综合治疗措施。外科手术的目的：①治愈；②减压；③明确病理诊断；④为其他治疗方法提供途径。外科手术在脑胶质瘤治疗中的地位早已肯定，肿瘤彻底切除与否与患者预后直接相关，所以，对于手术能及部位的肿瘤，都应积极采用手术切除。但胶质母细胞瘤不太可能做到真正完全切除，应尽量做到最大切除并同时作内外减压术。此类肿瘤约有 1/3 边界比较清楚，手术可做到肉眼全切除；另 2/3 呈明显浸润性，与正常脑组织分不出明显界限，如果位于额叶前部、颞叶前部或枕叶者，可将肿瘤连同脑叶一并切除，使术后有一个比较大的空间，这样效果较好。如果肿瘤位于重要功能区语言中枢或运动中枢），为了不加重脑功能的障碍多数仅能做部分切除，对位于脑干、基底神经节及丘脑的肿瘤可在显微镜下严格做到切除肿瘤，手术结束时可做外减压术。

1.手术治疗

（1）显微手术治疗：脑胶质瘤的治疗方法目前采用最多的仍是外科手术治疗，手术切除的程度与患者预后密切相关。尽力多切除肿瘤、尽最大努力保护神经功能是肿瘤切除手术中应遵循的基本原则。大量的证据表明，安全地最大限度地切除肿瘤能够获得良好的治疗效果。推荐采用显微神经外科技术。手术切除的优势：可以明确病理诊断、有效地指导后续的放化疗；降低颅内压，可有效防止因肿瘤生长或放化疗造成脑组织水肿所致颅内压增高。近年来，随着显微手术、激光、超声吸引及神经内镜的广泛应用和改进，使神经外科的手术方法和适应证进一步拓宽扩大。以往认为不能手术的肿瘤（如功能区及某些解剖位置较特殊区域的肿瘤）目前也可以切除，不仅提高了患者生存质量，而且可获得比较满意预后的效果。

（2）神经导航手术治疗：神经导航系统通过计算机把患者的影像学资料和患者术中位置结合起来，准确地显示出颅内肿瘤的三维空间位置及邻近的重要神经血管结构，通过定位装置能够对空间内任何一点精确定位，又能达到实时跟踪。它的精确定位功能不仅有助于设计手术入路，还可以实时、客观地指导术中操作，使手术达到更精确、精细的目的。脑功能成像下的神经影像导航技术便是将 MRI 获得的病变和颅脑三维信息与功能成像获得的肿瘤与功能区的关系融合起来，不仅可增大切除范围、提高手术精度，而且还可以减少或者避免对功能区的损伤。术中采用 MRI 成像治疗颅内肿瘤对神经外科具有划时代的意义，它能明显增加肿瘤完全切除的比例。

（3）术中荧光实时导航下胶质瘤切除术：实时荧光导航技术：术前或术中注入可产生荧光的物质，这些物质通过血流聚集在肿瘤部位，应用荧光手术显微镜便可确定肿瘤所在位置，从而达到实时导航的目的。目前应用于肿瘤荧光导航的物质主要是光敏剂，如 5-氨基乙酰丙酸（5-ALA）和血卟啉衍生物（HpD），5-ALA 是血红素代谢中的一种前体物质，注入机体后肿瘤细胞可选择性摄取，转化为原卟啉Ⅸ，原卟啉Ⅸ可在激发光源下产生荧光，显示肿瘤所在位置；HpD 则可直接选择性地被肿瘤摄取，术中可直接在激发光源下产生荧光，显示肿瘤所在位置。国外有报道利用荧光剂 5-ALA 引导手术切除 36 例脑胶质母细胞瘤，结果所有患者的肿瘤体积被切除 98% 以上，术后 1 个月患者死亡率为零，复发及并发症出现率为 8.2%。

（4）术中能量多普勒成像引导技术：术中准确、安全地实施胶质瘤完全切除，取决于对胶质瘤边界的精确识别。神经胶质瘤，尤其是高级别胶质瘤高度浸润性生长的生物学特点，常规超声难以确定肿瘤边界与瘤周围水肿组织带。为此，功能性超声成像诊断技术引入临床，其病理解剖学基础系肿瘤血管生成导致的胶质瘤内微血管增多和新生血管结构异常。能量多普勒成像（PDU）具有对低速血流极高的敏感性且不受血流方向影响的特点，可以在富血管生成的瘤灶范围内显示丰富低速血流信号，与瘤周水肿带的超声影像间出现明显差别。高级别脑胶质瘤内部与瘤周水肿组织间血管生成水平的显著差异，是术中能量多普勒成像（PDU）应用可靠的病理学基础。研究证实 PDU 可作为脑胶质瘤术中实时、无创的血管生成水平检测手段，通过 PDU 可显示胶质瘤血管生成情况，根据血管生成范围精确描述肿瘤边界，从而准确指导手术切除范围。在功能区皮层下脑胶质瘤切除术中，PDU 可以帮助选择安全手术入路，在术中准确判定残余肿瘤及其与功能区皮层关系，对选择、确立术中肿瘤切除与保护功能区之间取舍的界限，以及控制肿瘤切除范围，保护功能区皮层结构有极高的辅助价值。

总之，术前利用无创神经功能影像学检查，术中应用神经导航技术和术中实时超声准确定位病变，并运用术中 MRI 提供实时导航，更易持续评估手术进程，解决单纯采用神经导航的不足，并能显示术中并发症。在唤醒麻醉下皮质电刺激定位功能区，根据病变浅部和深部功能边界，个体化手术可达到最大程度地切除病变，同时最大程度地保护功能区，从而提高术后患者的生存质量是当前功能区胶质瘤取得长期手术治疗效果的有效治疗手段。

2.放射治疗　放射治疗是利用电离辐射的物理作用杀死或抑制肿瘤细胞的生长达到缓解临床症状、延长患者生命的目的。近年来，放射治疗主要集中在放射增敏剂的应用和选择放射剂量、放射野、时间间隔的改进上。恶性胶质瘤具有原位复发的特点，且 90% 发生在距原发灶 2cm 的范围内，优化局部放疗方案是治疗的焦点。近来多种剂量分割方法、多种放疗方式（立体定向外科、三维适形放疗、调强放疗、间质内近距离放疗等）以及新放疗设备的应用已经在一定程度上提高了放疗的效果。

（1）常规放射治疗：常规放射治疗（CRT）因能够在较大范围内对肿瘤进行治疗，不完全依赖于影像对肿瘤侵袭范围的识别，故能有效地克服局部治疗的缺点。临床试验显示对于高分级胶质瘤应用常规放疗技术，照射 60Gy 的剂量，其肿瘤无进展生存期和总生存期均优于照射 45Gy 的剂量。

（2）立体定向放射治疗：立体定向放射治疗（SRT）借助于立体定向装置和影像设备准确定出靶区的空间位置，经计算机优化后，通过高能 X 射线聚焦照射，使靶区接受较高剂量照射而周围正常组织受照很低。此法最突出的特征是能够一次性地用窄束的高能射线毁损选定的颅内靶点，具有剂量分布集中、靶区周边剂量梯度变化大、靶区内及靶区附近剂量分布不均匀的特点。立体定向放疗的优点为治疗定位准确，靶体积外剂量下降迅速，可以单次或分次地给予病灶较高剂量。但是高分级胶质瘤单用 SRT 很难使计划靶体积包括全部临床靶体积。对于复发的高级别星形细胞瘤患者，国内外很多研究者采用近距离放疗、立体定向放疗技术等对这部分患者进行再次手术后的放疗。研究表明分次照射的立体定向放射技术（SRT）与单次大剂量立体定向的放射外科技术（SRS）治疗复发高级别星形胶质瘤，中位生存率两者无统计学差异，但是 SRT 组患者的肿瘤体积较大，而放射性坏死的发生率比较低，建议采取分次的 SRT 应用于体积较大的肿瘤放疗。

（3）适形放疗和影像引导放疗：近年随着放疗技术及影像技术的进步，三维适形放疗、三维调强放疗以及影像引导放疗可大大减少正常组织的受照剂量，为照射更高的剂量提供了技术保证。三维适形放疗的特点是在射束方向上，其照射野的形状与靶区的形状一致。三维调强适形放疗除了具备适形放疗的特点外，还要求每一个射野内诸点的输出剂量率能按要求的方式进行调整，使靶区内及靶区表面的剂量处处相等。有学者对 125 例胶质瘤术后患者分别行三维适形放射治疗和常规放射治疗，结果提示胶质瘤术后三维适形放射治疗局部控制率及生存率优于常规放疗，不良反应明显少于常规放疗。采用较高照射剂量的适形放疗技术，可减少放疗并发症的发生、提高生活质量，但并未降低照射野内的肿瘤复发。

提高靶区剂量放疗是提高肿瘤局控率的关键，由于肿瘤及周围正常组织的空间位置在治疗中以及治疗期间是不断变化的，如果对这些变化及误差不给予充分的重视，可能会造成肿瘤脱靶和（或）正常组织损伤增加，使疗效降低。放疗过程中位置不确定性的影响因素主要归纳为两个方面：一是照射野位置的系统误差，这是指由于在像定位、计划和治疗阶段的资料传送错误以及设计、标记或治疗辅助物如补偿物、挡块等的位置误差；二是照射野位置的随机误差：指由于技术员在进行每一次治疗时的摆位状态和分次治疗时患者解剖位置的变化，如呼吸运动、膀胱充盈、小肠蠕动、胸腹水和肿瘤的增大或缩小等引起的位置差异。临床实践和实验研究均证实上述误差将对肿瘤靶区及周围正常组织的剂量分布产生明显的影响，在适形和调强放疗中更为明显。近年来，电子射野影像系统（EPID）、CT 等设备已可对靶区的不确定性进行更精确的研究，包括位置和剂量的验证，并通过离线和在线两种方式进行校正。新型的 EPID 安装在加速器上，在进行位置验证的同时，还可以进行剂量分布的计算和验证。目前还有 CT-医用加速器、呼吸控制系统如将治疗机与影像设备结合在一起，每天治疗时采集有关的影像学信息，确定治疗靶区，达到每日一靶，即称为影像指导放疗（IGRT）。

（4）间质内放疗：间质内放疗是胶质瘤放疗的又一大进步，它是指术中胶质瘤大部切除后，或对复发性胶质瘤通过特殊的导管将放射性核素永久性地植入肿瘤体内，通过局部放射线的持续低剂量照射，对残留肿瘤细胞造成不可逆的致死性损伤，达到治疗的目的。对于直径<5cm 的小肿瘤也适合此法。与常规外放疗不同，间质内放疗在必要时还可以重复进行。有学者等对 42 例重要功能区脑胶质瘤术后施行间质内高剂量率放射治疗，结果提示全组 42 例患者 1 年生存 36 例（86%），2 年生存 28 例（67%），3 年生存 22 例（52%）；1 例治疗后死亡。由此可见对脑重要功能区胶质瘤术后瘤床及残余肿瘤进行间质内高剂量率放射治疗，能延长生存期、改善生存质量，是一种可供选择的综合治疗脑重要功能区胶质瘤的有效方法。

然而,放疗的临床效果也还不尽如人意,更为有趣的是,很多肿瘤的复发还是在放射区内,其原因可能是肿瘤对所给放射剂量有抵抗,或者放射仅杀灭了敏感的肿瘤细胞。因此,如何消灭不敏感的静止期的肿瘤细胞仍是放射治疗中面临的最大障碍之一。

3.化学治疗　化疗的作用在近年的研究中也得到了肯定,目前用以治疗神经胶质瘤的化疗药物主要有尼莫司汀(ACNU)、卡莫司汀(BCNU)、洛莫司汀(CCNU)、丙卡巴肼(PCB)、甲氨蝶呤(MTX)、环磷酰胺(CYP)等。替莫唑胺(TMZ)属于第2代烷化剂化疗药,直接作用于合成DNA的底物,导致DNA单链和双链断裂,使细胞死亡。替莫唑胺能较好地通过血,脑脊液屏障,且在阻止疾病进展,延长患者生存时间和提高生活质量方面有明显优势。

(1)系统化疗:系统化疗是神经胶质瘤综合治疗的重要环节。即使手术和放疗使部分神经胶质瘤的治疗取得了良好效果,而大多数肿瘤还难免复发。系统化疗对进一步杀灭残留肿瘤细胞起到重要作用,是神经胶质瘤治疗的重要辅助治疗方法。然而传统的全身系统化疗,药物剂量较大,而肿瘤局部药物浓度较低,很易造成严重的肝脏损害及骨髓抑制,通常因为抗肿瘤药物的不良反应较重而不得不放弃化疗。

(2)化疗耐药与逆转:恶性胶质瘤化疗失败主要原因之一是肿瘤对化学药物产生多药耐药(MDR)。药物逆转是针对MDR的主要方法。体外研究显示,可以逆转MDR的药物有钙拮抗剂(维拉帕米)、降钙素抑制剂(吩噻嗪)、免疫抑制剂(环孢霉素A)等,但目前此方法和MDR的基因治疗处于体外实验阶段。另外,联合化疗可提高化疗敏感性,VM-26和BCNU联合用药可以显著提高胶质瘤对化疗的敏感性。

(3)瘤腔内化疗技术:通过将化疗药物直接注入瘤内或肿瘤切除后残腔内的方法。瘤内化疗的优点:①瘤内局部化疗药物浓度高;②药物与肿瘤接触时间久;③不受药物水溶性、脂溶性及血-脑脊液屏障的影响;④全身不良反应小等。化疗药物的缓释技术,尤其是多聚体缓释剂能使药物缓慢、恒速、持续地释放,使瘤内化疗的效果更好。杨开军等报道60例胶质瘤患者,采用开颅术中或以立体定向方式植入5-氟尿嘧啶(5-FU)多聚缓释体(5-FU含量100~150mg),随访5~24周,结果显示肿瘤平均径在术后5、12和24周以上均有显著缩小,其中第12周随访病例肿瘤平均径缩小最显著,肿瘤周边水肿带在开颅手术的患者比较宽,而在立体定向手术患者无明显加重表现。

(4)放疗后联合化疗:研究表明放疗后联合替莫唑胺治疗胶质母细胞瘤复发的中位时间为6.9个月。欧洲癌症研究治疗组织(EORTC)和加拿大国立癌症研究院(NCIC)的大规模Ⅲ期临床试验证实,替莫唑胺(TMZ)联合同步放疗与辅助化疗可延长生存期,2年生存率由10.4%提高到26.5%,证明TMZ联合放疗较单纯放疗可明显提高疗效,5年的随访结果也支持这一观点。其他对复发性胶质瘤的化疗药物还包括亚硝基脲、卡铂、丙卡巴肼与依托泊苷等,其中亚硝基脲有一些效果,对复发性胶质母细胞瘤患者能延长约8周的中位生存期。

TMZ同步放化疗＋TMZ 6周期辅助化疗即Stupp模式:放疗:每次2Gy,5次/周×6周,DT 60Gy;同步化疗:TMZ,75mg/(m^2·d),7天/周×6周。同步放化疗结束后休息4周,再行6个周期的辅助化疗,每28天为1个周期:第1周期,TMZ 150mg/(m^2·d),d1~5;第2~6周期,TMZ 200mg/(m^2·d),d1~5。Stupp模式的中位生存时间为14.6个月,2年生存率为26.5%,疗效优于单纯放疗而毒性反应未增加。

(5)中医药治疗:近年来,从细胞凋亡角度探讨中药抗肿瘤机制已成为研究热点。一些中药成分也被证实有抗胶质瘤作用,如榄香烯可通过血-脑脊液屏障,研究表明榄香烯能有效抑制C6胶质瘤细胞的恶性增殖,对胶质瘤细胞的增殖抑制作用呈剂量依赖性,榄香烯对大鼠胶质瘤C6细胞系Bcl-2家族基因及蛋白表达有影响。在抗脑胶质瘤体内实验研究中,槲皮素可通过抑制Bcl-2的表达诱导C6脑胶质瘤细胞凋亡,抑制高H_2O_2诱导的磷酸化ERK和p53蛋白表达来抑制大鼠C6神经胶质瘤细胞增殖。槲皮素能有效地阻断U87胶质瘤细胞经ERK-COX-2/PGE2通路TPA导致的转移/侵袭,同时抑制COX-2/PGE2的产生与 MMP-9 酶的活性。这些研究成果无疑为颅内恶性肿瘤的治疗提出了一种非常有意义的新途径。

4.基因治疗　基因治疗是指以临床治疗和基础研究为目的、通过载体介导方法将外源性遗传物质转移到人体靶细胞，并使其表达的一系列细胞与分子生物学技术和方法。常用的转移基因有以下 4 类：①化疗药物敏感基因；②肿瘤抑制基因；③自杀基因；④肿瘤免疫增强基因。神经胶质瘤的发生和发展涉及许多癌基因的扩增、抑癌基因的失活以及一些重要的信号转导通路的异常，这些分子水平的改变直接影响到了肿瘤细胞的增殖、凋亡、侵袭、血管生成等一系列生物学行为。对这些重要通路或蛋白进行干预，也可以起到抑制肿瘤细胞生长分化的作用。靶向自杀基因系统的治疗方案，最早推出的是 HSV-TK-GCV 系统。HSV-TK 被转染到肿瘤细胞后，它的表达可使 GCV(羟甲基无环鸟苷)磷酸化成具有药理活性的GCV-TP，并与瘤细胞 DNA 整合，导致 DNA 合成障碍，最终细胞死亡。这种效应也可对邻近细胞发生作用，即产生"旁观者效应"。随着研究的深入，此后又推出了作用机制类似的大肠埃希菌胞嘧啶脱氨酶/5-氨尿嘧啶(CD-5FC)和细胞色素酶/环磷酰胺两个治疗系统，前者是 CD 基因，可把无毒的 5-FC 转化为众所周知的化疗药 5-FU；后者是 P450 281 基因，可激活环磷酰胺并转化为磷酰胺芥(PM)。靶向毒素/蛋白/载体系统是被看好的另一类基因治疗系统，原理是用于治疗的重组融合蛋白中有一个配体或单抗活性片段和一个毒素分子功能区，被治疗的肿瘤细胞表面具有与之对应的配体或抗原表达，它们之间的特异性结合可把毒素分子借细胞的内吞作用带入细胞内，并产生细胞毒作用。此外，其他治疗系统还有修复野生型 P53 功能、反义血管内皮细胞生长因子等。

靶向血小板衍生的生长因子/受体(PDGF/PDGFR)、靶向表皮生长因子受体(EGFR)、靶向基质金属蛋白酶(MMP)等蛋白药物在临床前研究中均取得了较好的效果，目前已经进入临床研究，但尚缺乏大规模的 I 期临床对照研究。目前可以确定 COX-2 和胶质瘤形成有其相关性，且 COX-2 抑制剂特别是选择性抑制剂在胶质瘤的试验研究中有治疗作用，AG3340 是一种新的 MMP 合成抑制剂，AG3340 具脂溶性，能穿过血-脑脊液屏障，对 MMP1、MMP2、MMP3、MMP7 和 MMP9 的抑制作用很强。AG3340 能够抑制胶质瘤细胞增殖，并且对大鼠 C6 胶质瘤细胞的增殖抑制作用随着浓度的增加而逐渐增强，呈现剂量依赖性。这些药物有望在将来用于胶质瘤患者。AG490 阻断 STAT3 能够导致胶质瘤细胞周期的阻滞。针对 STAT3 信号通路的研究可能为胶质瘤的治疗提供更加有效的方法。

5.免疫治疗与抗肿瘤新生血管治疗

(1)免疫治疗：免疫治疗已经成为继手术治疗、放疗及化疗之后的第 4 种肿瘤治疗模式，是目前胶质瘤治疗研究的又一新热点，其中尤以肿瘤细胞疫苗的研究为甚。肿瘤细胞疫苗相对于蛋白质、分子水平的疫苗来说，有以下优点：①制备简单；②包含有多种 T 细胞表位，可保证免疫的全面性及强效性；③符合异质性肿瘤个体化治疗方案。其次，以树突状细胞(DCB)为基础的细胞疫苗研究较多。免疫治疗仍存在一些问题，如胶质瘤特异性抗原尚未找到，且存在诱发自身免疫性疾病的危险，病毒载体具有免疫原性等。相信随着人们对胶质瘤分子生物学、免疫学的深入研究，这些问题都会得到满意的解决。

(2)抗肿瘤新生血管治疗：脑胶质瘤的发生发展必须依赖大量血管新生。肿瘤微血管密度(MVD)与脑胶质瘤的恶性程度呈等级相关。采用阻断肿瘤血管新生的方法，阻断癌细胞营养补充途径，抑制肿瘤细胞增殖，达到治疗目的。多项研究表明，贝伐单抗能够选择性抑制新生血管形成。在近年的临床研究中，贝伐单抗和拓扑异构酶 I 抑制剂伊立替康联用，患者的治疗应答率显著提升。无进展生存期和总生存期也有延长。因此，美国 FDA 在 2009 年 5 月快速批准贝伐单抗用于复发恶性胶质瘤患者的治疗(单药治疗)。

6.其他疗法　光动力学治疗、肿瘤热疗(磁性纳米铁、激光、射频、微波)等局部治疗对重要功能区肿瘤手术及延缓肿瘤复发有重要作用，在临床应用上也或多或少的取得了一定发展。

光动力治疗：光动力学疗法(PDT)主要是利用光敏剂可选择性聚集于肿瘤组织并长时间滞留的特性，

在有氧的情况下,经特定波长的可见光照射激活光敏剂,选择性地杀死肿瘤细胞,从而达到治疗的目的。光敏剂(血卟啉单甲醚)属第二代光敏剂,特点为光敏期短,作用光波的波长较长,因而增加作用的深度,产生单态氧也较多,对肿瘤更具有选择性,尤其在脑恶性肿瘤中具有较高的选择性。光敏剂能够通过损坏的血-脑脊液屏障,在胶质瘤组织内的高度积聚,而在正常的脑组织光敏剂的浓度较低。目前国内外学者为此进行了大量的实验和临床研究,取得了很好的效果,证明应用光动力治疗脑胶质瘤是一种有效的治疗方法。

热疗:不同肿瘤细胞对高温的作用反应差异很大,因此有必要摸索不同肿瘤细胞对加热的敏感程度即热诱导凋亡的最佳条件。目前生物学上的热剂量基础仍是细胞热诱导的温度,研究 44℃下热疗 3 小时是诱导 U251 细胞凋亡的最佳条件,同时热诱导凋亡 U251 细胞出现典型的形态学变化。

(七)预后与展望

因胶质母细胞瘤恶性程度高,术后易复发(多数在 8 个月之内),生存时间平均 1 年、个别可达 2 年。近来有文献报道手术后即进行放疗,在放疗后每隔 2 个月化疗一次,同时予以免疫治疗,可使部分患者获得较长时间的缓解期。

随着对胶质母细胞瘤生物学特性的认识不断深入,可以有针对性地利用不同药物的抗肿瘤优势,制定出效果确切、副作用更少的化疗药物使用方案。同时,根据患者的具体年龄、KPS 评分、瘤细胞异质化等特点,配合适宜的手术和放疗,科学地实施个体化治疗,以求达到最佳预后。我们有理由相信,GBM 长期存活者的比例会逐步提高。

四、大脑胶质瘤病

大脑胶质瘤病(GC)是一种罕见的弥漫性中枢神经系统原发性肿瘤性疾病,1938 年由 Nevin 首次命名。此后有"弥漫性脑神经胶质母细胞瘤病"、"胚细胞瘤型弥漫性硬化"、"中枢性弥漫性神经鞘瘤"、"弥漫性星形细胞瘤"、"肥大性神经胶质瘤"等多种命名。Bigner 等定义大脑胶质瘤病为"非常弥漫浸润的神经胶质细胞肿瘤,累及 1 个或两个大脑半球,神经元相对完整"。2007 年 WHO 将 GC 归类于神经上皮组织肿瘤中的星形细胞肿瘤,确定 GC 的诊断标准为:一种弥漫性的胶质瘤,生长方式为广泛浸润中枢神经系统的一大片区域,累及至少 3 个脑叶,通常双侧大脑半球和(或)深部脑灰质受累,经常蔓延至脑干、小脑,甚至脊髓。绝大部分 GC 呈现星形细胞瘤表型,少数为少突胶质细胞瘤和混合性少突胶质细胞瘤。GC 通常是侵袭性的肿瘤,绝大部分 GC 的生物学行为相当于 WHO 分级的Ⅲ级。

(一)病因学

本病的病因和发病机制尚未明了,主要有三种假说:①脑神经胶质系统先天性发育障碍,使神经胶质细胞呈瘤细胞样变,导致离心样弥漫性扩散分布;②多中心瘤体分布:肿瘤有多中心起源,进一步离心扩散呈弥漫性浸润;③肿瘤系灶内增殖扩散或区域性转移扩散所致。

近几年一些学者从遗传学方面对本病进行了研究,发现 GC 患者的 TP53 基因在突变热点上有着共同的改变,这一点在常见的胶质瘤中也被发现。Braeuninger 等在 1 例 GC 患者肿瘤区域内检测到 Rb 基因和 TP53 外显子 4 的等位基因缺失,符合恶性胶质瘤。与无瘤区相比,肿瘤区显示表皮生长因子(EGFR)表达增加,这些发现表明 GC 的恶性进展可能和分子遗传改变相关,这些改变在低级别星形细胞瘤进展成恶性胶质瘤时也被发现。基于上述研究,目前认为 GC 可能是胶质瘤的一个亚型。

(二)流行病学

多数文献报道 GC 任何年龄均可发病(1 个月～85 岁),以中年发病多见,男女性别无明显差异。而

Artigas 等发现 GC 的发病年龄有两个高峰:10～20 岁和 40～50 岁,男性略多于女性。

（三）病理

在肉眼观察尸检或手术标本,受累脑区域通常是肿胀而坚硬,灰白质界限模糊,但解剖结构完整可辨认。典型的组织学特征包括小胶质细胞增殖、细胞核呈狭长或纺锤形;可见广泛排列的神经胶质细胞,以星形细胞形态为主,其中包括不规则、多形性细胞核的肿瘤细胞。GC 病理组织学分型:可表现为纤维型、肥胖细胞型等各种类型的星形细胞瘤,还可以表现为其他少见的组织类型,如少突胶质细胞瘤及混合胶质细胞瘤。近年来有学者提出了 GC 分型,原发型为肿瘤细胞弥漫浸润性增生,未形成瘤结节;继发性为肿瘤细胞呈低级星形细胞瘤样变,病变累及 3 个及以上的脑叶。2000 年 WHO 颁布的中枢神经系统肿瘤的组织分类中认为该病是起源不明的神经上皮肿瘤,在脑组织中浸润生长,不形成实体肿块;病变累及 2 个及以上脑叶,有时侵袭到幕下乃至脊髓。故 GC 是指发生于大脑、脑干、小脑乃至脊髓的弥漫性增生的神经胶质瘤,为恶性病变,恶性程度为 Ⅲ 级。2007 年,最新的 WHO 神经系统肿瘤的分类归属于神经上皮组织肿瘤中的星形细胞瘤,恶性程度仍为 Ⅲ 级。

（四）临床表现

多为亚急性发病,呈进行性加重的病程。任何年龄均可发病,以中年发病者居多,无明显性别差异。本病累及范围较广泛,常累及 2 个脑叶以上,病变部位可以是额叶、颞叶、枕叶、顶叶、胼胝体、基底核、海马、脑干、小脑等,因此临床表现缺乏特异性,常以进行性加重的头痛、偏瘫和癫痫发作为主要症状。Jennings 等对 85 例文献报道的 160 例患者进行了回顾性分析,其临床常见的症状依次为皮质脊髓束受累(占 58%)、智能减退或痴呆(占 44%)、头痛(占 39%)、癫痫发作(占 38%)、脑神经损害(占 37%)、颅内压增高(占 34%)、脑脊液受累(占 33%)。如果病变主要累及基底核区,患者还可以出现帕金森综合征样的表现,表现为运动迟缓、肌强直,但震颤少见,且进展迅速。少见的表现还有类似于蛛网膜下腔出血、克雅病(CJD)的报道,极为罕见。

（五）影像学检查

头颅影像学检查对于诊断本病具有重要价值。头颅 CT 扫描常显示为弥漫性等密度或低密度改变,但缺乏特异性。与之相比,头颅 MRI 检查更有意义。由于肿瘤细胞浸润和白质的广泛脱髓鞘,T_1WI 上均以低信号为主,T_2WI、FLAIR 上均为均匀高信号。病变周围脑组织肿胀,脑沟变浅、变平,脑室变窄,但由于瘤细胞主要沿神经束、神经细胞和血管周围生长,其病变部位的脑实质内无囊变、钙化和肿块形成,神经结构相对保持正常,即所谓"结构性生长",因此占位效应不明显,中线结构无移位,周围正常脑组织结构仍可辨认。MRI 对于本病具有较高的敏感性,特别是 T_2WI 和 FLAIR 成像,能清晰病变蔓延的范围、形态。FLAIR 序列抑制了脑脊液的信号,因此显示病变优于 T_2WI,尤其是可以显示累及皮层和胼胝体的病变,对本病的诊断具有极高的价值。增强扫描常无明显强化,或仅轻微强化。如果出现局灶性坏死或结节状强化,表明血-脑脊液屏障破坏,肿瘤浸润脑膜及血管,提示该区域恶性变。

磁共振波谱分析(MRS)可以提高对本病的诊断价值,它反映了脑组织能量代谢的病理生理改变。与正常脑组织相比,本病表现为胆碱/肌酸(Cho/Cr)、胆碱/N-乙酰天门冬氨酸(Cho/NAA)的比值升高以及 N-乙酰天门冬氨酸/肌酸(NAA/Cr)的比值降低。这可能是由于神经元细胞被异常增生的胶质细胞所取代而造成 NAA 降低,以及肿瘤细胞增生引起 Cho 上升所致。有研究表明,MRS 不仅对病变浸润范围的显示优于常规 MRI,而且 Cho/Cr、NAA/Cr 的比值改变对指导肿瘤的恶性程度分级和患者的存活时间有一定价值。

（六）诊断与鉴别诊断

GC 的临床表现不具有特异性,一般为亚急性起病,进行性加重。若出现进行加重的头痛、偏瘫和癫痫发作,影像学上显示脑实质内多个脑叶受累的病变,要考虑到本病的可能。MRI 检查具有重要价值,病灶周围脑组织肿胀,但无囊变、钙化和肿块形成,神经结构相对保持正常,中线结构无移位,则高度提示本病;胼胝体受累具有一定的诊断价值。

目前推荐用影像指导下的立体定向活检结合 MRI 检查来确诊 GC。MRI 的 T_2 加权像被认为是 GC 诊断的金标准,典型的表现是皮质的弥散浸润、脑沟扩大,灰白质分界不清。MRI 的 FLAIR 序列可以更好地确定病变的程度、胼胝体和皮质受侵的轮廓。然而即使是 MRI 也经常低估了肿瘤侵犯的程度,因此有学者认为应该行 PET 进一步评价肿瘤。MRS 是无创性的检查手段,可检测代谢异常的肿瘤病灶,已经被用于脑胶质瘤病的诊断,并可用于指导活检。最终确诊需要病理学检查。

临床上 GC 应与以下疾病相鉴别:

1.大脑多发性胶质瘤　大脑多发性胶质瘤分为多中心胶质瘤和多灶性胶质瘤。多中心胶质瘤是指颅内同时独立生长 2 个或 2 个以上的胶质瘤,瘤体彼此分离,无组织学联系,其病理类型可以相同或不同,以星形细胞瘤和室管膜瘤多见。

2.脱髓鞘性疾病　GC 常表现为弥漫性大片状长 T_1 信号、长 T_2 信号,占位效应不明显,因被误诊为脱髓鞘病变。应用激素治疗无效且病情仍进行性加重应高度怀疑肿瘤性病变的可能。MRS 检查呈 NAA 降低,Cho 上升,Cho/Cr 和 Cho/NAA 比值升高的肿瘤病变的波谱特征,对鉴别诊断有很重要的帮助。

3.多形性胶质母细胞瘤　由于磁共振上 GC 病变靠近中线,呈蝶状,应与多形性胶质母细胞瘤相鉴别。多形性胶质母细胞瘤病灶亦为多灶性、各病灶病理类型相同,瘤内常有囊变、坏死及出血,有明显的占位效应,且增强后呈厚薄不一的不规则环状强化。

(七)治疗

目前尚无特殊有效的治疗方法,基本治疗主要包括手术、放疗和化疗。早期发现、早期手术是治疗本病的关键。但是由于病变广泛,手术难以完全切除,如果条件允许应尽可能保留神经功能的原则下最大限度切除病灶,以达到明确诊断、缓解颅高压的目的,有助于提高放疗疗效。放疗是目前国内外治疗本病的主要方法。

1.一般治疗　根据患者的不同临床表现进行对症处理,如有颅内高压者,应用脱水剂降颅压。

2.化学治疗　由于手术在 GC 的治疗中作用很有限,而放疗容易导致较严重的神经毒性,因此一些学者采用化疗作为 GC 的一线治疗,以期获得更好的疗效。法国 Sanson 等报道 63 例初治 GC 接受了化疗。17 例接受 PCV 方案化疗中位 5 周期,46 例接受替莫唑胺(TMZ)化疗中位 13 周期。PCV 组有 23.5% 出现了 3 度以上不良反应,而 TMZ 组为 8.6%。临床反应率为 33%(21/63),影像学反应率 26%(16/62),两组没有显著差异。全组无进展生存时间(PFS)和总生存时间(OS)分别为 16 个月和 29 个月。少突胶质细胞成分的 GC 的 OS 和 PFS 均优于星形细胞或混合胶质细胞成分的 GC。德国 Glas 等分析 3 个中心的 12 例 GC 患者,采用丙卡巴肼和 CCNU 联合化疗(PC 方案)作为初始治疗。中位无进展生存时间和中位生存时间分别为 16 个月和 37 个月。基于该试验结果,Glas 又进行了第 1 个 GC 的前瞻性多中心 2 期临床研究 NOA-05。35 例初治的 GC 患者采用 PC 方案化疗 6 个周期。8 个月无失败生存率为 50.3%,中位无进展生存时间为 14 个月。进展后 12 个患者接受了挽救性放疗,中位总生存时间为 30 个月。该试验的生存与法国($n=17$)采用 PCV 方案的研究(中位 PFS 为 16 个月;中位 OS 为 25.6~37 个月)相似。

在化疗方案的选用上,目前也没有标准方案,常用的有单药 TMZ 化疗,PCV 或 PC 方案联合化疗。TMZ 在其他恶性胶质瘤的治疗中重要地位已经确立,也有学者尝试用 TMZ 作为 GC 的一线治疗。Levin 等报道 11 例 GC 患者采用 TMZ 作为初始治疗,客观反应率为 45%,中位无进展生存时间为 13 个月,中位总生存时间为 29 个月。但是在一些 GC 的小样本研究中,采用 TMZ 获得令人失望的疗效。一个仅有摘要的回顾性分析中共有46例患者入组,中位PFS为9个月,中位OS为14个月。基于这些研究,德国的很多神经肿瘤中心优先采用PC而不是TMZ作为GC患者的初治方案,尽管PC方案可能带来更多的血液毒性。

3.手术治疗 手术在GC的治疗中作用很有限。由于大部分的GC病变累及3个脑叶以上,而且没有明确的边界,因此,进行全切除且不引起严重并发症是不可能的。尸检报告也显示病变超出了磁共振T_2加权像显示的异常信号区域,证实GC不是一个局限性的疾病。某医院报道11例患者接受部分切除术,与仅作活检相比并没有提高无进展生存期(6个月vs10个月)或总生存期(21个月vs18个月)。

4.放射治疗 由于手术对GC没有重要的治疗作用,因而GC的治疗主要依赖于放疗和化疗。既往的文献多采用放射治疗作为GC的主要治疗手段,主要都是一些回顾性分析,接受放疗后中位生存时间为11～24个月。Mohamed等回顾性分析12例GC患者8例接受单纯放疗,4例未行放化疗。结果发现绝大部分病例(6/8)接受脑放疗后疗效提高或稳定,从活检起中位生存时间为11.4个月。而未行放疗的4例死于确诊后3个月内。韩国Kim等报道29例GC患者接受放疗,中位放疗剂量为55.8Gy。化疗仅在6例患者出现复发后给予;中位总生存及无进展生存分别为24个月和13个月,放疗后缩小、稳定及进展的中位生存时间分别为76、20及7个月($p=0.093$)。Kim等认为单纯放疗可以作为GC的主要治疗,放疗反应直接影响总生存。医院回顾性分析了30例大脑胶质瘤病,所有患者均接受放射治疗。结果发现87%的患者获得影像学改善或者稳定,有70%出现临床症状改善。中位进展时间为10个月,中位生存时间为18个月。

尽管放疗是目前GC的重要治疗方法,但是放疗的重要参数,如照射野和照射剂量,研究得非常少。目前在其他高级别和低级别胶质瘤中均采用局部照射野,因为有研究发现失败部位总是在肿瘤负荷最大的区域,而非原发灶附近以外的区域。同样的,在GC病例中全脑放疗与局部放疗相比也没有发现治疗的优势。在某医院报道的30例GC中,绝大部分采用局部野(22/30),全脑照射为8例。局部野包括异常区域外放2～3cm(无解剖学屏障如硬脑膜、颅底等)。局部野与全脑照射在无进展生存和总生存时间并没有显著差别,且随访发现失败的部位仅在MRI的T_2加权像上异常信号区域。因此作者建议在MRI的T_2加权像异常信号区域外放2～3cm作为局部照射野的靶区。

在照射剂量方面,多数研究采用局部总剂量54～60Gy,或者全脑40～45Gy。MD安德森医院的研究采用平均照射剂量为54.9Gy(50～66Gy/20～33f)。高剂量组(＞54Gy)和低剂量组(≤54Gy)的中位无进展时间分别为10个月和9个月,中位总生存时间分别为19个月和14个月,均没有显著性差别。Kim等也报道放疗的剂量(＞55Gy或≤55Gy)并没有影响生存。由于GC病变范围广泛,导致治疗体积较大,推荐剂量必须要考虑临床获益与放射毒性的平衡。因此平均剂量为55Gy可能较为合适。

综上所述,尽管放疗是GC目前的主要治疗方法,但是其作为标准治疗的地位并未确立。根据现有的资料,GC患者接受放疗后生存期仍很短。目前多数放疗机构采用局部照射野,放疗剂量约55Gy左右。放疗的地位仍需要多中心的前瞻性临床试验进一步明确。

5.辅助治疗 应用免疫增强剂增强患者免疫力,有功能障碍者进行康复训练等。

(八)预后与展望

近年来一些回顾性研究对GC的预后因素进行了分析。Taillibert等分析296例大脑胶质瘤病患者,发现预后良好的因素为:年龄＜42岁、KPS评分≥80分、低级别、病理亚型为少突成分。Perkins等对30例接受放疗的GC患者进行了预后分析,发现小于40岁的患者及病理非GBM的患者中位无进展生存期显著要长($p=0.007$及$p=0.01$),中位生存时间也有显著优势($p=0.0001$;$p=0.007$)。总的来说,GC的中位生存时间与年轻、出现症状时KPS评分高、WHO分级低和组织亚型有关。但这不是GC独有的,而是适用于全体弥漫性胶质瘤的预后因素。

综上所述,化疗是对 GC 有效的治疗手段,而且有部分研究的结果甚至优于采用放疗作为一线治疗的研究。但是由于绝大部分 GC 的研究均为小样本回顾性分析,化疗方案多样,很难从中得出明确的结论。需要进行多中心的前瞻性临床研究,比较放疗或者化疗作为一线治疗的疗效。应该看到,无论是采用放疗或者化疗,GC 的预后还是非常差,因此应该考虑综合治疗在 GC 治疗中的地位。目前同步放化疗是高级别胶质瘤的标准治疗,但同步放化疗在 GC 的报道也极少,这也是值得研究的一个方向。

五、弥漫性星形细胞瘤

(一)概述

星形细胞性肿瘤是最常见的一类脑肿瘤,1993 年 WHO 将呈弥漫浸润生长的星形细胞性肿瘤划分为星形细胞瘤(WHO Ⅱ级)、间变性星形细胞瘤(WHO Ⅲ级)和胶质母细胞瘤(WHO Ⅵ级)。2000 年 WHO 将 WHO Ⅱ级星形细胞瘤更名为弥漫性星形细胞瘤,以突出其弥漫浸润性的特点。2007 年 WHO 延续了这一命名,同时指出用低级别弥漫性星形细胞瘤这一名称可能更恰当。

弥漫性星形细胞瘤呈浸润性缓慢生长,占星形细胞来源肿瘤的 10%～15%;好发于青年人,峰值年龄为 30～40 岁,男性多见。发生于小脑幕上者占 3/4、幕下者占 1/4。成人多发生于大脑半球,儿童多发生于小脑或近中线部位。星形细胞瘤以额叶最多见,肿瘤主要位于白质内,也可侵及皮质或向深处侵及基底核。

(二)病理表现

大体病理上肿瘤边界不清,受侵犯的脑结构常扩大、扭曲但无破坏,当伴有大小不等的囊变时局部可呈海绵样改变,病灶位于额叶者可侵犯至对侧。镜下以肿瘤细胞高度分化、在脑组织中弥漫浸润生长为特点,主要以分化好的纤维型及肥胖型星形细胞分布在微囊样疏松肿瘤基质中,其细胞结构略增加,偶见核异型,缺乏核分裂,无坏死及微血管增生。其中肥胖型星形细胞瘤有恶变为更高级别间变性星形细胞瘤及胶质母细胞瘤的倾向。

星形细胞瘤,按 Kernohan 分类,其恶性度为 Ⅱ级,包括 3 个亚型:

1.纤维型 肿瘤质地较韧,切面呈白色,与脑白质不易区别;邻近皮质常被肿瘤浸润,色泽变深,与白质的分界模糊,肿瘤中心可有囊性变。在镜下间质中有神经胶质纤维,交叉分布于瘤细胞之间,瘤细胞为纤维型星形细胞。

2.原浆型 是最少见的一种类型。切面呈半透明均匀胶冻样,深部侵入白质,边界不清,常有变性,形成囊肿。在镜下,肿瘤由原浆型星形细胞构成。

3.肥胖星形细胞型 这种肿瘤生长较快,约占星形细胞瘤的 1/4,仅发生在大脑半球,肿瘤呈灰红色,切面均匀,质软,呈浸润性生长,但肉眼能见肿瘤边界,瘤内可有小囊肿形成。在镜下可见典型的肥胖细胞。

(三)临床表现

病情发展较慢,平均病程 2 年左右,有的可长达 10 年。症状因部位而异,多数先出现由肿瘤直接破坏造成的定位体征和症状,以后可出现颅内压增高的症状。大脑半球的星形细胞瘤 60% 出现癫痫症状,小脑星形细胞瘤则较早出现梗阻性脑积水引起的颅内压增高症状。

(四)影像学表现

CT 及 MRI 是最主要的检查手段。这两种检查不但定位精确,定性准确率也在 90% 以上。

1.CT 检查 肿瘤 CT 平扫多呈低密度或低、等混合密度,边缘常不清楚,钙化和出血少见,周围无或轻度水肿;有占位效应,可见相邻血管、脑室及脑沟裂受压改变;增强扫描无或轻度强化。CT对小脑半球及脑干病变灶的显示,由于伪影的存在不如MRI清晰,有可能漏诊。

2.MRI检查　肿瘤大多表现为边界不清的异常信号病灶、部分边界清楚者可形成类圆形肿块样影;T_1WI呈等、低信号,T_2WI呈高信号,病灶内信号欠均匀,部分可伴有大小不一囊变信号影;病变周围大多无水肿,或仅伴轻、中度水肿;有占位效应,表现为局部脑回肿胀,脑沟变浅。MRI增强后病变不强化,或仅轻、中度强化,表现为结节样、小片状或环形强化,伴有囊变者多表现为大小不一的不规则环形强化。

(五)诊断与鉴别诊断

CT和MRI T_1WI病灶呈较均匀的等或略低信号,MRI T_2WI为较均匀的高信号,无或有轻度瘤周水肿,占位效应明显,增强后不强化或强化不明显,结合发病年龄在40岁以下,病灶位于大脑半球等,应考虑为弥漫性星形细胞瘤。但应注意与以下疾病相鉴别,有困难时应行CT或MRI导向下穿刺活检。

1.脑梗死　临床急性起病,症状较重。病变呈低密度楔形,累及灰白质,与供血动脉分布区一致,增强后病灶内可见脑回样强化改变;DWI急性期呈明显高信号,其表观弥散系数(ADC)值随病程时间变化而改变。

2.脑炎　发病急,进展快,常有上呼吸道前驱感染史。病变主要侵犯边缘系统,双侧颞叶多见,可见病灶内出血,增强常见斑片状强化。后期遗留脑萎缩、脑软化。结合临床症状及实验室检查可资鉴别。

3.高级别星形细胞瘤　弥漫性星形细胞瘤与间变性星形细胞瘤和胶质母细胞瘤在病理上均具有弥漫浸润性的特点,间变性星形细胞瘤和胶质母细胞瘤病灶内密度多不均匀,周围水肿及占位效应更明显,增强后明显不均匀强化,呈环形或花环状;胶质母细胞瘤发病年龄较大,肿瘤可跨中线侵犯胼胝体至对侧大脑半球形成"蝴蝶"状。当弥漫性星形细胞瘤病灶内出现囊变,增强呈环形强化时与两者鉴别困难。DWI及灌注加权成像(PWI)结合有助于两种级别肿瘤的区分,高级别胶质瘤相对表观弥散系数(rADC)值明显低于低级别组,而相对脑血容量(rCBV)值明显高于低级别胶质瘤。

4.少突胶质细胞瘤　钙化较弥漫性星形细胞瘤多见,常呈粗大的条状或不规则形钙化,肿瘤多位于皮质表浅部位,可压迫邻近颅板。

5.大脑胶质瘤病　大脑胶质瘤病是一种十分少见的脑肿瘤,属于起源不明的神经上皮的肿瘤,是一种弥漫浸润生长的恶性肿瘤,属于WHOⅢ级,它主要表现为脑白质的弥漫广泛受累,通常累及至少2个脑叶。MRI表现与Ⅱ级星形细胞瘤极其相似,波谱和灌注成像有助于两者的鉴别。

6.边缘性脑炎　属于副肿瘤综合征,常发生于小细胞肺癌患者。本病不是肿瘤的脑转移,病理上表现为非特异性的炎症。好发于边缘系统,即颞叶、扣带回等处。根据病史及特定的好发部位,诊断不难。

7.脱髓鞘病变　表现为弥漫性的白质异常信号,但是原发性的脱髓鞘病变如多发性硬化有反复发作的病史,MRI上的异常信号分布有特征性,与侧脑室垂直。急性播散性脑脊髓炎发病前数天至数周常有病毒感染史或疫苗接种史,MRI异常信号也与侧脑室垂直。

8.血管性病变　静脉窦血栓形成可以伴有脑组织的肿胀及异常信号,但是可见静脉窦内血栓信号且以皮质受累为主。老年性缺血性改变白质内可见广泛的T_2WI高信号,但脑组织肿胀不明显,患者有高血压、动脉粥样硬化等病史。

(六)治疗

以手术切除为主,辅以放疗、化疗等综合性治疗措施。大脑半球表浅部位的弥漫性星形细胞瘤,应尽量手术全切,但以不产生偏瘫及失语等并发症,而又能达到减压的目的为宜。对于大脑深部星形细胞瘤,手术切除不彻底,颅内高压未能缓解的病例,可同时行减压手术;有些大脑深部肿瘤不能手术切除的病例,也可直接行减压手术。小脑弥漫性星形细胞瘤的手术原则与大脑半球肿瘤相似。脑干弥漫性星形细胞瘤也可行显微外科手术切除,引起脑积水者行脑室-腹腔分流术。弥漫性星形细胞瘤手术后常规安排化疗和放疗。

1.外科手术治疗　尽管手术是弥漫性星形细胞瘤治疗的关键部分,但仍存在许多争议,主要集中在手术治疗的时机和手术范围。

(1)手术治疗的时机:现在更建议在 MRI 诊断非进展性肿瘤后,即施行手术,取出部分组织进行组织学诊断,而不是等待肿瘤进展后再进行。因为:第一,尽管磁共振诊断技术能有效地鉴别出非进展性脑部肿瘤,但仅凭影像学诊断无法鉴别弥漫性星形细胞瘤和非神经胶质性损害(如炎症、髓磷脂炎、感染等)。第二,影像学诊断技术无法鉴别不同肿瘤的组织学特征,特别是星形细胞瘤与少突神经胶质细胞瘤或混合性胶质细胞瘤,而鉴别诊断对弥漫性星形细胞瘤的治疗和预后至关重要。第三,影像学诊断技术不能对非进展性肿瘤进行组织学分级。最后,影像学诊断无法鉴别出不断得到关注的弥漫性星形细胞瘤遗传学变化(缺失 1p/19q),而后者对手术和治疗效果的预测是非常关键的。

一项研究报告提出,近 1/3 的非进展性肿瘤影像学诊断并非是弥漫性星形细胞瘤,但经组织学检查后确诊为弥漫性星形细胞瘤。因此,在进行影像学诊断后,通过手术获得相关脑组织进行组织学分析是甚为重要的。

(2)手术切除的范围:与手术时机的选择相比,是否应该进行手术以及手术方案往往引起更大的争论。争论的焦点在于是采取大范围的全切除术还是采取较为保守的组织学探查或次全切除术。对于非脑部肿瘤,根据肿瘤的侵袭性和浸润性,手术常常将肿瘤组织连同周围正常组织一并切除。因此有些外科医生建议对脑部的神经胶质瘤也采取这种大范围切除的手术方案,以防止有肿瘤细胞残留于脑部而引起复发。而另外一些医生则主张采用放疗杀伤肿瘤细胞的保守治疗方案,因为这样会最大限度地减少对正常脑组织的伤害。而近期的Ⅱ期临床试验证实,这样的保守治疗并不能有效地减小脑部肿瘤。因此目前更倾向于大范围的切除术而不是仅仅采取组织学探查。

采取大范围的切除术的观点是基于目前较为成熟的手术方案和影像学技术,对脑部肿瘤的精确定位能很大程度上保证手术的效果和安全性。现在的 fMRI 能够对脑部肿瘤周围的感觉、语言、视觉等相关神经准确定位,从而能够较为准确地预测全切除术的预后以及神经功能的损伤程度。更为重要的是,这些影像技术能够在手术室帮助外科医生探查脑部的肿瘤,分辨肿瘤的边界,实时地显示切除范围的影像,准确地对脑部肿瘤周围的感觉、语言、视觉等相关神经进行定位。这样可以减少手术的并发症和死亡率。

目前的实验结果显示,活组织检查与切除术都是对弥漫性星形细胞瘤患者的治疗选择。然而,在考虑到诊断、症状控制和病灶减少等因素,最大范围的切除术具有潜在的优势。因此建议采用大范围切除术。

2.放射治疗　如同外科手术治疗,放射治疗在过去的几十年里是治疗弥漫性星形细胞瘤的主要方案,但现在就是否继续采用这种治疗方法存在很大的争议。

(1)放射剂量:有两项试验专门就低剂量放射治疗与高剂量放射治疗弥漫性星形细胞瘤的疗效对比展开研究,接受 50～53Gy 或更高放射剂量的患者生存率最高,而另一项研究结果显示在超过 40～50Gy 放射剂量治疗后,患者的生存率下降。与此相关的实验结论显示,低剂量放射治疗与高剂量放射治疗术后 5 年的弥漫性星形细胞瘤患者的疗效对比没有显著差别,而后者往往会引发较强的副作用。因此常规的治疗剂量建议在 50～54Gy。

(2)放射治疗的时间:关于直接放射治疗还是延迟放射治疗,学者们分为两派,“反对派”认为放射疗法通常对增殖性肿瘤细胞有杀伤作用,而晚期神经胶质瘤中含有高比例的增殖性肿瘤细胞,所以建议在晚期的患者中使用放射疗法。而“赞成派”则认为在早期患者中运用放射疗法,可以在早期阶段就有效地杀伤增殖性肿瘤细胞,防止病情向恶化的方向发展。

根据相关实验的研究结果,早期的放射治疗确实可以延缓弥漫性星形细胞瘤患者恶化的进程,认为弥漫性星形细胞瘤患者(尤其是出现神经系统性损害的患者)接受放射治疗是可行的。放射疗法还建议运用于低风险的年轻患者(年龄＜40岁)或接受大范围切除术的患者。

3.化疗药物治疗　目前有关将化疗药物运用于弥漫性星形细胞瘤患者的相关研究还不多,以往的研究显示,化疗药物不是治疗弥漫性星形细胞瘤的关键措施。但目前有许多学者认为化疗可作为弥漫性星形细胞瘤的辅助治疗手段。

尽管缺少相关实验研究,但有不少医生认为辅以化学药物治疗,可能会对弥漫性星形细胞瘤患者的治疗产生积极效果。最近研究发现口服抗肿瘤药替莫唑胺对神经胶质瘤有较好疗效,建议可以运用在弥漫性星形细胞瘤的治疗上。因此可以考虑将替莫唑胺作为治疗弥漫性星形细胞瘤的二线药物。

(七)预后与展望

经综合治疗的患者,平均复发时间为2.5年。术后平均生存期为3年,5年生存率为35％～55％;幕下肿瘤较幕上肿瘤疗效好,5年生存率可达50％～88％。有弥漫性星形细胞瘤术后生存达18年的报道。

目前还没有一个对弥漫性星形细胞瘤治疗的标准方案,尤其是对早期的弥漫性星形细胞瘤是否采取手术和(或)放射治疗,还存在较大的争议。对早期的弥漫性星形细胞瘤的治疗,我们的建议是当出现相关症状或影像学改变时,就应采取手术治疗和(或)放射疗法,因为这时候病情常会向恶化方向发展(患者中的60％～70％)。但早期的干预治疗是否能减少弥漫性星形细胞瘤恶化发展的风险,目前还不能下结论。然而,伴随着医学科学技术的进步,必将推动弥漫性星形细胞瘤治疗的发展,有望提高患者的生存质量、延长患者生命。

(汪超甲)

第二节　胶质瘤

一、少突胶质细胞瘤

【定义】

是由少突胶质细胞衍化、分化比较成熟的肿瘤。少突胶质细胞瘤占所有原发性脑内肿瘤的4％～5％,占所有胶质瘤的5％～10％。中年人多见,成人与儿童之比为8∶1。

【病理】

大体标本:肿瘤开始生长于皮质灰质内,部位表浅,局部脑回扁平而弥漫性肿大,脑沟变浅,切面见肿瘤与周围脑组织界限不清,较正常脑灰质更加灰暗或灰红。

镜下:瘤细胞呈特征样的"煎鸡蛋样"改变,中心为细胞核,周边为清亮的胞质,同时见到鸡蛋丝样的微血管生长方式。间变性(恶性)少突胶质细胞瘤内钙化较少突胶质细胞瘤少见,镜下可见多形细胞核和丰富的有丝分裂相。

【诊断依据】

1.临床表现　本病好发部位为额叶和顶叶,次之为颞叶和枕叶。由于肿瘤生长缓慢,病程较长,可达数年之久;临床症状取决于肿瘤部位。约50％～80％患者的首发症状为癫痫,其他症状颅内压增高症状晚期出现,并可逐步发展为病灶所在区域神经功能受损症状,如偏瘫及偏身感觉障碍。间变性(恶性)少突胶质细胞瘤则起病较急,病程发展迅速。

2.辅助检查

(1)X线平片:可显示肿瘤病灶异常钙化影及慢性颅内压增高征象。

(2)CT平扫:表现为幕上略高密度肿块,如囊性变则出现边界清楚的低密度区。钙化发生率为50%~80%,常见弯曲条带状钙化,具特征性。瘤周水肿及占位效应较轻。增强扫描病变呈轻度强化,边界清楚,轮廓不规则。

(3)MRI平扫:T_1加权像显示肿瘤为低或等信号,肿瘤边界多清楚,瘤周水肿及占位效应较轻,具有少突胶质细胞瘤的条带状、斑片状钙化在T_1加权像上呈低信号。平扫T_2加权像显示肿瘤为高信号,信号不均匀,钙化在T_2加权像也呈低信号。增强后少突胶质细胞瘤多数强化不明显,少数有不均匀强化。发生在脑室的少突胶质细胞瘤多有较明显强化。

间变性(恶性)少突胶质细胞瘤的MRI表现特点主要为特征性的钙化不多见,瘤周水肿较重,水肿带与肿瘤组织之间边界不清,常有明显占位征象;因肿瘤血脑屏障破坏较严重,增强扫描多呈明显均匀或不均匀强化,该类型肿瘤常与间变性星形细胞瘤难以区分。

【鉴别诊断】

无明显钙化的少突胶质细胞瘤与星形细胞瘤相鉴别,而有钙化的肿瘤则要与动静脉畸形相鉴别。

【治疗原则】

1.以手术治疗为主,术中应尽量切除肿瘤,如果肿瘤呈弥漫性生长,累及重要结构,可行肿瘤部分切除或大部切除。其他原则同星形细胞瘤手术治疗原则。

2.少突胶质细胞瘤的放疗及化疗原则同低级别星形细胞瘤,间变性少突胶质瘤的放化疗原则同间变性星形细胞瘤。

3.预后:少突胶质细胞瘤的5年生存率在34%~83%之间,通常在50%~65%。与预后好有关的因素有肿瘤恶性程度低,第一次手术全切除率高和早期诊断。而间变性(恶性)少突胶质细胞瘤的5年生存率为41%,10年生存率为20%。近年来大量的分子病理学研究证实,少突胶质细胞瘤或间变性少突胶质细胞瘤的异柠檬酸脱氢酶1及异柠檬酸脱氢酶2(IDH1/2)突变及染色体1p和19q的杂合性缺失与较好的预后相关。

二、室管膜瘤

【定义】

室管膜瘤是由室管膜上皮细胞发生的肿瘤。室管膜瘤和间变性室管膜瘤是脑室内的肿瘤,占颅内肿瘤的20%~9%,约占神经上皮肿瘤的18%。肿瘤3/4位于幕下,1/4位于幕上,位于幕下者多见于青年人。本病主要在儿童期发病,占儿童颅内肿瘤的10%,排在星形细胞瘤和髓母细胞瘤之后居第三位。本病好发部位是第四脑室,其次为侧脑室和第三脑室。

【病理】

大体标本:肿瘤多呈结节状、分叶状或绒毛状,肿瘤呈淡红色,较脆软,触之易碎,瘤内血管及纤维组织较多,较硬。

镜下检查:室管膜瘤有三种组织学类型:①乳头型和黏液乳头型;②上皮型;③多细胞型。肿瘤分型与预后关系不大。组织学上室管膜瘤的特点是包绕在血管周围形成"假玫瑰状"或"真玫瑰状"改变,电子显微镜可见血管周围包绕着无细胞区。间变性室管膜瘤细胞表现为多形性、细胞密度增大和有丝分裂相增多。

【诊断依据】

1.临床表现　肿瘤的病程和临床表现与肿瘤的部位不同而异。常见的症状为平衡障碍、恶心、呕吐、头痛等。常见的体征为共济失调和眼球震颤。发生于第四脑室的肿瘤病程较短,早期可出现颅内压增高,也可造成第四脑室底部脑神经损害,如耳鸣、视力减退、吞咽困难、声音嘶哑等;发生于侧脑室者,病程较长,因病变位于静区,肿瘤较小时可无任何症状,当肿瘤增大阻塞孟氏孔时可出现梗阻性脑积水、颅压高等症状。肿瘤侵犯相邻脑组织,可出现相应症状,如偏瘫、偏身感觉障碍、癫痫等。

2.辅助检查

(1)CT:平扫示病变位于脑室周围或脑室内,呈分叶状等或略高密度病灶,肿瘤内囊性变表现为小的低密度;增强扫描显示肿瘤多呈均一强化,强化后边界清楚,囊性变区不强化。

(2)MRI:平扫 T_1 加权像显示肿瘤呈等信号分叶状,边界清楚,囊性变区域为低信号,肿瘤位于脑室内,肿瘤一般不伴有瘤周水肿,如肿瘤位于脑实质的室管膜可伴有轻度水肿。平扫 T_2 加权像显示肿瘤以高信号为主,但 MRI 对钙化不甚敏感。增强后肿瘤常呈不均匀强化,其中以环形增强最常见。

【鉴别诊断】

与脑室系统其他常见肿瘤性疾病相鉴别,如脉络丛乳头状瘤、脑室星形细胞瘤、脑膜瘤以及髓母细胞瘤。

【治疗原则】

手术切除肿瘤和术后放疗是治疗室管膜瘤的主要方法。

1.手术治疗　为肿瘤治疗的主要手段。位于第四脑室者,肿瘤是否能够全切取决于肿瘤与脑干粘连程度。经颅后窝中线入路,保护枕大池后,切开小脑下蚓部显露肿瘤,保护好四脑室底部后分块切除肿瘤;如肿瘤从第四脑室底部长出者,则在切除时,可在四脑室底留一薄层以保安全。四脑室底避免放置明胶海绵,以免引起术后室管通路梗阻和长时间发热。位于侧脑室者,选邻近肿瘤的非功能区,切开皮质进入脑室切除肿瘤,若肿瘤较大,可部分切除皮质以利肿瘤显露及切除。注意点:①术中勿损伤丘脑、中脑、延髓及大脑内静脉;②切除肿瘤同时尽量解除脑脊液循环障碍。

2.放疗　室管膜瘤是中度敏感的肿瘤,关于术后放疗方案尚存在争议,应在术后 2～3 周进行腰穿了解脑脊液细胞学情况,如果没有蛛网膜下腔播散而仅有局部残留,则低级别室管膜瘤术后可行局部放疗;如果已有脊髓播散或幕下间变性室管膜瘤患者都应行全脑全脊髓放疗及局部照射:术前/后 T_1 增强像,FLAIR/T_2 像确定病灶。确定病灶所在解剖区域的 GTV。临床靶区 CTV(GTV 加 1～2cm 的边界)应接受给以 54～59.4Gy,每分割量 1.8～2.0Gy。全脑全脊柱:整个全脑和脊柱(至骶管硬膜囊底)给以 36Gy 放射。婴幼儿进行脑部放疗时可有较多的并发症,可以考虑应用其他方法如化疗等治疗。

3.化疗　对于手术＋放疗治疗后复发患者可采用:①铂类单药或联合化疗;②依托泊苷;③亚硝脲类化疗药物;④贝伐单抗(美国 FDA 推荐)。

4.预后　5 年生存率为 37%～69%。分化较好的室管膜瘤、手术全切除均能提高生存率;而间变性室管膜瘤和手术后影像学仍显示肿瘤残余者易复发。

三、脉络丛肿瘤

【定义】

脉络丛肿瘤是由脉络丛细胞发生的肿瘤。脉络丛肿瘤起源于脉络丛上皮细胞,发病率较低,在颅内肿瘤中所占比例不足 1%,占神经上皮肿瘤的 1.7%～2%。按照 WHO 分类,脉络丛肿瘤由两类肿瘤构成,一为脉络丛乳头状瘤,另一为脉络丛乳头状癌。

本病发生于任何年龄,但以儿童多见,占儿童颅内肿瘤的 3%,在儿童脉络丛肿瘤中,约 40%发病在 1岁,86%发病在 5 岁以下。儿童脉络丛肿瘤约 60%～70%位于侧脑室,20%～30%位于第四脑室,其余位于第三脑室及桥小脑角。成人脉络丛肿瘤多位于第四脑室。

【病理】

大体标本:最大的特点是乳头状,乳头长者似绒毛,短者似颗粒;肿瘤界限清楚,多呈膨胀性生长,压迫周围脑组织,不常浸润脑组织,虽较硬,但质脆易撕裂。

镜下检查:似正常脉络丛,但乳头更密集,上皮细胞增生活跃,排列密集,乳头覆盖以单层立方上皮。在此基础上脉络丛癌的 3 条诊断标准是:①邻近的脑组织有瘤细胞浸润;②瘤的规则乳头状结构消失,至少有一处发生浸润,瘤细胞有明显的恶性改变;③见到正常的脉络丛结构过渡到低分化状态。

【诊断依据】

1.临床表现　病程长短不一。脉络丛乳头状瘤最常见的好发部位是侧脑室,亦有可能发生在脑室系统的其他部位。临床症状和体征主要与脑积水引起的颅内压增高和局灶性神经系统损害有关,前者包括头痛,恶心,呕吐,共济失调和精神淡漠,反应迟钝;而后者则因肿瘤所在部位而异。位于侧脑室者半数有对侧轻度锥体束征;位于第三脑室后部者出现双眼上视困难;位于颅后窝者表现为步态不稳,眼球震颤及共济功能障碍,少数患者出现 Bruno 征。

2.辅助检查

(1)腰椎穿刺:所有的梗阻性脑积水患者均有颅内压增高,脑脊液蛋白含量明显增高。

(2)X 线平片:显示颅内压增高的征象,在成人表现为指压迹增多,儿童则表现为颅缝分离,15%～20%的患者可见病理性钙化。脑室造影的共同特点为脑室扩大及肿物不规则的充盈缺损。

(3)CT 平扫:显示肿瘤多位于脑室内,呈高密度,增强扫描呈均匀强化。肿瘤边界清楚而不规则,可见病理性钙化,同时可见梗阻性脑积水征象。

(4)MRI 平扫:T_1 加权像显示肿瘤以等信号为主,信号不均匀,内有因钙化或出血所致的低信号和高信号。肿瘤一般位于脑室内形成脑室内充盈缺损,常呈分叶状和菜花状;病变可引起梗阻性脑积水。平扫 T_2 加权像肿瘤为等或略高信号,信号不均匀。脑室内因阻塞而不能流动的脑脊液在质子密度加权像即为高信号。增强扫描后肿瘤常呈明显强化。

【鉴别诊断】

因为肿瘤多位于脑室内,故脉络丛乳头状瘤应与脑室旁星形细胞瘤、脑室脑膜瘤、室管膜瘤相鉴别。

【治疗原则】

1.手术　脉络丛乳头状瘤以手术切除为主,应尽量做到全切除。根据肿瘤所在不同位置而选用不同入路,但注意如瘤体过大不必强求完整切除,以防止损伤深部结构;因肿瘤血供非常丰富,切除肿瘤前注意阻断肿瘤供血动脉,包括中心部血管,以减少出血。对于肿瘤未能全部切除而不能缓解脑积水者,可行分流手术治疗。

2.放疗　因为本病可出现脑脊液播散,对这类患者可进行全脑及全脊髓放疗,但效果不佳。

3.预后　脉络丛乳头状瘤是良性肿瘤,如获得全切除,则长期存活率非常高,几乎达 100%,即使脉络丛乳头状癌 5 年生存率可达 50%。

四、髓母细胞瘤

【定义】

髓母细胞瘤是发生于小脑的原始神经外胚层肿瘤,多数学者认为其来源胚胎残余组织,一种为胚胎期小脑外颗粒细胞层,另一种可能起源于后髓帆室管膜增殖中心的原始细胞。

【概述】

本病属于 WHO Ⅳ 级,是恶性度最高的神经上皮肿瘤之一。本病好发于儿童,本病约占所有年龄段脑肿瘤的 3%～4%。占小儿脑肿瘤(小于 15 岁)的 18%,占儿童后颅窝肿瘤的 29%,儿童髓母细胞瘤占髓母细胞瘤的 94%。成人髓母细胞瘤较少见,占成人颅内肿瘤的 1%。目前将小儿髓母细胞瘤分为高风险及一般风险人群,如存在以下任意一点,则认为属于高风险人群:年龄小于 3 岁,肿瘤残留大于 1.5cm,脑脊液细胞学提示存在播散,病理提示为大细胞/间变性髓母细胞瘤。

【病理】

大体标本:肿瘤界限较清楚,肿瘤因富于细胞及血管呈紫红色或灰红色,质地较脆,较少发生大片坏死,囊变及钙化更少见,肿瘤有侵犯软脑膜的倾向,又可以借此进行蛛网膜下腔和脑室系统转移。

镜下检查:细胞很丰富,呈长圆形或胡萝卜形,细胞核多而细胞质,细胞分化不良。在 2007 年 WHO 神经系统肿瘤分类中,髓母细胞瘤有 5 种组织学类型:经典型,促结缔组织(纤维)增生型,大细胞型,肌母型,黑色素型。

【细胞及分子遗传学】

近年对髓母细胞瘤的细胞及分子遗传学研究取得许多进展。本病最常见的细胞遗传学异常为 17 号染色体短臂的丢失(17p)。代表细胞增殖性癌基因 C-Myc 扩增非常常见,CDK6 扩增多见。

【诊断依据】

1.临床表现　因髓母细胞瘤 90% 发生于小脑蚓部,并且多向Ⅳ室及小脑半球浸润,约 5% 病例会出现肿瘤自发性出血。主要症状为:①颅内压增高症状(头痛、恶心呕吐、视神经乳头水肿);②小脑症状(躯干性共济失调,眼震、四肢性共济失调);③小脑危象:急性脑脊液循环受阻,小脑扁桃体下疝,压迫脑干时,出现呼吸循环系统功能异常,意识障碍,锥体束征及去皮质强直;④常出现颈部抵抗及强迫头位;⑤肿瘤转移症状:髓母细胞瘤在蛛网膜下腔转移后,可出现相应的脑和脊髓受累症状,如癫痫、神经根刺激,以及偏瘫、截瘫等症状。

2.辅助检查

(1)CT:平扫示病灶位于颅后窝中线,为均一略高密度,边界清楚;周围有瘤周水肿,第四脑室受压变扁且向前移位,可出现梗阻性脑积水征象。增强扫描显示肿瘤多呈均一强化,边界更清楚,脑室室管膜下转移也可明显强化。

(2)MRI:T_1 加权像显示肿瘤为略低信号,信号较均匀;T_2 加权像显示肿瘤为等或高信号区。若病灶信号不均匀,提示有坏死囊变或出血。增强扫描可见肿瘤实质部分明显强化,强化较均匀,增强扫描对发现有无椎管内蛛网膜下腔的转移灶有意义,显示为条状或结节状增强灶,如转移到脊髓还可见脊髓的点片状增强。

【鉴别诊断】

第四脑室室管膜瘤,小脑星形细胞瘤,脉络丛乳头状瘤。

【治疗原则】

髓母细胞瘤治疗主要是手术治疗为主辅以放疗,部分病例辅以化疗的综合治疗。

1.**手术治疗**　枕下开颅,尽量切除肿瘤,保护四脑室底部,尽量打通四脑室,解除脑脊液循环障碍。目前多数学者不主张术前进行分流术,可以在术前2～3天进行脑室外引流,待手术切除肿瘤后再去除外引流;如术后1～2周影像学检查未见脑室明显缩小,可进行脑室,腹腔分流术,由此是否会造成肿瘤播散,目前仍有争论。

2.**放射治疗**　肿瘤对放疗敏感,是治疗髓母细胞瘤的必要措施。应行病灶局部及全脑和全脊髓放疗(全脑＋全脊髓为30～40Gy,后颅窝总剂量不低于50Gy)。

3.**化疗**　对于高危人群或者不适合放疗的婴幼儿,可进行联合化疗。目前推荐的针对儿童髓母细胞瘤患者化疗方案为:CCNU(洛莫司汀)＋CCNU(顺铂)＋VCR(长春新碱);有一定循证医学证据证明成人髓母细胞瘤术后化疗能提高患者生存率。

4.**预后**　影响髓母细胞瘤患者的预后影响因素较多,C-Myc扩增明显者预后不佳,年龄小的患者不及年龄大的患者。随着手术技术及放化疗策略的进步,儿童髓母细胞瘤患者5年生存率已由20世纪70年代的约20％上升到70％以上。

五、神经节细胞瘤

【定义】

神经节细胞瘤是在中枢神经系统由神经节细胞而产生的肿瘤。按照WHO中枢神经系统肿瘤分类,神经节细胞瘤是神经元性肿瘤中的一种。根据神经节细胞含有其他细胞的多少分为5种类型:①神经节胶质细胞瘤;②神经节神经鞘瘤;③神经节细胞瘤;④神经节神经母细胞瘤;⑤副神经节胶质瘤。神经节细胞瘤占脑肿瘤的0.3％～1.3％,占小儿原发脑肿瘤的4.3％～10.7％。

【病理】

神经节细胞是一种大型细胞,亦可见椭圆形的胶质细胞混合存在,呈肿瘤性改变时,即可诊断为神经节细胞瘤。神经节细胞瘤中发生退行变者约为4％～33％,退行变时,神经元细胞和星形细胞都会发生恶变(间变性)。

【诊断依据】

1.**临床表现**　本病颞叶多发,其次是脊髓及脑干。先天性畸形如胼胝体发育不良和Down综合征患者中发病率更高。90％以上患者的首发症状是癫痫,中线部位肿瘤常出现神经功能障碍和脑积水。

2.**辅助检查**

(1)CT平扫:显示大脑半球低或等密度区,25％～50％伴有钙化,囊性变也是常见CT表现。CT增强扫描显示肿瘤轻度增强,但很少出现占位效应。

(2)MRI:T_1加权像示等或低信号;T_2加权像为高信号。增强后可以有不同程度的强化。

【鉴别诊断】

与侧脑室少突胶质细胞瘤、脑膜瘤、室管膜瘤、室管膜下巨细胞型星形细胞瘤及星形细胞瘤相鉴别。

【治疗原则】

不管是低度恶性还是间变性神经节细胞瘤,手术切除是最主要的治疗方法。放疗的作用目前有争议。神经节细胞瘤的预后相当好,有报道10年生存率达90％;中线部位肿瘤的手术并发症发生率较高,如肿瘤侵犯重要结构,手术切除程度有限,则预后不良。

六、松果体细胞肿瘤

【定义】

起源于松果体实质细胞的肿瘤,包括松果体细胞瘤和松果体母细胞瘤。

松果体区肿瘤病理组织学类型达十余种,常见的松果体区肿瘤类型有:生殖细胞瘤、畸胎瘤、松果体细胞瘤、松果体母细胞瘤、表皮囊肿、胶质瘤及转移瘤等。起源于松果体实质细胞的肿瘤包括:松果体细胞瘤、松果体母细胞瘤和两者的混合瘤,这也是松果体区的代表性肿瘤病变。松果体细胞瘤及母细胞瘤占所有松果体区肿瘤的 15%～20%(在松果体实质细胞肿瘤中,松果体细胞瘤占 45%,松果体母细胞瘤占45%,混合瘤占 10%)

原发性松果体实质肿瘤(PPT)是一种少见的肿瘤,属于神经上皮肿瘤,由松果体腺的神经分泌细胞衍生而来。松果体细胞瘤多发生于成人,而松果体母细胞瘤多发生于儿童。

【病理】

松果体细胞瘤大体标本:肿瘤为边界清楚,有灰色颗粒均质切面,可见退行变,如囊变、出血。

显微镜下见:松果体细胞瘤构成自松果体腺的松果体细胞。瘤细胞小而圆,大小一致,弥散或巢状分布,分化良好;间质以血管为主,瘤细胞多半朝向这些血管排列,围绕成血管性假菊花团,类似正常松果体细胞的排列方式。松果体细胞瘤为 WHO Ⅰ 级。

松果体母细胞瘤大体标本:质软,边界不清,瘤内常见出血或坏死,钙化少见,常浸润临近结构,并可沿脑脊液循环途径播散。显微镜下:瘤细胞较小,圆或卵圆形,细胞核质比例高,核分裂象多见,可见颗粒状染色质,形态学上与其他神经外胚层肿瘤如髓母细胞瘤难以鉴别,都可出现 Horner-Wright 菊形团,Flexner Wintersteiner 菊形团。松果体母细胞瘤为 WHO Ⅳ 级。

【诊断依据】

1.临床表现　像其他松果体区肿物引起脑积水一样,患者主要症状为:①颅内压增高症状(如头痛、恶心呕吐、共济失调、视神经乳头水肿、意识障碍);②肿瘤压迫中脑四叠体之上丘出现 Parinaud 综合征,即向上凝视障碍,少数有下视障碍,双侧瞳孔对光反射迟钝或消失;③影响下丘及内侧膝状体可出现耳鸣、双侧听力减退;④压迫小脑上蚓部和结合臂可出现眼球震颤和小脑性共济失调;⑤脊髓及马尾神经根损害,为肿瘤播散所致;⑥内分泌系统紊乱:性发育异常,糖尿病及尿崩症。

2.辅助检查

(1)X 线平片:一般显示颅内压增高征象;在儿童出现钙化,或在成人出现钙化超过 1cm 者均为病理性钙化。

(2)CT:典型的松果体细胞瘤表现为平扫为低密度到等密度肿物,增强后多数为均匀增强,而松果体母细胞瘤增强扫描为不均匀增强。

(3)MRI:T_1 加权像显示松果体细胞瘤为低信号,边界清楚,如瘤内有钙化时可见低信号;而松果体母细胞瘤则以等、低混合信号为主,信号不均匀,肿瘤较大呈不规则浸润生长,肿瘤内部可见坏死、囊性变和出血区。T_2 加权像示松果体细胞为略高信号;而松果体母细胞瘤为不均匀高信号,瘤周水肿和占位征象明显。增强扫描显示松果体细胞瘤均匀增强;而松果体母细胞瘤为明显不均匀强化,并可发现肿瘤播散征象,在脑膜和室管膜的强化灶及脑内其他部位的转移。值得注意的是由于松果体腺缺乏血脑屏障,能被造影剂强化,因此强化的松果体结构并不一定异常。

(4)血管造影:主要用于术前了解松果体肿瘤的供血和周围血管情况,特别是静脉回流,包括大脑大静脉、Rosenthal 基底静脉、大脑内静脉以及小脑中央静脉等,有利于手术入路的选择。

(5)脑脊液检查:恶性松果体母细胞瘤有可能沿脑脊液播散。

【诊断和鉴别诊断】

松果体肿瘤的定位诊断主要依赖临床表现及影像学检查。Paomnaud 综合征和 Sylvian 导水管综合征以及内分泌功能障碍的出现,应考虑该部位病变可能。头颅 CT 和 MRI 检查是明确肿瘤位置的有效方法。结合临床表现和辅助检查,特别是脑脊液、血清中肿瘤标记物的检测,可对有松果体肿瘤的性质做出初步判断。松果体细胞瘤应与起源于松果体区的除生殖细胞瘤以外的肿瘤和瘤样肿块相鉴别:

1.神经外胚层肿瘤　星形细胞瘤亚型——少突胶质细胞瘤、室管膜瘤、胶质母细胞瘤、髓上皮瘤、副神经节瘤(化学感受器瘤)、节细胞神经瘤、黑色素瘤。

2.非神经外胚层肿瘤　血管瘤、脑膜瘤、血管外皮细胞瘤、颅咽管瘤。

3.其他类型病变　松果体囊肿、蛛网膜囊肿、表皮样囊肿、皮样囊肿、淋巴瘤、浆细胞性白血病。

4.转移癌。

【治疗原则】

1.一般原则　由于目前影像学检查常不能准确定性诊断松果体区肿瘤,各种获得病理的方法各有利弊,目前对于松果体肿瘤的处理一直有争论。

(1)立体定性穿刺活检,明确诊断后给予相应治疗;大组病例结果表明,诊断有效性达 94%,不能确诊者 5%。出现并发症者约占 10%。避免并发症的主要关键在于穿刺针道设计,避免损伤静脉系统,另外并发症的产生与肿瘤质的也直接相关。

(2)试验性放疗 20Gy,然后复查 MRI 或 CT,如果肿瘤缩小可继续全脑和脊髓放疗 30Gy,否则改变治疗策略进行手术治疗。反对意见:无病理学诊断者难以判断疗效,放疗后复发率高且复发后处理更加困难。

(3)手术治疗,术后放化疗,手术可以获得足够多病理,以明确诊断;但由于松果体区肿瘤位置深在,手术技术难度大,除了畸胎瘤,能够彻底切除的机会较少,有与手术相关的死亡率和病残率。

(4)合并脑积水和颅内压增高者,应在治疗肿瘤时辅以脱水、脑脊液分流或开颅减压等,并需注意沿脑室腹腔分流管播散可能。

2.手术治疗　最好行肿瘤全切除。手术入路有多种,目前最具有代表性的有:①Poppen 入路:枕后开颅切开部分小脑幕,沿大脑镰到达肿瘤;②Krause 入路:枕下开颅在小脑幕和小脑表面之间到达并切除肿瘤。术中一定要注意尽量减轻对脑组织的压迫和牵拉,尤其是剥离肿瘤与深部静脉(大脑大静脉、大脑内静脉)时应格外小心。对于肿瘤未能全切且脑脊液循环梗阻未能解除者,可行侧脑室-腹腔分流术。不行直接手术而只行分流术者,术后颅内压虽不高,但中脑受压体征更明显,只有直接手术切除肿瘤才能解除肿瘤对脑干压迫。

3.松果体母细胞瘤　除局部放疗外,还需行全脑＋全脊髓放射;松果体细胞瘤或较低恶度的松果体区肿瘤未能全切或手术后复发的患者应进行放疗。对于怀疑有肿瘤播散者更应行全脑全脊髓放疗。

4.化疗　松果体细胞瘤属于良性肿瘤,不需要化疗。松果体母细胞瘤处于原始未分化状态,对化疗敏感。常用的药物有顺铂,长春新碱,洛莫司汀以及环磷酰胺、卡铂、VP-16 等,目前尚未确定最有效方案。

5.预后　中枢神经系统转移时松果体实质细胞肿瘤患者死亡的最主要原因,目前,各种治疗松果体母细胞瘤术后中位存活时间在 24～30 个月之间。

(汪超甲)

第三节　脑膜瘤

一、概述

脑膜瘤是成人常见的颅内良性肿瘤,占颅内原发肿瘤的 14.3%～19%,发病率仅次于胶质瘤。发病的年龄高峰为 45 岁左右,男女比例约为 1：1.8。19%～24%的青少年脑膜瘤发生于神经纤维瘤病 I 型。

脑膜瘤的发生与蛛网膜有关,可发生于任何有蛛网膜细胞的部位(脑与颅骨之间、脑室内、沿脊髓),特别是与蛛网膜颗粒集中分布的区域相一致。脑膜瘤多与硬脑膜相粘连,但亦可与硬脑膜无关联,如发生在脑室内的脑膜瘤。

脑膜瘤通常为生长缓慢、边界清楚(非侵袭性)的良性病变。少数可呈恶性和(或)快速生长。8%的患者多发,在神经纤维瘤病患者中尤为多见。偶尔肿瘤呈大片匍匐状生长(斑块状脑膜瘤)。

【诊断标准】

1.临床表现

(1)病史:脑膜瘤因属良性肿瘤,生长慢,病程长。因肿瘤呈膨胀性生长,患者往往以头疼和癫痫为首发症状。

(2)颅内压增高症状:可不明显。许多患者仅有轻微的头痛,甚至经 CT 扫描偶然发现脑膜瘤。因肿瘤生长缓慢,所以肿瘤往往长得很大,而临床症状还不严重。有时,患者眼底视乳头水肿已相当明显,甚至出现继发视神经萎缩,而头痛并不剧烈,无呕吐。值得注意的是,当"哑区"的肿瘤长得很大,无法代偿而出现颅内压增高时,病情会突然恶化,甚至会在短期内出现脑疝。

(3)局部神经功能障碍:根据肿瘤生长的部位及临近神经血管结构不同,可有不同的局部神经功能障碍。如蝶骨翼(或嵴)脑膜瘤外侧型(或翼点型)的表现与大脑凸面脑膜瘤类似;内侧型(床突型)多因包绕颈内动脉(ICA)、大脑中动脉(MCA)、眶上裂部位的脑神经和视神经而出现相应的脑缺血表现和脑神经功能障碍。嗅沟脑膜瘤多长到很大时才出现症状,包括 Foster-Kennedy 综合征(同侧视神经萎缩,对侧视乳头水肿);精神改变,如压迫视路导致视野缺损等。

(4)颅骨变化:脑膜瘤常可造成临近颅骨骨质的变化,表现为骨板受压变薄、破坏,甚至穿破骨板侵蚀至帽状腱膜下,头皮局部可见隆起。有时,肿瘤也可使颅骨内板增厚,增厚的颅骨内可含肿瘤组织。

(5)癫痫:位于额部或顶部的脑膜瘤易产生刺激症状,引起限局性癫痫或全身发作。

2.辅助检查

(1)脑电图:因脑膜瘤发展缓慢,并呈限局性膨胀生长,脑电图检查时一般无明显慢波。但当肿瘤生长相当大时,压迫脑组织,引起脑水肿,此时脑电图可呈现慢波,多为局限性异常 Q 波,δ 波为主,背景脑电图的改变较轻微。脑膜瘤的血管越丰富,δ 波越明显。大脑半球凸面或矢状窦旁脑膜瘤的患者可有癫痫病史,脑电图可辅助诊断。

(2)头部 X 线片:由于脑膜瘤与颅骨关系密切,以及共同的供血途径,容易引起颅骨的改变,头部平片的定位征出现率可达 30%～60%,颅内压增高症可达 70%以上。主要表现如下几种。

1)局限性骨质改变:可出现内板增厚,骨板弥漫增生,外板骨质呈针状放射增生。

2)颅板的血管压迹增多:可见脑膜动脉沟增粗扭曲,最常见于脑膜中动脉沟。局部颅骨板障静脉异常增多。

(3)头部 CT:可见病变密度均匀,增强后强化明显,基底宽附着于硬脑膜上。一般无明显脑水肿,少数也可伴有明显的瘤周水肿,有时范围可达整个大脑半球。脑室内脑膜瘤半数可出现脑室外水肿。CT 检查的优点在于可明确显示肿瘤的钙化和骨质改变(增生或破坏)。

(4)头部 MRI:一般表现为等或稍长 T_1、T_2 信号,T_1 相上 60% 的肿瘤与灰质等信号,30% 的肿瘤为低于灰质的低信号。在 T_2 相上,50% 为等信号或高信号,40% 为中度高信号,也可能为混杂信号。肿瘤边界清楚,呈圆形或类圆形,多数边缘有一条低信号带,呈弧形或环形,为残存蛛网膜下隙(脑脊液)。肿瘤实质部分经静脉增强后呈均匀、明显强化。肿瘤基底硬脑膜强化可形成特征性的表现——"脑膜尾征",对于脑膜瘤的诊断有特殊意义。MRI 检查的优点在于可清晰地显示肿瘤与周围软组织的关系。脑膜瘤与脑之间的蛛网膜下隙界面消失,说明肿瘤呈侵袭性生长,手术全切除较困难。

肿瘤基底硬脑膜强化可形成"脑膜尾征",是脑膜瘤较为特征性的表现,但并不是脑膜瘤所特有的影像表现。邻近硬脑膜的其他病变,如转移癌和胶质瘤等也可有类似影像特点。

同时进行 CT 和 MRI 增强扫描,对比分析,能得到较正确的定位及定性诊断。

(5)脑血管造影:可了解肿瘤供血,肿瘤与重要血管的关系,以及硬脑膜静脉窦的情况(决定手术中是否可以结扎)。同时,脑血管造影也为手术前栓塞提供了条件。约一半左右的脑膜瘤,脑血管造影可显示肿瘤阴影。通常脑膜瘤在脑血管造影像上有特征性表现。

1)脑膜血管呈粗细均匀,排列整齐的小动脉网,轮廓清楚呈包绕状。

2)肿瘤同时接受来自颈外、颈内动脉或椎动脉系统的双重供血。位于颅前窝底的脑膜瘤可接受眼动脉、筛动脉和大脑前动脉分支供血;位于颅中窝底的脑膜瘤可接受脑膜中动脉、咽升动脉供血;颅后窝底的脑膜瘤可由枕动脉、椎动脉脑膜前支、脑膜后动脉供血。

3)血管造影还可显示硬脑膜窦的受阻情况,尤其是矢状窦/大脑镰旁脑膜瘤。根据斜位片评估上矢状窦通畅程度较可靠。

4)肿瘤的循环速度比脑血流速度慢,造影剂常在肿瘤中滞留。在脑血管造影的静脉期,甚至窦期,仍可见到肿瘤染色,即迟发染色。肿瘤血管明显且均匀一致延迟充盈的特点有助于确诊。

5)脑膜瘤周围脑血管呈包绕状移位。

上述特点在脑膜瘤的脑血管造影中可同时出现,亦可能部分出现。

【治疗原则】

1.手术治疗

(1)手术切除脑膜瘤是最有效的治疗手段。随着显微手术技术的发展,脑膜瘤手术效果也随之提高,大多数患者治愈,但并不能排除复发可能性。

(2)手术原则

1)体位:根据肿瘤的部位选择体位。侧卧位、仰卧位、俯卧位都是常使用的体位。

2)切口:影像学的进展和导航技术的出现,使肿瘤的定位十分精确,手术入路应尽量选择到达肿瘤距离最近的路径,同时应避开重要神经和血管;颅底肿瘤的入路还应考虑到对脑组织的最小牵拉。切口设计的关键是将肿瘤恰位于骨窗的中心。

3)手术显微镜的应用:手术显微镜下分离肿瘤,使操作更细致,保护周围脑组织。

4)对富于血运的肿瘤,术前可栓塞供应动脉或术中结扎供应肿瘤的血管。

5)对受肿瘤侵蚀的硬脑膜、颅骨应一并切除,以防术后复发。经造影并在术中证实已闭塞的静脉窦也可以切除。以筋膜或人工硬脑膜、颅骨代用品修补硬脑膜和颅骨。

6)术后处理控制颅内压,抗感染、抗癫痫治疗,注意预防脑脊液漏。

2.非手术治疗

(1)放射治疗:对于不能全切的脑膜瘤和少数恶性脑膜瘤,手术切除后需放射治疗。

(2)其他治疗:激素治疗对减慢肿瘤的生长是否有效尚不能肯定,对复发又不宜再手术的脑膜瘤可做姑息疗法。

3.术后处理

(1)手术后应将患者送往重症加强护理病房(ICU)监护24~48小时。

(2)手术前脑水肿严重者术后应静脉给予脱水药、甲泼尼龙或地塞米松。

(3)患者麻醉苏醒后,立即进行神经功能评估,并作好记录。如出现神经功能缺损,须进一步分析原因。疑为颅内血肿形成者,须立即行 CT 检查或直接送手术室开颅探查,清除血肿。

(4)抗癫痫治疗:肿瘤累及运动、感觉皮层时或手术前患者有癫痫发作史,手术中和手术当天,需静脉应用抗痫药物,预防癫痫发作。手术后第一日患者可于进食后恢复手术前的(口服)抗癫痫治疗方案。手术后抗癫痫治疗至少 3 个月,无癫痫发作者可逐渐减少药量,直到停止用药。手术前有癫痫病史的患者,抗癫痫治疗时间应适当延长,一般建议 1~2 年。

(5)预防下肢血栓和肺栓塞:若患者术后有肢体运动障碍或老年患者,短期内不能下床,必要时应给予药物(如注射用低分子肝素钙,0.3ml,脐旁皮下注射)和弹力袜。

(6)脑脊液漏:术后有脑脊液漏可能者,可取头高位,腰椎穿刺持续引流 2~3 日;出现脑脊液漏时可持续 5~7 日,一般可自愈。若脑脊液漏仍不缓解,应考虑二次手术修补漏口。

二、脑膜瘤的复发及处理

与任何肿瘤一样,脑膜瘤首次手术后,如在原发部位有少许残留,则很可能发生肿瘤再生长并复发。恶性和非典型脑膜瘤的 5 年复发率分别为 38% 和 78%。造成良性脑膜瘤复发的原因有两个,一是由于肿瘤侵犯或包裹重要神经和血管组织时未能完全切除而残留,如海绵窦脑膜瘤;二是由于肿瘤局部浸润生长,靠近原发灶周边或多或少残存一些瘤细胞。脑膜瘤术后复发多见于被肿瘤侵犯的硬脑膜。

【治疗原则】

1.放射治疗　放射治疗可能有效,可使平均复发时间延长。考虑到放射治疗可能引起的放射性损伤和坏死等副作用,对肿瘤可能复发的患者也可先行 CT 或 MRI 随访,发现明确复发迹象时再行放射治疗。

2.手术切除　根据患者年龄、身体状况、症状和体征,以及影像学资料等,决定是否再次手术。再手术的结果不仅仅取决患者年龄和一般状态,还取决于肿瘤的部位,如蝶骨嵴脑膜瘤,复发时若已长入海绵窦,再次手术的困难会更多;但复发的上矢状窦旁脑膜瘤,如已侵犯并阻塞上矢状窦,二次手术可将肿瘤及闭塞的上矢状窦一并切除而获得治愈。

三、矢状窦旁脑膜瘤

矢状窦旁脑膜瘤是指肿瘤基底附着在上矢状窦壁并充满上矢状窦角的脑膜瘤。有时肿瘤可侵入窦内甚至造成上矢状窦闭塞。

【诊断标准】

1.临床表现

(1)颅高压症状和体征:造成颅内压增高的原因,除了肿瘤本身的占位效应外,瘤体压迫上矢状窦及静脉,造成回流受阻也是原因之一。

(2)癫痫:较为常见的首发症状,尤其是在中央区的窦旁脑膜瘤。

(3)局部神经功能障碍:前1/3矢状窦旁脑膜瘤因侵犯额叶而常见精神方面的改变;中1/3型最常见的症状为癫痫和对侧肢体渐进性瘫痪;后1/3型最常见的症状为视野缺损。

2.辅助检查

(1)头部CT和MRI:根据脑膜瘤的典型影像特点和部位可明确诊断。CT的骨窗像可以提供与肿瘤相邻的颅骨受侵犯破坏情况。MRI检查可显示肿瘤与大脑前动脉的关系、引流静脉的方向,了解矢状窦的受累程度及是否闭塞。

(2)脑血管造影:脑血管造影对矢状窦旁脑膜瘤的诊断价值在于以下几点。

1)了解肿瘤的供血动脉和肿瘤内的血运情况。

2)脑血管造影的静脉期和窦期可见肿瘤将静脉挤压移位,有的上矢状窦会被肿瘤阻塞中断。

【治疗原则】

1.手术前评估　根据患者的病史、年龄、影像学资料和患者对治疗结果的期盼,应评估手术的风险和手术对患者的益处,再决定是否手术。

2.头皮切口设计　通常采用马蹄形,骨瓣要足够大,必须能完全暴露需切除的肿瘤及受累的颅骨、硬脑膜。

3.手术操作

(1)在中线附近作钻孔时,应小心下方的上矢状窦。为防止导板穿过困难,可沿上矢状窦两侧多钻一孔。

(2)锯开颅骨后,用剥离子将颅骨与硬脑膜分开,上矢状窦部分要最后分离(高龄患者硬脑膜不易剥离)。

(3)翻开并取下游离骨瓣后,要立即处理颅骨板障出血,骨缘封以骨蜡。

(4)硬脑膜表面上的出血可电灼或压以明胶海绵,硬脑膜中动脉如参与供血,则可将其缝扎。上矢状窦表面的出血,压以明胶海绵和棉条,数分钟即可止血。骨窗四周悬吊硬脑膜。

(5)如果肿瘤累及颅骨内板,可用高速颅钻将受累的颅骨磨去。如颅骨侵蚀范围较大,特别是肿瘤已穿透颅骨时,可将其与肿瘤一并切除。

(6)中央静脉的保留:位于中央区的大脑上静脉(中央沟静脉)被损伤后,术后患者往往出现严重的对侧肢体瘫痪。尽量保存该静脉。肿瘤较大时,应先做被膜内切除肿瘤。

4.手术后处理　上矢状窦旁脑膜瘤手术后应严密观察,发现并发症(如手术后血肿和脑水肿)并及时处理。

5.复发及处理

(1)侵犯上矢状窦,而又未能全切的肿瘤,术后易复发。

(2)复发后可再次手术,特别是首次手术时,矢状窦尚未闭塞,再次手术前矢状窦已闭塞者,可将矢状窦连同肿瘤一并切除。

(3)对未能全切的肿瘤术后应辅以放射治疗。

四、大脑凸面脑膜瘤

大脑凸面脑膜瘤是指肿瘤基底与颅底硬脑膜或硬脑膜窦无关系的脑膜瘤,可发生在大脑凸面硬脑膜的任何部位,最常见于额顶叶交界处、冠状缝附近。大脑凸面脑膜瘤占脑膜瘤的15%。女性与男性患病比例为1.17：1。

【诊断标准】

1.部位分类 通常将凸面脑膜瘤分为4个部位。

(1)前区:指额叶。

(2)中央区:包括中央前后回感觉运动区。

(3)后区:指顶后叶和枕叶。

(4)颞区:以前区、中央区发生率最高,约占2/3。

2.临床表现

(1)大脑凸面脑膜瘤病史一般较长。主要表现为不同程度的头痛、精神障碍,半数以上的患者发病半年后可逐渐出现颅内压增高。

(2)局部神经功能缺失:以肢体运动感觉障碍多见,肿瘤位于颞区或后区时因视路受压出现视野改变。优势半球的肿瘤还可导致语言障碍。

(3)癫痫:以局限运动性发作常见,其肿瘤多位于皮层运动区,表现为面部和手脚抽搐。

(4)有些患者因为头外伤或其他不适,经行头部CT扫描偶然发现。

3.辅助检查

(1)脑电图:脑电图检查曾经是凸面脑膜瘤的辅助诊断方法之一,近年来已被CT和MRI检查所代替。目前脑电图的作用在于手术前、后对患者癫痫状况的估价,以及应用抗癫痫药物的疗效评定。

(2)头部X线:可能发现颅骨骨质针状增生、内板增厚或颅外骨性骨板。

(3)头部CT和MRI:根据脑膜瘤的典型表现,对此病多可及时作出明确诊断。MRI检查可以准确地反映大脑凸面脑膜瘤的大小、结构、邻近脑组织的水肿程度、肿瘤与重要脑血管的关系。MRI增强图像上,60%～70%的大脑凸面脑膜瘤,其基底部硬脑膜会出现条形增强带,即"脑膜尾征",为脑膜瘤较为特异性的影像特点。目前认为,这一结构多数为反应性增高的结缔组织或血管组织,少数为肿瘤浸润,手术时应显露并切除,以达到全切肿瘤。

(4)脑血管造影:对诊断大脑凸面脑膜瘤,脑血管造影并非必需。如手术前怀疑肿瘤与上矢状窦有关,需行脑血管造影或MRI加以证实。脑血管造影还可以了解肿瘤的血运情况和供血动脉的来源(颈内或颈外动脉)。

【治疗原则】

1.手术前评估 大脑凸面脑膜瘤手术全切后,复发率很低。手术后主要并发症是肢体功能障碍、癫痫和术区血肿。针对每个患者的病史、化验结果、影像学检查特点,综合判断手术的风险代价和对患者的益处,然后决定是否手术。

2.手术操作

(1)可将皮瓣及骨瓣一起翻开,也可钻孔后取下骨瓣。如颅骨被肿瘤侵犯并穿破,可咬除或用锉刀锉平被侵蚀部分;单纯内板受侵蚀,用颅钻磨除受累的内板。

(2)由颈外动脉供血的大脑凸面脑膜瘤,开颅翻开骨瓣是整个手术出血最多的阶段,应立即采用电凝、缝扎或沿肿瘤切开硬脑膜等方法止血。

（3）用手指轻轻触摸硬脑膜可确定肿瘤的边界。环绕肿瘤外界剪开硬脑膜。应尽可能减少脑组织的外露。被肿瘤侵蚀的硬脑膜应去除，用人工硬脑膜或筋膜修补。

（4）分离和切除肿瘤。切除和暴露肿瘤可交替进行。在脑组织表面的蛛网膜与肿瘤之间逐渐分离，边分离边用棉条保护脑组织。肿瘤较小时可将肿瘤分离后完整切除。肿瘤较大时，可用超声吸引器（CUSA）将瘤内容逐渐吸除，然后再从瘤表面分离，以避免过度牵拉脑组织。有些软脑膜血管向肿瘤供血，可在分离肿瘤与瘤床之间电凝后剪断，并垫以棉条，直至肿瘤从脑内分离开。注意相邻血管（包括动脉和静脉）及功能区皮层的保护，必要时借助神经导航系统确定重要结构（如中央沟）的位置。

（5）止血后关颅：彻底止血后待血压恢复到手术前水平，手术野无活动性出血方可关颅。严密（不透水）缝合或修补硬脑膜，骨瓣复位固定，常规缝合头皮，在通常情况下可不必放置引流。

3.手术后处理

（1）患者术后应在 ICU 或麻醉康复室观察，直到麻醉清醒。

（2）如术后患者不清醒、出现癫痫发作、清醒后再度意识障碍或出现新的神经功能障碍，均应及时行脑 CT 扫描，除外术后（水肿）血肿。

（3）抗癫痫药物的应用术后应常规给予抗癫痫药，防止癫痫发作。应保持血中抗癫痫药的有效浓度，通常给予丙戊酸钠缓释片持续泵入 1mg/(kg·h)，患者完全清醒后改为口服。

（4）如患者有肢体运动障碍，术后应被动活动患者的肢体，防止关节废用性僵直和深部静脉血栓形成。为防止深部静脉血栓形成，可给患者穿着弹力袜。

五、脑室内脑膜瘤

脑室内脑膜瘤发生于脑室脉络丛的蛛网膜细胞，较少见，约占颅内脑膜瘤的 2%。

【诊断标准】

1.临床表现

（1）颅高压症状：侧脑室脑膜瘤早期症状不明显，就诊时肿瘤多已较大，患者已出现颅内压增高的表现，如阵发性头痛、呕吐、视乳头水肿。变换体位时肿瘤压迫室间孔，可引起急性颅内压增高。第三、第四脑室内脑膜瘤早期即可引起脑脊液循环障碍导致梗阻性脑积水，因此颅内压增高症状出现较早。

（2）局部神经功能障碍：肿瘤侵及内囊时可出现对侧肢体偏瘫。肿瘤位于优势半球时，还可以出现感觉性或运动性失语。其他还包括同向性偏盲。癫痫少见。

2.辅助检查

（1）头部 CT 和 MRI：根据脑膜瘤的典型影像学表现（除外"脑膜尾征"），CT 和 MRI 是诊断脑室内脑膜瘤最可靠的方法。

（2）脑血管造影：可以显示肿瘤的供血动脉。侧脑室脑膜瘤的供血动脉为脉络膜前动脉和脉络膜后动脉。脑血管造影片上可见上述动脉增粗迂曲，远端分支呈引入肿瘤的小动脉网，随后出现典型的脑膜瘤循环。

【治疗原则】

1.手术前评估　脑室内脑膜瘤被发现时往往较大，应及早确诊尽快手术治疗。根据 CT 和 MRI 检查了解肿瘤位于脑室的位置，与室间孔和导水管的关系，以及是否合并脑积水，同时选择适当的手术入路。不典型的脑室内脑膜瘤须与脑室内室管膜瘤、脉络丛乳头状瘤、胶质瘤及生殖细胞瘤相鉴别。

2.手术入路

(1)侧脑室脑膜瘤手术入路的选择原则

1)到达肿瘤路径较近。

2)可早期处理肿瘤的供血。

3)尽量避免视放射的损伤。

(2)常用手术入路:包括以下几种。

1)三角区入路:较常用于侧脑室三角区脑膜瘤,可以减少患者手术后肢体无力和视野缺损的发生。有条件时应用神经导航技术可以准确确定三角区脑膜瘤的位置,仅用2～3cm的脑沟切口即可深入脑室分块切除肿瘤。手术安全,手术后并发症低;但早期处理肿瘤血供稍差。

2)颞中回入路:可用于肿瘤位于侧脑室颞角者,但该入路易造成视放射损伤,优势半球手术可导致语言功能障碍。

3)纵裂胼胝体入路:多被用来切除位置更靠近侧脑室前部的肿瘤。皮质损伤可引发癫痫。

4)枕下正中入路:适用于第四脑室脑膜瘤。

5)Poppen入路:适用于第三脑室脑膜瘤。

3.手术操作

(1)在距离肿瘤最近或非功能区的皮层处选择适当的脑沟(如顶间沟),避开视放射纤维,将脑沟分开2～3cm,进入侧脑室三角区。枕下正中入路显露第四脑室脑膜瘤时,可通过分离两侧的小脑延髓裂隙,抬起两侧的小脑扁桃体显露第四脑室,而不必切开小脑下蚓部。

(2)尽早暴露阻断肿瘤的供血动脉(如脉络膜前动脉)。

(3)肿瘤小于3.0cm时可分离后完整切除。肿瘤较大时,应先于肿瘤内分块切除,待体积缩小后再将残存瘤壁翻出。不可勉强完整切除,以免损伤肿瘤周围的脑组织,尤其是侧脑室壁。

(4)避免出血流入对侧脑室或第三脑室。止血要彻底。

(5)严密缝合硬脑膜,脑室内可不必放置引流管。若放置引流,一般不超过3～5日。

六、嗅沟脑膜瘤

嗅沟脑膜瘤是指基底位于颅前窝底筛板(硬脑膜)的一类颅底脑膜瘤,约占颅内脑膜瘤的8%～13%,女性发病多于男性,男女比例约为1∶1.2。嗅沟脑膜瘤的瘤体可向两侧或偏一侧膨胀性生长。

【诊断标准】

1.临床表现

(1)颅内高压症状和体征:出现较晚,出现症状时肿瘤体积多已很大。

(2)神经功能障碍

1)嗅觉障碍:嗅沟脑膜瘤早期即可有单侧嗅觉逐渐丧失,但不易觉察。

2)视力障碍:可因颅内压增高或肿瘤压迫视神经所造成。

3)精神症状:额叶底面受累的结果,表现为性格改变、记忆力减退和个性消失,也可出现兴奋、幻觉和妄想。老年患者可表现为抑郁。

4)癫痫和震颤:少数患者可有癫痫发作。肿瘤晚期,压迫内囊或基底节,患者出现锥体束征或肢体震颤。

5)其他:肿瘤向鼻腔生长,患者可因鼻出血而就诊。

2.辅助检查

(1)头部 X 线:可见颅前窝底包括筛板和眶顶骨质吸收变薄或消蚀而轮廓模糊。也可为筛板和眶顶骨质增生。

(2)头部 CT 和 MRI:MRI 可清晰地显示肿瘤与周围神经血管组织(如视神经、额叶、大脑前动脉等)的关系。CT 能比 MRI 更好地反映颅底的骨性改变。

(3)脑血管造影:侧位像示大脑前动脉垂直段弧形向后移位。大部分患侧筛动脉、眼动脉增粗,远端分支增多或呈栅栏状向颅前窝供血。

【治疗原则】

1.手术前评估

(1)需对患者的年龄、一般状况及心肺、肝肾功能等全身情况进行评估。

(2)根据影像学分析肿瘤的范围、瘤周脑水肿程度、肿瘤与视神经和大脑前动脉等主要结构的关系,以及肿瘤是否突入筛窦、额窦等情况,进而制定适合的手术方案,包括手术入路的选择、手术中的难点和相应的处置,以及术后可能的并发症。并将以上告知患者和家属。

(3)手术后无法恢复和避免嗅觉障碍。术前视力极差(如眼前指动)或已丧失者,手术后视力恢复的可能性不大,甚至反而加重。

2.手术操作

(1)手术入路:单侧额部开颅和双侧额部开颅两种手术入路,经硬脑膜内切除肿瘤。

1)需最大程度地暴露颅前窝底的中线部分。患者仰卧位,头部后仰 30°,有利于额叶底面从颅前窝底自然下垂,减少术中对脑组织牵拉。

2)骨窗前缘应尽量靠近颅前窝底。

3)如额窦开放应仔细封闭,以防术后脑脊液鼻漏。

4)为保护上矢状窦,可在窦两侧分别钻孔,钻孔后用剥离子尽可能剥离骨孔周围的硬脑膜,用铣刀铣开骨瓣。骨瓣翻起时仔细剥离骨板下的上矢状窦,将骨瓣游离取下。

5)硬脑膜和上矢状窦上的出血可压以明胶海绵。

6)切开硬脑膜时如遇见桥静脉应尽可能游离保护,必要时可用双极电凝烧断。

(2)脑脊液漏与颅底重建

1)筛板处不可过分的搔刮,以防硬脑膜和筛板被破坏,造成手术后脑脊液鼻漏。但若该处硬脑膜甚至骨质已被肿瘤侵犯,应将之切除后用适当材料修补。

2)颅底骨缺损处用钛板等修补。硬脑膜缺损用自体筋膜或其他材料修复。

3.术后并发症及处理

(1)脑脊液鼻漏和颅内感染

1)严密封闭开放的额窦。

2)筛窦开放后行颅底重建。

3)抗炎治疗。

(2)手术后癫痫:抗癫痫治疗。

4.脑动脉损伤

(1)若动脉周围的蛛网膜尚完整可在显微镜下仔细分离。

(2)直视下分离肿瘤周边,尽量避免盲目牵拉肿瘤,以防粘连动脉或其分支被撕断。

(3)如粘连紧密,必要时残留部分肿瘤。

5.视力视野障碍

(1)避免牵拉等操作直接损伤视神经、视交叉。

(2)尽可能保护视交叉和视神经的供血血管,这甚至比保护视路的解剖完整更重要。

七、鞍区脑膜瘤

鞍区脑膜瘤又称鞍上脑膜瘤,包括起源于鞍结节、前床突、鞍隔和蝶骨平台的脑膜瘤。

【诊断标准】

1.临床表现

(1)头痛:多以额部为主,也可以表现为眼眶、双颞部疼痛。

(2)视力视野障碍:鞍旁脑膜瘤患者几乎都有不同程度的视力视野障碍,其中约80%以上的患者以此为首发症状。视野障碍以双颞侧偏盲或单眼失明伴另一眼颞侧偏盲多见。眼底检查可见 Foster-Kennedy 综合征。原发视神经萎缩可高达80%,严重时双侧萎缩。

(3)精神障碍:可表现为嗜睡、记忆力减退、焦虑等,可能与肿瘤压迫额叶底面有关。

(4)内分泌功能障碍:如性欲减退、阳痿和闭经。

(5)其他:个别患者以嗅觉丧失、癫痫、动眼神经麻痹为主诉就诊。

2.辅助检查

(1)头部 X 线:可见鞍结节及其附近的蝶骨平台骨质呈结节样增生,有时还可见鞍背骨质吸收,偶尔可见垂体窝变大,类似垂体腺瘤的表现。

(2)脑 CT 和 MRI

1)鞍旁脑膜瘤在 CT 片上可见蝶鞍部等密度或高密度区,注射对比剂后肿瘤影像明显增强,骨窗像可见鞍结节骨质密度增高或疏松。

2)对可疑鞍区病变者,多首先采用 MRI 检查。MRI 检查可更清晰地显示肿瘤与视神经、颈内动脉及颅骨之间的关系。矢状、冠状扫描可以判断肿瘤与蝶鞍、视交叉的关系。

3)对鞍上高密度病变,应注意经脑血管造影与动脉瘤相鉴别,以防术中意外。

(3)脑血管造影:典型征象:正位像显示大脑前动脉抬高,双侧前动脉起始段合成半圆形。通常眼动脉可增粗并有分支向肿瘤供血,肿瘤染色明显。

【治疗原则】

1.手术入路

(1)经额底入路。

(2)翼点入路。

(3)经半球间(前纵裂)入路。

2.肿瘤切除

(1)先处理肿瘤基底,切断肿瘤的供应动脉。

(2)对于较大的肿瘤,不可企图完整切除,应先做瘤内分块切除,以减小肿瘤体积。

(3)边分离便切除肿瘤壁,一般先分离对侧视神经和视交叉,再分离同侧视神经和视交叉,包绕颈内动脉或其分支的脑膜瘤不必勉强切除,以免损伤而造成严重后果。

(4)肿瘤较大时,其后方常与下丘脑和前动脉(包括其分支和前交通动脉)粘连,分离时应注意小心保护。

(5)手术能全切肿瘤是最理想的,但有时因肿瘤大,与视神经和颈内动脉粘连紧密,若存在患者高龄等不利因素,全切鞍旁脑膜瘤常有困难。在这种情况下,不应勉强全切,可尽量被膜内切除肿瘤,达到视神经充分减压的目的。

3.手术后并发症

(1)视神经损伤:手术前视力越差,视神经耐受手术创伤的能力就越弱。手术中不要勉强切除紧贴在视神经上的残存肿瘤。但即使如此,难免造成原已很差的视力进一步恶化。

(2)嗅神经损伤。

(3)血管损伤:肿瘤较大时可压迫甚至包裹颈内动脉、前交通动脉、大脑前和大脑中动脉及其穿支等。手术中分离被肿瘤包裹的血管或大块切除肿瘤时,可能发生血管的损伤。一旦发生重要动脉的损伤,要尽量显微手术修复。另外,手术中的操作还可能造成脑血管痉挛,同样可以引发手术后脑梗死。

(4)下丘脑和垂体柄损伤:表现为意识障碍、高热和电解质紊乱,后果严重,患者可有生命危险。常因肿瘤较大,侵犯下丘脑和垂体柄或其供血动脉,分离肿瘤时造成直接或间接(血管损伤或痉挛)损伤。每日至少 2 次电解质检查,调节电解质紊乱;记录 24 小时尿量,若患者每小时尿量超过 200ml,持续 2~3 小时,应给予鞣酸加压素注射液或弥凝治疗(应注意从小剂量开始,防止出现尿闭);高热患者给予冰毯降温;激素替代治疗等。

(5)脑脊液鼻漏:多见于术中额窦或筛窦蝶窦开放,可继发感染(脑膜炎)而造成严重后果。术中需严密封闭额窦,仔细修复颅底硬脑膜和颅骨的缺损。一旦出现可给予预防性抗炎治疗,同时行短期腰椎穿刺脑脊液引流,多数可自愈。不能自愈者应设法修补。

八、蝶骨嵴脑膜瘤

蝶骨嵴脑膜瘤是指起源于蝶骨大、小翼骨缘处的脑膜瘤,占全部颅内脑膜瘤的 10.96%。男女患病比例约为 1：1.06。蝶骨嵴脑膜瘤分为内、中、外侧 3 型。蝶骨嵴内 1/3 脑膜瘤又称作床突脑膜瘤,临床表现与鞍旁脑膜瘤相似。

【诊断标准】

1.临床表现

(1)颅内压增高:一般不作为首发症状,肿瘤较大时无论哪一型蝶骨嵴脑膜瘤均可出现。

(2)局部症状和体征:取决于肿瘤生长的部位和方向。

1)视力和视野障碍:内侧型多见。肿瘤早期可直接压迫视神经,并造成视神经孔和视神经管的硬脑膜和骨质破坏,进一步导致视神经受累,甚至失明。

2)眼球突出:肿瘤向眼眶内或眶上裂侵犯,眼静脉回流受阻所致。

3)脑神经功能障碍:内侧型脑膜瘤常可累及鞍旁走行的脑神经,包括第Ⅲ、Ⅳ、Ⅵ及Ⅴ第一支的脑神经损害,表现类似海绵窦综合征,如瞳孔散大、光反射消失、角膜反射减退及眼球运动障碍等。

4)精神症状。

5)癫痫发作:主要表现为颞叶癫痫。

6)局部骨质改变外:侧型蝶骨嵴脑膜瘤可侵犯颞骨,出现颧颞部骨质隆起。

7)对侧肢体力弱。

8)其他:如嗅觉障碍。

2.辅助检查

(1)头部 CT 和 MRI:以蝶骨嵴为中心的球形生长的肿瘤,边界清晰,经对比加强后肿瘤影明显增强。CT 检查还可显示蝶骨骨质破坏或增生和有无钙化等情况。MRI 检查可显示肿瘤与周边软组织的关系,包括脑叶、颈内动脉、大脑前、中动脉、视神经等。

(2)脑血管造影:显示肿瘤的供血动脉,肿瘤与主要血管的毗邻关系。

【治疗原则】

1.手术前评估

(1)需对患者的年龄、一般状况,以及心、肺、肝、肾功能等全身情况进行全麻手术耐受能力的评估。

(2)根据患者的临床症状和体征,结合影像资料评估手术难度和可能的并发症,肿瘤是否可以全切除等。

1)MRI 检查可以确定肿瘤与周围组织的关系,脑膜瘤边界清楚、蛛网膜完整者,手术中较易分离。

2)广泛切除受累的颅底骨质及硬脑膜,可以防止手术后肿瘤复发。但需要颅底重建,防止术后脑脊液漏。

3)内侧型肿瘤可包绕视神经和颈内动脉或侵犯眶上裂和海绵窦,常常不能全切除。手术后往往还会残留一些症状,而有些神经功能障碍甚至加重。

4)对于内侧型肿瘤,年轻患者出现较重的临床症状或影像学显示肿瘤处于生长状态应选择手术。老年患者手术后并发症和死亡率都较高,选择手术应慎重。肿瘤若较小可观察,伴有明显症状者可考虑行放射治疗。对外侧型肿瘤,一般均考虑手术。

2.手术入路　无论是内侧型抑或外侧型蝶骨嵴脑膜瘤,目前多采用以翼点为中心的额颞部入路(翼点入路或改良翼点入路)。

3.手术操作

(1)肿瘤暴露:分离外侧裂暴露肿瘤,减少对脑组织牵拉。大脑中动脉及其分支与肿瘤的关系。如肿瘤外面覆盖一薄层脑组织,难以完好保留时,可将这层脑组织切除以便于暴露肿瘤。

(2)肿瘤切除

1)对于直径大于 2cm 的内侧型肿瘤,分块切除,以免损伤重要的血管和神经组织。

2)先处理肿瘤基底。若瘤体阻挡基底的处理,也可先在肿瘤内分块切除,待基底显露后再切断肿瘤供血。

3)沿肿瘤外周分离,注意保护颈内动脉、大脑前、大脑中动脉的主干和分支、视神经、下丘脑和垂体柄等重要结构。如分离困难,可残留与之粘连的部分瘤壁,严禁强求分离而给患者造成严重的后果。

4)保护颈内动脉,一旦颈内动脉破裂,可先以海绵、肌肉压迫止血,同时在患者颈部压迫颈动脉,降低颈动脉压,在显微镜下缝合修补;或利用环绕动脉瘤夹修复破裂的颈内动脉。如均不奏效,只得结扎颈内动脉,同时行颞浅动脉与大脑中动脉分支吻合以减轻术后脑缺血损害程度。

5)修补硬脑膜:肿瘤切除后检查硬脑膜的破损程度,可选用自体骨膜、筋膜、阔筋膜或人工硬脑膜等修补,严密缝合,防止手术后脑脊液漏。

6)若术后不需脑脊液引流(为防止脑脊液漏),手术结束时拔除腰椎穿刺引流管。

4.术后并发症及处理

(1)手术后颅内压增高:手术后颅内血肿、脑水肿、脑挫伤和脑梗死等都可能出现颅内压增高,情况严重者若不能及时发现和处理可引起脑疝和生命危险。应密切观察,必要时行 CT 扫描。加强脱水和激素治疗,保守治疗不能控制病情时应及时手术清除血肿和水肿坏死的脑组织,必要时行去骨瓣减压术。

（2）手术后癫痫。

（3）手术后脑梗死。

（4）深静脉血栓形成和肺栓塞。

（5）对于未能全切的内侧型蝶骨嵴脑膜瘤的患者,手术后可辅以放射治疗,以延长肿瘤复发的时间。如肿瘤复发,可考虑再次手术切除。

九、海绵窦脑膜瘤

海绵窦脑膜瘤是指发生于海绵窦壁或累及海绵窦的脑膜瘤。手术切除困难,难以彻底,术后并发症多。

【诊断标准】

1.临床表现

（1）头痛原发海绵窦脑膜瘤症状出现较早,头痛可能是本病的早期症状。

（2）脑神经功能障碍累及走行于海绵窦的脑神经可出现相应症状和体征,第Ⅲ、Ⅳ、Ⅴ和Ⅵ脑神经麻痹常见,如眼外肌麻痹、三叉神经的第一或第二支分布区疼痛。肿瘤压迫视神经可出现视力视野障碍等。

（3）眼球突出。

（4）来自颅底其他部位的脑膜瘤累及海绵窦者,患者早期先有肿瘤原发部位的症状,而后逐渐出现海绵窦受损害的症状。

2.辅助检查

（1）头部 CT 和 MRI：根据肿瘤的部位和脑膜瘤的典型表现可以早期诊断海绵窦脑膜瘤。注意区分原发海绵窦脑膜瘤与继发海绵窦脑膜瘤,后者肿瘤较大,可能合并骨质破坏、周围脑水肿和脑组织受压等表现。

（2）脑血管造影：可了解颈内动脉与肿瘤的关系,如颈内动脉的移位或被包绕、虹吸弯增大等,同时有助于了解肿瘤的供血情况。此外,脑血管造影还有助于与海绵窦血管瘤相鉴别。

【治疗原则】

1.治疗方法的选择　一般有以下 3 种。

（1）临床观察。

（2）放射治疗。

（3）手术治疗（或"手术＋放射治疗"的综合治疗）

1）无论患者的年龄,只要症状轻微,均可暂时予以观察,定期做临床和影像学 CT、MRI 检查随访。一旦发现肿瘤有进展变化,再考虑放射治疗或手术治疗。

2）症状明显的老年患者和手术后复发肿瘤建议行放射治疗。

3）若患者一般状况许可且海绵窦症状逐渐加重,在患者对病情、手术治疗目的,以及手术后可能发生并发症表示理解和接受的前提下,可考虑手术治疗。

2.手术治疗

（1）手术入路：常用入路包括以下 2 种。

1）翼点入路：可通过切断颧弓来减小对脑组织的牵拉。

2）颅眶颧入路。

（2）手术原则

1）不可强求完全切除肿瘤。如果手术中解剖结构不清楚或肿瘤与脑神经和颈内动脉等重要结构粘连紧密,全切肿瘤会不可避免地造成损伤,可行肿瘤次全或大部切除,手术后再辅以放射治疗。

2）切除海绵窦内的肿瘤时如发生出血,应注意判断出血来源,静脉窦的出血使用明胶海绵、止血纱布等止血材料或肌肉填塞,不难控制;若系颈内动脉破裂出血,则需设法修补。

十、桥脑小脑角脑膜瘤

桥脑小脑角脑膜瘤主要是指起源于岩骨后面（内听道后方）的脑膜瘤。在桥脑小脑角肿瘤中,继听神经瘤和胆脂瘤之后,居第三位。

【诊断标准】

1.临床表现

（1）肿瘤生长缓慢,早期症状不明显。

（2）颅内压增高:多见于后期肿瘤较大时。

（3）局部神经功能障碍

1）听神经损害居首位,表现为耳鸣和听力下降。

2）面肌抽搐或轻、中度面瘫。

3）面部麻木,角膜反射消失,颞肌萎缩,个别患者以三叉神经痛为主诉。

4）小脑症状和体征,包括走路不稳、粗大水平眼震,以及患侧肢体共济失调。

5）后组脑神经功能障碍,包括声音嘶哑、饮水呛咳、吞咽困难等。

2.辅助检查

（1）头部 CT 和 MRI

1）诊断桥脑小脑角脑膜瘤首选 MRI 检查。

2）桥脑小脑角脑膜瘤在 MRI 上边界清楚,呈卵圆形,基底附着宽;不增强时多呈等 T_1 和等 T_2 信号,注射对比剂后出现明显均一强化;往往与小脑幕有粘连。MRI 可清晰地显示肿瘤与周围结构的关系,特别是对脑干和基底动脉的压迫情况。

3）CT 可能显示肿瘤内钙化,岩骨骨质破坏或增生,内听道一般不扩大（可借以与听神经瘤相鉴别）,有时可见岩骨尖骨质增生或破坏。

（2）脑血管造影:正位像可以显示大脑后动脉及小脑上动脉向内上移位,肿瘤向斜坡发展时,基底动脉向对侧移位。侧位像可见小脑后下动脉向下移位,同时可见肿瘤染色。目前一般不再采用脑血管造影来诊断桥脑小脑角脑膜瘤。

【治疗原则】

1.治疗方法的选择

（1）对症状轻微的桥脑小脑角脑膜瘤患者,可以手术,也可随访观察。

（2）肿瘤较小（<3cm）或患者不能耐受全麻手术或患者拒绝手术时,可考虑立体放射外科治疗。

（3）肿瘤较大（>3cm）,患者症状明显或患者虽尚无症状,但肿瘤增长较快,出现进展性神经功能损失时,建议手术治疗。

2.手术治疗

(1)手术入路

1)枕下乙状窦后入路。

2)颞底经小脑幕入路。

(2)手术操作(以乙状窦后入路为例)

1)自后向前电凝分离肿瘤与小脑幕岩骨后的附着处,阻断肿瘤的供血。

2)当第Ⅸ、Ⅹ对脑神经包绕肿瘤时,应仔细分离避免损伤。如肿瘤较大,与附近的神经或动脉粘连紧密,应先做肿瘤内分块切除(超声吸引器),待肿瘤体积缩小后再继续分离,最后将肿瘤壁取出。

3)切除受累的硬脑膜和小脑幕,切除困难时可用双极电凝或激光处理,防止肿瘤复发。

4)有条件在神经导航下切除桥脑小脑角脑膜瘤,可减少对重要神经血管的损伤,提高手术效果。

5)应尽量靠近肿瘤侧电灼和剪断肿瘤供血动脉。在切除肿瘤时注意岩静脉、小脑上动脉、小脑前下动脉、小脑后下动脉、内听动脉、脑干和周围的脑神经的辨认和保护。如果肿瘤与脑神经和动脉粘连甚紧,不应勉强切除肿瘤,采用双极电凝或激光烧灼残存的肿瘤组织。

6)术中神经电生理监测有助于面、听神经和三叉神经的辨认和保护。

7)术中对脑干、三叉神经或后组脑神经的刺激可引起明显的心率、血压改变,严重时应暂停手术。

3.术后并发症

(1)脑神经功能障碍:如面神经瘫痪、听力丧失、同侧三叉神经分布区的感觉障碍等,个别患者还可出现面部疼痛。后组脑神经功能障碍时,患者咳嗽反射减弱或消失,可引起误吸,必要时行预防性的气管切开。

(2)脑脊液漏:多由于硬脑膜缝合不严密或乳突气房封闭不严引起。可行腰椎穿刺引流脑脊液缓解。必要时行二次手术修补。

(3)小脑挫伤、水肿,甚至血肿:由于术中对小脑牵拉较重所致。严重时可导致患者呼吸骤停。术中若发现小脑组织异常肿胀,应及时探明原因,必要时切除挫伤水肿的小脑组织,清除血肿。术后严密观察病情变化,必要时复查CT,如证实颅内血肿或严重脑水肿(肿胀),应及时行二次手术处置。

十一、岩骨斜坡区脑膜瘤

岩骨斜坡区(岩斜区)脑膜瘤是指基底位于三叉神经节压迹以下,内耳门以内和颈静脉结节以上区域的脑膜瘤。临床不少见,约占全部颅内脑膜瘤的6.47%。以女性居多,男女比例约为1:4。

【诊断标准】

1.临床表现

(1)颅内压增高症状和体征:头痛是本病的常见症状,就诊时多有视乳头水肿。

(2)多组脑神经功能障碍。

1)第Ⅳ脑神经损害常见,患者出现面部麻木、颞肌萎缩和角膜反射消失。

2)眼球运动障碍。

3)听力障碍。

4)周围性面瘫。

5)肿瘤向下发展可侵犯后组脑神经,出现咽反射消失、饮水呛咳和吞咽困难。

(3)共济障碍:肿瘤压迫小脑和桥臂所致,表现步态不稳、肢体共济失调等。

（4）肢体运动障碍和椎体束征：多由脑干受压所致。

2.辅助检查

（1）头部 X 线：可见岩斜区骨质增生或吸收，偶见瘤内钙化。

（2）头部 CT 和 MRI：能清晰地显示肿瘤并确定诊断。

（3）脑血管造影：可见基底动脉明显向背侧和对侧弧形移位，管径变细。

【治疗原则】

1.手术前评估

（1）需对患者的年龄、一般状况，以及心、肺、肝、肾功能等全身情况进行全麻手术耐受能力的评估。

（2）根据临床和影像学资料等，选择适当的手术入路，评估肿瘤全切的可能性，并向家属说明术后可能的并发症。

（3）通过 T_2 相信号高低可初步判断肿瘤的软硬。脑干与肿瘤界面消失伴有脑干 T_2 相信号增高，表示两者粘连较紧，肿瘤已破坏脑干表面的软脑膜，且供应脑干的血管参与肿瘤的供血，术中分离困难，预后不好。

（4）由于术前多数患者症状较轻，但手术切除难度大，术后并发症较多，术前应反复向患者及家属交代以上情况，达成共识。

2.手术入路

（1）颞下经小脑幕入路：传统入路，操作较为简单，可通过磨除岩嵴来增加对岩尖区的显露。但对颞叶牵拉较多，Labbe 静脉损伤的可能性大。

（2）枕下乙状窦后入路：传统入路，为神经外科医师所熟悉。缺点是必须通过面、听神经和后组脑神经之间的间隙切除肿瘤，路径较长，且对脑干腹侧显露较差。

（3）乙状窦前入路：是切除岩斜区脑膜瘤可选择的入路之一。通过不同程度的岩骨磨除可分为乙状窦前迷路后入路、经迷路入路和经耳蜗入路 3 种。此入路的优点在于对颞叶的牵拉小，Labbe 静脉保护好；到达肿瘤的距离短；对脑干腹侧显露好；可早期处理肿瘤基底，切断肿瘤供血，减少出血等。若患者存在有效听力，术中应尽量避免损伤半规管和内淋巴囊。骨腊严密封闭岩骨气房，防止脑脊液漏。

3.分离和切除肿瘤

（1）手术显微镜下先进行瘤内分块切除，得到足够的空间后即开始利用双极电凝处理肿瘤基底。

（2）主要在三叉神经前、后间隙，严格沿肿瘤与脑干之间的蛛网膜界面分离。

（3）分块切除肿瘤，严禁因力求完整切除而增加对脑神经和脑干的牵拉。

（4）术中应仔细辨认和保护基底动脉及其供应脑干的分支。

（5）如果肿瘤与脑干粘连紧密，可残存少量肿瘤组织，不要为全切肿瘤而造成术后严重的并发症。

（6）切开麦氏囊可切除侵入海绵窦的部分肿瘤。

4.手术并发症

（1）脑神经功能障碍：滑车神经、外展神经、三叉神经受损的几率较高，其次是面、听神经和后组脑神经功能障碍。

（2）肢体运动障碍。

（3）共济障碍。

（4）脑脊液漏：原因是手术中磨除岩骨时，骨蜡封闭不严。为了避免脑脊液漏，手术中还需严密缝合硬脑膜，必要时，用肌肉或脂肪填塞。手术后一旦发生脑脊液漏，可采用腰椎穿刺脑脊液持续引流。

（5）脑挫伤、脑内血肿、Labbe 静脉损伤等：术中应避免颞叶的过度牵拉。

（6）下肢血栓和肺栓塞：多因长期卧床引起，肺梗死可造成猝死。术后应鼓励患者尽早下床活动，否则应给予药物（如注射用低分子肝素钙）和弹力袜等预防措施。

十二、枕骨大孔区月膜瘤

枕骨大孔区脑膜瘤是指发生于枕骨大孔四周的脑膜瘤。此类脑膜瘤较少见，多发生于枕骨大孔前缘，向后可造成对延髓和上颈髓的压迫。女性患病多见。

【诊断标准】

1.临床表现

（1）病程较长，发展缓慢。

（2）局部症状明显，而颅内压增高症状多不常见（伴有梗阻性脑积水时可出现）。

1）颈部疼痛：最常见的早期临床表现，往往发生于一侧。

2）肢体力弱和（或）麻木，伴锥体束征。单侧或双侧上肢多见，可伴有肌肉萎缩；肢体痛觉或温度觉的减退或丧失等。

3）后组脑神经功能障碍：表现有声音嘶哑、饮水呛咳、吞咽困难、一侧舌肌萎缩、伸舌偏斜等。

4）平衡功能障碍：如步态不稳。

2.辅助检查

（1）头部 MRI：是诊断枕大孔区脑膜瘤的首选和必要的检查。根据脑膜瘤的典型影像学特点多可明确诊断。

（2）脑血管造影：显示肿瘤与椎动脉及其分支的关系。

3.手术前评估

（1）需对患者的年龄、一般状况，以及心、肺、肝、肾功能等全身情况进行全麻手术耐受能力的评估。

（2）根据临床和影像学资料等，选择适当的手术入路，评估术中难点和术后可能的并发症，并向家属说明。如因肿瘤与脑神经、椎动脉或延髓粘连紧密而无法完全切除；术后因吞咽困难需鼻饲饮食，呼吸功能障碍需气管切开，肢体活动障碍（甚至四肢瘫）而可能长期卧床等。

MRI 检查可清晰地显示肿瘤的部位和生长方向、延髓受压程度，以及肿瘤与周边组织的关系。通过 T_2 相信号高低可初步判断肿瘤的软硬。延髓与肿瘤界面消失伴有延髓 T_2 相信号增高，表示肿瘤已破坏延髓表面的软脑膜，两者粘连较紧，分离困难，预后不好。

【治疗原则】

1.手术入路

（1）枕下正中入路：适合于肿瘤位于延髓背侧和背外侧者。

（2）远（极）外侧入路：目前处置枕大孔区脑膜瘤最常用的入路。可直视延髓腹侧和枕大孔前缘，适合位于延髓腹侧和腹外侧的脑膜瘤。利用该入路可早期处理肿瘤基底，切断肿瘤血供，同时对延髓牵拉小。可选择性磨除枕髁后 1/3（远外侧经髁入路）而进一步增加对延髓腹侧的显露。

（3）经口腔入路：适合延髓腹侧肿瘤。因脑脊液漏发生率高，显露有限，目前已很少使用。

2.分离和切除肿瘤

（1）手术显微镜下先进行瘤内分块切除，得到充分的空间后利用双极电凝处理肿瘤基底。

（2）肿瘤血供切断后会变软，再严格沿肿瘤与延髓之间的蛛网膜界面将肿瘤向外方牵引分离。

（3）遵循"边处理基底，边分离，边切除"的原则分块切除肿瘤。严禁因力求完整切除而增加对延髓的牵拉和压迫。

（4）在显微镜下仔细分离和保护脑神经和重要血管。

（5）如果肿瘤与延髓或椎动脉等重要结构粘连紧密，可残存少量肿瘤组织，不要为全切肿瘤而损伤这些重要结构，造成术后严重的并发症。

3.术后并发症及处理

（1）呼吸障碍：主要是由于延髓直接或间接（血管痉挛）损伤导致呼吸中枢功能障碍或膈肌运动障碍所致。建议早期行气管切开，保持呼吸道通畅，必要时行呼吸机辅助通气。

（2）后组脑神经损伤：表现为饮水呛咳、吞咽困难、咳嗽反射低下（可导致误吸）等，可给予鼻饲饮食，保持呼吸道通畅。

（3）肢体运动和感觉障碍：延髓损伤或椎动脉痉挛等原因所致。按摩和被动锻炼可防止关节和韧带僵硬萎缩。高压氧治疗对于肢体功能的恢复有一定帮助。因长期卧床，应使用药物（如注射用低分子肝素钙）和弹力袜防止下肢血栓形成和肺栓塞。

十三、恶性脑膜瘤

恶性脑膜瘤是指某些脑膜瘤具有恶性肿瘤的特点，表现为肿瘤在原部位反复复发，并可发生颅外转移，占所有脑膜瘤的 0.9%～10.6%。发生转移是恶性脑膜瘤的特征之一。

【诊断标准】

1.临床表现

（1）平均发病年龄明显低于良性脑膜瘤。

（2）病程较短，进展快。

（3）头痛等颅内压增高症状明显。

（4）癫痫。

（5）局部神经功能障碍，如偏瘫等。

（6）好发于大脑凸面和上矢状窦旁。

2.病理学特点

（1）病理评分与分级：世界卫生组织（WHO）根据组织病理学特点，将脑膜瘤分为 4 级，其中第 3 级为恶性脑膜瘤，第 4 级为脑膜肉瘤。

（2）转移：恶性脑膜瘤可发生颅外转移，主要包括肺、骨骼肌肉系统，以及肝和淋巴系统。肿瘤侵犯静脉窦、颅骨、头皮，可能是造成转移的原因。另外，恶性脑膜瘤也可经脑脊液播散种植。

3.影像学检查　头部 CT 和 MRI 检查除脑膜瘤的一般特点外，恶性脑膜瘤多呈分叶状，可伴有明显的瘤周水肿，而无肿瘤钙化。

【治疗原则】

1.手术切除

（1）目的是延长生存时间。

（2）复发恶性脑膜瘤，根据患者状况可考虑再次手术切除。

（3）广泛切除受累硬脑膜，并对周围的脑组织使用激光照射，可在一定程度上延缓肿瘤复发时间。

2.放射治疗　通常作为手术后的辅助治疗，包括外放射治疗和同位素肿瘤内放射治疗，在一定程度上可延缓恶性脑膜瘤的复发。

（赵　毅）

第四节　垂体腺瘤

一、流行病学

垂体腺瘤是颅内常见的良性肿瘤,人群发病率为(3～7.5)/10万人。其年发病率女性为7/10万人,男性为2.8/10万人。据国外文献报道,尸检和影像学检查提示垂体腺瘤的人群发生率为17%～23%。在颅内肿瘤中,垂体腺瘤的发病率仅次于脑胶质细胞瘤,居第二位,约占颅内肿瘤的20%。

二、解剖学

垂体由腺垂体(垂体前叶)和神经垂体(垂体后叶)两部分构成,腺垂体由外胚层的拉克囊分化而来,神经垂体来自前脑底部的神经外胚层。

(一)垂体的位置和形态

脑下垂体呈卵圆形,位于蝶鞍内,约1.2cm×1.0cm×0.5cm,平均重量为750mg(男350～700mg,女450～900mg)。青春期及女性妊娠时垂体呈现生理性肥大。垂体具有复杂而重要的内分泌功能,解剖学上分为腺垂体和神经垂体,但其功能完全不同。腺垂体可分为远侧部、中间部和结节部,神经垂体由神经部和漏斗组成,漏斗上部连于正中隆起,下部为漏斗,腺垂体的结节部包绕漏斗,共同构成垂体柄,垂体凭借垂体柄与第三脑室底和侧壁的下丘脑有密切的联系。

(二)垂体血液供应

来自垂体上动脉和垂体下动脉,都发自颈内动脉海绵窦段,组成垂体门静脉系统。

1.垂体上动脉　至垂体柄处分成很多分支,围绕垂体柄根部形成动脉环,由动脉环发出许多小分支,称为垂体柄短动脉或漏斗动脉。垂体柄短动脉进入下丘脑的正中隆起和垂体柄上部,并在其内形成第一微血管丛,与神经末梢有密切接触,然后汇集成数支长门静脉,向下进入腺垂体,形成第二微血管丛,供应垂体前叶细胞血液。另外,垂体上动脉自垂体动脉环处左右各发一下行支称为垂体柄长动脉,进入垂体前叶微血管丛,亦有部分分支返回参与上部微血管丛。

2.垂体下动脉　主要分布神经垂体,在其内形成微血管丛,排成小叶状,便于下丘脑垂体神经末梢的内分泌激素进入血液内,部分血管再汇集成多支短门静脉,进入垂体前叶的微血管丛。

3.静脉　腺垂体、神经垂体的微血管丛汇集数个输出静脉再形成垂体侧静脉和漏斗静脉,将垂体的血液引流至海绵窦中,于是腺垂体和神经垂体分泌的多种激素进入体循环的血液中。垂体两侧为海绵窦。垂体前有前海绵间窦,较大;后有后海绵间窦,较小,实际上垂体前、下、后面都与海绵窦相连,称为环窦。大的海绵间窦称基底窦,向后至基底斜坡,与两侧海绵窦相连,汇至两侧岩上窦和岩下窦,然后汇至乙状窦。

(三)垂体的比邻结构

1.蝶鞍　蝶鞍前界为鞍结节,后界为鞍背,前外为前床突,后外为后床突。蝶鞍形态因人而异,正常人多为椭圆形,少数为圆形或扁圆形。蝶鞍正常前后径7～16mm,深径7～14mm,宽径9～19mm,体积为346～1337mm³。鞍底骨质通常超过1mm厚者占60%。有的可至3mm。垂体腺瘤可使蝶鞍膨胀性扩大,鞍底变成菲薄甚至缺如,可以侵蚀破坏硬膜和和海绵窦内侧壁。

2.鞍膈 垂体窝为硬膜所覆盖,是颅底硬膜的延续。鞍膈是颅底硬膜的反褶,在蝶鞍上方,前后床突之间,鞍膈中央较薄,有 2～3mm 的鞍膈孔,有的大至 5mm,垂体柄通过其中。蛛网膜和软脑膜环绕垂体柄通常不进入鞍内,其间形成视交叉池,有的蛛网膜随鞍膈孔入鞍内,形成空泡蝶鞍,经蝶窦入路手术可能使之损破而导致脑脊液漏。鞍内肿瘤可通过此孔向鞍上发展。鞍膈、鞍壁均由 V_1 支分布,有大量神经末梢,鞍内肿瘤未突破鞍膈之前,由于鞍内压力的增加可以引起剧烈的头痛、怕光、流泪等三叉神经刺激症状。

3.海绵窦 垂体两侧为海绵窦,前起眶上裂,后达岩骨尖水平。海绵窦长约 2cm,颈内动脉及第 Ⅲ、Ⅳ、V_1、V_2、Ⅵ 对脑神经穿行其中,有时颈内动脉穿过海绵窦壁进入蝶鞍内。海绵窦外侧壁有第 Ⅲ、Ⅳ、V_1、V_2、Ⅵ 对脑神经经过。

4.视交叉 视交叉距垂体鞍膈上方约 10mm,与鞍膈之间形成视交叉池。视交叉为扁平形态,宽约 12mm、长 8mm、厚 4mm,在第三脑室前下部,与水平面形成 45°倾斜面。视交叉上有终板、前连合,后为垂体柄、灰白结节、乳头体和动眼神经,下为鞍膈和垂体。鞍内肿瘤向鞍上发展压迫视交叉,出现视力视野障碍。视交叉的位置变异较多,约 79% 在鞍膈中央上方,为视交叉正常型;12% 在鞍结节上方,为视交叉前置;9% 在鞍背上方,称为视交叉后置。视交叉前置者增加经额入路的垂体肿瘤切除术的难度。垂体区肿瘤向鞍上发展较大时除压迫视交义外,亦可压迫或突入第三脑室,引起脑脊液循环梗阻和颅内压增高。视神经,视交叉和视束,穿过脑底动脉环,在大脑前动脉及前交通动脉的下面,大脑后动脉、基底动脉的上面。视交叉上面的血液供应来自大脑前动脉的分支,下面的血供来自垂体上动脉的分支,侧面血供来自颈内动脉分支。

由于视交叉位置的变异及其内神经纤维排列特点,病变从不同方位压迫视交叉,可产生不同的视野改变,因此观察视力,视野障碍出现的先后及其发展的动态变化,对垂体区病变的诊断和鉴别诊断具有重要的参考意义。

5.视神经 视神经从视神经孔到视交叉约 15mm 长,视神经管长约 5mm,动眼神经在视神经的内下方行走。有些变异为视神经管缺损,视神经直接暴露在颅前窝,亦可直接突向蝶窦内,该部仅有一层蝶窦黏膜覆盖。

6.蝶窦 蝶窦在蝶鞍前方和下部,蝶窦自 3～4 岁时开始气化,一般至 12 岁时向后扩大,12～20 岁时有的气化向前上至蝶骨平板、前床突,向后至鞍背,斜坡。蝶窦平均长 22mm、宽 20mm、高 20mm,总容积 8800mm³。蝶窦呈全鞍型 86%,鞍前型为 11%,呈甲壳型者 3%。

蝶窦内纵隔多为单发,位在中线的约 66%,无纵隔约 28%,少数为多发纵隔,且不规则。蝶窦纵隔位置的辨认,可帮助确定鞍底开骨窗的位置和大小。

蝶窦腔内,视神经无骨质覆盖约占 6%,覆盖骨板厚度少于 1mm 的占 66%。颈内动脉突向内壁并位于垂体上的约占 28%,两颈内动脉之间的距离平均为 12mm,偶有比这距离更近,甚至相互接触着。覆盖颈内动脉的蝶窦壁厚度少于 0.5mm 的占 50% 多,偶见蝶窦壁骨质完全缺如,仅为一层黏膜。在手术时应注意这些特点和解剖变异。

三、病因病理

1.病因 垂体腺瘤自 19 世纪末和 20 世纪初才逐渐被人们所认识;垂体作为一个神经内分泌器官,其组织学构成就较为复杂,加之下丘脑分泌的激素,各个垂体靶腺分泌激素及调节,使得的垂体腺瘤病因学研究复杂困难。经过科学家们的不懈努力,目前已在分子、细胞、组织和动物水平证实,多种因素可能导致垂体腺细胞获得持续增殖的活力而导致肿瘤发生。这些因素可总结分为以下几类：①垂体腺瘤相关癌基因的激活和相关抑癌基因的失活；②腺垂体细胞周期蛋白的功能变异；③细胞信号通路缺陷。

（1）垂体腺瘤相关癌基因的激活

1）Ras 基因：Ras 是原癌基因家族，包括 H-ras、K-ras 和 N-ras，编码的蛋白具有 GTP 酶活性。Ras 的突变一般发生在侵袭性垂体腺瘤中，Lin 等在 7% 的侵袭性垂体腺瘤中检测出 Ras 的突变，而在非侵袭性垂体腺瘤中未检测出 Ras 的突变，因此推测，Ras 的突变可能和垂体腺瘤的发生和侵袭发展有关。

2）垂体肿瘤转化基因（PTTG）：1997 年 Pei 等首先报道了 PTTG 基因，这是一种促垂体血管生成因子，它的过表达可导致体外培养的细胞发生癌变。在雌激素诱导垂体腺瘤的动物模型中，可看到 PTTG1 上调；PTTG1 转基因小鼠，可产生垂体增生和肿瘤。因此，染色体的稳定依赖于细胞内 PTTG1 的水平，PTTG1 的上调或下调都会导致细胞从 G_2 到 M 期的调控紊乱，从而引起染色体的不稳定和肿瘤发生。敲除 PTTG 可以抑制细胞增殖和促进细胞提早衰老。PTTG 在约 90% 垂体腺瘤中高表达，而在正常的垂体组织不表达或低表达。因此，目前公认 PTTG 在垂体腺瘤生成和发展中发挥着重要作用。

（2）垂体相关抑癌基因失活

1）P21：P21 是 P53 的转录靶点，DNA 损伤和癌基因的表达能诱导 P21，导致细胞不可逆的细胞周期停滞。P21 通过细胞内蛋白抑制和促进细胞增殖，细胞核内的 P21 可以使不稳定的和非整数倍的细胞停止增殖。P21 缺失可以提高 Rb+/-，PTTG-/-小鼠垂体细胞增殖率，促进垂体腺瘤生成。PTTG 的过度表达可促使垂体细胞非整数分裂，诱导 P21，促进 P53/P21 依赖的衰老，抑制垂体腺瘤生长。

2）生长停滞和 DNA 损伤诱导基因（GADD）45γ：GADD45γ 属于 GADD 家族，GADD45γ 又称 CR6，是一个 P53 调节的人类基因。GADD45γ 和 P21WAF/CIP1、增殖细胞核抗原相互作用，参与损伤 DNA 的修复。GADD45γ 可能通过阻滞细胞的 G1/S 期来抑制细胞生长，还有促进细胞凋亡的功能。NFPA 中 GADD45γ 的 mRNA 表达水平显著低于正常垂体组织，而且在大多数垂体 GH 腺瘤和 PRL 腺瘤中不表达，人垂体腺瘤来源的细胞系转染 GADD45γ 后，可以显著抑制肿瘤细胞生长，从而推断 GADD45γ 可能是垂体腺瘤抑制基因，GADD45γ 的丢失可能是垂体肿瘤发生的原因之一。

3）母本印记基因 3（MEG3）：MEG3 的亚型 MEG3a 有抑制细胞生长的功能。MEG3 在正常垂体组织较高表达，而在 NFPA 中不表达。MEG3 启动子两个重要的功能区甲基化，造成 MEG3 沉默，可能是 NFPA 中 MEG3 不表达的重要原因，认为 MEG3 的甲基化可能和 NFPA 的生成有关。

另外，还有 p16(1NK4a)、p15(INK4b)、RB1、死亡相关蛋白激酶、垂体肿瘤凋亡基因、锌指蛋白多形性腺瘤样基因等肿瘤抑制基因在垂体腺瘤中异常表达，也与甲基化相关，造成基因的后天沉默，可能在散发性垂体腺瘤的生成和发展中发挥一定作用。

（3）信号转导：越来越多的学者，通过比较正常腺垂体与垂体腺瘤蛋白表达谱的差异，来研究垂体腺瘤发生相关的信号转导通路的变异，包括线粒体功能、氧化应激、分裂素相关蛋白激酶和细胞周期调控等。通过这些研究，将会促进我们对垂体腺瘤发生机制的进一步理解。

1）细胞周期调控：细胞周期的调控是通过细胞周期素 CDK 激活相关细胞周期素依赖激酶实现的。当这些细胞周期素依赖激酶被激活后，它们会使 Rb 发生磷酸化从而使之失活，而抑癌蛋白 Rb 是最常见的细胞周期负调控因子。当 Rb 未被磷酸化时，它处于激活状态，可以与细胞转录因子 E2F 结合，从而抑制细胞从 G_1 期向 S 期的过渡，可以阻止受损的 DNA 进行复制。但是当 CDK 和细胞周期素复合物磷酸化 Rb 使之失活时，Rb 就会释放 E2F，从而细胞可以顺利从 G_1 期过渡到 S 期。Rb1 基因杂合缺失的转基因小鼠，常常发生高侵袭性的垂体腺瘤；而那些 E2F 过表达的转基因小鼠中，多发生垂体过度增生，而不是腺瘤，这可能与细胞的早期衰老有关。

最常见的 CDK 抑制剂家族包括 INK4a/ARF(p16、p15 和 p18)和 cip/kip 家族(p21、p27 和 p57)。这些蛋白能抑制 CDK 的功能,从而抑制 Rb 的磷酸化失活,抑制细胞由 G_1 期到 S 期的进展而行使抑癌蛋白的功能。有研究发现,p16 基因在部分垂体腺瘤的标本上发生过甲基化而失活,而 p16 可以通过抑制 CDK4 使 Rb 磷酸化失活。在 p18 基因敲除小鼠中,常常发生垂体中叶的过度增生和肿瘤,小鼠发生巨人症、器官肥大等症状;而 p18 蛋白水平在人垂体腺瘤中亦下调。在 p27 基因敲除小鼠中,常常发生垂体中叶肿瘤,小鼠发生肥胖、体重增加和多器官肥大等。进一步,在 p27 基因敲除和细胞周期素 E 双转基因小鼠中,常常发生促肾上腺激素垂体腺瘤。原因可能是细胞周期素 E 的高表达使 p27 缺失导致的细胞 G_1 向 S 期的过渡变得更加容易。糖皮质激素抵抗是促肾上腺激素细胞腺瘤的特殊病症。当高水平糖皮质激素不能负反馈抑制 POMC 基因表达时,ACTH 持续被合成和释放,从而导致库欣病的发生。转录激活剂 Brg1,是染色质重塑复合体 SW1/SNF 的关键组分,可以抑制 POMC 的表达。有研究发现,在 ACTH 腺瘤中,Brg1 的缺失常导致促肾上腺细胞的糖皮质激素抵抗。在大多数的促肾上腺激素细胞腺瘤和腺癌中,p27 和 Brg1 的水平较低或不表达。

2)细胞信号通路缺陷:GNAS 基因编码的 G 蛋白 α 亚单位,是细胞信号传导通路上的关键组分。它可以激活腺苷酸环化酶,从而进一步激活 cAMP 和 PKA 信号通路。但是 GNAS 基因 gsp 的突变,可导致蛋白 GTPase 的功能失活。约有 30% 的生长激素腺瘤发生这种突变,从而导致了生长激素细胞中 cAMP 水平的升高及 GH 的过度合成和分泌。有报道发现,获得性 gsp 基因突变可导致侵袭性泌乳素腺瘤向生长激素腺瘤的转变。由此我们可以推测,cAMP 通路可能是部分垂体腺瘤病人发生肿瘤的原因之一。

另外,多种生长因子及其受体,包括成纤维细胞生长因子、表皮生长因子、神经生长因子、骨形态生成蛋白、血管内皮生长因子和 Akt 信号转导通路等,都被发现与垂体腺瘤的发生有关。ER 受体 alpha 亚型在大腺瘤中的表达水平要远高于小腺瘤中的表达。骨形态生成蛋白,过去被认为是促肾上腺细胞生长抑制因子,在泌乳素腺瘤中高表达。

(4)转录因子:垂体转录因子、锌指蛋白转录因子、致癌基因蛋白 C-MYC、致癌基因 Elkl、原癌基因 c-Fos 和细胞周期蛋白 D_1 等转录因子都可能与垂体腺瘤有关。转录因子锌指蛋白转录因子可能通过脱乙酰基作用、组蛋白去乙酰化酶、非组蛋白去乙酰化酶和甲基化作用调节多个启动子,介导染色体重建,间接促进促生长激素细胞数量增加,选择性地调节 GH 和 PRL 激素基因的表达。

(5)垂体腺瘤相关 microRNA:microRNA 是在基因转录后起调节 mRNA 翻译和降解的非编码小 RNA。虽然这类 RNA 既作用于癌基因又作用于抑癌基因,但是其在垂体腺瘤发生中的具体作用仍不清楚。研究发现,miR145、miR21、miR15 和 miR16 在 ACTH 腺瘤中下调,而 miR122 和 miR493 在 ACTH 腺癌中上调。let-7miRNA 家族及 miR15a/miR16,在绝大多数的垂体腺瘤中下调。在无功能垂体腺瘤和生长激素腺瘤中,miR128a、miR155 和 miR516a-3p 共同调节作为抑癌蛋白的 Weel-like 蛋白激酶。因此,microRNA 在垂体腺瘤发生发展中扮演的角色有待进一步研究。

2.病理　结合尸检材料,在光镜下,垂体腺瘤外有边界,但无包膜。部分垂体腺瘤向邻近的正常垂体组织浸润生长。肿瘤细胞的特点为,细胞形态较一致,细胞丧失正常的短索状排列,细胞的基膜也发生变化。瘤细胞可呈圆形、立方形或多角形,细胞的大小差异可以很大:小的与淋巴细胞相似,仅在核外有少量胞质,这些多是未分化的干细胞;大的胞质较多,其中可充满一些颗粒或呈泡沫状,瘤细胞的大小较一致,亦常见大核和双核,偶尔环状核即核凹入,把一部分胞质包入核内,很少看到核分裂。

多年来,根据光学显微镜下垂体腺细胞胞质对苏木精-伊红染色的不同,将垂体细胞分为嗜酸性、嗜碱性细胞和嫌色性细胞。因此,传统上把垂体腺瘤分为嗜酸性细胞腺瘤、嗜碱性细胞腺瘤、嫌色性细胞瘤和混合性细胞瘤。实际上这种分类法不能把形态和功能结合起来,不能反映腺瘤的性质。因为嗜酸性细胞可以是生长激素(GH)、泌乳素(PRL)和大嗜酸性细胞,嗜碱性细胞可包括促肾上腺皮质激素(ACTH)细胞、促甲状腺素(TSH)细胞、促黄体激素(LH)细胞和促卵泡激素(FSH)细胞;而嫌色细胞则可包括 GH 细胞、PRL 细胞、TSH 细胞、LH 和 FSH 细胞等。

近些年来,内分泌激素测定技术的进步和电子显微镜下观察超微结构及染色方法的改进,把形态(组织化学和电镜)和功能(临床表现)相结合的垂体腺瘤的分类已经形成。

(1)泌乳素细胞腺瘤(PRL 腺瘤):细胞多为嫌色性,呈乳头状排列,瘤内可有小钙化灶。少数瘤细胞为嗜酸性。在电镜下,分泌颗粒多少不等。大多数肿瘤细胞内分泌颗粒较少,体积较小,在 $120 \sim 300nm$;体积较大的,最大长径达 1200nm。形状不规则,可为圆形、卵圆形、短杆状、泪滴状。电子密度大而均匀,在核旁 Golgi 氏体附近与粗面内质网一起形成泌乳素小体。少数分泌颗粒可在胞膜外,为分泌颗粒错位胞溢。免疫组织化学染色呈 PRL 阳性。长期溴隐亭治疗后可导致肿瘤钙化、淀粉样变沉着,血管周围和间质纤维化,可影响手术疗效。泌乳素细胞增生引起高泌乳素血症,极罕见于外科标本中,偶在肿瘤周围可见到。

(2)生长激素细胞腺瘤(GH 腺瘤):占分泌性腺瘤的 $20\% \sim 30\%$。在 HE 染色中,肿瘤细胞可呈强或弱嗜酸性橘黄 G 染色($+$),PAS($-$)。在电镜下,根据细胞分泌颗粒的多少分为:①浓密颗粒型,颗粒直径大多为 $200 \sim 350nm$,颗粒多而密集、圆形、密度大而均匀,其他细胞器很少;②稀疏颗粒型,颗粒直径大多在 $100 \sim 250nm$,颗粒少而散在,胞核形态变异较大,在核凹入部有圆形纤维小体。所含数目不等、长短不一的微纤维。核旁常见中心粒。用免疫组化染色,细胞质内 GH 阳性,其染色深浅与肿瘤细胞内 GH 分泌颗粒的多少成正比。

(3)促肾上腺皮质激素细胞腺瘤(ACTH 腺瘤,库欣病):占 $5\% \sim 15\%$,微腺瘤体埋在腺垂体中后部,有些腺瘤伴有 ACTH 细胞增生(结节性,弥漫性,多数为混合性)。肿瘤细胞可为嗜碱性或嫌色性。PAS($+$),橘黄 G($-$),红素($-$)。肿瘤细胞常呈筛网状排列。在电镜下,细胞内分泌颗粒多少不等,直径为 $150 \sim 450nm$,电子密度极不均匀,深浅不等,或有中心空泡,核旁有成束的平行排列的微纤维积聚,可伴 Crooke 透明变性细胞。免疫组织化学染色细胞呈 ACTH 阳性。

(4)促甲状腺素细胞腺瘤(TSH 腺瘤):此类型肿瘤少见,不足垂体腺瘤的 1%。瘤细胞较小,PAS($+$)。在电镜下瘤细胞颗粒小而圆、直径为 $50 \sim 150nm$,密度不均匀。胞质中散在平行排列的微小管。用免疫细胞化学染色呈 TSH 阳性。

(5)促性腺激素腺瘤(GnH 或 FSH/LH 腺瘤):少见。分泌颗粒圆而小,直径为 $150 \sim 250nm$。用免疫细胞化学染色示 LH 和 FSH 阳性。

(6)多分泌功能细胞腺瘤:在临床上腺瘤内含有 2 种或 2 种以上的分泌激素细胞,有多种内分泌功能失调症状的混合症候。最常见的是 GH＋PRL,此外还有 GH＋ACTH、PRL＋ACTH、PRL＋LH 或 FSH、GH＋ACTH＋TSH。这些细胞可用免疫细胞化学染色法显示出。

(7)无内分泌功能细胞腺瘤(无功能腺瘤):占垂体腺瘤的 $20\% \sim 35\%$,包括大嗜酸性细胞腺瘤和未分化细胞瘤,后者又称裸细胞腺瘤。胞质较丰富,染色较淡,无特殊染色颗粒。瘤细胞围绕血管及间质,呈乳头状排列,有的可见腺样分化,或弥散生长,胞核圆,染色质丰富。瘤内血或血窦较丰富,易发生出血。若用免疫细胞化学方法,肿瘤内可含 GH、PRL 或 GnH 细胞,分泌颗粒小而稀疏,直径为 $50 \sim 200nm$,无细胞排粒作用。所测激素多为糖蛋白类激素,为 α 亚单位,部分亚单位激素因无生物活性而无临床症状。

(8)恶性垂体腺瘤(垂体腺癌):罕见,尚无一致看法,有些学者将瘤细胞有明显异形性、易见到核分裂,并侵及邻近脑组织或颅内转移者,视为恶性垂体腺瘤。仅见垂体腺瘤细胞内有异形性,而无远处转移,不能诊断为腺癌。

四、临床分型

(一)按激素分泌类型分类

1.功能性垂体腺瘤　根据激素分泌产物可以分为以下几种。

(1)垂体 GH 腺瘤。

(2)垂体 PRL 腺瘤。

(3)垂体 ACTH 腺瘤。

(4)垂体 TSH 腺瘤。

2.垂体无功能性垂体腺瘤　分泌产物不产生明显的内分泌学症状。

(二)按垂体腺瘤大小分类

1.垂体微腺瘤是指肿瘤直径<1cm 的垂体腺瘤。

2.肿瘤直径≥1cm 者称为大腺瘤。

3.肿瘤直径≥3cm 者称为巨大腺瘤。

(三)按病理 HE 染色分类

1.常规 HE 染色　嗜酸性、嗜碱性、嫌色性腺瘤。

2.免疫组化染色　GH、PRL、ACTH、TSH、FSH/LH 及混合性激素分泌腺瘤。

五、临床表现

垂体腺瘤的临床表现较为复杂,一般可以分为两大类。

1.垂体腺瘤的占位效应

(1)头痛:头痛可以是由于分布在鞍区的痛觉纤维受压引起。多数无分泌功能的腺瘤可以有头痛的主诉,早期系肿瘤向上发展牵拉鞍膈所致,当肿瘤穿破鞍膈后症状减轻或消失。

(2)视觉障碍:当肿瘤将鞍膈顶起,或穿破鞍膈向鞍上生长时,可以压迫视神经和视交叉而产生视力及视野改变,典型的表现为双颞侧偏盲,还可以导致视力下降。

(3)下丘脑和垂体功能低下

1)甲状腺功能低下:怕冷、黏液性水肿、毛发粗。

2)肾上腺皮质功能低下:直立性低血压,易疲倦。

3)性腺功能低下:停经(女性),性欲低下,甚至消失、不孕。

4)尿崩症:非常少见(寻找其他病因,包括下丘脑垂体腺瘤、鞍上生殖细胞瘤)。

5)高泌乳素血症:PRL 分泌受到下丘脑分泌激素的抑制,垂体柄受压可使部分抑制作用消失。

(4)海绵窦受累及相应脑神经麻痹症状

1)脑神经受压(Ⅲ、Ⅳ、V_1、V_2、Ⅵ):眼睑下垂,眼球活动受限、面部疼痛、复视等。

2)侵袭海绵窦:突眼、结膜水肿等。

3)颈内动脉被肿瘤包绕:可以致轻度狭窄,但完全堵塞罕见。

(5)脑积水:肿瘤向鞍上发展可以压迫第三脑室,阻塞室间孔,从而造成脑积水。此时病人可以出现相应的头痛、呕吐、视盘水肿、嗜睡或昏迷。

2.垂体腺瘤的内分泌功能表现

(1)泌乳素(PRL)腺瘤:最常见的内分泌腺瘤,可以导致女性病人闭经-泌乳综合征;男性病人性欲减退、阳萎及无生育功能。

(2)促肾上腺皮质激素(ACTH)腺瘤:即库欣病。典型库欣外貌的表现为满月脸、水牛背、锁骨上脂肪垫、痤疮、多毛、皮肤菲薄、紫纹、高血压、糖尿病、骨质疏松。

(3)生长激素(GH)腺瘤:导致成人肢端肥大,表现为手、足肥大、前额隆起、巨舌、高血压、软组织肿胀、周围神经卡压综合征、头痛、出汗过多(尤其是手掌)及关节痛。儿童(在骨骺闭合前)GH水平的升高可导致巨人症。

(4)促甲状腺素(TSH)腺瘤:导致垂体性甲状腺功能亢进症。

(5)促性腺激素(LH/FSH)腺瘤:通常不引起临床症状。

六、辅助检查

1.一般实验室检查　包括血生化检查,注意伴发糖尿病等内分泌疾病。

2.内分泌学检查(垂体功能检查)　所有垂体腺瘤病人应该进行全面的内分泌学检查,包括 PRL、GH、ACTH、TSH、FSH、LH、MSH、T_3、T_4 及 TSH。由于垂体激素分泌有昼夜节律的改变,应按照规定时间多次、多点抽血检查,必要时行激素分泌刺激或抑制试验。对疑为 ACTH 腺瘤病人,常需检测血浆皮质醇、24h 尿游离皮质醇(UFC)及行地塞米松抑制试验和 ACTH 刺激试验。

(1)肾上腺轴:晨 8 时皮质醇的正常参考值为 $6\sim18\mu g/100ml$。24h 尿游离皮质醇更精确(特异性和敏感性几乎达 100%,除应激和慢性酒精中毒外,假阴性结果很少)。如果结果均正常者,至少应复查 2 次;对仍有疑问的病人,行小剂量地塞米松过夜抑制试验。

(2)甲状腺轴

1)筛选:T_4 水平(总体或游离),促甲状腺素(TSH)。

2)进一步检查:促甲状腺素释放激素(TRH)兴奋试验(如 T_4 水平低或位于临界水平应考虑行此检查),检查 TSH 的基础水平,静脉注射 TRH $500\mu g$,分别于 30min、60min 测定 TSH。正常反应,峰值出现在 30min 时,且为基础水平的 2 倍。反应受损且 T_4 水平低的病人提示垂体功能不足。反应过度提示原发性甲状腺功能低下。

(3)性腺轴

1)筛选:血浆促性腺激素(FSH 和 LH)和性激素(女性测雌二醇,男性测睾酮)。

2)进一步检查:没有任何一种化验检查可以区分病变是垂体性的还是下丘脑性的。

泌乳素水平:PRL 小于 200ng/ml,约 80% 为微腺瘤,且 76% 术后 PRL 可以正常;如果 PRL 大于 200ng/ml,只有约 20% 是微腺瘤。

生长激素(GH)和 IGF-1:空腹或随机血清 GH 水平<2.5ng/ml 时可判断为 GH 正常;若≥2.5ng/ml 时需要进行口服葡萄糖耐量试验(OGTT)确定诊断。通常使用口服 75g 葡萄糖进行 OGTT。分别在 0min、30min、60min、90min 及 120min 取血测定血糖及 GH 水平,如果 OGTT 试验中 GH 谷值水平<1ng/ml,判断为被正常抑制。肢端肥大病人无此抑制,个别有反常升高。肝脏疾病、糖尿病及肾衰竭也可无 GH 抑制。

GH 的作用主要经 IGF-1 介导来完成,血清 IGF-1 水平与肢端肥大患者病情活动的相关性较血清 GH 更密切。活动期肢端肥大患者血清 IGF-1 水平升高。由于 IGF-1 水平的正常范围与年龄和性别显著相关,因此测定结果应与年龄和性别相匹配的正常值范围(正常均值±2个标准差)对照。当患者血清IGF-1水平高于与性别和年龄相匹配的正常值范围时,判断为血清IGF-1水平升高。

3.视力及视野的检查　当垂体腺瘤压迫视交叉时,典型的视野改变为双颞侧偏盲。

4.影像学检查

(1)头颅X线平片或蝶鞍断层检查:要求有正、侧位,了解蝶鞍大小、鞍背、鞍底等骨质破坏的情况,对考虑经蝶窦入路的病人有帮助。

(2)CT检查:现已经被MRI取代。在不宜行MRI检查时(如心脏起搏器)可以行CT检查。应行轴位及冠状位重建,薄层扫描更有意义。脑CT可以了解额窦及蝶窦发育状态,蝶窦纵隔的位置及蝶鞍区骨质破坏的情况,肿瘤与蝶窦的关系等。为显示鞍旁颈内动脉和除外脑动脉瘤时应行脑血管造影。CT平扫可见有低密度改变;蝶鞍局部骨质破坏;腺垂体表面局部膨隆;垂体柄移位(不可靠,正常情况下也可以向对侧偏移)。增强扫描(静脉内注射强化)可见:正常垂体明显强化(无血脑屏障);大型腺瘤强化较正常垂体明显;微腺瘤强化少(可能更慢)。

(3)MRI检查:是垂体腺瘤影像学首选的检查方法。通常情况下神经垂体在T₁像表现为高信号,缺乏此征象常伴有尿崩症。通过MRI可以了解肿瘤与脑池、海绵窦、颈内动脉、视神经视交叉、第三脑室的关系,如肿瘤侵犯海绵窦情况,显示颈内动脉和(或)颈内动脉受累情况等。75%的病人T₁像表现为低信号,T₂像表现为高信号(25%的表现不典型,可以与上述情况相反)。肿瘤强化情况时间依赖性很强,MRI必须在注药后5min成像才能显示微腺瘤。垂体柄的移位也提示垂体腺瘤。

5.其他检查　对于垂体GH腺瘤,即使患者无心脏疾病,仍需行超声心动图检查;因25%～60%的患者存在阻塞性呼吸睡眠暂停综合征,需要行呼吸睡眠监测;结肠镜排除结肠息肉等病变。

临床上主要依据各种垂体腺瘤的临床表现、内分泌学检查和影像学检查结果,以及垂体腺瘤占位所产生的相关症状等情况,进行全面分析后做出相应诊断。对早期的垂体微腺瘤,尤需进行细致的检查和对不典型症状的分析,以确定肿瘤的有无及其部位、类型、性质、大小等。

七、鉴别诊断

1.颅咽管瘤　小儿多见,首发症状常为生长发育迟缓、多饮多尿等内分泌异常表现,CT扫描显示鞍区肿瘤呈囊性、实性或囊实相间,可伴钙化,钙化斑为其特征,MRI可见垂体信号,蝶鞍扩大不明显,肿瘤通常向鞍上生长。

2.脑膜瘤　多见成年人,内分泌学检查正常,CT及MRI检查为均匀密度或信号强度的病变,明显强化,可以见脑膜尾征,囊性变少见,可以见垂体信号。

3.床突旁动脉瘤　无明显内分泌障碍。CT及MRI可见正常垂体信号,鞍旁可以有或无钙化,病变呈混杂信号。明确诊断需DSA或CTA检查。

4.视神经胶质瘤　多见于小儿,主要表现为视力下降明显,无内分泌异常表现,可以合并神经纤维病变的表现。

5.脊索瘤　好发于颅底中线部位的肿瘤,常有多数脑神经损害的表现,CT及MRI示肿瘤主要位于斜坡,可以侵及蝶窦,但较少向鞍上生长,可以见到骨质破坏及垂体信号。

6.表皮样囊肿　常易于鉴别,通常在CT及MRI分别表现为低密度及低信号强度病变,边界锐利,沿脑沟及脑池生长。

7.生殖细胞瘤　多见少儿,首发症状为多饮多尿,垂体激素水平正常或低下。

8.空泡蝶鞍综合征　有时在临床表现上与垂体腺瘤无法鉴别。但 CT 及 MRI 可以见同脑脊液样信号强度相同病变局限于鞍内,无鞍上发展。

9.拉克囊肿　系颅咽管的残留组织,多表现为囊性病变,内分泌异常表现少见。

10.垂体脓肿　少见。CT 或 MRI 可以见明显的环状强化影像。可以有或无手术史、全身感染史。

八、治疗

(一)外科手术治疗

1.外科手术适应证

(1)垂体泌乳素腺瘤:药物治疗效果欠佳;不能耐受药物治疗;拒绝服用药物治疗;肿瘤巨大伴明显视力视野障碍。

(2)垂体 ACTH 腺瘤:明确诊断后,手术治疗是首选方法。

(3)肢端肥大症:外科手术是首选治疗方法。

(4)垂体无功能微腺瘤:可以随诊观察。

(5)大腺瘤:垂体泌乳素腺瘤,伴垂体卒中或囊性变,药物治疗效果不佳者;有视神经视交叉受压者,即使没有内分泌异常或视野缺损,但视觉结构可能会受到损伤,也需要手术治疗。

(6)急性和迅速的视力或其他神经功能恶化。可能意味着视交叉缺血、出血或肿瘤梗死(垂体卒中),失明通常需要急诊手术减压。

(7)对于诊断不明确的患者,手术治疗可以获得病变组织用于病理诊断。

2.外科手术入路

(1)经颅入路:大多数垂体腺瘤可以采用经蝶窦入路手术,但在某些情况下应该考虑开颅手术,蝶鞍扩大不明显,肿瘤主要位于鞍上,尤其是肿瘤被鞍膈孔束紧,肿瘤呈“哑铃形”;向前、中颅底生长,且大于鞍内部分的肿瘤。

1)经额底入路:临床上常用的开颅入路包括经额下入路、经翼点入路、眶上锁孔入路等,优点是术中肿瘤及周围结构显露清楚。与经蝶窦入路手术相比,并发症发生率及死亡率相对较高,病人难以接受。对于那些肿瘤质地坚硬、血供丰富或呈哑铃状生长的肿瘤及鞍外扩展明显的巨大肿瘤常常需要经颅入路手术治疗。

Schwartz 等分析 3470 例手术并进行系统评价,比较内镜经鼻蝶窦入路手术、显微镜经鼻蝶窦入路手术、开颅手术的优劣。内镜经鼻蝶窦手术全切率高,复发率低,但脑脊液漏的发生率高于后两者;经蝶窦入路手术癫痫、刀口感染的发生率非常低。当然,本研究也有明显的选择性偏倚。经蝶窦手术、经颅手术患者肿瘤的大小、侵袭性有差异,影响了结果的判断。随着内镜技术和手术器械的发展,其在垂体腺瘤手术尤其侵袭性巨大腺瘤中会有越来越多的应用。

手术并发症:下丘脑功能障碍;颅底血管损伤;腺垂体及神经垂体功能暂时或永久障碍;术后视功能障碍加重。

2)经纵裂入路:适于肿瘤大部位于第三脑室前部,充满鞍上池,未侵入第三脑室者。

3)经胼胝体入路:适于肿瘤侵入第三脑室和(或)侧脑室,脑积水明显。视交叉下方和鞍内部分肿瘤显露不佳。

4)经侧脑室入路:适于肿瘤侵入侧脑室,室间孔明显梗阻。对鞍内显露不好。

5)经翼点入路:适于肿瘤向鞍旁、颅中窝底生长,并向鞍后发展者。

手术并发症:下丘脑功能障碍;颅底血管损伤;腺垂体及神经垂体功能暂时或永久障碍;术后视功能障碍加重。

(2)经蝶窦入路:约95%的垂体腺瘤(垂体微腺瘤及绝大多数垂体大腺瘤)手术可以通过此入路完成,是目前最常用的手术入路。与传统经颅入路手术相比,经蝶窦入路手术除了可以彻底切除肿瘤外,还降低术中对脑组织、脑神经和血管的损伤、耗时短、不影响外貌,患者容易接受,以及并发症少、病死率低等优点。对于向鞍外侵袭性生长的肿瘤,可采用扩大经蝶窦入路切除。内镜下经蝶窦入路切除垂体腺瘤具有微创、手术视野开阔、并发症少、病人恢复快等特点,近年来被广泛应用于临床。结合神经导航技术、术中磁共振(iMRI)技术、术中多普勒技术、术中荧光造影技术、神经电生理监测技术等可以更安全、有效地切除肿瘤。

绝大多数神经外科医师采用单鼻孔入路,通过扩大蝶窦开口或者于鼻中隔根部与蝶窦结合处切开进入蝶窦腔,不建议过多的分离鼻黏膜,因后者术后需要鼻腔堵塞和术后较长的住院时间。

近年来,有学者在经蝶窦入路的基础上提出了沿垂体腺瘤假包膜包膜外切除肿瘤的方法,可以提高肿瘤的全切率、保护正常垂体功能、减少术后复发率及并发症。文献报道70.9%的PRL腺瘤、55.0%的GH腺瘤、40.0%的ACTH腺瘤、50.7%的无功能腺瘤存在假包膜,平均55.7%。微腺瘤的假包膜多是完整的,包绕整个肿瘤,而大腺瘤的假包膜常有缺损,无法完整包绕肿瘤,肿瘤会向正常的腺垂体组织中浸润生长。肿瘤可穿透假包膜向周围正常结构,呈侵袭生长,这是肿瘤复发和难以全切的原因。手术中辨认并沿假包膜可全切肿瘤,复发率低,避免损伤正常垂体功能。

对于侵袭性或一般情况较差的垂体GH腺瘤,术前可使用生长抑素类似物,以提高手术疗效和安全性。

对于库欣病患者,术中可疑病变可送冷冻病理检查,如证实为肿瘤可利用显微外科技术切除肿瘤;如未发现肿瘤,应探查整个蝶鞍,如仍未发现肿瘤,可根据BIPSS提示的肿瘤侧别切除同侧半的垂体,即使BIPSS对肿瘤位置提示的准确率只有65%;如仍未控制高皮质血症或复发的患者,可考虑全垂体切除、双侧肾上腺切除、放射治疗及药物治疗。术后几个月多有肾上腺功能低下,需要补充糖皮质激素。有关库欣病的治愈判定标准,目前尚存有争议。文献报道有采用术后早期(24~48h)晨8时血F、ACTH、24h的UFC及地塞米松抑制试验来判断愈后,如术后早期(24~48h)晨8时血F$<2\mu g/dl$提示治愈,ACTH$>$20ng/L预测术后复发可能性增加。但是,根据长期随访的结果显示即使再严格的标准也无法100%的判断肿瘤是否治愈及预测肿瘤的复发,仍然需要终身的随访。关于库欣病术后长期疗效的判断仍然需要规范的前瞻性研究来建立标准。

经蝶窦入路的手术死亡率<1.5%,多个中心报道无死亡病例。常见的术后并发症包括术区局部血肿、脑脊液漏、尿崩症、鼻出血、脑膜炎、静脉血栓、低钠血症、感染、永久性尿崩和垂体功能低下。

3.术后并发症(经蝶窦入路)　手术并发症主要有术后垂体功能低下、脑脊液鼻漏、鞍内血肿、鼻出血(假性动脉瘤破裂出血)、尿崩症(绝大多数为一过性)、水电解质紊乱、眼肌麻痹、鼻中隔穿孔、嗅觉下降等。

(二)放射治疗

在垂体腺瘤治疗过程中,由于放射治疗起效较慢而且常常会引起垂体功能低下,所以目前主要是作为辅助治疗手段,用于那些手术治疗后激素水平仍未达到正常水平或仍有肿瘤残余的患者,主要目的是抑制肿瘤细胞生长,同时减少分泌性肿瘤激素的分泌。放疗也可作为首选治疗方法用于那些有明显手术禁忌证或拒绝手术治疗的患者。

1.常规放射治疗　通常垂体腺瘤实施分次放射治疗,总剂量4000~5000cGy,每周为180cGy,持续6周。更高剂量的辐射在控制肿瘤及提高生存率方面没有更好效果,相反带来更多的不良反应。对于GH

腺瘤,治疗10年后约50%可达到内分泌治愈(GH<2µg/L,IGF-1正常)。主要并发症为垂体功能低下和视功能下降。

2.立体定向放射外科治疗　应用立体定向三维定位方法,把高能射线准确地汇聚在颅内靶灶上,可以在较短时间和有限范围内使辐射线达最大剂量,一次性或分次毁损靶灶组织,而对靶灶周围正常组织影响很小。目前常用的方法是γ刀和X刀。由于X刀是直线加速器作放射源,其准确性和疗效较γ刀差。立体定向放射外科是近年来发展较快的放射治疗手段。放疗一般起效慢,治疗后至少1~2年才能达到满意效果,对那些需要迅速解除对邻近组织结构压迫方面效果不满意。如GH腺瘤经γ刀治疗5年后,约50%患者OGTT试验GH水平可小于1µg/L。按照GH<2µg/L和IGF-1下降至年龄和性别相匹配正常范围内的标准,γ刀治疗24~36个月后17%~35%的患者可治愈。不良反应有急性脑水肿、脑组织放射性坏死、肿瘤出血、脱发和垂体功能减退等。

有关放射治疗仍有许多问题需要研究。比如放射治疗潜在的安全性问题,与脑血管病的关系仍不清楚,与继发肿瘤是不是有关系,长期的并发症如神经认知改变,常规放射治疗与立体定向放射治疗的比较等。

以下情况考虑放射治疗。

(1)作为外科手术的替代治疗方法:当病人一般状况差或合并有其他系统疾病,不能承受全身麻醉手术时,或病人拒绝手术时。

(2)作为外科手术的辅助治疗方法

1)复发、残余肿瘤无法再次手术切除且继续增长。

2)肿瘤巨大或侵袭性垂体腺瘤,外科手术切除难度较大时,可考虑术前进行放射治疗,待肿瘤缩小后在进行外科手术治疗。

(三)药物治疗

1.垂体PRL腺瘤的药物治疗　垂体PRL腺瘤的首选治疗方案是多巴胺受体激动药治疗。溴隐亭对腺瘤的作用是基于对泌乳素mRNA生成的抑制,进而抑制泌乳素的生成。在应用溴隐亭进行治疗时,肿瘤细胞结构逐渐退化、肿瘤体积变小,最终破碎和纤维化,能有效降低血清泌乳素水平,抑制泌乳,纠正月经失调。尽管没有资料显示多巴胺受体激动药会对胎儿有危害,但如果发现妊娠还是要根据具体情况建议停药或继续服用药物治疗。与溴隐亭相比,卡麦角林能更有效地降低血清泌乳素浓度至正常水平。同时卡麦角林的不良反应很小,患者的耐受性更好。卡麦角林在缩小肿瘤体积上也是非常有效的。非常遗憾的是此药目前仍未进入国内市场。妊娠前和妊娠妇女不推荐使用卡麦角林。在有更多证据之前,这类患者的首选依然是溴隐亭。

2.垂体GH腺瘤的药物治疗　目前治疗GH腺瘤的主要有三类药物,如多巴胺受体激动药(DAs)、生长抑素受体类似物(SRLs)、生长激素受体拮抗药(GHRA)。对于药物治疗过程中妊娠的患者,建议停药,因为目前没有足够的证据证明怀孕期间用药的安全性。

SRLs主要作用于生长抑素受体亚型2和5,减少肿瘤分泌生长激素。适应证为外科手术难以治愈的患者,如肿瘤向蝶鞍外生长但没有压迫视神经;术后未达到内分泌治愈;术前用药以避免立即手术可能发生的严重并发症;在放射治疗未起效的过程中控制病情。长效SRLs(善龙)是临床上最常用的药物之一,可以有效治疗垂体生长激素腺瘤(GH),对TSH腺瘤也有一定疗效,可以降低血GH和TSH水平并使肿瘤缩小。长期随访表明70%患者GH可下降至2.5ng/L以下,IGF-1正常,但一般SRLs治疗10年后才能达到最佳效果。75%的患者肿瘤体积缩小可超过20%,平均为50%。药物不良反应主要包括腹胀、胆囊结石(很少引起胆囊炎)、胰腺炎。

目前临床上应用的 GHRA 只有 pegvisomant,适应证为其他药物治疗过程中 IGF-1 仍持续升高;单独或与 SRLs 联合用药,目前尚缺乏足够的证据比较两者优劣。2%的患者肿瘤会继续生长,25%患者暂时性肝功能异常。

临床上常用的 DAs,包括溴隐亭和卡麦角林,文献报道仅卡麦角林对 10%的 GH 腺瘤患者有效。适应证为患者要求口服药物;部分患者术后 PRL 明显高于正常,GH 及 IGF-1 中度升高;SRLs 已达最高剂量但效果不佳者作为联合用药。高剂量、长时间用药有引起心脏瓣膜疾病的风险,应监测超声心动图。

对 GH 腺瘤的药物治疗,尚有许多问题有待研究,如各种 SRLs 疗效的比较、GHRAs 单独用药及联合 SRLs 的比较、各种药物的经济学比较等。

3.垂体 ACTH 腺瘤的药物治疗　垂体 ACTH 腺瘤首选治疗为手术,术后未愈的病人可以接受放射治疗,但治疗时间较长,药物治疗是重要的辅助手段。

类固醇生成抑制药:此类药物为临床常用的药物之一,可缓解高皮质血症,但不能使肿瘤体积缩小。酮康唑可抑制多种类固醇酶,降低皮质醇水平,对 70%~80%患者有效。注意监测肝酶。甲吡酮为 11-羟化酶抑制药,可使 70%~80%患者皮质醇水平正常,如与其他类固醇生成抑制药联合应用,可以提高其药效。

多巴胺受体激动药:文献报道应用卡麦角林治疗 2 年后,40%的库欣病患者有效。

生长抑素类似物:Pasireotide 作用于 SSR 1、2、3、5,而垂体 ACTH 腺瘤多表达 SSR5。近期一项 II 期临床试验表明应用 Pasireotide2 周后,16%的库欣病患者 24h 的 UFC 降为正常。常见的不良反应为胃肠道反应、高血糖等。III 期临床试验目前正在进行。

糖皮质激素受体拮抗药:米非司酮是 2 型糖皮质激素受体和孕酮受体,可应用各种原因引起的高皮质醇血症,包括库欣病。常见的不良反应为低血钾、高血压、子宫内膜增生、流产等。

4.促甲状腺素(TSH)腺瘤　此类肿瘤首选治疗为手术,术前要控制甲状腺功能亢进状态,目前常采用善龙治疗作为术前准备。对于手术未治愈者,药物可作为辅助治疗措施。大多数 TSH 腺瘤表达 TSH 和生长抑素受体(SSTR2、SSTR5),多巴胺受体在有些肿瘤上表达。溴隐亭最早用来治疗 TSH 腺瘤,研究也较早,但是结果有争议。此外,生长抑素类似物也用来治疗 TSH 腺瘤。在大多数病例中,长效生长抑素类似物可以减少 TSH 的分泌。除内分泌作用外,近 50%的病例可以缩小肿瘤体积。

九、预后

垂体腺瘤手术效果良好率一般是 60%~90%,但也有较高的复发率。术后需定期随诊观察临床症状,做内分泌学和放射学检查。垂体腺瘤的复发与手术切除不彻底、肿瘤侵蚀性生长、累及硬膜、海绵窦或骨组织、垂体细胞增生等因素有关。垂体无功能微腺瘤即使不进行治疗预后仍良好。

(葛学成)

第五节　听神经瘤

听神经瘤起源于听神经的鞘膜,应称听神经鞘瘤,为良性肿瘤,大多发生于一侧。少数为双侧者,多为神经纤维瘤病的一个局部表现。绝大多数听神经鞘瘤发生于听神经的前庭支,起于耳蜗神经支者极少。该肿瘤多先在内听道区发生,然后向小脑脑桥角发展。肿瘤包裹膜完整,表面光滑,也可有结节状。肿瘤主体多在小脑脑桥角内,表面覆盖一层增厚的蛛网膜。显微镜下主要有两种细胞成分:Antoni A 和 Antoni B 型细胞,可以一种细胞类型为主或混合存在,细胞间质主要为纤细的网状纤维组成。随肿瘤向小脑桥脑角方向生长及瘤体增大,与之邻近的脑神经、脑干和小脑等结构可相继受到不同程度的影响。往往向前上方挤压面神经和三叉神经;向下可达颈静脉孔而累及舌咽、迷走和副神经;向内后发展则推挤压迫脑干、桥臂和小脑半球。

【诊断标准】

1.临床表现

(1)病史:听神经瘤的病程较长,自发病到住院治疗时间平均期限为数月至 10 余年不等。

(2)症状:首发症状几乎均为听神经本身的症状,包括头昏、眩晕、单侧耳鸣和耳聋。耳鸣为高音调,似蝉鸣样,往往呈持续性,多同时伴发听力减退。

1)耳蜗及前庭神经症状头昏、眩晕、耳鸣和耳聋。

2)头痛:枕和额部疼痛。

3)小脑性共济运动失调、动作不协调。

4)邻近脑神经损伤症状:患侧面部疼痛、面肌抽搐、面部感觉减退、周围性面瘫。

5)颅内压增高:双侧视盘水肿、头痛加剧、呕吐和复视等。

6)后组脑神经和小脑损伤症状:吞咽困难、进食发呛、眼球震颤、小脑语言、小脑危象和呼吸困难。

2.辅助检查

(1)听力试验

1)电测听检查比较准确的听力检查方法。蓝色为气导曲线,红色为骨导曲线。正常值为 20dB。听神经鞘瘤为高频听力丧失。

2)脑干听觉诱发电位(BAEP)检查目前最客观的检查方法。听神经鞘瘤通常为Ⅰ～Ⅲ和Ⅰ～Ⅴ波峰潜伏期延长,或除Ⅰ波外余波消失。

(2)神经影像学检查

1)头部 X 线片:可拍摄侧位片、汤氏位片或司氏位片。以了解内听道口及岩骨破坏情况,特别是内听道口扩大最具诊断意义。

2)头部 CT 检查:要求有 CT 增强像,以避免遗漏小的肿瘤,并有岩骨的骨窗像,从中可了解内听道口、岩骨的破坏情况、肿瘤性状。

3)头部 MRI 检查:可以清楚地显示肿瘤的性状(大小、边界、血运、侵及的范围、瘤周水肿)、与周围组织的关系,特别是了解与脑干和血管的关系,有无继发幕上脑积水。

3.鉴别诊断　应与表皮样囊肿、脑膜瘤、三叉神经鞘瘤或其他脑神经鞘瘤,第四脑室肿瘤、小脑或脑干外侧肿瘤、转移瘤或其他恶性肿瘤,蛛网膜囊肿等相鉴别。

【治疗原则】

1.常用的治疗方法

(1)临床观察:密切观察症状、听力(听力测定),定期影像学检查了解肿瘤生长情况(每 6 个月 1 次 CT 或 MRI 检查,持续 2 年,如果稳定改为每年 1 次)。如症状加重或肿瘤生长＞2mm/y,在一般情况良好时建议采取手术治疗,如患者一般情况差可行立体定向放射治疗。

(2)放射治疗(单独或作为外科手术的辅助性治疗)包括外放射治疗和立体定向放射治疗。

(3)外科手术治疗。

2.选择治疗方法

(1)应考虑以下因素选择不同的治疗方法

1)患者的一般情况,如年龄、主要器官功能状态,以及是否合并其他系统疾病等。

2)肿瘤大小和部位。

3)肿瘤发展速度。

4)是否存在有用听力,是否能保留有用听力。

5)第Ⅶ、Ⅴ脑神经功能的保留。

6)是否为神经纤维瘤病。

7)各种干预性治疗方法的效果(包括远期副作用)。

8)患者的要求和意见。

(2)一般选择原则

1)随访观察仅限于无占位效应症状的老年患者。

2)小型肿瘤(直径≤3cm)建议手术治疗。不能耐受手术者可观察或做γ刀治疗。

3)大型肿瘤(直径>3cm)建议手术治疗。如果患者不能难受手术或术后复发建议放射治疗。

4)选择放射治疗方式时,如果肿瘤直径≤3cm,适合立体定向放射治疗。

3.手术入路及适应证

(1)枕下乙状窦后入路,适于Ⅰ～Ⅳ型肿瘤切除。乳突后直切口适于Ⅱ型及部分Ⅲ型肿瘤的切除。

(2)经岩骨入路是以岩骨为中心,颅中窝、颅后窝的联合入路,适于向斜坡发展的肿瘤切除。

(3)经迷路入路适用于位于内所道的小肿瘤。

听神经鞘瘤显微手术全切的标准应该是肿瘤的全切除＋面听神经的解剖保留,小肿瘤还应争取听神经功能的保留。

4.术后处理

(1)给予脱水、激素治疗,注意有出现消化道出血的可能。

(2)患者术后神志未清醒,应行头部CT检查。

(3)术后面瘫、眼睑闭合不全者,应用眼罩将眼封闭,每日涂抗生素眼膏。如发现结膜炎,可缝合眼睑。

(4)术后3天内应严格禁食,3天后可试进流食。患者术后的第一次进食,应该由医生实施,从健侧口角试喂水,严密观察有无后组脑神经损伤的表现。因吞咽呛咳不能进食,术后3天起给予鼻饲,加强营养。

(5)随诊与复查听神经鞘瘤术后主要是观察面、听神经的功能,特别是对于术前有残存听力的患者,术后听力情况更为重要,了解有无纯音听力或语言听力。

(6)对未能全切除的肿瘤者,可行γ刀或X刀治疗。

(7)面瘫严重者,可于术后1年内行面神经功能重建手术,如面-舌下神经吻合术。

(赵　毅)

第六节　颅咽管瘤

肿瘤来源于原始口腔外胚层形成的颅咽管残余上皮细胞,是常见的颅内先天肿瘤,各年龄均可发病,但以青少年多见。肿瘤多发于鞍上,可向下丘脑、鞍旁、第三脑室、额底、脚间前池发展。压迫视交叉、垂体,影响脑脊液循环。肿瘤多数为囊性或部分囊性,完全实质性者较少见。肿瘤囊壁由肿瘤结缔组织基质衍化而来,表面光滑。囊壁内面可见小点状钙化灶。囊内含有黄褐色或暗褐色囊液,并含有大量胆固醇结晶。显微镜下可见典型的造釉器样结构。

【诊断标准】

1.临床表现

(1)发病年龄:5～10岁好发,是儿童最常见的鞍区肿瘤。

(2)下丘脑及垂体损伤症状:小儿较成人多见。肥胖、尿崩症、毛发稀少、皮肤细腻、面色苍白等。儿童体格发育迟缓,性器官发育不良。成人性功能低下,妇女停经、泌乳等。晚期可有嗜睡、乏力、体温调节障碍和精神症状。

(3)视力视野障碍:肿瘤位于鞍上,可压迫视神经、视交叉,甚至视束,早期即可有视力减退,多为缓慢加重,晚期可致失明。视野缺损差异较大,可有生理盲点扩大、象限性缺损、偏盲等。成人尚可见到双颞侧偏盲、原发性视神经萎缩;儿童常有视盘水肿,造成视力下降。

(4)颅内压增高症状:造成颅内压增高的主要原因是肿瘤向上生长侵入第三脑室,梗阻室间孔。颅高压在儿童除表现为头痛、呕吐外,还可出现头围增大、颅缝分离等。

(5)局灶症状:肿瘤向鞍旁发展可产生海绵窦综合征;向颅前窝发展,可有精神症状、记忆力减退、大小便不能自理、癫痫及失嗅等;向颅中窝发展,可产生颞叶损伤症状;少数病例,肿瘤向后发展,产生脑干及小脑症状。

2.辅助检查

(1)头部 X 线:鞍上有钙化斑(儿童 90%,成人 40%)。同时在儿童还可见颅缝分离,脑回压迹增多等。

(2)头部 CT:鞍上占位病变,可为囊性或为实性。多有钙化灶且有特征性的环状钙化(蛋壳样)表现。

(3)头部 MRI:鞍上占位病变。肿瘤影像清晰,实体肿瘤表现为长 T_1 和长 T_2;囊性表现取决于囊内成分,液化坏死和蛋白增高为稍长 T_1 和长 T_2,液化胆固醇为短 T_1 和长 T_2。

3.实验室检查 血内分泌检查血 GH、T_3、T_4、LH、FSH、ACTH、PRL 等检测值常低下。

4.鉴别诊断

(1)第三脑室前部胶质瘤:高颅压表现较典型,但无内分泌症状;无钙化;头部 MRI 有助诊断。

(2)生殖细胞瘤尿崩症:表现突出,但可伴有性早熟,肿瘤也无钙化。

(3)垂体腺瘤:垂体腺瘤儿童少见,一般无高颅压,无生长发育迟缓等表现,鞍区无钙化。

(4)该部位肿瘤还需与脑膜瘤、鞍旁动脉瘤等鉴别。

【治疗原则】

1.外科手术治疗

(1)全切除(根治性切除)。

(2)选择性次全切除:限制性手术后行放射治疗。

(3)囊肿穿刺(立体定向或内镜下):以改善视力,解除肿瘤压迫为主,同时可注入囊液容积半量的同位素,行瘤内或间质照射。仅适合于囊性或以囊性成分为主的肿瘤。

(4)分期手术

1)全切手术前可先行瘤囊穿刺减压。

2)实性肿瘤可先切除下部肿瘤,上部肿瘤可能下移至手术易于达到的部位。

3)分期手术可为儿童患者赢得时间,后期行根治手术时下丘脑的耐受力增强。

2.放射治疗 外部分量放射治疗或立体定向放射治疗。外部分量放射治疗多作为手术的辅助治疗,如选择性次全切或囊穿刺。而立体定向反射外科由于是单次治疗,对肿瘤附近的下丘脑和视路可施加较大的不能接受的放射剂量而产生较大的副损伤。

3.选择治疗方法时可参考以下因素

(1)患者年龄,一般状况,肿瘤大小和范围,是否合并脑积水和下丘脑症状等。

(2)根治性手术可较好地控制肿瘤复发,但可能遗留较为严重的下丘脑功能障碍;限制性手术后肿瘤复发率较高,复发肿瘤行二次手术时,原有的神经功能障碍可能进一步加重,同时可给患者造成更多的心理和经济负担。

(3)成人下丘脑对损伤的耐受性较儿童强。

(4)放射治疗虽然也有助于控制肿瘤复发,但可影响大脑的发育,尤其是小儿。所以不主张对于年龄较小的患儿采用放射治疗,建议儿童颅咽管瘤尽可能根治性切除。放射治疗则越可能拖后越好。

(5)患者和家属的意见。

4.主要手术间隙(视交叉旁间隙)　第Ⅰ间隙:视交叉前间隙。

第Ⅱ间隙:视神经-颈内动脉间隙。

第Ⅲ间隙:颈内动脉-动眼神经间隙。

第Ⅳ间隙:终板。

第Ⅴ间隙:颈内动脉分叉后间隙。

5.手术入路及适应证

(1)经蝶窦入路:适用于鞍内颅咽管瘤。

(2)经额底入路:适用于鞍上-视交叉前-脑室外生长的肿瘤。

(3)翼点入路:最常用的手术入路,适用于主体位于鞍上的肿瘤。该入路要点是充分显露视交叉前间隙,视交叉-颈内动脉间隙和颈内动脉-动眼神经间隙,利用这3个间隙切除肿瘤。

(4)终板入路:打开终板,可显露并切除突入第三脑室(前部)的肿瘤。

(5)经胼胝体-穹窿间入路或经脑室入路:适合于肿瘤主体位于第三脑室内的肿瘤,由胼胝体可进入一侧侧脑室,或分开两层透明隔进入第三脑室,可直接暴露肿瘤顶部。由于儿童对于切开胼胝体反应较小,所以此入路尤为适合。成人可因切开胼胝体而出现术后缄默状态。此入路对于视交叉下,视交叉旁和鞍内显露较差。

(6)颅眶颧入路:适用范围与翼点入路基本相似,但该入路对于脑牵拉小;其显露范围与翼点入路相比较,可增加颈内动脉-动眼神经间隙和颈内动脉分叉后间隙的显露,对视交叉下方和漏斗部的观察角度增大,切除肿瘤时减小了对视神经和视束的牵拉。

6.手术后影像学评估(表 5 -1)

表 5-1　颅咽管瘤术后影像学评估

术后 CT 分级		术后 MRI 分级
1 级　正常 CT	全切除	正常 MRI
2 级　残留微小钙化斑		
3 级　残留小钙化块	次全切除	小强化病变,无占位效应
4 级　小强化病变,无占位效应		
5 级　显著强化病变,有占位效应	部分切除	显著强化病变,有占位效应

注:影像学复查时间:早期建议术后 3 天以内,否则建议术后 3 个月复查,防止术后在术区因炎性反应导致的强化表现干扰手术效果的评估

7.术后合并症及防治

(1)下丘脑损伤:主要表现为尿崩症(和电解质紊乱)、高热和意识障碍。

如出现体温失调,特别是高热,应行物理降温或低温对症治疗。

术后记录 24 小时出入量,注意尿色和尿比重;术后当天及以后 3～5 日内监测血电解质,出现异常时应每日至少复查 2 次,及时调整水盐摄入量。

常见的水钠平衡失调包括以下几种。

1)高渗性脱水(高钠血症):细胞外液中钠/水的相对值增加,细胞内液浓缩;临床表现多数伴有渴觉功能异常、昏迷等,严重时可导致蛛网膜下腔出血(SAH)和脑内出血。治疗原则包括补液和减少水的丢失并重。

失水量估计法:<2%(150mmol/L);2%～4%(160mmol/L);4%～6%(>160mmol/L);计算法:[Na]浓度差×体重(kg)×4。

补液途径包括:胃肠道为主、输液为辅、速尿排钠、补充细胞外液。应保持血钠下降速度<0.05mmol/h。有条件应同时监测中心静脉压,结合尿量来指导补液量。

2)尿崩症:若尿量超过 250ml/h,持续 1～2 小时,尿比重低于 1.005,可诊断尿崩症。

应注意补充丢失的液体,同时结合药物治疗。常用药物:醋酸去氨加压素片。

——长效制剂,30～45 分钟起效,可维持 4～8 小时。

——药效存在个体差异。

——小剂量开始,控制尿量<150ml/h。

——给药指征连续 2 小时尿量> 200～250ml/h。

——过量引起少尿/尿闭(用速尿对抗)、水中毒。

——尿是排钠的重要途径。单纯依靠减少尿排出纠正高钠是错误的,应补水排钠并重。

3)低渗性脱水/低钠血症:血钠浓度<136mmol/L。原因包括钠的丢失和(或)水的摄入过多。临床上可导致癫痫、精神障碍、脑水肿/颅压高等。

低钠血症出现时间不明患者可能已发展为症状轻微的慢性缺钠,应通过限制液体入量缓慢治疗。出现急性低钠血症的患者,有发生脑疝的危险,应迅速治疗。

钠的补充及估算如下。

估计法(g/kg):(130～135)/0.5;(125～129)/0.75;<125/1;补钠的速度取决于低钠血症的急缓和症状的严重程度。

低钠血症纠正过慢可增加致残率和死亡率,但治疗速度过快则会伴发脑桥中心性脱髓鞘(CPM)。此为一种常见的桥脑白质病变,也可发生于大脑其他部位的白质,表现为隐匿性四肢软瘫、意识改变、脑神经异常及假性球麻痹。早期可表现为不同程度的意识障碍,43%的患者可有尿失禁,癫痫少见。

下述治疗方法 CPM 发生率降低。

——纠正低钠血症过程中避免出现正常血钠或高血钠,经常检查血钠水平。

——如果血钠在 17±1 小时以上超过 126mEq/L,停止补钠。

——24 小时内血钠升高幅度超过 10mEq/L,停止补钠。

——纠正速度不要超过(1.3 +0.2) mEq/ (L·h)。

——缓慢补充 3%或 5%氯化钠注射液。

——同时加用速尿,防止容量过多。

——检查 K^+ 丢失量,适当补充。

（2）脑积水：如术后出现继发脑积水，可行分流术。

（3）化学性脑膜炎：术中避免囊液流入脑室和蛛网膜下隙，如发生脑膜炎，可给激素治疗，多次腰椎穿刺充分引流炎性脑脊液。

（4）癫痫：手术当日不能口服时，应静脉或肌内注射抗癫痫药，手术后早期静脉持续泵入抗癫痫药物，如丙戊酸钠缓释片 1mg/（kg·h），能进食后替换为口服抗癫痫药，注意保持抗癫痫药物的有效血药浓度，同时注意皮疹、血细胞下降和肝功能损害等药物副作用。

（5）其他局部神经功能障碍：如偏瘫、失语等。高压氧治疗具有一定疗效。偏瘫患者应注意患肢的被动活动和锻炼，防止关节僵硬和肌肉萎缩；短期内不能下地的患者应给予预防深静脉血栓和肺栓塞的治疗，如注射用低分子肝素钙和弹力袜等。

（6）内分泌功能障碍：术后应常规复查垂体和下丘脑激素水平，并与术前相比较。对于内分泌功能障碍的患者，应尽可能给予相应的内分泌药物替代治疗。

急性继发性肾上腺皮质功能减退治疗注意事项如下。

1）应及时补充糖皮质激素，如氢化可的松。

2）给药方法：早期静脉滴注，并逐渐过渡到口服。

3）减药：达到生理剂量后改为每日 1 次口服，每周减 2.5mg，2～4 周后减至 10n,g/d；然后每 2～4 周测晨 8 时血清皮质醇浓度水平；晨 8 时血清皮质醇浓度＞ 10μg/dl 时可停药，但同时需注意减药反应、应激状态、长期应用皮质醇 2 年内仍有出现肾上腺皮质功能不全的可能等。

4）应用后可出现下丘脑-垂体-肾上腺轴（HPA 轴）抑制，类同醇应用 1 个月以上，HPA 轴恢复至少需要 1 年，所以不建议长期大剂量应用激素类药物。神经外科大多数情况下用 5～7 日糖皮质激素，在停药后一般不会出现肾上腺皮质功能不全；如果连续应用 2 周或以上，减药一般至少也需 2 周以上。

（7）残存肿瘤：手术未能全切肿瘤时术后可行放射治疗，对于控制肿瘤复发具有一定效果。但鉴于放射治疗的副作用，尤其对大脑发育的影响，不主张对儿童患者行放射治疗，尤其是学龄前儿童。

（韩永刚）

第七节　海绵窦肿瘤

海绵窦脑膜瘤是指发生于海绵窦壁或累及海绵窦的脑膜瘤。手术切除困难，难以彻底，术后并发症多。

【诊断标准】

1.临床表现

（1）头痛：原发海绵窦脑膜瘤症状出现较早，头痛可能是本病的早期症状。

（2）脑神经功能障碍：累及走行于海绵窦的脑神经可出现相应症状和体征，第Ⅲ、Ⅳ、Ⅴ和Ⅵ脑神经麻痹常见，如眼外肌麻痹、三叉神经的第一或第二支分布区疼痛。肿瘤压迫视神经可出现视力视野障碍等。

（3）眼球突出。

（4）来自颅底其他部位的脑膜瘤累及海绵窦者，患者早期先有肿瘤原发部位的症状，而后逐渐出现海绵窦受损害的症状。

2.辅助检查

（1）头部 CT 和 MRI：根据肿瘤的部位和脑膜瘤的典型表现可以早期诊断海绵窦脑膜瘤。注意区分原发海绵窦脑膜瘤与继发海绵窦脑膜瘤,后者肿瘤较大,可能合并骨质破坏、周围脑水肿和脑组织受压等表现。

(2)脑血管造影:可了解颈内动脉与肿瘤的关系,如颈内动脉的移位或被包绕、虹吸弯增大等,同时有助于了解肿瘤的供血情况。此外,脑血管造影还有助于与海绵窦血管瘤相鉴别。

【治疗原则】

1.治疗方法的选择　一般有以下 3 种。

(1)临床观察。

(2)放射治疗。

(3)手术治疗(或"手术+放射治疗"的综合治疗)

1)无论患者的年龄,只要症状轻微,均可暂时予以观察,定期做临床和影像学 CT、MRI 检查随访。一旦发现肿瘤有进展变化,再考虑放射治疗或手术治疗。

2)症状明显的老年患者和手术后复发肿瘤建议行放射治疗。

3)若患者一般状况许可且海绵窦症状逐渐加重,在患者对病情、手术治疗目的,以及手术后可能发生并发症表示理解和接受的前提下,可考虑手术治疗。

2.手术治疗

(1)手术入路:常用入路包括以下 2 种。

1)翼点入路:可通过切断颧弓来减小对脑组织的牵拉。

2)颅眶颧入路。

(2)手术原则

1)不可强求完全切除肿瘤。如果手术中解剖结构不清楚或肿瘤与脑神经和颈内动脉等重要结构粘连紧密,全切肿瘤会不可避免地造成损伤,可行肿瘤次全或大部切除,手术后再辅以放射治疗。

2)切除海绵窦内的肿瘤时如发生出血,应注意判断出血来源,静脉窦的出血使用明胶海绵、止血纱布等止血材料或肌肉填塞,不难控制;若系颈内动脉破裂出血,则需设法修补。

(王灿明)

第八节　脑干占位病变

脑干占位病变以脑干胶质瘤最为常见,其次为海绵状血管瘤、血管母细胞瘤等。本病好发于小儿及青少年。肿瘤部位以延髓和脑桥为多见,中脑次之。

【诊断标准】

1.临床表现

(1)脑神经核团损伤症状:往往在肿瘤早期出现,中脑肿瘤多见动眼神经和滑车神经核受损,出现复视和眼球偏斜等。桥脑肿瘤累及外展神经核、滑车神经核、面神经核和部分三叉神经核时,表现眼球外展运动障碍、面瘫和面部感觉减退。当病变累及前庭蜗神经时,出现听力减退、眼球震颤和眩晕。延髓肿瘤可累及后组脑神经核,出现声音嘶哑、吞咽困难和舌肌瘫痪。

(2)脑干长束损伤症状:肿瘤向脑干腹侧发展,常累及一侧锥体束,出现对侧肢体瘫痪。肿瘤向一侧发展则出现患侧脑神经核瘫和对侧锥体束损伤的交叉性瘫。当网状结构受累时,患者表现为昏迷。

2.辅助检查

(1)神经影像学检查:头部 CT 及 MRI 检查均表现为脑干本身肿大,血运丰富病变需做 DSA 检查。

(2)中脑和桥脑肿瘤:患者手术前后应做脑干诱发电位检查。

【治疗原则】

1.手术治疗

(1)手术适应证:凡病变局限、部位浅表的临床症状体征呈进行性加重者,皆为手术适应证,对于浸润性生长范围较广的肿瘤,则不宜行手术治疗。

(2)手术方法:依据肿瘤所在部位,采取适当手术入路。原则是选择距离病变最近、损伤最小、暴露最容易的入路。手法要轻柔、勿过分牵拉;操作仅限于病变区内。

(3)术后处理

1)术后可能的并发症:中脑肿瘤患者可能出现昏迷,双睑下垂;桥脑肿瘤患者可能双侧外展神经和双侧面神经麻痹、偏瘫或四肢瘫;延髓肿瘤患者可能发生吞咽困难,呼吸障碍,需要做气管切开、鼻饲等。

2)脑干肿瘤患者:术毕应等患者完全清醒后,有咳嗽反射时再拔除气管插管。若后组脑神经功能障碍明显,应积极行气管切开术。若呼吸不规律,潮气量不足应用呼吸机辅助呼吸。

3)术后患者:常规禁食水 3 天,第一次进食、水应由主管医生试喂。1 周后仍不能进食者应置胃管给予鼻饲饮食。

4)出院时向患者及家属交待出院注意事项,嘱其 3 个月复查。

2.非手术治疗 适用于手术部分切除的病例,术后胶质瘤患者应及时辅助行放射治疗化疗、以延缓复发。

(董海军)

第九节 颅内转移瘤

颅内转移瘤为身体其他部位恶性肿瘤经血液或其他途径转移至颅内所致,多见于肺癌、胃癌及乳腺癌等转移。本病可发生于颅内任何部位,以大脑中动脉分布区如额叶和顶叶常见,转移灶可为单发或多发,多位于额后、顶叶及枕叶的脑皮质及皮质下,呈灰褐色或灰白色,质地不一,较脆软。切面可呈颗粒状,有时瘤内发生坏死,形成假性囊肿,含有液化坏死组织。肿瘤境界清楚,周围脑组织水肿明显。显微镜下显示:肿瘤组织呈浸润性生长,转移瘤的组织形态与原发瘤相似,但假如原发瘤细胞分化较低,则转移瘤可与颅内原发的胶质瘤不易区分。

【诊断标准】

1.临床表现

(1)发病年龄与病史:患者多为中老年人,常有恶性肿瘤病史,但亦有病史不明者。一些患者神经系统症状可先于原发部位症状。病史较短,病情发展快。

(2)精神症状:患者常表现为精神异常,颅内压增高,运动感觉异常及癫痫。

(3)体格检查:需做全身各系统及神经系统查体。

2.辅助检查

(1)全身系统检查

1)前列腺及甲状腺等部位检查。

2)女性患者应行乳腺、妇科检查。

3)腹部 B 超。

4)胸部 X 线检查,根据情况选择骨扫描。

5)胸、腹部 CT 扫描。

(2)头部影像学检查:颅内可显示多个或单个病灶,多为低密度或等密度,周边水肿明显,注药后呈不规则强化。

【治疗原则】

1.手术治疗病灶表浅、单发,患者全身状况良好者,宜手术摘除。

2.放射治疗和(或)化疗。

3.原发病灶明确者,根据具体情况可行手术、放射治疗和(或)化疗。

4.放射外科治疗无上述适应证但转移灶不超过 4 个,单病灶直径不超过 3cm 者考虑做 γ 刀或 X 刀。

(董海军)

第十节　中枢神经系统淋巴瘤

一、流行病学

中枢神经系统淋巴瘤(CNSL)包括原发于中枢神经系统的淋巴瘤和全身性淋巴瘤侵入中枢神经系统的继发性淋巴瘤。

PCNSL 以前被认为是一种少见病,发病率约占原发性颅内肿瘤的 1%～1.5%。在近 20 年中,随着艾滋病(AIDS)和其他免疫缺陷患者的增多,PCNSL 的发病率有明显上升趋势。现在 PCNSL 的发病率在普通人群中约 1/100 万,在接受移植器官的患者中约占 1%,在 AIDS 人群中是 1/50。本病可发生于任何年龄组,高峰在 40～50 岁。

PCNSL 分为非 AIDS 相关和 AIDS 相关的两类。

(一)非 AIDS 相关的原发性中枢神经系统淋巴瘤

自 1960 年以来,对非 AIDS 相关的 PCNSL 的诊断逐渐增多。据马萨诸塞州中心医院的报道,1975 年以前非 AIDS 相关的 PCNSL 占脑肿瘤的 0.6%,但自从免疫抑制药的使用、免疫缺陷患者的增多及诊断标准的改变,其发病率已达到 2.3%。此病的平均诊断年龄为 55 岁,男女比例为(1.4～1.7):1。女性诊断年龄比男性稍大。

PCNSL 在接受肾移植人群中发生的危险因素是 1/1000,在接受心脏移植的人群中还要稍高。危险程度随免疫抑制药的使用剂量和时间而升高。从移植到肿瘤发生的中位时间大约为 9 个月。

几种先天性免疫抑制综合征包括 Wiskott-Aldrich 综合征、严重的复合性免疫缺陷症和 IgA 缺乏症等都与 PCNSL 发病率升高相关。这些综合征使患者易于感染,产生异常的免疫球蛋白。尽管在 IgA 缺乏症患者中 T 细胞的功能通常是正常的,但是在其他几种情况下,T 细胞的功能也表现出异常。有研究显示 Wiskott-Aldrich 综合征患者中,PCNSL 的发病率可达 18%。

PCNSL 也与许多引起免疫功能改变的疾病相关。这些疾病包括系统性红斑狼疮、先天性血小板减少性紫癜、Sjogren 综合征、结节病、进行性多灶性脑白质病、结核、结肠癌、EB 病毒感染、多发性硬化及多形性胶质母细胞瘤等。

（二）AIDS 相关的原发性中枢神经系统淋巴瘤

有研究报道 AIDS 相关的 PCNSL 的发生率是 2.5%。在这类患者中，有 6%～16% 的患者其首发临床表现是 PCNSL。绝大多数患者为男性，平均发病年龄为 35 岁。

二、病因

在以前，PCNSL 多被认为发源于网状内皮系统、血管周细胞及小胶质细胞。因此以往常被称为"网状内皮系统肉瘤""小胶质细胞瘤"。

近年的免疫细胞化学研究发现肿瘤源于淋巴细胞，所以目前称为恶性淋巴瘤。中枢神经系统淋巴组织缺乏，肿瘤如何发生于中枢神经系统尚无定论。

目前的研究提出两种学说：一种学说认为，由于感染及炎症过程，病毒诱导使非肿瘤性淋巴细胞聚集于中枢神经系统并演变为肿瘤。另一种学说认为，淋巴结和淋巴结以外的 B 淋巴细胞被激活并发生间变形成肿瘤，在血液内迁移进入中枢神经系统形成淋巴瘤。

已发现 EB 病毒与非 AIDS 相关性及 AIDS 相关性 PCNSL 相关。但是 EB 病毒是肿瘤发生的原因，还是仅仅在 B 细胞恶性转化中发挥作用还不清楚。

有研究已证明，非霍奇金淋巴瘤、EB 病毒及 c-myc 原癌基因重新排列之间存在联系。研究者通过 Southern 印迹法、原位杂交和 PCR 强化 South-ern 印迹法等方法证实，EB 病毒的 DNA 序列存在于 PCNSL 患者中，但其意义尚需进一步研究。

研究表明，PCNSL 在免疫功能正常的患者和有免疫缺陷的患者中发病机制是不同的。

三、解剖学及病理

由于长期以来对 PCNSL 的组织发生意见不一，所以过去对其命名十分混乱。曾被称为网状内皮系统肉瘤、血管外膜细胞肉瘤、血管周围细胞肉瘤、血管外皮细胞肉瘤、免疫细胞瘤和免疫母细胞瘤等。近年来免疫细胞学研究证明肿瘤来源于淋巴细胞，多源于 B 淋巴细胞，罕见来自 T 淋巴细胞。

将 PCNSL 归为淋巴组织肿瘤的依据如下：①病程短，恶性度高；②对放射治疗敏感；③有时可与颅外淋巴瘤共存且细胞型相同；④可以与 Walder-stron 巨球蛋白血症和 Wiskott-Aldrich 综合征伴发，血浆 IgA 可升高；⑤超微结构和细胞化学证实其与颅外淋巴瘤一致。

PCNSL 可以原发于脑的任何部位，60% 发生于大脑半球，脑室旁多发。主要累及脑白质及胼胝体附近，其次为基底核及下丘脑。肿瘤可经脑脊液播散累及脑神经、脊髓和脊神经。

PCNSL 大体上可分为四种类型：①颅内单发或实质性肿块型（30%～50%）；②弥漫性脑膜或脑室周围浸润病变型（10%～25%）；③眼脉络膜和玻璃体种植型（10%～20%）；④经脑脊液种植播散型（较少见）。

PCNSL 肉眼观通常与恶性胶质瘤难以区分。肿瘤多与周围脑组织界限不清，少部分有清楚边界类似转移瘤。局部呈弥漫性浸润生长，灰白或灰红色，血供丰富。多中心生长是其特点，可广泛分布于脑实质及软膜上，肉眼不易辨认。多与软脑膜粘连，有时可与硬脑膜粘连，瘤周水肿明显。少有肿瘤出血、坏死和钙化，偶见囊性变。

PCNSL 镜下观其边界多超出肉眼所见范围。光镜下组织形态与颅外的非霍奇金淋巴瘤相同。肿瘤细胞弥漫分布于脑组织内,可见血管周围瘤细胞套和丛簇状排列倾向,可聚集呈多层环状向心排列。肿瘤可沿血管外周间隙浸润生长,由大细胞或小细胞组成,可见核分裂。肿瘤细胞存在于血管壁内,小淋巴细胞充塞管腔或渗入脑实质及网状支架内,可见增生反应的胶质细胞。B淋巴细胞瘤细胞表面可见微绒毛突起。吞噬现象是肿瘤的突出特征之一。

PCNSL的组织学类型有以下特点:①B淋巴细胞型占多数,约占98%,极少数为T淋巴细胞型;②血管周围形成瘤细胞套和丛簇状排列,是有价值的形态学特征;③吞噬现象;④结节型(滤泡型)极少见;⑤中枢神经系统原发性霍奇金淋巴瘤极罕见;⑥真性组织细胞性淋巴瘤极罕见。

目前通过免疫表型可以更好地了解PCNSL临床与病理的关系。Camilleri-Broet等通过免疫组化将CD-10、BCL-6、BCL-2和MUM1抗原标记到石蜡切片,发现阳性表达比例分别为2.4%、64.2%、55.5%和92.6%。

PCNSL与增殖指数的关系有助于我们了解其恶性程度,目前多以Ki-67抗原作为检测指标,对判断预后有重要指导意义。

四、分子生物学

有研究显示,在AIDS相关性PCNSL患者中,EB病毒序列是存在的,但没有c-myc原癌基因的重排,所有肿瘤都是单克隆的。相比之下,大部分(70%)周围性AIDS相关性非霍奇金淋巴瘤的EB病毒是阴性的,而且通常是多克隆的,并可见c-myc原癌基因的重排。患AIDS的PCNSL患者中并没有证实或是提取出人类免疫缺陷病毒。他们与周围性非霍奇金淋巴瘤患者的临床表现有很大的不同。Ziegler发现40%有周围性非霍奇金淋巴瘤的AIDS患者存在有弥漫性的淋巴结病。在AIDS相关性PCNSL的病例中并没有发现普遍的淋巴结病。临床及分子学数据显示,AIDS患者中,PCNSL与周围性非霍奇金淋巴瘤患者的发病机制是不同的。MacMahon等通过原位杂交发现在21例AIDS患者中都存在非蛋白编码的EB病毒转录。

在非AIDS相关性PCNSL患者中,EB病毒序列的出现与免疫抑制史相关。Nakhleh等发现在1例非AIDS相关性PCNSL接受肾移植患者及有免疫抑制史的8例患者中有1例患者中存在EB病毒序列。Rouah等通过PCR和原位杂交的方法发现没有免疫抑制史的9例PCNSL患者中只有2例存在EB病毒序列。不论原发或是继发免疫抑制史(糖尿病或是酗酒),Bashir发现有免疫抑制史的4例非AIDS相关性PCNSL患者中都存在EB病毒序列,而没有免疫抑制史的4例患者中没有1例有EB病毒序列。很难说EB病毒是没有免疫抑制史的非AIDS相关性PCNSL的病因或是其相关因素。c-myc基因在肿瘤单克隆性中的作用尚未清楚。对于新发生的非AIDS相关性PCNSL患者做进一步的Southern印迹法研究也许对于分析这些肿瘤有作用。

五、临床表现

PCNSL在临床症状和体征上缺乏特征性表现。根据肿瘤在颅内的具体部位可出现相应的神经功能缺失现象。累及大脑半球的PCNSL临床经过与多形性胶质母细胞瘤相似,但治疗反应不同。

(一)非AIDS相关的原发性中枢神经系统淋巴瘤

大部分的PCNSL是单个或是多个散在的颅内肿块。病变67%位于幕上,33%位于幕下;30%～45%为多发,18%同时位于幕上和幕下。Helle及其同事在1980年以前的系列报道中发现多发病变发生率较低,报道的数据从 0%～33% 不等。这可能是因为早期的神经影像技术较差。与多发性颅内病变相关的症状有头痛、癫痫、运动感觉功能减退、大脑功能缺陷、视野缺损、人格和记忆的改变等。

Hochberg、Helle 和 Jiddane 分别发现弥漫性脑膜或脑室周围病变占 24%、23% 和 13%。其中部分病例可能是从外周淋巴某个未知的地方转移而来。侵犯脑膜时的症状为假性脑膜炎、展神经麻痹、颈或胸神经根病。脑室周围病变,包括侵犯丘脑或胼胝体,可引起人格改变、抑郁、记忆丧失和精神异常。

PCNSL 在脉络膜或是玻璃体沉积可引起视物模糊或视敏度下降。病变累及脉络膜或玻璃体通常是在中枢神经系统受侵犯后 7 个月,多发生在 PCNSL 诊断之后。出现临床表现的年龄及男女发生比例与其他的非 AIDS 的 PCNSL 相同。

病变位于脊髓内的情况不到非 AIDS 相关的 PCNSL 的 1%,多发生在胸段或低位颈髓。首发症状为不对称的下肢无力,很快出现完全的感觉平面。脑脊液淋巴细胞增多的情况并不常见。

(二)AIDS 相关的原发性中枢神经系统淋巴瘤

AIDS 相关的 PCNSL 病变的分布与非 AIDS 相关的 PCNSL 相近。AIDS 相关的 PCNSL 引起的病变肿块多数位置深在。已发表的研究也难以确切统计脑室周围病变发生的百分率。PCNSL 侵犯硬脑膜不多见,只是当颅内淋巴瘤接近蛛网膜下隙时可能发生。引起 AIDS 患者发生症状的硬脑膜淋巴瘤通常都是系统性淋巴瘤转移所致。并没有关于 AIDS 相关的 PCNSL 在脉络膜和玻璃体淋巴瘤沉积的大宗报道。

六、辅助检查

(一)影像学检查

影像学对于 PCNSL 只有提示意义,而没有诊断价值。在治疗前需要进行组织学诊断。

PCNSL 在 CT 平扫表现为高密度或是等密度的病变,偶见混杂密度。周围有明显的指状水肿及占位效应。病变位置深在,多单发,也可多发。增强后典型病例表现为病灶均匀的强化,但也可见到环状强化。病变在室管膜下生长并呈蝴蝶状,通过胼胝体侵犯对侧均强烈,提示为 PCNSL。蛛网膜下隙和玻璃体淋巴瘤一般难以显示。

非 AIDS 相关的 PCNSL 在磁共振成像上表现为 T_1 加权像是不均匀略低信号或等信号区,T_2 加权像为高信号肿瘤及水肿区。注射 Gd-DTPA 增强剂后均匀强化。病变直径多大于 2cm。有时位于脑表面的病变影像学表现类似于脑膜瘤。

血管造影表现为均匀一致的血管染色,在动脉晚期或静脉早期表现为脑膜瘤样方式染色,或是像中线区内无血管的团块。

AIDS 患者与一般患者中枢神经系统病变的影像学上的信号特点不同。其中的几个特点可提示为 AIDS 相关性 PCNSL。AIDS 相关性 PCNSL 在 CT 扫描上的典型表现是低密度病灶,周围有轻至中度的水肿。病变表现出比强化区域要小的占位效应,可能与其弥漫浸润过程相关。CT 增强通常表现为环行或是不规则的强化。磁共振 T_2 加权像表现为中央高信号,周围低信号的病变,形成环形或靶征。病变直径多小于 2cm。若病变发生出血或坏死,可表现为环形增强,沿瘤周的线性增强常提示 PCNSL 的可能。磁共振扫描找到的病变数目也有助于诊断。在对 275 例 AIDS 患者的报道中,Ciricillo 和 Rosenblum 发现磁共振上显示为单发病灶的患者中 57% 有淋巴瘤,35% 有弓形虫病,8% 有进行性多灶性脑白质病。另外,皮质激素治疗可对影像检查造成干扰,因此在诊断之前不宜给予皮质激素治疗。但当用激素治疗后肿块明显缩小或消失,而后迅速复发则高度提示本病。

PCNSL 在弥散加权成像(DWI)表现为高信号;在弥散张量成像(DTI)表现为低信号;在磁共振波谱

(MRS)常表现为脂质峰增高,胆碱/肌酐(Cho/Cr)比值亦高。

SPECT 和 PET 能区分 AIDS 相关的 PCNSL 和其他常见感染。PET 能用于评估 PCNSL 的临床疗效及术后有无残留。

(二)实验室检查

当 PCNSL 累及脑膜或脑室周围,可引起脑脊液变化并有可能检测到肿瘤脱落细胞,但多为反应性改变,如蛋白及细胞数增多,蛋白超过 1g/L。瘤细胞检出率低,特异性差。脑脊液离心后进行细胞表面标记物标记可增加其细胞学分析的敏感性。但是,在脑脊液中确认了单克隆的 B 细胞群还不足以诊断淋巴瘤。

七、诊断及鉴别诊断

(一)诊断

PCNSL 缺乏特异性临床表现,当检查发现颅内性质不明的占位性病变,患者属于 PCNSL 的好发人群(AIDS 等免疫缺陷患者)时,应高度怀疑本病。毫无疑问外科活检对确立 PCNSL 的诊断是必要的。这可通过开颅暴露肿瘤或 CT、MRI 及超声导向的立体定向活检办到。开颅可直接得到肿瘤标本,当肿瘤的位置比较表浅时,有时全切或次全切除肿瘤也是有可能的。切除深部的肿瘤在围术期会有严重的并发症,主要与术后难以控制的脑水肿有关。开颅对 AIDS 相关性 PCNSL 诊断的准确率是 87%。然而,肿瘤切除与单纯立体定向活检相比,并没有明显增加患者治疗效果及生存率。因此,有学者认为在治疗 PCNSL 时,因为开颅的高并发症,很难判定开颅要优于单纯的立体定向活检。

对于不论有无 AIDS 的患者,CT 或 MRI 导向的立体定向活检对诊断 PCNSL 是一种有效的方法。它只需要局部麻醉,并发症小,而诊断准确性在 84% 以上。选择肿块边缘区域可增加诊断的准确性,因为中心部位经常发生坏死而失去诊断价值。CT 导向的立体定向活检特别适用于深部病变,很多学者也更愿意对怀疑为 PCNSL 的患者采用这种方法取得标本。

超声导向术适用于不愿意或是不能行 CT 或 MRI 导向的立体定向活检患者,如轻度躁狂的 AIDS 患者不能忍受立体定向头架。这种方法允许实时成像活检,但需全身麻醉及切开颅骨以放置超声探头(直径约 5cm)。有研究报道准确率几乎 100%,而且围术期几乎没有并发症。

总之,只有当神经系统症状为首发症状,经全身检查包括淋巴结、血液、骨髓的详细检查,排除继发性淋巴瘤后,经病理检查确诊。最后确诊需要手术后或立体定向活检后的病理诊断。

PCNSL 的诊断依据如下:①特定的好发人群,当然本病也可发生于免疫功能正常的人群。②可有颅内压增高表现及神经功能缺失症状。③缓慢起病。④病程波动大。糖皮质激素对淋巴细胞凋亡有影响,可使瘤体一过性明显萎缩甚至消失,但复发后迅速恶化是本病的特征性表现。⑤影像检查较少有特征性改变。⑥脑脊液检查可见蛋白升高,淋巴细胞增高少见,不易找到瘤细胞。⑦全身检查未发现其他部位淋巴瘤。⑧确诊依赖手术或定向活检后的病理诊断。

(二)鉴别诊断

AIDS 患者中枢神经系统占位病变的鉴别诊断包括弓形虫病(50%~70%)、原发性中枢神经系统淋巴瘤(20%~30%)、进行性多灶性白质脑病(10%~20%)及其他少见的疾病。

八、治疗

PCNSL 的治疗原则为综合性治疗,包括手术(或活检)、立体定向放射外科治疗、放射治疗(放疗)和化学治疗(化疗)。

(一)一般治疗选择

1.单发或大型包块型　手术治疗＋放疗＋化疗。

2.小于 3cm 单发或 4 个病灶以内者　立体定向放射外科治疗。

3.多发结节型　定向活检确诊后立体定向放射外科治疗或放疗＋化疗。

4.脑室或硬膜下匍匐生长者　化疗。

(二)手术治疗

近半数病例肿瘤呈多中心生长,且肿瘤位置多深在,手术切除效果常不满意。立体定向活检是常用的方法以确定病理诊断。因为肿瘤的浸润生长和多中心性,外科手术切除范围大小对治疗预后意义不大。但手术切除病灶同时可行内外减压,缓解症状,为放疗和化疗提供条件。

(三)放射治疗

PCNSL 对放疗敏感,是明确诊断后的首选治疗方法。对于直径小于 3cm 肿瘤,可选用立体定向放射外科治疗。其余则选用普通放疗,应用 X 线,60Co 或直线加速器治疗。单纯全脑放疗理想放疗剂量是40～50Gy,无须额外增加剂量。中位生存期为 12～18 个月。5 年生存率 3%～4%。联合方案(放疗＋化疗)中位生存期 42 个月,5 年生存率 34%。放疗总剂量为 45～55Gy。但是采用联合方案(放疗＋化疗)也有明显的不良反应,特别是认知功能障碍。为减少不良反应,倾向于增加化疗药物的比重以减少放疗剂量。对于瘤腔内放疗现在还存在争议。

(四)化学治疗

PCNSL 化疗常选择糖皮质激素和影响细胞增殖的抗肿瘤药。

糖皮质激素可选择泼尼松或地塞米松,皮质激素治疗可取得戏剧性效果。无 AIDS 患者通过皮质类固醇治疗后,CT 异常可部分缓解或完全缓解。Hochbreg 等发现在 48 例患者中 37% 的患者经过地塞米松(24mg/d)治疗 10d 后会出现这种情况。即使在术前的当晚使用地塞米松也可以使 CT 增强减弱,以及术中的活检准确性降低。这种现象被认为是因为它导致了血管通透性的下降,以及糖皮质激素使淋巴细胞的毒性作用下降,从而使 CT 增强减弱,但这种作用通常是短暂的,只能持续数月。随着肿瘤的复发,这种现象可以最多出现 5 次。对于已接受了糖皮质激素治疗的患者,增加激素的用量,以及复发的病变也可以显示增强的减弱。对于 AIDS 相关性的 PCNSL,使用糖皮质激素也可看到相似的效应。但单独使用糖皮质激素治疗并不能增加患者的生存时间,所以使用糖皮质激素以小剂量为妥,以减少发生严重的不良反应。

关于恰当的化疗用药方案、剂量、给药方法及放化疗主次,先后顺序各家意见不一,并无统一方案。在此推荐一种使用较多的 CHOP 方案,即环磷酰胺 $750mg/m^2$,多柔比星 $50mg/m^2$,长春新碱 $1.4mg/m^2$,静脉给药。泼尼松 75mg,每 6 小时口服 1 次。

大剂量甲氨蝶呤是目前治疗 PCNSL 的常用药物。甲氨蝶呤具有较强的穿透血脑屏障能力和杀肿瘤活性,大剂量($3.5g/m^2$)静脉注射能获得较好疗效。有学者采用动脉给药加渗透性血脑屏障开放方法(动脉给甘露醇和甲氨蝶呤)提高脑内药物浓度 10～100 倍。为使药物直接杀灭肿瘤,也有学者采用鞘内给药以作用于软膜,脑脊液等最易复发部位。但也有学者认为,PCNSL 本身已损害血脑屏障,血脑屏障已经不完整,静脉 $1g/m^2$ 给药足以使脑内达到有效药物浓度,除非脑脊液检出瘤细胞,否则无须鞘内给药。鞘内用药可引起迟发性神经毒作用。全脑放疗后大剂量的甲氨蝶呤化疗,还可引起急性毒性反应,包括致死性肺栓塞、急性肾衰竭,还会引起继发性脑病,以痴呆、持续性癫痫,同时伴有脑白质病及 MRI 上可见的颅内小动脉的钙化为特点。

此外,还有甲基卡肼＋洛莫司汀＋长春新碱(PCV)方案和高剂量阿糖胞苷方案。

另外在 AIDS 患者中,因为存在其他病变的鉴别诊断,怀疑为 PCNSL 的患者是否进一步进行活检是很复杂的。约有 50% 的占位性病变是弓形虫病,25% 是 PCNSL,另外有 10% 是进行性多灶性脑白质病。颅内的这种肿块样病变最可能考虑为弓形虫或是 PCNSL。最开始的治疗是在假定大部分的肿块样病变是弓形虫的基础上进行的。一旦发现这种肿块样病变,马上就要抽血行弓形虫抗体滴定,开始进行乙胺嘧啶和磺胺嘧啶的诊断性治疗。虽然皮质类固醇激素可降低 CT 扫描时的增强效应,但若有危及生命的脑水肿,还是要使用它。如果肿块在综合治疗后控制,要逐渐减少激素的用量。

保持治疗效果要取决于病变是否是弓形虫病。如果抗弓形虫抗体滴定为阴性或是患者的病情恶化,除非患者因为系统性 AIDS 相关性疾病已经相当虚弱,都要立即进行立体定向活检。如果弓形虫抗体滴定为阳性,则继续行抗弓形虫治疗,同时每周复查 CT 或是 MRI。如果病变增大或患者的症状恶化,就要进行活检。选择功能最少、最易达到的脑区域病变进行活检。如果活检为 PCNSL 阳性,就要开始全脑放疗(40Gy)及激素治疗了。当存在多个病变时,多数对治疗的反应是很好的。如果病变在放疗期间增大,那么这很可能不是 PCNSL,这时就要考虑重新进行立体定向活检了。放疗后出现的临床症状恶化通常是因为 AIDS 相关性的机会性感染。这时要根据感染的部位及类型进行治疗。

对于复发的 PCNSL 患者,目前认为替莫唑胺、拓扑替康(TPT)和 CD20 的抗体利妥西单抗等新药有一定疗效。还有研究认为,自体干细胞移植支持下的大剂量化疗对复发的 PCNSL 患者有一定疗效。

九、预后

PCNSL 通常进展迅速,治疗效果不佳,预后较差。如果未经治疗,非 AIDS 患者出现临床表现后的平均生存期是 4.6 个月,AIDS 患者活检后的平均生存期只有 6 周。研究显示肿瘤的迅速增大与神经功能下降相关。在一些非 AIDS 及大部分的 AIDS 患者中,肿瘤在颅内呈多发性发展。单纯手术治疗的患者多死于肿瘤演进,而相当一部分 AIDS 患者则是死于相关的机会性感染,而不是肿瘤的演进。有报道单纯手术切除组生存期平均为 3.5 个月。手术切除＋放疗＋化疗组生存期平均为 12.5 个月。美国麻省医院的资料显示,孤立包块型生存期平均 45 个月,多发性肿瘤型生存期平均 9 个月,脑膜脑室旁型生存期平均 7.5 个月。目前有报道综合治疗最好疗效 5 年生存率可达 31%～34%。

以下相关综合因素决定了原发性中枢神经系统淋巴瘤的预后。

1.就诊时间的早晚　早期确诊后及时综合治疗者预后较好。

2.病理类型　小细胞型最好,大细胞型(免疫母细胞和淋巴母细胞型)最差。

3.生长类型　单发肿瘤预后好于多发或弥漫生长型。

4.治疗方法　综合治疗组预后明显优于单一治疗组。

5.免疫系统功能　具有免疫抑制状态的患者预后明显差于免疫功能正常患者。

国际结外淋巴瘤研究组(IELSG)关于 PCNSL 的评分方法为:①年龄≥60 岁;②Karnofsky 评分法(KPS)评分≥70;③血清乳酸脱氢酶水平增高;④CSF 蛋白水平增高;⑤病变位于脑深部。此系影响 PCNSL 患者预后的 5 个主要危险因素。

（赵　毅）

第十一节　生殖细胞性肿瘤

凡是生殖细胞来源的肿瘤均可称为生殖细胞性肿瘤。其包括 6 类,分别为生殖细胞瘤、胚胎癌、内胚窦癌、绒毛膜上皮癌、畸胎瘤和混合性生殖细胞肿瘤。其中 2/3 为生殖细胞瘤。男性患者明显多于女性,男女比例约为(2～3.2)∶1。可多发。

【诊断标准】

1.临床表现　原发颅内生殖细胞肿瘤起源部位与组织类型有关,临床表现是依肿瘤位置的不同而异。

发病部位:57% 的生殖细胞瘤位于鞍上,67% 的其他生殖细胞肿瘤位于松果体区,基底节和丘脑生殖细胞肿瘤多为生殖细胞瘤,脑室、大脑半球、小脑的生殖细胞肿瘤多为其他生殖细胞肿瘤。

(1)松果体区生殖细胞肿瘤

1)病史:松果体区肿瘤病史稍长,可为数年。

2)Parinaud 综合征:由于其压迫中脑顶盖所致,患者可出现眼球上视不能或伴瞳孔光反应消失。

3)颅内压增高:源于导水管受压引起梗阻性脑积水,出现头痛、恶心、呕吐和视乳头水肿。

4)脑干功能障碍:如共济失调、锥体束征等。

5)青春期性早熟:松果体区肿瘤也较常见,且在绒毛膜上皮癌发生率较高。

6)转移:颅内生殖细胞肿瘤除成熟畸胎瘤外,易通过脑脊液转移至脑室系统和脑膜。

(2)鞍区生殖细胞肿瘤

1)病史:鞍上肿瘤患者的病史较短,多为数月。

2)视力视野损害。

3)尿崩和全垂体功能减退。

4)脑积水和颅内压增高:较大的肿瘤可阻塞室间孔,导致梗阻性脑积水,后者可继发颅内压增高的表现。

(3)基底节区生殖细胞肿瘤:肿瘤位于基底节和丘脑,可导致运动和感觉的传导通路受损,患者出现偏瘫、偏身感觉障碍等症状。

2.辅助检查

(1)头部 X 线:果体区异常钙化是松果体区肿瘤特征性表现。

(2)头部 CT 和 MRI

1)生殖细胞瘤:CT 检查时,生殖细胞瘤多表现为松果体肿大呈略高或混杂密度,瘤内可见钙化影(肿瘤本身钙化少见,钙化常源于松果体)。第三脑室扩大前移,侧脑室积水扩大。室管膜下转移可表现为沿脑室壁线状高密度影。注射造影剂后,病变常均匀一致明显强化。沿松果体至下丘脑轴线可发现异位瘤或多发瘤灶,此表现具有特殊诊断意义。MRI 能够很好地显示肿瘤局部和邻近的解剖关系,对松果体区、鞍上和颅内、脊髓转移病灶均显现良好。增强 MRI 对术后患者随访有特别重要的意义。基底节生殖细胞瘤形态不规则,瘤内钙化多见。基底节生殖细胞瘤常伴同侧大脑半球萎缩。

2)畸胎瘤:CT 检查表现为松果体区类圆形分叶状、混杂密度肿物,低密度区为囊变和脂肪,高密度区为钙化和骨骼成分。肿瘤可压迫导水管导致梗阻性脑积水。注射造影剂后,实体部分可均一强化,而囊变区不强化。在 MRI 显示为混杂信号,在 T_1 相出现高信号,提示存在脂肪成分。钙化和骨骼在 T_1、T_2 相均为"黑影"。恶性畸胎瘤由于大量胶质组织增生取代脂肪成分,可表现为长 T_1、长 T_2 的异常信号。

3）其他：生殖细胞肿瘤在 CT 和 MRI 检查中表现多为混杂的病灶。绒毛膜上皮癌的影像上表现与脑内血肿相似，是其特征性表现。

（3）脑脊液脱落细胞学检查：生殖细胞肿瘤中除成熟畸胎瘤外，均易通过脑脊液转移至脑室系统和脑膜。部分生殖细胞肿瘤的脑脊液中，可以找到脱落的肿瘤细胞，对诊断有重要意义，但检出率较低。

（4）肿瘤标记物：生殖细胞肿瘤的标记物可以在血清和脑脊液中检测到。与生殖细胞瘤相关的标记物有胎盘碱性磷酸酶（PLAP）、血管紧张素 I 转换酶、褪黑素等。绒毛膜上皮癌中的合胞体滋养层产生促性腺激素，内胚窦瘤产生甲胎蛋白。胚胎癌由于含有合胞体滋养层和内皮窦成分，因此具有促性腺激素和甲胎蛋白两种标记物。

任一种生殖细胞肿瘤如有其中一种成分，就可以在血清和脑脊液中检测到相应标记物，并且标记物水平与肿瘤该成分的多少呈正相关。脑脊液的检测要比血清敏感。标记物的水平可在治疗开始时迅速下降，在临床或影像显示肿瘤复发前明显升高。由于生殖细胞肿瘤存在混合型，因此标记物的检测不能代替病理学检查。

【治疗原则】

包括手术、化疗、放射治疗在内的综合治疗。

1.外科手术治疗

（1）手术适应证：多数（除对放射治疗敏感的生殖细胞瘤外）可通过开颅手术切除。通常认为，下列患者适宜手术治疗。

1）放射治疗不敏感（如恶性非生殖细胞瘤）。

2）良性肿瘤（如脑膜瘤、畸胎瘤）。

3）恶性肿瘤无转移征象（手术切除原发灶对转移患者无益）。

（2）术前准备：由于颅内生殖细胞肿瘤有播散转移的倾向，在治疗前要行脊髓增强 MRI 检查。对所有病情稳定的患者，可行神经眼科、神经内分泌的检查。

（3）手术目的和原则

1）明确病理性质，术前不能明确定性诊断，最好是通过手术或立体定向获得组织病理诊断，为化疗和放射治疗提供依据。

2）降低颅内压，解除神经压迫。对有合并脑积水颅内压增离的患者，可先行脑室引流或分流手术，同时留脑脊液查肿瘤标记物和肿瘤脱落细胞。对于放射治疗不敏感的肿瘤，应尽量手术切除肿瘤。特大鞍上或松果体区生殖细胞肿瘤较好切除，以解除对神经的压迫。鞍上生殖细胞瘤的切除可以解除对视路的压迫，有助于恢复受损的视力视野。

3）大部切除肿瘤，可使术后放射治疗、化疗效果更好。

4）术中应尽可能多地提供肿瘤标本，以明确混合生殖细胞肿瘤的成分。

5）对于成熟畸胎瘤最好的治疗是手术全切。

（4）手术入路

1）松果体区肿瘤：枕下经小脑幕入路（Poppen 入路）：视野开阔。可能损伤视觉皮质，建议位于小脑幕缘中央（上方）或大脑大静脉上方的病变采用该入路。枕叶向外侧牵拉，离直窦 1cm 远处切开小脑幕。幕下-小脑上入路：如 MRI 显示小脑幕的夹角太深时不宜采用。可采用坐位（有空气栓塞的危险）。经脑室：适用于大型、脑室扩大的患者。通常采用经颞上回后部皮质切口。危险：视觉缺损、癫痫、优势侧语言障碍等。经胼胝体入路：侵犯胼胝体或向第三脑室生长的肿瘤，此种手术入路可起到很好的效果。其他入路，如旁正中入路。

2)鞍区肿瘤:翼点入路;最为常用的入路;经纵裂入路;经胼胝体-穹窿间入路。

2.放射治疗

(1)生殖细胞瘤对放射治疗高度敏感,单独分次外放射治疗的生存和治愈率均较理想。最低放射剂量1500cGy可见生殖细胞瘤消退。大多放射治疗方案为肿瘤区及边界剂量5000cGy,时间5~6周。最初对放射治疗敏感,不意味肿瘤可以治愈。10%~15%的颅内生殖细胞瘤有脊髓播散。

(2)对于脑脊液发现恶性肿瘤细胞、室管膜下转移、蛛网膜下转移或颅内多发病灶的生殖细胞瘤应进行全脑脊髓放射治疗。

(3)行全脑和脊髓照射对肿瘤播散有预防作用。但预防性的全脑和脊髓照射会导致脑损伤,产生智力下降,特别是对儿童应慎用。

(4)颅内多发生殖细胞瘤应在控制颅压后,行全中枢神经轴放射治疗,辅助以化疗。这对减少放射治疗总剂量,尤其对防止婴幼儿放射治疗副反应有益。

(5)对于复发生殖细胞瘤应原位局部放射治疗,再次放射治疗时间应间隔2年,其剂量同第一疗程或减少20%,按常规放射治疗强度进行。

(6)其他生殖细胞肿瘤对放射线不敏感,局部和全脑脊髓照射后辅以化疗。

(7)立体定向照射对于局部复发生殖细胞肿瘤有价值,但有待积累经验。

(8)关于实验性放射治疗所谓实验性放射治疗是指对松果体区肿瘤,为避免手术的高风险,应用首剂量20Gy的放射治疗,如肿瘤缩小即推测为生殖细胞肿瘤而继续放射治疗;若肿瘤无明显变化,则考虑外科手术等其他治疗。对于实验性放射治疗目前仍有争议,有主张活检的学者认为,对可疑鞍上和松果体区生殖细胞肿瘤,没有经过活检明确诊断,盲目进行放射治疗,不是最好的治疗方法。因为除生殖细胞瘤外,许多鞍上和松果体区肿瘤对放射治疗不敏感。另外,放射治疗对成长中的儿童大脑损害也不可忽视。至少对于儿童,尤其是3岁以下的患儿,实验性放射治疗应谨慎。

3.化疗　由于胚胎生殖细胞对抗癌药物有较高的敏感性,化疗对所有类型生殖细胞肿瘤有效。化疗药物主要为顺铂和VP-16,还可有甲氨蝶呤、长春新碱、博莱霉素、环磷酰胺、更生霉素等。化疗后1~2个月再辅以局部放射治疗,初步治疗结果基本满意。对于生殖细胞瘤,化疗可以减少放射治疗的剂量,减轻对脑组织的损伤。由于其他生殖细胞肿瘤对放射治疗不敏感,化疗应用于其他生殖细胞肿瘤的最初治疗。对于小于3岁的儿童恶性生殖细胞肿瘤,化疗是首选的辅助治疗方法。

(王灿明)

第十二节　血管网状细胞瘤

血管网状细胞瘤(HBs),又称血管母细胞瘤,是中枢神经系统少见的良性肿瘤,该瘤组织来源于血管周围的间叶组织,属血管源性肿瘤。曾被称为血管网织细胞瘤、毛细血管母细胞瘤、海绵状血管内皮瘤、Lindau囊肿、Lindau瘤。

1904年,德国眼科医生Eugenvon Hippel首先报道了2例视网膜HBs,并在1911年发表了该疾病的解剖学基础,命名为"视网膜血管瘤"。1926年瑞典病理学家ArvidLindau第一个报道了视网膜、小脑和内脏器官囊肿或肿瘤的一种疾病叫"中枢神经系统的血管瘤"。1928年,Cushing和Barley提出hemangioblastoma来命名这一类疾病。因此,将发生于视网膜的HBs称为Von Hippel病;将发生于小脑的HBs,称为Lindau瘤;如Lindau瘤伴发视网膜HBs或其他内脏肿瘤,则称vonHippel-Lindau综合征

（VHL综合征）。

一、流行病学及自然史

迄今缺乏大型流行病学调查。大多数HBs为散发性（65%～70%）；少数表现为家族遗传性疾病——VHL综合征（25%～35%）。本病男性好发，男女患病比例为（1.3～2）：1，可见于各种年龄，两个发病高峰期分别为25～29岁和40～44岁，前者多与VHL综合征有关，而后者多为散发。

HBs约占颅内肿瘤的2%，最多见于小脑、脊髓和脑干，分别占颅后窝肿瘤的10%和脊髓肿瘤的2%～3%，也可偶发于幕上（脑实质内、垂体柄、脑神经、颞叶海马回、侧脑室、脉络丛、脑膜）、脊髓圆锥、终丝、神经根和外周神经等处。幕上血管网状细胞瘤临床上非常罕见，占所有血管网状细胞瘤的1%～6%。10%～40%的原发症状性血管网状细胞瘤伴有VHL综合征，但事实上，VHL综合征相关性血管网状细胞瘤比例可能被低估，因为并不是所有无家族史或无其他脏器肿瘤的血管网状细胞瘤病人均进行了分子遗传学分析。约25%的中枢神经系统HBs与VHL综合征有关，80%以上VHL综合征患者会发生中枢神经系统HBs。多发性血管网状细胞瘤较单发血管网状细胞瘤发病年龄更年轻，VHL相关性HBs实性者为多，散发性HBs囊实性者为多，VHL相关性、年轻患者HBs更易复发、进展。中枢神经系统血管网状细胞瘤以小脑多见，但VHL相关性HBs较散发性HBs更易发生于脑干和脊髓。脊髓血管网状细胞瘤多见于实质性，发生于脊髓背侧，多位于髓内，以胸段多见，其次位于颈段。妊娠可促进VHL综合征患者的小脑血管网状细胞瘤生长并增加VHL综合征相关性并发症。

HBs通常呈现生长和静止两个状态交替进行，生长模式也是多变的。一般来说，HBs生长极其缓慢，特别是实质性HBs可数年处于静止状态。Lonser等用MRI对250例VHL综合征病人进行前瞻性随访研究显示，51%（1278个血管网状细胞瘤）呈静止状态，49%（1227个血管网状细胞瘤）呈生长状态，随着随访时间延长，出现增长肿瘤比例增加，在生长状态肿瘤中，72%呈跳跃式生长，22%呈指数生长，6%呈线性生长。

二、分子生物学

VHL综合征是一种罕见而危害严重的常染色体显性遗传病，表现为家族性多发性多器官性良恶性肿瘤症候群，发病率为1/（36000～45000），患者多在18～30岁出现症状，其表现复杂多样，目前已发现位于14个脏器的40种不同病变，其中包括中枢神经系统血管网状细胞瘤、视网膜血管网状细胞瘤、嗜铬细胞瘤、肾细胞癌、肾囊肿、胰腺内分泌肿瘤、胰腺囊肿、内淋巴囊肿瘤、附睾囊腺瘤等。

VHL综合征诊断，一般按照Glasker等提出的诊断标准，患者存在中枢神经系统血管网状细胞瘤，以及视网膜血管瘤、透明细胞性肾细胞癌/肾囊肿、胰腺囊肿/肿瘤、嗜铬细胞瘤、内淋巴囊肿瘤、附睾囊腺瘤，或任何一级亲属表现VHL病的损害，或基因检查结果阳性。

VHL综合征是由于VHL基因的突变引起的，突变类型包括等位基因缺失、插入、置换、错义突变及内含子突变、甲基化等。VHL基因是一种重要的抑癌基因，位于染色体3p25-26，它通过VHL蛋白（pVHL）对elongin ABC的抑制作用来发挥对相关细胞生长基因的调控。VHL基因有两种转录产物：一种含3个外显子，有两个翻译起始位点，翻译成相对分子质量为24000～30000和18000～19000的两种蛋白，为具有肿瘤抑制作用的功能蛋白；另一种转录产物仅含外显子Ⅰ和Ⅲ，翻译的蛋白没有抑制肿瘤形成的功能。VHL基因通过其编码的蛋白质即pVHL发挥生理功能。pVHL主要定位于胞质，但也存在于细胞核、内质网和线粒体中。它包括 α 和 β₂ 个结构域,157～189 位氨基酸残基属于 α 结构域,由外显子Ⅲ编码;64～154 位氨基酸残基属于 β 结构域,由外显子Ⅰ和Ⅱ编码。α 结构域特别是 157～172 位 α₂ 螺旋是与 elongin C 结合的部位,此部位的突变将破坏它们之间的结合,而 β 结构域是底物蛋白的结合位点,此处氨基酸突变将破坏 VHL 与底物蛋白的结合。pVHL 有两种亚型:pVHL30 和 pVHL19。pVHL30 为包含 3 个外显子的 213 个氨基酸残基,表观分子量 24～30kDa,主要存在于细胞质。pVHL19 由第 54 位密码子的框内起始密码子(ATG)起始翻译,表观分子量约 19kDa,定位于细胞核。这两种亚型都具有抑制肿瘤的活性。

正常 mRNA 合成是一复杂的生化过程,由一系列转录因子调控 RNA 多聚酶的活性。其中 elongin A、B、C 是重要的延长因子,参与转录过程,它们在转录过程中的作用不同。正常情况下 elongin B、C 形成复合体,elongin C 提供与 elongin A 或 pVHL 结合的结构域,elongin A 单独存在,但它们单独存在并不具有转录调控的作用,需要形成 elongin ABC 复合物结合才能发挥调节转录的作用。研究发现,VHL 基因编码的 pVHL 与 elongin A 极其相似,导致 pVHL 与 elongin A 竞争性结合 C 单位的结合区。pVHL 可与 elongin B、elongin C 和 Cullin2(CUL2)形成 VCB 2CUL2 复合物,pVHL 蛋白并不与 CUL2 直接结合,需要先与 elongin C 和 elongin B 形成的复合物结合,再通过它们再与 CUL2 形成 VCB 2CUL2 复合物。该复合物类似酵母中的 SCF 复合物(Skpl2Cdc532F2box),起泛素连接酶作用,最终降解各种底物蛋白。最近研究还发现血管网状细胞瘤中基质细胞、内皮细胞均表达 Notch 受体和下游效应分子,而 HIF 与 Notch 信号通路存在一定关系。此外,pVHL 还具有维持微管的稳定性、参与细胞外基质的组成、参与细胞分化等功能。

在 VHL 病发病机制中研究比较多的 HIF-1α 通路。VHL 基因突变后,造成降解 HIF-1α 功能的损失,HIF-1α 表达水平上升,HIF-1α 转录激活下游靶基因大量表达,如血小板衍生生长因子(PDGF)基因、血管内皮生长因子(VEGF)基因、转化生长因子(TGF)基因、促红细胞生成素(EPO)基因等。这些基因作用涉及新生血管形成、红细胞增多、细胞增殖和凋亡等方面它们的异常表达可能是 VHL 综合征形成的关键。

三、病因和病理

本病确切病因尚不明确,但已有的研究表明 VHL 综合征和部分散发性 HBs 均存在 VHL 基因的功能失活,甚至还发现部分 HBs 患者染色体 22q13.2 也存在杂合子丢失,表明除 VHL 基因外还有其他基因的失活参与了肿瘤的发生。

HBs 可呈囊性或实质性两种形态。囊性占总数的 2/3～3/4,呈脑内生长,肿瘤与周围组织边界清楚,尽管可侵犯软脑膜、硬膜,但仍为良性肿瘤。囊肿壁光滑,囊液为透明、淡黄色、高蛋白含量液体。囊壁可见一个或多个肿瘤结节,呈樱桃红色,血供丰富,质地柔软。实质性肿瘤由丰富的血管和血窦构成,切面可见孤立或成簇的较粗血管及网状分布的薄壁血管。显微镜下肿瘤由内皮细胞、周细胞和基质细胞构成,可见大小不等的血管腔隙,囊变多见,但坏死少见。基质细胞是肿瘤细胞,呈泡沫样或毛玻璃样,胞质丰富,胞核圆形或卵圆形,大小多变,甚至可有异形核,但有丝分裂象罕见。电镜下基质细胞胞质丰富,胞质内富含脂滴,并含中间丝、滑面内质网和糖原颗粒,胞核呈圆形或卵圆形。在血管内皮细胞和周细胞区含有丰富的网状纤维,为本瘤的一大特征,"血管网织细胞瘤"之名由此而来。

四、临床分型

临床上 HBs 分为散发型和 VHL 综合征相关型,后者有家族史或中枢神经系统外的相关肿瘤。VHL

基因检测能进一步完善当前临床分型。根据 2007 年 WHO 标准，VHL 综合征按无/有肾上腺嗜铬细胞瘤分为 Ⅰ/Ⅱ。Ⅰ型，除嗜铬细胞瘤外，病人存在各种临床表现；Ⅱ型，以嗜铬细胞瘤为主要临床表现；ⅡA型，肾细胞癌和神经内分泌性胰腺肿瘤发生可能性低；ⅡB型，发生肾细胞癌和神经内分泌性胰腺肿瘤可能性大。

五、临床表现

中枢性 HBs 临床症状取决于它的部位和大小，无特异性。临床表现主要为病变的占位效应和（或）影响脑脊液循环所致颅内高压症。头痛为常见症状，以后枕部多见，晨间加重。呕吐也较常见，与梗阻性脑积水、肿瘤起源于或压迫第四脑室底有关。位于颅颈交界和脑干时，可引起颈项僵硬、眩晕和呕吐等症状。肿瘤位于小脑半球或脑桥，可表现步态不稳、平衡障碍。脊髓 HBs 表现为相应节段的感觉、运动和括约肌障碍，发生于脊神经时，还可有根性疼痛。少数情况下，可出现瘤内出血或蛛网膜下腔出血，使病情突然恶化，但直径小于 1.5cm 者出血危险较小。不到 25％的患者可伴发红细胞增多症，其原因为肿瘤细胞产生促红细胞生成素，使红细胞合成增加，肿瘤切除或放疗后红细胞计数可恢复正常，肿瘤复发又出现网状红细胞增多。实质性肿瘤者生长缓慢，可长达数年处于静止状态。囊性者病史较短，也可急性起病。女性患者因妊娠或口服避孕药可引起囊肿短期内增大而加重病情，可能与激素介导的肿瘤生长有关。

六、辅助检查

1.头颅 CT　CT 扫描实质性肿瘤显示为类圆形高密度影像，密度常不均匀，囊性者显示为低密度，但一般较囊肿密度为高，边缘欠清晰，有时可见高密度。增强扫描，实质性肿瘤表现均匀强化，难与脑膜瘤鉴别；囊实性肿瘤表现为光滑囊壁的囊腔，其内有明显强化的瘤结节。

2.磁共振　磁共振（MRI）扫描是目前诊断本病的主要方法。典型表现为大囊小结节，MRI 平扫囊性病灶边界光滑，瘤结节位于囊肿的一侧，T_1WI 呈略高于脑脊液低信号、T_2WI 高信号，瘤结节 T_1WI 呈略低信号，增强后囊壁略强化，瘤结节明显强化，瘤周无或轻度水肿。实质性者表现为圆形或卵圆形占位，T_1WI 呈略低信号、T_2WI 高信号，中央可有坏死或伴囊变而呈等、低混合信号，有时可见蛇形、纡曲的血管流空影，增强后实质部分明显强化。

3.血管造影　不常用，但有利于判断肿瘤供血动脉。囊性 HBs 血管造影表现为瘤结节或实质部分致密染色，可见早期引流静脉和血管充盈，囊性部分为无血管区，囊性 HBs 行血管造影可与小脑囊性胶质瘤等非血管性肿瘤鉴别。对于血供丰富的实质 HBs，血管造影能确认肿瘤深部供血动脉的位置，辅以超选择性血管栓塞，可减少术中出血，利于手术全切肿瘤。

4.基因检测　目前，VHL 基因检测已应用于临床。有研究显示，基因检测可用于早期确诊或排除VHL 综合征，故很多学者认为对于中枢神经系统 HBs 患者应常规进行 VHL 基因检测。

七、诊断与鉴别诊断

根据肿瘤好发部位及影像学特征一般不难做出术前诊断。如伴有视网膜血管瘤、内脏肿瘤或 VHL 综合征家族史者，则本病可能性更大。随着神经外科技术进步，颅内血管网状细胞瘤致残率、致死率明显下降，对 VHL 病颅外疾病的诊治显得尤为重要。脑干 HBs、脊髓 HBs、多发性 HB 及有家族史患者应高度怀疑 VHL 综合征。

对多发性 HBs,诊断 VHL 综合征并不困难。对单发性 HBs 患者,应仔细追问有无 HBs 家族史。强调对无家族史的单发性 HBs 患者,如年轻患者(小于 40 岁)、肿瘤位于脑干或脊髓且为实性病灶时应高度警惕;对患有胰腺内分泌肿瘤、胰腺囊肿、肾细胞癌/肾囊肿的年轻患者要尤为重视。建议对可疑患者行眼底检查、腹部 B 超、腹部增强 CT、脑和脊髓 MRI 增强扫描、尿儿茶酚胺等全面筛查以确诊,必要时行 VHL 基因遗传学检查。

HBs 确诊依赖于它的病理诊断,主要依赖于免疫组织化学,如 HBs 基质细胞表达 S-100β、抑制素-A、神经元特异性烯醇化酶、神经细胞黏附分子、巢蛋白和一些神经肽(突触、羟色胺、P 物质、血管活性肠肽、神经肽 Y 等),而不表达胶质纤维酸性蛋白(GFAP)、上皮膜抗原(EMA)、Ki-67。

HBs 的病理鉴别诊断包括转移性透明细胞肾细胞癌、血管外皮细胞瘤、神经内分泌肿瘤、透明细胞型室管膜瘤、动静脉畸形等。HBs 与转移性透明细胞肾细胞癌在形态学上有惊人的相似,组织学上极难区别,但预后和治疗意义则完全不同。两者鉴别上主要依赖于免疫组织化学:转移性透明细胞肾细胞癌表达上皮膜抗原、角蛋白 AE1/AE3 和 CD10,而 HBs 是阴性的。Weinbreck 等报道抑制素-A 和水通道蛋白-1 可作为 HBs、转移性透明细胞肾细胞癌鉴别诊断;Carney 等报道抑制素-A 与 PAX2、PAX8 联合应用对 HBs、转移性透明细胞肾细胞癌鉴别诊断作用并有很高的特异性和敏感性。马德选等报道 SSEA1 表达于中枢神经系统 HBs,而 SSEA1 并不表达于中胚层起源的所有良性和恶性肿瘤,因此可用 SSEA1 来区别 HBs 和其他血管性肿瘤。神经内分泌肿瘤具有丰富的血管网和网间呈巢的小细胞,胞质呈细颗粒样,HBs 基质细胞胞质为泡沫样,免疫组织化学标记神经内分泌肿瘤 CK、CsA、突触素阳性,HBs 则为阴性。

小脑囊性 HBs 应与下述疾病鉴别:①毛细胞型星形细胞瘤,囊壁厚薄不均、瘤结节较大、基底宽、可伴钙化,增强后强化程度不如 HBs 明显,镜下均有血管瘤样改变,但毛细胞型星形细胞瘤镜下呈双相结构,部分瘤细胞梭形细长,HBs 间质细胞胞质为泡沫样;②蛛网膜囊肿,为脑外占位,增强扫描无强化瘤结节。小脑实质性 HBs 应与颅后窝脑膜瘤、转移瘤和室管膜瘤相鉴别:①脑膜瘤为脑外肿瘤,极少发生囊变,多数可见"脑膜尾征",血管造影显示颅内外双重供血,呈静脉期迟发染色;②转移瘤通常位置表浅、多发,瘤周水肿明显;③室管膜瘤一般无蚓状、纡曲血管流空影,强化程度不及 HBs,血管造影无明显肿瘤染色及粗大血管影。

八、HBs 的治疗

HBs 的治疗以外科手术治疗为主。

长期以来对手术指征、手术时机及如何最大限度地减少神经功能损伤等诸多问题上存在着争论。HBs 外科治疗适应证:①所有症状性 HBs 应尽早手术;②对无症状 HBs 应进行定期随访,如随访发现肿瘤生长,则建议手术治疗。

1.外科手术　显微外科手术为本病首选治疗,肿瘤全切者可达根治。囊性病变一般易于切除,但瘤结节较小或多个时,术中应仔细寻找,避免遗漏结节而致肿瘤复发。囊壁常是被压缩的胶质组织,不必要切除。实质性 HBs 常位于脑干、脊髓等重要功能区,且血供丰富,手术较囊性困难,应遵循切除脑 AVM 原则,严格沿肿瘤周边正常脑组织分离并电凝供血动脉,最后才离断引流静脉,将肿瘤完整摘除。任何分块切除或活检等瘤内操作均是危险的。

实质性血管网状细胞瘤的手术常遇到困难:①肿瘤血供丰富,供血动脉又常位于肿瘤深面,粗大的引流静脉常位于肿瘤的表面;②为减少术中出血,要求完整切除肿瘤而不能分块切除,这在肿瘤巨大,位于小脑脑桥三角或第四脑室底时,常增加手术困难和对重要神经血管结构的损伤;③肿瘤常位于脑干、脊髓,邻近有重要神经血管结构。

近年来,国内外提倡对巨大型实质 HBs 综合应用术前供血动脉栓塞、术中电生理监测、术中吲哚菁绿造影和亚低温等技术措施,有利于降低致残率,提高全切除率。对于巨大实质性 HBs 术前栓塞不应追求全部彻底堵塞所有供血动脉,只栓塞手术不易控制的肿瘤腹侧供血支。理想的术前栓塞对象是病灶位于脑干、第四脑室等危险区域,血管造影显示肿瘤染色浓密,单根供血动脉者。手术应在栓塞后 1 周内进行。

术后处理:脑干血管网状细胞瘤术后常有呼吸中枢暂时性失去对 CO_2 的反应,易发生呼吸抑制。因此本病术后除开颅术后常规处理外,应特别注意保持呼吸道通畅和正常氧气交换,必要时应用呼吸机同步辅助呼吸。另外,也应加强肺炎及应激性溃疡的防治。

2.放射治疗　常规放射治疗对本病不敏感,但立体定向放射(SRS)是一种治疗中小型实质性 HBs 有效的方法。立体定向放射治疗适用于手术不能切除或多发肿瘤。术后常见并发症是放疗后水肿、坏死。Moss 等回顾性研究显示,31 例 92 个血管网状细胞瘤进行立体定向放射治疗的 3 年和 5 年局部肿瘤控制率分别达 85％、82％,甚至有报道 γ 刀治疗局部肿瘤控制率高达 96％。脊髓血管网状细胞瘤有同样疗效,但囊性血管网状细胞瘤控制率不如实质性血管网状细胞瘤。

近年来前瞻性研究显示放射治疗 HBs 的短期控制率较好,但长期控制率并不理想,同时,考虑到 HBs 大多数呈静止生长或跳跃式生长模式,这种短期结果可能是肿瘤处于静息期而不是实际的治疗效果。因而,对放射治疗 HBs 的疗效提出了质疑。此外,放射治疗也可能导致暂时性增加瘤周水肿和加剧肿瘤相关症状的产生。因此建议放射治疗不应当预防性治疗无症状 HBs,仅作为一种难以外科切除患者的辅助治疗。

3.药物治疗　至今尚无治疗该病的特效药物。抗血管生成药物和分子靶向治疗有望控制 HBs,特别是对多发性 HBs,它可能是一种新颖、具有光明前景的治疗选择。如 SU5416 在治疗多发性 HBs 的病例中取得了一定的疗效,贝伐珠单抗和雷珠单抗也已开始应用于治疗视网膜 HBs,沙利度胺可作为控制脑、脊髓 HBs 进展等。

九、并发症与预后

中枢神经系统 HBs 引起的偏瘫和视网膜 HBs 导致的失明或视力显著下降,是 VHL 综合征的重要致残原因。肾细胞癌转移和中枢神经系统 HBs 的神经功能障碍是 VHL 综合征致死主要原因。

大多数 HBs 可完全切除获得根治。原发肿瘤全切除后复发率为 16％～31％,无症状间隔时间平均为 4.5 年。复发的相关因素有患者年龄较轻(<30 岁)、VHL 综合征、多发性肿瘤、实质性 HBs 和病理组织类型。建议每 1～2 年应对 VHL 综合征确诊患者进行一次全面检查(体格检查、血压、血细胞分析、24h 尿液儿茶酚胺/间甲肾上腺素检测、眼底检查、上腹部 B 超、腹部增强 CT 扫描、中枢神经系统 MRI 增强扫描等),以便早期发现、早期治疗,终身随访。对于下列情形也应考虑定期随访观察:

1.年龄少于 50 岁的中枢神经系统 HBs 患者,或任何年龄的中枢神经系统多发 HBs 患者,应进行全脑、全脊髓增强 MRI 检查、眼科检查、腹部增强 CT 扫描和 24h 尿液儿茶酚胺检测随访。

2.出生于 VHL 综合征家族患者,应常规进行全脑、全脊髓 MRI 扫描(10 岁前即开始)、眼底检查、腹部增强 CT 扫描(20 岁左右即开始)随访。

(王灿明)

第十三节　脊索瘤

脊索瘤为原始脊索(通常分化成椎间盘的髓核)残余性肿瘤,较为少见。多数好发于原始脊索的两端:如蝶枕区(斜坡)和骶尾骨区。以 20～40 岁患者多见,外科手术后复发率高,现主要说明颅内脊索瘤的情况。

【诊断标准】

1.临床表现

(1)头痛:常见,但缺乏特异性,常为首发或惟一症状,往往为闷痛和钝性痛,无明显定位症状。

(2)脑神经麻痹:在海绵窦和岩斜部位,常为动眼神经或外展神经,出现斜视和复视;也可有三叉神经的症状,如面部感觉异常,如侵及鞍内者,可有视力障碍或视野缺损。

(3)脑干压迫症状:可因肿瘤压迫脑干的不同位置而出现不同的症状和体征,因肿瘤首先压迫脑干腹侧,所以运动障碍和长束征可出现;若肿瘤继续增大,可出现吞咽、呼吸困难和强迫头位。

(4)颅高压:如肿瘤继续增大,并向颅内生长,可压迫脑干移位和造成脑积水,出现颅高压症状,如头痛呕吐等;小脑累及可出现共济障碍、头晕和行走不稳等。

(5)其他症状:若肿瘤突入鼻腔和咽部,可出现鼻塞和咽部不适等症状;而体检也可能在咽部或鼻腔看到肿瘤。

2.影像学检查

(1)头部 X 线:表现为斜坡区溶骨性骨质破坏,常伴钙化。

(2)头部 CT:肿瘤为等密度或略高密度影,通常表现为溶骨性骨质破坏,常伴钙化和瘤内残余骨,可强化,但常不均匀。CT 最好做骨窗像以鉴别,往往可显示斜坡的骨质破坏,从而区别于脑膜瘤。

(3)头部 MRI 检查:可显示病变的范围,尤其是肿瘤的位置和与脑干、血管和神经的关系,并可显示斜坡的破坏程度,以及肿瘤和硬脑膜的关系,是否到达咽部和鼻窦内。

3.鉴别诊断　　主要与颅底其他软骨性肿瘤鉴别。

(1)软骨肉瘤:也好发岩骨和斜坡,发病多见于 30～50 岁,CT 检查可见密度高而不均的肿瘤,分叶状,瘤内有钙化点,瘤基底部明显骨质破坏;MRI 检查的 T_1 加权相为低信号、T_2 加权相信号明显增高,但不均匀。CT 和 MRI 检查强化均不明显且欠均匀。

(2)软骨瘤:虽多发于颅底,但并不常侵犯斜坡,这是与脊索瘤的区别。女性多见。CT 和 MRI 检查与软骨肉瘤相似,但瘤基底部无骨质破坏,肿瘤边界清楚,有小的环形和螺纹形钙化。

【治疗原则】

广泛切除,辅以术后放射治疗通常是最佳方案。

1.外科手术治疗

(1)术前评价:可根据患者的全身情况、肿瘤位置和大小、侵犯脑干的范围,以及肿瘤的软硬程度来决定手术方案。对于深入脑干且含大量钙化和骨骼成分的肿瘤,手术切除几乎不可能;如果肿瘤大多为软组织,手术切除相对容易,即使肿瘤巨大,也有手术机会。

(2)手术入路选择:手术暴露和切除仍困难。入路选择的根据是针对肿瘤的部位,如何到达特定的斜坡阶段。对于基本位于正中而不偏向任何一侧的肿瘤,全切除困难,并易使一侧脑神经受损;对于偏一侧的肿瘤,全切除可能增大。

原则上以首先切除压迫脑干的肿瘤为主,然后可考虑进一步切除肿瘤,使放射治疗的负荷减少。对脑干压迫的患者,以硬脑膜下入路为主,包括以下 4 种。

1)远外侧入路(中下斜坡)。

2)乙状窦前入路(岩斜和上斜坡):最为常用的手术入路。

3)额颞断颧弓或颅眶颧入路(海绵窦和颅中窝)。

4)前方入路:包括经蝶窦、经口入路、扩大颅前窝入路等,适用于肿瘤主要位于硬脑膜外,没有明显压迫脑干。

2.放射治疗　完全切除联合大剂量放射治疗可以获得最好的治疗效果;常规放射治疗联合姑息性或减压性手术治疗时可延缓复发。颈髓区剂量可达 45～55Gy。单独或与高能量 X 线联合使用比常规 X 线放射治疗更有效,但技术和仪器限制很多。

（赵　坤）

第十四节　黑色素瘤

黑色素瘤是一种少见的恶性肿瘤,其恶性程度高,发展快,病程短,诊断和治疗相对困难。一般分为原发性黑色素瘤和转移性黑色素瘤两大类。前者罕见,转移性黑色素瘤多为皮肤黑色素瘤经血行转移到颅内。资料表明原发性黑色素瘤颅内转移高达 75％。

一、流行病学

黑色素瘤国内较为少见,颅内原发黑色素瘤占颅内肿瘤的 0.07％～0.17％,而转移性黑色素瘤为 0.11％～0.39％。国外转移性黑色素瘤较为多见。

本病男性多发,男女发病比例约为 2：1。在男性人群中,黑色素瘤脑转移发生较多。颅内黑色素瘤可发生于任何年龄段,但以 40 岁以下为多见,原发性黑色素瘤更多见于儿童。

二、病因病理

Pilliet 于 1887 年提出的黑色素瘤这一名称,是指起源于黑色素细胞的恶性肿瘤,与恶性黑色素瘤同义。颅内的蛛网膜、软脑膜和脑实质都有黑色素细胞的存在,且黑色素细胞在脑底部、延髓下部腹侧面、视交叉及大脑各叶的沟裂处分布密度较大。软脑膜上还有黑色素母细胞存在,这些细胞都可以成为黑色素瘤的起源。在某种条件下,正常的黑色素细胞转变成肿瘤细胞,并沿脑膜向四周扩散,向脑组织内蔓延,呈浸润性生长。肿瘤细胞可脱落于蛛网膜下隙,沿蛛网膜下隙播散,在软膜上形成数个大小不等的瘤结节。肿瘤也可侵蚀表面的小血管,造成蛛网膜下腔出血,恶性度高的肿瘤还可侵蚀颅骨和脊椎骨。

原发性黑色素瘤可分为弥漫性侵犯脑膜的黑色素瘤和在脑实质中形成占位的黑色素瘤,多位于神经轴外或脑表面,并且常有软脑膜的累及,可发生于颅内各处,且以单发多见。转移性黑色素瘤多为多发病灶,可弥散于大脑各处,位于灰质和白质交界处,软脑膜转移少见,可由皮肤的黑色素痣恶性变或内脏及视网膜等处黑色素瘤转移而来。

大体观,脑组织、脑膜及颅骨被黑色素肿瘤组织浸润,肿瘤边界清楚,血供较为丰富,肿瘤体积差异较大。镜下观,肿瘤细胞大都含有丰富的黑色素颗粒,呈多角形或梭形,大小形态一致,可聚集成堆或层状,或沿血管四周延伸,细胞核大,多为椭圆形,核分裂象多见。

三、临床表现

因肿瘤生长迅速,累及范围广,所以一般病程较短。由于原发性黑色素瘤多位于颅底,常出现脑神经受累症状,肿瘤也可因侵入脑干或脑叶而出现相应临床表现,如癫痫、偏瘫、失语、精神症状等。也可因肿瘤转移至蛛网膜下隙造成脑脊液循环通路受阻,而产生颅内压增高的症状,如头痛、呕吐和视盘水肿。

肿瘤代谢产物的刺激可引起剧烈的蛛网膜反应,脑脊液中细胞数和蛋白的含量可增高。当肿瘤细胞发生坏死时,其胞质中的黑色素进入脑脊液循环,之后进入血液循环,经肾脏排出体外,故可出现黑色素尿。此种情况下,临床上可出现反复的蛛网膜下腔出血,也可形成脑实质内血肿。

四、辅助检查

1.CT 检查　　CT 平扫约 70% 的肿瘤表现为均匀高密度病灶,也可出现混杂密度灶,出血的病人可见到出血灶,也有部分病人表现为蛛网膜下腔出血或脑内血肿。增强扫描多数强化,其形态多为圆形,边界清,亦可多发。因颅内黑色素瘤 CT 表现与“脑出血”和“胶质瘤”表现非常相似,因此单独依靠 CT 检查容易误诊。

2.MRI 检查　　黑色素瘤的 MRI 表现较为复杂,主要取决于肿瘤中黑色素的含量和瘤内的出血量,多数颅内黑色素瘤的黑色素含量丰富,常伴出血,故表现为 T_1 为高信号,T_2 为低信号。非黑色素性黑色素瘤和瘤内无出血的黑色素瘤则多表现为 T_1 呈等或低信号,T_2 呈中等高信号。增强后颅内黑色素瘤的MRI 可表现为均匀强化。

五、诊断

继发性颅内黑色素瘤因皮肤上的黑色素瘤已被发现多能在术前做出诊断,而原发性黑色素瘤由于临床表现上无明显特征性表现,故诊断十分困难。

Willis 提出诊断原发性黑色素瘤的 3 个基本条件:①皮肤及眼球未发现有黑色素瘤;②上述部位以前未做过黑色素瘤切除术;③内脏无黑色素瘤转移。

尽早发现黑色素瘤在体检时,除详细的皮肤科和眼科检查外,还要做胸部和腹部的 CT 及超声检查,以排除颅外存在黑色素瘤的可能。

对蛛网膜下腔出血的患者,行腰椎穿刺术脑脊液检查如能发现黑色素瘤细胞,即可明确诊断。

六、治疗及预后

颅内黑色素肿瘤的治疗以手术切除为主。肿瘤全切是首选方案,突入脑叶内的肿瘤,连同脑叶一并切除,根据情况可去骨瓣减压以缓解症状。扩大全切在不影响重要功能的前提下可以考虑。但是由于黑色素肿瘤起病隐匿,多数血供丰富,肿瘤生长、侵及范围广,并且很多位于重要功能区和小脑脑桥三角附近,与重要结构粘连紧密,则不应盲目追求全切,以免产生严重的并发症,影响患者生存质量。因此,对不能全切除者,强调综合治疗。

黑色素瘤对放化疗均不敏感,目前多提倡综合治疗,可辅以放疗、化疗、基因治疗等,有一定疗效,但整体治疗效果较差。黑色素瘤被认为是对放疗不敏感肿瘤,全脑放疗对其治疗作用存在争议。立体定向放射治疗颅内不能全切的黑色素瘤的疗效及治疗后生存质量明显高于全脑普通放疗。黑色素瘤细胞对化疗药物相对不敏感,但据报道替莫唑胺有一定治疗效果,而且不良反应较少,在病程中、晚期或具有高危因素的早期病变可以应用。有报道称,内皮抑素和多西环素具有不同的抑制肿瘤血管生成的机制,联合使用可有效地抑制肿瘤生长。基因治疗也有一定效果。

黑色素瘤预后较差,生存期一般不超过 1 年。

(张　欣)

第十五节　颅骨肿瘤

颅骨肿瘤的发病率从临床发生来看不占少数,是一种比较常见的肿瘤。发生在颅骨的肿瘤多数是良性的,生长于颅盖部者居多,骨瘤多起源于外板,向外生长,不引起颅内压增高,或不引起颅内占位性病变的症状。但也可起源于板障与内板,并向颅内生长,压迫脑组织,引起颅内压增高和脑的局灶症状,但临床上少见。

颅骨肿瘤大致分三类:①颅骨良性肿瘤;②颅骨恶性肿瘤;③颅骨类肿瘤疾病。颅骨良性肿瘤包括颅骨骨瘤、颅骨骨化性纤维瘤、颅骨软骨瘤、颅骨巨细胞瘤、板障内脑膜瘤、血管瘤等;颅骨恶性肿瘤包括颅骨多发性骨髓瘤、颅骨成骨细胞瘤、颅骨网织细胞肉瘤、颅骨纤维肉瘤、颅骨软骨肉瘤、颅骨转移瘤等;颅骨类肿瘤疾病颅骨嗜酸性肉芽肿、黄质瘤病、颅骨纤维异常增生症(颅骨纤维结构不良)、颅骨皮样囊肿和表皮样囊肿、畸形性骨炎等。

一、颅骨良性骨瘤

(一)颅骨骨瘤

颅骨骨瘤是一种最常见的颅骨肿瘤,生长缓慢,早期易被忽略,病程多较长,有的可自行停止生长。多数骨瘤位于颅顶部,以板型多见,呈突出于颅顶外板的圆形或圆锥状隆起,大小自直径数毫米至数厘米不等,与头皮无粘连,无压痛,多无不适感。除引起外貌变形外,一般不引起特殊症状。板障型多呈膨胀性生长,范围较广,颅骨突出较圆滑,可出现相应部位的局部疼痛;内板型多向颅内生长,临床上少见,但当骨瘤突入鼻旁窦、眼眶等部位,如骨瘤较大时可引起相应的症状,鼻旁窦内骨瘤常有峡蒂与窦壁相连,骨瘤增大阻塞鼻旁窦出口使其成为鼻旁窦黏液囊肿的原因之一,筛窦骨瘤突入眼眶可引起突眼及视力障碍。

1.病因病理　具体发病机制尚不明确。颅骨骨瘤分为骨密质性骨瘤和骨松质性骨瘤。骨密质性骨瘤起源于骨外板,内板多保持完整。骨松质骨瘤起源于板障,在其内含有较多的纤维组织,有时也含有红骨髓或脂肪性骨髓。

2.临床表现　多数病人生长在外板,可从蚕豆大小到鸡蛋大小。局部隆起与头皮无粘连,无压痛。多数无不适感,生长缓慢,有的可自行停止生长。板障型多呈膨胀性生长,范围较广,可有局部压痛。少见的内板性骨瘤向颅内生长,可引起颅内压增高及局灶性神经功能障碍。

3.辅助检查　X 片上,骨瘤表现为圆形或椭圆形、局限性高密度影。发生在额窦和筛窦内的骨瘤常呈分叶状。CT 和 MRI 均提示骨瘤为占位性病变,中心可不均匀,周围组织和颅骨为未受影响。

4.鉴别诊断　　内板向内生长的骨瘤应与脑膜瘤鉴别,脑膜瘤多累及颅骨全层,骨瘤一般累及内板。脑膜瘤可见脑组织受压及颅内压增高改变。CT 检查可成等密度,增强明显强化,MRI 可明确诊断。

5.治疗　　直径小于 2cm 的骨瘤一般无须处理。对于生长快、有症状、影响美容的骨瘤给予手术。颅骨外板的小骨瘤可用骨凿或磨钻去除颅骨内板可完整保留。大的骨瘤,尤其累及颅内的骨瘤,需行开颅手术切除,并行颅骨修补术。对于鼻窦内的骨瘤,可联合耳鼻咽喉科经颅或鼻手术切除骨瘤。

(二)颅骨骨化性纤维瘤

颅骨骨化纤维瘤亦称纤维性骨瘤,临床上罕见,多起源于颅底,亦可发生在上颌骨及额部。

1.病理生理　　颅骨骨化性纤维瘤病周表现如纤维瘤,但有骨小梁,骨小梁周围有少量成骨细胞,形似骨纤维异常增生症,但与周围骨组织有明显界线。

2.临床表现与诊断　　此病多起源于颅底,可产生相应部位的神经系统症状,常见脑神经受压。X 线平片可见蛋壳样圆形肿瘤组织,边界比较局限。可与颅骨纤维异常增生症鉴别。

3.治疗　　此肿瘤常见于颅底,虽属良性肿瘤,因部位局限很难切除,且此肿瘤对放疗不敏感。

(三)颅骨软骨瘤

骨软骨瘤临床少见。常起源于颅底,可影响蝶骨、筛骨及枕骨。生长缓慢,体积大者可累及颅中窝和小脑脑桥三角。

1.病理　　表面与骨膜延续,为胶原结缔组织,中层为骨组织,基层为肿瘤主体部分,与颅骨相连,内含脂肪组织,血管较少。

2.临床表现　　因肿瘤多位于颅中窝底、岩骨尖、蝶枕骨的软骨结合部和颅骨裂孔部,压迫邻近结构而产生相应的症状,如视觉障碍、动眼神经麻痹和三叉神经痛等。1%～2% 可恶变为软骨肉瘤,主要表现为生长加快,另外良性软骨肉瘤内也可有局灶性的软骨肉瘤样改变。

3.辅助检查　　颅骨 X 线平片可见密度增高的骨性肿块,边界多不规则,在其周围多有骨破坏。瘤内散在的钙化或骨化是诊断主要依据,CT 示颅底低或高密度肿块,分叶状,边界不清,有钙化,基底较宽。肿瘤非钙化部分可有增强效应。

4.鉴别诊断　　本病须与颅底脑膜瘤,脊索瘤鉴别,脑膜瘤血管造影可见供血动脉及肿瘤染色,软骨瘤血供不丰富。脊索瘤多位于斜坡区和鞍区,钙化呈散在不定形。

5.治疗　　软骨瘤的治疗是尽可能手术切除,然而肿瘤多位于颅底且基底较广,故全切困难。部分切除后可缓解脑神经压迫症状。

(四)颅骨巨细胞瘤

骨巨细胞瘤又称破骨细胞瘤。颅骨骨巨细胞瘤少见,好发于颞骨和蝶骨。

1.病理　　颅骨骨巨细胞瘤与长骨的骨巨细胞瘤相同,一般认为来自中胚叶组织的破骨细胞,也有学者认为它不属于真正的肿瘤,而是由炎症、出血、外伤等引起的破骨细胞增生。肿瘤无包膜,暗红色,质脆而软。显微镜下主要为基质细胞和多核巨细胞。根据细胞形态可分为 3 级:Ⅰ级,基质细胞胞体大小均匀,胞核为梭形或椭圆形,巨细胞量多,胞体大。Ⅱ级,基质细胞排列呈旋涡状,可见核分裂象。Ⅲ级,基质细胞数量多,核分裂象多,巨细胞胞体小且核少,属恶性。

2.临床表现　　好发于 20～40 岁青壮年。早期无临床症状,局部可有胀感和疼痛感。较大肿瘤可引起脑神经障碍和颅高压表现。

3.辅助检查　　颅骨 X 线片上可有三种表现。一种是多囊型,可见边缘锐利,周围有密度增高的线状阴影,可见多房状骨质破坏区,内有残存的粗大骨梁。病变位于板障可表现为内外板分离。二是单囊型,有一边缘锐利的骨破坏,周围有高密度硬化带,区内无骨小梁间隔,病变呈膨胀性生长,使囊外板分离,X 线片表现如骨囊肿。三是单纯骨破坏型,只表现为颅骨破坏,无囊肿样表现。CT 扫描成均匀一致高密度影,无明显强化。

4.治疗　治疗上要求大范围全切除,但该肿瘤常位于颅底并侵犯邻近骨质,难以全切,术后 2 年内复发较为常见,但很少恶变。复发肿瘤可再次局部手术切除。放射治疗只用于难以手术及恶性变的肿瘤,有一定效果。

(五)板障内脑膜瘤

脑膜瘤是最常见的累及颅骨内板的肿瘤。脑膜瘤一般起源于蛛网膜细胞,因此,它们常常是继发性地累及颅骨内板,但也有部分脑膜瘤可直接起源于颅骨板障。原发或继发性脑膜瘤均可导致局部颅骨的增生和破坏。

1.病理　脑膜瘤的病理一般分为内皮细胞型、成纤维细胞型、血管瘤型、化生型和恶性脑膜瘤。板障内脑膜瘤多属于内皮细胞型内的砂粒型。瘤组织内血供丰富,组织较脆质软。也有的板障内脑膜瘤为内皮型或软骨化生型。

2.临床表现　本病多发生在青壮年,肿瘤生长缓慢,多向颅骨外板方向发展。除局部有骨性肿块外,一般无疼痛及神经系统症状。

3.辅助检查　颅骨 X 片提示板障和外板骨化,增厚或有放射状骨针形成。CT 扫描表现为密度均匀,部分钙化者有明显强化的病灶影。同时可见局部颅骨内板的吸收或增厚。

4.鉴别诊断　本病累及颅骨基底部时应与颅骨纤维异常增生症鉴别,颅骨纤维异常增生症累及范围广,血管造影无明显血供及肿瘤染色。

5.治疗　治疗以手术为主。部分肿瘤切除后可行颅骨修补术。对于颅底肿瘤多数只能部分切除,行减压术。

(六)颅骨血管瘤

颅骨血管瘤较常见,约占颅盖部良性肿瘤的 30%。多发生于中青年,女性发病率为男性的 2 倍。好发于顶骨和额骨。

1.病理　根据血管瘤内血管成分不同,分为海绵状血管瘤、毛细血管瘤。海绵状血管瘤最常见,主要成分是扩张的血窦,窦内壁衬以发育良好的内皮细胞。毛细血管瘤由大量毛细血管组成。

2.临床表现　开始时血管瘤均位于板障内,逐渐增大,使颅骨内板和外板膨隆,一些患者表现为头痛。肿块也可以无痛生长。

3.辅助检查　X 片上典型病变为圆形或椭圆形骨质缺损区、边界清楚,但参差不齐。外部常有骨侵蚀,内板多保留完整。CT 表现为颅骨圆形或梭形低密度区、中心呈蜂窝样改变,骨质变薄,增强后明显强化。

4.治疗　手术完整切除肿瘤,连同正常颅骨骨缘一并切除是治疗血管瘤最有效的方法,术后复发很少。

二、颅骨恶性肿瘤

(一)颅骨多发性骨髓瘤

本病可单发,多发者常见。可同时发生在颅骨、肋骨、椎体、骨盆、胸骨、锁骨等处。是来自骨髓组织浆细胞的肿瘤,又称浆细胞肉瘤。约占骨肿瘤的 3%,多发生中老年人。

1.病理　肿瘤为实质性,较脆软,暗红色或灰色,富于血管。显微镜下主要成分为圆形或椭圆形,间质少,胞核偏位,核膜清晰的未成熟的浆细胞即肿瘤细胞。胞质为嗜酸性染色。

2.临床表现　临床症状由骨髓破坏和异常免疫球蛋白所致。局部疼痛为最常见症状。另外,还存在高球蛋白血症、高钙血症、肾衰竭、贫血和反复出现的感染等。70％的病人尿中出现本-周蛋白。2/3 的病人颅骨具有多发病变。病变局部常变现为头部稍隆起的扁平肿块,无波动感,可有压痛。

3.辅助检查　骨髓检查可见细胞生长活跃,未成熟浆细胞可增多。X线及CT扫描肿瘤表现多数散在、大小不一、边界清楚的圆形低密度区,向外挤压。

4.治疗　目前对骨髓瘤尚无根治的方法,除颅骨上较大肿瘤外,一般不主张手术。治疗以化疗和局部放疗为主。

(二)颅骨成骨细胞瘤

颅骨成骨细胞瘤即成骨肉瘤,是颅骨较常见的一种原发性恶性肿瘤。但发生于颅骨的还不到 2％,好发于青少年,肿瘤多发生在颅盖部,少数可在颅底。肿瘤生长速度快,血供丰富,局部可见静脉曲张,故有学者称为"骨性动脉瘤",恶性程度高,预后差。

1.病理　肿瘤内还有骨母细胞,细胞分化不良,大小不一,细胞界线不清,胞核大染色深,可见核分裂。在肿瘤内有散在的新骨形成,并有坏死出血和毛细血管扩张,血管十分丰富,可汇合成血窦。

2.临床表现　在颅盖部可发现肿块,常有疼痛。肿瘤主要向外生长,颅内延伸也有发生。肿瘤血供丰富,有时可有血管搏动和血管杂音,皮温增高。肿瘤常转移至肺部,预后差。

3.辅助检查　影像学检查可见大小不等、边缘不清的溶骨区,骨皮质不规则并且常增厚,有放射状的骨针进入骨皮质周围的软组织。MRI表现为病灶成膨胀性,边界不清,但很少侵及硬膜下。T_1 加权像为等高混杂信号,T_2 加权像为高信号,甚至超过脑脊液信号。增强后常常不均匀强化。

4.治疗　成骨细胞瘤的治疗比较棘手,以手术切除联合放疗及化疗综合治疗,但疗效不佳。

(三)颅骨网织细胞肉瘤

此肿瘤由颅骨板障骨髓网细胞发展而成,临床上少见。一般多发生于青壮年,此肿瘤多数穿破颅骨外板向外生长,早期治疗预后好。

1.病理　肿瘤内以网织细胞为主,胞质甚多,HE染色成浅红色,具有吞噬能力。胞核多成圆形或椭圆形。

2.临床表现　早期在颅骨上可见一小肿物,局部可有疼痛感。外板穿破后有一质韧、基地固定,与皮肤无粘连肿物。

3.辅助检查　颅骨X片可见不规则的骨破坏区,一般无放射状骨针。

4.治疗　治疗以手术为主。术后需要联合放疗及化疗。

(四)颅骨纤维肉瘤

颅骨纤维肉瘤是起源于骨髓结缔组织的恶性肿瘤,好发于青壮年。位于颅盖骨或颅底部。多数患者有Paget病、骨纤维结构不良、骨巨细胞瘤、骨折和慢性骨髓炎等。

1.病理　肿瘤主要成分为梭形瘤细胞,比正常纤维细胞大,大小形态较一致,胞膜不清,胞质较丰富,间质中有较多的胶原纤维。胞核细长,染色较淡。

2.临床表现　早期表现为疼痛性肿块,生长迅速,侵入颅内时可引起相应的神经系统症状和颅内压增高征。

3.辅助检查　X线片表现为进行性的溶骨性病变,很少伴有骨硬化或骨膜反应。CT检查提示无特征性的颅骨破坏病灶边缘不清,病灶内城均匀、囊性扩张的软组织影,增强不明显。

4.治疗　采用手术切除肿瘤和术后的化疗,放疗不敏感。此肿瘤科远处转移,因此彻底切除肿瘤不仅有助于防治肿瘤复发也可减少远处转移机会。

（五）颅骨软骨肉瘤

骨软骨肉瘤罕见，多见于 30～40 岁男性，是原发于骨的恶性肿瘤。可发生于骨髓的间叶组织或骨膜，亦可由软骨瘤、骨软骨瘤恶变而来。颅骨软骨瘤好发于颅底，尤其是蝶骨和斜坡。

1.辅助检查　CT 扫描可见位于颅底较大的肿瘤，常侵及颅内外，蝶骨和蝶窦常受累，向后可长入颅后窝，其密度较肌肉低而较脂肪高，内有钙化。增强扫描有明显不规则强化。MRI 表现为 T_1 呈高低不等信号，T_2 呈高信号影。增强后呈不均匀强化。

2.临床表现　绝大多数软骨肉瘤生长缓慢，病程长，表现为颅骨局部肿块及疼痛。当软骨肉瘤发生在颅内时，病人常有进行性发展的局灶性症状和体征。

3.治疗　大范围手术切除是唯一可能有效的治愈方法，但往往难以全切，复发常见预后较差。

（六）颅骨转移瘤

颅骨转移瘤多数经血行转移。是常见的颅骨肿瘤。全身各个部位的恶性肿瘤均可转移至颅骨，颅骨转移瘤 60% 来自乳腺癌和肺癌。

1.临床表现　临床可见颅骨出现 1 个或数个生长迅速的疼痛性肿块，多数质地较硬，基底较宽。病变以溶骨型最多见，常单发，多来自肺、子宫、胃肠道、甲状腺的癌瘤及黑色素瘤，而成骨性多来自前列腺癌。

2.治疗　转移瘤的治疗取决于原发肿瘤的情况。对于原发肿瘤已切除或较小者，颅骨转移为单发并在颅盖骨者，可行手术治疗。对于多发颅骨转移瘤，一般根据原发肿瘤的性质决定放射治疗和化疗。

三、颅骨类肿瘤疾病

（一）颅骨嗜酸性肉芽肿

颅骨嗜酸性肉芽肿是一种原因不明的全身性疾病，不是肿瘤。本病多发生在儿童和青年，偶见老年人。全身除指骨和趾骨外均可被侵犯，但多见于扁平骨，颅骨为好发部位，多数病例为多发，单发于颅骨者预后佳。

1.病理　病理特点为颅骨骨质被破坏，成肉芽肿样改变，内有大量嗜酸粒细胞浸润，同时有结缔组织生成的新骨。可分为 4 个阶段：①早期，有大量组织细胞出现，其间尚有少量浆细胞、淋巴细胞和嗜酸性细胞。②肉芽期，出现富有血管的肉芽，有大量的嗜酸性粒细胞集大单核吞噬细胞，有时可见泡沫细胞，同时有局限性坏死或出血。③黄色肿块期，特点是出现大量含有脂质的细胞。④晚期，肉芽组织被结缔组织所代替，有纤维化现象和新骨形成。

2.临床表现　在短时间内出现头部疼痛性肿块，以颅顶部最多见，伴有乏力、低热和体重减轻。

3.辅助检查　实验室检查可发现白细胞总数略高，嗜酸性粒细胞增多，血沉加快。CT 检查见病灶局部颅骨内外板及板障均破坏，呈圆形或椭圆形，密度不均匀，内有小的新骨形成，边缘为凿齿状，周围有增厚的骨反应。

4.治疗　本病对放射治疗敏感。范围较小可手术切除，较大的病灶可行手术刮除术，术后行放射治疗，效果较好。

（二）黄脂瘤病

黄脂瘤病又称汉-许-克病，是遗传性脂质沉淀病，属于网织内皮系统疾病之一，不是肿瘤，病因尚不明确。多见于儿童，偶发成人。多发生在颅骨，也可累及其他扁平骨如骨盆、肩胛骨、肋骨、脊椎骨等。

1.病理　病理特点为肉芽肿样病变，肉芽肿组织为黄色或灰黄色的肿块，内有油灰样组织。显微镜下可见大量含胆固醇结晶的网状内皮细胞，呈圆形或多角形，胞体大，胞质为泡沫状，称之为泡沫细胞。此外,还有嗜酸性粒细胞、淋巴细胞和浆细胞。晚期多有结缔组织增生。

2.临床表现　该病病程缓慢,病人可有 Christian 三主征(尿崩、眼球突出、颅骨地图样缺损)。此外,还可有低热、乏力、贫血、牙龈炎、淋巴结肿大、脾大、侏儒症、肢端肥大症、高血糖、高血脂等。

3.辅助检查　X 线片可见颞顶部多发或单发的地图样缺损,边缘清楚,锐利而无硬化带。在骨缺损区有时可见残留的骨片。头颅 CT 和 MRI 可见颅骨缺损区内软组织肿块,常穿透外板或内板扩展至帽状腱膜下或硬膜外,若病变仅破坏一侧骨皮质,其形状如香槟瓶塞;如果内外板同时破坏,病变则呈纽扣状。

4.治疗　本病的治疗方法是手术切除病灶,术后辅助放射治疗,放射治疗可消除和缓解病变的发展。另外,还需对症处理,控制伴发症状。婴幼儿预后不良,大龄儿童预后尚可。

(三)颅骨纤维异常增生症

颅骨纤维异常增生症是由成骨细胞的分化缺陷,使颅骨成熟障碍,导致纤维组织替代骨质,引起的颅骨增厚、变形。颅骨纤维异常增生症并非肿瘤。病因尚不明确。有学者认为是由于胚胎期形成骨质的间质生长异常所致,也有认为是与代谢和内分泌障碍有关。

1.病理　骨质被破骨细胞破坏,破坏部分由纤维结缔组织填充。有未成熟的骨小梁和纤维性间质所构成。骨小梁的大小不一。纤维间质主要为梭形细胞呈囊状排列,有胶原形成。本病恶变者少,恶变时出现大量软骨组织,而转变为软骨肉瘤。

2.临床表现　病人多为青年或儿童,女性多于男性。除颅骨外四肢骨骼亦可受累。主要症状是由颅骨的增厚引起的,表现为头部骨质畸形、突眼、视力下降、头痛及其他脑神经麻痹。80％为单发,没有全身骨质疏松和钙磷代谢紊乱。女性伴有内分泌紊乱,如性早熟、甲状腺功能亢进、肢端肥大、Cushing 病等,则称为 Albright 综合征。

3.辅助检查　CT 检查可分为三种类型,即囊肿型、硬化型、混合型。①囊肿型,多见于早期或颅盖病变,板障层增厚。病灶内密度不均匀,有圆形或卵圆形的骨破坏区,外板变薄,增强不明显。②硬化型,多见于颅底,表现为骨质致密区增厚,有"毛玻璃"状表现,无增强。③混合型,很少见,多位于颅底。

4.治疗　该疾病是自限性疾病,如无明显功能障碍,可不手术。早期可使用钙剂及维生素 D。如病变进行性发展,出现明显症状时须行手术。尽可能全切病变,部分切除只用于减轻脑神经症状。该病对放疗不敏感,化疗亦无益。

(四)颅骨皮样囊肿和表皮样囊肿

表皮样囊肿和皮样囊肿均来自外胚层,是良性先天性肿瘤,常发生于中线。表皮样囊肿又称胆脂瘤、表皮样瘤,只有上皮成分,鳞状上角化脱落产生的角蛋白和胆固醇混合物填充入囊内,形成缓慢增长的囊。皮样囊肿同时具有上皮和真皮成分(包括毛囊、皮脂腺和汗腺等皮肤附件),脂类成分比表皮样囊肿更多。皮样囊肿男女发病均等,好发于儿童。有学者认为外伤可能是该病发生的原因之一,是由于外伤时上皮组织种植在颅骨内,以后逐渐形成囊肿。

1.病理　囊肿由复层上皮和一层结缔组织构成。上皮层在囊内,表面附有角化细胞,在其间有淋巴细胞和巨细胞浸润。囊内为脱落的角化上皮细胞。皮样囊肿内含有汗腺、皮脂腺、毛发等皮肤其他结构。

2.临床表现　表皮样囊肿主要生长在颅盖骨,皮样囊肿主要生长在前囟周围和前颅底中线部,肿瘤呈膨胀生长,生长缓慢,颅骨为破坏前多无症状。长发生于板障内,向外板生长者可发现橡胶样肿物,外板有不同程度骨质变薄和破坏,有干酪样组织流出,继发感染而形成一窦道。向内生长着压迫脑组织,可出现癫痫和颅内压增高及相应的神经系统症状。

3.辅助检查　颅骨皮样囊肿和表皮样囊肿在 X 线上表现为颅骨局部骨质呈圆形或不规则、边界清楚的低密度区,CT 扫描见局部颅骨内有脑脊液状低密度影,边界清楚,偶有钙化,增强扫描无增强。MRI 检

查 T_1、T_1 加权像为高低混杂信号,增强后瘤内部分强化。

4.治疗　以手术为主,尽可能全切肿瘤。肿瘤切除后使用 10％甲醛或 75％乙醇涂抹瘤床,再用生理盐水冲洗,避免肿瘤复发。如肿瘤与硬膜粘连紧密者可切除硬膜,然后修补硬膜。

(五)畸形性骨炎

畸形性骨炎又称为 Paget 病,是骨更新和重塑异常引起。发病率随年龄的增长而增高,男女比例相当,多见于中老年,可有家族倾向。病变可影响颅骨、髋骨及其他骨骼组织。

1.病理　早期见血管和破骨细胞增多,骨小梁有不规则破坏。之后成骨细胞活动生成类骨质及骨化。因此,可见到骨破坏和骨再生现象。

2.临床表现　早期一般无症状。畸形性骨炎可导致颅骨增厚,刺激骨膜和硬膜,对局部脑组织产生压迫,引起相应的神经系统症状。在病变的颅骨、骨膜、硬膜上血供非常丰富,严重的患者出现高输出量充血性心力衰竭。血清钙在不同时期可有不同程度的升高。

3.辅助检查　在病变不同期,X 线表现不同,可分为硬化型、溶骨型和混合型。①硬化型表现为骨皮质和骨小梁均匀增厚。②病灶处有明显透光区。③混合型最常见,其特征为溶骨、修复和硬化混合存在,表现为不匀均的高低混杂密度病灶。

4.治疗　目前尚无特效疗法,早期可试用放射治疗。必要时可行手术减压。

(赵　毅)

第十六节　儿童颅后窝常见肿瘤

儿童颅内肿瘤多发生在中线及颅后窝,由于颅后窝有脑干等重要结构,且又是脑脊液循环的必经之路,加之颅后窝空间狭小,容积代偿能力有限,因而儿童颅后窝肿瘤早期即出现脑脊液循环受阻的颅内压增高的症状。常见肿瘤有髓母细胞瘤、星形细胞瘤、室管膜瘤等。其中髓母细胞瘤是中枢神经系统恶性程度最高的神经上皮肿瘤之一,起源于胚胎残余细胞,绝大多数生长在小脑蚓部;星形细胞瘤,多长于小脑半球;室管膜瘤,位于第四脑室内。

【诊断标准】

1.临床表现

(1)呕吐:是儿童颅内肿瘤最常见的症状。呕吐多由颅内压增高引起,亦可因肿瘤直接刺激第四脑室底部的迷走神经核等呕吐中枢所致。呕吐多为喷射性,与饮食无关,常在清晨发生,随病情发展,呕吐可发生在任何时候。

(2)头痛:多数为颅内压增高所致。少数可因肿瘤直接刺激硬脑膜而出现局限性头痛。

(3)视盘水肿:因儿童颅后窝肿瘤易造成脑脊液流出道梗阻,故易引起颅内压增高而出现视乳头水肿。

(4)头围扩大:头部扩大及破壶音阳性,系因婴幼儿期颅缝未愈合或愈合不紧,颅内压增高时可致颅缝分离而表现为头围扩大,叩诊时破壶音阳性又称 Melewen 征。

(5)颈部抵抗:颅后窝肿瘤和(或)下疝的小脑扁桃体压迫或刺激上颈段脊神经根,以及局部硬脊膜受到的牵张等因素,出现颈项部抵抗。

(6)癫痫:往往出现中央脑性癫痫及小脑危象,即强直性发作。

(7)强迫体位:患儿多采取向肿瘤侧卧位,以减轻脑脊液循环受阻的程度。

(8)小脑半球损害:表现主要表现为病变同侧肢体共济失调。肿瘤侵犯蚓部,主要表现为躯干性平衡障碍。上蚓部受累时,患者向前倾倒;侵犯下蚓部时,患者向后倾倒。约一半患儿有眼球震颤,表现为粗大的水平眼震,向肿瘤侧注视时较为明显。

2.辅助检查

(1)神经影像检查

1)颅骨 X 线:小儿颅内压增高首先表现为颅缝分离、脑回压迹增加等现象。

2)头部 CT:因儿童颅后窝肿瘤多为髓母细胞瘤、小脑星形细胞瘤和第四脑室室管膜瘤,常见到小脑蚓部均匀密度无钙化的占位,增强后较均匀强化。肿瘤有坏死灶时,呈不均匀密度。小脑半球星形细胞瘤常有囊性变,可有两种类型,即"囊在瘤内"和"瘤在囊内"。

3)头部 MRI:诊断颅后窝肿瘤头部 MRI 优于 CT,它不仅显示肿瘤影像清晰,更可了解肿瘤与脑干、导水管的关系。

(2)诱发电位检查

1)脑干听觉诱发电位:生长缓慢的颅后窝肿瘤表现为患侧波形分化不良。

2)体感诱发电位:波峰潜伏期延长。

【治疗原则】

1.术前处理　颅内压增高显著者,可行脑室穿刺外引流或"脑室-腹腔"分流术。术前应向家属交待手术治疗意义及手术可能发生的情况,征得家属对手术的理解。

2.手术方式　后正中开颅,尽可能地多切除肿瘤,使导水管开口及正中孔通畅,解除梗阻性脑积水,严密缝合硬脑膜,条件允许的情况下骨瓣复位。

3.术后处理

(1)术后观察术后 1 周内测生命体征,病情如有变化及时复查头部 CT。

(2)腰椎穿刺术后发热者,腰椎穿刺放出脑脊液并做相应化验检查,确定有无脑膜炎。

(3)切口下积液可穿刺引流或分流。

(4)如发现切口对合不良、切口漏液应及时缝合。

4.出院注意事项

(1)术后放射治疗髓母细胞瘤、室管膜母细胞瘤应行"局部＋全脑＋全脊髓"放射治疗。其他类型肿瘤可依据切除程度,考虑是否放射治疗。

(2)术后每 3～6 个月复查神经系统体格检查和头部 MRI。

(张　欣)

第六章　颅内感染与寄生虫

第一节　化脓性脑膜炎

化脓性脑膜炎指的是由化脓性细菌所引起的脑膜炎。由于此类感染主要波及蛛网膜下腔,所以脑、脊髓、颅神经以及脊神经均可受累,而且还常常伴有脑室壁及脉络丛的炎症。

一、病因

化脓性脑膜炎可由任何化脓性细菌引起。最常见的致病菌为脑膜炎双球菌、嗜血流感杆菌和肺炎球菌。其次为金黄色葡萄球菌、链球菌、大肠杆菌、变形杆菌、沙门氏菌及绿脓杆菌等。其他较为少见。新生儿脑膜炎以大肠杆菌和溶血性链球菌为多见。开放性颅脑损伤所引起的多数为葡萄球菌、链球菌和绿脓杆菌。感染途径:①由邻近的化脓性病灶所引起的,包括副鼻窦炎、中耳炎、乳突炎、扁桃体炎、颈部的化脓性病灶、颅骨骨髓炎、硬脑膜外、硬脑膜下脓肿以及脑脓肿等。②由颅脑损伤所引起的,包括开放性颅脑损伤和颅底骨折等。③由远离的化脓性病灶经血行感染所引起的,包括细菌性心内膜炎、肺部的化脓性感染、菌血症以及其他远处的化脓性病灶。④某些先天性的病变,如脑膨出或脊膜、脊髓膨出破溃时,感染也可直接进入蛛网膜下腔。皮样囊肿如果与外界相沟通时,也可引起直接感染。⑤由于神经外科手术后感染所引起,包括颅脑和脊髓的手术。

二、病理

各种致病菌所致的化脓性脑膜炎的病理变化大体上相似。早期只有大脑表面的血管扩张、充血,随之炎症迅速沿蛛网膜下腔扩展,且有大量脓性渗出物覆盖于脑表面和沉积于脑沟、脑池和脑的基底部。有时炎症也可波及脑室内。脓液的颜色与致病菌种类有关,如脑膜炎双球菌,金黄色葡萄球菌、大肠杆菌及变形杆菌的脓液常为灰或黄色;肺炎双球菌脓液为淡绿色;绿脓杆菌的脓液为草绿色等。发病数周后,由于脑膜粘连致使脑脊液的吸收障碍和循环受阻,从而引起交通性或非交通性脑积水。如并发脑动脉炎,可引起脑缺血或脑梗死。此外,还可引起颅内静脉窦血栓形成、硬脑膜外、硬脑膜下脓肿或脑脓肿等。显微镜下可见脑膜甚至室管膜及脉络丛有炎症细胞浸润,以多形核白细胞为主。有时还可发现致病菌。此外,还可见脑膜及脑皮层的血管充血或血栓形成,脑组织有水肿,神经元变性及神经胶质细胞增生等表现。

三、临床表现

本病通常为爆发性或急性起病,少数为隐袭性发病。初期常有全身感染症状,如畏冷、发热、全身不适等。并有咳嗽、流涕、咽痛等上呼吸道症状。头痛比较突出,伴呕吐、颈项强直、全身肌肉酸痛等。精神症状也较常见,常表现为烦躁不安、谵妄、意识朦胧、昏睡甚至昏迷。有时可出现全身性或局限性抽搐,在儿童尤为常见。检查均可发现明显的脑膜刺激征,包括颈项强直、克尼氏征及布鲁金斯基征阳性。视乳头可正常或充血、水肿。由于脑实质受累的部位与程度不同,可出现失语、偏瘫、单瘫,及一侧或双侧病理征阳性等神经系统的局灶性体征。由于脑基底部的炎症常累及颅神经,故可引起睑下垂、瞳孔散大固定、眼外肌麻痹、斜视、复视、周围性面瘫、耳聋及吞咽困难等。颅内压增高也较常见,有时可致脑疝形成。

四、诊断

化脓性脑膜炎的诊断除根据病史和临床表现外,实验室检查也十分重要。急性期间周围血象中白细胞总数增高,中性粒细胞占 $80\%\sim90\%$。脑脊液检查早期即有炎症性改变,压力增高,外观混浊,甚至为脓性,细胞数可高达 $(1000\sim10000)\times10^6/L$ $(1000\sim10000/mm^3)$ 以上,且以多形核白细胞为主。恢复期才以淋巴细胞为主。脑脊液中白蛋白含量增高,但糖与氯化物明显降低。50%病例经过脑脊液涂片检查及细菌培养可查到致病菌。脑脊液的免疫蛋白测定可发现 IgG 或 lgM 均明显增高。乳酸脱氢酶含量也增高。特别是免疫荧光抗体染色、免疫对流电泳测定抗原及乳酸凝集实验等均有助于病原等的诊断。放射学检查:虽然头颅 X 线拍片及各种造影很少发现阳性改变,头颅 CT 扫描在病变早期也可无异常发现,但随着病变的进展,CT 增强扫描时可见脑膜呈线状强化。如并发硬脑膜下积液,CT 片上可见于颅骨内板下方出现新月形低密度区。包膜形成时,其内膜可被强化。炎症波及室管膜及脉络丛时,可显示脑室壁线状强化。如并发脑积水则可见脑室扩大等。如脑实质受累则显示低密度区和占位效应。MRI 检查依病变的不同阶段而有不同表现,在病变早期可见脑膜及脑皮层呈条状信号增强、脑组织广泛水肿、脑沟裂及脑回变小。在病变中期,可在皮层及皮层下出现缺血性病灶以及脑室周围出现间质性水肿。后期,可见脑积水、硬脑膜下积液或脑萎缩。

五、鉴别诊断

根据发热、头痛、脑膜刺激征以及脑脊液中多形核白细胞增多为主的炎症性变化等,诊断不难。但应与下列疾病相鉴别。

(一)非化脓性脑膜炎

因为不论是结核性、病毒性、真菌性和其他病原体所引起的非化脓性脑膜炎也会出现发热、头痛及脑膜刺激征,所以应鉴别,非化脓性脑膜炎的脑脊液细胞反应多为淋巴细胞,而化脓性脑膜炎的脑脊液中细胞增多以多形核白细胞为主,加上糖含量降低和乳酸脱氢酶增高可排除非化脓性脑膜炎。

(二)机械、化学、中毒性脑膜损害以及癌性脑膜病

这些情况也会出现与化脓性脑膜炎类似的临床表现,但通常凭详细的病史、原发病的确定,对疾病转归的观察以及试验性治疗等可使诊断得以澄清。

(三)出血性脑血管病

出血性脑血管病,特别是蛛网膜下腔出血往往突然发病,也可有发热、头痛及脑膜刺激征等,但腰椎穿

刺脑脊液呈血性可证实诊断。

六、治疗

化脓性脑膜炎的诊断一经确定,即应立即采用相应的抗生素进行治疗。若病原体明确者应针对病原菌选用敏感的药物。若一时无法明确者,可按一般发病规律选用药物,如脑膜炎双球菌、肺炎双球菌感染可首选青霉素 G;嗜血流感杆菌应首选氨苄青霉素及四环素;肺炎球菌首选头孢菌素、氯霉素或卡那霉素;大肠杆菌首选氨苄青霉素及头孢菌素;厌氧杆菌和变形杆菌首选卡那霉素及庆大霉素;沙门菌属则首选氨苄青霉素及氯霉素;绿脓杆菌首选多粘菌素及庆大霉素。如果全身给药效果欠佳,可结合鞘内给药。若临床上考虑为多种致病菌混合感染,则需联合用药。使用抗菌素的同时尚须注意营养,水是解质平衡,防治脑水肿和加强护理。在充分使用抗菌素的情况下投予肾上腺皮质激素类药,有助于控制脑水肿和减轻炎症反应。

七、并发症及后遗症

化脓性脑膜炎的常见并发症包括硬脑膜下积液、积脓、脑脓肿、脑梗死、静脉窦血栓形成等颅内化脓性感染性疾病以及细菌性心内膜炎、肺炎、化脓性关节炎、肾炎、眼睫状体炎甚至弥漫性血管内凝血等颅外病变。后遗症包括癫痫、脑积水、失语、肢体瘫痪以及颅神经麻痹。

八、预后

本病的预后在磺胺类药特别是抗菌素问世以后已大为改观。若诊断及时、治疗恰当,预后均较好。但年老或新生儿以及存在严重并发症和神志昏迷者预后则较差。

(赵　坤)

第二节　脑脓肿

脑脓肿是化脓性细菌侵入脑内所形成的脓腔。由于脑组织直接遭到严重的破坏,所以这是一种严重的颅内感染性疾病。在经济落后,卫生条件差的国家和地区,脑脓肿的发生率明显较高。在以往脑脓肿也是我国各地常见的一种疾病,但近 20 年来随着医疗卫生条件的改善和诊治水平的提高,其流行病学也发生了很大的变化,发病率有明显下降的趋势。特别是病因学方面,过去一直认为邻近病灶感染是脑脓肿的主要原因,其中以耳源性脑脓肿占据首位。但近些年来隐源性和血源性脑脓肿的发病率明显提高,这可能是中耳炎和乳突炎已得到了及时的根治。

一、病因

脑脓肿最常见的致病菌为葡萄球菌、链球菌、肺炎杆菌、大肠杆菌和变形杆菌等。有时为混合感染。致病菌往往因感染源的不同而异。

二、感染途径

①直接来自邻近的感染病灶：由中耳炎、乳突炎、副鼻窦炎、颅内静脉窦炎以及颅骨骨髓炎等感染病灶的炎症直接波及邻近的脑组织，所以此类脑脓肿多位于感染原发病灶的邻近部位。如耳源性脑脓肿约 2/3 位于病灶同侧的颞叶，约 1/3 位于小脑半球。而副鼻窦炎所致的脑脓肿多位于额叶底面。颅内静脉窦炎及颅骨骨髓炎所致的脑脓肿也均发生在原发病灶的邻近部位。②血行感染：由肺部的各种化脓性感染、胸膜炎、细菌性心内膜炎、膈下脓肿、胆道感染、盆腔炎、牙周感染以及皮肤的痈、疖等经血行而播散的。此类脑脓肿常位于大脑中动脉分布区的脑白质或白质与皮层的交界处，而且常为多发性脑脓肿。婴幼儿先天性心脏病所致的脑脓肿也属血行感染。由于伴有紫绀的先天性心脏病的患儿往往有红细胞增多症以及血液凝固机能亢进，所以容易在其脑部发生小的梗塞灶，使该部脑的抵抗力下降。同时由于动静脉的沟通使得周围静脉血中的化脓性细菌不经过肺毛细血管的过滤而直接进入脑部形成脓肿。③由于开放性颅脑损伤，化脓性细菌直接从外界侵入脑部。特别是当开放性颅脑损伤有异物或碎骨片存留在脑内时，或由于清创不及时、不彻底时可在数周内形成脑脓肿。此类脑脓肿的部位多在伤道或异物所在处。少数可在伤后数月或多年后才引起脑脓肿，临床上称之为晚发性脑脓肿。其发病机理可能是毒力较低的细菌在损伤处较长期的潜伏，待机体的抵抗力下降时，则发展成脓肿，或由于细菌经血循环传播到受伤的脑组织而引起脑脓肿。④病因不明确者称之为隐源性脑脓肿，指在临床上无法确定其感染来源的。这可能是由于原发感染的症状不明显或短期内自愈而被忽略或由于原发的感染病灶深隐而未被发现。此类脑脓肿在脑脓肿中所占的比率有逐步增高的趋势。

三、病理

脑脓肿的病理过程一般包括三个阶段。

（一）急性脑炎阶段

病变部位有炎性细胞浸润，由于小血管的脓毒性静脉炎和动脉被感染性栓子的阻塞，使局部脑组织发生软化坏死，继而出现多数小的液化区，附近的脑组织有水肿表现。

（二）化脓阶段

局部液化区扩大互相融合形成脓腔。开始有小量脓液，周围为薄层不规则的炎症性肉芽组织。邻近脑组织严重水肿和胶质细胞增生。

（三）包膜形成阶段

脓腔外周的肉芽组织同血管周围结缔组织、神经胶质细胞增生逐步形成脓肿包膜。包膜形成的快慢取决于炎症性质和机体的反应程度。一般在感染后 7～14 天初步形成。而完全形成需要 4～8 周。脑脓肿常为单个，但可以是多房的，散在不同部位的多发性脑脓肿较少见。本病常合并有化脓性脑膜炎、硬脑膜下或硬脑膜外脓肿。

四、临床表现

脑脓肿发病可缓可急。通常有以下三方面的临床表现：①全身感染症状：如畏冷、发热、头痛、呕吐、全身乏力、脑膜刺激征等，周围血象显示中性白细胞增多。②颅内压增高症状：可在急性脑炎阶段急剧出现，然而多数在脓肿形成后出现,此时头痛呈持续性,伴阵发性加重,头痛剧烈时伴呕吐、脉缓、血压升高以及眼底水肿等。③局灶性症状:根据脑脓肿所在部位的不同而出现各种相应脑受压的症状,如颞叶脓肿常有感觉性或命名性失语(优势半球)、对侧偏盲及轻度偏瘫等。额叶脓肿常出现性格改变,表情淡漠、记忆障碍、局限性或全身性癫痫发作、对侧肢体瘫痪、运动性失语(优势半球)等。顶叶脓肿可有深浅感觉障碍或皮层感觉障碍,优势半球病变可有失语、失写、失认症或计算不能等。小脑脓肿常出现水平性眼球震颤、肢体共济失调,强迫头位等。此外,脑脓肿在临床上还容易发生两种危象,即脑疝和脑脓肿破裂。二者均可使病情急剧恶化甚至死亡。颞叶脓肿容易引起钩回疝,小脑脓肿容易引起枕骨大孔疝。各种原因引起颅内压增高或腰穿放出脑脊液时均可促进脑疝形成。当脓肿靠近脑室或脑表面时可因用力、造影或不恰当穿刺等使其突然破溃,造成急性化脓性脑炎或脑膜炎。此时病人突然昏迷、寒战、高热、全身抽搐,甚至角弓反张,脑脊液细胞数增多,甚至呈脓性。出现上述危象时,若不及时抢救,多数死亡。少数所谓“爆发性脑脓肿”的病例,由于细菌的毒力很强,或机体的抵抗力很差,因而起病急骤、病情发展迅速,脑组织发生较大范围的坏死和严重水肿,很快出现颅内压增高和局灶症状,多数病例在脓肿包膜形成之前引起死亡。

五、诊断

脑脓肿的诊断主要依据病史及临床表现,但下列各种辅助检查均有一定的价值:

(一)腰穿及脑脊液化验

本病脑脊液压力多数增高。在急性脑炎阶段,脑脊液细胞数明显增多,糖及氯化物可在正常范围内或降低。当脓肿形成时细胞数可逐渐减少,甚至正常,糖及氯化物也会恢复正常,但蛋白含量多数增高。此项检查有一定的参考意义,但为防止脑疝形成,腰穿时应小心谨慎。若测压时发现压力明显增高,只放少量脑脊液供化验检查。

(二)头颅 X 线拍片

头颅 X 线拍片法,可以发现脓肿的原发病灶,如耳源性脑脓肿可发现颞骨岩部骨质破坏和乳突气房消失。鼻源性脑脓肿可显示额窦、筛窦或上颌窦的炎症性改变。慢性脑脓肿还可显示颅内压增高的头颅 X 线改变以及钙化的松果体移位。偶尔可见脓肿壁的钙化。外伤性脑脓肿有时可发现颅内碎骨片或残留的异物。如由厌氧菌所引起的脑脓肿,偶尔可见脓肿内的液平面。

(三)脑超声波检查

大脑半球脓肿可发现中线波向对侧移位,有时可出现脓肿波。小脑半球脓肿可有侧脑室对称性扩大,可出现侧脑室波。

(四)脑血管造影

根据脑血管移位的情况以及在脓肿形成部位出现无血管区等,有助于诊断。

(五)脓腔造影

在施行脓肿穿刺时向脓腔内注入适量的造影剂,如硫酸钡微粒混悬液或碘苯脂或其他碘油溶液,经头颅 X 线拍片以观察脓肿的大小范围及确切的位置。以后多次拍片复查有助于了解脓肿缩小的情况。

(六)头颅 CT 扫描

脑脓肿的 CT 扫描依病变的发展阶段而异。在急性脑炎阶段,非增强扫描可显示一边缘模糊的低密度病灶并有占位效应,而增强扫描低密度区不发生强化。在化脓阶段,非增强扫描仍表现为低密度病灶,而增强扫描在低密度区的周围可轻度强化,表现为完整但不规则的浅淡的环状强化。脓肿完全形成阶段非增强扫描约 5% 病例在低密度区的周边可显示脓肿壁,增强扫描可见完整、厚度均一的明显环状强化。绝大多数病例,脑脓肿周围会出现明显不规则的脑水肿,而且有占位效应。大脑半球的脑脓肿可引起病变对侧的侧脑室扩大,而小脑半球脓肿可出现双侧侧脑室与第三脑室的扩大。若为厌氧菌的感染,还可在脓肿腔内见到气体和形成液平面。CT 扫描不仅可以确定脑脓肿的存在及位置,而且还有助于了解其大小、数目和形态。CT 对脑脓肿不仅有诊断价值,而且还有助于选择手术的时机和确定治疗的方法。

(七)MRI 检查

MRI 诊断脑脓肿,依脓肿形成的时间不同,其表现不同。在脓肿包膜未形成时,仅表现脑内不规则,边界不清的长 T_1 长 T_2 信号影,占位征象明显,需结合病史进行诊断,并注意与胶质瘤、转移瘤相鉴别。当包膜形成完好时,T_1 像则显示边界清楚,信号均匀的类圆形低信号影或等信号影。T_2 像显示高信号,有时可见圆形点状的血管流空影,为脓肿包膜的血管反应性增生。通常在注射 GD-DTPA 后 5～10 分钟即可显示明显的异常对比增强。若作延迟扫描,增强环的厚度向外进一步扩大,提示了脓肿血脑屏障的损害。此外,脓肿壁的内缘无结节状异常信号向脓腔内突入,此为绝大多数典型脓肿的 MRI 所见。

六、鉴别诊断

(一)化脓性脑膜炎

在脑脓肿的早期阶段,两者几乎无法鉴别。因为两者均可有明显的全身感染症状及脑膜刺激征,脑脊液检查均提示细胞数增高,蛋白增高及糖、氯化物降低。但脓肿一旦形成,将出现明显颅高压及局灶性体征。脑超声波、脑血管造影及头颅 CT 与 MRI 检查均有助于鉴别诊断。

(二)硬脑膜外及硬脑膜下脓肿

因病程与脑脓肿相似,而且常合并脑脓肿,所以鉴别比较困难。脑血管造影若为硬脑膜外或硬脑膜下脓肿,造影片上将显示颅骨与脑之间有一无血管区,CT 及 MRI 检查更有助于鉴别诊断。

(三)颅内静脉窦栓塞

慢性中耳炎、乳突炎常引起侧窦的炎性栓塞,可出现全身感染症状及颅内压增高,但脑局灶症状与脑膜刺激征不明显,而腰穿时行 Tobey-Ayer 试验对侧窦栓塞的诊断有帮助。但有颅高压时应谨慎,可借助脑超声波、脑血管造影、CT 和 MRI 加以鉴别。

(四)耳源性脑积水

由于慢性中耳炎、乳突炎或由其所引起的横窦栓塞均可产生脑积水,临床表现为头痛、呕吐等颅内压增高症状。但耳源性脑积水的病程一般较长,全身症状较轻,无局灶性体征。脑超声、CT 及 MRI 只显示脑室扩大。

(五)化脓性迷路炎

由于眩晕、呕吐,且可出现眼震、共济失调,甚至强迫头位等酷似小脑脓肿,但少有头痛,无脑膜刺激征,颅内压正常,各种造影、CT 及 MRI 检查均为阴性。

有些隐源性脑脓肿或慢性脑脓肿由于在临床上缺乏明显的全身感染症状及脑膜刺激征,所以与脑肿瘤不易鉴别,甚至仅在手术时才能得到证实。但如果仔细分析病史,加上各种化验检查,特别是借助于各种造影、CT 及 MRI 检查,一般是可以鉴别的。

七、治疗

当脓肿尚未局限时一般只采用抗菌素及降低颅内压的药物,包膜形成后可行手术治疗。手术方法包括：

（一）穿刺法

该方法简单、安全，适用于各部位单发的脓肿，特别是适用于脓肿部位较深或位于语言中枢、运动中枢等主要功能部位，或由于年老体弱或患有其他严重疾病或病情危重不能耐受开颅手术者。但不适用于多发性或多房性脓肿或脓肿腔内有异物者。操作时力求精确定位，除根据临床表现外还可借助各种造影、CT扫描和MRI检查。穿刺成功后应设法将脓肿腔内脓液彻底抽净，并注入抗生素，还应行脓腔造影，以作为观察或再次抽脓的标志。临床上有一次性穿刺获得成功的经验，但有时需要反复几次的抽脓。手术后应严密观察病情变化，若多次穿刺无效或病情有所加重，应改用其他方法。随着医学科学的进展，脑脓肿的治疗也取得了显著进步，除了CT和MRI检查在临床上的应用使诊断水平大为提高外，还采用了在CT引导下施行脑立体定向进行穿刺的方法，不仅使定位更加精确，效果更好，而且还可用于其他方法治疗极为困难的深部或多发脑脓肿。该方法目前已被认为是治疗深部及多发性脑脓肿的首选方法。

（二）引流法

这是指采用钻颅或锥颅穿刺抽脓之后在脓肿腔留置引流管的方法。这也是比较简单安全的方法。其治疗原理与穿刺抽脓相同，但可以免去反复进行穿刺所带来的不便。其适用范围与上述穿刺法基本上相类似。通常用于脓肿壁较厚的单发性脓肿，估计通过一次性穿刺抽脓无法解决的病例。操作时应根据造影或CT扫描的结果精确定位。当穿刺成功后拔出脑针，记下深度及穿刺的方向，将一端剪有多个侧孔，内径约4mm的硅胶管沿脑针所穿刺的方向插入，当脓液从管中流出，再送入1～2cm，并予以固定。然后用加入抗菌素的生理盐水反复冲洗至无脓液为止。冲洗时注入的液体量应与抽出的液体量相当。术后将引流管接在引流瓶上，每日冲洗一次，至第三天冲洗抽脓后复查造影或CT，以便观察脓肿缩小的情况。若脓肿已缩小，病情也有好转，则可根据细菌对药敏试验的结果，选取合适的抗菌素配制冲洗液，再隔天冲洗一次，通常4～6次后冲洗液可转为清亮，若无引流液即可拔管。

（三）脓肿切除术

这是指通过开颅的方法将脓肿予以切除。一般要在脓肿的包膜完全形成后进行。尽管也有人在脑脓肿的急性脑炎阶段就进行开颅，吸除感染、坏死和水肿的脑组织直至暴露其周围正常的组织，但此时造成脑组织损伤较为严重，此法只适用于少数所谓"暴发性脑脓肿"，由于积极的非手术治疗，不见脓壁形成，病变的范围继续扩大，症状也不见好转，反而急剧恶化甚至危及生命的情况下才进行，一般很少采用。脑脓肿切除适用于病人的一般状况较好，能耐受开颅手术，脓肿又位于脑的非主要功能区且较表浅者。或由于脓肿壁较厚，估计通过穿刺抽脓或引流无法解决者，或通过穿刺和引流后症状不见好转者。临床上对多房性脑脓肿一般都主张进行开颅手术切除。对于脓肿已破入脑室或出现脑疝危象经脱水及穿刺抽脓后症状未见好转时也应紧急行脓肿切除术。

上述手术各有优缺点，应根据每个病例的具体情况选择适当的方法。一般是先采用穿刺法或引流法，然后再根据需要而施行脓肿切除术。少数病例需直接进行脓肿切除术。

在脑脓肿的治疗中还值得注意的是术后脓肿复发问题。一般认为脑脓肿的复发原因除了手术治疗不彻底，有残留的脓腔或未发现的小脓肿以后逐渐扩大而引起脓肿再发外，还可能是由于原发感染病灶未处理或未彻底处理以致感染仍继续不断地向颅内侵入或在手术时脓肿破溃、脓液外渗而污染了创口以致日后形成新的脓肿。一般人认为脑脓肿的复发只是发生在穿刺或引流术后，而脓肿切除术后不致复发，实际上并非如此。事实上脓肿的复发不仅见于穿刺或引流术后，即使脓肿完全切除后也可发生，这是由于在脓肿切除的过程中常难免发生脓肿破溃与脓液外渗。虽用大量的抗生素溶液进行冲洗，但由于某些细菌，特别是金黄色葡萄球菌，所以仍无法将污染的细菌完全清除，从而导致脓肿的复发。为此，在切除脓肿时务必精细操作,力求彻底切除脓肿,并防止脓肿壁的破损和脓液的外渗,创口四周一定要用棉片加以保护,防止污染。除手术外还应进行细菌培养及药敏试验,以便选择有效的抗菌素。术后抗菌素的使用不应少于2～4周。对原发性病灶也应及时根治,以降低脓肿的复发率。此外,手术前后都应给予脱水治疗,并注意水、电解质的平衡。

八、并发症及后遗症

脑脓肿常见的并发症包括化脓性脑炎及脑膜炎,硬脑膜下积液、积脓、感染性颅内静脉窦血栓形成以及细菌性心内膜炎、肺炎、肾炎、化脓性关节炎、败血症及弥漫性血管内凝血等。后遗症包括癫痫、脑积水、肢体瘫痪等。

九、预后

脑脓肿的预后取决于许多因素:

1.年龄　儿童病例较成人预后差,老年人预后较差。

2.机体的免疫力　机体免疫力较差者预后不好。

3.脓肿的性质　多发脓肿预后较单发者差,多房性脓肿预后较单房者差。爆发性脑脓肿预后最差。

4.脓肿的部位　位于脑深部或脑主要功能区者预后较差,如脑干或丘脑脓肿预后均较差。

5.病因　肠源性及心源性脑脓肿预后较其他类型者差。

6.并发症　脑脓肿若并发有颅内外其他并发症者预后较差。若脑脓肿破入脑室或蛛网膜下腔,则预后更差。

7.治疗情况　包括抗菌素的选用,手术方式的选择以及各种对症处理。如果处理不及时,不恰当,预后必然也较差。

（董海军）

第三节　脑结核瘤

一、概述

颅内结核瘤即颅内结核性肉芽肿,是脑实质或脑膜的一种局灶性结核,多数由身体其他部位的结核病灶播散到颅内形成的肉芽肿性病变,少数为弥散性结核性脑膜炎残留感染所致。近年来,由于生活水平的提高和抗结核药物的应用,脑结核瘤的发病率呈下降趋势,据京、津、沪等地的统计大约占同期颅内肿瘤的1%～2.5%。多见于青少年和儿童,男女比例相当。

二、病理

本病常继发于肺部、骨或泌尿系统结核病。结核菌经血液播散至脑引起三个相关的发展过程,即局灶性结核性脑炎、结核瘤、结核性脑脓肿。结核是一个小的上皮细胞核,围以淋巴细胞。局灶性结核性脑炎含有数个小的结核。真正的结核瘤由许多结核结节组成,中心为干酪性坏死区,周围为朗格罕氏巨细胞及异物巨细胞,再外为上皮样细胞、纤维组织囊及反应性胶质增生形成的包膜,围绕以脑水肿。少数有钙化。极少数结核瘤进展为厚壁结核性脑脓肿,机理为免疫功能缺陷,脑内结核瘤呈干酪样改变,继之病灶软化伴有多核白细胞浸润及大量结核杆菌生长,最后形成脓肿。

颅内任何部位均可发生,多数位于大脑或小脑半球的浅皮质内或略深处,表面呈结节状或较硬质肿块,血供少,偶见于脑干。单发多见,小儿幕下发生率高,常合并结核性脑膜炎。成人则以幕上多见。

三、临床表现

临床上脑结核瘤可以分为全身型和局限型两类。①全身型,病人同时有其他脏器活动性结核病灶,如肺、淋巴结甚至全身粟粒性结核。结核瘤往往多发,常伴有结核性脑膜炎。因此,全身状况比较差,出现发热、咳嗽、盗汗、消瘦等征象。此型病例少见,应以抗结核治疗为主,慎行手术。②局限型,只有颅内结核瘤而无其他器官结核病表现,易被诊为脑肿瘤。常常表现为颅内压增高和局限性病征。幕上结核瘤的首发症状常为头痛和癫痫,然后出现进行性局灶症状和颅内压增高症状。幕下结核瘤常以颅内压增高为首发症状,继而出现小脑症状,严重时可有小脑性强直发作。大多数病人全身情况尚可,少数表现结核病的全身征象如低热、盗汗、消瘦和血沉快等。

四、诊断

(一)实验室检查

部分患者红细胞沉降率加快。脑脊液检查压力可有不同程度升高,其他指标多正常或轻微改变。结核菌素试验阴性并不能排除结核瘤,只表明其可能性小。

(二)CT 检查

分期及结果如下:①早期(炎症反应期):胶原纤维少,呈等密度,不显示肿块,周围为低密度脑水肿,在额叶呈"漏斗状",在颞枕顶区呈"三手指状",强化不均匀。②中期(炎症消退期),胶原组织增殖,内含干酪样物质,呈小盘状高密度,周围是低密度脑水肿,呈明显环状强化。③晚期(结核瘤钙化结节期):病变呈圆形或卵圆形,平扫为高密度影,无脑水肿;增强后呈现"靶征",即环形强化包绕着中心结节状钙化或增强的病灶,这是典型的结核瘤的表现。④硬脑膜结核瘤可导致颅骨过度骨化,很像脑膜瘤。⑤结核性脑脓肿,中心区表现为典型的低密度区。

(三)MRI 检查

结核瘤在 T_1 加权图像上表现为低信号或略低信号,T_2 加权图像上多数为信号不均,呈低、等或略高信号;包膜在 T_1 加权像上呈等或略高信号;在 T_2 加权像上呈低信号,结核性脑脓肿的 MRI 同一般化脓性脑脓肿。

五、治疗

目前多数作者主张在获得临床诊断的基础上,应首先试用抗结核药物治疗4～8周,并采用CT 或MRI随诊复查,如症状不改善、结核瘤不缩小,再考虑活检以确定诊断或外科手术切除。

（一）药物治疗

1.异烟肼　为治疗的首选药物,成人剂量为 300～400m/d,严重病例用 600～900mg/d,儿童一般为 10～15mg/kgd,重者为 20～25mg/kg·d。可采用口服、顿服、肌注等给药方式。病情严重的病人还可用 5%的异烟肼静点或静推,成人剂量为 600mg/d,用 5%的葡萄糖溶液稀释至 20～40ml 静推。昏迷病人还可鞘内注射,成人剂量为 100mg/d,3～6 次/周。为预防发生周围神经病变,在用药期间应加用维生素 B$_6$,口服 3 次/日,每次 20mg,或每日肌注 100mg。

2.利福平,也是首选药物　易从胃肠道吸收,杀菌能力强。成人剂量 900mg/d,儿童一般为 15mg/kg·d。适合于治疗初期与异烟肼合用,用药期间注意肝脏功能。

3.链毒素　适合于脑结核瘤的急性炎症反应期,成人剂量 1g/d,小儿 20～30m/kg,分两次肌注,疗程不少于 6 个月,开始每日注射,2 个月后改为隔日 1g 或每周 2g 肌注。应密切观察毒性反应,以便及时停药。

4.乙胺丁醇,其在治疗中的主要作用是"防止结核菌发生抗药性"　因此本药不能单独使用。成人剂量为 15～25mg/kg·d,儿童 15mg/kg·d,口服。其毒性作用主要是引起球后视神经炎,导致视力减退、中央暗点和绿色视觉丧失,最好不用于 13 岁以下儿童。

常规的治疗方案仍然以异烟肼为主要药物,联合采用链毒素和利福平或乙胺丁醇,或异烟肼、利福平和乙胺丁醇,如果治疗后症状减轻,3 个月后改为二联疗法,如异烟肼和乙胺丁醇,其总疗程为 1.5～2 年。由于肾上腺素具有减轻脑水肿、抗炎、溶解渗出物等作用,故可以与抗结核药物同时应用。对于有严重颅内压增高的病例同时给予甘露醇静点。

在抗结核药物治疗过程中,发现个别病例在临床症状及脑脊液变化改善的同时,反而颅内病变体积增大,有时还伴有体表淋巴结增大,称为"反常性膨胀",认为是免疫功能异常所致,或肾上腺皮质激素调理了结核杆菌的敏感性所致,或可能在治疗过程中,类似合成的肽聚糖和粘肽糖或异物蛋白从结核杆菌的细胞壁上释放出来,引起颅内病灶和体表淋巴结膨胀。此类病人不需要改变治疗方案,但可恢复停用的肾上腺皮质激素或调整某些抗结核药物,病变最终可治愈,但有的病例延至一年后病变才消失。

（二）手术治疗

采用开颅术切除脑结核瘤的方法。手术指征是有严重的颅内压增高症状、视力减退或威胁生命者,在 CT 或 MRI 上结核瘤体积过大,且为成熟的结核瘤,抗结核药物治疗不易取得效果者。

1.手术前准备　病情允许时,术前应用抗结核药物治疗 2 周,以减少术后发生结核性脑膜炎的可能性。

2.手术方法　争取完整摘除结核瘤,分块切除易造成结核杆菌的扩散并发结核性脑膜炎;对多发性脑结核瘤,只切除引起颅内高压的主要病变;对位于重要功能区的脑结核瘤可做部分切除或仅做活检,残余的病变可望使用抗结核药物治愈,但应根据病情需要做到充分减压,手术结束前术野用稀释的链霉素溶液彻底冲洗,并可保留少许链霉素溶液于瘤床内,链霉素溶液的浓度为 0.5mg/ml。

脑积水是脑结核瘤最常见的并发症,它可以是并存的结核性脑膜炎或脑结核瘤梗阻脑室系统所引起,在治疗脑结核瘤的同时对脑积水应同时行脑室腹腔分流术以缓解颅内压增高。

（王灿明）

第四节　颅骨感染性疾病

一、颅骨结核

【定义】

颅骨结核是结核杆菌侵入颅骨引发的一种特异性炎症。主要是通过血行、淋巴播散及邻近病灶直接侵入。

【诊断依据】

1.临床表现

(1)有结核病史;有低热、消瘦乏力、食欲不振、夜间盗汗。

(2)见于青少年;起病缓慢、病程长,病变可在额骨、顶骨部位。

(3)病灶可单发、多发,局部肿胀,可出现无痛性寒性脓肿。脓肿破溃后可形成窦道,有灰白色干酪样脓液排出,有时有破骨片。

2.辅助检查

(1)实验室检查

1)周围血象:白细胞数增多,以淋巴细胞为主,血沉加快。

2)脓液培养:有结核菌。

(2)影像学检查

1)头颅拍片:颅骨单发或多发病灶;边缘整齐的或穿凿样的圆形或椭圆形骨缺损,可有大小不一的游离高密度。

2)CT 或 MRI:可见病灶区骨缺损和游离死骨。同时可发现硬膜外、硬膜下及脑内的病变。

【鉴别诊断】

与颅骨骨髓炎鉴别,前者结核菌培养为阳性。

【治疗原则】

1.药物治疗应用抗结核药物。

2.手术治疗清除病灶。

二、颅骨骨髓炎

颅骨骨髓炎为细菌感染所致,多见于金黄色葡萄球菌及其他菌感染,常见于颅脑外伤及术后直接原因所致,也可由血行感染及邻近组织感染所致。

【诊断依据】

1.临床表现

(1)有头颅外伤史或手术史。

(2)有邻近组织炎性病灶,如额窦炎。

(3)可见急性发病症状,如发热,局部肿胀,压痛,红斑。

(4)慢性骨髓炎:患者为无痛性头皮肿胀,可有多发窦道的疼痛区,有皮下积脓、破溃、流脓,脓液中可杂有坏死颅骨。

2.辅助检查

(1)实验室检查:①周围白细胞数升高;②脓液培养可查到致病菌。

(2)影像学检查

1)头颅 X 线片:可表现为地图样骨破坏区,界限较模糊,不规则,呈斑点状骨破坏区,有骨硬化带,界限较清晰。多数有游离死骨;大小不一、形态不整。

2)CT 及 MRI:可见病灶区骨缺损及游离死骨。同时可见硬膜外、硬膜下的病灶改变。

【治疗原则】

1.一般治疗　抗生素治疗,选用敏感抗生素。

2.手术治疗　切除感染的骨组织,清除周围感染的组织。

（王灿明）

第五节　脑寄生虫感染

一、脑囊虫病

脑囊虫是猪绦虫(链状绦虫)的幼虫(囊尾蚴)寄生于人体组织中所引起的疾病。本病发生率高,约占囊虫病的 50%~80%。囊虫病广泛分布于世界各地,以南美洲和远东地区为主。我国主要流行于东北、华北、西北和华东等地区。

(一)感染途径

人类是链状绦虫唯一的终末宿主,而猪是主要的中间宿主。人体被感染有三个途径:①外源性异体感染,即食入被绦虫感染的猪肉以及被其虫卵污染的食物;②外源性自身感染,即病人手指污染虫卵,自己吞食而感染;③内在自身感染,即患者肠道发生逆向蠕动,使肠内绦虫的妊娠节片回流于胃内而致感染,绦虫卵经小肠消化液作用,六钩蚴脱囊逸出而穿入肠壁,随血液循环及淋巴液到达体内各组织,逐渐发育成囊尾蚴。寄生于脑部者为脑囊虫。囊尾蚴能存活 3~10 年。存活的囊尾蚴可引起较轻的脑组织反应,当濒死时释放大量抗原物质,导致机体免疫状况急剧变化,引起较强的脑组织反应。由于其在脑内寄生的部位及局部脑组织的反应程度不同,临床表现则复杂多样。

(二)病理

根据囊虫在脑内寄生的部位可以分为三型:

1.脑实质型　最常见,约占脑囊虫的一半。囊虫数目少则几个多则数百个。大小如豌豆,在灰质者较在白质为多,可能与灰质内血管较丰富有关。光镜下可见囊虫壁分三层:内层为纤维结缔及囊虫固有的体壁;中层为炎性细胞层,主要是淋巴细胞、嗜酸性细胞、浆细胞等;外层邻近脑组织,有胶质细胞增生,血管内膜增生与淋巴细胞浸润,有时形成血栓使管腔闭塞,成为癫痫发作的病理因素。

2.脑室型　一般较大,单发多见,直径可达 1~3cm,乃因囊虫内液高渗作用,不断吸入脑脊液使囊腔变大。透过乳白色半透明的囊虫壁可见腔内虫头。囊虫多在脑室内游动,有时与脑室壁相连,引起室管膜炎和室管膜下胶质及结缔组织增生,从而阻塞正中孔、外侧孔、导水管,甚至室间孔。

3.脑池蛛网膜下腔型　发生率仅次于脑实质型,存在于脑底池和蛛网膜下腔的软脑膜上,常多发,并聚集成葡萄状粘附脑底诸池,可以引起蛛网膜炎、蛛网膜的粘连和增厚,产生颅神经损害和梗阻性脑积水。

(三)临床表现

由于囊虫侵入神经组织的数目、部位不同,故临床症状极为复杂。而且,囊虫的发育过程不一,死亡先后不一,病情时有波动。一般情况下,本病病程缓慢,多在 5 年以内,按病变部位可分为下列类型:

1.脑实质型　根据症状可以分为三个亚型:①癫痫型:可以表现为各种类型的癫痫发作,约半数表现为大发作。同一病人可以具有两种以上的发作形式,且极易转换。发作形式的多样性及易转换性为本病的特征之一。②脑瘤型:此型患者由于脑内多发或较大的囊虫病灶引起周围脑组织炎性反应造成脑水肿,可导致颅内压升高。出现类似颅内占位性病变的症状和体征。查体可见眼底有视乳头水肿及局灶的脑组织损害。③精神障碍型:有进行性加剧的精神异常及智力减退,晚期可表现为痴呆,与囊虫引起广泛脑组织破坏和脑皮质萎缩有关。

2.脑室型　大多数在第四脑室。由于囊虫沉着于脑室壁上或浮游于脑脊液中,导致脑室变形、脑脊液循环障碍,同时由于脉络丛受到囊虫毒素的影响分泌增加,故产生严重的颅内压增高与脑积水。病人在急速转动头部时出现眩晕、恶心、呕吐及循环呼吸功能紊乱,即 Bruns 综合征。部分病人有轻度眼震和共济失调。

3.脑池和蛛网膜下腔型　根据症状可以分为两个亚型:①颅内压增高型,因囊虫阻塞脑池或蛛网膜下腔导致交通性脑积水和慢性颅内压增高。②脑膜炎型:以急性或亚急性脑膜刺激症为特点,长期持续或反复发作。是由于寄生于软脑膜或蛛网膜的囊虫死亡或囊壁破溃而引起。起病时有发热,一般在 38℃ 左右,持续 3～5 天。有脑膜刺激征。易被误诊为结核性脑膜炎或病毒性脑膜炎。③颅神经受损型,按囊虫侵犯部位出现不同颅神经损害,如桥小脑角区则产生 5～8 颅神经轻瘫。

(四)检查

1.查体　皮下结节。一般皮下或肌肉结节如黄豆大小,触诊较硬,可移动,切除活检可证实诊断。

2.常规化验　①血常规,末梢血嗜酸性粒细胞计数增加,超过正常的 20% 时高度怀疑寄生虫感染。②大便常规,可发现脱落的成虫节片,光镜下可以查到绦虫卵。

3.脑脊液检查　压力常增高。细胞计数白细胞增多,以淋巴细胞和嗜酸性粒细胞为主。细胞学检查呈变态反应性改变。生化检查可见蛋白轻度或中度增高,糖含量低,氯化物正常或减低。

4.免疫学检查　脑囊虫病人细胞免疫异常与体液免疫异常并存。常用两种方法检测病人血或脑脊液中抗囊虫抗体:①间接血细胞凝集试验,血清<1：128 为阴性,脑脊液<1：8 为阴性。②酶联免疫吸附试验:血清<1：64 为阴性,脑脊液<1：8 为阴性。尽管这两种方法有很高的敏感性和特异性,阳性率可达到 90% 左右。

5.影像学检查　CT 和 MRI 能清晰地显示出囊虫的形态、大小、数量、分布范围等,检出率在 90% 以上。在 MRI 上常常可以看到脑室内囊虫的头节,据此可以做出比较准确的定性诊断。

(五)诊断

具备下列三项中的两项者可以诊断为脑囊虫病。①有局灶或弥散的脑症状和体征,如头痛、癫痫发作、颅内压增高、精神症状者,并排除了其他原因所造成的脑损害;②脑脊液囊虫免疫学试验阳性;③头部 CT、MRI 显示有典型的囊虫改变。

如果仅具备上述第一项,则应具备下列三项中的两项:①病理检查证实皮下结节为猪囊尾蚴,或者眼内、肌肉内发现囊虫,或血囊虫免疫学试验阳性;②脑脊液淋巴细胞增多或蛋白含量增高,或找到嗜酸粒细胞;③头颅 X 线平片显示多数典型的囊虫钙化影。

（六）治疗

1.药物治疗

（1）吡喹酮（Praziquantel，简称 PZQ）：为广谱抗寄生虫药，对全身各部位的囊虫均有杀灭作用。能通过血脑屏障直接杀死囊虫。但是本药在脑脊液中浓度较低，故对脑室系统囊虫疗效较差。给药方法有两种，一是小剂量给药：总量 120～180mg/kg，3～6 天服完，3 次/d；二是大剂量给药：200～300mg/kg，每日 50mg/kg。应注意，在用药过程中，由于颅内囊虫大量死亡，囊液和虫体蛋白释出，引起周围脑组织反应，出现颅内压增高、癫痫等局灶性脑组织受损害，因此应联合应用皮质类固醇。

（2）丙硫咪唑：能抑制囊尾蚴对葡萄糖原的吸收，导致虫体糖元耗竭。用法：15～18mg/d，分两次吞服，10 天为一疗程。间隔 15～20 天再进行下一个疗程，可用 2～3 个疗程。用药过程中注意颅内压增高反应，如出现可用皮质类固醇和甘露醇。

（3）南瓜子与槟榔子联合治疗：早晨空腹口服 50～90g 南瓜子粉，经 2 小时后加服槟榔煎剂 150～200ml，又过半小时再服 50％硫酸镁 50～60ml。一般在 3 小时有完整虫体排出。

4）中药雷神丸或囊虫丸疗效也很好。

2.手术治疗

（1）颞肌下减压术：脑实质内多发性囊虫因个数太多，无法一一摘除，如果并发颅内压增高，危及病人生命或影响视力而又不能用药物控制时，根据情况可施行一侧或双侧颞肌下减压术。

（2）分流术：对于脑池和蛛网膜下腔型病例出现交通性脑积水者，可按病情行三脑室或终板造漏术和侧脑室腹腔分流术。

（3）囊虫摘除术：①内窥镜囊虫摘除术：内窥镜适合摘除脑室系统的囊虫，尤其适合于侧脑室内的多发囊虫，近年来应用较多，疗效较好。②开颅囊虫摘除术：对于脑室内囊虫尤其是四脑室的囊虫、脑实质中单发并形成占位效应的囊虫可以采用开颅摘除。摘除囊虫时尽量将其完整取出，切忌使其破裂，摘除后还要反复冲洗。

（七）预防

切熟食和生食的砧板要分开；烹饪时猪肉要熟透；提倡圈养猪，而不是散养。

二、脑型肺吸虫

肺吸虫侵入人体脏器主要在肺部，脑组织占第二位。根据国内资料，脑型肺吸虫约占活动性肺吸虫病的 10％～20％。多见于我国东北、华北、华东和四川等地，但现在已少见。

（一）感染途径

肺吸虫虫卵经宿主（人或其他动物）的痰和粪便排出，到水中长为毛蚴，寄居于第一中间宿主淡水螺内，发育成尾蚴后进入第二中间宿主（淡水蟹和喇蛄）内变为囊蚴，此时为传染期。当人食入带有肺吸虫囊蚴的蟹或喇蛄后，囊蚴在肠腔脱囊，穿过肠壁入腹腔，幼虫可侵入纵隔，沿颈动脉周围软组织上行，经颈动脉管和破裂孔入颅腔，侵犯附近脑组织。病变多位于大脑颞枕叶内侧面的底部，还可累及邻近的白质、基底结等结构。

（二）病理

脑内病变根据其发展过程可以分为三期：一是浸润和组织破坏期，不仅虫体在脑内迁移对脑组织造成直接损害，而且虫体代谢或分解产物对脑组织的刺激还可引起脑膜炎、脑炎；二是肉芽肿或囊肿期，大量虫卵沉积引起异物反应，形成界限不清的肉芽肿，在肉芽外周形成包膜，其中心逐渐发生坏死，形成青灰色或棕褐色粘稠液,内部可有虫体和虫卵;三是机化钙化期,此期虫体已经死亡或迁移他处,囊液被吸收,肉芽组织机化或钙化。受累的皮质或皮质下结构出现脑萎缩、脑沟及脑室扩大。由于虫体的迁移,在脑内可以发现不同时期的病理改变同时存在。

（三）临床表现

感染肺吸虫后最早出现的是腹部症状,如腹痛、腹泻等;然后是肺部症状,持续最久,有咳嗽、吐铁锈样痰、胸痛等,大约在 2 个月至 5～6 年后才发生脑部病变,其症状很凶险,需要及时处理。按临床表现可以分为如下四型:

1.脑膜炎型　急性起病,以头痛、呕吐、发热、颈强直等为主要表现,克氏征阳性。有时脑脊液检查可查到虫卵。相当于虫体刚侵入颅内阶段。

2.脑瘤型　表现为局限性瘫痪、偏瘫、偏身感觉障碍等,为脑组织中虫体和虫卵的沉积形成占位性肉芽肿所致。

3.癫痫型　本病可有各种癫痫发作,其中以部分性发作和全身大发作多见,早期癫痫的发生为虫体迁移所致,晚期癫痫与脑组织坏死、神经胶质细胞增生形成致病灶有关。

4.萎缩型　主要表现为智能衰退、精神症状。相当于疾病的晚期。

（四）诊断

1.病史和症状:生食淡水蟹或喇蛄的经历。先有肺部症状,然后出现头痛、呕吐、癫痫、视乳头水肿等中枢神经系统症状和体征。

2.脑脊液异常:在病变活动期,脑脊液中嗜酸性粒细胞增多,蛋白含量增高,偶可检出虫卵。在组织破坏期可出现血性脑脊液。在囊肿形成期脑脊液压力升高、蛋白增加等。

3.周围血中嗜酸性细胞百分比绝对值增高,白细胞增多,血沉加快等为脑型肺吸虫活动期的征象。

4.在痰液、大便、胃液及其他体液中可发现虫卵,或在任何组织标本中发现肺吸虫,可供诊断。

5.CT 平扫在急性期主要为脑水肿,脑实质中可见到大小不一、程度不等的低密度水肿区、脑室狭小、不强化。在肉芽肿囊肿形成期,出现高密度的占位性表现。机化钙化期,头颅 X 线片可见到钙化斑。

（五）预防与治疗

1.预防　避免生食淡水蟹和喇蛄,切断传播途径。

2.治疗

(1)药物治疗:①阿苯达唑,每天 8mg/kg,分 1～2 次口服,连用 7 天;②吡喹酮,每天 25mg/kg,分 3 次口服,连服 3 天。③硫氯酚,每天 50mg/kg,分三次口服,连服 10～15 天。有严重肝病、肾病和心脏病及孕妇应暂缓应用。

(2)外科治疗:病变呈占位性,有颅内压增高可以施行一侧或双侧颞肌下减压术,若头部 CT 扫描显示病灶局限或已有包膜形成的囊肿和肉芽肿,可施行开颅术切除病灶。

三、脑型血吸虫

血吸虫病多发生在亚洲和热带地区,在我国流行的血吸虫为日本血吸虫。血吸虫病人中有 2%～4% 出现脑部症状。

（一）感染途径

随粪便排出的血吸虫卵在水中孵化成毛蚴,进入中间宿主钉螺体内发育成尾蚴后,离开钉螺,在水面游动。人接触到这种疫水后,尾蚴可经皮肤钻入人体内,成虫主要寄生于门静脉系统,排出大量虫卵,使肝脏及肠系膜的静脉阻塞而产生一系列消化系统受损的临床症状,还可以在其他部位引起病变,以脑和肺常见。

(二)病理

寄生在门静脉系统的血吸虫排出的虫卵随血流沉积于脑组织和脑膜中,引起脑血吸虫病,病变主要集中在大脑,引起脑组织炎症细胞浸润,组织水肿、变性、血管炎,伴有胶原纤维增生,形成单个或多个黄色、或灰白色小肉芽肿,以及神经细胞退变和干酪样坏死,有时形成钙化。寄生在门静脉系统的成虫和虫卵还可以分泌毒素或代谢产物作用于中枢神经系统,导致中枢神经系统发生中毒或过敏反应。

(三)临床表现

感染血吸虫后数周至数年出现脑部症状。根据临床表现可分为急性和慢性两大类。

1.急性型　潜伏期为 6 周左右,常见于青壮年人初次进入流行区,多次与疫水接触,表现为弥散性脑炎症状,可有高热、畏寒、持续性头痛、呕吐,定向力障碍、意识不清、精神症状等。重者可昏迷、瘫痪、锥体束征、脑膜刺激征等。随着体温恢复正常,这些症状一般都能逐渐好转或完全恢复,极少有后遗症。应注意与其他感染性疾病引起的中毒性脑病相区别。

2.慢性型　多发生于感染后 3～6 个月,最长可达 4 年,多见于流行区居民。临床上分三型:①癫痫型:临床最多见。临床上可出现各种类型的癫痫发作,但以部分性发作 Jackson 型最多见。②脑瘤型:系由颅内血吸虫肉芽肿占位和弥漫性脑水肿所致。以颅内压增高伴局限性定位体征为主要表现。③脑卒中型:系由脑血管急性虫卵栓塞引起。主要表现为,起病急,突然昏迷、偏瘫、失语。

(四)实验室检查

1.粪便检查　粪便中可找到虫卵或孵化出毛蚴。

2.血常规检查　患者的白细胞总数多在 $(10～30)×10^9/L$ 之间,可见类白血病反应。嗜酸性细胞明显增多,一般占 20%～40%,嗜酸性细胞增多为本病的特点之一。

3.脑脊液检查　有时在脑脊液中可以找到虫卵。白细胞数在每升几亿至几十亿之间,以淋巴细胞为主。

4.免疫学检查　皮内试验、环卵沉淀试验(COPT)、间接血凝试验(IHA)、酶联免疫吸附试验(ELISA)等检查都可以应用,其中 COPT 是国内最常用的方法,有较高的敏感性和特异性。而 ELISA 为免疫学中最敏感和特异的方法,阳性率为 95%。

(五)影像学检查

CT 平扫在急性型主要为脑水肿,于脑实质内可见大小不一、程度不等的低密度灶,无强化表现。慢性型表现为局限性肉芽肿,呈等或略高密度,有占位表现,边界不清,周边水肿,增强扫描可见病灶有强化现象。

(六)诊断

诊断标准有:

1.首先确定患过日本血吸虫,可根据:①疫源接触史;②临床特点;③粪便检查;④免疫学检查。

2.脑部症状出现于血吸虫感染之后。

3.排除其他疾病引起的脑部症状。

4.锑剂、吡喹酮治疗有效。有时需要在手术中发现虫卵方能确诊。

(七)预防与治疗

1.预防　加强粪便管理、水源管理,消灭中间宿主钉螺,避免接触疫水。加强疫区劳动保护和检查治疗病人。

2.治疗　杀虫治疗普遍采用锑剂。锑剂以小剂量长程疗法为宜,或从小剂量开始逐渐增加至足量。用药期间应注意肝、肾功能。手术治疗的适应证为:大的肉芽肿,有明显的临床症状者,可施行开颅手术切除。对脑部炎症水肿反应,造成急性颅内压增高,有脑脊液循环阻塞或脑疝形成,而脱水降压疗效不能持续或无效时,根据病情可施行一侧或双侧颞肌下减压术。术后仍然要用锑剂治疗。

四、脑包虫病

(一)概述

人体感染包虫病是细粒棘球绦虫棘球蚴引起的一种慢性脑、肝、肺、心肾等部位的寄生虫病,脑包虫占包虫病病人的1%左右。本病为自然疫源性疾病,分布广泛,遍及全世界,主要流行于畜牧区。国外见于澳大利亚、新西兰、阿根廷、蒙古、日本、印度尼西亚、菲律宾等地。在我国则主要分布于甘肃、宁夏、青海、新疆、内蒙古等畜牧地区和西藏、四川西部、陕西、河北等地。儿童多见,约为成人的7倍,通常男性比女性多。临床表现与一般颅高压相同,因此,在包虫流行区对颅压增高的病例应警惕本病。

(二)病因

感染方式,本病的传染源为狗。在流行地区的羊群常感染有包虫病,当地人们常以羊或其他家畜的内脏喂狗,包虫在狗的小肠内发育为成虫即细粒棘球绦虫。虫卵随狗粪排出体外,人和狗接触密切,借污染的手指或饮食吞入虫卵而感染。

(三)发病机理

细粒棘球绦虫的虫卵随狗的粪便排出,污染牧场、蔬菜、饮水、土壤、皮毛。人吞食污染虫卵的食物后,虫卵在十二指肠孵化成六钩蚴-经肠内消化,六钩蚴脱壳逸出,借助六个小钩吸附于肠黏膜,然后穿过肠壁静脉而进入门静脉系统,随血流到肝脏及肺中发育成包虫囊。

由于颈动脉较粗,因此,幼虫常易进入颅内,特别在大脑中动脉分布区,其中,以顶叶、额叶为最多,小脑、脑室及颅底少见。包虫囊有微白色半透明包膜,其中充满无色透明的囊液,外观与脑脊液极为类似。

(四)病理

包虫囊分内外两层,内囊即包虫囊,外囊为脑组织形成的一层纤维包膜,二者之间轻度粘连,其中含有血管,供给营养。多数幼虫5年左右死亡,但不少则继续生长成巨大囊肿,容积从数百至数千毫升不等。囊壁由角皮层与生发层两层组成,前者具弹性,状如粉皮,由生发层分泌物组成,起保护生发层细胞,吸收营养物质等作用。生发层由一排细胞组成,实属寄生虫本体,具明显繁殖能力。生发层向囊内长出许多育囊、子囊(脱落的育囊)和原头蚴。子囊内部结构与母囊相似,又可产生原头蚴。包虫囊穿破而囊液溢出时,原头蚴可在附近组织形成新囊肿。生发层偶亦可通过囊壁较弱处芽生囊肿,是为外生囊,如此祖孙三代可见于同一包虫囊内。囊液含有毒白蛋白,囊肿破裂、囊液漏出时,常产生不同程度过敏性反应。包虫死亡后,囊液浑浊,囊壁钙化。

颅内包虫有两种类型:①原发棘球蚴,幼虫经肝、肺、颈内动脉至颅内产生包虫囊。②继发棘球蚴,系原发包虫破裂,包虫囊碎片、子囊、原头蚴等进入循环系统而到达颅内种植。此型一般多发。

包虫囊壁四周脑组织胶质增生,形成胶质性假囊壁,这层假囊壁与包虫囊极少粘连,手术时很易分离。

(五)临床表现

1.原发型　棘球蚴逐渐增大,造成颅内占位效应,并对脑室系统压迫和梗阻,以致颅内压增高。由于包虫囊肿扩张性生长,刺激大脑皮层,引起癫痫发作,囊肿较大的出现头痛、恶心、呕吐,视力减退和视乳头水肿等。依囊肿所在部位产生局灶性症状如偏瘫、失语、偏身感觉障碍等。主要的临床特点是颅内压增高和癫痫发作。

2.继发型 症状比较复杂,一般分原发棘球蚴破入心内期,潜伏静止期和颅压增高期。继发棘球蚴破入心内,由于大量棘球蚴的内容物突然进入血流,可出现虚脱,呼吸急迫,心血管功能障碍以及过敏性反应等症状。由于棘球蚴不断长大,且系多个,分布广泛,所以该型临床特点与脑转移瘤相似。

血液:半数病人噬酸性白细胞增多,偶可达 70%。包虫囊肿破裂或手术后,噬酸性白细胞常可显著增高。

皮内试验:囊液抗原 0.1ml 注射前臂内侧,15～20 分钟后观察反应,阳性者局部出现红色丘疹,可有伪足(即刻反应)。若血内有足量抗体,延迟反应不出现。皮内试验阳性率在 80%～95% 之间,但可出现假阳性。

补体结合试验:70%～90% 包虫病呈阳性反应,人或羊包虫囊液作为抗原(含头节的包虫囊液效果较好),囊液抗原性较低或包虫囊外膜甚厚至抗原不易溢出时,可呈假阴性反应。囊肿穿破、手术近期或继发感染,阳性率可提高。囊肿完全摘除后数月补体结合试验即可转阴。如果包虫囊手术摘除后一年,本试验仍阳性,可视为复发。

本病与血吸虫病及囊虫病之间存在着交叉反应。

头颅 X 线平片:颅骨包虫病病变从板障开始,破坏颅骨,并且容易破出骨板,形成颅内、外软组织肿块。颅骨为局限或广泛的多囊或单囊形态的膨胀性病变。多囊型葡萄串样、单囊型内板移位、硬脑膜移位及钙化,囊肿本身也可钙化。局限于颅底者缺少单囊或多囊特点,而呈骨质硬化表现,一般均无骨膜反应。

脑包虫囊肿产生颅内压增高,后床突骨质吸收,蝶鞍扩大,小儿尚可出现指压痕,颅骨菲薄,甚至可致颅骨缺损,包虫囊肿疝出颅外。还可见松果体移位。浅表囊肿致邻近颅骨局限外凸,骨板变薄。有时平片上显示弧线状、环形或蛋壳状及团块状钙化,如发现这种征象,可以定性。

脑血管造影:脑包虫囊肿常见于大脑中动脉供应区,尤以顶叶多,脑血管造影最能显示这种幕上的囊肿病变,造成周围血管弧状移位。一般表现为:①囊肿部位无血管区。②囊肿周围血管弧形受压、移位、环绕无血管区呈"手抱球"征象。③脑血管牵直变细,管径一致,似"蜘蛛足"样征。④颅内压增高。对中线及幕下包虫定位征不如脑室造影。

科学技术发展与进步,CT 扫描和 MRI 检查逐步取代了气脑和脑室造影,尤其是 CT,甚至于西部边远地区的县医院都装备了这种设备。CT 扫描对脑包虫的检查,影像清晰,定性、定位准确,费用也能被广大患者所接受。

脑 CT 扫描:脑内圆形或类圆形囊肿。边界锐利(偶尔有不完整的薄壳状钙化)。无囊周水肿,无周边强化,占位征象明显,囊内容物水样密度,一般不能分辨子囊(若感染,母囊液与子囊液密度不一,子囊则粒粒可数,子囊密度低于母囊具有诊断意义)。邻近部位出现多个囊肿应考虑囊肿破裂。

MRI 扫描检查:MRI 的图像质量比 CT 扫描更加清晰,其影像特点是:断层形态同 CT,壳状钙化无信号,囊内液体信号同脑脊液或稍高于脑脊液。含有较大子囊的包虫囊肿,因子囊液较母囊液密度低,显示出母囊内子囊的数量及排列情况,可以确诊。MRI 在密度的分辨上优于 CT。

(六)诊断

多见于牧区,病人有与狗、羊密切接触史,临床症状以慢性颅内压增高和癫痫为特征。血象噬酸性白细胞增多,皮内试验阳性率 80%～95%,但可有假阳性。补体结合试验及间接血凝试验阳性及脑血管造影的特征性表现有助于诊断。CT 或 MRI 检查是确诊脑包虫病的最好方法。

(七)鉴别诊断

1.颅内肿瘤 脑包虫病所致的颅内压增高和定位征状与颅内肿瘤相似,故常误诊为颅内肿瘤而手术,故对来自流行区有颅内压增高的病人,应提高警惕,须作详细而全面的体检,特别应注意有否伴发肝脏或肺脏包虫。必要时作包虫卡松尼皮内试验和各种免疫学检查。CT及MRI检查可以确定诊断。

2.颅内蛛网膜囊肿　蛛网膜囊肿一般认为是胚胎期蛛网膜发育不良所致,在儿童和青壮年中发病率高,常好发于脑池相关部位,如侧裂池等,CT和MRI检查表现为边界光滑的低密度、低信号囊性病变,密度或信号与脑脊液相同,无钙化,囊内长 T_1 长 T_2,无强化。

3.脑部其他寄生虫病

(1)脑囊虫病一般具有共同的临床症状如颅内压增高、癫痫发作和定位性体征等。但本病可伴发皮下结节,切取标本进行切片镜检便明确诊断。粪便检查到节片、虫卵,亦可作为诊断的佐证。脑CT及MRI检查对绝大部分囊虫能作出准确的诊断。但对于囊泡型脑囊虫,尤其是巨大的单发囊泡型囊虫,因其CT及MRI的表现与脑包虫基本一致,容易误诊为脑包虫。但囊泡型脑囊虫有时可见合并有其他类型囊虫影像。脑包虫囊肿较囊虫囊肿形状更圆,几成正圆形。术中可见脑包虫囊壁呈乳白色、粉皮样,厚约2mm左右,脑囊虫囊泡壁菲薄、透明。

(2)脑肺吸虫病大都伴有肺及其他部位的病变。通常腹部征状出现最早,肺部症状次之。而肺部的症状持续时间较长,常受到病人及医师的重视。从铁锈色痰中可找到虫卵和夏克雷登氏结晶,结合肺部X线片,块状典型肺吸虫改变,不难鉴别。

(3)脑血吸虫病:晚期病人表现为血吸虫性肉芽肿,及其反应性广泛性脑水肿。颅内压明显增高,常伴有偏瘫、偏身感觉障碍、失语等定位体征,有类似脑包虫病之处。病人一般来自流行区,有涉水历史,肝及肠道受累较著。粪便沉淀和孵化可查到虫卵和毛蚴。乙状结肠镜检查可见结肠黏膜浅表溃疡、息肉、疤痕等病变。取活组织,查到虫卵阳性率极高。

(八)治疗

目前尚无杀灭包虫的特效药物。手术为根治的唯一疗法。根据CT或MRI定位,将包虫囊小心分离后完整摘除。注意勿将囊壁弄破,以免囊液外溢,使囊内头节种植造成复发或过敏性休克。为保证手术成功,术前定位精确,手术切口和骨窗要足够宽大。硬脑膜张力高时要用脱水剂,分离囊壁前用棉条仔细保护周围组织,分离时必须轻柔小心,以防囊肿破裂,必要时可用漂浮法切除,即将病人头位放低,用洗创器轻轻插入分离囊壁四周,冲注大量生理盐水,可将包虫囊漂浮起来,完整摘除。手术残腔过大时,腔内留置一根硅胶管,关闭硬膜前,注满生理盐水,防止术后脑移位及颅内积气。如术中包虫囊肿破裂,可用过氧化氢、大量盐水冲洗,术后应用吡喹酮或丙硫咪唑口服,以防止种植病灶的出现。

(九)并发症及后遗症

可并发囊内感染,造成脑脓肿。外伤可引起脑包虫破裂,导致过敏性休克死亡。棘球蚴可引起脑梗死。术前或术中包虫囊肿破裂,术后可有多发种植病灶出现。后遗症可有轻偏瘫或单瘫、失明、癫痫等。

(十)预后

临床预后取决于包虫囊肿多少、大小、部位以及手术是否及时,若手术完全摘除可以根治,预后良好。

(董海军)

第六节　脊柱结核

一、概述

脊柱结核是人类最古老的疾病之一，早在公元前 3400 年前的埃及木乃伊体内就有发现。1779 年 Pott 就详尽描述了脊柱结核病变所导致的脊柱后突畸形，即所谓的"Pott 脊柱畸形"。脊柱结核通常发生在青壮年人群中，近些年来，由于免疫系统缺陷患者增加，以及耐药菌的出现，全球范围内结核发病率有明显回升趋势。据统计人类免疫缺陷病毒（HIV）患者发生脊柱结核风险是非 HIV 患者的 20～37 倍，2009 年，HIV 患者新发脊柱结核 120 万人，其中 90％ 患者来自非洲和东南亚。我国每年新发病例约占全球总数的 16％。骨关节结核绝大多数继发于肺结核，少数继发于消化道结核、胸膜结核或淋巴结核。其中脊柱结核最为多见，占其中的 50％ 左右，其次分别为髋关节和膝关节结核。

脊柱结核中约 99％ 是椎体结核，部分病变可同时累及椎弓，单纯的附件结核仅占 1％ 左右。发病部位以腰椎最多，依次为胸椎、胸腰椎、颈椎，骶尾椎最少。90％ 脊柱结核病灶为 1 处，10％ 有 2 处及 2 处以上病变，在每处病灶之间间隔有正常的椎体与椎间盘，形成所谓的跳跃性病变。

（一）病理表现与病变发展

发生脊柱结核风险因素包括贫穷、人口密集、低文化教育水平、营养不良、酗酒、药物滥用、免疫力低下和 HIV 感染。椎体结核按病灶发生部位多为中心型与边缘型两种类型。脊柱结核通常是结核菌通过血运播散的结果，原发部位多为肺结核或泌尿生殖道结核。发生途径可以通过动静脉系统进行传播。结核菌如沿软骨下动脉网传播可导致以围绕间盘为主要表现的边缘型；椎体静脉系统具有无活瓣特点，因此胸腹腔压力变化可导致结核菌逆流到达椎体中心部分导致椎体破坏。跳跃性病变多半也是由于静脉系统播散的结果。脊柱结核早期最常累及椎体前下部，其后破坏椎体中心和间盘。中心型损害导致椎体塌陷，而椎间盘可以不受侵犯。椎体中心型结核发生于儿童时，由于儿童椎体小，病变发展快，很快涉及整个骨化中心，穿破周围软骨包壳，侵犯椎间盘与相邻椎体。成人的椎体中心型结核因其椎体大，病变进展缓慢，多数也会逐渐涉及整个椎体，侵犯椎间盘与邻近椎体。由于椎体节段血管同时供应上下相邻两个椎体，同时病变沿前后纵韧带下传播可引起相邻多节段椎体破坏。在成人患者，有少数椎体中心型结核病变长期局限于 1 个椎体内，不侵犯椎间盘与邻近椎体，应注意与椎体肿瘤鉴别。椎体边缘型结核，可发生于椎体上下缘的左右侧和前后方。椎体后方病变容易侵入椎管，造成脊髓神经受压。椎体上下缘病变容易侵犯椎间盘与邻近椎体。由于椎体软骨板与椎间盘坏死，椎体破坏，相邻的两个或多个椎体被压缩在一起呈楔形，难以分辨，但其有相应的两个或多个椎弓根相连。与其他松质骨结核一样，椎体结核以骨坏死为主，死骨形成比较常见，并有炎性肉芽、干酪样坏死物与大量脓液。脊柱结核还可以表现为滑膜型，主要以寰枕或寰枢关节病变为主要表现。单纯以脊柱后弓病变为主则多为椎体后方椎管为静脉丛播散导致。（表 6-1）

表 6-1　脊柱结核椎体病变类型

椎体病变类型	病变机制	放射学改变
椎间盘周围型	动脉播散导致	相邻椎体破坏，椎间隙变窄
中央型	椎体静脉丛播散导致	椎体中心破坏，远近端椎间隙无变化

续表

椎体病变类型	病变机制	放射学改变
椎体前缘型	脓肿沿前纵韧带或骨膜下播散导致	椎体前缘破坏
跳跃型	椎体静脉丛播散导致	非连续椎体破坏,相隔椎体和椎间盘正常
滑膜型	滑膜下血管播散导致	累及寰枕或寰枢关节
椎体后弓型	直接播散或椎体后方椎管外静脉丛播散导致	累及后弓而椎体无破坏

1.椎旁脓肿和流注脓肿　椎体病灶所产生的脓液可汇集于椎体前方、后方或两侧的骨膜下。形成局限性椎旁脓肿,随着脓液的聚集增多,将病椎与相邻椎体骨膜掀起,形成广泛性椎旁脓肿,也可穿破骨膜,沿筋膜组织间隙向远处扩散,形成流注脓肿。甚至向外溃破形成窦道,经久不愈,向相应腔道、体腔等穿破形成内瘘,治疗较为困难。当然巨大的脓肿可产生相应的压迫症状。相邻的椎体骨膜被广泛掀起剥离后,严重损害其血供,且椎体长期浸泡在脓液中,可造成继发的腐蚀性病变,甚至椎体大块坏死。

颈4椎体以上结核常形成咽后壁脓肿,颈5椎体以下结核形成食管后脓肿。巨大的咽后壁脓肿可影响呼吸与吞咽。咽后壁或食管后脓肿若向咽腔或食管突破,脓液、干酪样物质或死骨碎片可自口腔内吐出或咽下。此外,颈椎椎体侧方病变的脓肿可出现在颈两侧或沿椎前筋膜及斜角肌流向锁骨上窝,形成锁骨上窝脓肿。颈胸段病变的脓肿可沿颈长肌下降到上纵隔两侧,使上纵隔阴影扩大,易误诊为纵隔肿瘤。上胸椎病变的脓肿可沿颈长肌上行,形成颈根部两侧脓肿。

胸椎结核容易造成广泛的椎旁脓肿,可呈球形、长而宽的烟筒状或呈梭形,脓肿的边缘应与心脏及主动脉阴影相区别。椎旁脓肿若向胸膜内或肺内穿破,则可在肺野内出现与椎旁阴影相连的球形阴影。椎旁脓肿的脓液可沿肋间神经血管的后支,向背部流注,形成背部脓肿。胸腰段结核脓肿,可同时具有胸椎和腰椎结核的特点,即上方有椎旁脓肿,下方有腰大肌脓肿。

腰椎结核不易形成广泛的椎旁脓肿,脓液穿破骨膜后,主要汇集在腰大肌鞘内形成腰大肌脓肿。可有一侧或两侧的腰大肌脓肿。腰大肌深层脓肿可穿越腰背筋膜而流注到腰三角,形成腰三角脓肿。腰大肌脓肿可下坠至髂凹,也可流注到股三角,甚至经髂腰肌止于股骨小转子处又流注到大腿外侧。腰骶段结核可同时有腰大肌脓肿与骶前脓肿。

骶椎结核脓液常汇集在骶骨的前方,形成骶前脓肿,并可沿梨状肌经坐骨大孔流注到大转子附近,或经骶管流注到骶骨后方,或下坠到坐骨直肠窝及肛门附近。骶前脓肿可腐蚀骶骨前方,也可向直肠内穿破。

2.脊柱后凸畸形的形成　若2个或2个以上的椎体破坏严重,受累椎间隙变窄或消失,相邻椎体塌陷并压缩在一起,则形成明显的脊柱后凸畸形。在儿童与青少年由于影响了椎体的纵向生长,随生长发育。后凸畸形将非常严重;同时,后凸畸形发生后。躯干重心前移,对邻近椎体前缘压力加大,骨骺生长减慢,椎体楔形变,使后凸畸形加剧。多为局部的角状后凸畸形,侧凸畸形少见,且不重。在胸椎原有生理性后凸加上病理后凸畸形,外观畸形更明显。颈椎和腰椎原有生理性前凸能抵消部分病理性后凸,因而外观上畸形不如胸椎明显。

此外,严重后凸畸形患者,脊柱呈锐角屈曲,胸骨向前突出,呈鸡胸畸形,肋骨挤在一起,躯干缩短,发育迟缓,心肺功能不良并进行性加重。部分病程较长而角状后凸严重的病例,椎体病变虽已愈合,但在椎体后方形成的骨嵴,使脊髓受压而致迟发性瘫痪。

3.脊髓受压与瘫痪　脊柱结核导致瘫痪的发生率在10%左右。其中胸椎发生率最高,颈椎次之,腰椎最少。除上述骨性压迫因素外,脓液、肉芽、干酪样物质、死骨和坏死椎间盘等结核性物质进入椎管,也可压迫脊髓,或椎管内肉芽组织机化为纤维组织,甚至呈环状或套状瘢痕粘连,将脊髓捆绑压迫;若超过脊髓的代偿能力,则发生瘫痪。

在脊柱结核合并瘫痪中,根据病灶是否活动,将其分为骨病活动型瘫痪与骨病治愈型瘫痪。前者指结核病灶尚在活动期,造成瘫痪的原因以结核性物质直接压迫脊髓的可能性最大;后者是指结核病灶已治愈,但有严重的畸形,造成瘫痪的原因以骨嵴和增生纤维组织压迫为主,称为迟发性瘫痪。脊柱结核导致瘫痪的各种原因,均是逐渐发生的,多为不完全性瘫痪,且进展缓慢,很少发展为完全性瘫痪,与脊椎肿瘤不同。及时有效的病灶清除、脊髓减压与植骨内固定,常能使脊髓神经功能得以较好的恢复。有极少数病例,椎管内结核性物质穿破硬脊膜和蛛网膜,侵犯脊髓,结核性物质长期压迫脊髓前动脉合并炎症而引起脊髓前动脉栓塞,致脊髓缺血软化、变性坏死,而产生瘫痪,其预后不良。

(二)临床表现

脊柱结核临床表现包括局部疼痛和压痛、肌紧张或强直、冷脓肿和脊柱后突畸形。脊柱结核发展较为缓慢,病程长达数月至数年,平均4～11个月。患者往往是由于严重疼痛、明显脊柱畸形和神经系统损害而就诊。部分活跃期患者可出现全身无力,午后低热、盗汗、食欲缺乏、消瘦。随病程进展相继出现以下症状。

1.疼痛与压痛　61%脊柱结核患者表现为慢性背心疼痛。疼痛多为轻微的钝痛,劳累后加重,但夜间多能很好睡眠。这与恶性骨肿瘤不同,故常不被患者重视。当病变压迫神经或病理性骨折时,疼痛可相当剧烈并沿神经根放射,但这种疼痛经休息及抗结核药物治疗后能减轻。病椎棘突常有压痛和叩击痛。

2.活动受限　由于病椎周围肌肉保护性痉挛,脊柱前屈后伸、侧屈和旋转活动均明显受限。

3.姿势异常　颈椎结核患者常有头颈前屈,颈短缩或斜颈,不敢轻易转动头部,常用手托下颌。胸椎或腰椎结核,手托腰部缓慢步行,不敢弯腰拾物,常以屈髋屈膝代替弯腰,并用一手撑于大腿前部,即拾物试验阳性。

4.冷脓肿　冷脓肿常是就诊的最早体征,不可将脓肿误认为肿瘤。若脓肿部位较深,有时不易早期发现,应当在脓肿的好发部位去寻找。

5.脊柱畸形　望诊和触诊可发现病椎棘突后凸或侧凸,以角状后凸最常见,研究发现20%脊柱结核患者存在10°以上后突畸形。其中侧凸少,也不严重。卧位或站立位检查,常可扪及椎旁肌痉挛。腰椎生理前凸消失,或后弓状。

6.瘫痪　颈胸段结核常出现神经废损症状起初表现肢体无力,肌力下降,易跌倒,小便困难,大便秘结。逐渐出现肢体感觉减退、麻木、肢体僵硬;后期可导致完全性截瘫或四肢瘫。脊柱结核神经损害表现发生率约为23%～76%。即使患者无神经功能障碍的主诉,也要常规检查四肢的神经系统情况,以便早期发现脊髓或神经根受压征象。

(三)临床诊断

根据病史、症状、体征和X线表现等,一般能得出正确的临床诊断。但确诊还需依靠细菌学检查和病理检查。有时早期诊断比较困难,需密切观察,定期检查才能作出诊断。本病应与下列疾病鉴别:

1.化脓性脊椎炎　起病急,全身中毒症状明显,患部剧痛,白细胞计数与中性粒细胞计数明显升高,早期血培养多有细菌生长。一般起病半月后X线摄片已有椎体破坏,椎旁阴影增宽。起病1～2个月后就有椎体明显破坏,骨质密度增高,椎间隙变窄;在骨质破坏的同时,骨质增生和硬化更为突出。

2.脊柱肿瘤　多侵犯单一椎体,临床症状进行性加重,驼背不明显。X线摄片显示椎体溶骨性破坏和均匀压缩,常侵犯一侧或双侧椎弓,通常椎间隙正常。需注意与中心型椎体结核区别。强直性脊柱炎:常累及长段脊椎,骶髂关节或髋关节疼痛范围广,脊柱和髋关节僵硬。病变多由骶髂关节、腰椎逐渐向胸椎和颈椎发展。X 线片显示有竹节样韧带钙化影,椎旁无增宽的软组织影。

（四）辅助检查

常规 X 线正侧位摄片,其主要表现有:①生理弧度的改变。颈椎和腰椎前凸减小或消失,胸椎后凸增加;②椎体形状改变。正侧位片上正常椎体形状多呈长方形,长方程度随不同的椎体而异,其四个缘皮质连续性好,四个角清晰可见。而病变椎体骨质破坏,残缺畸形,骨小梁模糊,可有空洞和死骨;相邻多个椎体严重破坏,压缩楔形变常不易辨别,可通过椎弓根辨认之;③椎间隙变窄或消失,这是椎体结核的 X 线片特征之一,但少数成人椎体中心型结核也可以长期保持椎间隙正常;④冷脓肿阴影存在。可有椎前或椎旁软组织阴影扩大,腰大肌阴影隆起;⑤椎弓有结核时,椎弓阴影模糊或消失。但 X 线片对颅颈交界区结核病变、早期脊柱结核改变、病变范围与病灶内结构特征显示不是都很清楚,因此 CT 扫描或 MRI 是必需的,它可以精确显示结核性脓液、肉芽、死骨及干酪坏死组织阴影,特别对于确定炎性组织侵犯椎管范围具有极大临床价值,同时可以指导临床活检。MRI 可以根据椎体信号改变早期发现脊柱结核,方便确定脊髓水肿、空洞形成、结核肉芽肿部位、结核冷脓肿范围及有无多节段病变或跳跃性病灶。核素骨扫描对于鉴别脊柱转移性肿瘤有一定帮助。细胞学证据包括细胞培养出嗜酸杆菌,但时间较长,多为 6～8 周。针吸活检对于早期病理确诊有很大帮助。需要手术明确病因的只占脊柱结核病例的 10%。最常见组织学改变包括类上皮细胞肉芽肿、坏死、淋巴细胞浸润、Langhans 结节等。近年来采用 PCR 等实验技术快速确诊脊柱结核有很大进步。目前 PCR 技术仅要求样本中包含 10～50 个结核杆菌,检测敏感性 61%～90%,特异性可达 80%～90%。

（五）药物治疗

脊柱结核的治疗包括非手术治疗与手术治疗,其中非手术治疗主要包括全身抗结核药物治疗与局部治疗。当存在临床怀疑脊柱结核的情况就应采取药物治疗,只重视手术,不注重药物治疗在脊柱结核的治疗中是绝对不允许的。应该说手术治疗只是治疗过程中的某一阶段,全身抗结核药物治疗才是脊柱结核的根本治疗方法,应贯穿整个治疗过程中。

全身抗结核药物治疗国际防结核联合会(UAT)/WHO 推荐 6 种主要抗结核药物即一线抗结核用药:异烟肼(INH)、利福平(RFP)、吡嗪酰胺(PZA)、乙胺丁醇(EMB)、链霉素(SM)、氨硫脲(TBl)。其他未被列为主要药物者,则称为 2 线药物。我国骨与关节结核的标准化疗方案为 INH,RFP,EMB 与 SM 联合应用。强化治疗 3 月后停用 SM,继续用 INH,RFP,EMB 治疗 6～15 月(即 3SHRE/6-15HRE),总疗程 9～18 个月。具体用药剂量和方法:成人 INH 300mg,RFP 450mg,EMB 750mg,每日用药 1 次(晨起空腹顿服),SM 750mg 肌内注射,每日 1 次。小儿按体重计算用药量。原则上用药剂量要够,时间要长,应注意药物的副作用。近些年来,结核杆菌耐药性有所增加,国内报道原发耐药率为 20%,继发耐药率为 65.59%,耐药性是抗结核化疗中影响疗效的重要因素。对出现耐药性的患者或复发病例,应重新制定合理的化疗方案,适当选用 2 线药物。总之,抗结核药物治疗应坚持"早期、规律、全程、联合、适量"的基本原则。

目前随着药物治疗和手术效果的提高,过去有关脊柱结核患者卧床休息制动,或使用各种支具局部制动的做法已基本摒弃。

二、脊柱结核的手术治疗

有关脊柱结核药物保守治疗和手术积极干预效果的争论可以追述到 1960 年。1975 年 Tuli 提出所谓中间路线方案,即多重药物化疗和手术干预并举。脊柱结核手术治疗的目的包括:①彻底清除病灶,植骨融合以重建脊柱稳定性;②脊髓神经减压;③防止后凸畸形加重,在一些病例可以矫正部分畸形。手术方案根据具体情况而制定,需要考虑的问题包括:结核骨性破坏的节段,是否出现脊柱失稳与畸形。脊髓神经损伤与否及其程度,病灶的活跃程度,即细菌对药物的敏感性与患者的免疫状态等。传统的手术方法是病灶清除与植骨融合,20世纪50年代是2期作后路融合,60年代以后常在病灶清除的同时作椎体间植骨融合。但在某些病例由于植骨块支撑力不够,导致植骨块滑脱、塌陷,最终融合失败,脊柱失衡、复发畸形等,稳定性重建远期效果差;因此,近些年来,在传统的病灶清除、植骨融合的同时,行相应节段的内固定,避免了上述可能发生的问题,取得了良好的效果。

(一)结核病灶清除与椎体间植骨融合术

椎体结核病灶清除术可大大提高脊柱结核的治愈率目前广泛开展的经前路椎体结核病灶清除术对腰椎、胸椎、颈椎与腰骶椎结核适用。且在彻底清除病灶的同时,能很好地进行椎管减压、椎体间植骨融合与内固定,以重建脊柱的稳定性与矫正后凸畸形。

【适应证】

1.有较大、不易吸收的冷脓肿。

2.有明显的死骨或骨空洞。

3.经久不愈的窦道。

4.有脊髓受压症状和[或]体征。

5.非手术治疗无效。

【病灶清除与椎管减压】

经前路行各节段椎体结核病灶清除的原则是一致的,手术通常由X线片和CT片显示病变重、椎体破坏重、脓肿大,或症状体征重的一侧进入,显露椎旁(前)脓肿或腰大肌脓肿,经过穿刺等方法确认无误后。首先切开脓肿壁,分别使用吸引、搔刮、擦拭、冲洗等方法作脓肿病灶清除。值得注意的是在胸椎结核椎旁脓肿壁内有相应的肋间血管通过,应予以妥善切断、结扎止血;经肋骨横突切除入路可用于胸椎结核病灶清除术。与经胸腔途径不同,其虽然适用于全胸椎椎体结核病灶清除,但术野显露不如经胸腔入路,施行内固定困难。因此常用于儿童胸椎或上胸椎($T_{1\sim4}$)椎体结核病灶清除。经口腔途径行$C_{1\sim2}$椎体结核病灶清除术技术要点基本与经口齿突切除术。注意骨膜下剥离时两侧不超过寰椎侧块外缘,注意勿损伤椎动脉和神经根;在腰椎结核的腰大肌脓肿切开时,应偏向其前内侧,以免伤及腰神经根。再于脓肿内寻找通向椎体骨病灶的瘘口,绝大多数均能直接找到。必要时术中X线透视或摄片定位寻找骨病灶所在,有时甚至需用骨凿去除表层增生硬化骨质方可达到骨病灶区。然后根据实际情况采用切骨等方法逐渐扩大病变区域,以彻底清除坏死椎间盘、死骨、炎性肉芽、坏死物、脓液等结核物质。若病变未突破椎体后壁达到椎管,则无需行椎管减压,需尽量保存椎体后壁;若病变已突破椎体后壁进入椎管,则需小心切除残存的椎体后壁骨质,进一步以刮匙等清除椎管内结核性物质,进行彻底的椎管减压。最后用生理盐水反复冲洗病灶区,搔刮、冲洗对侧脓肿,直至确认病灶清除彻底,以骨刀(或骨凿)切除椎体硬化骨质,切平椎体上、下缘至正常松质骨,做好植骨床。腰骶段途径腰骶椎区域被髂血管、髂腰血管及骶中血管所掩盖,该区域结核病灶清除有一定难度,从侧面进入不如从前方正中大血管分叉部下方的三角地带进入容易和安全,可以通过经左侧腹膜后入路或经腹腔途径施行。

【椎体间植骨与内固定】

脊柱结核以椎体破坏为主,经前路椎体结核病灶清除、椎管减压的同时,行椎体间植骨是必需的。椎体间的植骨块必须具有相当的支撑力,以切取带三面皮质的自体髂骨块最佳,在胸椎可用自体肋骨条加髂骨。

在椎体结核病灶清除、椎体间植骨,需行内固定者常同期行前路内固定脊柱结核内固定的指针:①椎体破坏严重、塌陷,清除病灶后可能需植骨修复骨缺损与恢复椎体高度者;②累及 1～3 个椎体与椎间盘,清除病灶后对脊柱稳定性有明显损害者;③后凸畸形需矫正者。应严格掌握适应证,不可盲目扩大其应用范围与固定节段。合并化脓性细菌混合感染或有窦道形成者,为内固定的禁忌证。

对不适于病灶清除的同期行椎体间植骨与内固定的病例,可考虑 2 期后路植骨融合与内固定。如:①前路施行内固定有困难,或者达不到稳定性要求时。如上颈椎、颈胸交界区、腰骶椎等特殊部位的结核。②有超过 3 个椎体破坏者,特别是病灶清除后有多达两个椎体的骨质缺损,或缺损上下方螺钉距离超过 10cm,而不能做到良好固定,可在椎体间植骨;待 2 期行后路植骨融合与内固定,以达到稳定脊柱、矫正畸形的目的。

任何内固定对脊柱稳定性的维持都是暂时的,要实现脊柱的永久稳定,必须是良好的植骨愈合。因此,做好植骨融合是基础,切忌只注意使用内固定,不注意植骨融合。

【术后处理】

1.继续抗结核治疗。

2.卧床,保持躯干上下一致的轴向滚动翻身,以维持局部的稳定性,切勿扭转。

3.术后 3 月 X 线摄片确认植骨愈合后,方可逐渐起床活动。若内固定可靠,在外支具保护下,可适当提早起床活动时间。

(二)脊柱后路植骨融合术

颈、胸和腰椎后路融合此术开展较早,和前路融合相比,其优点是:手术操作简单。植骨容易,融合后可预防或减少后凸畸形的发生。缺点是:有脊柱后凸畸形的患者,后路植骨受到张力作用,因植骨融合不良而假关节的发生率较高,故手术适应证应严格掌握。单纯后路植骨融合目前已较少使用。

【适应证】

1.椎体病变静止,不需要病灶清除,但脊柱不够稳定者。为消除疼痛,防止病变复发而行后路融合术。

2.前路植骨失败,或前路植骨不够坚同者。

3.病灶清除手术时,发现脊柱不稳,而又未作或无法作前路植骨者。

4.小儿椎体结核行前方或侧前方病灶清除术后。必须强调同期或 2 期施行后路植骨融合,防止生长期发生或加重后凸畸形。

【手术方法】

全麻或局部浸润麻醉。俯卧或侧卧位。必须准确定位和确定植骨范围;融合节段以病变脊椎为中心,要求达到病变区域的上下正常椎。植骨材料以松质骨为优,自体松质骨更佳。若无骨库骨,先从患者自身扁骨切取适量的松质骨,剪成细条。

患部后正中纵切口进入,纵行切开棘上和棘间韧带,从棘突和椎板骨膜下剥离,显示要融合的棘突和椎板,后凸棘突太高者,可将其剪断,在棘突两侧和椎板上用小网凿或小平凿掀起一些鱼鳞状的小骨瓣或作成骨粗糙面,并除去双侧椎间小关节的关节软骨面,备好植骨床面,把准备好的植骨条堆放在骨粗糙面上与关节间隙内。用粗丝线缝合两侧的肌肉及其筋膜,将植骨条固定。缝合皮下与皮肤。

【术后处理】

1.后凸畸形患者术后两周内应多侧卧,可俯卧。少仰卧以防止压坏创口周围皮肤。

2.术后卧床 3～4 月,待 X 线照片证实植骨愈合后,方可起床逐渐活动。

3.若植骨融合段前方稳定性尚存,可以外支具或矫形器固定下提早起床活动。颈椎与颈胸段结核用头颈胸矫形器或头颈胸支具,胸椎与腰椎用相应支具。待植骨愈合后方可去除外固定。

4.结核病变未愈者,要继续使用抗结核药物,用药时间应根据病变愈合情况而定。

寰枢椎及枕颈后路融合寰枢椎结核常破坏寰枢椎间稳定性,发生寰椎向前脱位。寰椎后融合适用于寰枢椎结核的咽后壁脓肿已吸收,经颅骨牵引寰枢间已复位者。枕颈后路合适用于寰枢结核,枕寰关节受用、寰枢脱位脊髓受压经牵引已复位者。

(三)脊柱结核迟发性瘫痪的前路减压术

脊柱结核迟发性瘫痪,常是结核已治愈,但有严重的角状后凸畸形,由于畸形严重,为时已久,且脊柱僵硬,其后凸的骨嵴压迫脊髓所致。手术治疗的主要目的是脊髓减压,解除瘫痪。前路减压是唯一有效的方法。单纯的经后方椎板切除减压是无效的,目前已不采用。

【手术方法】

以胸椎结核后凸减压为例。麻醉、体位、切口与显露同椎体结核病灶清除植骨术。

减压清楚显露脊柱后凸顶点残存融合椎体与其上下各1~2个正常椎体侧方、前方与椎弓根。认清上、下正常椎间孔与神经根位置所在,自此用尖嘴和椎板咬骨钳切除上下各1个正常椎弓根,即打开椎管侧壁,可直视硬脊膜囊及其受压情况,从而确定需切除骨嵴与减压的范围。用电动小磨钻或其他特制器械于需减压切除骨嵴范围的前界纵向开槽,开槽的深度是术侧椎体外缘至对侧椎弓根内缘(X线正位片测得)之距离,即包括椎管的全部宽度。自此骨槽逐渐向后将骨嵴下骨质挖空,仅留一薄层椎管前壁骨片,用尖嘴咬骨钳小心将薄骨片上下端咬断,用两把神经剥离器交替地自术侧逐渐伸入,剥离硬脊膜与骨嵴的粘连。将薄骨片向前方沟槽内压下使之塌陷,取出骨片,并用尖嘴咬骨钳咬除残留的骨片。若椎管前壁骨片太厚,不易折断塌陷时,可用特制薄嘴椎板咬骨钳细心地逐渐咬除。骨嵴塌陷或咬除后,可见硬脊膜前方得以彻底减压,恢复正常粗细,并出现搏动。有时甚至需切除正常的上椎体后下角与下椎体后上角骨质才能得以彻底减压。

【减压后脊柱的稳定性】

1.在硬脊膜囊前方彻底减压后,若切除骨嵴的前方残存的椎体骨质较多,足以维持脊柱的稳定性,则勿需进一步处理。

2.若局部前方残存的椎体骨质很少或完全没有,即切除骨嵴减压后明显影响脊柱的稳定性,则应考虑:1期在上下椎体间作纵向的柱状植骨;或者1期或2期行后路植骨融合与内固定重建脊柱稳定性。在前路减压手术结束后,应非常小心地在绝对避免脊柱扭曲的情况下,将患者改变为俯卧位方能施行后路手术。若分期手术,宜在1期手术后采用头环牵引(抬高床头),等待2周后行2期手术。

【术后处理】

1.术后以俯卧位为主,定时改变体位,即交替采用俯卧和侧卧位,防止骨突部受压。若前路减压联合后路植骨内固定术者,早期忌屈腿侧卧位。

2.严密观测生命体征与伤口引流、出血情况及双下肢运动感觉和反射。

3.术后及术后早期适当使用地塞米松或甲泼尼龙。

4.术后3~4月X线摄片,植骨愈合方可下床活动。若前路减压后脊柱稳定性尚存,或施行了2期后路融合固定术,则可提早下床活动时间。

【预后】

脊柱结核总体预后良好。多项研究显示82%~95%的患者采用药物化疗效果理想。一项韩国研究报道了116例脊柱结核患者,35%患者有严重神经症状。84例(62%)患者实施了外科治疗。Logistic回归分析显示年龄和手术干预是预后良好指标。

(赵　坤)

第七章　脊柱脊髓疾病

第一节　概述

一、脊髓应用解剖

1.脊髓大体解剖　外观呈圆形,居椎管中央,上端在枕骨大孔水平与延髓相连,成人脊髓下端终止于第1腰椎(L_1)下缘。脊髓有2个梭形膨大部分,即颈膨大和腰膨大。腰膨大以下急剧变细,下端呈圆锥形,称为脊髓圆锥,自此以下脊髓变成细长的终丝。

脊髓全长有6条沟或裂:位于腹侧中线的前正中裂和背侧中线的后正中沟,以及位于腹侧的左右前外侧沟和背侧的左右后外侧沟。脊髓在左右前、后外侧沟处发出前根丝和后根丝,前后根丝合成31对前、后根,每一后根上有一脊神经节,前后根在椎间孔处汇合成31对脊神经。31对脊神经将脊髓分为31节:颈髓8节,胸髓12节,腰髓5节,骶髓5节,尾髓1节。

2.脊髓的内部结构　脊髓的横切面可见中央为灰质,灰质中央有中央管,四周为白质。白质主要包含神经纤维及大量胶质细胞,灰质主要由神经细胞及其树突组成,同时包含有无髓鞘纤维和有髓纤维。

(1)灰质:灰质呈H形,分为后角、前角、中间带及连接两侧中间带的灰质联合,中间带在脊髓胸腰段向外突出而成侧角。

1)后角:为灰质联合向后延伸而成,其背侧为Rolando胶质,中间部有固有核,腹侧部的内侧区有背核或称Clarke柱。后角狭长,内涵各种感觉神经细胞群,后根感觉纤维进入脊髓后再次中转,发出第二级传入纤维传向丘脑。此外,后角内还有许多中间神经元,联系脊髓内部结构。

2)中间带:与前后角之间无明显分界,向外突出形成侧角,侧角外侧区内有中间带外侧核,内有交感神经核和副交感神经核。

3)前角:前角短而宽,含有运动神经细胞。

(2)白质:位于灰质周围,左右两侧对称,分为大小不等的束:①上行束,脊髓丘脑束、脊髓小脑束、薄束、楔束等。②下行束,皮质脊髓束、红核脊髓束等。③节间束,联系上下节段之间的纤维,大多集中在灰质外周,称为固有束。

3.脊髓的被膜　有3层,由外向内依次为硬脊膜、蛛网膜和软膜。

(1)硬脊膜:相当于硬脑膜,形成长管状鞘囊,下端达S_2或S_3,再向尾端形成终丝的外膜,即外终丝。硬脊膜与椎管壁之间有间隙,称为硬膜外腔,腔内含结缔组织,内有椎内静脉丛和动脉血管网。

(2)蛛网膜:为一层含有胶质、弹性纤维、网状纤维的结缔组织,与软膜之间的间隙称为蛛网膜下隙,内含脑脊液,向上与小脑延髓池相连,下端形成扩大的终池,内含马尾。

(3)软膜:柔软而富有血管,其内面紧贴脊髓表面,并发出纤维隔进入脊髓组织。脊髓的血管沿纤维隔进出于脊髓组织。

4.脊髓的血管

(1)脊髓动脉的来源:一为起自椎动脉的脊髓前、后动脉;二为起自节段性动脉的脊髓根动脉。

1)脊髓前动脉:起自椎动脉颅内段,向内下行一段距离后合为一干(在 C_1、C_2 水平),汇合前发出分支,高颈髓腹侧肿瘤手术时需小心这些分支。合为一干后,前动脉于软膜下沿前正中裂下行至脊髓下端,营养灰质和侧索、前索的深部。

2)脊髓后动脉:起自椎动脉颅内段或小脑后下动脉。左、右各一支,斜向后内下,沿脊髓后外侧沟下行。沿途发出分支相互吻合成网,营养脊髓后角后部和后索。

3)脊髓根动脉:起自节段性动脉的脊髓动脉在椎间孔处形成 3 个分支,即腹侧支、背侧支和中间支。腹侧支与背侧支供应硬脊膜和椎体。中间支即脊髓根动脉。脊髓根动脉左右共 31 对,随脊神经穿椎间孔入椎管,可再分为前、后根髓动脉、根固有动脉和根软脊膜动脉。

4)动脉冠:又称冠状动脉,系脊髓前后动脉和前后根髓动脉在脊髓表面相互吻合形成的软脊膜动脉丛,冠状动脉发出分支沿软脊膜隔放射状进入脊髓实质。

5)中央动脉:来自脊髓前动脉,经前正中裂达灰质前联合,再弯向外侧进入灰质。

(2)脊髓的静脉和椎静脉丛

1)脊髓的静脉:小静脉分散在小动脉之间,经中央和周围两个系统引流,但与动脉没有伴行关系。所有脊髓静脉最后汇合成多根前、后根髓静脉和 6 条纤曲的纵行静脉:①前根髓静脉;②后根髓静脉;③脊髓前静脉;④脊髓前外侧静脉;⑤脊髓后外侧静脉;⑥脊髓后静脉。

2)椎静脉丛:分为椎外静脉丛和椎内静脉丛。

二、脊柱的应用解剖

1.椎骨　幼年时为 32 块或 33 块,分为颈椎 7 块。胸椎 12 块,腰椎 5 块,骶椎 5 块,尾椎 3～4 块。成年后 5 块骶椎合成骶骨,3～4 块尾椎合成尾骨。椎骨由前方短圆柱形的椎体和后方板状的椎弓组成。椎体是主要的负重部分。椎体后面微凹陷,与椎弓共同围成椎孔,各椎椎孔孔相连形成椎管。椎弓链接椎体的缩窄部分称为椎弓根,上、下各有一切迹,相邻椎弓根的上下切迹共同围成椎间孔,有脊神经和血管通过。各部分椎骨的主要特征如下。

(1)颈椎:①椎体侧方有钩突。②椎孔较大,呈三角形。③关节突方向近似水平位。④横突有孔,有椎动脉通过。⑤多数颈椎的棘突分叉。

(2)胸椎:①椎体切面呈心形,两侧肋凹与肋头形成肋椎关节。②椎孔大致呈圆形,较小。③椎弓根短而细。④关节突关节面近似额状位,有利于旋转,不易发生脱位。⑤棘突细小、伸向后下方,彼此重叠,呈叠瓦状。⑥横突呈圆柱状伸向后外方,前面横突肋凹与肋结节相关节。

(3)腰椎:①关节面多呈矢状径,因之伸曲活动佳,而其他活动则受限。②椎孔在上段呈卵圆形或三角形,下方呈三叶草形,因此容易引起马尾或神经根受压。③椎间孔越下越窄,而脊神经越下方越粗,因此易受累。

2.脊柱的连接　包括椎骨间连接、椎骨与颅骨间连接、脊柱与肋骨的连接以及脊柱与骨盆的连接。

(1)椎体间连接:各相邻椎体之间借椎间盘、前纵韧带和后纵韧带相连。

(2)椎弓前连接:椎弓间连接除了包括由各椎体上、下关节突所构成的关节突关节外,还包括了后方的韧带。

(3)颈椎与颅骨间的连接:主要依靠寰枕关节及其周围韧带。

(4)脊柱与肋骨的连接:肋椎关节,又可以分为肋头关节和肋横突关节。

3.脊柱的生理 脊柱的功能是维持体形、保持身体的运动与平衡、重量传递及保护脊髓、内脏等。

(1)脊柱的活动功能:颈椎在诸椎节中活动最为灵活,包括旋转、伸屈及侧向,从而保证了人体的生活需要。腰椎次之,其主要是伸屈及左右旋转,亦可侧向活动,但其范围较颈椎明显减少。胸椎受胸廓的固定作用,其活动度微乎其微。

(2)脊柱的负载作用:主要是通过人体的3个倒三角完成的。

1)上三角:指以头顶水平切线为底边,通过头颅两侧形成夹角,使得头颈部的负荷集中在下颈段,一般以 $C_5 \sim C_6$ 所受压力最大。

2)下三角:指以双侧髂嵴水平线为底边,并通过骨盆及髋部两侧,将头颈、躯干及盆腔的负荷,沿身体中部使力量向下传导的倒三角形力学结构。

3)中三角:介于两者之间,是以双侧肩峰为底边,沿胸腹两侧将头颈、躯干之负荷,集中至腰骶椎的倒三角力学结构。

(3)脊柱的支持作用:脊柱可以支持、容纳和保护脏器,胸、腹、盆腔内的呼吸、循环、消化和泌尿器官都附着或悬挂于脊柱的前侧。脊柱还直接或间接支持上下肢,上肢借肋骨、锁骨和胸骨与脊柱相连,下肢借骨盆与脊柱相连。这样活动时可以保持全身平衡。脊椎骨间的椎间盘可以吸收震荡,在跳跃或剧烈运动时,防止颅脑损伤。

(4)维持人体体形:脊柱的4个生理弯曲,构成了人体曲线美、正常步态、姿势的基本条件。

4.脊柱的血管

(1)脊柱的动脉:主要来自紧密相连的节段性动脉,包括椎动脉、肋间后动脉、腰动脉和骶外侧动脉,其分支一般经椎体前外侧进入邻近椎骨内。

(2)脊柱的静脉:脊柱静脉广泛吻合成丛,分为椎管内静脉丛和椎管外静脉丛。其共同特点是无瓣膜,血液可双向流动;管壁薄,同一段血管管壁薄厚不一,呈局部膨大或者串珠样,手术易撕破,出血不易控制;不与动脉密切伴行。脊柱的静脉向上与颅内静脉窦相连。向下与骨盆后静脉,腹后壁静脉相吻合。

三、脊髓脊柱有致功能重建

1.手功能重建 对颈髓损伤四肢瘫痪的患者而言,改善生活质量的最大希望只能通过最大限度地恢复上肢功能来实现。手的功能主要有感觉功能与运动功能两方面。如双手的感觉完全丧失,对两只手的重建修复,至少有一只手必须具备有用的感觉。对于截瘫手,可供选择用于肌腱移植的肌肉,需有Ⅳ级肌力。根据不同的设计原理可将手术分为以下几类。

(1)伸腕功能重建术:适用对象为 C_5 和 C_6 损伤的患者。

(2)前臂旋前功能重建术:适用对象为 C_5、C_6 损伤患者。

(3)伸肘功能重建术:适用对象为 C_5、C_6 损伤者。

(4)手功能重建术:对象为具有腕关节背屈功能,但不能完成捏取动作的 C_6 患者,或行腕关节背屈重建术的 C_5 损伤者,包括拇侧捏动作重建、拇外展功能重建、指屈伸功能重建等。手术方法分为三种(Moberg 法、Zancolli 法、Lipscomb 法)。

(5)其他常用的手术方法:神经切断术、拇内收肌重建术、手功能神经假体置入等。

2.排尿与性功能重建

（1）排尿功能重建：正常的膀胱功能要求膀胱逼尿肌和尿道括约肌有良好的功能协调。S$_2$～S$_4$ 为排尿中枢。脊髓损伤可造成神经源性膀胱。其常用治疗措施有：①排尿训练；②间歇性导尿术；③药物治疗；④针灸治疗；⑤电刺激帮助排尿；⑥外科手术，包括骶神经前根刺激术、膀胱去神经术和膀胱神经再支配术等。

（2）性功能及生育力重建：脊髓损伤患者常有原发性及继发性性功能障碍，前者包括阳萎、性感觉丧失及内分泌改变，后者包括情绪改变、焦虑等对性行为的干扰。

恢复功能的方法有以下几种：①海绵体内注射前列腺素 E；②肛门电刺激或阴茎震颤刺激；③阴茎假体；④协同器。

3.截瘫患者的矫形治疗　　人体正常活动有赖于神经系统及运动系统的健全。就肢体活动而言，正常功能基于 3 个因素：①作用肌肉在准确的时间和以合适的强度收缩。②拮抗肌放松。③纤维组织的自由活动性。上神经单位损伤，发生肌肉痉挛。下神经单位损伤，发生弛缓性瘫痪。下颈椎及胸椎损伤合并的脊髓损伤，对上肢功能，多系下神经单位损伤；而对下肢功能，则系上神经单位损伤。胸腰段及腰椎损伤合并脊髓末段损伤，下肢为弛缓性瘫痪。

（1）痉挛性功能障碍的治疗：马蹄足矫正术、足内翻矫正术、改善膝关节功能障碍术、髋关节矫形术、踝阵挛解除术等。

（2）弛缓性瘫痪的治疗：肌腱转位以重建某些肌肉的功能尚有争议。

四、脊髓脊柱生物力学

脊髓位于骨性椎管内，受到骨性椎管的保护，并有软脊膜、蛛网膜、硬脊膜、齿状韧带、脑脊液、脊神经等组织的支持和保护。横断的脊髓可部分回缩，说明脊髓本身具有内在的张力。

脊髓借齿状韧带附着于硬脊膜表面，脊柱完全弯曲时，脊髓、神经根及齿状韧带均处于生理性牵张状态，维持脊髓位于椎管近中线处。硬脊膜外脂肪和脑脊液通过吸收能量和减少摩擦亦可对脊髓提供保护，故齿状韧带、神经根及脑脊液等能最大限度地防止脊髓与骨性椎管的碰撞，具有减震的作用。

脊柱运动主要发生在颈、腰段，胸段较少。脊柱在不同方向运动时，骨性椎管的长度和有效横截面积也随之改变。坐位或站立位时，重力使脊髓前移。脊柱轴向旋转及水平位移时，椎管的有效横截面积也有改变。脊柱创伤引起的脊髓损伤是个复杂过程，与瞬间的能量传递、椎管有效储备空间、血流损害及其他继发性损害密切相关。

脊柱是一个复杂的结构，其基本的生物力学功能有：①运动功能，提供在三维空间范围内的生物运动；②承载功能，将载荷从头传递至躯干、骨盆；③保护功能，保护椎管内容纳的脊髓和神经。

脊柱是由相互类似的运动阶段组成。两个相邻椎体及其联接结构包括椎间盘、韧带、关节突及关节囊等的复合，是代表脊柱运动的基本单位。脊柱节段运动的叠加构成了三维立体运动。椎体、椎间盘及前后纵韧带主要是提供脊柱的支持功能及吸收脊柱的冲击能量，运动主要是靠椎间关节复合体来完成。脊柱功能单位从结构上大致可分为前、后两个部分。前部分主要包括两个相邻椎骨的椎体、椎间盘、前后纵韧带；后部结构包括椎弓、关节突、棘突、横突及后部韧带。

脊柱节段运动的复杂性还体现在脊柱各段运动之间的偶合。所谓偶合，是指沿一个方向的平移或旋转同时伴有沿另一个方向的平移或旋转。脊柱的活动不是单方向的，而是多方向的运动的偶合。在脊柱的运动分析中，一般将椎管视为不变的刚体，而将椎间盘、韧带看成是可以伸缩的变形体。

（宋合保）

第二节　脊髓损伤

一、闭合性脊髓损伤

闭合性脊髓损伤系指脊柱骨折或脱位造成的脊髓或马尾神经受压、水肿、出血、挫伤或断裂,不伴有与外界相通的伤道。脊柱骨折中14%合并脊髓损伤,绝大多数为单节段伤。

根据近年的统计,脊髓损伤在英、美两国的年发病率分别为12人/百万人口和30~32人/百万人口,另一组数据显示在美国每年有新增脊髓损伤病例7600~10000个,我国台湾省台北市为14.6人/百万人口,绝大多数为闭合性损伤。近年,国内外在脊髓损伤的基础研究和诊断、治疗上取得一些新的进展。脊髓损伤后继发的病理改变与细胞膜上自由基介导的脂质过氧化反应有关,伤后8小时内使用大剂量激素可以有效地减轻继发损害。外科治疗方法是早期复位和固定,解除脊髓的压迫(主要来自前方)。胚胎组织、神经干细胞脊髓移植、基因治疗等在脊髓损伤动物实验中观察到一定效果。目前就脊髓损伤而言,早期积极的救护是一方面,防治并发症和积极进行康复训练对于脊髓损伤已呈慢性化的患者则具有更加重要的意义。

【病因】

闭合性脊髓损伤的原因是暴力间接或直接作用于脊柱并引起骨折和/或脱位,造成脊髓、马尾挤压、损伤。约10%的脊髓损伤者无明显骨折和脱位的影像学改变,称之为无放射影像异常的脊髓损伤,多见于脊柱弹性较强的儿童和原有椎管狭窄或骨质增生的老年人。

直接暴力致伤相对少见,见于重物击中颈后、背、腰部,相应部位椎板、棘突骨折,骨折片陷入椎管内。

间接暴力致伤占绝大多数,常见于交通事故、高处坠落、建筑物倒塌、坑道塌方和体育运动中。暴力作用于身体其他部位,再传导至脊柱,使之超过正常限度的屈曲、伸展、旋转、侧屈、垂直压缩或牵拉(多为混合运动),导致维持脊柱稳定性的韧带的损伤、断裂、椎体骨折和/或脱位、关节突骨折和/或脱位、附件骨折、椎间盘突出、黄韧带皱折等,造成脊髓受压和损伤。

闭合性脊髓损伤中,脊柱的稳定性多受影响。Denis1983年根据胸腰椎损伤的CT表现,提出脊柱分为前、中、后三柱的概念。前柱包括前纵韧带、椎体前部和椎间盘纤维环前部;中柱包括椎体后半部、纤维环后部、后纵韧带和椎弓部;后柱包括椎弓、小关节和后方韧带复合体(棘上韧带、棘间韧带、黄韧带、关节囊)。当有两柱或三柱受损时,才视为不稳定。关键在于是否保持中柱的完整性。此标准亦适用于下颈椎。

影响脊柱骨折或韧带损伤类型的因素有:①外力的强度和方向。②外力的作用点。③受伤时身体的姿势。④不同节段的解剖和生物力学特点。

脊髓损伤通常发生在一个活动度较大的脊柱节段与一个活动度较小的节段的结合部。颈段和胸腰结合部(T_{11}~L_2)是脊髓损伤中最常受到影响的区域,胸段或者腰段区的发生率则紧随其后。不同节段常见损伤类型的原因如下:

颈段:机械稳定性差,比其他节段更易受损,合并脊髓损伤的比例亦高(40%),颈髓损伤占全部脊髓损伤的50%。

1.屈曲型损伤　多见于突然刹车或撞车,头部靠惯性向前运动,后部韧带复合体受损,椎体前部被压缩呈楔形,此时通常是稳定的。但过屈运动可造成包括椎间盘、关节囊在内的广泛损伤或关节突骨折、交锁,剪力使损伤水平上部的椎体向前滑移,脊髓受到下一椎体后上部的挤压,甚至断裂。

2.伸展型损伤　跌落时下颌或前额着地或坐车时被后面的车辆碰撞使头部后仰。损伤多在 $C_4 \sim C_5$处。前纵韧带断裂,椎体前部可撕脱,椎弓可断裂。严重者损伤水平以上椎体向后脱位,脊髓受到前方椎体、椎间盘和后方的椎板、黄韧带的压迫。有颈椎病者易发生此类损伤。

3.垂直压缩型损伤　颈部伸直状态下头顶纵向受力,C_4、C_5处可出现爆裂骨折或伴有椎弓骨折。

4.特殊类型骨折　Jefferson 骨折指寰椎受轴向压力作用,两侧前后弓同时骨折,因此处椎管较宽,一般无脊髓损伤。齿突骨折系颈部过屈或过伸引起,骨折发生在齿突尖、体或基底部。悬吊者骨折或绞刑者骨折,是颈部极度后伸造成的枢椎椎弓根骨折,可伴有 C_2、C_3 椎体分离。

胸和腰段:$T_1 \sim T_{10}$有肋骨保护,较为稳定,损伤发生率低,然而一旦发生则损伤较完全,因椎管较小、上胸段脊髓血运差。下胸段损伤若累及 Adamkiewicz 动脉,缺血平面可升至 T_4。腰椎关节面垂直,前后方向稳定性好,腰椎管较宽,$L_1 \sim L_2$ 以下为马尾神经,故损伤多不完全。$T_{12} \sim L_1$ 为相对稳固的胸椎与活动度大的腰椎相交汇处,最易受损。

1.屈曲型损伤　坠落时双足或臀部着地、弯腰时被重物砸中背部,常致胸腰段屈曲型损伤。轻者椎体前部压缩呈楔形,重者伴有脱位或后部结构的分离性损伤。

2.屈曲-旋转型损伤　由高处坠落,上背部和一侧肩部着地造成损伤,多同时累及前、中、后三柱结构,出现椎体前部压缩、椎体横断骨折、椎弓和横突骨折,常伴有脱位,导致严重脊髓损伤。

3.垂直压缩型损伤　落物砸中上胸段或坠落时双足或臀部着地,可引起 $T_{10} \sim L_{12}$爆裂骨折。

4.屈曲-分离损伤　即安全带骨折。老式的汽车安全带横系于腹前壁而无肩部保护,车祸时人上半身以此为轴过度前曲,严重时三柱结构可水平横断、脱位,并可合并腹腔内脏伤。

【病理及病理机制】

急性脊髓损伤损伤机制包含原发性脊髓损伤和随之发生的继发性脊髓损伤。原发性损伤指由于局部组织变形和创伤能量传递引起的初始机械性的脊髓损伤;继发性的脊髓损伤则指的是原发性损伤激活的包括生化和细胞改变在内的链式反应过程,可以使神经细胞损伤进行性加重甚至死亡,并导致脊髓自体溶解破坏,髓内结构发生不可逆性的损害,脊髓损伤区域的进行性扩大。

1.原发性脊髓损伤

(1)脊髓震荡:在所有的脊髓损伤中最轻微的一种病理损伤,伤后出现短暂的可恢复的脊髓功能障碍。在镜下可以见到中央灰质的小灶性出血,少数的神经细胞或轴索退变,一般伤后数周可以恢复正常,出血吸收。

(2)脊髓挫裂伤:早期的病理变化主要为出血、渗出、水肿和神经元的变性。镜下可以见到小血管的破裂,红细胞溢出,神经元肿胀、尼氏体消失,神经轴索与髓鞘之间间隙增大,髓鞘板层分离,随着病理进程的发展,逐渐出现神经元结构的坏死、崩解和消失,胶质细胞浸润和结缔组织细胞增生。完全性的损伤病理改变由中央灰质大片出血扩展到白质出血,由中央灰质坏死发展为全脊髓坏死;而不完全性的损伤主要为点状出血,局灶性神经细胞退变、崩解及少数轴索退行性改变,不发生中央坏死。二者的病理改变有质和量的差别。

(3)脊髓压迫伤:动物实验观察到脊髓长时间受压会导致灰质出现空泡、空腔,空洞周围有纤维组织形成的吞噬细胞浸润而没有明显的出血。轻度受压者多无明显改变。

2.继发性脊髓损伤　继发性损伤的概念最初由 Allen 在 1911 年提出。他在动物实验中观察到急性脊髓损伤的狗在清除血肿后神经功能获得了一定的改善,并认为可能存在源于局部血肿及坏死物的生化物质会导致进一步的脊髓损伤。20 世纪 70 年代中期,Kobrine 和 Nelson 分别提出了导致脊髓继发损伤的神经源性理论和血管源性理论。前者认为神经膜的损伤诱发了一系列病理生理的代谢改变。后者认为脊髓微血管破裂、血管痉挛、血栓形成等引起脊髓缺血,最终导致中央性出血性坏死。此后近 30 年的大量研究相继提出了各种与继发性脊髓损伤相关的因素,主要包括:

(1)血管改变,包括局部缺血、微循环紊乱、血管痉挛、栓塞、血管自动调节机制的丧失。

(2)离子紊乱,包括细胞内钙增加、细胞外高钾、钠离子通透性增加。

(3)神经递质,诸如 5-羟色胺、儿茶酚胺和兴奋性氨基酸的聚集,而后者可导致神经元的兴奋毒性损伤。

(4)花生四烯酸的释放、自由基的产生和脂质过氧化反应。

(5)内源性阿片样物质。

(6)一氧化氮(NO)。

(7)水肿。

(8)炎性反应。

(9)细胞能量代谢的异常。

(10)程序性细胞死亡即凋亡等等。尽管如此,对于继发性脊髓损伤的机制的认识目前仍然还不十分精确,在这些相关因素中最值得重视的仍然是局部微循环障碍带来的缺血改变和自由基引起的脂质过氧化反应。

由于继发性脊髓损伤具有严重的危害性,在伤后早期阻断、逆转这一进程对于脊髓损伤的救治有极其重要的意义,有效的治疗应针对继发性脊髓损伤的病理生理机制,保护尚未受损的白质传导束,从而达到保全部分神经功能的目的。

【临床表现】

伤后立即出现损伤水平以下运动、感觉和括约肌功能障碍,脊柱骨折的部位可有后突畸形;伴有胸腹脏器伤者,可有休克等表现。

1.神经系统可出现如下表现

(1)脊髓震荡:不完全神经功能障碍,持续数分钟至数小时后恢复正常。

(2)脊髓休克:损伤水平以下感觉完全消失,肢体弛缓性瘫痪、尿潴留、大便失禁、生理反射消失、病理反射阴性。这是损伤水平以下脊髓失去高级中枢控制的结果,一般 24 小时后开始恢复,如出现反射等,但完全渡过休克期需 2～4 周。

(3)完全性损伤:休克期过后,脊髓损伤水平呈下运动神经元损伤表现,而损伤水平以下为上运动神经元损伤表现,肌张力增高,腱反射亢进,出现病理反射,无自主运动,感觉完全消失。

(4)不完全性损伤:可在休克期过后,亦可在伤后立即表现为感觉、运动和括约肌功能的部分丧失,病理征可阳性。

2.常见以下几种特殊类型的不完全损伤

(1)Brown-Sequard 综合征:即脊髓半侧损害综合征,可见单侧关节绞锁和椎体爆裂骨折,表现为同侧瘫痪及本体感觉、振动觉、两点分辨觉障碍,损伤水平皮肤感觉节段性缺失;而对侧在损伤水平几个节段以下的痛、温觉消失。典型者并不常见,多为一侧损伤比另一侧重。

(2)脊髓前部综合征:多见于屈曲性楔形或泪滴骨折,亦可由脊髓前动脉损伤引起,表现为双侧运动障碍,可伴有痛温觉消失,本体感觉完好。

(3)脊髓中央损伤综合征:常见于老年颈椎病患者颈部屈曲性损伤,其临床表现与外周部分传导束保留多少有关,轻者只有双上肢的感觉运动障碍。

【辅助检查】

1.X 线平片　通常应摄正位、侧位和双斜位片,但应防止为追求好的影像结果而过度搬动病人。宜先摄侧位片。阅片时应观察:

(1)脊柱的整体对线、排列;

(2)椎体骨折、脱位的类型;

(3)附件有无骨折;

(4)椎间隙有无狭窄或增宽(分别揭示椎间盘突出和前纵韧带断裂),有无棘突间隙增宽(提示棘间韧带损伤)。其中前两项意义最大,但有时受伤瞬间脱位严重,过后可恢复对线。过伸过屈位可观察稳定性,但应慎用。

2.CT 扫描　轴位 CT 可显示椎管形态、有无骨折片突入。腰穿注入水溶性造影剂后再行 CT,可清楚地显示突出的椎间盘及脊髓受压移位情况。当脊髓水肿增粗时,环形蛛网膜下腔可变窄或消失。

3.脊髓碘水造影　可显示蛛网膜下腔有无梗阻、脊髓受压程度和方向、神经根有无受累。

4.磁共振成像　是迄今唯一能观察脊髓形态的手段、有助于了解脊髓受损的性质、程度、范围,发现出血的部位及外伤性脊髓空洞,因而能够帮助判断预后。明显的不足之处是磁共振成像对骨质结构的改变观察不清。

5.体感诱发电位　电刺激周围神经时,在大脑皮层相应的感觉区可记录到电位变化。脊髓损伤时可藉此项检查判断脊髓功能和结构的完整性。受伤 24 小时以后检查,不能引出诱发电位,且经数周内连续检查仍无恢复者,表明为完全性损伤;受伤后即能引出诱发电位,或者经过一段时间能够引出异常电位波者,表明为不完全性损伤。缺点是本检查仅反映感觉功能,无法评估运动功能。

【诊断】

闭合性脊髓损伤的诊断应包括:①脊柱损伤的水平、骨折类型、脱位状况。②脊柱的稳定性。③脊髓损伤的水平、程度。

脊柱损伤的水平、脱位情况一般只需 X 线片即能判断,而骨折类型有时尚需参照 CT 片。

保持脊柱稳定性主要依靠韧带组织的完整。临床实际中所能观察到的、造成不稳定的因素综合起来有:①前柱:压缩＞50%(此时若中柱高度不变,则提示后方的韧带结构撕裂)。②中柱:受损(其他两柱必有一个结构不完整)。③后柱:骨质结构破坏:矢状向脱位＞3.5mm(颈)或＞3.5mm(胸、胸腰);矢状向成角＞11°(颈),＞5°(胸、胸腰)或＞11°(腰)。④神经组织损伤:提示脊柱遭受强大外力作用而变形、移位、损伤。⑤原有关节强直:说明脊柱已无韧带的支持。⑥骨质异常。

寰枢椎不稳定的标准:①寰椎前结节后缘与齿状突前缘的间距＞3mm。②寰椎侧块向两侧移位的总和＞7mm。

脊髓损伤的水平是指保留有完整感觉、运动功能的脊髓的最末一节。

完全性损伤指包括最低骶节在内的感觉、运动功能消失。应检查肛门皮肤黏膜交界区的轻触觉和痛觉并指诊肛门括约肌的随意收缩功能。不完全损伤指损伤水平以下有部分感觉、运动功能保留,包括最低骶节。

脊髓损伤的分级标准仍不统一,较有权威性的是 Frankel 分级:①完全损伤:损伤水平以下感觉运动消失。②感觉、运动消失,仅存某些感觉(含骶区)。③无用运动:肌力微弱,无实际运动功能意义。④有用运动:借用拐杖或不用拐杖,可站立或行走。⑤完全恢复:神经功能正常,可有病理反射。

此分级不够细致,许多学者予以修正。1989 年美国脊柱损伤联合会(ASIA)对脊髓损伤的某些概念,特别是确定损伤水平的关键肌肉和关键感觉区做出了规定。1991 年又做了部分修正并说明了运动和感觉指数记分法。

代表运动水平的关键肌肉是：

C_5 屈肘	L_2 屈髋
C_6 伸腕	L_3 伸膝
C_7 伸肘	L_4 踝背屈
C_8 屈指（中指远端）	L_5 伸拇趾
T_1 小指外展	S_1 踝跖屈

【鉴别诊断】

1.椎管内出血　外伤，如高处坠落背部或臀部着地，背部直接受力等偶可引起椎管内血管破裂出血；原有血管畸形、抗凝治疗、血液病等病人轻度受伤即可出血（亦可为自发性）。血肿可位于硬膜外、硬膜下、蛛网膜下腔和髓内。起病较急，常有根性疼痛，亦可有脊髓压迫症状，往往累及几个节段。蛛网膜下腔和髓内出血时，腰穿脑脊液呈血性。轴位 CT 可见到相应部位有高密度影。MRI 则可显示异常信号，早期（2天）T_1 加权像改变不明显，T_2 加权像上呈低信号；此后随着血肿红细胞内正铁血红蛋白增多，使 T_1 时间缩短，在 T_1 加权像上出现高信号；约一周后红细胞破裂，出现细胞外正铁血红蛋白，使 T_2 时间延长，故 T_2 上变为高信号（T_1 上仍为高信号）。

2.脊髓栓系综合征　当腰背部受直接打击或摔伤时，可使原有脊髓栓系综合征患者的症状加重，出现双腿无力，行走困难，括约肌功能障碍。MRI 上可以看到圆锥低位、终丝增粗，多伴有脊柱裂、椎管内和/或皮下脂肪瘤。

【治疗】

现场急救时掌握正确的搬运方法对于防止加重损伤有极其重要意义。据统计，继发于脊柱损伤的神经功能损害中，25% 是搬运不当引起的。未经专门训练者，不要单人搬动可能有脊柱、脊髓损伤的病人，除非有危及病人生命的险情发生，例如病人躺在燃烧的汽车里或头面部浸没在水中。搬运截瘫病人的正确方法是：三人位于病人一侧，同时将其水平抬起，放在木板上，尽快送到专科医院。

闭合性脊髓损伤的现代治疗原则是早期治疗、综合治疗、复位与固定、解除压迫、防治并发症和康复训练。

1.非手术治疗

(1)颅骨牵引：适用于颈椎骨折、脱位或上胸段骨折、脱位的早期治疗，术中亦常需施行。常用 Crutchfield 牵引钳和 Gardner-Wells 牵引弓（两端为可旋入两侧骨板的螺钉，较为方便，不易滑脱）。开始的牵引重量为每个椎体 1kg 左右，每 10 分钟增加 2kg，最多不超过 20kg。经 X 线片证实复位后，若不需一步手术治疗，则以 5～8kg 维持 1～2 月，待纤维愈合后改用其他支具制动，如项圈、颈胸支架，时间约 3个月。

(2)颈胸支架：特别适用于颈段不全损伤者，可使其早期下地活动，也用于颈椎融合术后外固定。国外广泛应用此法。

(3)手法整复：适用于胸椎骨折和脱位。前后脱位者，取俯卧位，两下肢各由一人牵引并逐渐抬高，使脊柱后伸，然后按压背部使之复位，随后翻身仰卧，局部垫枕呈过伸拉。如伴有侧方脱位，取侧卧位（上位椎体移向的一侧在下），下方垫枕，由两人各牵一下肢向上方弯曲脊柱，术者按压下位脊椎，复位后改为俯卧，按前述方法整复前后脱位，最后仰卧保持过伸位。

(4)姿势复位：适用于胸腰段脱位，英国著名脊髓损伤专家 Cuttmann 倡用此法。病人取仰卧位，背部骨折处垫以软枕,使脊柱呈过伸姿势,并逐步垫高,增加过伸,达到复位。一般需 2 个月才能使复位稳定,在此期间要定时翻身并维持过伸位。

上述(3)、(4)法不适用于椎板和棘突骨折。

2.药物治疗

(1)甲基强的松龙(MP):主要作用是抑制细胞膜的脂质过氧化反应,可以稳定溶酶体膜,提高神经元及其轴突对继发损伤的耐受,减轻水肿,以防止继发性脊髓损害,为手术治疗争夺时间。1990 年美国第二次全国急性脊髓损伤研究(NASCIS Ⅱ)确认:早期大剂量应用甲基强的松龙是治疗人类急性脊髓损伤的有效方法。损伤后 8 小时内开始应用,首剂 30mg/kg,继之 5.4mg/kg·h×23h。而最近 NASCIS Ⅲ 的研究显示在创伤发生后 3 小时内给药的效果会有明显的提高。但大剂量激素的应用必须密切注意应激性溃疡等并发症的发生。21-氧基类固醇作为一种新型的制剂,其抑制脂质过氧化反应的能力强于甲基强的松龙,而不易引起激素所具有的副作用,在动物实验中显示出良好效果,已被列入第三次美国急性脊髓损伤研究(NASCIS Ⅲ)计划。

(2)甘露醇、速尿等脱水药物可减轻脊髓水肿,宜早期使用。

(3)GM-1:为神经节苷脂类(Gg),Gg 是组织细胞膜上含糖鞘脂的唾液酸。GM-1 在哺乳类中枢神经系统的细胞膜上含量很高,特别是髓鞘、突触、突触间隙,能为受损脊髓(特别是轴突)提供修复的原料。在动物实验中具有激活 Na^+-K^+-ATP 酶、腺苷酸环化酶、磷酸化酶的活性,防止神经组织因缺血损伤造成的细胞水肿,提高神经细胞在缺氧状态下的存活率,并有促进神经细胞轴突、树突发芽再生的作用。Geisler 1992 年总结认为脊髓损伤后应用 GM-1 治疗组的 Frankel 评分平均提高 2～3 级,联合运用小剂量 MP 和 GM-1 效果比单用好。但关于 GM-1 的应用时机,给药时间,与 MP 的最佳配伍剂量仍需进一步的研究。

(4)其他:尚有众多的药物诸如兴奋性氨基酸拮抗剂(MK-801)、阿片肽受体拮抗剂、自由基清除剂等仍处于动物实验阶段,并被认为具有一定的应用前景。

3.高压氧和局部低温疗法　高压氧疗法可以提高血氧分压,改善脊髓缺血状况。局部低温可降低损伤部位的代谢,减少耗氧,可采用开放或闭合式、硬膜外或硬膜下冷却液灌洗,温度 5～15℃。

4.手术治疗

(1)切开复位和固定:由于关节绞锁或骨折脱位严重,闭合复位困难,需行手术复位。整复关节绞锁有时需切除上关节突。脊柱固定方法和材料有多种,途径可经前路或后路,最近有多部专著对此有详尽描述,总的要求是固定牢靠,操作中防止脊髓损伤。值得提及的是,对于骨折脱位严重,脊髓横断,瘫痪已成定局者,复位和固定依然十分重要,它可以减轻疼痛并为全面康复训练打好基础;某些韧带损伤如不经有效固定,可发生晚期不稳定,出现渐进性神经功能障碍。

(2)椎板切除术:传统上试图用此法来迫使脊髓后移,躲避前方的压迫,结果是无效的。此外,椎板广泛切除增加了脊柱的不稳定性,实验证明可能减少脊髓供血。但遇下列情况,可行椎板切除术:①棘突、椎板骨折压迫脊髓;②合并椎管内血肿;③行脊髓切开术;④行马尾神经移植、缝合术。为保持脊柱的稳定性,防止晚期出现驼背畸形,可行内固定术或将切除的椎板复位、成形(去除椎板之时应保持其完整)。

(3)脊髓前方减压术:脊柱骨折引起的脊髓损伤,大多来自压缩和脱位的椎体或其后上角、粉碎骨折块、突出的椎间盘,有效的方法是解除来自脊髓前方的压迫。①颈髓前路减压术:此入路,包括经口咽行齿状突骨折切除术的入路已逐渐为神经外科医生掌握。为减少操作加重脊髓损伤,尽量不用 Cloward 钻或骨凿,理想的方法是用高速小头钻磨除压迫物,减压后取髂骨行椎体间融合术。术前、术中和术后需行颅骨牵引。②胸段前方减压术:包括经胸(腔)入路、经椎弓根入路和经肋骨横突入路。后两种入路神经外科医生较为熟悉,是经过椎管的侧方进入,对脊髓的牵拉较小。但近年一些学者尚嫌暴露不够满意,特别是对严重的爆裂骨折,需要彻底减压和植骨融合,故主张经胸前路手术(经胸膜外或胸腔),此手术需要术者有胸外科知识和技巧。减压后应行椎体间植骨融合,必要时加用固定器。③胸腰段前方减压术:McAfee等在 20 世纪 80 年代中期开始应用经腹膜后入路。通常从左侧进入以避开肝脏和下腔静脉。由第 12 肋床进入腹膜后间隙,可暴露 L_{11}~L_3 椎体;稍向下方作皮肤切口即可显露 L_4 椎体。切除横突、椎弓根,去除骨折块和突出的椎间盘,充分减压后行椎骨间植骨融合术(取同侧髂骨)。④腰段前方减压术:除上述腹膜后入路外,仍有人采用侧后方入路,切除半侧椎板和椎弓根,显露出硬膜囊的外侧,稍向后方牵开(马尾神经有一定游离度),用弯的器械夹取前方的骨折片、突出的椎间盘,或用小钻磨除突出的椎体后缘。经此入路暴露前方不满意,优点是可同时行椎板内固定。创伤和脊柱手术都可能影响脊柱的稳定性,应行正确的器械内固定。合理的脊柱内固定可以纠正脊柱畸形,减轻神经组织受压,融合不稳定的脊柱节段,保护附近正常活动的脊柱节段。后路器械固定及副合术是最常采用的治疗方案,一般的适应不同的脊柱节段采用不同的固定系统。钩杆系统(CD,TSRH,ISOIA)常用于颈椎、中胸段区域的固定。颈段椎体因椎弓根直径狭窄,经椎弓根固定较少采用,而代之以椎板下的钢丝;中胸段区域则通常采用横突钩及椎弓根钩固定。胸腰连接部椎弓根宽大,椎弓根螺丝容易插入,故常使用固定杆和椎弓根螺丝。L_2~L_4 的内固定目的在于减少融合节段的数目及维持腰椎的生理曲度,可以利用椎弓根螺丝固定,固定杆按生理弯曲塑形,实行短节段(二或三个运动节段)融合。对于 L_5 和骶骨骨折,固定是必须的,通常采用经后路椎弓根螺丝固定,术后患者应戴腰骶矫形支架。有时为了避免二期后路融合,某些病例行前路减压术后可以直接行前路器械固定及融合术。目前常用的前路固定牵引装置可以被分为下列几类:金属板、椎体外侧固定杆和椎体间装置。值得引起重视的是脊柱内固定的成功与否在于成功的关节融合术,而不在于器械治疗应用与否,这依赖于良好的组织清创、皮质剥除和大量的髂骨或同种异体移植骨。

5.脊髓损伤的治疗前景　随着对脊髓损伤病理生理变化特点和中枢神经再生能力认识的深入,目前开展的脊髓损伤后细胞和组织移植修复的实验研究已经取得一些新的进展。在保护损伤神经元,增强轴索再生能力方面,神经营养因子(NTF)已被用于增强中枢神经系统神经元极其有限的内在再生能力;而为了建立更有效、更持久的分泌并发挥这些营养因子的作用,目前开展的采用转基因技术的分子水平的研究已经在试图向脊髓内植入可分泌神经营养因子的基因修饰细胞(离体靶细胞基因治疗)或者直接以神经营养因子基因转染(通常通过病毒载体)宿主原位组织细胞(在体靶细胞基因治疗)。除此以外,在克服抑制轴突再生的中枢环境及损伤局部胶质瘢痕形成对轴索再生的抑制方面,也有了新的思路,可以应用不同的细胞移植物,包括胚胎组织、干细胞、雪旺氏细胞及嗅神经鞘细胞等,桥接脊髓断端并促进轴突长过损伤区。这些细胞移植的开展在大鼠或灵长类动物的动物实验中已经取得了值得兴奋的成果。虽然这些实验取得的进展离临床治疗的应用还有一段距离,但可以预料,随着分子生物学的进一步发展,将会给脊髓损伤的患者带来福音。

【并发症及处理】

1.褥疮　每 2 小时翻身 1 次,保持皮肤干燥,骨突出部位垫以气圈或海绵。国外最新研制的可持续缓慢左右旋转的病床可有效地防止压伤。褥疮一旦发生,应予以积极护理。3、4 度褥疮若久治不愈,可行转移皮瓣覆盖。

2.尿路感染　患者入院后一般均予以留置导尿。导尿管应每周更换 1 次,并进行膀胱冲洗。

3.肺部感染　C_4 以上脊髓损伤可导致呼吸困难、排痰不畅,较容易并发肺部感染。应加强吸痰,雾化吸入治疗。

4.深静脉血栓形成(DVT)　此症日益受到重视。据统计,有临床症状的 DVT 发生率为 16.3%,倘做其他检查,如静脉造影等,DVT 的发生率为 79%。DVT 可能与下列因素有关:缺乏大组肌群收缩产生的泵作用,静脉血淤滞;创伤后纤维蛋白原增多,血液粘滞度高;脱水;血浆蛋白原激活抑制因子释放增多,纤溶障碍;下肢不活动、受压导致血管内皮的损伤等。DVT常发生在伤后头几个月,表现为下肢水肿、疼痛、皮肤颜色改变、局部或全身发热。最严重的并发症是肺梗塞致死。诊断方法有多普勒超声、静脉造影等。预防措施主要是活动下肢,应用抗血栓长袜等。一旦出现DVT,应行抗凝治疗。

【预后】

高位完全截瘫者死亡率49%～68.8%。死亡原因主要为呼吸衰竭、呼吸道梗阻、肺炎,脊髓功能的恢复程度主要取决于受损的严重程度和治疗情况。完全横断者,神经功能不能恢复。马尾神经受压解除后恢复良好。对完全截瘫者的脊柱骨折脱位采用闭合复位,其功能有10%恢复,采用手术方法治疗者有10%～24%恢复;对不完全截瘫者治疗后功能恢复率为80%～95%。

二、脊髓火器伤

20世纪90年代以来,脊髓火器伤在国外,特别是在美国的大都市中,已经有明显增多的趋势,有报道称火器伤导致的脊髓损伤实际上已成为除交通事故、跌落伤外的第三大病因,在我国这方面的报道也不少见。脊髓火器伤是由枪弹或弹片造成的脊髓开放性损伤,每因合并颈、胸和腹部重要脏器损伤,使伤情趋于复杂,加之脊髓本身损伤多为完全性,预后较差。

【损伤机制及病理】

在脊髓火器伤,子弹的致伤能力是直接由它的质量和速度所决定($E=1/2MV^2$),而相对于质量而言,速度的作用更为明显。致伤物在战时多为高速子弹或弹片,其飞行速度大于1000m/s,而平时则以低速子弹为主。低速飞行物造成脊髓损伤相对较轻,常见的是直接撞击、挤压和挫裂。高速飞行物呈滚动式前进,对组织的直接毁损更为严重,当其击中骨质时,可使之成为继发投射物,尤为突出的是,其在伤道内形成的强大侧方冲击力,可达L_35kg/cm^2,殃及远离伤道的脊髓。高速弹造成的脊髓损伤,甚至可以不直接击中脊柱,在不发生脊柱骨折,穿通或者弹片存留的情况下引起脊髓挫伤。此外,特殊的受伤机制是枪弹击中臂丛神经的瞬间撕扯脊髓的后索和侧索。

某学者根据枪伤动物的实验结果,全面、系统地分析了脊髓火器伤的病理改变。

1.贯通伤 高能量弹丸穿过椎体或椎管时造成脊髓损伤,分为以下几种:

(1)横断:致伤物贯通椎管,击断脊髓,或贯穿椎体后,能量传递到脊髓,使之断裂。缺损约1～1.5cm,断端不整,硬膜多有破损。断端1～2cm范围内灰质中心出血,逐渐向周围扩展,42小时后整个断面坏死。

(2)完全性挫裂伤:飞弹穿过椎管壁或相邻部位,冲击波挫伤脊髓,但其外观尚完整,硬膜多无损,常伴有骨折。改变类似上述横断面,但较之更为严重,进展更快。

(3)不完全挫伤:弹丸通过椎旁、椎间盘,冲击波作用于脊髓。其外观正常。镜下见灰质中多处出血灶,白质改变不明显,或仅有少许退变。

(4)轻度挫伤:弹道距椎管稍远(如穿过棘突),脊髓大体无改变,镜下见灰质中央点状出血。

2.盲管伤 飞弹速度较慢时,可停留于椎管内或椎管壁上,其脊髓损伤的程度比相同部位的贯通伤低一级别。

【临床表现】

1.伤口情况 多位于胸段,其次位于腰、颈段,最次位于骶段,这与各部位节段的长度相关。伤口污染较重,可有脑脊液或脊髓组织流出。

2.脊髓损伤特征 由于火器伤在原发创道外还存在的震荡区和挫伤区效应,受伤当时表现出的神经系统功能损害的平面可高出数个节段,随着此种病理改变的恢复,受损平面可能下降。因此,伤后早期行椎板切开脊髓探查术时对此应有所考虑。与脊髓刃器伤相仿,完全性损伤占多数。

3.合并伤　颈部可伴有大血管、气管和食道损伤,胸腹部有半数合并血、气胸、腹腔内脏损伤或腹膜后血肿,因此,休克发生率高。

【诊断】

鉴于脊髓火器伤或并伤的高发性,首先强调不能遗漏危及生命的合并伤的诊断,必要时应行血管造影明确有无大血管的损伤。脊髓火器伤一般根据枪弹伤的人(出)口和伤道的方向及脊髓损伤的神经系统症状可做出初步诊断。受伤当时神经系统损伤程度同样需要采用 Frankel 分级或者 ASIA 评分进行记录和评价,伤情允许时,有选择的辅助检查,判断脊髓受损的确切平面和严重程度。

1.X 线平片　观察子弹或弹片在椎管内、椎旁的滞留位置,有无骨折。根据脊椎骨受损的部位估计脊髓受损的严重程度。

2.CT 扫描　当 X 线片上脊柱受损的情况显示不清时,行轴位 CT 扫描可提示骨折的部位,椎管内有无骨折片突入或金属碎片。注意有无椎管内血肿。

3.MRI　MRI 能够准确地显示脊髓受损的情况,具有不可替代的优势,但在脊髓火器伤时是否采用 MRI 检查,特别是可能有弹片位于髓内时,应慎重分析。MRI 扫描时产生的强大磁场可能使位于髓内的弹片发生移位,引起更严重损伤,并且金属异物本身也可以使检查产生伪影。伤道内,特别是椎管内无金属弹头或弹片存留时,MRI 检查能最准确地显示脊髓受损状态。

【鉴别诊断】

1.脊髓闭合损伤　病员被枪弹或弹片击中后,可发生翻滚、坠落,引起脊柱骨折、脱位、压迫脊髓。X 线检查多可发现椎体压缩,呈楔形变,常伴有脱位。火器伤一般只见椎骨局部的破坏,不会影响脊柱稳定性。

2.腰骶神经丛损伤　与单侧的圆椎和马尾神经的火器伤有时不易鉴别,后者腰穿有血性脑脊液。

【治疗】

1.开放性脊髓损伤一般不影响脊柱稳定性,对搬运无特殊要求。

2.优先处理合并伤,积极抗休克治疗。

3.早期全身大剂量应用广谱抗生素、TAT,预防感染。

4.伤后早期实行清创术,应争取伤后 6～8h 内进行。原则是沿伤道消除坏死组织和可见异物、游离骨片。胸壁上伤口清创仅限于软组织内,不进入胸腔。

5.椎板切除术的适应证:

(1)椎管内异物、骨片压迫脊髓或存在易引起感染因子(如子弹进入椎管前先穿透肠管);

(2)椎管内有血肿压迫脊髓;

(3)脑脊液漏严重;

(4)不完全损伤者在观察过程中症状恶化,奎肯氏试验提示椎管内有梗阻。一般应另作切口。手术目的是椎管内清创,去除椎管内异物、骨片、血块,如硬膜未破损,一般不应切开,以免污染脊髓组织;已破损者,应扩大切开,探查脊髓,清除异物,碎烂的脊髓可轻轻吸除。清除后,缝合修补硬膜。

6.继发于低速弹火器伤的脊柱不稳定是很少见的,发生不稳定的原因多数是医源性原因引起的,常常是由于不正确或者过分追求减压效果的多个椎板切除减压导致。因此在椎板切除术前应对此有足够的认识。

【并发症】

脊髓火器伤的突出并发症是感染。感染可发生在伤口、椎管内(硬膜外或硬膜内),防治方法重在彻底清创、充分引流和全身大量应用抗生素。

子弹的存留有引起铅中毒的可能,特别是在弹片直接与脑脊液或者形成的假性囊肿液相接触时,弹片中含的铅成分可能发生分解而引起慢性铅中毒,主要表现为:腹痛、痴呆、头痛、记忆力丧失、肌无力等。治疗可以采用乙二胺四乙酸(EDTA),二巯丙醇(BAL)等金属螯合剂。

【预后】

脊髓火器伤常伴有危及生命的内脏损伤和休克。据英国著名的脊髓损伤专家 Ludwig Guttmann 统计,第一次世界大战期间,死亡率高达 70%~80%。此后由于抗休克治疗的加强,抗菌素的广泛应用,后送条件改善及脊髓损伤中心的建立,死亡率逐渐下降,至第二次世界大战后期已低于 15%。

三、脊髓刃器伤

脊髓刃器伤是指由尖锐、锋利的器械戳伤脊髓造成的开放性损伤。南非是世界上发生此类损伤最多的国家。Peacock1977 年报告了 13 年内发生的 450 例脊髓刃器伤,占同期脊髓损伤的 1/4。Lipschitz 也报告了 314 例,为研究本病提供了丰富的资料。脊髓刃器伤多为不完全性,预后较好。

【病因】

脊髓刃器伤多由犯罪导致,被害者遭受来自背后的袭击。最常见的致伤器为匕首,其次为斧头,尚有螺丝刀、自行车辐条、镰刀和削尖的竹、木棍等。伤后刃器可立即被拔出,也可滞留或部分折断于体内。

1.刃器戳伤脊髓的途径有

(1)经椎板间隙:最为常见。脊椎的棘突向后方突出,横突向侧后方突出,两者之间形成一纵形沟槽,刃器从背后刺入易在此沟中进入椎板间隙或遇椎板后上下滑动,再进入此间隙。因此,脊髓刃器伤近半数为半切性损伤。

(2)经椎间孔:由此途径进入椎间的几乎均为细长的锐器,可造成脊髓、神经根和血管损伤。

(3)经椎板:用猛力将锋利的刃器刺入椎板后,刃器本身及椎板骨折片损伤脊髓。

2.脊髓受伤的方式分为两种

(1)直接损伤:刃器或骨折片直接刺伤脊髓、神经根或血管。

(2)对冲性损伤:刃器进入椎管一侧,将脊髓挤向对侧,造成对侧的撞击伤。

【病理】

单纯的脊髓刃器伤很少致死,多无需手术探查,故早期的病理资料来源较少。对死于合并伤者进行尸检,可观察到脊髓部分或全部被切除,或仅为挫伤,断面水肿、外翻,硬膜可破损,椎管内可有血肿。根动脉损伤者,脊髓坏死、软化。致伤物愈锐利,损伤血管的可能性愈大。

【临床表现】

1.伤口特点　伤口几乎均在身体背侧,1/3 在中线处或近中线处。可为单发,亦可多发,但一般只有一个伤及脊髓。伤道的方向在胸段多朝上,在颈段和腰段多为水平或向下。伤口的大小与刃器的种类有关,最小者仅为一小洞,需仔细检查方能发现。

2.脑脊液漏　4%~6%的伤口脑脊液漏,多在 2 周内停止。

3.神经系统症状　根据 Peacock 的 450 例资料统计,损伤部位在胸段占 63.8%,颈段占 29.6%,腰段占 6.7%。完全损伤仅占 20.9%,不完全损伤占 70%,表现为典型或不典型的 Brown-Sequard 征。脊髓休克一般于 24 小时内恢复。有动脉损伤者,症状多较严重。损伤平面以下可因交感神经麻痹、血管扩张而体温升高。

4.合并损伤 多伴有其他脏器的损伤。腹腔脏器有损伤时,可因缺乏痛觉和痛性肌紧张而漏诊。

【诊断】

根据背部刀伤史和随即出现的脊髓半侧损害症状,即可明确诊断。

X线平片上可能发现较大的骨折片,亦可根据滞留刃器的尖端位置或折断后残留部分的位置判明损伤的节段。应常规拍摄正、侧位片。与投照方向平行的细长刃器可仅为一点状影,若重叠于椎骨上,不易发现。胸片和腹平片上注意有无气胸、胸腔积液和隔下游离气体。

为明确伤道与椎管的关系,可采用伤道水溶性碘剂造影。

轴位 CT 可明确显示残留刃器或骨折片的部位或发现椎管内血肿、脓肿等需要手术的占位病变,但金属异物产生的伪影常影响观察。

磁共振可清楚显示脊髓损伤的程度。典型的半切损伤在冠状位上为脊髓一侧的横行缺损,缺损区为长 T_1、长 T_2 信号。

当神经系统症状恶化,需手术探查,然又不便行 CT 或·MRI 时,应行脊髓碘水造影,了解有无受压或梗阻。

【治疗】

1.优先处理颈、胸、腹部重要脏器的损伤。

2.早期静脉应用大剂量抗生素、肌注 TAT。

3.伤口的处理:小的伤口,若无明显污染,可只冲洗其浅部,然后将其缝合。较大的伤口,有组织坏死或污染较重者,需行伤道清创。与火器伤相比,刃器伤的伤口处理偏于保守,但前提是应用大量的广谱抗生素。

4.手术指征:遇下列情况,可考虑行椎板切除术:

(1)影像学证实椎管内异物,骨片存在,需清除;

(2)进行性神经功能障碍,CT 或 MRI 证实椎管内有血肿;

(3)脑脊液伤口漏超过 3 周不愈,需缝合修补硬膜;

(4)椎管内有脓肿或慢性肉芽肿形成,造成脊髓压迫症状。

【并发症】

Brodie 脓肿:残留在椎体内的折断的刃器尖引起的慢性椎体脓肿,需手术清除。

【预后】

刃器伤的预后比火器伤为佳,原因是脊髓切缘整齐,挫伤范围小,利于神经组织修复。Peacock 报告的 450 例中,65.6%恢复良好,无需或略加支持即能行走,17.1%需挂拐行走;17.3%无恢复,16 例死亡者中,9 例早期死于脑膜炎或肿栓塞。

(刘金龙)

第三节 椎管内肿瘤

一、总论

(一)引言

椎管内肿瘤约占中枢神经系统肿瘤的 15%。椎管硬膜内肿瘤,绝大多数起源于脊髓、终丝、神经根及脊膜的细胞成分。椎管硬膜内很少发生转移瘤侵袭。椎管硬膜内肿瘤可根据其与脊髓的关系进行分类。髓内肿瘤主要发生在脊髓内,而髓外肿瘤则主要压迫脊髓组织,较少部分肿瘤既有髓内成分,又有髓外成分,通常通过神经根进入区域或脊髓圆锥终丝过渡区连接髓内外肿瘤部分。相应地,某些硬膜内肿瘤可以通过神经根鞘向硬膜外扩展。

在成人,大约有 2/3 病人椎管内肿瘤为硬膜外,神经鞘瘤、脊膜瘤及终丝室管膜瘤是最常见的髓外肿瘤。转移癌,胚胎残余性肿瘤及囊肿,副神经节细胞瘤及黑色素细胞瘤是较为少见的椎管内肿瘤。除极少数病例外,绝大多数髓外肿瘤组织学上表现为良性,均能获得外科手术全切除。大约有 1/3 的病人椎管内肿瘤为髓内肿瘤,神经影像学和显微外科技术的发展使得绝大多数良性髓内肿瘤能够得到治愈。

（二）发生学

1.神经鞘瘤　神经鞘瘤可分为雪旺氏细胞瘤或神经纤维瘤。虽然组织培养、电镜分析和免疫组化均支持神经纤维瘤和雪旺氏细胞瘤均有一个共同的起源,即来自雪旺氏细胞,然而,神经纤维瘤形态学的异形性提示了有其他细胞参与,如神经元周围细胞、纤维细胞等。由于形态学、组织学及生物学特征的差异,神经纤维瘤与雪旺氏细胞瘤被认为是两个相对独立的群体。神经纤维瘤组织学特征表现为富含纤维组织和瘤体内有散在神经纤维,一般说来,肿瘤使受累神经能产生梭形膨大,几乎不能鉴别肿瘤与神经组织的界限,多发的神经纤维瘤常被诊断为多发性神经纤维瘤病。雪旺氏细胞瘤总的来说呈球形,不产生受累神经的扩大,但当呈偏心性生长并且有明显附着点时,鉴别诊断亦较困难,组织学特征表现为细长的菱形状的双极细胞,胞核深染且排列致密,疏散排列的星状细胞较为少见。

成人神经鞘瘤大约占硬膜内脊髓肿瘤的 25％。绝大多数肿瘤表现为单发,在整个椎管各节段均可发生,40～60 岁为发病高峰,男女比例无明显差异。绝大多数神经鞘瘤起源于背侧脊神经根,腹侧神经根绝大多数发生神经纤维瘤。绝大多数神经鞘瘤完全位于硬膜内,约 10％～15％肿瘤通过背侧神经根袖套向外生长,形成哑铃形,构成硬脊膜内外均有肿瘤存在,约 10％的神经鞘瘤位于硬膜外或椎旁,大约 1％的神经鞘瘤是髓内生长,被认为是沿着进入脊髓的血管周围的神经鞘膜生长而来。神经鞘瘤呈向心性生长时亦可产生软膜下浸润,这种情形在菱形神经纤维瘤病例中更为常见。臂丛或腰丛神经纤维瘤可以沿着多个神经根向中央硬膜内侵犯生长。相反地,椎旁的雪旺氏细胞瘤向椎管内扩展时通常均位于硬膜外。大约 2.5％硬膜内脊神经鞘瘤为恶性,这些情况至少有一半发生在多发性神经纤维瘤病患者中。恶性神经鞘瘤预后极差,生存期很少超过一年。这些肿瘤必须和某些少数表现出侵袭性组织学特征雪旺氏细胞瘤相鉴别,雪旺氏细胞瘤有恶性倾向者相对预后较好。

2.脊膜瘤　成人椎管内脊膜瘤发生率几乎与脊神经鞘瘤相似。它们通常发生在硬膜附近的神经根周围的蛛网膜帽状细胞,这可以解释脊膜瘤多位于侧方的原因。脊膜瘤亦可起源于软膜或硬膜的成纤维母细胞,提示可能起源于中胚层组织。

脊膜瘤可发生于任何年龄组,但绝大多数发生在 50 岁至 70 岁年龄组。大约 75％～85％发生于女性,大约 80％发生在胸段脊髓。上颈椎及枕骨大孔处亦为常发部位,此处肿瘤好发于腹侧或侧前方,常与椎动脉进入硬膜处或起始段相粘连。下颈椎及腰部脊膜瘤较为少见。脊膜瘤绝大多数为完全硬膜内生长,大约 10％脊膜瘤生长于硬膜内外,或完全硬膜外。脊膜瘤总的特征是包膜光滑,内含纤维,呈肉状,易脆,显微镜下常有钙化形成。硬膜附着处常为宽基底,但增厚的平板状基底并不常见。骨性侵犯在椎管内通常极少发生,这主要与硬膜外腔边境清楚有关。

3.终丝室管膜瘤　大约 40％椎管内室管膜瘤发生于终丝内。绝大多数发生于终丝的近端硬膜内,星形细胞瘤、少支胶质细胞瘤、副神经节细胞瘤亦可以起源于终丝,但很少。终丝内室管膜瘤可发生于任何年龄,但以 30～50 岁年龄段较多见。男性似乎更易发生。终丝室管膜瘤和马尾神经鞘瘤发生率几乎相等。

黏液乳头状室管膜瘤是终丝部位最为常见的组织学类型。其特征表现为立方或柱状肿瘤上皮细胞围绕着一个由透明的含有极少量细胞的结缔组织形成的核心,以乳头状方式排列。几乎所有这类肿瘤均为良性,在较为年轻的病例,这类肿瘤有侵袭性生长的倾向。

4.其他肿瘤及非肿瘤性病变　有多种肿瘤性或非肿瘤性病变以髓外肿物形式存在着。皮样囊肿、表皮样囊肿、脂肪瘤、畸胎瘤、神经肠源性囊肿均为胎源性肿瘤或囊肿,主要是由于胚胎形成障碍所致。这些病变可以发生在整个椎管,但以胸腰部或腰部最为常见。它们可以髓外生长,亦可以髓内方式存在。通常伴随相应部位的畸形,如皮肤结构性损害、窦道形成、隐性脊柱裂及脊髓纵裂等。胚胎源性肿瘤与囊肿通常以肿块方式对神经组织构成损害,但是反复性脑膜炎、脊髓栓系综合征、先天性畸形为其最主要的临床特征。治疗主要措施为切除肿块,如有必要,应行栓系松解术或窦道切除术。在某些病例,病变与神经结构之间存在致密的粘连,无法做到根治性切除。

副神经节细胞瘤是罕见的起源于终丝或马尾部位的神经节细胞形成的肿瘤。这类肿瘤系良性,无功能性的肿瘤组织常类似于肾上腺素能嗜铬细胞瘤。肿瘤一般边境清楚、富含血管,临床上或放射学上很难与终丝室管膜瘤相鉴别。在电镜上可以看到致密的神经分泌颗粒,从而建立诊断。绝大多数病例能达到全切除。海绵状血管畸形,血管网状细胞瘤可以波及硬膜内神经根,以髓外肿块形式存在。这些肿瘤早期因根性症状常表现为神经鞘瘤。神经节细胞瘤在儿童病人通常表现为哑铃状。神经根血管畸形通常可表现蛛网膜下腔出血。这些肿瘤通常为良性,手术可以治愈。有时为了切除肿瘤,需要切除受累的神经根。

非肿瘤性损害亦可以表现为髓外肿块。蛛网膜囊肿是最常见的例子。最常发生在胸椎脊髓的背侧。椎旁的动脉瘤是特别的罕见,绝大多数病例发生在枕骨大孔区域,发自椎动脉及小脑后下动脉。孤立的脊髓动脉瘤亦有报告,起源于脊髓前动脉、脊髓后动脉或髓动脉,绝大多数累及脊髓前动脉。

病人可以表现出蛛网膜下腔出血或压迫性病理改变。绝大多数经核磁共振研究可以作出诊断。通过选择性脊髓血管造影可以明确诊断。偶有病例为疝入椎管的椎间盘组织,突破硬膜进入硬膜下腔,构成椎管内压迫症。

炎性病变,如结核、寄生虫等,可以表现为硬膜下肿块。虽然脊髓癌性脊膜炎与系统癌症经常有混淆,但继发的椎管内转移瘤仍很少。恶性颅内肿瘤起源于脑室或蛛网膜下腔,最有可能沿着脑脊液种植转移到椎管蛛网膜下腔。系统的癌症可以通过神经根硬膜袖套直接侵入,或脉络丛组织进入蛛网膜下腔,对某些病例外科切除仍为正确的选择。

(三)临床特征

绝大多数椎管内髓外肿瘤生长缓慢,特异性的临床表现主要取决于肿瘤部位。上颈椎和枕骨大孔肿瘤常位于腹侧,表现枕骨下疼痛及其上肢远端肌力弱、肌萎缩及手指运动笨拙,这一临床症状群的病因尚不清楚,最可能的机制是静脉回流障碍。任何水平髓外肿瘤均可发生颅内压增高及脑积水,但以上颈髓肿瘤最为常见,这一综合征最可能机理为脑积液中的蛋白含量增加,损害了脑脊液的流动及吸收。节段性运动力弱和长束体征是中下段颈髓肿瘤的特征。早期不对称的症状与体征是一侧硬膜内肿瘤最为典型的表现,半侧脊髓横断综合征亦极为常见。在胸髓肿瘤中,长束体征及症状尤为突出,皮质脊髓束似乎更易受损。早期易产生肌强直及乏力,后期易导致肌肉痉挛。力弱通常起源于远端,特别是踝部及大拇指背侧最明显,感觉性共济失调主要与背侧中线处肿瘤压迫双侧后柱相关。膀胱及直肠功能早期影响不大,直到临床后期方产生。终丝室管膜瘤最常表现为腰背疼痛,在不同的时段产生不对称性的放射至双腿的疼痛,静卧时疼痛加剧,是髓外肿瘤重要的临床特征,尤其在较大的马尾神经肿瘤患者更为常见。

(四)特征

通常核磁共振对诊断硬膜内病变极有价值。在未作对比加强的核磁共振影像中,肿瘤的信号异常、脑脊液帽状分布、脊髓或马尾神经受压移位,是硬膜外肿块常见的表现。脂肪瘤、神经肠源性囊肿、皮样囊肿、表皮样囊肿、畸胎瘤、蛛网膜囊肿及其血管瘤性病变通常只需核磁共振基本扫描即可诊断。对比增强剂能够显著增加核磁共振的敏感性,尤其对较小的肿瘤。

在 T_1 像上,绝大多数硬膜内肿瘤与脊髓相比表现为等密度或稍低密度。在 T_2 像上,神经鞘瘤通常比脊膜瘤更多表现为高密度。马尾神经肿瘤无论在 T_1 像或 T_2 像上,相对脑积液均表现为高信号强度。较小的马尾肿瘤在非强化影像中很易漏诊。绝大多数脊髓肿瘤均显示不同程度的加强。脊膜瘤典型的表现为等密度,均一强化,偶见瘤内非强化的钙化灶或囊肿。邻近的硬膜强化(硬膜尾征)强力支持脊膜瘤的诊断。虽然绝大多数神经鞘瘤和终丝室管膜瘤亦表现为明显的强化,但是由于瘤内囊肿、出血及其坏死所致的不均一强化极为常见。

脊髓造影与 CT 断层已很少用来诊断硬膜下病变。核磁共振检查对于判断病变为髓内外、硬膜内外、椎旁或哑铃形状的肿瘤,均显示出明显的优越性。

(五)治疗

1.神经鞘瘤　良性神经鞘瘤的治疗主要为外科手术切除。绝大多数病例均可通过标准的后路椎板切开,肿瘤全切除,进而达到治愈。如果手术全切除肿瘤,复发一般很少发生。绝大多数神经鞘瘤位于脊髓背侧或背侧方,在硬膜打开后,很容易见到。位于腹侧的肿瘤可能需要切断齿状韧带,获得充分的显露。腰部肿瘤可能被马尾或脊髓圆锥所覆盖,在这些病例,神经根要被分离开,提供足够的显露,通常肿瘤将马尾神经或圆锥压向一侧。当获得充分暴露后,肿瘤与神经或脊髓的界面容易辨认。通常有蛛网膜层与肿瘤紧贴,这层蛛网膜为多孔结构,独立的包绕背侧及腹侧神经根。术中进行锐性分离,断开并分离肿瘤,囊壁表面进行电凝缩小肿瘤体积。对于肿瘤近端及远端相连的神经根要切断,这样方能全切除肿瘤。如果肿瘤较大,可以先进行囊内切除,囊内减压,对于肿瘤起源的神经根须行切断。偶尔地对神经根的某些小支可以作保留,尤其是较小的肿瘤。切断这些神经根,即使在颈椎和腰椎膨大水平也很少引起严重的神经功能缺失,通常这些神经根的功能已被邻近的神经根所代偿。部分肿瘤组织镶嵌入脊髓软膜组织,并压迫脊髓。在这些病例肿瘤和脊髓的界面通常很难分离,切除部分节段的软膜组织方可获得肿瘤的全切除。

对于肿瘤通过椎间孔明显侵犯椎旁结构时,手术中应该做特殊处理。术前对硬膜下肿瘤的邻近扩展应该仔细分析,便于手术入路的准确。核磁共振检查通常可以仔细了解肿瘤的比邻结构。但对于哑铃状肿瘤,行脊髓造影后 CT 断层将更加敏感,便于观察椎管及椎旁结构。

颈部椎旁区域的肿瘤经颈前入路通常难以到达,由于颈前血管神经结构丰富,如臂丛神经、后组颅神经及其椎动脉等,下颌骨及其颅底肌肉骨骼附属结构进一步限定了上颈椎的暴露。幸运的是,绝大多数哑铃状肿瘤可以通过扩大后颅暴露,取得肿瘤切除。中线切口加标准的椎板切开可以安全地切除椎管硬膜内外的肿瘤。一侧关节面的全切除,最多达 3cm(从硬膜边缘到椎旁),可以增加椎旁暴露,椎动脉通常向前内侧移位,通过骨膜下分离椎动脉及其肿瘤,可以很好地保护椎动脉。虽然一侧颈椎关节面切除后所造成的稳定性影响尚难以判断,单作一侧的椎板切除可以显著降低对脊椎稳定性的破坏。

胸部肿瘤向椎旁扩张通常可以形成巨大肿块侵及胸腔。标准的后路入路很难提供足够的视角处理椎旁前方的病变。前路经胸腔或胸膜外开胸,可以很好地暴露椎前方结构。如果硬膜下暴露必须,则术后脑脊液胸腔漏可能会发生。主要是因为胸腔负压及其术后胸腔闭式引流可能会加重脑脊液流出。前路、后路联合入路增加暴露,可以分阶段进行。侧方胸腔外入路对于同时需要增加椎管内和椎旁暴露的病例,是极为有价值,通常作曲棍球棍样切口,保证牵拉椎旁肌肉。浅表的胸肩胛肌肉在中线处剥离,然后沿着皮瓣向侧方旋转,纵形暴露椎旁肌肉。这些肌肉应剥离脊柱后附属结构与肋骨。肋骨切除和胸腔减压可以增加胸膜外椎旁的暴露。椎管内暴露可以通过椎旁肌肉内侧标准的椎板切开获得,由于未进入胸腔,脑脊液漏很少发生。腰部哑铃状肿瘤亦可以通过侧方入路获得,在这个水平,胸背筋膜可以沿着皮肤切口被切开,并牵向侧方。腰椎椎旁肌肉很深厚,肿瘤往往被包埋在腰大肌内。单纯通过腹膜后入路很难全切除肿瘤,因为腰大肌纤维和肿瘤边缘结缔组织很难相鉴别。腰丛神经根及其分支,包括股神经,通过腰大肌表面,很难辨认,在后腹膜分离过程中很容易受损。侧方腹腔外入路能够保证通过椎间孔追寻肿瘤及腰大肌,所有分离均在肿瘤表面进行,能够从近端辨认神经,从而进一步减少神经的损伤。椎管内硬膜下肿瘤很容易通过椎板切开得到切除。骶部哑铃状肿瘤通常需要前路和后路暴露,保持侧卧位,可以分期手术或一期手术同时进行。

2.脊膜瘤　手术全切除是脊膜瘤治疗的最佳选择。与颅内脑膜瘤相比较,脊髓脊膜瘤较少出现骨性破坏,缺乏大的静脉窦和动脉分支供应,可轻轻牵拉肿瘤远离脊髓,进而保护好脊髓组织。位于腹侧的硬膜内病变的前方入路已经如前所述,虽然这些入路对较小的肿瘤或血管病变比较适宜,然而对绝大多数硬膜内病变是不适用或不必要的。这些暴露往往只能提供有限的椎管内空间,较大的术后死腔常可以产生术后脑脊液漏。此外,硬膜外静脉丛在腹侧较为丰富,并随腹侧面脊膜瘤的生长而扩大,在手术中这些血管出血时止血常较为困难。脊髓背外侧肿瘤可以通过牵引硬膜边缘远离脊髓,切除肿瘤起源处的局部硬膜将获得肿瘤全切除。对位于侧方及腹侧面的肿瘤,位于肿瘤表面的蛛网膜层应切开,这样将便于从肿瘤表面进行分离肿瘤的两极,用少许棉片置于肿瘤周边,减少血液进入蛛网膜下腔,然后对暴露的肿瘤表面进行电凝,减少肿瘤血管及其体积。对较大的肿瘤通过电凝肿瘤中央,分块切除之,然后再将与脊髓相粘连的肿瘤囊壁仔细分离,进而切除之,最后对硬膜基底部底肿瘤进行切除,对硬膜受累部分予以电灼,达到充分切除。用胸背筋膜予以修补硬膜。用温的生理盐水将蛛网膜下腔的血块及坏死物冲洗干净。对于受压变形的脊髓组织处的蛛网膜粘连,可予以松解。这些操作可能有助于防止术后并发症,如脊髓栓系、蛛网膜炎、迟发的脊髓空洞形成及脑积水等。极少数脊膜瘤通过椎间孔神经根硬膜袖套长出椎管外,形成哑铃状。切除肿瘤的技术同前切除神经鞘瘤技术,在此水平处切断受累神经根很少引起功能障碍。对硬膜基底部的处理是脊膜瘤治疗中最有争议的,切除肿瘤起源处的硬膜,并以胸背筋膜修复之,或在原位扩大电凝灼范围,均为治疗过程中行之有效的方法。Solero及其同行报道上述两种操作在肿瘤复发倾向方面无统计学差异。

3.终丝室管膜瘤　终丝室管膜瘤外科治疗的作用取决于肿瘤的大小及其与马尾神经的关系,应尽可能追求完全切除。对于小型或中型大小的肿瘤,边界相对较清楚,局限于终丝的纤维束内,可以获得全切除。未被侵犯的终丝部分通常存在于肿瘤和脊髓之间,有时需要阻断部分传入及传出神经纤维,获得肿瘤尽全切除。对小型及中型大小肿瘤,作囊内切除减压,不作为推崇。因为,可能会增加脑脊液的播散。肿瘤完整切除后复发率极低。大型的终丝室管膜瘤手术切除仍然具有较大挑战性。这些肿瘤已经存在许多年,并且存在脑脊液播散的可能。术前应行脊髓核磁共振检查,以明确是否存在转移。这些肿瘤在被诊断之前在空旷的硬膜囊内生长很大。无包膜,柔韧的肿瘤可能浸润生长于神经根之间,并在马尾神经的蛛网膜腔内生长,形成多个蛛网膜分隔。这些肿瘤只能分块切除,而且只能获得大部分或次全切除,致密的肿瘤与神经根的粘连,往往分离极为困难,是术后神经功能障碍的最主要因素。在这些病例,即使分块全切除肿瘤,术后至少仍有20%的复发率。生物学有恶性倾向者,在年轻组较为常见,通常显示较早的肿瘤复发,并能够通过放疗进一步治疗。如果初次手术后,肿瘤仍有残留,特别是已知有播散,术后放射治疗应该作为初始治疗的辅助手段。对于分块全切除或近全切除的病例,术后放疗可以延迟一段时间后再进行,这些病例肿瘤复发后仍可以行二次手术并辅以放疗。虽然脊髓室管膜瘤对放射治疗的敏感性不可预测,但仍然有一些病例被正式通过放疗获得长期控制,由于放疗增加了未来手术的难度及危险,因此对于可以进行进一步手术治疗的病例应该推迟实行放疗计划。

（六）脊髓髓内肿瘤

原发性脊髓胶质瘤大约占髓内肿瘤的 80%，包括星形细胞瘤，室管膜瘤以及较为少见的胶质瘤如神经节细胞性胶质瘤，少枝胶质细胞瘤和室管膜下瘤。血管网织细胞瘤大约占髓内肿瘤的 3%～8%。神经管源性肿瘤与囊肿，转移癌，神经鞘瘤，黑色素瘤为较罕见的髓内肿瘤。脊髓髓内转移瘤发生率低于 5%，以肺癌及乳腺癌最为常见。

非肿瘤性病变在临床上及放射学上亦可以表现为髓内损害。例如炎症如细菌性脓肿，结核和肉芽肿。急性或亚急性临床发病为其特征，系统受累证据更加有助于诊断。髓内肿瘤的鉴别诊断应包括脊髓的炎性病变与脱髓鞘病变，如多发硬化，病毒性脊髓炎症等。这些病变发病快速，往往在数小时至数天，很少有较长时间，较多产生横断性脊髓炎症，慢性进行性或反复性病理过程在脱髓鞘病变中偶有发生。这些病变在核磁共振影像上的表现迥异，急性多发性硬化斑，通常表现为局限与白质的均一的强化灶，脊髓变粗大。在多个节段，发生片状强化是病毒性脊髓炎或类感染性病变的特征表现。急性起病伴有严重神经功能缺失，缺乏显著脊髓粗大，为与外科疾患相鉴别的主要特点。对这些病人的手术应该慎重进行，因为细小的活检标本通常只产生非特异性的炎性反应，很难提供准确诊断及合理的治疗。

1.发生学

（1）星形细胞瘤：大约 3% 的中枢神经系统星形细胞瘤起源于脊髓内。这些肿瘤可发生于任何年龄，但似乎以 30 岁年龄组居多。儿童组髓内肿瘤也较为常见。大约 60% 的肿瘤发生于颈椎和颈胸交界部位的脊髓内。胸椎、腰骶椎或脊髓圆锥部位均可发生，但终丝部位较为少见。

脊髓星形细胞瘤在组织学、生物学行为和自然史方面可表现为异型性。这些肿瘤包括低级别纤维性和毛细血管型星形细胞瘤，恶性星形细胞瘤和胶质母细胞瘤及神经节胶质瘤，偶见少支胶质细胞瘤。大约 90% 的儿童星形细胞瘤系良性，其中以纤维型 Ⅰ 级和 Ⅱ 级为主。大约 1/3 幼稚的毛细胞型星形细胞瘤和神经节胶质瘤病人均不伴有疼痛病史。大约 10% 儿童胶质细胞瘤，系恶性星形细胞瘤或胶质母细胞瘤。纤维型星形细胞瘤以成年人居多。幼稚型毛细胞型星形细胞瘤和神经节胶质瘤较为罕见，通常主要多见于青年期。成人毛细胞型星形细胞瘤，通常富含毛细胞的特殊结构，尚不清楚是否富含毛细胞特征预示病变预后良好。

（2）室管膜瘤：室管膜瘤系成人最为常见的髓内肿瘤。它可发生于任何年龄组，但以中年人最为常见。男女比例几乎均等。存在一系列的组织学亚型，细胞型室管膜瘤是最常见的类型，但上皮型、纤维型、室管膜下瘤型、黏液乳头型或混合型也较为常见。大部分组织学上为良性。虽然无囊性包膜形成，这些胶质细胞衍生的肿瘤通常有较好的边界，很少浸润邻近的脊髓组织。

（3）血管网织细胞瘤：血管网织细胞瘤约占脊髓髓内肿瘤的 3%～8%。约 15%～25% 的患者伴有Von-Hippel～Lindau 氏综合征，系常染色体异常缺陷性疾患。这些肿瘤可发生于任何年龄，但青少年较为罕见。血管网织细胞瘤系血管源性良性肿瘤，边缘清晰，包膜完整，与软膜有附着粘连结构，一般肿瘤位于背侧或背侧方。

（4）其他肿瘤：胚胎源性肿瘤及囊肿很少发生于髓内部位。脂肪瘤是最常见的胚胎发育异常性肿瘤，大约占髓内肿瘤的 1%。这些并非为真性肿瘤，起源于胚胎中胚层组织。它们可因脂肪代谢沉积而增加，在青壮年期增大并产生症状，这些病变被认为是类髓内病变，因为它们通常位于软膜下部位。转移瘤约占髓内肿瘤的 2%，肺癌及乳腺癌是最常见的原发肿瘤来源。黑色素细胞瘤、黑色素瘤、纤维肉瘤、黏液瘤亦为最常见的髓内转移瘤。血管畸形，特别是海绵状血管瘤亦被认为是髓内肿瘤。

2.临床特征　　髓内肿瘤的临床特征各不相同。早期症状通常无特异性，只表现为缓慢进展，在确定诊断之前往往症状持续达 2～3 年。恶性肿瘤或转移性肿瘤通常病程较短，为数周到数月。肿瘤腔内出血可以突发产生,多见于室管膜瘤。

疼痛是成人髓内肿瘤最为常见的临床症状。疼痛通常局限于肿瘤水平,很少有根性疼痛发生。大约1/3病人以感觉及运动功能缺失为初始症状。症状的分布和进展是与肿瘤部位相关的。颈髓肿瘤以上肢症状为主,单侧或不对称的症状为典型表现,感觉减退比麻木更为常见,中央束综合征在体检时比较常见。胸髓肿瘤产生痉挛及感觉障碍居多,麻木为最常见的主诉,典型的症状为从腿的远端开始,向近端进展。腰膨大和圆锥部位的肿瘤经常存在腰背疼痛及腿痛,腿痛常为根性疼痛。排尿及直肠功能障碍趋于早期发生。就绝大多数病例而言,在诊断时均存在客观的神经功能缺失。显著的脊髓粗大伴有轻微的神经功能缺失是良性髓内肿瘤的主要特征。相应地,中等脊髓粗大伴相对较短的病程,诊断恶性肿瘤的可能性大。随着核磁共振影像学的应用,极其轻微的神经缺失出现之时,髓内肿瘤就可能被确诊。

3.放射学表现　所有髓内病变的确诊和评价均依据核磁共振的检查。绝大多数髓内肿瘤在 T_1 像上为等密度和轻微低密度表现。T_2 像上判断肿瘤更为敏感,因为大部分肿瘤表现为高信号。非强化的 T_2 像,常无特异性,通常不能将实体肿瘤和囊性病变相鉴别。几乎所有的髓内肿瘤均显示对比增强。室管膜瘤通常均一强化,并对称分布在脊髓内,大部分病例有两极囊肿,特别是颈髓和颈胸交界区。不均一强化系由于瘤内囊肿形成或坏死所致。某些囊性室管膜瘤的对比强化灶是极其微小的,表现为瘤在囊内,此时与髓内星形细胞瘤难以鉴别。星形细胞瘤的核磁共振影像学表现更加多变,比室管膜瘤显得缺少边界、不规则、强化欠均一,异形性强化更多见,有时可见斑片状及不规则边缘可以延伸到几个脊髓节段。

4.治疗　外科治疗对绝大多数髓内肿瘤是最有效的治疗选择。手术切除程度主要是由肿瘤和脊髓交界的界面情况决定的。如果良性肿瘤边界清楚,则手术全切除应为追求目标,使用显微神经外科技术将致残率控制在最小范围内已成为现实。单纯的外科治疗对血管网织细胞瘤,几乎所有的室管膜瘤及某些边界清楚的星形细胞瘤(毛细胞型星形细胞瘤和神经节细胞型胶质瘤)可以获得长期的控制,甚至治愈。是否全切除髓内肿瘤的最佳判断标准是术中直接监测肿瘤与脊髓的界面。合理地充分地切开脊髓,暴露整个肿瘤,应避免通过微小的脊髓切口作活检,因为小标本的诊断结果可靠性难以保证。恶性髓内肿瘤的手术作用是有限的。虽然髓内转移瘤手术切除后可获得显著的症状缓解,但对原发性恶性脊髓内肿瘤手术的治疗价值极其有限。此外,侵袭性手术治疗恶性胶质瘤常常并发显著的致残率。在这种情况下,术中确信组织学的恶性结果时,应该结束进一步手术。

多数神经管源性肿瘤及囊肿与脊髓组织界面粘连难以分离,尽管系良性肿瘤,手术亦难以全切除。如果不能获得清晰的分离界面,则不必追求手术全切除。皮样及表皮样囊肿的部分残留,将存有复发的危险。对髓内脂肪瘤通常作纵形切开软膜,作部分内减压,起姑息性治疗作用。良性髓内肿瘤的放射治疗作用尚不确定。大部分文献报告,由于缺乏足够的病人数量及其对照组,和不充分的随访结果,因而对放疗效果评价难以广泛接受。总的说来,放射治疗对低级别的室管膜瘤和星形细胞瘤能起到一定的控制作用。目前,普遍认为髓内室管膜瘤手术全切除比次全切除或大部切除后辅以放疗更能长期控制肿瘤复发或治愈。对手术全切除的髓内室管膜瘤而言,术后放射治疗无任何价值。因此,放射治疗对于处理良性髓内室管膜瘤的作用是极其有限的。室管膜瘤的放射治疗应局限于侵袭性良性肿瘤不能全切除者,少见的恶性室管膜瘤及其沿脑脊液播散者。

脊髓内星形细胞瘤的治疗由于其发生学及其生物学的多样性难以评估。年龄似乎是最有效的预后评估因素。儿童星形细胞瘤常伴有特别的无痛性隐匿性行为,主要是由于其组织学相对呈良性的结果。Sandler 及其同行曾报道诊断为髓内星形细胞瘤时的年龄小于 21 岁者,有 60% 的患者术后 10 年没有复发;而年龄大于 21 岁者,只有 40% 的病人在术后 5 年仍活着,没有肿瘤复发证据。成人髓内星形细胞瘤通常显示侵袭性。对于边界不清的髓内星形细胞瘤,根治性全切除不作为手术的基本目标,治疗目的主要为获得较长时间的控制并保全神经功能,这样的治疗策略同样适用于儿童患者及其低级别的星形细胞瘤。有较高比例的成人肿瘤系弥散性浸润性,外科治疗主要起到诊断作用。虽然放疗对于低级别的胶质瘤的效果尚难以定论,但一直被广泛应用于临床中。由于放射治疗使得未来手术复杂化,因此对于边缘较清的肿瘤已行充分的手术切除,术后一般不主张进行放疗,对病人进行临床及其系列核磁共振随访,根据临床病情发展,在确定为肿瘤复发的时候,可以考虑再次手术。外科手术对于恶性星形细胞瘤的治疗作用主要是明确诊断,根治性手术治疗并不能延长生存期,常伴有更大的并发症。可以根据患者要求及其病情施行放疗。生存期较差,平均年龄为6个月至1年。

5.外科技术　可以通过俯卧位及侧卧位行标准椎板切开,切除髓内肿瘤。体感诱发电及直接运动诱发电术中检测,可以常规使用,但往往很少影响到外科决定及其技术。对儿童患者应该考虑作椎板成形术。沿中线剪开硬膜,并将硬膜缝合于侧方肌肉上,蛛网膜层应锐性分离,并仔细检查脊髓表面。绝大多数肿瘤完全位于髓内,且脊髓表面并不透明。通过背侧后正中脊髓切开能够获得最好的暴露。对于偏心生长并突向软膜表面的髓内肿瘤,脊髓切开部位可以直接置于肿瘤表面的软膜层。脂肪瘤位于背侧软膜层,不需要标准的脊髓切开,行适当的纵形软膜切开,病变即可暴露。血管网织细胞瘤和绝大多数血管畸形起源于脊髓软膜。软膜粘连结构切开将有助于肿瘤的切除。标准的脊髓正中切开,应该是沿后正中沟进行,可依据双侧神经背根的中点来判断。软膜有一定的韧性,呈白色,需用显微剪刀将其剪断,脊髓切开应该含盖整个肿瘤表面。用显微剥离子或镊子将后柱轻轻分离,直至暴露肿瘤。在脊髓最膨大处的肿瘤往往易被最先暴露,分离肿瘤与脊髓界面,直到肿瘤两极完全暴露。如果肿瘤极端存在囊肿,应该进入并且充分引流。当整个肿瘤背侧部分充分暴露后,用6-0的丝线缝合软膜并牵引之,并可以用小的银夹夹住缝线处保证持续的脊髓组织被牵引。

肿瘤的切除技术应取决于肿瘤的大小,大体观及组织学特征等因素。如果肿瘤与脊髓组织之间无明显的界面,则肿瘤可能为浸润性生长,术中可以取活检以明确诊断。如果证实肿瘤为浸润性及恶性星形细胞瘤,并与手术中所见相符合,则进一步手术切除肿瘤难以进行。室管膜瘤呈光滑、灰红色,肿瘤与周围脊髓组织界限分明,有不同的血管通过肿瘤表面,这些特征有别于星形细胞瘤。轻轻牵拉肿瘤表面与软膜边缘,构成相对的作用,有助于肿瘤界面的分离,在肿瘤与脊髓之间的纤维粘连及细小血管应电凝并离断之。巨大的室管膜瘤可先行内减压或分块切除,这样有助于分离肿瘤的侧方及其腹侧面。肿瘤的腹侧面边界可以通过肿瘤的极端形成,边牵引边分离,来自脊髓前动脉的供血动脉容易被辨认,并电凝离断之。偶尔地,星形细胞瘤亦会表现出室管膜瘤的改变,虽然绝大多数星形细胞瘤不存在明显的界面,但相对脊髓而言,有明显的颜色差异,如果肿瘤大都能够被辨认,则仍应追求手术全切除。

当髓内肿瘤被切除后,应仔细检查瘤床。应该用温的盐水及双氧水棉片处理任何出血血管。去除软膜牵引线,让脊髓回到自然位置。切开的脊髓可以不行缝合。硬膜常规缝合。可以取自体筋膜片行硬膜扩大修补,有助于防治术后脊髓粘连。切口其他层次作常规缝合。仔细的缝合技术对于未来肿瘤复发行再次手术或既往曾行过放疗的患者来说显得十分重要。应鼓励早期下床活动。

6.治疗效果　外科治疗的效果与病人术前的神经功能状况是紧密相关的。总的说来,绝大多数病人术后早期存在明显的感觉缺失,可能与脊髓中线处切开相关。这种情况主观上感觉比客观更加明显。感觉功能障碍随时间明显能改善,此外手术并发症直接与病人的术前状况相关。病人存在显著的或长期的感觉功能缺失症状,术后很少能明显改善,甚至术后加重。因此,对髓内肿瘤外科治疗获最大益处及最小危险的人群是只有轻微症状的患者。这就是强调建立早期诊断和在有客观神经功能缺失之时,尽快手术的重要意义所在。术后仔细随访及定期神经影像学复查显得同等重要。

髓内肿瘤的长期效果及复发的危险主要取决于肿瘤组织学类型。除恶性肿瘤及大部分良性星形细胞瘤外,髓内肿瘤预后均与初次手术切除程度相关。全切除良性髓内室管膜瘤能够达到长期肿瘤控制并且治愈;然而,这些肿瘤脆且易碎,并且与脊髓有粘连,特别是在两极端部位,有时很难做到显微手术全切除。定期进行临床评估及核磁共振复查,保持长期随访显得十分有必要。如果神经影像检查显示治疗复发,应该据年龄、病情状况等决定再次手术。手术全切除后进行辅助放疗的效果无法肯定。

总之,硬膜内脊髓肿瘤大部分具有良性特征,影像学的进展及手术技术的精细使得绝大多数病例获得成功的治疗。如果有可能,早期诊断和手术治疗是处理绝大多数椎管内肿瘤的最佳选择。

二、椎管神经鞘瘤的外科治疗

神经鞘瘤是椎管内最常见肿瘤,绝大多数位于髓外硬膜下,可以通过常规的椎板切开及显微技术得到很好的切除,对于受累及的神经根需要切断方能达到全切除。少部分病变波及椎间孔及椎旁软组织,术中暴露范围有时需要扩大到硬膜内外及其椎管外附属结构,应考虑到脊柱内固定技术。极少数神经鞘瘤呈恶性改变,手术切除后需要辅助放疗以巩固疗效冀达到长期控制肿瘤复发的目的。

(一)神经鞘的解剖

中枢神经系统向周围神经系统过度变化的组织学结构改变发生在 Obersteiner-Redlich 区。在此处,中枢神经系统的基质支持细胞如星形细胞、少枝胶质细胞、小胶质细胞亦由组成周围神经的雪旺氏细胞,神经元周细胞及纤维细胞所替代。周围神经在横截面上,是有许多成束的纤维组成,谓之神经束。在每一神经束内,每一单个神经纤维均由雪旺氏细胞包裹。雪旺氏细胞镶嵌在一层疏松的结缔组织上,称为神经内膜,其细胞膜被基膜包裹,在神经损伤时,基膜即成为轴突再生及髓鞘再形成的模板,引导神经再生。每一神经束周围均有另外一层结缔组织包裹,称之为神经周膜,其作半透膜屏障作用,类似中枢神经系统的血脑屏障。雪旺氏细胞有助于调节神经束内的体液交换,并防止绝大多数免疫细胞进入神经内膜。神经外膜是一层致密的结缔组织,将多个神经束包绕于一体,组成周围神经。供应神经的营养血管均行走在神经外膜层里。在椎间孔部位,神经根袖套处硬膜与脊神经的外膜相融合。每一个节段的神经前根及后根的神经小枝,在鞘内行走过程中缺少神经外膜,比周围神经更加娇嫩。

(二)神经鞘瘤的分类

神经鞘瘤的概念一直存有争议。现代有关神经鞘瘤的分类包括两种良性类型,雪旺氏细胞瘤和神经纤维瘤。虽然雪旺氏细胞瘤和神经纤维瘤均被认为是起源于雪旺氏细胞,但它们仍表现出独立的组织学及其大体形态学的特征。

1.雪旺氏细胞瘤　雪旺氏细胞瘤是最常见的神经鞘瘤。可发生于任何年龄组,但以 40～60 岁为高峰发病年龄组。无明显性别差异。虽然可以发生在周围神经的任何部位,但最常见部位是第 8 对颅神经的前庭神经部分和脊神经感觉根。

脊神经鞘瘤趋向于呈球状,包膜完整,完全占居神经小枝的起源部位。在硬膜外,特别是神经周围部,神经由神经周膜和神经外膜支持,肿瘤形状直接与其所在的空间相适应,如在椎间孔部位,可以呈球形,哑铃形。由于含有脂肪类物质,外观呈黄色,较大的肿瘤经常呈囊性变。组织学上,雪旺氏细胞瘤经典地分为 Antonni A 和 B 型。Antonni A 型,细胞致密排列成束状,多为双极细胞,胞核呈纺锤形,细胞浆界限不分明,这些细胞平行成行排列,间隔区为无核的苍白的细胞浆分布。Antonni B 型,细胞相对不规则,含有更圆更加浓缩的细胞核,背景呈现空泡样及微囊改变,偶见多核聚细胞和泡沫样脂肪沉积的巨噬细胞,血管过度增生常存在,但这并不意味恶性行为。免疫组化检查显示,雪旺氏细胞瘤因含 S-100 蛋白和 Leu-7 抗原,常浓染。

2.神经纤维瘤　神经纤维瘤常见于多发性神经纤维瘤病 1 型(NFl)病人。发生于椎管硬膜内时,像雪旺氏细胞瘤,最常起源于脊神经感觉根。在硬膜外,其比雪旺氏细胞瘤更少形成囊变,经常表现为受累脊神经梭形膨大,呈串状的神经纤维瘤可波及多个邻近的神经小枝。由于神经纤维瘤经常广泛分布于神经纤维上,因此要完全保留受累神经功能,完全切除肿瘤往往极为困难。神经纤维瘤常由菱状雪旺氏细胞,编织成束排列,细胞外基质中富含胶原及粘多糖。在 Antonni A 区常缺乏规则的细胞构型,可见散在的轴突,纤维母细胞及其神经周围细胞亦常可见。免疫组化常见 S-100 蛋白强阳性反应。

3.恶性神经鞘瘤　目前恶性周围神经鞘瘤的概念是指包涵一组起源于周围神经的一组不同类的肿瘤.有明确的细胞恶性变的证据,如多形性细胞、非典型细胞核及异形体,高度有丝分裂指数、坏死形成及血管增生等。组织学形态多变,可以包括菱形、箭尾形及其上皮样等不同细胞构型,亦偶见定向分化为横纹肌肉瘤、软骨肉瘤、骨肉瘤。组织化学染色 S-100、Leu-7 抗原及其髓基蛋白的反应亦是不稳定的。在超微结构水平,某些肿瘤显示出形成不良的微管及其雪旺氏细胞线性排列形成的基板结构。主要的鉴别诊断应考虑细胞型雪旺氏细胞瘤、纤维肉瘤、恶性纤维组织细胞瘤、上皮样肉瘤和平滑肌肉瘤等。

(三)生物学表现

相当多的观点认为肿瘤的发生及生长主要系基因水平的分子的改变所形成。许多癌症形成被认为是由于正常肿瘤抑制基因丢失及其癌基因激活所致。两种类型的神经纤维瘤病已被广泛研究。遗传学研究认为 NF$_1$ 和 NF$_2$ 基因分别定位于第 17 号和 22 号染色体长臂上。两种类型的神经纤维瘤病均以常染色体显性遗传,具有高度的外显率。NF$_1$ 发生率大约为 1/4000 出生次,其中一半为散在病例,由更新的突变所引起。除脊神经纤维瘤外,NF$_1$ 临床表现包括咖啡色素斑、皮肤结节、骨骼异常、皮下神经纤维瘤、周围神经丛状神经瘤,并发某些儿童常见肿瘤,如视神经及下丘脑胶质瘤、室管膜瘤。椎管内神经纤维瘤远比发生在椎管外的神经纤维瘤少。NF$_1$ 基因编码的神经原纤维,是属于 GTP 酶激活蛋白家族的分子(220-KD)。GTP 蛋白由其配体激活参与 ras 癌基因的下调。目前推断 NF$_1$ 基因突变导致变异的基因产物形成,从而不能有效地引起 GTP 的脱氧反应,因此,促进 ras 基因上调,加强了生长因子通路的信号,最终导致 NF$_1$ 肿瘤的特征产物出现,形成了 NF$_1$ 肿瘤。

NF$_2$ 首次被公认独特的肿瘤类型始发于 1970 年。其发生率相当于 NF$_1$ 的 10%。双侧听神经瘤是其定义的特征,但其他颅神经、脊神经和周围神经的雪旺氏细胞瘤亦很常见。皮肤表现较少发生,与 NF$_1$"周围性"相比较,NF$_2$ 似乎更加"中枢性"。NF$_2$ 基因编码的蛋白质似乎是介导细胞外基质和细胞内构架之间的相互作用,有助于调节细胞分布与迁徙。这种肿瘤抑制功能的丧失似乎是隐性特征,需要在每个 NF$_2$ 等位基因上含有匹配的突变。零星发生的雪旺氏细胞瘤及脑膜瘤常在 22 号染色体上产生细胞行为异常。肿瘤形成的确切机制至今仍在研究中。Lothe 的新近研究表明某些恶性周围神经鞘瘤的形成是与 17 号染色体短臂上的 TP53 肿瘤抑制基因的失活相关。

(四)临床表现和诊断

椎管内神经鞘瘤的患者常表现出局部疼痛、根性症状及与病变大小部位相关的脊髓损害症候群。由神经鞘瘤所引起的神经根性损害与脊柱退行性病变所致的损害临床上难以分辨。因为肿瘤经常位于椎管的侧方,脊髓半横贯综合征(Brown-Sequard 综合征)相对常见,大约 50% 的神经鞘瘤发生于胸段脊柱,其余分布在颈段至腰骶部椎管内。男女性别无明显差异,症状通常发生在 40～60 岁年龄组。产生症状至建立诊断平均时间为 2 年。当神经鞘瘤发生在年轻患者或者有多个病变时,应该高度怀疑存在神经纤维瘤的可能。在核磁共振影像上,神经鞘瘤 T$_1$ 加权像常表现为等密度,T$_2$ 加权像为高密度。注入强化剂后,病变明显增强,边界清楚。侵袭性和破坏性变化不是肿瘤的特点,其存在提示有恶性倾向或其他诊断可能。MRI 能够构化出肿瘤与脊柱和毗邻关系。在颈椎部位,肿瘤和椎动脉的关系十分重要,因此可以在常规的 MRI 检查同时,加作 MRA 显示血管特征。如果 MRI 及 MRA 诊断仍不明确,或需要进行术前栓塞椎动脉,仍需要进行有创的脊髓血管造影检查。这些措施很少需要实施,但当处理恶性神经鞘瘤时,有时应考虑。虽然 CT 检查总体上比 MRI 包含的信息量要少,但在显示肿瘤钙化及其脊柱的骨性解剖结构时,仍具有优越性。这些检查优势在鉴别神经鞘瘤与脊膜瘤或起源于骨结构的肿瘤时尤为重要。在测量椎弓根大小、椎管直径及其椎体高度为植入硬件进行脊柱内固定时,CT 断层常为必需的检查。平片检查虽然能发现 50% 的病人有异常表现,但已不作为椎管神经鞘瘤的常规检查。放射学异常发现,如脊柱侧弯、椎间孔扩大、椎弓根或椎板变薄及椎体塌陷等,常缺乏特异性。

对硬膜内肿瘤,主要的鉴别诊断是脊膜瘤。脊膜瘤常好发于胸椎部位。但发病率女性明显高于男性。肿瘤很少生长至神经孔,并表现出椎旁肿块。对于肿瘤中心位于神经孔或椎旁软组织的病变,鉴别诊断应考虑到起源于交感链或背根神经节的神经节细胞瘤、神经母细胞瘤、副神经节细胞瘤或起源于局部的癌及肉瘤向心性扩展等病变。

(五)外科治疗

1.病人选择 从手术切除的角度看,仔细分析硬膜内外、椎旁及其多个节段的定位是十分必要的。术前得出准确结论有时比较困难,但这些考虑有助于外科医生决定是否扩大手术暴露或计划分期手术及其联合入路等。对于无症状的偶然通过影像学检查发现的肿瘤,通常采取系列的临床及放射学跟踪监测,这种情况在 NF2 病人中较为常见。较大的肿瘤压迫脊髓变形或在监测之下进行性增大,尽管病人无症状,但仍应该考虑手术治疗。除非特殊例外情况,有症状的肿瘤患者,应该考虑手术治疗。迄今认为良性脊神经鞘瘤对放疗和化疗均无效果,手术为最佳选择。

2.硬膜内肿瘤 绝大多数神经鞘瘤表现为硬膜下髓外病变,没有硬膜外扩展。通过常规的椎板切开,硬膜下探察,显微技术切除,肿瘤均能得到全切除。可采用俯卧位,这种姿势可以保证血流动力学稳定,减少脑脊液的流失,手术助手易于参与等优点。对于巨大的颈髓部位的肿瘤,在运送病人过程中,要特别注意姿势,防止引起脊髓损伤。鼓励在清醒状态下使用纤维光导引导下行麻醉诱导,病人俯卧位时,应保持颈椎中立位。我们习惯使用三钉头架固定头颅,防止眼球及其面部在较长时间的操作中受压。胸部和腹部中央应该悬空保持最佳通气状况并减少硬膜外静脉丛的压力。在颈部操作过程中,手术床的头部轻度提高,有助于静脉回流。使用能透放射线的手术床便于在行胸椎及腰椎的操作过程中使用术中透视进行术中肿瘤定位及其放置脊柱植入材料。在脊柱暴露的过程中,使用适量的肌松剂是有益的,但在分离邻近的神经组织时,应避免使用肌松剂,便于评估自发的肌肉收缩及其术中刺激所诱发的反应。术中监测感觉及运动诱发电对处理有损害脊髓功能潜在危险的巨大的肿瘤具有一定价值。

在切开椎板之前准确的术中定位十分重要。在颈椎,由于第 2 颈椎棘突特别明显,定位不存在困难。在下颈椎水平及脊柱的其他水平,术中拍片或透视,识别标志为:第 1 肋或第 12 肋或腰骶联合部,比较术野中的节段水平与术前的定位是否相符合。椎板切除范围应该在嘴侧及尾侧涵盖整个肿瘤。脊椎侧块及其关节面连接应保留,除非需要作椎间孔探察时,才有可能作部分切除。较小的病变,位于椎管侧方者,可以通过单侧椎板切开,完成肿瘤的切除。在剪开硬膜之前,准确充分对硬膜外止血,便于有效使用手术显微镜。硬膜切开范围,应超过肿瘤两极,仔细的缝合固定将有利于硬膜外的止血。尽量减少对脊髓的牵拉及旋转。用较小的棉片分别置入肿瘤两极处的硬膜下腔。减少硬膜下腔的刺激。神经鞘瘤的起源是背侧感觉根,肿瘤不断生长,侵入侧方及侧前方的硬膜下腔,蛛网膜产生粘连增厚反应,包裹肿瘤,应尽力保留蛛网膜的完整。

一般很容易找到肿瘤与脊髓的界面,而在分离肿瘤与脊神经前根的界面时,当肿瘤巨大时,比较困难。背侧神经根进入肿瘤,需要切断之,偶尔可引起神经功能缺失。

较大的肿瘤或粘连紧的肿瘤可以使用吸引、电凝、超声波及激光等技术,先作瘤内切除,再分离肿瘤与脊髓之间的粘连。通过不断改变瘤内瘤外的操作,即使较大的肿瘤亦易切除。在颈椎操作过程中,术者应注意保护嘴侧副神经的脊神经根,这些神经根往往位于肿瘤的前面。当证实肿瘤全切除后,获得绝对的硬膜下止血,严密缝合硬膜,通常可能需要自身筋膜作为硬膜修补,获得较为轻松的缝合。

呈哑铃状生长的肿瘤进入神经孔,通常需要较为广泛的暴露,甚至切除部分或全部的关节面。硬膜切开,可呈"T"型,暴露受累的神经根及其硬膜,某些病例,通过显微分离可以将受累的和未受累的神经束分离开,尤其对于侵犯臂丛或马尾神经的肿瘤,应仔细分离存在重要功能的神经根。术中使用神经刺激器直接刺激神经根,有助于对有功能的神经辨认。虽然有部分学者认为对受累的神经根如有重要功能,可采取保守的措施,保留神经根,但由于存在肿瘤复发的可能,因此在术前对于存在神经潜在损伤的危险时,应该对病人充分解释,力争全切除。对需要硬膜内外切除肿瘤,术后硬膜缝合是一大挑战,严密的缝合难以达到。有时在神经根出口水平的硬膜袖套处近端增厚,通常不需要缝合。此时可以通过游离的筋膜组织附上纤维蛋白胶粘贴在硬膜缺损处。其余层次的缝合一定要对位良好,防止术后脑脊液漏,如果术中修补特别薄弱,则可以放置腰部引流管数日。

起源于 C_0 和 C_1 神经根的神经鞘瘤由于其与椎动脉的关系,常出现特殊并发症,椎动脉走行在环椎横突孔,在颈1侧块后方的椎动脉切迹内走行,在枕骨大孔区硬膜内进入颅内。颈神经根向远端行走通过横突,通过椎动脉内侧。神经根和椎动脉的近端极易受损,术前应该重点评估,尤其在颈1和颈2水平,椎动脉常被肿瘤包裹,单纯后正中暴露,有时控制近心端椎动脉比较困难。可以考虑放置球囊导管于椎动脉近心端,然后切除侧块的尾侧部,暴露病变部位的椎动脉内侧,从而便于控制近端椎动脉。

3.椎旁肿瘤和椎管内外肿瘤　硬膜下和椎间孔内肿瘤通过椎板切除和椎间孔切开均能有效地获得手术切除。肿瘤侵及颈部、胸腔或后腹膜时需要前侧方、侧方,或扩大的侧后方入路进行。如果较大的硬膜下肿瘤同时合并存在椎旁肿瘤,则可考虑联合入路或分期手术切除之。一般而言,对绝大多数病例,我们选择常规后正中入路首先切除硬膜内病变,这样保证脊髓和神经根能和残留的肿瘤分开,这样可减少随后的椎管外肿瘤手术切除时所造成的牵拉损伤。

在上颈椎,椎旁肿瘤没有显著压迫前方的椎动脉时,可以通过旁正中切口暴露中心为 C_1 和 C_2 棘突和横突中点。作 C_1 的半侧椎板切开术,暴露椎动脉的 C_0 至 C_1 段。对 C_1 神经根的病变,应联合较小的开颅,其前界为乙状窦侧方。对于肿瘤位于椎动脉前方者,从后方切除肿瘤,有较大的损害椎动脉的危险,故应选择侧方入路。可选用耳后"S"形切口,中心位于 C_1 至 C_2 横突。胸锁乳突肌应从乳突尖部离断,并向前方牵引。应该仔细分辨和保护副神经。椎动脉位于颈内静脉和胸锁乳突肌之间。

对胸椎椎间孔外的较大肿瘤,可以通过前侧方经胸腔入路、胸膜外入路或改良的肋骨横突切除后路进行肿瘤切除。虽然对相邻的胸膜要仔细保护,如果有所损伤,常规不需要放置胸管,除非合并相应部位的肺损伤时,导致了气胸,应作胸腔闭式引流。如果胸膜破损,应予以缝合或修补,这样做可以减少胸腔 CSF 漏。进入椎体内的肿瘤内容物可以使用剥离子将其完全刮除。由于一侧肋骨切除合并一侧椎旁切除及关节突切除,易形成侧弯畸形,因此,需要作后路钩棒或螺钉棒内固定术,恢复相应部位的脊柱稳定性。如果后路需要双侧暴露,则后路固定是必需的。

腰椎旁病变可以采用后腹膜外入路,但由于椎旁肌肉深在,髂骨覆盖,对腰骶部肿瘤的暴露显得较为困难。通过对椎旁肌肉的仔细分离能够保证其内侧及侧方均能牵引开,并且切除部分髂嵴骨质等措施,均能增加暴露。我们比较赞同采用直接后路暴露椎管内及椎间孔内外呈哑铃形的肿瘤,作子术切除,对于较大的椎旁肿物,采用联合的常规的后腹膜入路。通常首先进行后正中入路操作及其完成相应的脊柱稳定固定术。然后将病人去除消毒敷料,重新摆体位,侧屈俯位,保持椎旁病变位于最高点。这一入路可以直视上、中腰椎区域病变。如果切除第 12 肋,将有助于暴露 L$_1$ 椎体和膈肌附着点结构。腰大肌向后游离,便于显露椎体前侧方和椎间孔。腰丛通常位于腰大肌深面,如果椎旁肌肉与肿瘤粘连紧密或者分离困难,通常容易引起神经损伤。如果肿瘤浸润在腰大肌,则通过囊内切除与囊外分离,阻断肿瘤与腰大肌的粘连结构。术中神经电刺激对于鉴别因肿瘤压迫变薄或拉长的神经组织与肌纤维组织有一定价值。

神经鞘瘤亦可位于骶管内或骶管前。原发于骶管内病变可通过后路骶管椎板切除,暴露肿瘤。肿瘤充满整个骶管并不常见,如果这样,则术中对未侵犯的神经根辨认和保留非常困难。术中直接电刺激和括约肌肌电图将有助于保护上述所及的神经组织。如果 S$_2$ 到 S$_4$ 神经根,至少一侧保留完整,则膀胱及直肠括约肌功能将有维持的可能。较小的骶骨远端病变可以通过后路经骶骨入路切除。在正中切开骶骨椎板后,识别并切除骶管内病变成分,然后切断肛尾韧带,这样便可以用手指分离远端骶前间隙,在分离好骶尾部肌肉后,切除尾骨与远端骶骨,用手指钝性分离,游离肿瘤与直肠结构基底周围的疏松组织,然后根据肿瘤大小和特征进行整块切除或块状切除。

4.恶性神经鞘瘤　当脊柱脊髓发生恶性神经鞘瘤(MPNST)侵犯时,控制肿瘤的目的通常难以达到。如前所述,MPNST 可以散发,或为放疗的后期并发症,多达 50% 的病例发生于 NF。脊柱 MPNST 的外科治疗目的主要为姑息性治疗,缓解疼痛和维持功能,然而由于肿瘤具有局部恶性破坏倾向,因此最佳治疗措施仍为大部切除加局部放疗。化疗无肯定疗效。病人的生存率为数月到一年左右。

(六)结论

椎管良性神经鞘瘤是常见肿瘤。绝大多数通过椎板及椎间孔切开能得到肿瘤切除。肿瘤全切除为治疗目的。椎旁神经鞘瘤可以通过不同的手术入路得到切除,在颈椎,可经扩大后侧方入路;在胸腔,可经后侧方或侧方胸膜外入路;在腰椎,可经腹膜后入路。脊柱恶性神经鞘瘤的治疗仍具挑战性,外科治疗不是治愈性的,但仍为最有效的治疗手段。对恶性神经鞘瘤患者,手术对缓解疼痛与维持功能仍存在积极意义。

三、髓内肿瘤

脊髓髓内肿瘤在脊髓肿瘤中并不少见,髓内肿瘤基本上分为两大类:一类为原发性髓内肿瘤;另一类为继发性髓内肿瘤。后者较少,常为颅内肿瘤向椎管内播散性肿瘤,如髓母细胞瘤、生殖细胞瘤、更少见的星形细胞瘤、多形性胶质母细胞瘤或第四脑室室管膜瘤等。原发于脊髓的胶质瘤向颅内播散者是非常罕见的。

虽然脊髓和脑的细胞构成一样,但脊髓内的胶质瘤与脑的胶质瘤相比脊髓髓内的肿瘤要少得多。原发于脊髓髓内的肿瘤可生长在任何脊髓节段,以颈胸部为主。髓内室管膜瘤以颈段为最多,星形细胞瘤颈段与胸段相比大致相同。

(一)概述

髓内肿瘤的发病率有不同的报道,近 10 年来神经影像学的发展、显微神经外科手术技术的提高,髓内肿瘤得到较为合理的治疗,手术治疗经病理证实的大宗病例得到了较为准确的结果。

某研究所从 1955～1976 年共统计颅内胶质瘤 2294 例,同期脊髓内胶质瘤仅 64 例。二者比例为 35.8：1。某医院综合报告 507 例脊髓肿瘤中,胶质瘤 62 例(12.1%)。Nittner 综合国外 4885 例脊髓肿瘤报告中,胶质瘤占 15.9%。

某医院神经外科最近统计一组数字,21 年中共收治椎管内肿瘤 2403 例,其中脊髓髓内肿瘤 407 例,占椎管内肿瘤的 16.9% 左右。

　　本病的性别差异不如脊膜瘤显著,但也有不少报道脊髓胶质瘤以男性居多,本组病例性别差异不大。各年龄均可发生脊髓髓内胶质瘤,发病高峰在38岁左右,60岁以上者发病少见。

(二)病例类型

　　髓内肿瘤以室管膜瘤常见,其次为星形细胞瘤,但在统计髓内肿瘤时,因部分室管膜瘤好发于马尾圆锥部位,讨论髓内肿瘤时,马尾圆锥部位的肿瘤一般不包括此类病例。其他肿瘤包括血管网织细胞瘤、海绵状血管瘤、脂肪瘤、转移癌和结核瘤,少见占位病变有囊虫、黑色素瘤等。按病变部位分,以颈胸段最常见,占80%以上。本组病例中室管膜瘤占48.4%,星形细胞瘤占20.1%,脊髓髓内肿瘤与脊髓空洞有密切关系,但根本原因尚不清楚。血管网织细胞瘤占8.8%。室管膜瘤的病例中,颈段明显高于胸段的发病率,颈段髓内室管膜瘤是胸段的两倍,而星形细胞瘤颈胸段髓内肿瘤的发病率几乎各占50%左右。

(三)临床表现

　　1.病史　脊髓胶质瘤的病史时间相差很大,最短的只有半个月,最长者达10年以上,小儿平均病史为9.5个月,而40岁以上者平均病史达5年之久。当有外伤、发热时可能会促使脊髓压迫症状加速发展。单纯从病史来说,不能鉴别脊髓内或脊髓外肿瘤。一般说来,圆锥和马尾部肿瘤的病史比颈、胸段脊髓者为长。

　　2.首发症状　首发症状以疼痛最多见。引起疼痛的原因是多方面的,如肿瘤可压迫脊髓丘脑束的纤维,可侵及后角细胞,长肿瘤的脊髓可使相应的神经根和硬脊膜压向脊椎骨,局部脊髓可因肿胀缺血而引起疼痛。疼痛可较剧烈,可为单侧,也可为双侧,但往往不如神经鞘瘤所引起的疼痛强烈。如病人诉神经根性疼痛,其性质似灼痛、咬痛、刺痛或扭痛者,则应想到可能是后角细胞刺激所致。

　　首发症状中运动功能障碍者占21%,感觉异常者占18%,可以双侧不对称。临床上感觉异常包括感觉分离作为首发症状可能远比运动障碍来得早,但由于不易被患者所注意,等到出现运动障碍后才引起注意,括约肌功能紊乱作为首发症状却很少见。

　　3.入院时的症状和体征　病人来院时大多数已有不同程度的肢体运动障碍,病人来院时有疼痛症状者达85%,诉肢体麻木或束带感者达43%,有不同程度的排尿功能障碍为52%,便秘者为18%。大部分有明显锥体束征,但未发生瘫痪。有较明显肌萎缩者约占1/3,从理论上讲脊髓内胶质瘤引起上神经元瘫痪不会产生典型的肌萎缩,但事实上却并不很少见,这可能是由于瘫痪后的废用引起,肿瘤压迫某些节段的脊髓神经,或由于疼痛而使病人活动减少。相应部位的棘突压痛和腰部运动受限,比在脊膜瘤和神经鞘瘤等脊髓外肿瘤的病例少见。

(四)诊断

　　除详细询问病史和反复核实存在的体征以外,还应辅以必要的辅助性检查,如脊柱X线平片,除外椎体病变的存在。目前临床最常选用的方法,脊髓计算机断层扫描(CT)及核磁共振(MRI)。

　　1.脊柱X线平片　直接征象为肿瘤钙化影像,在胶质瘤中很少见。间接征象是肿瘤压迫引起的椎管扩大,椎弓根间距离加宽或局部骨质腐蚀破坏,多个椎体内缘呈弧形吸收。一般征象包括脊柱侧弯、脊柱前突、脊柱裂等。但很多临床医生将脊柱X线平片被忽略。

　　2.脑脊液动力学试验　在目前CT、MRI诊断非常普及的情况下,脑脊液动力学试验仅作为CT、MRI诊断尚不确切的情况下与非肿瘤性疾病相鉴别时采用。

　　3.脊髓造影　核磁共振及CT扫描等先进手段的应用,脊髓造影已很少采用,脑脊液动力学检查、脊髓椎管造影会加重病情。

　　4.术前误诊　脊髓胶质瘤的症状常不典型,不少病人病史相当长,有时在外伤或发热后起病,因而较易延误诊断。其中以误诊为蛛网膜炎最多,风湿症和颈椎病次之,早期的脊髓内肿瘤不易确诊,对不能排除的病例应行必要的随诊。CT 和 MRI 对确定诊断有积极意义。核磁共振检查是诊断椎管内及髓内肿瘤最好的方法。

5.髓内肿瘤的核磁共振表现　由于脊髓髓内肿瘤症状缺乏特异性，诊断主要依靠影像学检查。CT，MRI 问世前，常常脊柱平片和脊髓造影诊断，诊断既困难，又会加重病情。MRI 的出现使髓内肿瘤能够早期、简便、确实地得到诊断。病理性质不同，影像学特征也有所不同：

星形细胞瘤：常见于 10～50 岁，占椎管内肿瘤的 6%～8%，最常发生于颈段和胸段脊髓，多数为良性，约 7.5%。多数星形细胞瘤单独发生，神经纤维瘤病一型常合并星形细胞瘤。组织学形态常有二种类型：浸润生长的星形细胞瘤和局限生长的星形细胞瘤。MRI 常无特征性改变，T_1 示受累脊髓广泛增粗，可以有高信号（出血）或低信号（囊变）混杂。T_2 常为高信号。增强示：可见肿瘤强化，并可见与水肿带分界。部分星形细胞瘤无强化，生长越缓慢的肿瘤强化越不明显。肿瘤增强程度与病变区域血流增加和脊髓屏障破坏有关，也就是说与肿瘤良性程度有关。星形细胞瘤增强常不规则且呈多样性，肿瘤增强对活检和手术有帮助。增强扫描有助于鉴别囊性肿瘤和脊髓良性囊肿。有报道，脊髓囊肿发生于肿瘤内者 13%，邻近肿瘤者 74%。邻近肿瘤的囊肿液清亮，囊壁为胶质细胞；而肿瘤内囊变囊液为血性或高蛋白液呈橙色。邻近肿瘤的囊变不强化提示为非肿瘤性囊变。星形细胞瘤可同时存在新鲜和陈旧出血，其影像学表现与出血时间有关。急性出血（三天之内）T_2 像为低信号，3～7 天 T_1 像主要以高信号为主，T_2 像常为混杂信号。组织学上，恶性星形细胞瘤富于血管，与脊髓无边界，所以手术中辨认肿瘤-脊髓边界困难。

室管膜瘤：好发年龄为 40～50 岁，可发生于脊髓任何部位，以胸段和颈段最常见。影像学表现与星形细胞瘤有一定程度的区别，肿瘤上端及尾端合并囊变是常见的标志。但肿瘤内囊变少见，MRI 为较均匀强化，或混杂信号。部分病例肿瘤可突出至脊髓表面，甚至达蛛网膜下腔。

血管网织细胞瘤：不常见，有报道占脊髓肿瘤的 2%。均发生在髓内，分二种类型：

(1)完全位于脊髓髓内中心；

(2)软膜性肿瘤，部分突出到脊髓表面，有作者将软膜型肿瘤归为髓外肿瘤。肿瘤好发于 30～50 岁成人，男性多见。常常发生于 VonHippel-Lindau's 病。VonHippel-Lindau's 病中，5%合并脊髓血管网织细胞瘤，36%～60%合并颅内血管网织细胞瘤。髓内血管网织细胞瘤常常合并脊髓空洞症。肿瘤常常有囊，有报道，肿瘤有囊或病变上下脊髓增粗者占 67%。影像学表现为囊性病变，壁上有结节，T_1 为边界清楚的低信号，T_2 为高信号，增强可见肿瘤结节明显强化。

脂肪瘤：少见，可发生于脊髓内或终丝，T_1，T_2 均为高信号，脂肪抑制像可鉴别出血或脂肪。

转移癌：转移癌主要累及椎体或硬膜外组织，髓内转移癌少见。髓内转移癌占中枢神经系统转移癌的 1%。来源包括：肺癌、乳腺癌、淋巴瘤、结肠癌、头颈区肿瘤、肾上腺肿瘤等。以胸段最为常见，起病急，影像学示病变较局限，长 T_1，长 T_2，可见不规则强化。

有些神经鞘瘤病例可发生于脊髓髓内，但比较少见，本组仅见 5 例，其中 2 例为恶性。脊髓髓外神经鞘瘤也可累及数个脊髓阶段，应与髓内肿瘤鉴别，增强扫描有意义，特别是轴位扫描，常常可见肿瘤通过椎间孔累及椎管外。

(五)脊髓内肿瘤的显微外科治疗

1.概况　20 世纪 70 年代以前，脊髓髓内肿瘤的治疗对策，由于顾及到肿瘤切除会加重脊髓的损伤，一般多倾向于保守治疗，采取切除椎板减压、活检、继之放疗。如果肿瘤较小，又接近脊髓背侧，则可争取切除；如果肿瘤较大，切除肿瘤可能会导致瘫痪、大小便障碍及呼吸功能障碍，因此，许多神经外科医师望而却步。

随着 CT、MRI 等多种医学影像学技术的发展及显微外科技术的广泛应用，脊髓内肿瘤的手术治疗取得了很大的进展。某学者报道了脊髓髓内肿瘤的显微外科手术治疗,疗效显著。越来越多的学者认为,显微手术切除肿瘤是目前对脊髓髓内室管膜瘤、血管网状细胞瘤和部分边界清楚的星形细胞瘤唯一有效的办法。

脊髓髓内肿瘤最常见的是室管膜瘤及星形细胞瘤,其次是血管网状细胞瘤、海绵状血管瘤、脂肪瘤、神经鞘瘤,转移瘤则相对少见。

各种不同病理类型的髓内肿瘤,其临床表现及 CT、MRI 等影像表现上各有其特征,早期诊断髓内肿瘤的位置及性质,已成为现实。

髓内肿瘤的手术效果在很大程度上取决于手术时脊髓的功能状态,因此,早期诊断,及时手术,将会获得较好的疗效,如果等肿瘤几乎占满整个椎管,受挤压的脊髓功能可能已近衰竭,稍加手术干扰或损伤,便会出现严重的功能障碍,预后较差。

2.手术时机及手术适应证　对髓内肿瘤手术时机的看法存在两种观点:一种认为,一旦诊断清楚,即使病人神经系统状态还良好亦应立即手术;另一种认为,手术应在病人神经系统状态进行性恶化时施行。天坛医院的 407 例临床手术结果表明:神经系统功能中度障碍时,主要表现明显疼痛与感觉异常,受累肢体肌力 3～4 级,部分丧失自理能力,但无生命危险,手术后神经系统功能均显著改善;而术前已出现严重脊髓功能障碍,甚至呼吸障碍,则手术后脊髓功能难以恢复。有学者曾做一例 C_2～C_6 脊髓髓内室管膜瘤切除,术前四肢肌力为 0～1 级,呼吸浅弱,以致丧失,术后自主呼吸出现,每天能坚持半个小时至 2 小时的自主呼吸,但难以持久,肌力恢复至 2～3 级,术后 34 天,因多种并发症及经济因素,放弃治疗而死亡。对于术前神经系统功能状态良好,病灶相对较小者,术后可以出现神经系统功能恶化,甚至恢复不到术前状态。因此,脊髓髓内肿瘤的手术时机,最好选择在病人神经系统状态中度障碍时,这样会取得良好的效果。

就大多数脊髓髓内肿瘤而言,显微手术切除肿瘤是唯一有效的办法,因此,只要手术时机允许,患者全身状况无恶化,都应积极行手术治疗。室管膜瘤、血管网状细胞瘤分化良好的星形细胞瘤,术后原有神经功能障碍均能大为改善。星形细胞瘤与周围无明显界限时,要真正全切除是不可能的;术后均要辅以常规的放射治疗。髓内脂肪瘤属于软膜下肿瘤,通常紧贴或侵入脊髓组织中,手术只能大部分切除,一般可较长时间控制肿瘤的生长和病情的恶化。至于髓内转移肿瘤,手术切除对改善脊髓功能有一定的价值。

3.术前准备及手术技术要领　术前要充分分析手术部位的解剖,要根据病史特征及 MRI 或 DSA 等影像的改变,决定肿瘤的部位、范围、性质,以及术中、术后可能发生的问题及防护措施。

手术前可采用计算机辅助脊柱导航系统,帮助术者了解在复杂的脊柱手术中未暴露区域的解剖关系。它的原理是通过术前获取脊柱及病变的 CT 影像,在计算机系统中进行三维重建;在手术中,利用定位系统对导航棒或手术器械的位置进行实时跟踪,并将其位置和术前重建的三维图像共同显示在屏幕上,外科医生通过观察导航棒或手术器械和脊柱的相对位置引导手术操作,某医院神经外科在 2001 年 3 月至 2003 年 12 月期间共在计算机辅助导航系统下实施了 41 例脊柱导航手术:椎管内外占位性病变 37 例,内固定手术 4 例。病变位于颈段 9 例,胸段 17 例,腰段 13 例,骶尾段 2 例。结果占位性病变,在手术显微镜下全切 33 例(89.2%),2 例近全切除,2 例大部切除。内固定手术 4 例,共植入 26 枚螺钉,未发生螺钉穿破皮质及损伤脊髓和神经根。术后患者恢复良好 34 例(82.9%)。计算机辅助脊柱导航系统作为一种手术辅助方法为医生实施脊柱脊髓手术提供了重要的帮助,它的适应证非常广泛,如脊柱创伤,畸形,退行性病变及占位性病变等等,能够起到缩短手术时间、减少手术损伤、定位准确、降低手术并发症的作用,同时它在术前计划及手术教学等方面有着巨大的潜力。

脊髓是很娇嫩的组织,稍受挤压或碰撞,即可造成永久性的障碍。因此,手术时在手术显微镜下,要精确操作。牵拉肿瘤时要轻柔,分离时,最好将肿瘤向脊髓的对侧轻轻牵拉。操作要准确,术野要清晰,手要稳,不能晃动及误伤,要有耐心。巨大肿瘤的手术费时长,高度集中精力的操作,难免疲劳,要坚持一丝不苟。吸引器的力量不能过大,双极电灼的功率不能过强,电灼时间不能过久,冲洗脊髓时,不能直接向脊髓喷射。

4.几种常见的髓内肿瘤的手术切除方法

(1)室管膜瘤:室管膜瘤是由脊髓内的神经管内室管膜发生的,在中央管内上下生长,其边界清楚,表面有细微假性包膜,质软,血液供应中等。肿瘤上下两极几乎均有囊液或空洞形成,多少不等,肿瘤可长达几个椎体甚至十几个椎体,横径也不一,严重者可破坏脊髓,使肿瘤突到表面。

手术开始要精确定位,使实质肿瘤完全位于视野内,上下囊肿腔也要包括一部分。从切开皮肤到硬脊膜打开,同一般脊髓手术步骤。切开硬脊膜,观察脊髓形态,血管分布,中线结构是否偏移,确定肿瘤大体长度。由肿瘤的顶端或末端于中线纵行剪开蛛网膜及软膜,应尽量严格找到后正中沟逐渐深入分开至肿瘤,遇有动静脉位于中线时,在不损伤两侧的上下行传导束的情况下,应尽量避免损伤血管。纵行切开时先分离肿瘤的一端,沿囊肿与肿瘤界面剥离,然后再切开脊髓的两侧沿肿瘤纤维水肿带,用低功率双极电凝剥离,直至肿瘤的另一端到囊肿,四周按以上操作剥离。如果肿瘤过长,用标本钳提起肿瘤分别由两端向中部会合,最后再完整取下:要特别注意防止误伤脊髓前动脉。肿瘤一般有假性包膜,一般不要将肿瘤分块切除,分块切除肿瘤容易出血,影响手术视野,会造成脊髓正常组织损伤加重,肿瘤又容易有残留。有作者提倡先用瘤内超吸,后剥离瘤壁,由肿瘤上下极由浅入深向中心剥离,直至全切除肿瘤,残余肿瘤分块切除,认为此种方法有利于辨别和切断来自脊髓前动脉的肿瘤供血血管,减少出血及手术损伤正常脊髓组织。某医院407例脊髓髓内肿瘤,其中室管膜瘤,很少分块切除及使用超吸,因室管膜瘤供血不十分丰富,完整切除会大大减少出血。一定要沿肿瘤与胶质纤维带之间切除肿瘤,否则会造成正常脊髓组织损伤。用剥离子牵拉脊髓时一定要轻柔,接触肿瘤侧稍重一点而脊髓侧一定要精细,尽量用小棉片保护好再牵拉。有些肿瘤实质很脆,在分离中易被撕碎,牵拉时应小心。若在肿瘤分离过程中发现肿瘤与脊髓界面不清楚时,应停止在此部位的剥离,改变一下方向,始终沿肿瘤界面分离,直至将肿瘤全切除。瘤床小渗血用海绵轻压即可止血,冲洗证实无出血后,连续缝合硬脊膜。

(2)星形细胞瘤:星形细胞瘤与其他髓内肿瘤在影像上改变截然不同,常无明显边界,肿瘤常偏一侧或突出到脊髓表面,后正中沟很难确定。所以在手术中切开硬脊膜后,脊髓表面色泽、血管分布大致正常,或略有改变,脊髓增粗,脊髓纹理消失,血管稀少,脊髓呈灰白色。切开脊髓时,要锐性剥离,因为一般星形细胞瘤连同脊髓一起变硬,在显微镜下,色泽上略有区别,而异常组织为肿瘤或胶质样变性组织。肿瘤如为囊性,则囊在瘤内,囊壁即肿瘤,与脊髓无任何界限,而且质韧。囊液一般呈淡黄色或橘红色,若肿瘤质软,则多为浸润性生长的分化级别高的星形细胞瘤,仅能行部分或大部切除。如分界较清楚质稍硬的肿瘤应力争切除,但能达到全切除是非常困难的。肿瘤不能全切除者,要将侵蚀有肿瘤的部分脊髓沿后正中贯通切开,使未能切除的肿瘤向脊髓外生长,延缓对脊髓的压迫,起到减压作用,硬脊膜也不要缝合,使之更进一步减压,肿瘤切除后,提倡术后放射治疗,放射治疗对肿瘤起一定作用。手术中对冰冻诊断恶性胶质瘤者,如继续切除肿瘤或尽量切除肿瘤,是很不必要的,只有加重对现有脊髓功能的损伤,所以,有学者认为如为恶性胶质瘤应终止手术。星型细胞瘤是髓内肿瘤效果较差的一种,对脊髓浸润性损伤,手术切除肿瘤盲目性相对较大,因此手术中如有条件,行运动诱发电位和体感诱发电位监测脊髓功能,有助于减少手术对正常脊髓组织的损伤。

(3)血管网状细胞瘤:血管网状细胞瘤属血管源性肿瘤,但往往以软脊膜为基底或受累软脊膜与脊髓组织边界清楚,常有家庭史或个人其他脏器合并血管网状细胞瘤。脊髓多发性肿瘤也很常见,我们遇到一例合并脊髓有大小不等十几个肿瘤。手术切除肿瘤,剪开硬脊膜时尽量避免蛛网膜下腔出血,以利于观察脊髓表面改变。肿瘤在脊髓表面一般有两种情况：一种肿瘤完全位于髓内，外观同室管膜瘤大致一样，但血管增多，供应血管及引流静脉也在髓内；如脊髓腹侧或脊髓两侧；另一种在脊髓表面可见纤细弯曲的动静脉血管聚集，其中心部位可见粉红色肿瘤突到脊髓表面呈软脊膜型。于肿瘤上下极，相对沿中线剪开，仔细剥离，可见到肿瘤与脊髓间有纤维水肿带，在此层界面游离。遇到大的引流静脉避开处理，待四周大部分开，供血动脉被断离，最后处理引流静脉。此瘤一定要完整切除，分块切除出血剧烈，手术视野不清，容易损伤正常脊髓组织，而大大增加手术难度。供血动脉一般来自脊髓侧方或腹侧脊髓前动脉，首先要结扎供血动脉，最后处理引流静脉。否则引流静脉先处理会出现肿瘤怒张破裂使出血严重，增加手术切除的困难，并损伤正常的脊髓。肿瘤切除后，可连续缝合硬膜，术后使用脱水剂或激素减轻水肿。

（4）脂肪瘤：髓内脂肪瘤是一种先天性肿瘤，是由间质组织胚胎发育异常而引起的，常由完整的软脊膜层包绕，在肿瘤组织间混杂有神经纤维，好发于脊髓圆锥内，其边界清楚，但与正常脊髓组织相粘连极紧或脂肪颗粒侵入其中，故全切除肿瘤几乎是不可能的，只能将突出在脊髓表面的肿瘤切除或开放脊髓进行减压，勉强切除只有加重神经功能的损伤。因该肿瘤生长极缓慢，一定不能勉强多切除肿瘤，得到减压就达到了手术目的，并可长期控制肿瘤生长和病情变化。

（5）神经鞘瘤：脊髓内神经鞘瘤极罕见，与周围正常脊髓边界清楚，有包膜，但一般肿瘤偏一侧，而且往往肿瘤较大，影响脊髓腹侧较严重。肿瘤发生恶变或生长活跃的较多，质地软，血供丰富，与髓外神经纤维瘤完全不同，但因其边界清楚，多主张全切除，而与室管膜瘤相比手术中容易损伤脊髓，特别是高颈段脊髓内神经纤维瘤，一旦损伤即出现四肢瘫痪，呼吸功能障碍。某医院104例髓内肿瘤手术中遇5例髓内神经纤维瘤，其中，恶性者2例，5例均行全切除，效果满意，2例恶性者，虽然术后均行放疗，但分别在一年半及两年后复发，远期效果不佳。该肿瘤一般偏一侧，使得一至二组神经根被肿瘤浸润而被迫离断，手术后出现相应的神经支配区神经功能缺损。因肿瘤偏一侧，手术中神经纤维一般较室管膜瘤更容易损伤，所以手术操作要极为谨慎。

5. 脊髓髓内肿瘤手术切除的疗效评价 髓内室管膜瘤手术全切除可达90%～100%，某医院全切除率为95%，次全切除率5%，手术后神经功能障碍得到满意恢复。但大部分病人留有不同程度的感觉障碍，运动功能障碍无加重，全切除后极少复发，术后不需要放疗；而不能全切除者复发是不可避免的，应常规行放疗。

星型细胞瘤肿瘤切除程度与预后无明显关系。而肿瘤恶性程度与手术后病情发展有直接关系，尤其髓内星型细胞瘤，生长活跃者，可在几个月或更短时间内出现完全性瘫痪，肿瘤在镜下无论全切与否均会有复发，全切率仅有35%～42%，手术后应常规放疗，髓内良性星型细胞瘤手术疗效是肯定的。

髓内脂肪瘤全切除几乎是不可能的，因该肿瘤组织与正常脊髓组织粘连非常紧，而血液供应十分丰富，剥离和切除都会损伤正常脊髓组织，勉强切除肿瘤会造成严重后果。颅内的脂肪瘤也是如此，也不能达到全切除。大部分切除即可达到有效内减压并长期控制肿瘤生长和病情恶化的目的。

脊髓髓内血管网状细胞瘤，肿瘤需要做全切除，不论肿瘤大小均应完整切除，可避免术中出血影响视野造成脊髓损伤，细心按肿瘤与脊髓纤维水肿带界面剥离，先结扎供血动脉，后阻断引流静脉，能够顺利进行，即不损伤正常脊髓使肿瘤完全切除，如分块切除该肿瘤会造成不可估量的后果，肿瘤全切除，术后几乎不存在局部复发，此肿瘤经常多发，手术前要详细全面检查，避免遗漏，如在相邻部位可一次性手术切除，远期疗效满意。

神经鞘瘤及髓内表皮样囊肿全切除有一定困难，易复发，全切除后不容易复发，但可能并发严重的神经功能缺失症状。

四、椎管内转移性肿瘤

（一）概述

椎管内转移瘤压迫脊髓较为常见,其真正发病率难以准确统计。因绝大多数患者一旦诊断为椎管内转移瘤后往往接受单纯的放疗或手术加放疗,或放弃治疗,因此,确定转移瘤的准确来源亦较为困难。Larson 报告美国大约每年有 2 万例椎管内转移瘤发生。某医院从 1980 年至 1990 年共收治椎管内肿瘤 842 例,其中椎管内转移瘤为 31 例(3.7%),其中男性占 24 例。有学者曾报告 402 例椎管内肿瘤,其中转移瘤为 76 例(4%),男女比例相近。由于统计学资料不够完善,因此,真正发病率和性别差异只供参考。

（二）病理

椎管内转移瘤原发病灶有时难以确定,癌细胞转移途径类似于脑转移,主要经动脉、静脉、淋巴系统及蛛网膜下腔脑脊液播散。全身各处的恶性肿瘤均可转移到椎管内。肺癌、肝癌、乳腺癌、甲状腺癌、消化道癌及其前列腺癌均可经动静脉系统转移至椎管。淋巴系统肿瘤如淋巴肉瘤,可以通过椎旁淋巴结经椎间孔直接侵入硬脊膜外,破坏椎骨及压迫脊髓。大约有 2%～5% 的淋巴系肿瘤侵犯椎管硬膜外,破坏椎骨并压迫脊髓。急性白血病,尤其是急性淋巴细胞性白血病可以浸润到椎管内硬脊膜或神经根及其脊髓血管壁,引起脊髓受压迫缺血或出血,导致脊髓功能障碍。

椎管内转移瘤可分布在椎管内或脊髓的任何节段,但以胸段最多见。椎管转移瘤绝大多数发生在硬脊膜外,一部分破坏脊椎骨质如椎体及邻近结构,引起压缩性骨折。脊髓内型及硬膜内型椎管内转移瘤很罕见,瘤细胞可通过神经根或蛛网膜下腔扩展人脊髓内。

（三）临床表现

椎管内转移瘤的临床病史特征往往无特异性。一旦出现脊髓压迫症状时,患者才就诊并进行脊髓针对性检查。此时,部分病例很难确定原发灶,因此对从原发灶到椎管内转移的时间无准确统计。

由于椎管内转移瘤绝大多数在硬膜外浸润性生长,故易侵犯脊神经根,因此疼痛为最常见的首发症状。神经根性疼痛从后背开始放射,常因咳嗽、打喷嚏、深呼吸或用力等动作而加剧。椎管硬膜外转移性肿瘤以疼痛为首发症状者占 96%。夜间平卧位时疼痛更明显。神经根性疼痛部位与相应棘突压痛部位相符合,有一定的定位价值。由于病情发展迅速,患者就诊时出现不完全及完全性截瘫者约占 86%。约 14% 尚未出现截瘫者以严重疼痛为主要症状。

（四）检查

对于存在恶性肿瘤病史的患者,如出现进行性脊髓受压迫症状,则诊断椎管内转移瘤十分容易,但这种典型病例极少。对于脊髓压迫为首发症状者,则需要结合相应的辅助检查,诊断并不困难。脊柱 X 线平片对椎管内转移瘤的价值比其他椎管内任何肿瘤为大。其主要特征是椎管周围骨质疏松破坏,以椎板及椎弓根骨质破坏最常见,其次为椎体破坏引起压缩性骨折。脑脊液动力学或脊髓造影检查在临床中很少使用。

CT 扫描对椎管内转移瘤的主要价值在于能明确椎管周围骨质破坏情况,通过轴位骨窗像或三维重建图像,能清晰显示椎体、椎板及椎弓根处骨质破坏情况。对肿瘤本身轮廓显示则不如核磁共振敏感。

核磁共振对脊髓及其椎管病变特别敏感,首先能准确定位并对受累节段的脊髓、椎体、椎板、椎间孔等结构能明确分辨,因受肿瘤压迫邻近脊髓水肿或受压变形,常为高 T_1 及高 T_2 信号。注药增强检查后,往往发现病变能明显强化。总之,通过核磁共振检查能够准确发现椎管内转移瘤的位置、肿瘤本身特征,邻近脊髓与神经根的受压情况,为进一步治疗提供最准确的信息。

（五）诊断与鉴别诊断

对于中年以上有持续腰背痛患者，X 线平片显示椎体有破坏或有肿瘤手术史或已发现原发病灶者，结合核磁共振与 CT 扫描诊断椎管内转移瘤一般不困难。但在临床应注意与下列疾患相鉴别：

1.慢性腰背疼痛　以椎间盘突出或椎关节增生最为常见。转移瘤的疼痛固定，持续进展不因休息或体位改变而缓解，常规镇痛剂效果不佳。对中年以上有上述疼痛者，应进行必要的检查。

2.脊柱结核　脊柱结核患者有时无明确的结核史，当结核引起椎体及邻近结构的破坏时，放射影像学常难以区别，临床上，经针对性的检查与一般保守治疗仍不能明确者，应行手术探察，进行针对性治疗。

3.嗜酸性肉芽肿　常有腰背疼痛，与椎管转移瘤相似，但此症多发生于儿童及青年，外周血中白细胞及嗜酸性细胞居多，病情稳定，可作长期随访观察，无特殊治疗。

（六）治疗

椎管内转移瘤通常压迫脊髓和神经根引起脊髓功能障碍或顽固性疼痛，往往以单纯放疗或手术后加放疗作为姑息性治疗，预后极差。血液系统恶性肿瘤，如淋巴瘤及其白血病均可侵犯脊髓或神经根，通常只作放疗选择。

对椎管内转移瘤的治疗强调以手术治疗、放疗及生物治疗为主的综合治疗，对患者生存率改善不明显。普遍认为，对椎管内转移的病人，无论作何种手术，术后存活率很少能超过一年以上，若出现截瘫，手术后神经功能的改善不明显。手术治疗的主要价值在于可以减轻脊髓及神经根受压程度，减轻疼痛，如可能尽量切除肿物，明确病理诊断为术后放疗及化疗提供依据。

椎管内转移瘤的手术适应证是：

1.全身情况尚能耐受手术者；

2.转移瘤压迫脊髓明显且为单发者；

3.剧烈疼痛行各种非手术治疗无效者；

4.原发癌已切除后出现的椎管内转移瘤。

手术禁忌证是：

1.合并全身广泛转移者；

2.原发病灶已属晚期；

3.发病 72 小时内已出现完全性弛缓性截瘫者；

4.虽为转移瘤但无脊髓明显受压者。

手术原则主要是作充分的椎板切除减压，并尽量作肿瘤切除以解除对脊髓的压迫。对个别顽固性疼痛者可做脊髓前外侧索切断术或前联合切开术。转移瘤病灶常与硬脊膜粘连紧密，只能做到部分或大部分切除，有的只做到活检。因此，术后再辅以放疗或化疗，使症状进一步得到缓解。

关于椎管内转移瘤的放疗，无论是单独进行或术后辅以放疗，均取得一定效果。由于正常脊髓组织对放射耐受程度极为有限。因此，在选择放射剂量时，应该对因高剂量放射引起的脊髓损害和因低剂量无法抑制肿瘤生长而导致的脊髓功能障碍进行权衡。在现代放疗设备与精确计划下，标准剂量为每天 180～200rad，总剂量为 5700～6100rad，放射并发症大约为 5%。放射剂量在 6800～7300rad，放射并发症高达 50%。不少学者对椎管内转移瘤推崇 3000rad 放射总量，每次 300rad，共放射治疗 10 次。放射治疗所引起的副作用分为两类：瞬间放射性脊髓损害和迟发性放射性脊髓损害。瞬间放射损害症状通常为突发的，电击样疼痛由脊柱向肢体放射，症状通常对称分布，神经系统检查常无特殊阳性体征，瞬间放射性脊髓损害症状主要是由于脊髓后柱与侧方脊丘束神经纤维脱髓鞘所致，绝大多数病人未经特殊治疗，临床症状可以不同程度地自发性恢复。

迟发性放射性损害,通常表现数月的进行性神经功能障碍,包括感觉麻木、温痛觉减退等,往往持续数周至数年。虽然通过使用类固醇激素或高压氧治疗后可获得临床改善,但总的说来,尚无有效的办法治疗迟发性放射性损害。

椎管内转移瘤的化学药物治疗,则主要决定于原发性肿瘤的类型,有学者虽试用插管化疗治疗神经系统肿瘤,但尚无论据证明该方法比单纯静脉给药能延长生存率。

对转移瘤侵犯椎体引起广泛破坏,导致严重椎体压缩骨折者,一般状况较好时,进行根治性肿瘤切除,并以人工椎体植入辅以内固定技术,将有助于延缓截瘫发生和护理,提高病人生存质量。

五、先天性椎管内肿瘤

椎管内胚胎组织异位性肿瘤,系胚胎发育过程中残存的胚层细胞发展而成。依组织结构不同可分为表皮样囊肿、皮样囊肿、畸胎样囊肿及畸胎瘤。前两种是由外胚层组织发生而成,皮样囊肿仅含表皮组织及其角化物,表皮样囊肿除表皮及角化物外,还有真皮及其皮肤附件如汗腺、皮脂腺、毛囊等。畸胎瘤则含有三个胚层结构,畸胎样囊肿则含有两个胚层结构。"肠源性囊肿",组织学上以内胚层结构为主,可以认为属于畸胎样囊肿。椎管内脂肪瘤,实际上并非真性肿瘤,其组织学真正来源尚不清楚,通常合并其他先天畸形,如脊柱裂及脊髓膨出等。椎管内蛛网膜囊肿起源于脊髓的蛛网膜组织,甚至波及神经根鞘膜,这些囊肿相对不常见,但是必须与椎管内其他先天性囊性肿瘤及其炎症粘连所形成的囊肿相鉴别。

(一)表皮样囊肿、皮样囊肿及畸胎瘤

如前所述,此类肿瘤占某医院全部椎管内肿瘤的 14.8%,比一般国外资料报道要高。男女比例相近。可发生在任何年龄。年龄最小者为 8 个月,最大者为 52 岁。囊肿可发生于椎管内任何部位,但以胸腰段、脊髓圆锥和马尾多见。病变以硬膜下层多见,较少部分位于髓内及硬膜外。

椎管内畸胎瘤是由起源于三个胚层的细胞混合而成的。由组织学特征,畸胎瘤可分为成熟的、幼稚的及恶性畸胎瘤三类型。畸胎瘤可以发生在全身许多部位,但发生在中枢神经系统者很少见,约占 0.5%,倾向于发生在青少年,绝大多数在中线部位,包括松果体区、鞍上和鞍旁区及第 4 脑室。畸胎瘤在椎管内则更少见,一般多见于骶尾部,通常伴有脊柱裂。脊髓髓内畸胎瘤则更极为少见,文献报道 31 例椎管内畸胎瘤其中只有 2 例为髓内畸胎瘤,且为幼稚型和恶性畸胎瘤。椎管内畸胎瘤的起源尚存有争议。有学者认为椎管内畸胎瘤可能起源于胚胎形成早期,幼稚生殖细胞错位,脊髓中央管室管膜憩室形成或胚胎发育异常等机制。有的病人可以在畸胎瘤邻近部位皮肤处出现成簇丛状生长的毛发,或伴有脊柱裂,这样表现的最可能为胚胎形成早期幼稚的生殖细胞错位所致。

此类肿瘤如果较小或无功能,通常无特异性临床表现。早期症状主要包括腰背疼痛、双下肢运动感觉及其反射异常、阳痿及膀胱与直肠括约肌功能障碍。与椎管内其他肿瘤相比较,此类肿瘤患者除发病年龄较轻,病程较长等情况外,还有如下特点:①因为囊肿主要位于脊髓下段,圆锥和马尾部较多,所以腰腿疼痛者较多,常呈钝痛或剧烈神经根性痛;②直肠膀胱功能障碍者较多,约 80% 以上的病人有排尿排便功能障碍;③运动系统损害可不典型,当囊肿合并腰骶部脊柱裂时,脊髓下端常被栓系固定于较低部位;④若合并皮毛窦时,常可以引发颅内感染,亦有少数皮毛窦者,由于囊内容物刺激引起发热等表现;⑤通常合并其他先天畸形,如脊柱裂、腰背部皮肤和软组织异常,少数可有内脏畸形。

CT 与核磁共振对诊断椎管内皮样囊肿、表皮样囊肿或畸胎瘤具有明显优势。均能较好地显示肿瘤的异源性。在核磁共振影像上,表皮样囊肿及皮样囊肿均表现为 T_1 高信号或等信号,信号较均匀。而畸胎瘤则表现为混杂信号,常有完整的囊壁,内富含脂肪信号,可伴有或无瘤内强化结节,通常除发现肿瘤外,

多伴有脊柱裂或椎体发育异常。

椎管内表皮样囊肿、皮样囊肿及畸胎瘤的诊断在核磁共振影像学技术发展的时代诊断并不困难,MRI能够准确确定肿瘤的位置、大小、肿瘤特征及邻近脊柱脊髓发育情况,对于手术方案的拟定及预后的判断具有重要意义。对于有颅内炎症表现,特别是反复发作、腰背部有皮毛窦者,应该首先考虑本病的诊断。对于存在腰背痛、病史较长、年龄较轻且以双下肢运动及感觉障碍及大小便功能不良者,应警惕本病的可能,尽早行胸腰骶椎核磁共振检查,以便明确诊断。

奉病治疗的最佳选择是手术切除。手术过程中应尽量清除囊内容物,尽可能切除囊壁,对与脊髓或神经根粘连较紧的部分囊壁不宜勉强切除。皮样囊肿和表皮样囊肿全切除后,预后较好,复发率较低。对于部分切除的病例,症状亦可以得到较好的缓解。良性畸胎瘤手术切除后预后亦较好。对于椎管内成熟型的畸胎瘤产生的类癌瘤,预后尚不明确。若它们的生物学行为有恶性特征,则手术切除后应辅助放疗,近期疗效有改善,远期疗效尚不确定。对于椎管内恶性畸胎瘤,手术切除后辅助放疗或化疗的综合治疗方案,仍有待于进一步研究。

(二)肠源性囊肿

椎管内肠源性囊肿是罕见的发育畸形病变,可以压迫脊髓或引起栓系。这些囊肿起源于内胚层上皮组织融合形成的脊索残余。最常见于颈胸交界部位,亦可见于从小脑桥脑角至骶尾部位任何部位。可发生在脊髓侧面、背面或髓内。囊肿壁为多个有纤毛结构的单层柱状上皮组成,其下为基底膜和结缔组织。

肠源性囊肿可见于从新生儿到50岁左右的任何年龄组。以男性居多,大约为3∶2。通常除可合并脊柱畸形外,还可以伴有肠管憩室或肠管异位等畸形。肠源性囊肿以青壮年发病居多见,脊髓或神经根受压的症状与椎管内其他占位相似。病变部位相应的局灶性疼痛最为常见。病程较长时,常可引起运动及感觉障碍波动性发作,被认为与囊肿破裂,囊液产生与吸收相关,常需要与多发硬化相鉴别。如果合并存在背侧皮毛窦,常会引起细菌性脑膜炎。Agnoli等报告32例椎管内肠源性囊肿,平均年龄为24岁,男女比例为2∶1。囊肿发生最常见部位是颈椎硬膜下髓外,其次为圆锥水平。只有4例发生在髓内。每一例神经系统检查均显示痉挛性瘫痪。

X线平片检查通常可见脊柱裂、椎管扩大、椎体缺损、椎体分裂或脊髓裂等。若合并有小肠肠源性囊肿时,胸腹部平片可见,直肠移位或小肠内容物转移等情况。在鞘内注入造影剂后,行CT轴向薄层扫描,可见硬膜下髓外囊肿及其相应部位骨结构发育畸形。核磁共振检查是肠源性囊肿最好的检查手段。典型特征为分叶状硬膜下髓外囊肿是等密度或稍高密度,T_2 缘上为稍高密度。注药强化后,囊壁不增强。小肠肠源性囊肿可通过椎体缺损与椎管内囊肿相交通,在CT或MRI影像上可分辨清楚。

尽管肠源性囊肿位于椎管腹侧居多,但椎板切除仍是手术首选。后路较宽广的减压可以直接暴露囊肿和背侧脊髓表面。胸部囊肿的暴露需要作相应部位横突及肋椎关节处骨质切口。用针抽吸囊液,黏液性状不一,偶见囊壁有钙化,随着囊壁的塌陷,用显微外科技术将其仔细切除。切开病变部位的齿状韧带增加进入脊髓腹侧面的空间。对于腹侧面的硬膜缺损可用肌肉填塞。

肠源性囊肿是由立方上皮或柱状上皮排列而成的致密的纤维样囊肿,内有糖蛋白或黏液蛋白沉积物形成。癌胚抗原抗体染色呈阳性反应。

在脊髓获得减压后,预后往往较好,几乎所有病人症状均能改善。儿童肠源性囊肿合并其他发育畸形可能存在终身危险,需要长期随访。虽然囊肿复发极少见,但对不完全切除的病例仍需要定期复查核磁共振。

(三)椎管内蛛网膜囊肿

椎管内蛛网膜囊肿起源于脊髓蛛网膜,可以波及脊神经根鞘。这些囊肿相对不常见,应与其他先天性囊性病变如神经上皮囊肿,肠源性囊肿,畸胎瘤样囊肿相鉴别,还应与蛛网膜下腔的炎性粘连形成的蛛网膜囊肿相鉴别,椎管内蛛网膜囊肿的起源至今尚存有争议,它亦可伴有其他先天畸形如脊柱裂、椎体异常融合等并发症。

1.硬膜内蛛网膜囊肿　椎管硬膜内蛛网膜囊肿常见于胸段脊髓的后方侧方,亦可见于颈部或腰骶部。发生在脊髓前方或前侧方者少见。硬膜内蛛网膜囊肿可能多发亦可伴有硬膜外囊肿或脊神经鞘膜囊肿。男女比例无明显差别。绝大多数囊肿在青壮年被发现,以 40～50 岁年龄组多见,其他年龄组亦可发生。硬膜内蛛网膜囊肿的临床表现变化较大,症状和体征的严重性与临床病史之间无明显相关性。局部疼痛或神经根性疼痛、感觉障碍或运动缺失等症状超过半数,膀胱障碍是最常见的主诉。疼痛无特征性,某些病例疼痛与椎间盘突出症相似。大约有 1/6 的病人症状有瞬间加重,和脱髓鞘病症相似。另有一些病人,症状随体位改变或用力而加重。只有少数病人表现出脊髓侧弯或后突畸形。文献报道,脊髓造影检查,变换体位俯卧位或仰卧位,可以直接观察囊肿,或间接显示硬膜内部分或完全梗阻。X 线平片对硬膜内囊肿无诊断价值。核磁共振检查和造影剂强化后 CT 脊髓影像是目前主要的诊断选择手段。

肉眼下,硬膜下蛛网膜囊肿似乎是透明的,呈圆形或卵圆形,大小可随呼呼运动而变化。在脊髓背侧通常合并存在异常的血管。因为囊肿与脊髓或神经根粘连,通常很难完整切除囊壁,在这种情况下,可以放置分流管作囊肿腹腔分流术,特别是存在明显的液体聚积时,更应该考虑。绝大多数病人术后立即有症状改善。

2.硬膜外蛛网膜囊肿　绝大多数病人,硬膜外背侧蛛网膜囊肿表现为膜状憩室,通过窄的孔道连接至神经根轴鞘,通常在神经根出蛛网膜下腔处。更为少见的是,部分硬膜外蛛网膜囊肿位于后正中背侧,或邻近终丝的固定点的近端。本病特征性表现似乎支持硬膜外囊肿均易好发于硬膜阻力较低区域。事实上,蛛网膜的过多增生或囊肿形成多见于硬膜神经根连接处。硬膜外囊肿较少合并硬膜内囊肿。囊内液体与脑脊液相同,有的含蛋白量较高。

绝大多数硬膜外囊肿与蛛网膜下腔相连通,且较多见于胸腰椎水平椎间孔。虽然本病可见于儿童,但以青壮年多见。男女比例无明显差别。进行性肢体无力伴随下胸部或腹部疼痛,通常为腰椎背侧硬膜外囊肿的临床表现之一。值得注意的是,疼痛和感觉系统障碍往往显得比运动障碍不够重视,甚至有些病例无特殊症状。某些病人,根性疼痛是由于伴有后突及侧弯畸形,而不是囊肿本身所引起。和硬膜内囊肿相比较,椎管内囊肿则很少产生括的肌功能障碍。硬膜外囊肿在诊断之前,往往可以存在很长时间无任何征兆,直到伴发脊柱畸形被发现时,才得到诊断。事实上,椎管内硬膜外囊肿位于脊髓背侧,合并后突侧弯畸形达一半之多。脊柱 X 线平片通常可以显示各种畸形,如椎弓受侵蚀、椎管扩大、椎体塌陷等。在罕见情况下,由于蛛网膜憩室样囊肿的侵蚀,骶神经孔常扩大,甚至引起骶骨背侧缺损,少部分病人可伴有根性症状。

常规的脊髓造影,增强的 CT 扫描及核磁共振检查是硬膜外蛛网膜囊肿最主要的诊断工具。囊肿完全切除是治疗的最佳选择。有时由于囊肿壁与硬膜脊膜后表面粘连或硬膜扩张进入椎间孔内,难以全切除囊壁,由于系良性病变,为了保留脊椎的稳定性,只作部分椎板切开,而不作过大的椎板切除是可行的手术操作。手术时需切除囊肿蒂部,以免囊肿复发,有少数病例囊肿为多发,则需逐个全部切除,可有明显效果。

3.椎管内脂肪瘤　椎管内脂肪瘤是一种较少见的先天性肿瘤,常合并有其他先天性畸形,如脊柱裂和脊膜膨出等。可位于硬脊膜内外或髓内。约占椎管内肿瘤的 1%。关于硬脊膜内脂肪瘤的来源尚不确定。硬膜内各种组织中除在软脊膜上发现少量成熟的脂肪组织外,别无其他脂肪组织存在。硬脊膜内脂肪瘤与软脊膜粘连紧密,并有纤维隔穿入髓内,要完全切除,几乎不可能。

肿瘤可位于颈胸腰椎各个水平,可以单发,也可多发。多位于脊髓背侧硬脊膜内或髓内(一般指软膜下)。如位于硬膜外,如特发性硬膜外脂肪异常增生症,多数认为不是脂肪瘤,而认为是正常的脂肪增生。

椎管内脂肪瘤生长较缓慢,由于较多位于脊髓背侧,故以肢体麻木及感觉性共济失调为常见症状。当肿瘤较大严重压迫脊髓时,可以出现脊髓横贯症状。

X线平片检查,可见椎体及其附属结构受侵蚀或伴有脊柱裂、脊膜膨出等畸形。CT检查,肿瘤呈均匀的低密度改变,CT值为$-70\sim-120\,Hu$,边缘清楚,增强后无强化。核磁共振呈典型的脂肪信号,即短T_1短T_2信号,通过脂肪抑制成像,可以证实脂肪瘤与否。核磁共振检查是椎管内脂肪瘤诊断最佳手段之一。

对硬膜外脂肪瘤可以进行完全切除。当肿瘤位于硬脊膜下髓外,如与脊髓软膜或脊神经粘连紧密,则不宜勉强行全切除,以免损伤神经组织。所谓髓内脂肪瘤,实际上是生长在脊髓软膜下,在显微镜下仔细分离,可见黄色的神经组织,肿瘤可分块切除,以电磁刀或接触式激光更有利于肿瘤切除。为了避免伤及脊髓及神经根,虽然只作部分或大部分切除,加之椎板减压后,往往临床症状均能得到一定程度的改善。

六、椎管内脊索瘤

脊索瘤起源于胚胎残余,是累及斜坡与骶尾部常见的硬膜外肿瘤。脊索瘤总的发病约为$0.2\sim0.5/10$万/年。约占颅内肿瘤0.15%。这些肿瘤可以发生于沿脊柱中轴的任何部位,但以斜坡嘴侧和骶尾部最常见。发生在骶管的脊索瘤约占40%,将骶骨侵犯后,向前可侵入盆腔,向后可侵入椎管内,压迫马尾神经根,引起相应部位神经根受损症状。脊柱其他部位亦可以发生,但较少见。

脊索瘤可分为二个类型,即经典型和软骨型。一般认为软骨型脊索瘤预后较好。Heffelfinger及其同行报道软骨型脊索瘤平均生存期为经典型脊索瘤病人的4倍。在他们的资料中,只有1例经典型脊索瘤患者生存期超过10年,而大约50%的软骨型脊索瘤患者生存期超过10年以上。

大体观,脊索瘤形态呈分叶状、凝胶样肿块,通常周边有假性囊包绕。显微镜下,可见肿瘤细胞由三种类型组成,空泡细胞、星状细胞和过渡型细胞。其中星状细胞有分裂象,提示其为主要的肿瘤细胞,一般认为星状细胞经过过渡阶段变化,最终演变为空泡细胞(成熟期)。组织学上发现染色过度和多核聚合和核分裂象,但并不影响预后。在较少情况下,脊索瘤可以分化为恶性肿瘤如软骨肉瘤、纤维肉瘤或骨肉瘤。所有脊索瘤的转移发生率约为$9\%\sim60\%$。骶管内脊索瘤似乎比颅内脊索瘤转移发生率要高。最常见的转移部位为皮肤、骨、肺和淋巴结。

虽然脊索瘤组织学上相当良性,生长很缓慢,但临床上应以恶性肿瘤对待,这些恶性倾向以肿瘤局部侵犯、高复发率及其偶发远处转移等为特征表现。

绝大多数椎管内脊索瘤在诊断之前往往经历了相关症状数月至数年。发生在骶尾部者,常以骶尾部疼痛为主要症状,肿瘤较大时,可出现便秘、小便障碍及其下肢与臀部麻木或疼痛;发生在椎管其他部位者,以相应部位局部疼痛为常见症状。发生在斜坡下端及颅颈交界处者,常以头痛、枕部或枕颈交界区域疼痛为常见症状,头部体位改变时可以诱发症状加重;发生在胸椎者,肿瘤可侵犯相应部位椎体结构,经过椎间孔突入胸腔,破坏肋间神经可引起节段性灼性神经痛。甚至可引发肺部胸膜刺激症状。

骶管脊索瘤临床上查体时,可见骶部饱满,肛诊可触及肿瘤呈圆形、光滑,有一定弹性。X线平片可见骶骨局部破坏及其钙化斑块。CT和MRI扫描对确定肿瘤具有定位和定性价值,并可指导手术。CT发现肿瘤有钙化或斑块形成,具有重要价值。静脉注药后能够明显强化,有助于阐明肿瘤的内容物及其周边包膜特征。核磁共振检查,是评价脊索瘤非常有益的手段。当CT扫描发现骨性破坏后,应常规进行核磁共振检查。脊索瘤T_1像上呈低信号或等信号,T_2像上呈高信号。分叶状的高信号病变与低信号分隔明显。

值得提示的是核磁共振可以区别肿瘤类型,一般经典脊索瘤比软骨型脊索瘤呈更长的 T_1 和 T_2 信号。

单纯以手术治疗很难治愈脊索瘤。因为起源于骨的肿瘤,通常就排除了全切除的可能性,即使在肿瘤根治性切除后,肿瘤复发率仍很高。术前对脊索瘤的上述特征应该充分考虑,以便拟定适宜的手术方案。平均来看,在第一次手术治疗及放疗后,2～3 年便产生第一次复发。虽然,有极少数作者报告脊索瘤术后最短者 1 个月内即可以复发,究其主要原因,可能与残余的微小肿瘤进行性生长有关。

根治性手术切除在治疗脊索瘤过程中起主要作用。肿瘤部位决定手术入路。没有一种手术入路适用于所有脊索瘤患者。颅颈交界区脊索瘤可通过侧方、前方或后方入路获得适当的切除。骶管脊索瘤,主要通过后方入路,由于盆腔结构复杂,血供丰富,肿瘤呈浸润性,难以全切除。S_3 以下肿瘤切除时,可保留 S_1 神经,术后可保留排尿及射精功能。侵及 S_1 者,可行全骶骨切除,人工骨盆置换。术中对盆腔大血管一定要仔细保护,并防止术中大出血,引起失血性休克。

术后放疗常有不同的结果。对于分块切除肿瘤或非根治性切除者,绝大多数术后需辅以放疗,然而脊索瘤对放疗不敏感,因此,术后放疗的理想剂量一直是临床敏感的话题。Phillip 和 Newman 认为放射剂量大于 6000 rad,效果较好。Higginbotham 推崇剂量为 6500～7000 rad。然而,某些研究者认为,高剂量放疗和生存期长短之间无相关性。尽管文献报告不同,但如使用常规外照射放疗时,剂量一般选择至少5000 rad。

在脊索瘤切除后,尽早进行 CT 或 MRI 检查,以证实肿瘤切除程度与是否有肿瘤残余,对于拟定术后辅以放疗与否或定期随访有重要指导价值,总的预后不佳。

(赵永辉)

第四节　脊柱脊髓血管疾病

脊柱脊髓血管与脑血管类似,也可发生血栓形成、栓塞、出血和畸形等病变。但是,人们对脊髓血管病的认识远不如对脑血管病的认识那样详尽。近年来,随着选择性数字减影脊髓血管造影技术和神经介入放射学的飞速发展,人们对脊柱脊髓的血管解剖和血液循环的认识有了很大的提高,对其血管性疾病的病因、病理和病理生理、影像表现、临床诊断和治疗等方面均积累了丰富经验。

脊柱脊髓血管病包括多种疾病,主要有肿瘤性血管病变(包括血管网状细胞瘤和海绵状血管瘤等)、血管畸形及动脉瘤。

下面重点讲述脊髓血管畸形,包括硬脊膜动静脉瘘、脊髓动静脉畸形、髓周动静脉瘘和 Cobb 综合征,对海绵状血管瘤、血管网状细胞瘤及动脉瘤等仅做简要介绍。

一、脊髓血管畸形概述

脊髓血管畸形(VMSC)是一类少见病,约占所有脊髓疾病的 10%,常规诊断多有困难,需要与脊髓肿瘤、急慢性脊髓炎、椎间盘突出、椎管狭窄、脊髓蛛网膜炎、椎体退行性病变等疾病相鉴别。

(一)分型

脊髓血管畸形目前仍缺乏统一的分型。Spet-zler 等将脊柱脊髓血管病变分为三类:①肿瘤性血管病变,包括血管网状细胞瘤和海绵状血管瘤等;②动脉瘤;③动静脉病变。后者又被称为血管畸形,并被细分为动静脉瘘(AVF)和动静脉畸形(AVM)。Byrne 将脊柱脊髓血管畸形简单分型如下:①硬脊膜动静脉瘘

（硬脊膜外 AVF 或 I 型病变）；②脊髓内动静脉畸形（脊髓 AVM 或 II 型病变）；③硬脊膜内髓周动静脉瘘（IV 型病变）；④硬脊膜内和硬脊膜外动静脉畸形（复杂、体节性、幼稚型 AVM，III 型病变，如 Cobb 综合征）；⑤海绵状血管畸形；⑥脊柱脊髓血管性肿瘤。Lasjaunias 等则将脊椎血管病变和脊髓血管病变单独进行划分，后者可细分为：①脊髓血管畸形，包括单独的 AVM 或 AVF、多发体节性病变（Cobb 综合征等）及多发非体节性病变（Rendu-Osler-Weber 和 Klippel-Trenaunay 综合征等）；②脊髓毛细血管扩张症；③脊髓海绵状血管畸形（海绵状血管瘤）。目前国内比较常用的分型方法如下：①脊髓动静脉畸形，病变结构有明确的供血动脉、引流静脉、特别是畸形团；②髓周动静脉瘘，病变结构为较清晰粗大的动静脉直接交通，根据供血动脉的单一和多支、血流量的大小和引流静脉的明显扩张与否又分为 I 型（单一动脉供血，血流量较低）、II 型（多支动脉供血，血流量较大）和 III 型（高血流量，引流静脉明显纤曲扩张）；③硬脊膜动静脉瘘，由根硬膜动脉供血，瘘口位于硬脊膜上，引流静脉位于脊髓表面；④椎旁血管畸形；⑤节段性脊髓脊柱血管瘤病，如 Cobb 综合征等，病变可累及某一或某几个体节节段的脊髓、硬脑膜、椎体、椎旁组织和皮肤等；⑥脊髓海绵状血管瘤。

（二）病因与病理

脊髓血管畸形的发病原因尚不十分明确，一般认为是先天因素与后天因素共同作用的结果。病变可累及硬脊膜外、硬脊膜下和脊髓内。脊髓本身常常水肿或萎缩，在血管密集处这种改变较为明显。显微镜下，可见畸形血管管腔扩大，管壁改变，主要表现为胶原纤维增生，管壁中弹性纤维减少。在这区域常有广泛的脱髓鞘。脱髓鞘的部位常取决于异常血管的部位。如有缺血性坏死，可导致弥漫性细胞脱失，神经元丧失，可见到囊性梗死灶。如有出血则可见到组织黄染及出血后的囊腔和（或）血肿。

（三）临床表现与发病机制

发病年龄常在 20～60 岁，多半数患者发生在 40 岁左右，以男性较多见，男：女比例约为 2:1。该病可发生在脊髓的任何节段，但以下胸髓和腰髓占大多数，为 70%～80%；有学者认为脊髓背侧更好发。多为缓慢起病，进行性加重。临床主要表现为腰痛、根性痛等感觉障碍，截瘫、四肢瘫等运动功能障碍，以及大、小便及其括约肌功能障碍等神经系统症状和体征，畸形血管破裂可导致脊髓蛛网膜下腔出血或脊髓出血，因此脊髓血管畸形也可急性起病。

（四）影像学检查

磁共振（MRI）是很好的无创检查手段，脊髓血管畸形在 MRI 上的特征表现是扩张的血管流空信号，可位于脊髓内或脊髓表面；MRI 能够发现其他伴随病变如脊髓水肿，出血、血栓形成、空洞等对诊断亦有很大帮助。增强的 MRI 血管成像更可显示清楚正常或异常的硬膜内血管（尤其是静脉）。CT 和脊髓造影已很少使用，且诊断价值有限。

脊髓血管造影仍是诊断和评价脊髓血管畸形的金标准，具有以下作用和表现。

1. 可明确显示脊髓动静脉畸形的情况，确定供血动脉和引流静脉　根据畸形血管团的大小和形态不同，可分为团块型和弥散型。前者表现为畸形血管团较集中，一般不超过 2 个椎体节段，畸形团血管排列紧密；后者畸形血管团较分散，畸形团血管排列松散。

2. 区分脊髓动静脉畸形和动静脉瘘　前者的特征性表现是动静脉间有异常的畸形团结构，位于脊髓内或表面；后者又分为髓周动静脉瘘和硬脊膜动静脉瘘。髓周动静脉瘘的病变在脊髓表面，是较粗大的动静脉之间的异常分流；硬脊膜动静脉瘘病变在硬脊膜上，与髓周动静脉瘘的供血动脉（脊髓动脉）不同，为硬脊膜动脉供血。

3. 为治疗方法的选择提供最重要的依据　尽管绝大多数的脊髓血管畸形既可以采用血管内栓塞治疗，又可以采用外科手术治疗，但是单纯栓塞治疗往往较难治愈，而位于脊髓前方的血管畸形一般也较难或不宜外科手术。因此,行脊髓血管造影,结合磁共振检查和临床情况等,是正确选择栓塞或手术,或栓塞加手术等治疗方案的主要依据。

二、脊膜动静脉瘘

硬脊膜动静脉瘘(SDAVF)是脊髓血管畸形中最常见的一种,占所有脊髓血管畸形的 60%～80%。SDAVF 的瘘口位于硬脊膜上,常常在椎间孔内,是供应硬脊膜和神经根(根硬膜动脉)的多个细小分支在椎间孔处与脊髓表面的单支引流静脉(根髓静脉)交通,又称硬脊膜动静脉瘘向脊髓表面引流。20 世纪 60 年代初,随着选择性脊髓血管造影技术的应用,对该病的认识逐渐深入。目前认为该病是一种后天获得性疾病,多发生在下胸段和腰段,以中老年男性多见,男女之比约 9:1。

(一)病因与病理

硬脊膜动静脉瘘的产生的机制还不清楚,可能为获得性疾病,并可能与损伤(如手术、外伤等)相关。硬脊膜动静脉瘘为动静脉之间的直接交通,动脉血经脊髓表面静脉引流,脊髓静脉血管动脉化,在脊髓表面形成纡曲、扩张和延长的薄壁血管(冠状静脉丛)。由于根髓静脉与脊髓冠状静脉丛的交通,压力可传递到冠状静脉丛,使动静脉压力梯度下降,导致髓内血管扩张和组织压升高,使静脉淤血、脊髓缺血和进行性脊髓损伤。脊髓实质水肿在缺血和不受抑制的波动中加重,甚至造成脊髓脱髓鞘或坏死,表现为急性或亚急性神经功能恶化,可致静脉血栓、梗死和不可逆神经功能缺失。目前多数学者认为,椎管内静脉高压是硬脊膜动静脉瘘最主要的病理生理改变。

(二)临床表现与自然史

表现为进行性脊髓功能障碍,包括下肢运动、感觉、大小便和性功能障碍等,亦有患者以后背和根性痛为主诉。常起病隐匿,进展缓慢,确诊多较晚。偶尔有患者因静脉血栓形成急性起病。脊髓病变可进展至完全截瘫。出血并不是该种疾病的特点。有研究表明,患者就诊时超过 90% 有肌力减退,有 80%～90% 有感觉缺失,有 60%～80% 有括约肌功能障碍,5%～40% 可有阳萎,30%～50% 可表现为后背和根性疼痛。因大多数患者在 2～3 年运动和感觉功能缓慢进行性下降,约 15% 的患者可表现为 Foix-Alajouanine 综合征,故硬脊膜动静脉瘘如不治疗预后很差。

(三)影像学检查

MRI 上,脊髓常由于水肿而轻度膨胀,T_2 加权像呈高信号。硬脊膜动静脉瘘在 T_1、T_2 加权像上的特征性表现为脊髓表面串珠状或管状无信号流空影(蛛网膜下隙明显扩张的静脉)。对比增强的 MRA 可显示扩张的髓周静脉,并可能显示扩张的根动脉并初步预测瘘口的位置;病变严重的脊髓节段也可强化。近来,高时间分辨率动态增强 MRA 成像(TRICKS)的应用,使得 MRA 诊断 SDAVF 的敏感性和准确性进一步得到提高。

脊髓血管造影仍是诊断 SDAVF 的金标准。动脉期可见到沿脊髓表面走行的蜿蜒纡曲的引流静脉,其供血动脉为根脊膜动脉(此点十分重要),瘘口位于硬脊膜上。造影上显示为瘘口处血流缓慢、髓周静脉延迟廓清、脊髓前动脉循环时间延长等。分流通常位于椎间孔平面,由单根动脉供血,但附近节段的肋间或腰动脉有无参与供血亦应检查清楚。

(四)治疗

治疗原则在于阻断动静脉交通,解除椎管内静脉高压,同时保护正常的脊髓供血和引流。目前,治疗方法主要有外科手术和血管内栓塞两种。

1.手术治疗　硬脊膜动静脉瘘的外科治疗曾被采用的手术方式有:①广泛切除椎板减压;②切除脊髓

背侧的引流静脉;③切除瘘口,切断或结扎硬脊膜下引流静脉;④单纯切断引流静脉。前两种手术方式已经被证明是无效甚至是有害的。目前神经外科医师多认为单纯切断、结扎引流静脉,中断瘘口与髓周血管的连通是有效且安全的治疗方法。术中用双极电凝将硬膜与扩张的冠状静脉间有 4~6mm 的动脉化的根髓静脉烧闭阻断,可见到怒张的冠状静脉发生变化。Tacconi 和 Symon 等对 25 例硬脊膜动静脉瘘手术患者长期随访,发现切除瘘口同时阻断引流静脉比单纯结扎或切断引流静脉远期效果更好。他们认为,这可能与病灶周围存在的一些微小通道再通或者侧支循环建立有关,同时指出应根据实际情况选择术式。如病灶位于枕骨大孔或骶区而与引流静脉距离较大时,就只能做单纯的引流静脉切断。Afsha 认为,以下情况不宜做瘘口切除:①供血动脉有分支同时参与脊髓供血;②瘘口处有重要功能的神经根穿过,若切除瘘口必须切断神经根;③若在邻近神经根处切除瘘口,为防止术后脑脊液漏的发生,需做硬膜修补。

因此,结扎或切断硬脊膜下引流静脉,保留脊髓表面引流静脉以防止破坏脊髓正常引流,在不引起神经根损伤或脑脊液漏的情况下,电凝或切除瘘口是目前硬脊膜动静脉瘘比较公认的手术原则。

2.血管内栓塞治疗　　随着神经介入技术和栓塞药的不断改进,血管内栓塞治疗已成为硬脊膜动静脉瘘治疗的另一重要途径。

(1)栓塞材料:曾采用过的栓塞药有干燥硬脑膜、肌肉段、自体血凝块、明胶海绵粉末、硅酮颗粒、微弹簧圈、聚乙烯醇(PVA)、α-氰基丙烯酸正丁醇(NBCA)和 Onyx 等。自体血凝块、明胶海绵、肌肉段、硬脑膜等都不能取得永久性栓塞的目的,PVA 虽能附着于血管内皮通过引发炎性反应而达到闭塞瘘口的目的,并在动物实验中取得良好的效果,但临床应用的再通率较高。丙烯酸胶 NBCA 和 Onyx 的应用使栓塞的成功率得到提高,因其不能被吸收且具有一定的弥散功能可向病灶深部甚至引流静脉扩散而效果较好,但这同时带来一种潜在的危险,即栓子弥散到引流静脉远端造成栓塞而破坏脊髓正常引流。目前主要用 NBCA(按 1∶4 或 1∶5 比例与碘油混合)和 Onyx 进行 DAVF 的血管内栓塞治疗。

(2)栓塞治疗的技术要点:栓塞操作的最关键一点就是将导管准确到达邻近瘘口的供血动脉内。由于瘘口供血支较细或纤曲,准确到位常很困难。一般是在肋间动脉置 4F 或 5F 导管,然后将微导管选择置入供应 AVF 的根硬膜动脉分支。为获得永久的治愈,栓塞药弥散到引流静脉的近端是非常关键的。

3.治疗方法的选择比较　　栓塞治疗优点是避免全麻和手术带来的组织创伤,但存在治愈率较低、复发率高的缺点,主要与以下几个因素相关:瘘口栓塞不完全、栓塞药不能到达近端引流静脉使永久栓塞和病灶区侧支循环的建立。有些患者由于病灶区供血动脉解剖结构上的特点而不能采用栓塞治疗,如供血动脉在供应瘘口的同时,发出根髓动脉参与正常脊髓供血(尤其是对于发出 Adamk-iewlcz 动脉的肋间动脉),为避免栓子进入正常脊髓供血动脉,不宜采取栓塞治疗。相比之下,手术治疗更安全,适应证更广,长期治愈率更高(研究报道可高达 98%),故多数学者倾向于手术治疗。

栓塞治疗与外科手术相结合可以取得更理想的效果。通常是先实施栓塞手术,若失败或治疗不完全时再采用外科手术治疗。有学者主张在诊断性脊髓血管造影时部分栓塞瘘口:①手术前部分栓塞瘘口可使脊髓静脉系统产生适应能力,从而减少瘘口突然闭塞后静脉血栓的形成;②术前应用阻光的栓塞材料栓塞瘘口有利于术中在透视下判断瘘口位置,从而减少了手术创伤,缩短手术进程。

无论采取手术或血管内栓塞治疗,尽早正确诊断和治疗是取得良好疗效的根本前提。及早治疗可避免 Foix-Alajouanine 综合征的发生,或者更多地保留脊髓功能。

4.术后的抗凝治疗　　硬脊膜动静脉瘘无论血管内栓塞治疗或是外科手术治疗,术后抗凝治疗意义重大,原因是:①硬脊膜动静脉瘘患者胸段缺乏正常的脊膜周围引流,瘘口引流静脉有正常的脊髓引流功能;②既已存在的静脉高压使得脊髓静脉血流缓慢,甚至出现"淤滞静脉"和血栓形成,瘘口阻断后静脉内的血流更加缓慢,加之术后的应激反应、促凝血因素增加,使脊髓静脉床内更易形成血栓,从而破坏了正常脊髓引流。栓塞或手术后24～48h即进行抗凝处理，早期可用低分子肝素抗凝，然后改服华法林，维持凝血酶原时间为正常的2～3倍，活动度为正常的30％，抗凝时间一般为1～3个月。

（五）治疗结果与预后

治疗效果依赖于病史时间长短和患者诊断时的残疾程度。通过外科手术或介入治疗可达到解剖学治愈，但是残障恢复情况仍不确定。研究结果表明，经过治疗，患者运动障碍或肌力减退的症状改善率最高（约2/3），感觉障碍其次（12％～43％），括约肌功能障碍改善率最低（约15％）。起病时神经功能障碍严重的患者经治疗预后较轻度或重度残障的患者差。然而，绝大多数经过治疗的患者都有症状的改善或稳定（近90％），因此，即使是对严重神经功能缺损的硬脊膜动静脉瘘患者进行治疗也是合理的。

三、脊髓动静脉畸形

脊髓动静脉畸形，又称髓内动静脉畸形，在血管构筑学特征上类似于脑动静脉畸形，是第二位常见的脊髓血管畸形，占脊髓血管病变的35％～50％。脊髓动静脉畸形由脊髓内动静脉的异常短路组成，基本结构包括供血动脉、畸形血管团和引流静脉三部分，其中畸形血管团内可有直接的动静脉瘘沟通和动脉瘤。畸形血管团可以是团块状的，称为成熟型（致密型）动静脉畸形；也可以是弥散状的，称为幼稚型动静脉畸形。髓内动静脉畸形以青年人发病居多，无明显性别差异。

（一）病因与病理

一般认为没有明显的家族发病倾向，多数认为病因为先天性的，可与其他疾病如 Klippel-Trenau-nay-Weber 综合征相关。有20％～40％可合并动脉瘤性病变。脊髓动静脉畸形可以发生在脊髓的任何节段，但以颈膨大和腰膨大最多。供血动脉为一条或多条增粗的脊髓动脉（脊髓前动脉、脊髓后动脉和根软膜动脉），这些动脉同时也向脊髓供血；引流静脉常为髓内静脉的升支和降支，然后再汇合成根髓静脉，在椎间孔处穿过硬脊膜鞘引流入硬脊膜外静脉。多数脊髓动静脉畸形的引流静脉在病灶附近的椎间孔处出椎管，也有少数引流静脉在脊髓表面一直向上引流入颅内或向下引流入骶管。

两种类型的脊髓动静脉畸形有其各自不同的特点：①成熟型（致密型，团块型），畸形团致密，为高压、高流量性病变，通常位于脊髓的前半部，病变较为局限，多由脊髓前动脉供血，约40％合并动脉瘤；典型的发病年龄为30～40岁，约1/3在发生在颈段，2/3发生在背侧腰段；多数（约60％）急性起病，表现为脊髓蛛网膜下腔出血等，其他临床主要表现为慢性脊髓病的症状。②幼稚型（弥散型），由疏松冗长的血管团组成，伴髓外或脊髓旁扩张纡曲的血管，几乎占据整个椎管，内含较多脊髓实质，为高流量性病变，有多支供血动脉；多见于青少年或年轻成人，常发生在颈段脊柱，较成熟型动静脉畸形少见。

（二）临床表现与自然史

脊髓动静脉畸形常见的临床症状有：①出血导致的剧烈疼痛、急性脊髓损伤症状如截瘫。患者可能以突然背痛、枕下区痛、假性脑膜炎和意识丧失为首发症状。出血多见于高血流病变，或畸形团内并发动脉瘤的病例。约35％的患者以蛛网膜下腔出血或髓内血肿起病，其中约50％的患者出血时可做出诊断。文献报道儿童的出血率会更高。这些患者若不予治疗，多数患者可由于反复发生少量出血而表现为逐渐进展的脊髓功能恶化。②脊髓缺血或占位造成的进行性运动、感觉或括约肌功能障碍，可以表现为缓慢进展的肢体无力、肌肉萎缩、肢体麻木、皮肤改变等，也可以是进行性加重的大小便障碍，如便秘、尿失禁、排尿困难等，或者出现阳痿。③压迫、刺激造成的神经根刺激症状，如肢体抽动、放射性疼痛等。④颈段脊髓动静脉畸形造成蛛网膜下腔出血，有时仅表现为头痛、颈项僵硬感，常被漏诊。

（三）影像学检查

MRI可显示髓内的血管流空影，增强MRA可清晰显示畸形团的明确部位、与脊髓的关系及相邻脊髓的改变,是不可缺少的检查手段。MRI 检查已经替代传统的脊髓造影,而禁忌行磁共振检查的患者可行 CTA 或 CT 脊髓造影检查替代。MRI 扫描上,周围脊髓的含铁血黄素染色提示既往出血,T₂ 加权像的高信号提示脊髓水肿。MRA、CTA 和 DSA 三者均能显示畸形团的结构,但以 DSA 最有价值,它不仅可以显示畸形团的构筑、供血动脉和引流静脉,还可以动态显示畸形团的血流动力学特点,从而对畸形团有一个综合的评价,为治疗特别是血管内治疗提供必需的资料。

（四）治疗

脊髓动静脉畸形治疗的目的是降低出血的风险性和阻止神经功能继续恶化,所以治疗的关键在于有效地、最大可能地降低畸形团流量,去除畸形团内易出血的危险结构,并保留脊髓的正常血供和防止复发。治疗方法主要有血管内治疗和手术治疗两种,目前多数学者不主张对脊髓动静脉畸形采取放射治疗。

1.血管内治疗

（1）适应证:随着栓塞材料和介入技术的进步,血管内治疗已成为脊髓动静脉畸形首选治疗方法。只要畸形团的供血动脉能允许微导管进入,就可以采用。血管内治疗比较肯定的适应证有:①脊髓前、后动脉明显扩张;②供血动脉和病灶间距较短;③脊髓动静脉畸形上下的脊髓前动脉正常;④多支沟联合动脉参与脊髓动静脉畸形。

（2）栓塞材料:包括固体颗粒（PVA）、NBCA、Onyx 胶、线段、弹簧圈、球囊等,输送系统包括导引导管、血流或导丝导向微导管。一些学者提倡选用颗粒栓塞,认为比液态栓塞药更安全;另有一些学者则倾向于选用 NBCA,认为血管闭塞可能更永久;弹簧圈和球囊被用于闭塞较大的动静脉瘘;亦有术者喜欢选用 Onyx。

（3）栓塞治疗技术:由于脊髓功能集中,代偿能力差,其栓塞的技术要求比脑 AVMs 更高,风险性更高。脊髓动静脉畸形栓塞的关键是微导管尽量进入畸形团,如果是经脊髓前动脉栓塞,微导管必须跨过动脉反折部并尽可能进入畸形团;首先去除动静脉瘘、动脉瘤等危险结构;可用弥散性栓塞材料（胶、颗粒等）准确地弥散在畸形团内。因为脊髓供血动脉常有角度较小的转折（如脊髓前动脉转折呈"发夹样"改变）,所以栓塞的最大难点是微导管到位。

（4）常见并发症:①脊髓缺血,由于栓塞材料误入脊髓正常供血动脉造成。最好的避免方法是导管充分到位而且稳定,胶的浓度适宜,颗粒直径合适。有时还会因导管超选困难,操作时间长,造成脊髓前后动脉内膜损伤或痉挛。②脊髓出血,可见于导管、导丝穿破供血动脉,也可见于胶在畸形团瘤样扩张结构内铸型过度造成破裂。

（5）疗效与预后:Berenstein 和 Lasjaunias 治疗的 47 例病例中,38 例选用 NBCA 行血管内栓塞,其中 53% 的动静脉畸形达到完全闭塞,永久性并发症发生率 11%,短暂性临床症状恶化的发生率为 11%;随访 1~14 年,影像学完全治愈的患者无再出血发生,而 2 例部分闭塞的患者则发生了再出血。

2.手术治疗　若血管内栓塞治疗不易实施,应考虑外科手术治疗。由于动静脉畸形团位于髓内,其显微外科治疗较为困难。一般说来,团块性动静脉畸形血管团致密,中间不含脊髓组织,易于切除;而幼稚型的髓内 AVM 体积大、流量高,血管成分间含脊髓实质,供血动脉为多条且同时供应正常脊髓,其外科手术并发症发生率高,多不能行手术治疗,对有进展性脊髓病损和有出血的患者建议栓塞治疗。术中区分髓内 AVMs 正常和病理的供血动脉和引流静脉较为困难而又至关重要。在过去的 30 年里,脊髓 AVM 的显微外科手术治疗有了较大发展。传统的术式为脊髓切开动静脉畸形切除术,术中沿着脊髓表面扩张的引流静脉或动静脉畸形本身进入脊髓内,逐步显露、分离、电凝出入畸形团的供血动脉和引流静脉,切除畸形血管团。Connolly 等采用脊柱后路椎板切开髓内 AVM 切除术治疗 15 例成熟型髓内 AVM 的结果显示,术后即刻影像学治愈率达 94%;长期随访（1~17 年,平均 8.5 年）有 3 例复发,但无临床症状;术后 40% 的患者临床症状得到缓解,53%稳定,7%恶化;无死亡病例发生。Gregory 等报道的 20 例病例中,12 例患者联合应用血管内治疗,17 例患者应用软脊膜 AVMs 切除术,术后脊髓血管造影结果证实 15 例患者髓内 AVMs 得到完全去除;随访结果表明持久的 AVMs 闭塞率达 83%。

3.联合治疗和放射治疗　血管内治疗与手术相结合有利于一些髓内动静脉畸形的治愈。对于病灶较大、流量较大的畸形团,直接手术风险往往很高,甚至不太可能。这时应首先通过血管内治疗来减少流量,降低出血危险,缩小病灶体积,为手术全切畸形团创造条件。Sinclair 等报道的一组经放射治疗的脊髓动静脉畸形病例结果显示,15 例病例治疗后无再出血发生,3 年后影像学随访显示畸形团体积减小,但只有 1 例达到解剖学治愈。目前强调的多学科治疗对于这样的患者群体来说显得尤为重要。

四、髓周动脉瘘

(一)病因与病理

髓周动静脉瘘病因不明,部分研究表明可能与脊柱手术创伤和先天闭合不全相关。多数髓周动静脉瘘位于软脊膜上的瘘口较单一,少数可有不止一个瘘口。髓周动静脉瘘对脊髓产生损害的可能机制为:①较粗大的脊髓动静脉直接交通导致脊髓的血流被分流,产生"偷流"现象,引起脊髓缺血,功能受损;②动静脉瘘引起静脉压增高,病灶附近的脊髓静脉回流受阻,可引起脊髓慢性缺血和水肿;③动静脉瘘破裂出血引起脊髓急性功能障碍;④纤曲扩张的供血动脉、引流静脉对脊髓产生机械性压迫损害。有学者对扩张的供血动脉和引流静脉对脊髓压迫作用有所保留,因为脊髓造影时发现蛛网膜下隙被阻塞的现象并不多见,而且椎板切除减压后症状改善并不明显。

(二)分型

Merland 根据瘘的大小、血流量和引流静脉的情况,将髓周动静脉瘘分为 Ⅰ~Ⅲ 型,Spetzler 等为避免与脊髓血管畸形分类相混淆,称为 A、B、C 三型。A 型,瘘口较小,由脊髓前动脉单一供血,血流量较低,引流静脉口径正常或略扩张;B 型,瘘口大小中等,由脊髓前动脉和 1~2 支脊髓后动脉供血,血流量中等,供血动脉和引流静脉扩张,瘘口处常伴有动脉化的静脉瘤;C 型,瘘巨大,多条供血动脉汇聚成一个单一瘘口,血流量高,供血动脉及引流静脉粗大,引流静脉明显纤曲扩张,常伴有巨大的动脉化的静脉瘤,甚至可占据整个椎管腔。B 型和 C 型同时由脊髓前动脉和脊髓后动脉供血,但脊髓前动脉为主要供血动脉。C 型最为常见,而好发于脊髓圆锥的 A 型最为少见。在所有类型中,引流静脉均为髓周静脉,可向头端扩张延伸很长距离。这种分型为不同亚型髓周动静脉瘘的合理治疗提供了帮助。

(三)临床表现与自然史

多数患者多表现为慢性进行性加重的神经功能缺损,表现为不对称的肢体感觉、运动和括约肌功能障碍及疼痛等。部分患者为急性起病,约 30% 的患者可突发脊髓蛛网膜下腔出血,若不治疗,可反复发生出血。约 60% 的患者早期表现为步态障碍;50% 的患者下肢同时有上、下神经元损害的表现,包括肌肉的萎缩、肌束阵颤和腱反射亢进;10% 的患者最初的症状为括约肌功能障碍,常表现为排尿不畅或尿潴留及性功能障碍。自然病史不详,但有研究报道经 5~10 年患者可发展至截瘫,并可因反复的出血而加快病程。

(四)影像学检查

脊髓 MRI、MRA 检查可协助诊断,但脊髓血管造影对明确髓周动静脉瘘的血管构筑非常必要。髓周动静脉瘘的血管造影特点是,动脉期可见动静脉瘘和引流静脉显影,供血动脉、瘘口(供血动脉突然增粗的地方)和引流静脉粗大清晰可辨。供血动脉一般为脊髓前、后动脉,血流量高、流速快,引流静脉常扩张明显,局部可伴球状扩张。

（五）治疗

一旦诊断明确，即应早期采取合理的治疗。治疗方式有外科手术和血管内栓塞，或联合血管内栓塞和外科手术治疗。具体手术方式的选择依赖于髓周动静脉瘘的分型和病变的部位。治疗原则是消灭瘘口，保留供血动脉和引流静脉，尤其是保持脊髓前动脉的通畅。确认瘘口的位置需行高质量的脊髓数字减影血管造影检查。手术方法比较简单，即切断结扎瘘口，亦可用动脉瘤夹夹闭瘘口以避免脊髓表面的电凝操作。手术主要面临手术入路问题，由于典型的瘘口是位于脊髓腹侧，常常需要前方入路，手术显露困难；此外，术中纡曲扩张的引流静脉可能挡住瘘口使确认困难。血管内治疗主要存在的挑战则是将微导管和栓塞药经又长又细的脊髓前动脉送至远端的瘘口处，一旦造成脊髓前动脉栓塞会出现严重并发症；血管内栓塞瘘口的材料可选用颗粒（PVA）、液态栓塞药（NBCA 等）、弹簧圈、可解脱球囊等。以下按髓周动静脉瘘的分型简述相应的治疗方式选择。

A 型：因供血动脉扩张不明显，通常很难将微导管经脊髓前动脉送至瘘口，而且较为危险。相比之下，手术治疗更安全有效，因此，只要病变位于手术容易显露的部位（如脊髓背侧、侧方或脊髓圆锥以下等），均应选择外科手术治疗。对位于脊髓腹侧的髓周动静脉畸形，可选择血管内栓塞治疗。

B 型：若瘘口位于脊髓背侧，手术结扎或是血管内栓塞瘘口是同样适合而有效的治疗方式。腹侧的病变手术常显露困难。因常伴供血动脉明显扩张，微导管比较容易经脊髓前、后动脉送至瘘口，除非脊髓前动脉走行太纡曲、行程太长，故血管内治疗方式更适合。治疗常选用 NBCA 胶，一次性注射闭塞瘘口及引流静脉近端 1cm 左右；也可应用弹簧圈堵塞瘘口。只要微导管到位理想，我们不建议用其他非永久性栓塞物进行栓塞。由于往往具有多支供血动脉，血管内栓塞治疗要达到病变的完全消除也较困难。

C 型：该型髓周动静脉瘘流量很大，伴血管扩张，手术治疗难度较大，血管内栓塞治疗是最安全和有效的治疗方式。应用弹簧圈或液态栓塞剂行血管内栓塞治疗可达到治愈或是外科手术前准备的目的。可先用弹簧圈将最大的瘘口封闭，降低血流，然后用胶或其他栓塞物将其他供血动脉栓塞；对于技术较高的医生，高流量瘘口也可以选择直接用高浓度胶进行栓塞。若剩余供血动脉难以进行栓塞，可以在高流量瘘闭塞后联合手术治疗或进行二期栓塞。

（六）治疗结果与预后

髓周动静脉瘘的治疗效果普遍较好，但是报道的病例数均较少，而且由于病变血管构筑的多样性，不同报道间的对比也较为困难。治疗方式的选择应是多学科评估决定的。最近 Antonietti 等一项回顾 25 年来在美国加州大学治疗的病例分析结果示，32 例患者经评估后 30 例患者进行了治疗（4 例血管内栓塞，11 例外科手术，15 例联合应用栓塞和手术治疗），62％的 C 型髓周动静脉瘘患者功能改善，而仅有 26％的 A 型和 27％的 B 型患者术后功能改善。Merland 等报道髓周动静脉瘘的栓塞失败率为 10％，70％的患者血管内栓塞后临床症状改善，10％的患者恶化，结果与其他的一些病例组报道相似。

五、节段性脊髓脊柱血管瘤病

节段性脊髓脊柱血管瘤病，又称 Cobb 综合征或体节性脊柱脊髓动静脉（畸形）综合征。一般认为属先天性疾病，病变累及相应节段的脊髓、椎体、椎旁组织、皮肤，甚至内脏。由于少见，其流行病学尚不清楚。该病引起脊髓损害的可能原因为动静脉"偷流"致脊髓缺血、具有一定张力的畸形压迫脊髓及椎管内静脉高压等。Cobb 综合征的血管造影特点是，畸形血管多涉及脊髓和椎体，呈节段性分布，在脊髓可见脊髓被畸形血管环状包绕，供血动脉和引流静脉复杂多支。该病的血管内治疗一般是姑息性治疗，进行分次栓塞改善或延缓病情的发展。

六、海绵状血管瘤

脊髓海绵状血管瘤占所有脊髓血管病变的 5%~12%,可发生于髓内的任何部位。女性患者多见,多年轻时起病。其中约 40% 的患者可合并脑的海绵状血管瘤。

脊髓海绵状血管瘤的病因可能为家族遗传性,在病理上与脑的海绵状血管瘤并无区别。它们由扩张的内皮细胞覆盖的窦状血管腔隙组成,外观如桑葚,脊髓血管造影常为阴性,故其脊髓血管构筑常是正常的。病灶一般较小(5~15mm),血流量低,通常由纤细薄壁的血管供血,病变周围常环绕一圈因以往少量出血产生的含铁血黄素沉积和胶质增生带,使病变界线较清。典型的 MRI 表现为 T_1 和 T_2 加权像上髓内境界清楚的类圆形异常混杂信号影,在 T_2 加权像上呈一圈低信号影包绕分散的高信号影的表现,MRI 上信号的不同与出血后的时间有关;CT 检查亦可发现出血。

脊髓海绵状血管瘤的自然病史尚不清楚,由于其血流量较低,通常是由于(反复)出血而发病,可以表现为逐渐的或是快速进展的脊髓病。Cohen-Gadol 等报道,脊髓海绵状血管畸形的症状性出血率约是每年 1.6%。治疗上与颅内海绵状血管瘤相似,不适合血管内治疗。外科手术切除是症状性病灶的治疗方式,术中用显微剪刀和双极电凝在病变和胶质增生带之间进行分离,在切除时应注意避免损伤周围正常组织的引流静脉。无症状性病灶通常是非手术治疗。

七、血管网状细胞瘤

血管网状细胞瘤,又称血管母细胞瘤,是中枢神经系统较常见的一种良性血管性肿瘤,大多位于小脑半球(占 80%),有时可见于脊髓髓内,占脊髓和马尾肿瘤的 4%~5%,占脊髓血管性肿瘤的 10%~12%。脊髓血管网状细胞瘤可以散在发病,病变单发或多发,也可以是 VonHippel-Lindau 病的一部分。

虽然脊髓血管网状细胞瘤为良性肿瘤(WHO I 级),但是却可以导致严重的神经功能症状,与肿瘤的大小、部位、瘤周水肿、囊变和空洞等相关。常见的症状包括运动和感觉的缺损,局部疼痛或根性痛,以及括约肌功能障碍等。

MRI 上,脊髓血管网状细胞瘤 T_1 加权像表现为低或等信号,T_2 加权像上为等或高信号;Gd-DTPA 增强可见肿瘤明显强化。血管网状细胞瘤在血管造影上可以显影,因此需要与脊髓血管畸形相鉴别。脊髓血管网状细胞瘤在血管造影上可以见到供血动脉和引流静脉,但在造影晚期可以见到肿瘤组织均匀持久的染色,特别是在静脉期后仍在显影,此为其主要特点。脊髓血管网状细胞瘤边界较清楚,无动静脉短路,一般为单支动脉供血,由一条粗大的引流静脉引流。

治疗一般是外科手术切除,由于肿瘤血供丰富,手术切除难度大,可以配合术前血管内栓塞治疗。目前较为一致的观点是,症状性的髓内血管网状细胞瘤需要手术切除。

(罗　刚)

第五节　颈椎退行性病变

在国内,颈椎病是约定俗成的一个术语,概念较模糊,包括范围广泛,例如:颈椎间盘脱出、颈椎管狭窄、后纵韧带骨化等。而颈椎间盘突出、椎管狭窄和后纵韧带骨化是不同的疾病,在国际上常常将此类疾病归为颈椎退行性疾病。因此,我们用"颈椎退行性疾病"的名称代替传统意义的"颈椎病"名称,对颈椎病、颈椎管狭窄、颈椎后纵韧带骨化作为并列的不同疾病进行描述。

一、颈椎病

颈椎病是一种常见退变性疾病,它严重地影响着病人的身体健康和生活质量。人类对颈椎病的认识经历了一个漫长的历史过程,对于本病的记载可追溯至100年前,但真正对颈椎病病变实质认识还是近几十年,随着病理解剖、病理生理研究、生物力学等科学的进展,对颈椎病的概念有较全面的了解。

颈椎病的定义为:因颈椎间盘退变本身及其继发性改变刺激或压迫邻近组织,并引起各种症状和体征。发病以颈椎椎间盘退变为主要病变基础,包括颈部周围肌肉、关节突关节继发性改变和相邻椎体退变增生直到压迫神经、血管等,并诱发与之相关临床症状和体征,其发生与颈椎的解剖特点和生理功能有直接关系。临床上有些患者颈椎骨性退变很严重,但并无症状或症状轻微,因此不能将颈椎退变和颈椎病简单地画等号,颈椎病的诊断除有病理基础外,还需要包括一系列由此而引起的临床表现,以有别于其他相似的疾病。

(一)自然病史

颈椎病是因颈椎退变所致,而退变又受制于年龄,其发生率及程度随年龄增长而日益增多,并严重化。但颈椎退变,并不等于颈椎病。同样,即使是伴有症状的颈椎病者,亦可能随着岁月的流逝而自愈。多数颈部和手臂的疼痛能自然缓解。事实上,多数颈痛病例与软组织扭伤和劳损有关,本质上不是颈椎病,但潜在的颈椎退变很可能延长颈部劳损愈合的时间。

(二)病因及发病机制

颈椎是脊柱中体积最小,但灵活性最大、活动频率最高的节段,自出生后,随着人体的发育、生长与成熟,不断经历各种负荷、劳损,甚至外伤而逐渐出现退行性病变。如果伴有发育性颈椎椎管狭窄,则更易发病。现就其致病因素分述如下。

1.机械压迫造成颈椎及椎间盘的退变　颈椎间盘由髓核、纤维环和上下软骨板构成一个完整的解剖单位,承受着头部的重力。颈椎间盘维持椎体间高度,吸收震荡,传导轴向压力,在颈椎的各方向活动中,维持应力平衡,这些功能完全由组成椎间盘的各个结构相互协调来完成。若其中之一出现变性,则可导致其形态和功能改变,最终影响或破坏颈椎骨性结构的内在平衡,并使其周围力学平衡发生改变。

颈椎受到的压迫还是动力性的。椎间盘对抗伸屈及旋转外力的能力很差,大的旋转力可引起纤维环外层破裂,随之可出现椎间盘突出。当屈曲或后伸时再加上旋转外力,可引起纤维环从内向外断裂,导致颈椎间盘突出。颈椎活动度大是出现临床症状或症状加重的重要原因。

椎间盘突出的发生有内分泌及生化改变等方面的原因。髓核是胶状体,含水量高达$70\%\sim90\%$。随年龄增长,髓核内水分减少,黏多糖增加,透明质酸减少,胶原纤维沉积,髓核胶状体的功能降低,使椎间盘吸收震荡的能力下降。当退行性变继续加重时,在轻微外力作用下,椎间盘向四周隆起,椎间隙变窄,导致椎体间不稳。

2.颈椎不稳　在颈椎间盘变性后,由于纤维环的耐牵伸力和耐压缩力减退,椎体间活动失调,不均匀活动增多。由于纤维环外周纤维的牵拉作用(如膨胀),椎体上下缘韧带附着部的骨膜发生牵伸性骨膜下血肿,血肿先软骨化,随之骨化而形成骨刺。当椎间隙继续变小、骨质增生增多时,椎间隙的活动度也减小,甚至僵直,而引起邻近一个或两个椎间盘活动增加,这是出现颈椎病多发性椎间盘退变的主要原因。在僵直期患者不易出现急性症状,只表现为劳累后疼痛。在此期间,椎间隙变窄,骨赘加大,椎管矢状径变小,稍受外伤即可出现椎间盘突出,造成脊髓(中央型突出)或神经根(侧后方突出)受压迫而出现临床症状。颈椎不稳定,椎间关节松动可引起脊髓侧方动脉及其分支痉挛,导致脊髓局部血流量减少。如果经常出现脊髓缺血的情况,可逐渐发生脊髓损害。

3.血液循环障碍 脊髓血液循环障碍是颈椎病的原因之一。椎间盘突出和骨赘致脊髓受压,造成脊髓损害的范围与脊髓前动脉供血区基本一致,推测突出间盘压迫、脊髓前动脉及其分支致供血减少造成脊髓缺血性损害。脊髓病理改变特征同血管阻塞所致脊髓损害相近,根动脉受压是造成脊髓缺血性损害的原因。研究指出,颈屈曲位脊髓张力增大,脊髓腹侧受椎体后缘骨赘挤压变扁平,前后径减小,同时脊髓侧方受到间接应力而使横径增大。脊髓中沟动脉横向走行的动脉分支受到牵拉而变长,椎管狭窄造成累积性脊髓缺血性损害,使脊髓前部缺血,其中包括灰质大部。并且由于应力集中在中央灰质区,使其内小静脉受压,这样使局部血流灌注更加不足。

(三)颈椎病的分类

由于颈椎病是一个包括各种病理改变的综合征,其病情亦较复杂,因此,在分类上亦有困难。分类的依据主要是症状学和病理学两个方面。国内习惯根据患者的主诉及临床表现特点和颈椎病变涉及组织,将颈椎病分为以下6型,即颈型、神经根型、脊髓型、椎动脉型、交感神经型及其他型。

关于颈椎病的分类,至今意见仍不一致,6型的分类法存在着很多争议,尤其是椎动脉型和交感神经型。椎动脉型颈椎病原因有:①颈椎横突孔增生狭窄、上关节突明显增生肥大,直接刺激或压迫椎动脉;②颈椎退变后稳定性降低,在颈部活动时椎间关节产生过度移动而牵拉椎动脉;③颈交感神经兴奋,反射性地引起椎动脉痉挛。以上均是本型病因。但是当钩椎关节增生达到1mm时才能对椎动脉构成压迫,这种情况实际上很少见,且由于椎动脉壁上有大量交感神经末梢存在,椎动脉型颈椎病常有交感神经因素参与作用,因此关于椎动脉型颈椎病的诊断问题目前仍有待于研究。交感神经型颈椎病的发病机制尚不清楚,临床症状变化多样,缺少影像学检查及实验室检查支持,诊断存在疑问。

因此,我们只对颈痛、神经根型颈椎病、脊髓型颈椎病分别进行描述。

(四)颈痛

颈痛的患者在临床上非常常见,而且大多数颈痛患者并没有到医院就诊。患者临床症状常较轻微,以颈部疼痛不适为主,部分患者可伴有根性疼痛。

1.发病机制 颈痛的发病机制还不是很清楚,可能的常见原因是颈椎劳损,它通常被认为是损伤颈部软组织结构所致的,包括肌、腱和韧带的损伤。有一些学者认为,后关节面的损伤可能是急性颈部损伤和颈椎劳损的主要原因。另一些学者认为,颈椎劳损患者的疼痛来源于颈部椎间盘本身。损伤后纤维环的微小撕裂造成椎体间水平的相对不稳定。

2.临床表现

(1)症状:以颈部酸、痛、胀及不适感为主,尤其是患者常常诉说头颈不知放在何种位置为好。以青壮年者为多。晨起时多见,常与枕头较高或睡眠姿势不当有关,有时被误称为"落枕"。也见于长时间低头工作或学习后。约50%病人颈部活动受限或被迫体位,个别病例上肢可有疼痛或感觉异常。

(2)体征:颈部呈伸直状,生理曲度减弱或消失。患节棘突及棘突间可有压痛,一般较轻。

3.影像学检查 X线片上除颈椎生理曲度变直或消失外,在动力位X线侧位片上约1/3的病例椎间隙显示松动及不稳,椎体后缘阶梯形改变。CT检查可以更好地看出颈椎退行性改变。MRI成像显示髓核可有早期变性征象,少数病例还可发现髓核后突。

4.诊断标准

(1)临床特点:主要为颈、肩及枕部疼痛,并伴有相应的压痛点,以及颈部呈僵直状。

（2）影像学改变：X线片上显示颈椎曲度改变，颈椎侧位动力位片上可显示椎体间关节不稳、松动。MRI成像显示椎间盘变性或后突征象。

（3）除外其他疾病：主要是除外颈部扭伤、肩关节周围炎、风湿性肌纤维组织炎、神经衰弱及其他非因颈椎间盘退变所致的颈、肩部疼痛。

5.预后　大多较好。只要注意保护颈部，避免各种诱发因素，绝大多数病例均可痊愈；但如继续增加颈部负荷及各种诱发因素，则有可能使病程延长或进一步发展，转化为其他类型颈椎病。

（五）神经根型颈椎病

颈椎间盘脱出偏向侧方、椎体后缘骨赘及钩椎关节增生突向椎间孔，均可压迫神经根，主要表现为与脊神经根分布区相一致的感觉、运动及反射障碍。30岁以下低头工作者易发，是颈椎病中多见的类型。

1.发病机制　主要由于髓核的突出或脱出所致，后方小关节的骨质增生或创伤性关节炎、钩椎关节的骨刺形成，以及其相邻的3个关节（椎体间关节、钩椎关节及后方小关节）的松动与移位等亦可对脊神经根造成刺激与压迫。此外，神经根管的狭窄，根袖处的粘连性蛛网膜炎和周邻部位的炎症等亦可引起本病相类同的症状。

引起各种临床症状的机制有：一是各种致压物直接对脊神经根压迫、牵拉及局部继发的反应性水肿等，此时表现为根性症状；二是通过刺激根袖处硬膜囊壁上的窦椎神经末梢支而表现出颈部症状；三是在前两者基础上引起颈椎内外平衡失调，以致椎节局部的韧带、肌肉及关节囊等组织遭受牵连所产生的症状。

2.临床特点

（1）发病特点：病史中常有先颈肩痛反复发作和逐渐加重，再发展到放射痛；也可因一次外伤而发作，颈活动受限制，咳嗽或排便时疼痛加重；如若出现手无力、沉重感或持物不稳等，则要考虑有脊髓受压并存。若出现耳鸣、头晕、眼花、头痛、视物不清等，可能伴有椎动脉受压症状，应进一步做神经系统检查。

（2）症状

1）根性痛：最为多见，其范围与受累椎节的脊神经分布区相一致。与根性痛相伴随的是该神经分布区的其他感觉障碍，其中以手指麻木、指尖过敏及皮肤感觉减退等为多见。

2）根性运动障碍：以神经前根先受压者为明显，早期肌张力增高，但很快即减弱，并出现肌力减退和肌萎缩。其受累范围也仅局限于该脊神经所支配的肌肉。在手部以大小鱼际肌及骨间肌为明显。亦须与干性及丛性肌萎缩相区别，并应与脊髓病变引起的肌力改变相区别。必要时可行肌电图或皮质诱发电位等检查以资鉴别。

3）颈部症状：颈部痛、椎旁肌肉压痛及颈部曲度变直，局部疼痛可轻重不一。

（3）体征

1）颈活动受限、局部压痛：颈项肌肉较紧张，且可找到压痛点，在斜方肌、冈上肌、冈下肌、菱形肌或胸大肌上也可找到压痛点。

2）牵拉试验：检查者站患者侧方，一手扶患者头颈，一手握患者手臂外展，同时两手向相反方向牵拉分开，使臂丛受牵拉。若患者感放射痛，或疼痛加重则为阳性。此试验与下腰椎痛的直腿抬高试验相似。

3）压颈试验：患者坐位，检查者站患者身后，将患者头颈后伸或侧偏下压头颈出现颈肩痛或放射痛为阳性，此试验是加重突出物对神经根的刺激。

4）腱反射改变：即该脊神经根所参与的反射弧出现异常。早期多呈现活跃，而中后期则减退或消失，检查时应与对侧相比较。单纯根性受累不应有病理反射，如伴有病理反射则表示脊髓同时受累。

5）肌力减退和肌肉萎缩：损害的神经根所支配的肌肉会出现无力或肌萎缩，如下颈椎病变可出现大鱼际或骨间肌萎缩。

6)感觉改变:受损害的神经根分布区会出现感觉减退。

3.影像学检查

(1)X线所见:侧位片可见颈椎生理前凸减小、变直或成"反屈线",椎间隙变窄,病变椎节有退变,前后缘有骨刺形成。伸屈侧位片可见有椎间不稳。

(2)CT检查:可发现病变节段椎间盘变性并于侧后方突出或存在后方骨赘,同时可判断椎管矢径大小。

(3)MRI检查:可发现椎间隙后方椎间盘或骨赘对硬膜囊有压迫,若合并有脊髓功能损害者,可显示脊髓受压改变。

4.诊断标准

(1)临床特点:具有较典型的根性症状,包括麻木及疼痛等,且其范围与颈脊神经所支配的区域相一致。有肌力减退和肌萎缩。其受累范围也仅局限于该脊神经所支配的肌肉。可有颈部不适。

(2)体征:可有受损神经支配区域感觉减退,出现腱反射改变,可伴有肌力下降、肌萎缩。牵拉试验及压颈试验阳性。

(3)影像学改变:X线平片可显示颈椎曲度改变、椎节不稳及骨刺形成等异常,CT检查可发现病变节段椎间盘变性、侧后方突出或后方骨赘。MRI成像技术可清晰地显示局部的病理解剖状态,包括髓核的突出与脱出,脊神经根受累的部位与程度等。

(4)除外其他疾病:应除外颈椎骨骼实质性病变(结核、肿瘤等)、胸腔出口综合征、腕管症候群、尺神经、桡神经和正中神经损伤,肩关节周围炎、网球肘及肱二头肌腱鞘炎等以上肢疼痛为主的疾病。

5.预后　神经根型颈椎病的预后与具体病因有关,一般来说,软性椎间盘压迫的预后要比继发性椎间孔狭窄和硬性椎间盘突出(椎体后缘骨赘)压迫的预后稍好。非手术治疗后,多数病人的症状会缓解,但是约2/3的病人会残留一些症状。

(六)脊髓型颈椎病

虽较前两者明显少见,但因其症状严重,且多以"隐性侵袭"的形式发展,易误诊为其他疾病而延误治疗时机,因此其在诸型中处于重要地位。由于其主要压迫或刺激脊髓而出现脊髓神经感觉、运动、反射与排便功能障碍,故称为脊髓型颈椎病。

1.发病机制

(1)先天性因素:主要指颈椎椎管发育性狭窄。颈椎椎管矢状径狭窄是构成脊髓型颈椎病早发及发展的主要因素。无椎管狭窄者发病率明显地较狭窄者为低,即使出现症状,也多较轻微,且易于治愈。

(2)动力性因素:主要是椎节的不稳与松动、后纵韧带的膨隆与内陷、髓核的后突、黄韧带的前突,以及其他有可能突向椎管、对脊髓致压而又可因体位的改变能够消失或减轻者。

(3)机械性因素:因骨质增生、骨刺形成、髓核脱出,尤其是已形成粘连无法还纳者及蛛网膜下腔有粘连形成者。这些因素大多是在前者基础上而对脊髓形成持续压迫的主要原因。

(4)血管因素:脊髓血管遭受压迫或刺激时,可出现痉挛、狭窄甚至血栓形成,以致减少或中断了对脊髓的血供。视缺血的部位不同,在其相应支配区表现脊髓各种缺血症状。

以上4个方面的因素常常合并存在对脊髓造成损害。

2.临床特点

(1)发病特点:好发于40～60岁,常常是多节段病变,因为无神经根型痛苦,故早期多被忽视而很少就诊,常先侵犯锥体束,患者诉手足无力、下肢发紧、步态不稳、不能快步、手握无力、持物易脱落,有时感四肢麻木,脚落地似踩在棉花上的感觉,有时自觉胸或腰背部有束带感或负重感,严重症者出现行走困难,大小便失禁或尿潴留,甚至四肢瘫痪。

（2）症状

1）感觉异常:典型的脊髓型颈椎病进展缓慢、隐匿。许多患者在病情进展期间都会出现一段稳定期,在这个时期,手部感觉障碍是常见的主诉,被患者描述为指尖麻木感、刺痛感和手套感。随着病情的发展,感觉障碍可以出现在为颈、上肢、胸、腰、下肢和骶部等处。

2）步态异常:常伴发于严重脊髓型颈椎病,临床上多先从下肢无力、拖步、双腿发紧及抬步沉重感等开始,渐而出现足踏棉花、抬步打飘、跛行、易跌倒、足尖不能离地、步态拙笨及束胸感等症状。这些症状通常是由下肢痉挛而不是肌力下降造成的。严重的脊髓型颈椎病可以造成肢体肌力下降,甚至肢体瘫痪。

3）手部症状:手部的加重非常敏感,能直接引起患者注意。早期,患者会发现难以完成精细动作,如扣纽扣、从移动目标中取出挑选物品。在手部症状的进展期,手部肌肉无力可导致写字、驾驶障碍,甚至影响生活自理能力。

4）肢体疼痛:在脊髓型颈椎病中,突出物不仅压迫脊髓,还能同时压迫到神经根,这时患者出现相应的根性症状。上肢疼痛较为常见,下肢疼痛少见。

5）排便排尿功能障碍:相对少见,为脊髓功能严重损害的表现。出现膀胱功能障碍时可有尿道刺激症状,如间断性尿失禁、尿潴留或两者兼而有之。

6）自主神经症状:临床上并非少见,可涉及全身各系统,其中以胃肠、心血管及泌尿系统为多见,且许多患者是在减压术后当症状获得改善时,才追忆可能因颈椎病所致。可见术前如不详细询问,常常难以发现。

（3）体征

1）肌力减退:肌力减退是脊髓型颈椎病的体征之一,是锥体束受损的表现。手部肌肉和肱三头肌肌力下降是脊髓型颈椎病典型的早期症状和脊髓严重损伤的表现。下肢肌力下降提示近端肌群无力,主要是髂腰肌受累。肌力下降可以是脊髓受压的后果,也可以是单一神经根受累的表现。

2）肌张力增高:肌张力增高、肌肉痉挛是脊髓型颈椎病患者的主要特征。步态不稳主要是由肌肉痉挛而不是肌肉无力造成的,因此即使下肢肌力提高后,仍可存在步态问题。病程后期,踝阵挛、髌阵挛等均可出现。

3）生理反射异常:视病变波及脊髓的节段不同,各生理反射出现相应的改变,包括上肢的肱二头肌、肱三头肌和桡骨膜反射,下肢的膝腱反射和跟腱反射,多为亢进或活跃。此外腹壁反射、提睾反射和肛门反射可减弱或消失。

4）感觉减退:受损害的神经根分布区会出现感觉减退。上肢皮肤的感觉平面检查常可提示脊髓真正受压平面,而且根性神经损害的分布区域与神经干损害的区域有所不同,详细检查手部和前臂感觉区域有助于定位,而躯干的感觉障碍常左右不对称,感觉障碍平面不明显。

5）病理反射:出现病理反射,以 Hoffmann 征及掌颏反射出现的阳性率为最高;病程后期,Babinski 征等均可出现。

6）肌肉萎缩:肌肉失用性萎缩是脊髓型颈椎病体征之一,是长期脊髓受压的结果,是肌肉失去前角运动神经元支配造成的。肌肉震颤是下运动神经元失神经支配的表现,不是脊髓型颈椎病的常见体征。

3.影像学检查

（1）X线所见:X线侧位片可见颈椎生理前曲消失或变直,大多数椎体有退变,表现为前后缘骨赘形成,椎间隙变窄。伸屈侧位片可见有椎间不稳。测量椎管矢状径可判断是否有发育性椎管狭窄。

（2）CT 检查：对椎体后缘骨刺、椎管矢状径的大小、后纵韧带骨化及椎间盘突出的判断比较直观和准确，能够发现椎体后缘致压物是位于正中还是有所偏移，是骨性压迫还是软组织压迫。CT 对术前评价、指导手术有重要意义。

（3）MRI 检查：分辨能力更高，其突出优点是能观察硬膜囊是否受压。脊髓受压时 MRI 检查可呈波浪样压迹，严重者脊髓可变细，椎间盘突出或脱出也能显示出来，可以与椎管内肿瘤、脊髓内肿瘤、脊髓空洞症鉴别。后纵韧带骨化显示 MRI 不及 CT 检查清晰。

4.诊断标准

（1）临床特点：自觉颈部无不适，手部感觉障碍，手动作笨拙，精细动作失灵，协调性差。胸腹部可有束带感。步态不稳，易跌倒，不能跨越障碍物。晚期可以出现排便排尿功能障碍。

（2）体征：上下肢腱反射亢进，肌张力升高，霍夫曼征阳性，可出现髌阵挛和踝阵挛，重症时 Babinski 征可能呈阳性。早期感觉障碍较轻，重症时可出现不规则痛觉减退，感觉丧失或减退区呈片状或条状。

（3）影像学改变：影像学检查可显示椎管矢状径狭窄、椎节不稳（梯形变）、骨质增生（骨刺形成）、硬膜囊受压征及脊髓信号异常等改变。

（4）除外其他疾病：应除外其他疾病包括肌萎缩性脊髓侧索硬化症、脊髓空洞症、颅底凹陷症、多发性神经炎、脊髓肿瘤、继发性粘连性脊髓蛛网膜炎、共济失调症及多发性硬化症等。注意 2 种以上疾病共存的病例，临床上常可发现。

5.预后　脊髓型颈椎病的预后与诸多因素有关，如病程的长短、病程进展的快慢、治疗方法的选择及术后康复等。

（1）因椎间盘突出或脱出所致者预后较佳，痊愈后如能注意防护则少有复发者。中央型者对各种疗法反应收效较快，预后亦多较满意。

（2）椎管矢状径明显狭小伴有较大骨刺或后纵韧带钙化者，预后较差。

（3）病程超过 6 个月且病情严重者，尤其是脊髓已有变性者，预后最差。

（4）高龄者，特别是全身伴有严重疾病或主要脏器（肝、心、肾等）功能不佳者，预后亦差。

（七）颈椎病的治疗

1.颈椎病的非手术治疗　颈椎病是一种退行性疾病，治疗上也要根据不同类型，不同病程而有所区别。非手术疗法是对颈椎病行之有效的治疗手段，它不仅可使颈椎病患者病情减轻或明显好转，亦可治愈，尤其是本病早期阶段。

（1）良好的体位：采取正确的睡眠姿势，纠正与改变工作中的不良体位。

（2）牵引疗法：为颈椎病治疗中最常用的方法之一，适应证较为普遍，适用于脊髓型以外的各型颈椎病，治疗过程较痛苦，约 30％以上颈椎病的患者有创伤性反应，患者依从性不高，难以达到理想效果。

（3）颈部的固定与制动：颈部的固定与制动是指通过石膏、支架及颈围等在体外限制颈部的活动。固定与制动后的颈椎将可逐渐恢复颈椎的内外平衡，至少可起到避免进一步加剧之功效。

（4）按摩、推拿：指通过治疗者双手来调整颈椎局部的血供、肌肉状态及颈椎内外平衡以求达到治疗目的。当前临床上较为常用的方法有按摩、推拿等。主要适用于劳损性及退变性慢性疾病和颈椎伤病治疗后残留肩颈部纤维织炎或肌肉痉挛者。对于脊神经受损及脊髓受压者不宜选用，以防意外。

（5）物理疗法：物理治疗是临床上应用较多的一种治疗颈椎病的非损伤性治疗法。治疗时无痛苦，患者易于接受。常用的方法有电疗、光疗、超声治疗、磁疗等。通过物理治疗，能改善局部血液循环、放松痉挛的肌肉、消除炎症水肿和局部硬结，达到缓解症状的目的。

（6）药物治疗：药物在治疗急性颈部疼痛的过程中同样扮演着重要角色。使用抗炎药物，肌松药及镇痛药通常可以改善患者的症状,可作为颈部制动的补充但不能替代颈部制动。非甾体类药物相对安全且很少导致患者成瘾,是目前最为常用的药物。

2.颈椎病的手术治疗 当颈椎病发展到一定程度,经正规非手术治疗无效时,则需行手术治疗,以终止其对神经组织的进一步损害,解除患者的痛苦,改善其功能障碍,促进神经功能恢复。

颈椎病手术方式有多种,常见为颈椎前路和颈椎后路手术治疗,有时则需前后路联合,各手术方法及术式均有其适应证,只有严格掌握,方能取得预期效果。

(1)颈椎病的前路手术:对于压迫来自脊髓前方的颈椎病及神经根型颈椎病,可选择颈前入路。对于多节段颈椎病患者,若根性症状为主诉,亦可考虑颈前入路,以达到充分减压的目的。颈椎前路手术是通过胸锁乳突肌内侧的软组织疏松间隙,暴露颈椎椎体,以达到显露施术椎节为目的的入路。20世纪50年代初,Wihberger首次报道对颈部慢性骨髓炎者行前路病灶清除与植骨术。而用于颈椎伤病及骨折脱位病例则是于1955年由Robinson和Smith首次提出,从颈椎前方对脱出椎间盘进行摘除,并予以椎体间植骨融合。此后该显露径路被广泛用于各种颈椎伤患,并不断改进,成为颈椎外科最常用显露术式之一。

(2)颈椎病后路手术:颈椎病的后路手术主要是通过椎板切除或椎板成形术达到对脊髓的减压。主要用于多节段颈椎病、颈椎后纵韧带骨化症、颈椎管狭窄症、颈椎骨折脱位合并神经损伤、颈椎椎管内肿瘤及蛛网膜粘连需行松解术等。有代表性的术式主要有单(侧方)开门式椎管成形术、双(正中)开门式椎管成形术、椎板切除加固定融合术等数种。单纯椎板切除不推荐,最好同时行固定融合以降低颈椎后凸畸形的发生率。

(3)前外侧入路:利用显微外科技术,暴露并磨除增生的钩椎关节,完全开放椎间孔,达到减压神经根及解除椎动脉压迫的理想效果。这一术式不需要固定。

(4)后外侧入路:显微镜或内镜下直接显露病变节段的关节突关节内侧,通过磨钻或枪状咬骨钳开放椎间孔内侧半,充分显露神经根,对突出至椎管侧方、神经根腹侧的椎间盘,可通过神经根下方或上方摘除。

(5)前后联合入路:对于脊髓压迫严重,单一的手术入路无法解决的颈椎病患者可以采用联合入路的手术方式。应当注意的是这种手术方式对脊柱的稳定性影响较大,应同时进行融合固定。

二、颈椎管狭窄症

颈椎管解剖结构因发育性或退变因素造成骨性和(或)纤维性退变引起一个或多个节段管腔狭窄,导致脊髓血液循环障碍、脊髓及神经根压迫症者为颈椎管狭窄症。在临床上,腰椎管狭窄最常见。其次为颈椎管狭窄,胸椎管狭窄少见。

在正常状态下,颈椎椎管内径(前后矢状径及左右横径)均有一定大小,以容纳椎管内的脊髓神经等组织。但如其内径小于正常,尤其是矢状径绝对值<12mm者,称为椎管相对狭窄,<10mm者则属绝对狭窄。如以椎体与椎管两者矢状径比值来计算,大于1:0.75属正常椎管,小于1:0.75者则为椎管狭窄,并可由此引起一系列症状。

(一)分类
根据病因将颈椎管狭窄症分为四类:①发育性颈椎管狭窄;②退变性颈椎管狭窄;③医源性颈椎管狭窄;④其他病变和创伤所致的继发性颈椎管狭窄。

(二)病因及发病机制
1.发育性颈椎管狭窄症 是指颈椎在发育过程中,因某些因素致椎弓发育过短。椎管矢径较正常狭窄,导致脊髓及脊神经根受到刺激或压迫,并出现一系列临床症状者。颈椎管狭窄症是以颈椎发育性椎管狭窄为其解剖特点,以颈脊髓压迫症为临床表现的颈椎疾病。临床资料表明脊髓型颈椎病中发育性颈椎管狭窄者占 60%～70%。

2.退变性颈椎管狭窄症　该病是颈椎管狭窄中最常见的类型。首先是颈椎间盘的退变,其次是韧带、关节囊及骨退变增生。椎间盘退行性改变,引起椎间隙不稳,椎体后缘骨质增生,椎板增厚、小关节增生肥大、黄韧带肥厚,造成突出混合物压迫脊髓。如此导致椎管内的有效容积减少,使椎管内缓冲间隙大大减少甚至消失,引起相应节段颈脊髓受压。此时如遭遇外伤,则破坏椎管内骨性或纤维结构,迅速出现颈脊髓受压的表现。

3.医源性颈椎管狭窄症　该症是因手术而引起。主要原因:①手术创伤及出血瘢痕组织形成,与硬膜囊粘连并造成脊髓压迫;②椎板切除过多或范围过大,未行骨性融合导致颈椎不稳,引起继发性、创伤性结构改变;③颈椎前路减压植骨术后,骨块突入椎管内;④椎管成形术失败,如铰链断裂等。

4.其他病变和创伤引起椎管狭窄症　如颈椎病、颈椎间盘突出症、颈椎后纵韧带骨化症、颈椎肿瘤、结核和创伤等。但这类疾病是独立疾病,颈椎管狭窄只是其病理表现的一部分,故不宜诊断为颈椎管狭窄症。

(三)临床表现

1.症状

(1)感觉障碍:主要表现为四肢麻木、过敏或疼痛。大多数患者具有上述症状,且为始发症状。主要是脊髓丘脑束及其他感觉神经纤维束受累所致。四肢可同时发病,也可以一侧肢体先出现症状,但大多数患者感觉障碍先从上肢开始,尤以手臂部多发。躯干部症状有第 2 肋或第 4 肋以下感觉障碍,胸、腹或骨盆区发紧,谓之"束带感",严重者可出现呼吸困难。

(2)运动障碍:多在感觉障碍之后出现,表现为锥体束征,为四肢无力、僵硬不灵活。大多数从下肢无力、沉重、脚落地似踩棉花感开始,重者站立、步态不稳,易跪地,需扶墙或双拐行走,随着症状的逐渐加重出现四肢瘫痪。

(3)大小便障碍:一般出现较晚。早期为大小便无力,以尿频、尿急及便秘多见,晚期可出现尿潴留、大小便失禁。

2.体征　颈部症状不多,颈椎活动受限不明显,颈棘突或其旁肌肉可有轻压痛。躯干及四肢常有感觉障碍,但不很规则,躯干可以两侧不在一个平面,也可能有一段区域的感觉减退。浅反射(如腹壁反射、提睾反射)多减弱或消失。深感觉(如位置觉、振动觉)仍存在。肛门反射常存在,腱反射多明显活跃或亢进,Hoffmann 征单侧或双侧阳性。下肢肌肉痉挛侧可出现 Babinski 征阳性,髌、踝阵挛阳性。四肢肌肉萎缩、肌力减退,肌张力增高。肌萎缩出现较早且范围较广泛,尤其是发育性颈椎管狭窄的患者,因病变基础为多节段之故,因而颈脊髓一旦受累,往往为多节段。但其平面一般不会超过椎管狭窄最高节段的神经支配区。

(四)影像学检查

1.X 线平片检查　颈椎发育性椎管狭窄主要表现为颈椎管矢状径减少。因此,在标准侧位片行椎管矢状径测量是确立诊断的准确而简便的方法。椎管矢状径为椎体后缘至棘突基底线的最短距离。凡矢状径绝对值小于 12mm,属发育性颈椎管狭窄、绝对值小于 10mm 者,属于绝对狭窄。用比率法表示更为准确,因椎管与椎体的正中矢状面在同一解剖平面,其放大率相同,可排除放大率的影响。正常椎管/椎体比率为 1:1,当比率小于 0.82:1 时提示椎管狭窄,当比率小于 0.75:1 时可确诊。

2.CT 扫描检查　CT 可清晰显示颈椎管形态及狭窄程度,能够清楚地显示骨性椎管,但对软性椎管显示欠佳。CTM(CT＋脊髓造影)可清楚显示骨性椎管、硬膜囊和病变的相互关系,便于对颈椎管横断面的各种不同组织和结构的面积及其之间的比值进行测算。

3.MRI检查　MRI可准确显示颈椎管狭窄的部位及程度,并能纵向直接显示硬膜囊及脊髓的受压情况,尤其当椎管严重狭窄致蛛网膜下隙完全梗阻时,能清楚地显示梗阻病变头、尾侧的位置,但是MRI对椎管的正常及病理的骨性结构显示不如CT。

(五)诊断标准

1.临床特点　患者多为中老年以上,无明显。诱因,逐渐出现四肢麻木、无力、步态不稳等脊髓受压症状,呈慢性进行性加重。

2.体征　查体见患者呈痉挛步态,行走缓慢,四肢及躯干感觉减退或消失,肌力减退,肌张力增加,四肢腱反射亢进,Hoffmann征阳性,严重者存在踝阵挛及Babinski征阳性。

3.影像学改变　X线片、CT及MRI成像显示颈椎管矢状径小于12mm,椎管与椎体的比值小于1∶0.75,神经根、脊膜囊受压,可有蛛网膜下隙梗阻。

4.除外其他疾病　本病应注意与脊髓型颈椎病、颈椎间盘突出症、颈椎后纵韧带骨化症、颈椎肿瘤等疾病鉴别。

(六)治疗原则

对轻型病例可采用理疗、制动及对症处理。多数情况非手术疗法可以使症状获得缓解。对脊髓损害发展较快、症状较重者应尽快行手术治疗。手术方法按照入路不同可分为前路手术、后路手术。

1.前路手术减压　根据退变的来源及程度,可单纯切除突出的椎间盘,把突向椎管的髓核及纤维环彻底刮除,也可行椎体次全切术。

2.后路手术

(1)椎板切除减压术:适用于发育性的或继发性的颈椎管狭窄患者,其颈椎管矢状径小于10mm,或在10~12mm而椎体后缘骨赘大于3mm,或颈脊髓后方有明显压迫者。一般减压颈3~7的5个节段,必要时还可扩大减压范围。如关节突增生明显压迫神经根时,则应同时行部分关节突切除,扩大椎间孔减压。

(2)椎管扩大成形术:鉴于后路全椎板切除的许多弊病,各国学者进行了各种椎板成形术。开门术后椎管矢状径增大而呈椭圆形,瘢痕组织较少与硬膜粘连,故不致压迫脊髓。由于保留了椎板,使椎管的稳定性增加。手术方法有单开门法和双开门法。

后路手术中,为了减少由于肌肉剥离及瘢痕引起的颈后部不适症状(轴性症状),以及术后的颈椎后凸,有学者建议尽量保护颈。及颈7棘突下方附着的肌肉。

三、颈椎后纵韧带骨化症

颈椎后纵韧带骨化症(OPLL)是指因颈椎的后纵韧带发生骨化,从而压迫脊髓和神经根,产生肢体的感觉和运动障碍及内脏自主神经功能紊乱的疾病。骨化韧带突向椎管,可产生脊髓损害症状,与脊髓型颈椎病难以区别,多在40岁以上男性发病。

(一)发病机制

后纵韧带骨化症的病因至今未明。目前仍停留在推测及假说阶段。主要观点如下。

1.椎间盘变性学说　该学说认为,椎间盘变性后向纤维环薄弱的后部突出,使后纵韧带所受张力增大,变性的椎间盘周围组织修复过程中,引起局部组织(多在后纵韧带内)的增生、点状钙化而至钙盐沉积而导致骨化。

2.全身骨质肥厚学说 研究发现,在颈椎后纵韧带骨化症病人中,约9%的病例合并有脊椎特发性弥漫性肥大性关节炎,8%合并黄韧带骨化,2%合并强直性脊柱炎。因此,有学者推测OPLL与个体骨关节的肥厚性改变具有相关性。OPLL可能是全身性骨质增生和韧带骨化的局部表现。

3.机械损伤学说 临床研究发现,长时间或习惯性低头的病人易引起后纵韧带骨化,因而表明OPLL可能与脊柱动、静状态力学负荷有关。当颈椎活动量较大时,椎节不稳所引起的对周围组织的刺激反应更加明显,或直接引起后纵韧带附着部的损伤而发生反应性骨化。

4.糖代谢紊乱学说 临床资料表明,OPLL病人中12%患有糖尿病,而隐性糖尿病的比例更高,而且OPLL病人常伴有肥胖。可见葡萄糖代谢与韧带骨化倾向之间可能有比较密切的关系。

5.遗传学说 在后纵韧带骨化症病人的二级亲属中,本病的发生率高达30%,明显超过一般人群的发生率。第6号染色体相关的遗传因素可能与本病的发病机制相关。

(二)临床表现

1.症状 颈椎后纵韧带骨化患者的临床表现与椎管狭窄症、颈椎病临床表现十分相似,既可有脊髓压迫症状,也可有神经根受压症状。患者感觉颈部疼痛或不适,逐渐出现四肢的感觉、运动功能障碍和膀胱、直肠功能障碍,并进行性加重。查体发生肢体及躯干感觉障碍,深反射亢进,多伴有上肢及下肢病理反应。绝大多数患者起病时无明显诱因,缓慢发病,但有近1/5的患者,因程度不同的外伤、行走时跌倒或乘车时头颈突然后仰等突发起病,或使原有症状加剧,甚至造成四肢瘫。

2.体征 体检可见四肢肌力下降,肌张力增高,腱反射亢进,病理征呈阳性及浅、深感觉减退或消失等。如果脊髓与神经根或脊髓前角细胞均受到损害,也可表现上肢反射减弱而下肢反射亢进的体征。在具有发育性颈椎管狭窄或存在椎间不稳及椎间盘突出者,上述症状与体征可出现更早、进展更快。肛门指检可发现存在肛门括约肌松弛。胸腹部可有束带感、腹壁反射及提睾反射减弱或消失。

(三)影像学检查

1.X线表现 颈椎后纵韧带骨化的X线片主要特征为椎体后缘异常的高密度条状阴影。为准确判断狭窄程度,可早期行CT扫描及重建。

2.CT检查表现 是诊断后纵韧带骨化症的重要方法,可以在横断面上观察和测量骨化物的形态分布及其与脊髓的关系。在CT扫描图像上,可见椎体后缘有高密度骨化块突向椎管,椎管狭窄,容量变小,脊髓和神经根受压移位变形。可用椎管横断面狭窄率来表示椎管狭窄程度,如果对横断面图像进行矢状面重建,还可了解骨化物在椎管纵向、横向的发展情况。

3.MRI检查表现 可根据脊柱韧带的形态和信号变化判断韧带的正常或异常情况,在MRI的T_1、T_2加权像上,骨化的后纵韧带常呈低信号强度突入椎管,并可见硬膜囊外脂肪减少及硬膜囊受压。在相应横断面上,可见椎体后缘呈低信号的后纵韧带骨化影从椎管前方压迫脊髓及神经根。MRI对判断脊髓受压损伤的程度及手术预后尤其重要,如果术前已经出现脊髓内异常变性信号改变,往往提示即使手术后减压良好,脊髓功能也不一定有较好恢复。另外,MRI检查对确定手术减压范围十分重要,许多情况下,后纵韧带增生范围较广,但脊髓压迫往往局限于某一两个节段。

(四)诊断标准

根据上述神经学检查,结合X线、CT、MRI等影像学所见,常可做出明确诊断,但有以下两个问题需要明确。

1.后纵韧带骨化并不一定有临床症状出现,许多X线普查发现的后纵韧带骨化十分严重,但其本人还可以正常生活而无明显的症状。同样,在某些广泛的颈椎后纵韧带骨化灶中,并不是每个平面都会产生压迫症状,必要时可采用神经诱发电位和肌电图来确定受累及的神经范围及平面。

2.除了后纵韧带骨化之外,骨化灶还可以发生在黄韧带,这两组韧带的同时骨化会严重影响椎管的大小,产生明显的脊髓压迫症。若同时累及胸、腰椎,则病情将更为复杂多变。

(五)治疗原则

后纵韧带骨化症的治疗包括非手术治疗和手术治疗。

1.非手术治疗 对于症状轻微或症状明显但经休息后能得到缓解者,以及年龄较大有器质性疾病者,均可采用非手术疗法。常用的有卧床休息、颈托固定、理疗和药物治疗等,颈椎牵引及按摩等应慎重。对颈椎后纵韧带骨化者应首先采取非手术治疗,若经过一段时间的非手术治疗仍无效时考虑手术治疗。

2.手术治疗

(1)手术适应证:①症状严重,骨化明显,椎管矢状径在 12mm 以下;②症状和体征进行性加重,非手术治疗无效者;③影像上骨化灶十分明显,此时颈椎管已极度狭窄,轻微外伤即可引起脊髓损伤者。

(2)手术方式:手术方式可分为颈前路手术和颈后路手术。目的是扩大椎管,解除骨化的后纵韧带对脊髓的压迫。

1)颈前路手术适应证:颈。以下节段性后纵韧带骨化,骨化灶厚度小于 5mm,椎管狭窄率小于 45% 者,前路手术较安全;对于 3 个或 3 个以下节段的后纵韧带骨化灶,前路减压加植骨融合为首选。

从理论上讲,前路手术可直接切除韧带骨化灶解除脊髓压迫,但许多情况下,如骨化的韧带与硬膜粘连严重,或硬膜本身即为骨化的一部分,不得不选择韧带"漂浮"技术。即将骨化的韧带四周磨除至正常硬膜处,使韧带游离并漂浮于硬膜之上,到达脊髓减压的目的。注意椎体或椎间盘切除后须植骨内固定。

2)颈后路手术适应证:4 个或 4 个以上节段的连续型或混合型后纵韧带骨化症;后纵韧带骨化灶累及颈 1~2 者;后纵韧带骨化灶波及颈胸段;后纵韧带骨化灶伴发急性颈脊髓损伤,须做广泛多节段椎板切除减压者。

后路手术包括椎板切除减压和椎管成形术两类。不管哪种手术方式,减压范围应包括病变上下各一节段的正常椎板。全椎板切除减压较为彻底,手术并不复杂,但对脊柱稳定性破坏较大,并可因环形瘢痕形成脊髓压迫,在对颈椎后纵韧带骨化行全椎板切除术后患者的长期随访报道中发现约 1/3 的患者骨化灶有不同程度的发展。颈椎畸形率达到 43%,主要为后凸畸形,因此,建议椎板减压的同时行颈椎侧块螺钉内固定以降低该并发症的发生率。许多情况下,由于脊髓已经严重受压,应注意在椎板切除或椎板扩大成形过程中,不可造成脊髓的进一步损伤。

(罗　刚)

第六节　腰椎退行性病变

一、腰椎间盘突出症

腰椎间盘突出症是较为常见的疾病之一,主要是因为腰椎间盘各部分(髓核、纤维环及软骨板),有不同程度的退行性改变后,在外力因素的作用下,椎间盘的纤维环破裂,髓核组织从破裂之处突出(或脱出)于后方或椎管内,导致相邻脊神经根遭受刺激或压迫,从而产生腰部疼痛,一侧下肢或双下肢麻木、疼痛等一系列临床症状。腰椎间盘突出症以腰$_{4\sim5}$发病率最高,其次是腰$_5$至骶$_1$椎间盘突出,而上腰椎间盘突出很少见。目前,年轻患者发生腰椎间盘突出的比例有所增加。

(一)病因

一般认为腰椎间盘突出症是在椎间盘退变的基础上发生,而外伤则常为其发病的重要原因。

1.基本病因

(1)腰椎间盘的退行性改变是基本因素:髓核的退变主要表现为含水量的降低,并可因失水引起椎节失稳、松动等小范围的病理改变;纤维环的退变主要表现为坚韧程度的降低。

(2)腰椎间盘的损伤:长期反复的外力造成轻微损害,会加重退变的程度。突然的暴力因素可导致椎间盘突出即刻加重,严重时可使椎间盘脱出。

(3)椎间盘自身解剖因素的弱点:椎间盘在成年之后逐渐缺乏血液循环,修复能力变差。在上述因素作用的基础上,某种可导致椎间盘承受压力突然升高的诱发因素,即可能使弹性较差的髓核穿过已变得不太坚韧的纤维环,造成髓核突出。

(4)遗传因素:腰椎间盘突出症有家族性发病的报道,有色人种本症的发病率低。

(5)腰骶先天异常:包括腰椎骶化、骶椎腰化、半椎体畸形、小关节畸形和关节突不对称等。上述因素可使下腰椎承受的应力发生改变,从而构成椎间盘内压升高和易发生退变和损伤。

2.诱发因素　在椎间盘退行性变的基础上,某种可诱发椎间隙压力突然升高的因素可致髓核突出。常见的诱发因素有增加腹压、腰姿不正、突然负重、妊娠、受寒和受潮等。

(二)病理

1.突出前期　髓核因退变和损伤变成碎块或呈瘢痕样结缔组织;变性的纤维环变薄变软,甚至产生裂隙。这些变化可引起腰部不适和疼痛。青少年患者可在无退变时,因强大暴力引起纤维环破裂和髓核突出。

2.椎间盘突出期　外伤或正常的活动使椎间盘内压增加时,髓核从纤维环薄弱处或破裂处突出,突出物刺激和压迫椎管内神经组织引起腰腿痛,严重者引起大小便功能障碍。在老年患者中,整个纤维环变得软弱松弛,可向周围慢性膨出,该平面椎管前后径变小。

3.突出晚期　椎间盘突出后,病程较长者其椎间盘本身和运动功能单位的其他结构均可发生继发性病理改变。

(三)分型

1.根据突出位置分型

(1)中央型:髓核突出位置后方正中央,较大时压迫两侧神经根和马尾神经,引起双下肢及大小便功能障碍。髓核突出局限、仅压迫马尾神经引起大小便功能障碍和鞍区感觉障碍。

(2)旁中央型:髓核突出位于椎间盘后方中央偏于侧,压迫一侧神经根及马尾神经。

(3)旁侧型:髓核突出位于椎间盘后外侧,仅压迫该侧神经根引起根性放射性疼痛。多数为单侧突出,也有少数双侧突出。

(4)极外侧型:少数(约占3%)髓核突出位于椎间孔内(椎间孔内型)或位于椎间孔外侧(椎间孔外)压迫椎间孔内的神经根或已出椎间孔的脊神经引起一侧腿部症状。但受累的神经根或脊神经比上述各型突出所压迫的神经根高一节段。

2.根据突出的程度分型

(1)隆起型:纤维环部分破裂,表层完整,因局部薄弱髓核突出。突出物多呈半球形隆起,表面光滑完整。

（2）破裂型：纤维环完全破裂，髓核碎块由裂口突出，突出物多不规则，有时呈菜花状。

（3）游离型：纤维环完全破裂，髓核碎块由破裂口脱出，游离于后纵韧带之外或穿过该韧带进入椎管，也可向头侧或尾侧移位至椎体平面或相邻的椎间盘平面。个别病例髓核碎块破入硬膜囊引起马尾神经严重损害。

（四）临床表现

1.症状

（1）腰痛是大多数患者最先出现的症状，发生率约 91%。由于纤维环外层及后纵韧带受到髓核刺激，经窦椎神经而产生下腰部感应痛，有时可伴有臀部疼痛。

（2）下肢放射痛：虽然高位腰椎间盘突出（腰$_{2\sim3}$、腰$_{3\sim4}$）可以引起股神经痛，但临床少见，不足 5%。绝大多数患者是腰$_{4\sim5}$、腰$_5$ 至骶$_1$ 间隙突出，表现为坐骨神经痛。典型坐骨神经痛是从下腰部向臀部、大腿后方、小腿外侧直到足部的放射痛，在喷嚏和咳嗽等腹压增高的情况下疼痛会加剧。放射痛的肢体多为一侧，仅极少数中央型或中央旁型髓核突出者表现为双下肢症状。坐骨神经痛的原因有三：①破裂的椎间盘产生化学物质的刺激及自身免疫反应使神经根发生化学性炎症；②突出的髓核压迫或牵张已有炎症的神经根，使其静脉回流受阻，进一步加重水肿，使得对疼痛的敏感性增高；③受压的神经根缺血。上述三种因素相互关联，互为加重因素。

（3）马尾神经症状：向正后方突出的髓核或脱垂、游离椎间盘组织压迫马尾神经，其主要表现为大小便障碍，会阴和肛周感觉异常。严重者可出现大小便失控及双下肢不完全性瘫痪等症状，临床上少见。

2.体征

（1）一般体征：①腰椎侧弯是一种为减轻疼痛的姿势性代偿畸形。视髓核突出的部位与神经根之间的关系不同而表现为脊柱弯向健侧或弯向患侧。如髓核突出的部位位于脊神经根内侧，因脊柱向患侧弯曲可使脊神经根的张力减低，所以腰椎弯向患侧；反之，如突出物位于脊神经根外侧，则腰椎多向健侧弯曲。②腰部活动受限。大部分患者都有不同程度的腰部活动受限，急性期尤为明显，其中以前屈受限最明显，因为前屈位时可进一步促使髓核向后移位，并增加对受压神经根的牵拉。③压痛、叩痛及骶棘肌痉挛。压痛及叩痛的部位基本上与病变的椎间隙相一致，80%~90% 的病例呈阳性。叩痛以棘突处最为明显，系叩击振动病变部所致。压痛点主要位于椎旁处，可出现沿坐骨神经放射痛。约 1/3 患者会有腰部骶棘肌痉挛。

（2）特殊体征：①直腿抬高试验及加强试验。患者仰卧，伸膝，被动抬高患肢。正常人神经根有 4mm 滑动度，下肢抬高到 60°~70° 始感腘窝不适。腰椎间盘突出症患者神经根受压或粘连使滑动度减少或消失，抬高在 60° 以内即可出现坐骨神经痛，称为直腿抬高试验阳性。在阳性病人中，缓慢降低患肢高度，待放射痛消失，这时再被动屈曲患侧踝关节，再次诱发放射痛称为加强试验阳性。有时因髓核较大，抬高健侧下肢也可牵拉硬脊膜诱发患侧坐骨神经产生放射痛。②股神经牵拉试验。患者取俯卧位，患肢膝关节完全伸直。检查者将伸直的下肢高抬，使髋关节处于过伸位，当过伸到一定程度出现大腿前方股神经分布区域疼痛时，则为阳性。此项试验主要用于检查腰$_{2\sim3}$和腰$_{3\sim4}$椎间盘突出的患者。

（3）神经系统表现：①感觉障碍。视受累脊神经根的部位不同而出现该神经支配区感觉异常。阳性率达 80% 以上。早期多表现为皮肤感觉过敏，渐而出现麻木、刺痛及感觉减退。因受累神经根以单节单侧为多，故感觉障碍范围较小，但如果马尾神经受累（中央型及中央旁型者），则感觉障碍范围较广泛。②肌力下降。70%~75% 患者出现肌力下降，腰 5 神经根受累时，踝及趾背伸肌力下降，骶 1 神经根受累时，趾及足跖屈力下降。③反射改变，亦为本病易发生的典型体征之一。腰 4 神经根受累时，可出现膝腱反射障碍，早期表现为活跃，之后迅速变为反射减退，腰 5 神经根受损时对反射多无影响。骶 1 神经根受累时则跟腱反射障碍。反射改变对受累神经的定位意义较大。

(五)影像学检查

1.腰椎 X 线平片　单纯 X 线平片不能直接反映是否存在椎间盘突出,但 X 线片上有时可见椎间隙变窄、椎体边缘增生等退行性改变,是一种间接的提示,部分患者可有脊柱偏斜、脊柱侧弯。此外,X 线平片可以发现有无结核、肿瘤等骨病,有重要的鉴别诊断意义。

2.CT 检查　CT 检查可较清楚地显示椎间盘突出的部位、大小、形态和神经根、硬脊膜囊受压移位的情况,同时可显示椎板及黄韧带肥厚、小关节增生肥大、椎管及侧隐窝狭窄等情况,亦可提示突出间盘有无钙化,对本病有较大的诊断价值,但不能很好显示神经根及硬膜囊压迫程度,也不能显示椎间盘的改变。

3.磁共振(MRI)检查　对腰椎间盘突出症的诊断具有重要意义。MRI 可全面地观察腰椎间盘是否病变,并通过不同层面的矢状面影像及所累及椎间盘的轴位影像,清晰地显示椎间盘突出的形态及其与硬膜囊、神经根等周围组织的关系,另外可鉴别是否存在椎管内其他占位性病变,但对于突出的椎间盘是否钙化的显示不如 CT 检查。

4.其他电生理检查　肌电图、神经传导速度与诱发电位等检查可协助确定神经损害的范围及程度,观察治疗效果。实验室检查主要用于排除一些疾病,起到鉴别诊断作用。

(六)诊断标准

对典型病例的诊断,结合病史、查体和影像学检查,一般多无困难,尤其是在 CT 与磁共振技术广泛应用的今天。如仅有 CT、MRI 表现而无临床症状,不应诊断本病。

(七)治疗原则

1.非手术疗法　腰椎间盘突出症大多数病人可以经非手术治疗缓解或治愈。其治疗原理并非将退变突出的椎间盘组织回复原位,而是通过减少对神经根的进一步刺激,消除神经根的炎症,从而缓解症状。非手术治疗主要适用于:①年轻、初次发作或病程较短者;②症状较轻,休息后症状可自行缓解者;③影像学检查无明显椎管狭窄。

(1)绝对卧床休息:初次发作时,应严格卧床休息,强调大小便均不应下床或坐起,这样才能有比较好的效果。卧床休息 3 周后可以佩戴腰围保护下起床活动,3 个月内不做弯腰持物动作。此方法简单有效,但较难坚持。缓解后,应加强腰背肌锻炼,以减少复发率。

(2)牵引治疗:采用骨盆牵引,可增加椎间隙宽度,减少椎间盘内压,椎间盘突出部分回纳,减轻对神经根的刺激和压迫,需要专业医生指导下进行。

(3)理疗和推拿、按摩:可缓解肌肉痉挛,减轻椎间盘内压力,但注意暴力推拿按摩可导致病情加重,应慎重。

(4)皮质激素硬膜外注射:皮质激素是一种长效抗炎药,可减轻神经根周围炎症和粘连。一般采用长效皮质类固醇制剂+2%利多卡因行硬膜外注射,每周 1 次,3 次为 1 个疗程,2~4 周或以后可再用 1 个疗程。

(5)髓核化学溶解法:利用胶原酶或木瓜蛋白酶,注入椎间盘内或硬脊膜与突出的髓核之间,选择性溶解髓核和纤维环,而不损害神经根,以降低椎间盘内压力或使突出的髓核变小从而缓解症状。但该方法有产生过敏反应的风险。

(6)经皮髓核切吸术/髓核激光气化术:通过特殊器械在 X 线监视下进入椎间隙,将部分髓核绞碎吸出或激光气化,从而减轻椎间盘内压力达到缓解症状目的,适合膨出或轻度突出的病人,不适合合并侧隐窝狭窄或者已有明显突出的患者及髓核已脱入椎管内者。

2.手术治疗

(1)手术适应证:①病史超过3个月,严格非手术治疗无效或非手术治疗有效,但经常复发且疼痛较重者;②首次发作,但疼痛剧烈,尤以下肢症状明显,患者难以行动和入眠,处于强迫体位者;③合并马尾神经受压表现;④出现单根神经根麻痹,伴有肌肉萎缩、肌力下降;⑤合并椎管狭窄者。

(2)手术方法:对单纯椎间盘突出,不合并椎体间不稳的病人,单纯椎间盘切除为首选治疗方式,不需要内固定。单纯椎间盘切除后,一般认为随着时间延长,椎间盘突出复发率在2%～10%。

①显微镜下椎间盘摘除:对单纯的腰椎间盘突出,显微镜下髓核摘除仍为标准的手术治疗方式。

②经皮内镜下椎间盘摘除:可通过椎间孔($L_{4～5}$以上)或椎板间($L_5～S_1$)入路切除突出的髓核,为近年发展较快的一项技术,但学习曲线大,适应证也应很好把握。

二、腰椎管狭窄

腰椎管狭窄是有椎间盘突出、骨质增生及韧带增生等多种原因引起的椎管、神经管及椎间孔的狭窄,出现以间歇性跛行及腰腿痛等为特征的神经系统症状,许多情况下,神经系统查体无阳性发现。

(一)病因

腰椎管狭窄的常见病因有以下几类。

1.发育性腰椎管狭窄　是由先天性发育异常所致。

2.退变性腰椎管狭窄　主要是由于脊柱发生退行性病变所引起。临床最为多见,随着年龄增长,腰椎发生退行性改变,包括椎间盘退变、小关节退变、小关节增生、椎板增厚等,直至椎管狭窄。

3.脊柱滑脱性腰椎管狭窄　由于腰椎峡部不连或退变而发生脊椎滑脱时,因上下椎管前后移位,使椎管进一步变窄,同时脊椎滑脱,可促进退行性变进一步发展,更加重椎管狭窄。

4.外伤性椎管狭窄　脊柱受外伤时,特别是外伤较重引起脊柱骨折或脱位时常引起椎管狭窄。

(二)分类

1.单纯椎管狭窄

(1)中央管狭窄:压迫马尾但可以某一神经根较重。

(2)侧隐窝狭窄:压迫该处神经根。

(3)椎间孔狭窄:压迫由椎间孔出来的神经根。

2.复杂的或继发于其他腰椎退变的椎管狭窄　主要有腰椎滑脱并椎管狭窄、腰椎侧弯并椎管狭窄和腰椎不稳定的椎管狭窄。

(三)临床表现

1.症状　明显的腰腿痛症状和间歇性跛行。间歇性跛行是指患者行走一段路程以后(一般为数十至数百米左右),出现单侧或双侧腰酸腿痛,下肢麻木无力,以致跛行,但稍许蹲下或坐下休息片刻后,症状可以很快缓解或消失,仍可继续行走,再走一段时间后,上述症状再度出现。因为在这一过程中,跛行呈间歇性出现,故称为间歇性跛行。脊柱后伸时症状加重,前屈时症状减轻。少数病例因压迫马尾及神经根而影响大小便,甚至造成下肢不完全性瘫痪。大多数腰椎管狭窄症患者都有下腰痛的病史或伴有下腰痛。疼痛一般比较轻微,卧床休息则减轻或消失,腰前屈不受限制,后伸活动往往受限。许多病人不能长时间站立。

2.体征　椎管狭窄病人往往主诉多而体征少,物理检查大多正常或仅为非特异的发现。检查脊椎偏斜不明显,腰椎正常,只是后伸痛。直腿抬高试验正常或只有中度牵拉痛。跟腱反射有时减弱或消失。

(四)影像学检查

对于诊断腰椎管狭窄没有病史和物理检查方面的客观标准,唯一与诊断信息相关的定量证据就是影像学发现。

1.X线片 腰椎可有退变性改变,如椎间隙变窄,椎体骨唇增生,小关节肥大等,X线侧位片腰椎管可较正常者为窄,但缺少可靠数值,还应观察有无退变性滑脱。X线屈伸位片也是必要的,因为有时滑脱不表现在静态侧位片上,观察滑脱间隙的稳定性,如前后移位相差3cm。说明退变滑脱间隙尚不稳定。

2.CT检查表现 ①椎管狭窄,分为骨性和软组织性两种。包括中央椎管狭窄,其矢状径小于11.5mm,横径小于16mm,关节突间距小于12mm,横断面积小于$1.45cm^2$,椎体面积/椎管面积大于4.5;神经根管狭窄,其侧隐窝前后径小于3mm。②硬膜外脂肪减少或消失。③黄韧带及后纵韧带肥厚、钙化及骨化,黄韧带厚度大于4mm。④腰椎间盘变性突出:以L_5/S_1多见,其次为$L_{4/5}$,其余少见。⑤椎体后缘及脊椎小关节骨质增生、骨赘形成、软骨下硬化和囊腔形成,可见下段椎管的断面典型表现为三叶草状影。⑥椎体向前滑脱,由于椎弓峡部断裂或小关节紊乱引起椎管的前后径明显缩小,最终形成椎管狭窄。

3.MRI检查表现 ①骨性椎管狭窄,MRI矢状面或冠状面显示椎管蛛网膜下腔受压程度和范围大小,由骨质软化所致的椎管狭窄范围较长,有椎体骨质增生或关节突肥大、后纵韧带骨化、椎体后缘软骨结节和椎体滑脱等引起者多较局限;②软组织性椎管狭窄,黄韧带肥厚是常见原因,硬膜囊受压表现为横断面的三角形或三叶形,矢状面呈束腰状狭窄;椎间盘突出时,MRI显示纤维环断裂、硬膜囊局限性压迹影、椎管的横径与前后径明显变小或完全消失、神经根受压等。

4.椎管造影 腰椎管狭窄者椎管造影均有不同程度的造影剂充盈缺损,有的完全梗阻,完全梗阻断面常呈幕帘状、笔尖状,有的呈弹头状,有的呈毛刷样充盈缺损。部分梗阻表现在狭窄处油柱呈点滴状通过,其结果呈葫芦状、哑铃状或灯笼状等。

5.神经电生理 神经电生理检查可用来协助诊断神经损伤,并鉴别外周神经病和腰椎管狭窄。

(五)诊断

明显的腰腿痛症状和间歇性跛行,大多数腰椎管狭窄症患者都有下腰痛的病史或伴有下腰痛,物理检查大多正常或仅仅为非特异的发现,诊断需要依靠影像学检查,结合X线片、CT、MRI表现可诊断本病。

需要和其他原因引起腰腿痛和间歇性跛行相鉴别。

(六)治疗原则

1.非手术疗法

(1)日常家庭治疗:日常居家可以非手术治疗,休息、理疗、按摩、服药等。绝大多数患者通过非手术治疗是可以获得较好疗效的。第一,注意卧床休息,避免腰椎受外力压迫。第二,应用其他方法积极锻炼腰部肌肉力量,增加腰椎前韧带,后韧带及侧韧带的力量,避免椎间盘受压迫突破人体正常韧带、肌肉的保护。加强腰部肌肉的锻炼可预防和延缓腰椎病的发生和发展并治疗早期腰椎管狭窄。

(2)药物治疗:对神经根的无菌性炎症可采用镇痛消炎药物(如布洛芬等)。

(3)封闭治疗:硬膜外激素封闭治疗腰椎管狭窄的方法仍有争议,一般认为,用于治疗根性痛的疗效较差。硬膜外激素封闭疗法治疗腰椎管狭窄虽有硬膜外血肿、感染和化学性脑膜炎等并发症,但在非手术治疗中,仍是一种重要的治疗方法。不少学者认为,该方法具有相对安全、不良反应小、病人易于接受等优点。

2.手术治疗 经上述非手术治疗无效或效果不显著者,可考虑手术治疗。目前对于引发症状的主要节段进行显微镜下减压,术后可获得较好效果。显微镜下切除增厚的黄韧带,可增加椎管容积,从而解除狭窄引起的压迫。

(1)手术指征

1)活动后腰及腿痛,影响生活工作,经非手术治疗不愈者。

2)进行性跛行加重,或站立时间渐缩短者。

3)神经功能出现明显缺损者。

(2)手术方法:手术目的是解除神经组织和血管在椎管内、神经根管内或椎间孔内所受的压迫。可采用显微镜或内镜下一侧入路、双侧减压的手术方式,以保护对侧肌肉及韧带,同时保护棘突间及棘上韧带不受损伤,在手术创伤的同时,也减少了术后不稳的发生。术后腰围保护可增加腰椎的稳定性,以减轻疼痛,但应短期应用,一般不超过 3 个月,以免发生腰肌萎缩。对于合并腰椎间不稳的病人,在手术减压后,应考虑同时行内固定。

三、腰椎滑脱

腰椎滑脱是指因椎体间骨性连接异常而发生的上位椎体与下位椎体表面部分或全部的滑移。腰椎滑脱好发于腰$_5$及腰$_4$椎体,约占 95%,其中腰$_5$椎体的发生率为 82%～90% 其他腰椎少见,偶尔也发生于颈椎、胸椎者。一些外伤性滑脱和退行性滑脱,可多节段同时发生,甚至出现后移位滑脱。随着放射诊断学原理的建立和矫形外科手术的开展,对腰椎滑脱已有了较深入的了解,但直至今天仍存在着许多疑问。大多数腰椎滑脱患者是没有症状的,而出现腰背痛并检查发现腰椎滑脱的病人,后者也并不一定是发病的原因,但常会引起医生的注意而忽视了真正的问题。

(一)病因和分类

病因包括先天性腰椎滑脱,外伤和劳损也可引起腰椎滑脱。腰椎峡部崩裂的真正原因仍不能肯定。先天性发育缺陷和慢性劳损或应力性损伤是两个可能的重要原因。

根据病因,可将腰椎滑脱分为 5 类。

1.先天发育不良性腰椎滑脱 由于骶骨上部、小关节突发育异常或腰$_5$椎椎弓缺损,从而缺乏足够的力量阻止椎体前移的倾向,使其向前滑出。

2.峡部病变 其基本病变在关节突峡部。仅有峡部病变而无椎体向前滑移又称峡部崩裂,又可分为 3 个亚型:①峡部疲劳骨折。人体背伸时,腰椎峡部要承受更大的压力和剪切应力,由于峡部疲劳骨折而分离或吸收,使上位椎体向前滑出。②峡部狭长而薄弱。这种病变也是由于峡部疲劳骨折而引起,由于峡部重复多次的疲劳性微小骨折,其愈合时使峡部延长但未断裂,同时允许椎体前移。③良性峡部骨折。常常继发于严重的创伤,可同时有椎体滑脱,但更常见的是仅有腰椎峡部崩裂而无滑脱。

3.创伤性滑脱 创伤引起椎体的各个结构(如椎弓、小关节、峡部)等骨折,不是峡部孤立骨折。由于椎体前后结构连续性破坏,使滑脱发生,常伴其他脏器的联合损伤,非手术治疗疗效满意。

4.退行性腰椎滑脱 由于长时间持续的下腰不稳或应力增加,使相应的小关节发生磨损、退行性改变、加之椎间盘退变,骨质疏松等病变,而逐渐发生滑脱。

5.病理性骨折 由于全身性或局部骨病变,累及椎弓,峡部,上、下关节突,使椎体后结构稳定性丧失,发生椎体滑脱。腰椎手术后,破坏脊柱之后柱结构而发生滑脱,又称医源性或获得性滑脱。

(二)临床表现

1.症状 早期腰椎峡部崩裂和腰椎滑脱者不一定有症状。部分患者可有下腰部酸痛,其程度大多较轻,往往在劳累后加剧,也可因轻度外伤开始。适当休息或服镇痛药后多有好转,故病史多较长。腰痛初为间歇性,以后则可呈持续性,严重者影响正常生活,休息也不能缓解。疼痛可同时向骶尾部、臀部或大腿后方放射。若合并腰椎间盘突出症,则可表现为坐骨神经痛症状。

2.体征 通常体征不多,单纯峡部崩裂而无滑脱者可无任何异常发现。体检时仅在棘突、棘间或棘突旁略有压痛。腰部活动可无限制或略受限。骶尾部及臀部其他检查多无异常客观体征。伴有腰椎滑脱者可出现腰向前凸、臀向后凸、腹部下垂及腰部变短的特殊外观,此时病椎的棘突后凸,而其上方的棘突移向前方,两者不在一个平面上。局部可有凹陷感,骶骨后突增加。腰骶棘突间压痛,背伸肌多呈紧张状态。腰部活动均有不同程度受限,下肢运动、感觉功能及腱反射多无异常。

(三)影像学检查

1.X 线平片　可见小关节呈典型退行性骨关节炎改变,关节突肥大,不对称,关节面水平或呈矢状,两侧小关节内聚,小关节突向后外侧突入椎管,压迫马尾神经根;有时向前突出,使侧隐窝狭窄。椎体向前或向后滑脱,但椎体的前后径(椎体前缘至棘突后缘长度)不变。椎板增厚,不规则,骨密度增高,象牙化,椎板间隙变小,可呈叠瓦状。滑脱椎体间隙狭窄,相邻椎体边缘有骨质增生,椎间盘及韧带结构可骨化或钙化。

2.CT 检查　可准确地获取椎体、椎管、神经根、神经管等的直径及有关数据,可观察峡部病损,侧隐窝狭窄,小关节退行性改变,椎体后缘骨赘增生,韧带骨化等情况,可判定有无椎间盘突出及钙化。如配合刺激小的非离子碘造影剂(CTM),影像会更为清晰。

3.腰椎管造影　观察硬膜囊、神经根的充盈情况,明确椎管狭窄及神经根受压的部位和程度,并可排除椎管内肿瘤、先天畸形(脑脊膜膨出,脊髓膨出等)及蛛网膜炎等。

4.MRI 检查　可获得脊柱的三维全貌结构,观察椎管内外的解剖状态有无变异。

(四)诊断

腰椎滑脱的诊断,主要依靠临床表现与 X 线检查。此外临床还需检查有无其他下腰痛的体征,例如腰椎间盘突出,背肌或韧带的扭伤与劳损等。

腰椎滑脱的分度:将下位椎体上缘分为 4 等份,并根据滑脱的程度不同分为以下四度:Ⅰ度,指椎体向前滑动不超过椎体中部矢状径的 1/4 者;Ⅱ度,超过 1/4,但不超过 2/4 者;Ⅲ度,超过 2/4,但不超过 3/4 者;Ⅵ度,超过椎体矢状径的 3/4 者。度数越大,滑脱越严重,神经剪切、压迫损伤越大。

(五)治疗原则

1.非手术疗法　对Ⅰ度以内的滑脱大多数情况下非手术治疗是有效的,包括非甾类抗炎镇痛药、短期卧床休息,避免搬重物及剧烈活动、佩戴支具、腰背肌及腹肌锻炼。经过 6～8 周治疗,症状可得到改善,对发育未成熟的青少年尤其适合。并不是每一个腰椎峡部裂或脊椎滑脱患者都需要治疗,有相当一部分峡部崩裂及Ⅰ度腰椎滑脱患者并无症状,不需要治疗。

2.手术治疗　一般情况下,出现下列病情患者有手术指征:①持续性腰背部疼痛,经非手术治疗不缓解;②伴发持续性神经根压迫症状或椎管狭窄症状者;③严重腰椎滑脱;④X 线片证实滑脱进展。

腰椎滑脱的手术治疗,包括:①对马尾或神经根压迫的解除,应探查峡部纤维骨痂增生有无压迫或切除椎弓彻底减压;②滑脱复位,切除相应椎间盘使复位更容易;③融合,椎体间植骨融合或横突间(后侧方)植骨融合。

(罗　刚)

第七节　脊髓栓系综合征

脊髓栓系综合征(TCS)指因各种病变引起圆锥位置低或在椎管内不能移动,这种作用在脊髓及神经上的压力引起一系列进行性神经损害症候群,主要症状有背痛、腿痛,腿脚肌力下降,反射和感觉丧失,髋、腿部变形，走路姿势改变等不同程度的肢体感觉运动障碍，以及大小便功能障碍。TCS 在解剖上最常见的是圆锥位置低（低于 L2 椎体），可伴有终丝增粗或硬膜内脂肪瘤。

一、病因病理

（一）病因

TCS 分为原发性和继发性。原发性 TCS 常见于脊柱裂患者，约 20％脊柱裂患者合并 TCS。其他脊髓和脊柱末端的各种先天性发育异常均可导致脊髓栓系，如脊膜膨出、骶尾部硬脊膜内外脂肪瘤、脊髓终丝紧张、潜毛窦等。继发性 TCS 主要由于手术后的瘢痕造成，如腰骶部脊膜膨出术后粘连亦可导致脊髓栓系。

原发性 TCS 致病因素由高到低依次为脂肪脊髓脊膜膨出、终丝增粗、脊髓纵裂、神经管肠源性囊肿、皮样囊肿，继发性 TCS 可继发于蛛网膜炎、钝性损伤或脊髓脊膜膨出缝合术后。TCS 可分为终丝粗大型、脂肪瘤型、术后瘢痕粘连型、椎管内肿瘤致脊髓栓系及混合型五种类型。根据国内文献报道结果，TCS 以终丝增粗、脂肪浸润、硬膜内脂肪瘤、脂肪脊膜膨出致栓系者最多见。

（二）发病机制

正常脊髓发育分三区，即头区、移行区和尾区，移行区形成脊髓腰骶段。胚胎早期脊柱与脊髓节段相互对应，妊娠 9 周后马尾和终丝开始发育。之后脊柱生长快于脊髓，尾髓则相对向头端移动。连于脊髓的腰骶神经被拉长形成马尾，终丝也被拉长。妊娠 9～17 周，圆锥自尾骨中段上升至 L₄ 水平，此后上升变缓，足月时达到 L₃ 水平，出生后 60d 达到 L₁～₂ 椎间隙水平，成人终丝远端一般连于 S₅ 的内后面。在上述复杂的过程中，错误的发生会导致脊髓下部受栓系。在胚胎发育早期，可由于脂肪组织包埋于硬膜内形成脂肪瘤而引起栓系，更复杂的腰骶脂肪瘤也与此相似。管化及（或）退化异常可导致终丝异常。关闭中线结构（如膨出的脊膜、硬膜、椎体、皮肤）可导致粘连或纤维瘢痕增生，干扰脊髓上升，导致栓系。

无论是成人还是幼儿，其 TCS 的发病均与脊髓或圆锥受牵拉有关。脊髓和脊柱的这种不等速发育见于胚胎期、幼儿期及青春期。成人 TCS 患者尽管也有圆锥牵拉因素存在，但在生长发育过程中，牵引与脊髓功能之间刚好达到临界平衡，故虽有牵拉，仍能安全度过以上三期而不发病或仅表现为微小的、非进行性损害（如高弓足畸形等）。患者症状多进展缓慢，且 TCS 多有一定诱因，这表明 TCS 患者脊髓血供与牵拉之间已存在临界平衡状态，一旦劳累或外伤等诱因打破了这种平衡，则可引起症状。成人病例发病前多有明显诱因，根据致病机制可分为：①对已经紧张的终丝的一过性牵拉；②在终丝紧张基础上合并相对性椎管狭窄；③坠落时臀部着地使脊髓受到惯性牵拉。有时三种机制同时并存。任何牵拉并使脊髓延长的因素均可导致脊髓一过性或进行性缺血，引起脊髓功能障碍。Kang 等在成长发育的猫身上制成实验性TCS。结果显示，TCS 导致脊髓区域血流下降，感觉诱发电位（SEP）早期成分受抑制，氧化代谢受损害，进一步增加了脊髓对牵拉的易损性，解除栓系后上述指标改善。

若生长牵拉的理论正确，一切症状应在婴儿时期就表现出来。但是，从文献中很难查到本病的体征在如此早期出现，文献显示 112 例脊髓纵裂，47％的患儿是在 6～10 岁时因出现症状而确诊。Yamada 等研究了人类和实验动物的脊髓受栓系时氧化代谢功能，结论是脊髓栓系使细胞线粒体氧代谢因牵拉而受损，这种结果是否因局部缺血尚不能得出定论，但这足以解释症状出现较晚的理由。Yamada 还证实去除约束因素，患儿脊髓局部的氧化代谢有所改善，同时患儿年龄越小手术后的症状进步越明显，这与损害神经细胞和轴突所致的结构性功能失常不能恢复的理论一致。

二、临床表现

（一）症状

TCS 男女发病率之比为 2：1,20 岁以下发病者占 94%。TCS 症状富于变化,患者可能首先去儿科、皮肤科、骨科或神经科诊治。

50% 以上患者伴有皮肤畸形。腰骶部皮肤凹陷或窦道,可能伴有分泌物或感染、血管瘤、多毛、皮肤赘生物、皮下脂肪瘤、肛门闭锁等。这些预示存在脊柱裂、潜毛窦、脊膜膨出等,可能合并脊髓拴系。运动障碍见于 76% 患者,表现为行走异常、下肢力弱、变形和疼痛,还可合并脊柱侧弯、弓形足畸形等,也可只有一侧下肢变细无力。感觉障碍表现为下肢、会阴部和腰背部的感觉异常和疼痛。疼痛占首发症状的 42%,但感觉丧失较少见。泌尿系统功能障碍者占 35%,大小便功能障碍常见表现为排便次数多,不能自主控制;小便失禁。骨畸形较少见,可发生弓形足畸形、步态障碍和脊柱侧弯。

（二）成人 TCS 与小儿 TCS 的鉴别

除发病年龄外,成人 TCS 的临床表现与小儿有所不同。TCS 患儿最常见的症状是进行性运动功能障碍、反射亢进、Barbinski 征(＋)、畸形、大小便功能障碍,但疼痛不常见。而成人腰背疼痛和麻木是最常见症状,大多数患者有行走困难、肌萎缩、肢体短缩或踝畸形。泌尿系统症状(如感染和尿失禁)在儿童和成人均常见。

三、辅助检查

（一）肌电诊断检查

晚期病例可能因脊髓和神经损害而出现肌力减弱,肌电图显示失支配电位差和纤维颤动,这与临床检查一致,但并非确诊。无创的按神经支配皮区的体表兴奋电位更为敏感,出现双侧不对称波形则有脊髓造影的适应证。

（二）X 线表现

脊柱 X 线片对发现腰骶椎弓未愈效果好,X 线平片可以确定有无脊柱裂。对临床可疑有脊髓拴系的患儿应先摄脊柱全长的 X 线平片。椎体畸形并发脊柱神经管闭合不全的 X 线可分为四组:①先天性椎间盘狭窄,说明有脊索畸形;②椎体前后径短小;③半椎体畸形;④矢状裂或蝴蝶椎。

椎弓根间距增宽是最多见的椎弓异常。椎弓根受压变形或融蚀最常见于局部良性或恶性肿瘤,可见于大的皮样囊肿和脂肪瘤。另外,椎板和棘突变形,如局部椎板增厚、椎板融合、棘突分叉等,同时,这种附件变形可与纵裂的骨嵴水平一致,此 X 线表现对脊髓纵裂有诊断意义。这一点为手术后方入路、椎板切除和摘除骨嵴,有指导作用。脊柱纵裂的骨性纵隔可在体层 X 线片上反映出来,但 X 线片不能直接诊断 TCS。

X 线平片不能确定诊断时需行脊髓造影。对软骨或纤维性间隔而不是骨嵴的病例更需要脊髓造影才能确定诊断,同时若存在终丝紧张或其他多发病变时,也有诊断意义。

（三）CT 检查

CT 检查所见更为细致,发现骨性间隔不一定在椎管的中线,就是说脊髓纵裂的左右两部分可以是对称的,也可能并不对称。临床发现这种纵裂的影像虽有不同但与神经症状无明显关系。肢体异常的一侧可能是分裂脊髓的粗侧,也可能是细的一侧。CT 和 CTM 能够很好地显示了 TCS 脊髓特征,即圆锥低位、终丝增粗、脂肪浸润、脊髓纵裂、神经根走行异常、脊髓位置不对称、脊髓偏背侧等。CTM还可发现由俯卧位改仰卧位脊髓移动度减低(正常>5mm)。但CTM有创伤及电离辐射。

(四)MRI检查

MRI对显示硬膜内脂肪瘤与腰骶部脂肪瘤的关系、脊髓纵裂、脊髓积水、圆锥低位均优于CTM,故诊断TCS应首选MRI。MRI可以准确地诊断脊髓空洞症、脊髓双裂、Chiari畸形等其他异常。脊髓双裂在MRI的冠状面上表现为两条半脊髓相互分离,可有间断性分裂和连续性分裂两类。MRI还可清晰显示脊髓圆锥的下降并可在矢状面、冠状面及横截面,准确定位圆锥终止点,还可发现栓系束带及椎管外相应结构的病理状态,有利于指导手术及术后评价。

(五)超声诊断

随着超声诊断仪器和诊断技术的迅速发展,超声显像在人体各系统的应用日益引起各国学者的重视。由于手术去除了椎板,使声波得以进入椎管,所以超声已广泛用于脊柱外科手术中的定位诊察及手术后的随访,并被认为比X线、CT、MRI具有更好的优越性。胎儿及新生儿棘突椎板未完全骨化,声波能进入椎管,所以B超能清楚显示胎儿及新生儿脊柱区各结构。应用超声分别观察了大批死婴及成人标本后认为,正常脊髓末端位于L_2或L_2下缘,低于L_3即可诊断为TCS。采用B超对27例腰骶尾部病变的患者进行了系统研究,诊断符合率达70.0%以上,高分辨率实时超声能较准确地诊断脊髓栓系综合征。超声用于新生儿神经管发育障碍并获得较准确的诊断。但受仪器技术的限制及后来MRI的广泛应用,超声对这些疾病的诊断研究未被重视,更未被广泛应用。

(六)其他检查

结合大小便功能情况行泌尿系统B超和尿流动力学检查,以评价泌尿系统受累及程度和脊髓神经功能受损情况。

四、诊断及鉴别诊断

成人TCS的疼痛与一般腰椎间盘突出症或腰椎管狭窄症有明显的区别,疼痛范围分布广泛,超过单一神经根支配区域。下肢症状尽管主诉多为单侧,但神经检查常发现双下肢均有异常。当外伤后出现无法解释的神经节段定位症状,并伴有膀胱功能和会阴部皮肤感觉异常者应疑为TCS。

五、治疗

(一)治疗目的

脊髓栓系综合征手术治疗的根本目的在于防止病情继续进展。出现大小便功能障碍常提示预后欠佳,手术通常不能使大小便功能障碍、下肢和足部的变形得到改善,但可能使疼痛和不完全的肌力下降得到一定程度的改善。出现的症状可能是神经系统的损毁性的损害造成的,这种损伤通常是无法修复的,治疗仅仅是使病损不再继续加重。症状也可能是神经系统的刺激或不完全损害所致,此时手术治疗可能达到减轻症状和防止病情进展的双重效果。下肢和足部的变形可能通过矫形治疗得到改善。脊髓栓系到出现症状时已发生器质性改变,无法使之恢复正常,只能予以适当的矫治,使其不继续发展。

脊髓栓系综合征是由于脊柱、脊髓的先天性畸形和椎管内外肿瘤及脊髓脊膜膨出致脊髓和圆锥受牵拉,脊髓圆锥缺血引发的综合征。对于脊髓圆锥栓系综合征,越早手术效果越好,出现症状2年手术预后好。手术切断终丝松解粘连,解除脊髓受牵拉是最重要的,以达到改善脊髓圆锥的血液循环,恢复其功能。

(二)手术指征

儿童 TCS-经确诊,即应手术,因为 83％的患儿在 15 年随访期内恶化。综合以往文献及本文资料,结论认为成人 TCS 亦应尽早手术。成人 TCS 手术指征可概括为:①单独或混合存在的脂肪脊髓脊膜膨出;②终丝紧张、增厚及脂肪浸润;③椎管内肿瘤(畸胎瘤、脂肪瘤、室管膜瘤等);④脊髓纵裂;⑤神经管肠源性囊肿;⑥腰骶部脂肪瘤;⑦皮样囊肿;⑧脊膜膨出修补术后所致的圆锥低位。临床上表现为大小便功能障碍、下肢无力、行走困难是手术的绝对适应证;而麻木、疼痛及腰骶部肿物影响美观只是相对适应证;马蹄高弓足、仰趾畸形、脊柱侧弯常是轻微的改变,不宜作为手术指征。

国外文献报道,手术后儿童腰背痛很易缓解,运动功能恢复占 40％,而 4 岁之后尿节制的改善只有12％。成年患者双下肢痛容易缓解,运动功能恢复较好,而马鞍区麻木及大小便功能障碍恢复较差,尤其是完全尿失禁者随访无明显功能变化,其原因可能是由于圆锥长期受牵拉缺血变性所致,提示早期手术是必要的。对于大小便功能尚正常的脊髓栓系综合征患者,我们建议及早进行系统检查、评估和手术治疗;对于已经出现大小便功能障碍的患者,则应结合其全身情况选择手术与否。

(三)手术方法

1.终丝的处理 原则上应切断增粗紧张的终丝,手术的关键是解除栓系。正确辨认终丝与马尾神经及圆锥是非常重要的。终丝位于椎管正后方,最粗,颜色淡白、蓝色,脂肪浸润处则呈淡黄色,止于 S_5 椎管后壁。而马尾神经多位于椎管腹侧两旁,呈虾须状向上折返,自椎间孔穿出。有时确认终丝需行骶椎全椎板减压至其 S_5 附着处。圆锥有时与粗大的终丝难以区别,MRI 可显示圆锥的低点。术中常见终丝过于粗大,无法辨认是圆锥还是终丝,术中使用电刺激法辨认,可有效地防止误伤神经组织。切断终丝,双极电凝完善止血,即可见圆锥上升 1～2cm。

2.椎管内肿瘤的处理 椎管内肿瘤是造成栓系的另一常见原因,脂肪瘤、脂肪脊膜膨出、畸胎瘤、室管膜瘤较常见。脂肪瘤与马尾神经常常混在一起,难以剥离,此时不宜强行剥离,而应以解除栓系为主,终丝与脂肪组织易于分开,终丝常常与腰骶部脂肪瘤相延续,可一并切除。切除肿瘤时应注意向头端牵引,尽可能在显微镜下操作,避免向尾端过度牵拉圆锥。因为 TCS 患者圆锥或脊髓所受的牵引力本已达到或超过临界状态,任何附加的牵拉都可使神经损害加重。当脂肪瘤与神经粘连过于紧密,以至于无法分离时,只可切断造成牵拉的束带和瘤组织,不宜以牺牲马尾神经来求得瘤体的完整摘除(恶性肿瘤除外)。

3.脊髓裂的处理 脊髓裂分Ⅰ、Ⅱ两型。Ⅰ型脊髓裂的骨性纵隔总是位于硬膜外,并成为两个互不相通的硬膜管的中间隔,纵隔常与背侧神经弓融合。显露棘突和椎板后并不能立即见到纵隔,但可借椎管扩大处定位。小心行椎板切除,直至只有小块骨岛与纵隔后侧相连,最后分离纵隔与硬膜的粘连并完整切除骨性纵隔。然后打开硬膜囊,切断半脊髓与纵隔侧硬膜袖的纤维束带,再切除硬膜袖。而Ⅱ型脊髓裂之纵隔为纤维性,位于同一硬膜囊内,手术只需自中线切开硬膜、分离纵隔与半脊髓粘连、切除纵隔即可。

六、预后

理论上,一旦解除栓系,脊髓圆锥可随之上升。而文献报道术后 MRI 显示,仅 1/3 的患者脊髓圆锥有不同程度的上升,上升幅度≤1.5cm。多数患者术后临床症状明显改善,可见术后圆锥位置的高低不能作为栓系是否解除的依据。有研究报道手术前后检测胫后神经的体感诱发电位(SSEPs),发现术前 SSEPs降低或阴性,术后胫后神经的 SSEPs 明显改善,标志着神经功能的恢复。术后营养神经和功能训练是一项长期任务。

(田学成)

第八章　先天性疾病

第一节　先天性脑积水

先天性脑积水又称婴儿脑积水,系指婴幼儿时期由于脑脊液循环受阻、吸收障碍或分泌过多使脑脊液大量积聚于脑室系统或蛛网膜下隙,导致脑室或蛛网膜下隙扩大,形成头部扩大、颅内压力过高和脑功能障碍。先天性脑积水主要由畸形引起,较大儿童和成人的脑积水无头部扩大表现。

【诊断标准】

1.临床表现

(1)头部扩大:出生后数周到 12 个月的脑积水患儿表现为前囟大、颅缝增宽、头围增大,先天性脑积水的患儿头围可为正常的 2～3 倍。

(2)头发稀少,额颞部头皮静脉怒张。晚期出现眶顶受压变薄和下移,使眼球受压下旋以至上半部巩膜外翻,呈"落日征"。

(3)可出现反复呕吐、视力障碍及眼内斜,进食困难;终致头下垂、四肢无力、或痉挛性瘫痪、智力发育障碍,甚至出现惊厥与嗜睡。较大儿童表现为颅内压增高,常伴有视盘水肿。

2.辅助检查

(1)头部 X 线:可见颅腔扩大、颅面比例失调、颅骨变薄、颅缝分离、前后囟扩大或迟延闭合,尚可见蝶鞍扩大、后床突吸收等颅高压征。

(2)头部 CT:可直接显示各脑室扩大程度和皮质厚度,判断梗阻部位;若为中脑导水管狭窄引起者,仅有侧脑室和第三脑室扩大,而第四脑室正常。

(3)头部 MRI:除能显示脑积水外,能准确地显示各脑室和蛛网膜下隙各部位的形态、大小和存在的狭窄,显示有无先天畸形或肿瘤存在。

(4)放射性核素:脑池造影显示放射性显像剂清除缓慢,并可见其反流到扩大的脑室。

【治疗原则】

1.手术治疗

(1)手术方法及手术种类较多,目前有减少脑脊液生成外分流术、脑室系统梗阻远近端的旁路手术和解除梗阻病因的手术。对于病因不明的病例,目前以侧脑室-腹腔分流术为宜。

(2)分流术禁忌证

1)脑脊液检查提示颅内感染者。

2)近期内曾做过开颅手术或引流术,颅内有积气或血性脑脊液者。

（3）分流手术并发症与处理

1）颅内感染明确时，需要取出分流装置，并选用合适的抗生素。

2）分流装置功能障碍应判断梗阻的具体部位，再酌情做分流矫正术或更换分流管。

3）颅内血肿多继发于颅内压过低，因此，术中释放脑脊液不宜过多或选用高压泵型分流管。

2.非手术治疗　目的在于暂时减少脑脊液的分泌或增加机体的水分排出。因此，一般常用的利尿药物如氢氯噻嗪（双氢克尿噻）、醋氮酰胺和氨苯蝶啶等。

（汪超甲）

第二节　蛛网膜囊肿

蛛网膜囊肿是一种先天性囊腔，位于脑脊液池和主要脑裂中，其边界由蛛网膜构成。囊肿内充满了无色澄清的、几乎与脑脊液一致的液体。应用 CT 和 MRI 可诊断蛛网膜囊肿。治疗方案建立在解剖和临床表现的基础上。所有年龄组中的有症状患者确诊后均推荐手术治疗。

【发病原因】

胚胎学研究中，蛛网膜囊肿的产生原因可能有以下两种：

1.蛛网膜下腔形成的早期，脑脊液流动发生改变，这可能导致正在发育的网状蛛网膜破裂，此时出现了内陷的小囊并有脑脊液流入此囊中，形成蛛网膜囊肿。

2.在蛛网膜发育过程中，蛛网膜从硬膜上分离，此时可发生分裂从而形成蛛网膜囊肿。蛛网膜囊肿可能伴有大脑静脉和胼胝体的发育异常。

另外，创伤也可能是发病原因。婴儿期创伤可能导致未发育完全的脑池内的蛛网膜撕裂，从而使脑脊液流入并形成蛛网膜囊肿。

【病理学】

蛛网膜囊肿的囊壁与正常的蛛网膜相似，包含层状胶原束。膜上可能含有明显的静脉和毛细血管丛、室管膜或柱状上皮。极少见到炎症细胞或含铁血黄素沉着物。毗邻蛛网膜囊肿的大脑皮质基本上是正常的。大多数蛛网膜囊肿内是静态的液体，但也有一些可因以下原因增大并导致占位效应。

1.囊肿内可能存在残余脉络膜丛、蛛网膜颗粒或硬膜下神经上皮，可活动性分泌脑脊液（CSF）从而导致囊肿增大。

2.蛛网膜囊肿内液的蛋白浓度可高于正常 CSF，正常 CSF 可因此内流而使囊肿膨胀。MRI 上可观察到囊肿内液呈 T_2 高信号。

3.蛛网膜囊肿可与蛛网膜下腔交通并形成单向活瓣，在 Valsalva 动作或短时颅内压升高期间 CSF 可进入囊内，从而导致囊肿增大。

【临床表现及治疗原则】

蛛网膜囊肿大约占颅内占位性病变的 1%。多数囊肿是偶然发现的。蛛网膜囊肿多在 20 岁前发现，近 3/4 的患者在儿童期出现症状。男女发病比例超过了 2：1。大多数囊肿内的液体保持静止状态，但也有一些囊肿呈进行性增大，对相邻的神经结构产生占位效应。有极少数囊肿随着时间进程出现退化和消失。蛛网膜囊肿可能因创伤而发生破裂，导致硬膜下水囊瘤及颅内压升高，可合并急性或慢性创伤性硬膜下血肿。

蛛网膜囊肿可在蛛网膜下腔内的任何位置出现,与蛛网膜池密切相关。在成人和儿童中,近一半囊肿发生在大脑外侧裂,幕上囊肿的数量远远超过幕下囊肿。较少发生于大脑纵裂和斜坡区。鞍区蛛网膜囊肿儿童较成人更常见。

对于无症状或偶然发现的蛛网膜囊肿患者,应密切观察并规律随访影像学检查。若患者出现局灶神经体征或颅高压症状,应及时行外科治疗。对于儿童患者,若出现进行性头围增大及囊肿相关的癫痫发作,应考虑进行治疗。外科治疗的目标是减少蛛网膜囊肿对周围脑组织的占位效应。囊肿的外科治疗技术包括开颅囊壁切除术、立体定向抽吸术、囊肿腹腔分流术以及内镜下囊肿-蛛网膜下腔或脑室开窗术。上述每一种手术都各有明显的优势和缺陷。

囊肿-腹腔分流术(CP)的优点为操作相对简单、分流的致病率较低。常见并发症为:感染、过度引流、枕骨大孔疝、低颅压头痛综合征和分流失败。蛛网膜囊肿与脑皮质、血管结构可能紧密粘连,这可限制开颅囊肿切除术中囊壁的完全切除。随着内镜设备和外科技术的改进,蛛网膜囊肿在内镜下切除可能成为供选择的治疗。无论治疗方式,手术后囊肿总体复发率可达25%。

【影像学检查】

1.*头颅X线平片* 大脑外侧裂的囊肿可使中颅窝膨胀或蝶骨移位上抬,导致毗邻的颅骨呈局部增大。大脑凸面和前颅窝的巨大囊肿常导致颅骨变薄。鞍上或四叠体池囊肿可导致脑积水,间接导致骨缝分离及鞍背、颅盖骨变薄。

2.*头颅CT* 蛛网膜囊肿在CT上表现为边界平滑、充满囊液的占位。囊液密度与CSF几乎一样,增强CT显示囊壁不增强;骨窗像显示颅顶及颅底可出现骨性改变。蛛网膜下腔注射造影剂后行增强CT可显示孤立囊肿或囊肿与正常蛛网膜下腔有交通。

3.*MRI* 是蛛网膜囊肿的首选检查。T_1像能清晰显示囊肿位置及与皮质、血管的关系。囊液呈长T_1短T_2信号,与CSF相近。增强MRI扫描、FLAIR、T_1像和质子像可用以鉴别囊性肿瘤、皮样囊肿、室管膜瘤、表皮样囊肿以及脂肪瘤。MRI还可以轻易显示所有的相关畸形,例如胼胝体发育不全或前脑无裂畸形。

【常见蛛网膜囊肿】

1.*大脑外侧裂囊肿* 近一半成人患者及约1/3儿童患者的蛛网膜囊肿位于大脑外侧裂。囊肿的大小不等,巨大囊肿可压迫颞极和岛叶并使中线移向对侧。大脑外侧裂囊肿可在任何年龄出现症状,常见于儿童和青少年。男女患病的比例是3:1,左侧大脑半球受累比右侧更常见。最常见的症状是单侧头痛,以眶上或颞区的疼痛最典型。1/4以上的患者可以出现各种类型的癫痫发作,包括局灶、复杂-局部或全面发作。造成蛛网膜囊肿患者癫痫发作的原因尚不明确,但可能与囊肿相邻的颞叶皮质受压、发育不良或软膜下胶质增生有关。蛛网膜囊肿患者很少出现发育延迟或学习困难。

幼儿巨大外侧裂囊肿可以导致巨颅症和骨缝分离。在很多患者中可见颞骨局部隆起,颅骨X线片显示颞骨鳞部变薄和蝶骨翼移位。CT显示在外侧裂内颞尖处存在不被增强的CSF聚集。外侧裂囊肿分为3个亚型:

(1)Ⅰ型囊肿在颞尖处呈椭圆形,中颅窝无结构异常。这些囊肿可与蛛网膜下腔的CSF自由交通。

(2)Ⅱ型囊肿是巨大的四边形囊肿,对相邻的神经和骨性结构有一定的占位效应。

(3)Ⅲ型囊肿呈巨大圆形,造成岛盖和岛叶皮质严重受压,使侧脑室变形和中线偏移。这些囊肿不与蛛网膜下腔的CSF相交通。

MRI影像中囊液均不强化,并与CSF的信号相似。MRA和MRV可观察到大脑中动脉及皮质静脉的分支因囊肿的占位效应而变形、伸长。

根据患者临床症状及影像学分型决定治疗方案。典型的Ⅰ型囊肿一般无临床症状,无需外科手术治疗。建议保守治疗,每年定期行神经影像学随访检查;对于儿童患者,每6个月应行神经影像学随访检查,持续18个月。巨大且有症、状的Ⅲ型囊肿的成人或儿童患者需外科手术治疗。Ⅱ型囊肿患者若出现严重的或与囊肿体积不相符的临床症状,也应行外科手术治疗。

外科治疗包括CP分流术、开颅囊肿切除术及神经内镜下囊肿开窗术。CP分流术可在超声或导航辅助下置入分流管,导管侧孔有助于分流管的长期开放,并能促进囊肿不同分隔内的液体引流,推荐使用带低压瓣膜的分流管;在分流术后,移位的皮质和中线可迅速回位。在放置分流管时囊壁上的桥静脉可能损伤,导致囊肿内或蛛网膜下腔出血。其他并发症包括感染、囊肿复发和低颅压头痛。开颅手术可切除囊肿的侧壁并将囊液引流至基底池,可在导航辅助下定位开颅的范围。神经内镜下可行囊肿、脑池造瘘术,并用球囊导管扩张,在基底池放置脑室引流管。

2.鞍上囊肿　最常见的鞍旁区囊肿发生在鞍上池内。近50%的病例是5岁以下的儿童,其中1岁以下的占大约20%。最常见的症状包括脑积水、视力损害和内分泌功能障碍。鞍上巨大囊肿可压迫中脑使其抬高和后移,并可能出现局灶神经系统体征,包括步态共济失调和角弓反张。男女发病比例为2∶1。

在婴儿期,囊肿向上迅速增大可抬高第三脑室且阻塞Monro孔(室间孔)及CSF循环,因此产生脑积水,可导致大头畸形和骨缝分离。眼科检查可发现视神经萎缩、视神经乳头水肿、单侧或双侧视力下降和视野变窄。内分泌功能障碍包括性早熟和身材矮小。内分泌检查提示生长激素和促肾上腺皮质激素缺乏,少数情况下可出现全垂体功能减退。

超声及CT可发现鞍上池囊性占位,伴第三脑室、蝶鞍受压。鞍上囊肿可伴脑积水和脑干移位。MRI扫描可清晰显示囊肿与周围脑组织的关系,并可鉴别颅咽管瘤、皮样囊肿、表皮样囊肿和Rathke囊肿。

治疗方面,对没有脑积水的患者可以采用CP分流术。脑室-腹腔分流术(VP)可以控制脑积水,但约40%的患者囊肿体积可继续增大。Y形连接管可以连接囊肿和脑室,普通低压分流系统可引流每个腔内的液体。越来越多的鞍上囊肿使用内镜下神经外科治疗。鞍上囊肿合并脑积水可行神经内镜下脑室-囊肿造瘘术。

(赵永辉)

第三节　脊柱脊髓先天性病变

一、隐性脊柱裂与脊髓栓系综合征

【定义】

1.胚胎早期椎弓发育障碍、椎管闭合不全称脊柱裂,若椎板裂隙不大,无椎管内容物通过缺损向椎管外膨出,称为隐性脊柱裂。

2.由于各种先天和后天原因引起脊髓或圆锥受牵拉,产生一系列神经功能障碍和畸形的综合征,称为脊髓栓系综合征(TSC)。由于圆锥常受到牵拉而发生异常低位,又称为低位脊髓。引起 TCS 的原因包括:脊髓脊膜膨出、脊椎裂、脊髓裂、藏毛窦、圆锥肿瘤、脊髓术后及脊髓与硬脊膜粘连等。

【诊断依据】

1.临床表现　隐性脊柱裂的症状因受累节段的脊髓与脊神经损害引起,与是否合并脊髓栓系、受压和神经损害的程度相关。主要有以下几大类症状:疼痛、鞍区感觉障碍、下肢运动障碍、膀胱和直肠功能障碍、腰骶部皮肤异常等。

(1)轻症:下肢力弱,轻度肌萎缩,麻木、遗尿,有时腰痛或腿痛。多为一侧下肢受累。检查时有周围神经损害表现,如:肌张力低,下肢及会阴部浅、深感觉减退。

(2)中症:上述运动与感觉障碍加重,常见马蹄内翻足,有时尿失禁。

(3)重症:上述运动与感觉障碍进一步减退,甚至出现下肢瘫痪,感觉明显减退或消失,神经营养性差,下肢发凉、发绀及营养性溃疡。骶尾部也出现营养性溃疡,久之下肢失用发生挛缩,出现截瘫、尿失禁。

2.辅助检查

(1)X 线脊柱平片:可显示椎板缺损,棘突缺如,有时尚为多处脊柱裂或同时合并椎体畸形、脊柱侧弯。

(2)CT 和 MRI 检查:MRI 检查对脊柱裂合并脊髓栓系的显示更准确、清晰。可看到脊髓末端位置很低,达到腰骶交界或骶管内,局部存在粘连。

【鉴别诊断】

本病与腰椎间盘突出、腰肌劳损、肌痛、脊髓占位、椎管狭窄、表皮样瘤、皮样囊肿及畸胎瘤相鉴别。行 MRI 检查可明确诊断。

【治疗原则】

脊柱裂合并脊髓栓系者,适于手术治疗。有症状的 TCS 有手术指征,无症状者是否应该手术有争议。手术应尽早进行,在不可逆神经功能丧失前手术。手术目的是松解栓系、去除引起栓系的原因、矫正畸形、保护神经功能。

二、脊膜膨出及脊膜脊髓膨出

【定义】

先天性椎板闭合不全为脊柱裂。如果脊膜、脊髓、脊神经由脊柱裂即椎板缺损处膨出,单纯硬脊膜膨出,内含脑脊液,称为脊膜膨出;膨出的囊内有脊髓组织,称为脊膜脊髓膨出。

【诊断依据】

1.临床表现

(1)局部包块:婴儿出生时,背部中线、颈、胸或腰骶部可见一囊性肿物,大小不等,呈圆形或椭圆形,多数基底较宽,大多表面皮肤正常。有感染及溃破者,表面呈肉芽状,已破溃则有脑脊液流出。

婴儿哭闹时包块增大,压迫包块则前囟门膨隆。单纯脊膜膨出,透光程度高,若内含脊髓和神经根者,有时可见包块内有阴影。若合并有脂肪瘤者,其外表为脂肪包块,其深面为脊膜膨出囊。

(2)神经损害症状:单纯脊膜膨出,可无神经系统症状。脊膜脊髓膨出,有脊髓末端发育畸形,形成脊髓空洞者,症状较严重。可出现不同程度的双下肢瘫痪及大小便失禁。腰骶部病变引起的严重神经损害症状要远多于颈、胸部病变。若合并有脊髓栓系,随年龄增长,脊髓栓系综合征也更加重。

（3）其他症状：少数脊膜膨出到胸、腹、盆腔内，出现包块及压迫内脏的症状。合并脑积水和其他畸形，出现相应症状。

2.辅助检查

（1）脊柱 X 线平片：显示脊柱裂改变，膨出囊伸向胸、腹腔者，椎间孔多见扩大。突入盆腔者骶管扩大。

（2）CT 及 MRI 检查：可显示脊柱裂，脊髓、神经畸形以及局部粘连情况。

【鉴别诊断】

本病需与颈、胸、腰骶后中线部位表皮肿物鉴别。行 X 线、CT 及 MRI 检查多可鉴别。

【治疗原则】

手术是主要的治疗手段，切除脊膜膨出囊和修补软组织缺损。尤其是单纯脊膜膨出效果良好。若膨出囊内有脊髓或神经，应予以游离分离，使之还纳于椎管内，绝不能盲目切除。合并有脑积水并出现颅压高症状时，宜先行分流术，二期再行脊膜膨出切除修补术。

向胸、腹、盆腔突出的膨出包块，常需行椎板切开及胸、腹、盆腔内联合手术。

三、脊髓空洞症

【定义】

脊髓空洞症是一种缓慢进展的脊髓退行性病变，其病理特点是由多种因素影响形成管状空腔以及空洞周围的神经胶质增生。脊髓空洞常发生于颈段及上胸段的中央管附近，靠近一侧后角，形成管状空洞。分两种类型：一种为交通性脊髓空洞，即空洞与第四脑室蛛网膜下腔脑脊液相通，常合并小脑扁桃体下疝。反之为另一种，即非交通性脊髓空洞症。

【诊断依据】

1.临床表现

（1）感觉症状：因空洞多发生于颈段及上胸段，故出现单侧或双侧上肢和上胸段的节段性感觉障碍，以分离性感觉障碍为特点，即痛、温觉减退或消失，触觉正常，深感觉存在。

（2）运动症状：颈胸段脊髓空洞影响前角，出现一侧或双侧上肢弛缓性不全瘫痪，表现为肌无力、肌张力低下，双手鱼际肌、骨间肌萎缩最为明显，严重者可呈爪形手畸形。而一侧或双侧下肢发生上运动神经元性部分瘫痪，肌张力亢进，病理反射阳性。晚期病例瘫痪加重。

（3）自主神经损害症状：若空洞累及脊髓侧角之交感神经脊髓中枢，则出现霍纳综合征。由于痛、温觉消失，易发生烫伤与损伤。晚期患者出现大小便障碍。

2.MRI 扫描　显示脊髓空洞及其范围大小。

【鉴别诊断】

需与脊髓内肿物、颈肋、麻风、寰枕畸形相鉴别。MRI 检查可明确诊断。

【治疗原则】

可采取手术治疗。手术治疗包括原发病的治疗和空洞的治疗。病因治疗包括颅颈交界处畸形的治疗、脑积水的治疗；空洞的治疗包括枕大孔减压术、颅后窝容积扩大术。

四、脊髓分裂症

【定义】

脊髓分裂症是少见的脊髓畸形,分为两型:Ⅰ型称为双干脊髓;Ⅱ型称为脊髓纵裂畸形。

【诊断依据】

1.双干脊髓指脊髓当中的几个阶段分裂为 2 支,每一支都被分开的硬脑膜腔所分隔,2 个硬脑膜腔之间又被一个纵向骨障所隔开。

2.脊髓纵裂畸形指分裂的 2 个脊髓在 1 个硬脑膜腔中间。

3.辅助检查 MRI 扫描显示脊髓分裂症,以及其间的骨嵴或骨刺。

【鉴别诊断】

应与脊柱裂相鉴别,行 MRI 检查可明确诊断。

【治疗原则】

双干脊髓以手术为主,手术目的是解除栓系,同时切除分裂脊髓之间的骨性或软骨中隔及其中的纤维带,重建单个硬脊膜腔。

五、颈肋

【定义】

为先天性畸形肋骨,多由 C6、C7 发出,与第一肋相连,称为颈肋。

【诊断依据】

1.临床表现

(1)神经型

1)手、肩钝痛是常见的首发症状,为间歇性。当上肢、肩向下牵引或手拿重物时,疼痛加重。第Ⅷ颈神经和第一胸神经支配的肌肉肌力减弱,如握、捏及细小力弱。晚期可见骨间肌、(小)鱼际肌肌肉萎缩,尺神经分布区为主的感觉障碍。

2)因交感神经受压出现血管舒缩功能障碍,如手下垂时皮肤变色,呈灰蓝色、出汗、水肿,上举后则消失,遇冷手指变苍白。有时出现颈交感神经麻痹综合征。

3)颈肋有时可触及,压迫该处可引起局部疼痛,并向手臂放射。

(2)血管型:较少见。可表现为间歇性上肢皮肤颜色改变或静脉怒张,严重者发生溃疡或坏疽,伴随疼痛或痛觉障碍。最重要的体征是锁骨上窝常能听到杂音,有时双侧均可听到,患侧声大。牵引上肢时上述症状加重。Adson 试验(＋),即前斜角肌试验:患者取坐位,臂自然下垂,头用力转向病侧并后伸,嘱其深吸气并屏气,病侧桡动脉搏动减弱或消失为阳性。

(3)神经血管型:指神经型与血管型混杂的病例。

2.辅助检查　颈椎 X 线检查可显示颈肋的大小、位置,但有时因异常纤维束压迫引起症状者,X 线可无异常发现。

【鉴别诊断】

1.肋锁综合征　肋锁试验为阳性,即当肩部受重压,使肩关节向后向下时,由于第一肋骨与锁骨间隙变小,桡动脉搏动变弱或消失,是鉴别本征的依据。

2.胸小肌综合征　是胸小肌与胸壁挤压神经束而引起的综合征。可依据超外展试验阳性(即肩外展、后伸,牵引胸小肌而出现桡动脉搏动消失)做出诊断。

3.椎间盘脱出症　多发生于壮年,发病较急,常有外伤史,经牵引后症状可缓解。必要时行 X 线或 MRI 检查可鉴别。

4.颈椎关节病　颈椎 X 线片显示椎间孔狭窄或椎体后缘有骨质增生。

5.腕管综合征　压迫腕管时,正中神经分布区出现感觉障碍。

【治疗原则】

1.非手术治疗　按摩、理疗、止痛,肩胛肌锻炼,避免手提重物,减少患侧上肢过度外展活动,适当休息。颈牵引无效。

2.手术治疗　非手术治疗无效,疼痛剧烈者可考虑手术治疗。

手术适应证:①持续性剧烈疼痛者;②上肢或手的神经征或血管征进展者;③锁骨下动脉明显受压而引起手指苍白及青紫的短暂发作,甚至有栓塞现象出现者;④臂丛神经下束受压出现感觉障碍或手的小鱼际肌肉萎缩者。

3.手术方法　颈肋切除,第一肋骨切除。

(王灿明)

第四节　颅裂及脑膜脑膨出

【定义】

颅裂系先天性颅骨发育异常,表现为颅缝闭合不全,留有缺损、缺口。凡颅缝遗有缺损处均可发生。自缺损处有组织外溢称为显性颅裂,是较常见的先天畸形,反之为隐性颅裂。隐性颅裂因症状轻很少就医。

【诊断依据】

1.临床表现

(1)局部症状:可见头颅某处囊性膨出包块,大小各异,包块表面软组织厚薄相差悬殊。薄者可透明甚至破溃,引起脑脊液漏,反复感染。厚者软组织丰满,触之软而有弹性,其基底部蒂状或广阔基底;有的可触及骨缺损边缘。触压包块时可有波动感,患儿哭闹时包块增大。透光试验可呈阳性(脑膜膨出)或阴性(脑膜脑膨出)。

(2)神经系统症状:轻者无明显症状。重者可出现:智力低下、抽搐、不同程度瘫痪,腱反射亢进,不恒定的病理反射。另外视发生部位不同,可出现该处脑神经受累表现。

(3)邻近器官的受压表现:膨出发生的部位不同,可有头形的不同改变。如发生在鼻根部出现颜面畸形、鼻根扁宽,眼距加大,眶腔变小,有时出现"三角眼"。

(4)隐性颅裂:仅在局部皮肤有藏毛窦,周围有色素沉着或毛细血管痣。

2.辅助检查

(1)CT 检查:可显示颅骨缺损及由此向外膨出具有与脑脊液相同密度的囊性肿物,可见脑室大小,移位变形等。

(2)MRI 检查:可从横断面、冠状面、矢状面观察缺损的范围、大小、膨出物的性质及颅内其他结构改变和畸形表现。

【鉴别诊断】

1.鼻咽部脑膜膨出应与该部位的肿瘤鉴别。

2.眶内脑膜膨出应与眶内肿瘤鉴别。

3.头皮及颅骨外生性肿物。

以上行头颅平片及 CT、MRI 检查即可鉴别。

【治疗原则】

1.单纯隐性颅裂一般无需治疗,合并膨出者均需手术治疗。手术时间最好在出生后 6～12 个月为宜。目的是切除膨出囊,还纳膨出的组织等内容物,修补不同层次的裂孔。根据需要有的需二期手术以整形。

2.若巨型脑膜脑膨出或脑膜脑室膨出,合并神经系统症状,智力低下,有明显脑积水者,因预后差,手术不能解决其畸形及智力低下问题,故无需手术治疗。

3.若合并脑积水,可先治疗脑积水。

4.预防感染、对症等治疗。

(田学成)

第九章　神经外科微创治疗技术

第一节　血管介入治疗技术

血管介入技术是应用选择性或超选择性血管造影，先明确病变部位、性质、范围和程度之后，根据适应证，经插入血管内的导管进行栓塞、血管腔内血管成形术和灌注药物等治疗。

神经血管介入治疗是指在 X 线下，经血管途径借助导引器械（针、导管、导丝）递送特殊材料进入中枢神经系统的血管病变部位，如动脉狭窄、动脉瘤、动静脉畸形、动静脉瘘、急性脑梗死以及头颈部肿瘤。治疗技术分为血管栓塞术（固体材料栓塞术、液体材料栓塞术、可脱球囊栓塞术、弹簧圈栓塞术等）、血管成形术（血管狭窄的球囊扩张、支架植入）、血管内药物灌注（超选择性溶栓、超选择性化疗、局部止血）。

神经介入治疗的适用范围：

1.颅内动脉瘤。

2.脑血管畸形及动静脉瘘。

3.外伤性颈动脉海绵窦瘘。

4.Galen 大脑大静脉动脉瘤样畸形。

5.脊柱脊髓血管畸形及血管性肿瘤。

6.颅面部高血运肿瘤。

7.颈部动静脉瘘及大血管异常。

8.缺血性脑血管病变。

9.其他。

一、神经介入血管造影术

（一）全脑血管造影术

【适应证】

1.颅内外血管性病变。如出血性或闭塞性脑血管病变。

2.自发性脑内血肿或蛛网膜下腔出血（SAH）病因检查。

3.头面部富血运肿瘤，术前了解血供状况。

4.观察颅内占位性病变的血供与邻近血管的关系及某些肿瘤的定性。

5.头面部及颅内血管性疾病治疗后复查。

【禁忌证】

1.对碘过敏者（需经过脱敏治疗后进行，或使用不含碘的造影剂）。

2.有严重出血倾向或出血性疾病者。

3.有严重心、肝或肾功能不全者。

4.脑疝晚期,脑干衰竭者。

【术前准备】

1.常规术前检查:包括血、尿常规,出、凝血时间,肝、肾功能,心电图及胸部 X 线片。

2.术前 8h 禁饮食,特殊情况,如急诊可经麻醉师酌情适当缩短。

3.碘过敏试验:造影拟使用的造影剂 1ml,静脉推注。无心慌、气短、荨麻疹及球结膜充血等过敏体征,注射前后测量血压搏动低于 $10\sim20$mmHg 者为阴性。碘过敏试验阳性而必须行造影者,应术前 3d 进行激素治疗,并尽量使用非离子碘水溶液造影剂。

4.双侧腹股沟及会阴区备皮:操作时间长的患者要留置导尿管。

5.术前 30min 肌肉注射苯巴比妥。

6.酌情术前 24h 静脉持续给予钙离子拮抗剂。

7.器械准备:血管造影手术包 1 个,压力袋 2 个,软包装等渗盐水 500ml×4 袋,Y 形阀 1 个,三通接头 2 个,脑血管造影导管 1 根(5F 或 4F,血管迂曲者酌情选不同形状的造影导管),导管鞘 1 个(5F,6F),30cm 短导丝和 160cm 长导丝各 1 根。高压注射器及连接管,$100\sim200$ml 造影剂。穿刺针(成人选 16G 或 18G,儿童选 18G 或 20G)。

【操作方法】

1.经股动脉穿刺操作步骤

(1)常规双侧腹股沟及会阴区消毒铺单,暴露两侧腹股沟部。

(2)至少连接 2 套动脉内持续滴注器(其中 1 个与导管鞘连接,另 1 个备用或接 Y 形阀导丝)。接高压注射器并抽吸造影剂。所有连接装置要求无气泡。肝素盐水冲洗造影管。

(3)穿刺点选腹股沟韧带下 $1.5\sim2$cm 股动脉搏动最明显处,局部浸润麻醉,进针角度与皮肤呈 $30°\sim45°$。

(4)穿刺成功后,在短导丝的辅助下置血管鞘。持续滴注调节,滴数为 $15\sim30$ 滴/min。

(5)全身肝素化,控制活化部分凝血活酶时间 APTT>120s 或活化凝血时间(ACT)>250s。肝素化的方法可参照以下方法:首次剂量每公斤体重 2/3mg 静脉注射,1h 后再给半量,2h 后再加 1/4 量,以后每隔 1h 追加前次剂量的半量,若减到 10mg 时,每隔 1h 给予 10mg。

(6)在透视下依次行全脑血管造影,包括双侧颈内、颈外动脉,双侧椎动脉。必要时可行双侧甲状颈干及肋颈干造影。对血管迂曲者,导管不能到位时,可使用导丝辅助。

(7)老年患者应自下而上分段行各主干动脉造影,必要时以猪尾巴导管行主动脉弓造影。

(8)造影结束后用鱼精蛋白中和肝素钠($1\sim1.5$mg 可对抗 1mg 肝素钠)。

2.术后处理

(1)压迫并加压包扎穿刺点,卧床 24h,保持穿刺侧下肢伸直;

(2)监测穿刺肢体足背动脉搏动,1 次 0.5h;

(3)适当给予抗生素及激素。

(二)脊髓血管造影术

【适应证】

1.脊髓血管性病变。

2.部分脑蛛网膜下腔出血而脑血管造影阴性者。

3.了解脊髓肿瘤与血管的关系。

4.脊髓富血管肿瘤的术前栓塞。

5.脊髓血管病变的复查。

【禁忌证】

1.对碘过敏者。

2.有严重出血倾向或有出血性疾病者。

3.有严重心、肝或肾功能不全者。

4.有严重高血压或动脉粥样硬化者。

【术前准备】

同脑血管造影。

【操作方法及程序】

同脑血管造影。

【注意事项】

1.造影前,必须在透视下贴铅号或其他标记物,明确相应椎体的位置。

2.造影必须包括所有的脊髓动脉,如双侧椎动脉、甲状颈干、肋颈干、各肋间动脉、腰动脉、髂内动脉。

3.肋间动脉和腰动脉的常规注射剂量是 1ml/s,共 2～5ml。若有高血流的病变,可适当加量。

【并发症】

同脑血管造影。个别患者可致瘫痪及感觉障碍等症状加重,可能与导管刺激引起动脉痉挛及血流被阻断,从而加重脊髓缺血所致。造影前,应用地塞米松及钙离子拮抗药。选择导管不能过粗,以 4F～5F 为宜。

二、血管栓塞术

经导管栓塞术是介入治疗中的重要技术,它是将一些人工栓塞材料有控制地注入病变或器官的供应血管内,使之发生闭塞,中断血供,以达到控制出血,闭塞血管性病变,治疗肿瘤以及清除病变器官功能的目的。为适应不同部位、不同性质病变的需要,研究了种类繁多的栓塞物质。完成一项栓塞手术要由以下几个方面的因素构成:①导管;②栓塞材料;③操作技术;④监控设备。

(一)栓塞材料的分类

目前,栓塞材料种类繁多,可以适应不同的部位、不同性质病变的需要,总的来说,可以按以下几种方式进行分类:

1.按材料性质分类可分为对机体无活性材料、自体材料及放射性颗粒三类。

2.按物理性状可分为固体和液体栓塞材料两类。

3.按使血管闭塞的时间长短可分为短期、中期和长期三类。

4.按材料能否被机体吸收,分为可吸收性和不可吸收性两类。

(二)理想的栓塞材料应符合以下要求

1.无毒、无抗原性、具有较好的生物相容性。

2.能迅速闭塞血管,能按需要闭塞不同口径、不同流量的血管。

3.易经导管传送,不粘管,易得、易消毒。

（三）各种栓塞材料介绍

1.非吸收性固体颗粒栓塞材料

（1）PVA颗粒：由聚乙烯醇与甲醛经交联、干燥、粉碎、过筛而制成，为非水溶性，遇水性液体可膨胀，体积将增加20％，生物相容性好，在体内不被吸收。PVA颗粒大小在140～1000μm，使用时将其混入造影剂以悬浮液的形式经导管注入病变部位，机械性阻塞并诱发血栓形成，从而将血管闭塞。PVA的弥散性或穿透性和其颗粒大小及悬浮液的浓度有关。小颗粒和低浓度的PVA多用于闭塞小的血管，大颗粒高浓度的多用于闭塞较大的血管。

PVA颗粒的优点是：注射时相对不受时间的限制，在微导管不能完全到位的情况下仍能进行栓塞治疗，注射过程相对简单，易于控制。

缺点是：输送注射PVA需要较大直径的导引微导管，对如脑AVM这样的病症，微导管不能理想进入畸形团，另外，由于畸形血管的直径粗细不一，需选用不同大小的颗粒进行栓塞，效果势必受影响。

（2）弹性微球：弹性微球的优点是直径可以压缩，便于输送。

2.可吸收性栓塞材料

（1）自体血块：自体血块是短期栓塞物，具有易得、易经导管注入，无菌和无抗原性等优点。血块在通过导管内腔时，可能破碎成许多小碎片，碎粒状小血块随着注射压力呈阵雨式地进入血管小分支内，因而能较好地控制胃肠道小动脉出血，而不能用于需一定大小栓子的血管畸形治疗。自体血块作为栓塞材料的主要缺点是不能预计闭塞血管的时间。

（2）明胶海绵：明胶海绵是外科手术止血剂，属蛋白基质海绵，能被组织吸收，明胶海绵堵塞血管后，起网架作用，能快速形成血栓。闭塞为非永久性闭塞，时间约为几周至几个月。明胶海绵的剂型有薄片和粉剂两种。明胶海绵的优点在于它无抗原性、易得、廉价、能消毒，可按需要制成不同大小和形状，摩擦系数低，用一般的血管造影导管即可快速注射，闭塞血管安全有效，是一种应用广泛的栓塞材料。

（3）藻酸盐微球：藻酸钠溶于水形成黏稠胶体，在钙离子作下产生大分子链间交联固化，可根据临床需要加工成固态微球。藻酸钠微球具有良好的生物相容性，无毒、无抗原性，栓塞后不引起化学或免疫作用，微球在3～6个月内无毒降解。

3.机械栓塞材料

（1）微弹簧圈：按弹簧圈控制方式分类可分为游离弹簧圈、电解可脱性弹簧圈（GDC）、机械可脱性弹簧圈（MDS-N）和水解脱弹簧圈。

游离弹簧圈：它与推进器之间无连接装置，推进器只能推动弹簧圈而无法撤回弹簧圈，因而使用时危险度大，限制了其应用。

电解可脱性弹簧圈：推进器与微弹簧圈的连接采用微焊接技术。该弹簧圈极柔软，对瘤壁压力小，可以反复调整弹簧圈的位置，直到位置合适后，推送器接电源正极通弱直流电（0.5～2mA），铂弹簧圈与推送器间的未覆盖绝缘层的不锈钢即被电解，使弹簧圈在动脉瘤内不需拉动就可解脱，整个过程约需4～12min。它的这种特性可减少弹簧圈误入载瘤动脉造成的误栓。

机械可脱性弹簧圈：它的性能和效果与GDC相似，主要区别是用机械方法解脱钨丝螺旋圈，能够自由拉回或重新放置螺旋圈，直到位置满意后，将推进器头端超出微导管，螺旋圈可立即解脱于瘤腔内。目前，有3种不同的解脱装置，即钳夹型、套环型和内锁型，其中内锁型在微导管中摩擦力小，解脱时稳定性好，优于前两种。

水解脱弹簧圈：通过增加水压使导管扩张，从而解脱弹簧圈无需另外的电源，稳定可靠，只需两个注射器。

新型弹簧圈:Hydro Coil 表面涂有水凝胶层,放入动脉瘤后,水凝胶开始膨胀,充分填充动脉瘤空间,随着水凝胶的膨胀,血液中促进愈合的成分(如蛋白质等)被吸入水凝胶中,提高了愈合率。Matrix Coil 表面涂有可降解高分子材料,在动脉瘤内造成血流阻滞,诱发血栓形成,提高栓塞效果。

(2)可脱球囊:有乳胶球囊和硅胶球囊两种,应用时要使用永久性填充剂填充球囊,与微导管配合使用,待球囊进入瘤体并充胀后,轻轻后拉导管,即面解脱球囊。由于球囊的使用技术较为复杂,还有较多缺陷,目前临床上只适合于颅底基底动脉分叉部动脉瘤、眼动脉瘤、闭塞试验及颈内动脉、海绵窦瘘的栓塞治疗。另外,还有使用不可脱性球囊进行动脉栓塞的,方法是当球囊置入瘤体后充盈球囊而不解脱球囊,将球囊连同所附微导管固定在颈动脉鞘上,这种方法引起的损伤较大,故现已较少应用于临床,并被新的栓塞方法代替。

4.液体栓塞材料 从理论上讲,液体栓塞材料可直接注入动脉瘤瘤腔内,可以完全适应不同形状和大小的动脉瘤腔,使瘤壁和栓塞材料之间不留任何空隙,从而达到永久性栓塞。另一方面,由于易于操作,可通过细长微导管直接注入血管,因而液体栓塞材料相对其他栓塞材料来说是比较理想的栓塞材料。近年来,在血管内治疗领域受到了相当多的关注。液体栓塞材料分为两种,黏附性液体栓塞材料和非黏附性液体栓塞材料。

(1)黏附性液体栓塞材料:黏附性液体栓塞材料中最具代表性的是氰基丙烯酸酯类组织胶,目前应用临床的主要是 α-氰基丙烯酸正丁酯(NBCA)。它在血液中可瞬间聚合,在盐水中聚合需 15～40s,而在 5% 的葡萄糖溶液中却不发生聚合。这给栓塞操作带来了方便,在栓塞前后用 5% 的葡萄糖溶液冲洗导管,可避免其在导管内发生聚合,阻塞导管。同时加入适量钽粉,可进一步增强显影效果而不会影响组织胶的聚合时间。以 NBCA 为代表的氰丙烯酸酯类液体栓塞材料的最大缺点是"粘管"问题,这一问题是黏附性栓塞材料所特有的。由于其黏附性,注胶时间受到限制,注射后,必须立即撤管,否则将有微导管黏附于畸形团的危险。这就要求术者具有丰富的注胶经验,掌握好胶的浓度,把握注射速度和注射时间,严格控制反流,及时撤除微导管。另一方面,NBCA 聚合时会放出热量,这也是此类栓塞材料的一个缺点。

(2)非黏附性液体栓塞材料:为了克服黏附性液体栓塞材料能将微导管黏附于血管壁的危险,非黏附性的液体栓塞材料已被不断地开发并应用到实际的栓塞治疗中。这类栓塞材料大多是由已经聚合的非水溶性的大分子聚合物溶于某种有机溶剂中配制而成的。当与水性溶液接触时,有机溶剂很快弥散至水溶液中,聚合物沉淀析出成固体而起到栓塞作用。目前,已用于实验和临床的非黏附性材料主要有以下几种:

1)无水乙醇:无水乙醇是 20 世纪 80 年代初开始使用的一种液体栓塞材料,可造成血管永久性闭塞和器官、肿瘤的梗死。乙醇注入血管后,使血管蛋白成分发生变性,损伤血管内皮,血管内可迅速形成血栓。作用部位主要为末梢血管,大血管继发性闭塞。无水乙醇所造成的栓塞是持久性的。乙醇易于通过细导管注射,适于选择性栓塞,如用球囊导管注射会更安全、可避免反流。注射速度既不能太快、又不能太慢。注射结束后,应立刻用少量盐水冲洗导管,防止导管内残存乙醇而发生凝血。另外,无水乙醇还有使用方便、价廉、具有无菌和灭菌的优点。可用于肾肿瘤、肾切除、食管静脉曲张、精索静脉曲张以及支气管动脉栓塞治疗大咯血等。

2)碘化油:植物油与碘结合的一种有机碘化合物,本品为淡黄色和黄色的澄清油状液体,微有类似蒜的臭味。主要用于末梢血管病变栓塞,作为缓释药物载体用于肝癌、子宫肌瘤等的治疗。

3)乙烯乙烯醇共聚物(EVAL):乙烯乙烯醇共聚物(EVAL)是由乙烯和醋酸乙烯酯聚合再经水解而成。它可溶于有机溶剂二甲亚砜(DMSO)。当与水溶液接触时,DMSO 很快弥散在水溶液中,EVAL 沉淀析出固体而起到栓塞作用,沉淀析出成固体后并无黏附性,这一点与 NBCA 完全不同。加入显影剂可使其在 X 线下显影。EVAL 和 DMSO 的比例不同,所组成溶液的黏度、密度以及沉淀时间不同。EVAL 在应用时,为防止微导管堵塞,注射前要用 DMSO 冲洗管腔,来替换微导管内的水性溶液。因 EVAL 为非黏附性的液体栓塞材料,注射过程中无"粘管"之虞,可经同一微导管多次注射栓塞。EVAL 的最大的缺点在于有机溶剂 DMSO 的血管毒性反应,由于 DMSO 的血管毒性,其用作溶剂的非黏附性液体聚合物能否用作栓塞材料成为目前争论的焦点。但有报道指出,相关研究证明小剂量、慢速注射 DMSO 是安全的,DMSO 及相关非黏附性材料的安全应用,关键在于注意掌握注射速度和注射剂量。国外产品牌号为 Onyx,用钽粉作显影剂。

三、血管成形术

经皮血管腔内血管成形术(PTA)是经导管等器械扩张再通动脉粥样硬化或其他原因所致的血管狭窄或闭塞性病变,这一疗法是 20 世纪 60 年代开始应用的,在 20 世纪 80 年代前主要采用球囊导管进行治疗,称为球囊血管成形术。在 20 世纪 80 年代陆续出现了几种血管成形术的新技术,主要是激光血管成形术、粥样斑切除术、血管内支架成形术等。

(一)颈动脉狭窄支架成形术

【适应证】

1.无症状者,血管管径狭窄程度>80%,有症状者(TIA 或卒中发作),血管管径狭窄程度>70%。

2.血管管径狭窄程度 50%~70%,但有溃疡性斑块形成。

3.某些肌纤维发育不良者,大动脉炎稳定期有局限性狭窄。

4.放疗术后狭、窄或内膜剥脱术后、支架置入术后再狭窄。

5.急性动脉溶栓后残余狭窄。

6.由于颈部肿瘤等压迫而导致的狭窄。

【禁忌证】

1.3 个月内右颅内出血,2 周内有新鲜脑梗死灶者。

2.不能控制的高血压者。

3.对肝素、阿司匹林或其他抗血小板聚集类药物禁忌者。

4.对造影剂过敏者。

5.颈内动脉完全闭塞者。

6.伴有颅内动脉瘤,且不能提前或同时处理者。

7.在 30d 内,预计有其他部位外科手术者。

8.2 周内曾发生心肌梗死者。

9.严重心、肝、肾疾病者。

【术前准备】

术前 6h 禁食禁水。

双侧腹股沟区备皮。

术前 3~5d 口服抗血小板聚集药物,氯毗格雷 75mg＋阿司匹林 100mg。

术前评价,包括颈部血管超声、TCD 评价。

全脑血管造影或 CTA、MRA。

【操作方法】

1.经股动脉采用 Seldinger 技术穿刺,一般放置 8F 导管鞘,导管鞘连接加压等渗盐水持续滴注冲洗。

2.8F 导引导管后面接 Y 形阀或止血阀,并与加压等渗盐水连接,在 0.089mm(0.035inch)泥鳅导丝小心导引下,导管放在患侧颈总动脉,头端位置距离狭窄约 3～5cm。对过度迂曲的颈总动脉可以使用交换导丝,将导引导管交换到位。

3.通过导引导管血管造影测量狭窄长度和直径,选择合适支架,并行患侧狭窄远端颅内动脉造影,以备支架置入后对照。

4.通过导引导管将保护装置小心穿过狭窄段,并释放在狭窄远端 4～5cm 位置,撤出保护装置外套后,选择合适的球囊行预扩张,扩张后造影。扩张前静脉给予阿托品 0.5mg,以防心律失常。

5.撤出扩张球囊后置入支架,造影检查置入支架后残余狭窄管径,酌情做支架内后扩张。

6.最后撤出保护装置,行颈部及患侧颅内动脉造影,并与术前对比。

【注意事项】

1.动脉狭窄段过度迂曲或高度狭窄,保护装置到位困难时,可以选择导丝交换保护装置或使用直径较小的冠状动脉球囊,行扩张后置入保护装置。

2.术前心率<50 次/min 或伴有慢性心功能不全者,可以预先放置临时起搏器。

3.对侧颈内动脉完全闭塞,其血流完全依赖于患侧者,有条件者应尽量选择全身麻醉。

4.高度狭窄病变,狭窄远端无任何侧支循环者,扩张后要适当控制血压,收缩压维持在基础血压的2/3。若同时还伴有其他血管狭窄,在同期手术中不能处理或不适合血管内治疗者,血压不能控制过低。

5.保护装置的使用已经被大量的研究所证实,其能够降低栓子脱落所导致的栓塞并发症,对有条件的患者可以尽量使用。

6.术后不中和肝素,3～6h 后拔鞘。

术后用药:术后维持术前抗血小板聚集药物(氯吡格雷 75mg＋阿司匹林 100mg)3～6 个月,3～6 个月后酌情减量。

【并发症及其处理】

1.心律失常　为最常见并发症,一般发生在球囊扩张时或支架置入后,可出现心率下降,应在扩张前 5min 静脉给予阿托品 0.5～1mg。术前心率<50 次/min 者或伴有心功能不全者,可以在术前置入临时起搏器,术后 3～6h 左右拔出。

2.血压下降　若下降不超过 20mmHg,可以暂不处理,支架置入 6h 内收缩压持续下降<100mmHg者,可以给予肾上腺素或多巴胺治疗。

3.栓子脱落　无症状者可以不做特殊处理。

4.血栓形成　在确定没有颅内出血或出血倾向时,可以做动脉内溶栓。

5.过度灌注　在术前分析有过度灌注高风险的患者(极度狭窄、假性闭塞、狭窄远段没有侧支循环者),在扩张之后要控制血压(收缩压维持在 100～130mmHg)。有条件者应做 TCD 监测。

6.血管痉挛　使用保护装置或较硬的交换导丝,0.46mm(0.018inch)可能会导致狭窄远端血管痉挛,一般不做特殊处理,撤出导丝和保护装置后,痉挛会解除。有严重痉挛时,若远端血流受阻,可局部给予解痉挛药物。备注:狭窄血管测量方法,采用北美症状性颈动脉内膜切除协作研究组(NASCET)的标准:狭窄率(%)＝(1－最狭窄动脉直径/狭窄远端正常动脉管径)×100%。计算由数字减影血管造影机的机载软件自动完成。

(二)颅内动脉狭窄支架成形术

【适应证】

1.症状性颅内动脉狭窄程度>60%。

2.狭窄远端血管正常,后循环血管病变长度<20mm;前循环血管病变长度<15mm。

3.急性动脉溶栓后残余狭窄。

【禁忌证】

1.脑梗死后遗留有严重的神经功能障碍。

2.慢性完全血管闭塞。

3.狭窄段呈锐角。

4.狭窄段血管正常管径<2mm。

5.颈内动脉弥漫性狭窄。

6.先天性发育不良。

7.烟雾病、动脉炎等少数不明原因的病变。

8.脑梗死后2周内。

9.2周内曾发生心肌梗死。

10.严重全身系统性病变。

11.预计生命存活<2年。

【操作方法】

1.有条件者,尽量做气管插管和全身麻醉。

2.经皮股动脉穿刺,使用6F导管鞘。

3.全身肝素化,术后不中和肝素。

一般使用单导丝技术,导丝要求在0.36mm(0.014inch),长度180~190cm。导丝头端软头长度>10cm。若狭窄段存在夹层或动脉瘤样扩张,使用微导管技术,超选择造影证实微导管穿过狭窄段,进入血管真腔后,用0.36mm(0.014inch)交换导丝(300cm),然后再置入支架。

可以选择球囊扩张式支架,也可选择自膨式支架。选择自膨式支架一定要进行预扩张。

球囊扩张式支架释放压力为所选择支架的命名压,逐步缓慢加压。若释放支架后,在血管内仍有残余狭窄,可以选择扩张球囊行支架内后扩张。

高度狭窄的患者伴有侧支循环欠佳者,在支架释放前应注意控制血压,收缩压为基础血压下降20~30mmHg,支架置入术后24h仍然维持低血压。但若存在其他血管狭窄,应注意血压不能过低,以免造成低灌注性梗死。

术后不中和肝素,3~6h后拔出导管鞘。

【注意事项】

对45岁以下的症状性颅内动脉狭窄患者,若动脉粥样硬化证据不足,应严格掌握适应证。术后用药:围手术期3d抗血小板聚集药物同术前,同时给予低分子肝素钠0.4ml×2次/d。3d后维持术前抗血小板聚集药物3~6个月,3~6个月后酌情减量。

【并发症及其处理】

1.血管破裂　发生在球囊预扩张或支架置入过程中,根据情况采取补救措施,可以先用球囊封闭破裂处,并立即中和肝素,酌情给予外科修补;在无穿支动脉部位,可以尝试带膜支架。

2.血栓形成　处理方法同颈动脉支架置入术。

3.穿支动脉闭塞　可以用扩容、升高血压等方法治疗,慎用动脉内溶栓。

4.再狭窄　评估后可以用球囊扩张或再次支架置入。

5.脑出血或蛛网膜下腔出血　酌情给予对症处理。

四、血管内药物灌注

血管内药物灌注术可以简单地定义为：通过介入放射学方法，建立可由体表到达靶病变血管的通道（导管），再由该通道注入药物达到局部治疗的一种方法。

血管内药物灌注术常用的器材包括常规器材如穿刺针、导丝、血管鞘、导管等，此外特殊器材还包括有同轴导管系统、球囊阻塞导管、灌注导丝、灌注导管、全植入式导管药盒系统、药物注射泵及脉冲式注射泵等。血管内灌注常用的药物根据病种不同而异，包括肿瘤化疗药物、血管收缩剂、血管扩张剂、溶栓药物及抗炎药物等。

在行血管内药物灌注时，先常规进行选择性动脉造影，了解病变的性质、大小、血供及侧支情况，必要时进行超选择性插管进行治疗。入路主要有股动脉、桡动脉及锁骨下动脉等。经股动脉插管操作方便，成功率高，主要用于短期的血管内药物灌注治疗；经锁骨下动脉穿刺难度较大，技术要求高，但不影响行走，故可保留导管用于长期持续间断性药物灌注。

血管内药物灌注的治疗方式分一次冲击性及长期药物灌注两种。前者是指在较短时间内，通常 30 分钟到数小时将药物注入靶血管内，然后拔管结束治疗的方法，主要用于恶性肿瘤化疗及溶栓治疗等。后者相对于一次冲击治疗而言，导管留置时间长，一般在 48 小时以上，灌注可为持续性或间断性，常用于肿瘤的姑息治疗、胃肠出血及溶栓治疗等，因其药物与病变接触时间长，可重复多次给药，疗效上强于前者，但对于留置导管的护理要求比较高。

血管内药物灌注能使药物高浓度进入病变区，从而提高对局灶性病变的治疗效果，减少药物的毒副作用，临床疗效明显优于全身化疗，且明显降低了化疗药的毒副作用。

血管内药物灌注目前在临床上常用于治疗恶性实体瘤，动脉痉挛、狭窄或闭塞引起的缺血性病变，动脉内血栓形成等；也可以用于治疗难治性局灶性炎症。

（韩永刚）

第二节　血管性疾病的综合介入治疗

一、脑动脉瘤的介入治疗

血管内介入治疗与经典的显微外科手术同为脑动脉瘤的主要确定性治疗方法。自从 Guglielmi 于 1991 年率先将电解可脱式弹簧圈成功应用于脑动脉瘤栓塞以来，介入治疗设备、器械和技术得到了迅猛发展，接受介入治疗的脑动脉瘤患者例数明显增加，疗效不断提高。2012 年美国心脏协会/美国卒中协会新版动脉瘤性蛛网膜下腔出血治疗指南中首次建议：脑动脉瘤的治疗应由包括脑血管外科医师及血管内治疗医师的多学科团队根据患者具体病情特点制订方案，当外科手术和介入治疗对破裂动脉瘤患者均适合时，应优先考虑介入栓塞治疗。

（一）适应证

随着介入治疗材料和技术的进步，脑动脉瘤介入治疗适应证正不断拓宽，对多数脑动脉瘤而言，既可行显微外科手术夹闭，也适合介入栓塞治疗。一般认为，以下情况可能更多考虑介入治疗。

1.70 岁以上的高龄体弱患者。

2.临床分级高(WFNS 分级 Ⅳ、Ⅴ 级)或患者病情不稳定,难以耐受开颅手术的患者。

3.外科手术困难或风险较大的病例,如基底动脉动脉瘤、颈内动脉海绵窦段动脉瘤等。

(二)禁忌证

1.血管迂曲、动脉硬化严重,预计栓塞导管和材料难以到位。

2.相对禁忌证:脑动脉瘤破裂合并较大颅内血肿(>30ml)可能需外科手术清除血肿;大脑中动脉动脉瘤解剖显露相对容易,一般更多考虑外科手术夹闭。

(三)围术期处理

1.常规术前准备　见介入治疗概论。

2.麻醉方式　大多选择气管插管、全身麻醉,以保证图像稳定和介入操作的准确性;载瘤动脉闭塞术前行球囊闭塞试验时,可选择局麻以评估患者神经功能改变。

3.抗凝及抗血小板聚集措施　介入栓塞术中给予静脉全身肝素化,维持活化凝血时间(ACT)在正常基础值的 2~3 倍。支架辅助栓塞术围术期抗血小板措施尚缺乏统一的规范。本单位常用方法是:首次给予负荷剂量 3000~5000U 全身肝素化,此后每小时追加 1000U,直至治疗结束;对于未破裂脑动脉瘤拟行支架植入者,术前口服抗聚集药物 3~5 天(氯吡格雷 75mg+阿司匹林 300mg),对于破裂脑动脉瘤,仅术前 2 小时顿服 1 次(氯吡格雷 225mg+阿司匹林 300mg)。支架植入术后继续给予低分子肝素皮下注射 3天,氯吡格雷 75mg 及阿司匹林 100mg(1 次/日)6 周,继续单服阿司匹林 100mg(1 次/日)半年以上。

(四)治疗方法

1.微弹簧圈栓塞术

(1)脑血管造影后选择最佳工作角度,使瘤颈和瘤体均显示清楚,置入导引导管。

(2)根据动脉瘤的位置及形态选择微导管并塑形。

(3)在微导丝引导下小心将微导管顺行超选送入动脉瘤囊内,也可先将微导管先送至动脉瘤远端载瘤动脉,再采用回撤法使微导管顺塑形方向进入瘤囊,微导管头端应避免紧贴动脉瘤壁或朝向可疑薄弱部位。

(4)根据测量动脉瘤的结果选择合适的弹簧圈进行栓塞,第一个弹簧圈直径应该大于瘤颈,等于或稍大于瘤体最小径,使其能紧贴瘤壁盘成篮,为后续弹簧圈填塞提供框架。在栓塞过程中,应动态血管造影确认弹簧圈位置合适、载瘤动脉通畅,最终尽可能达到弹簧圈填塞致密。

2.球囊再塑形辅助技术

(1)根据载瘤动脉直径及动脉瘤位置选择合适的保护球囊,可单侧或双侧股动脉穿刺插管,单侧股动脉插管时,导引导管应能同时容纳微导管及球囊导管。

(2)首先将微导管送入动脉瘤腔内,再将保护球囊送至载瘤动脉动脉瘤颈处,可试充盈球囊确认球囊位置稳定、瘤颈保护满意。

(3)需实施球囊保护时,充盈球囊后送入弹簧圈,推送完毕后缓慢泄球囊,确认弹簧圈稳定性再解脱,重复上述步骤直至满意填塞。

(4)应尽量缩短单次球囊闭塞时间,一般 1~2 分钟以内为宜,不应超过 5 分钟,球囊充盈前先将弹簧圈送至导管开口或部分送入动脉瘤有助于缩短闭塞时间。

3.支架辅助技术

(1)根据载瘤动脉直径及动脉瘤颈部宽度选择合适的支架,一般支架两端应各超出动脉瘤 5mm 以上。

(2)在微导丝引导下使支架导管跨越动脉瘤颈送至载瘤动脉远端,当瘤体大、瘤颈过宽时微导丝或支架导管可能难以跨过动脉瘤颈,可采用瘤腔内预填弹簧圈支撑或球囊辅助导丝跨越瘤颈。

(3)支架释放可在弹簧圈填塞前、中、后阶段进行,根据支架释放与微导管超选及弹簧圈填塞的次序,技术上可采用支架网眼穿越(through the struts 技术,即先释放支架,再将微导管通过支架网眼超选择进入动脉瘤内)、支架外导管固定(stent jailing 技术,即先将微导管送入动脉瘤内,再释放支架固定微导管)、支架半释放(semi-jailing 技术,即先释放部分支架,待弹簧圈推送完毕后,再完全释放支架)。

4.载瘤动脉闭塞术

(1)适于颈内动脉及后循环梭形、宽颈、巨大动脉瘤,难以行瘤内栓塞者,且脑动脉侧支循环代偿充分,球囊闭塞试验(BTO)阴性。

(2)耐受 BTO 临床评价标准为完全闭塞后 30 分钟无神经系统功能障碍,强化试验(降压 20~30mmHg,20~30 分钟)阴性。

(3)球囊闭塞后侧支循环代偿充分的标志为,行健侧脑动脉造影时,患侧毛细血管充盈良好;双侧静脉期同时出现,患侧充盈时间与健侧充盈时间相差小于 1.5 秒。

(五)并发症及防治

1.血栓形成　血栓性并发症是动脉瘤栓塞过程中最常见的并发症,在动脉瘤致密栓塞后可按急症常规溶栓,尽量采用微导管超选择性溶栓,减少溶栓药物的用量。

2.术中动脉瘤破裂　应迅速继续弹簧圈填塞是最重要的止血措施,同时中和肝素,保持患者生命体征平稳。术后常规 CT 扫描,如继发脑积水或颅内血肿必要时可酌情选择手术。

3.弹簧圈解旋、断裂及移位处理　如未解脱前先尽可能将弹簧圈从血管内撤出,如无法取出者,可将弹簧圈拉至次要分支如颈外动脉内固定,或用支架将弹簧圈游离部分贴附至动脉壁上,防止堵塞远端血管;游离弹簧圈远端移位时,必要时可采用抓捕器或外科手术移除弹簧圈。

二、脑动静脉畸形的介入治疗

脑动静脉畸形(AVM)介入治疗的目的包括:部分单一动脉供血的中小型 AVM 有望单纯栓塞治愈;缩小大型 AVM 的体积,为手术切除或定向放射外科治疗创造条件;部分性或选择性栓塞,降低脑血流量,消除伴发的动脉瘤等危险因素,降低出血风险。

(一)适应证

1.供血动脉可获超选择性插管的 AVM 一般均可进行栓塞。

2.不适合手术的脑深部 AVM、重要功能区的 AVM。

3.体积巨大、高血流量 AVM,部分栓塞缓解症状、降低出血风险,或外科手术、定向放射外科治疗前辅助栓塞。

4.患者不能耐受手术或不愿手术。

(二)禁忌证

1.供血血管迂曲、纤细,微导管难以到位。

2.病情危重、全身情况差,难以耐受麻醉者。

(三)围术期处理

1.术前用药　病变位于功能区,以癫痫发病者,宜行予抗癫痫治疗。

2.麻醉方式　无统一规范,但气管插管、全身麻醉有助于图像稳定和介入操作的准确性;术中拟行 Wada 试验进一步验证供血动脉支配区域的患者可行局部麻醉。

（四）治疗方法

1.全脑血管造影:需详细评估 AVM 的血管构筑学特征,包括供血动脉、引流静脉及畸形血管团的相关信息。

2.放置导引导管:根据目标血管及拟采用的栓塞材料选择合适微导管,在监测下将微导管超选择性送入主要供血动脉分支并尽量接近畸形团。

3.微导管到位后,要行多角度超选择血管造影,确认微导管到位,进一步了解血管畸形团结构和血流速度,有无供应正常脑组织的分支等信息,尽量避免栓塞正常血管。

4.AVM 常用栓塞材料包括 NBCA 胶、Onyx 胶及微弹簧圈等。采用 NBCA 及 Glubran 胶栓塞时,需要根据超选择性血管造影特点将碘油稀释为合适浓度,以 5% 葡萄糖溶液充分冲洗微导管(一般需 5～10ml)后即可在空路途或透视监视下缓慢注胶,栓塞完成后再拔除微导管。栓塞中出现异常情况,如 NBCA 沿导管反流或误栓正常血管时,应立即停止并拔除微导管。Onyx 胶(Onyx-18)栓塞前则需缓慢推注 DMSO 充满微导管无效腔,注胶应缓慢(0.1～0.15ml/min),视供血动脉迂曲情况,反流应控制在 1～1.5cm 以内。

5.高流量的动静脉瘘,可以结合球囊、弹簧圈进行栓塞,合并动脉瘤时,原则上应先闭塞动脉瘤;巨大 AVM、高流 AVM,可行控制性降压,也可分次栓塞。

（五）并发症及防治

1.颅内出血 介入术中微导丝或微导管可能刺破血管分支导致出血,一旦发现应保持微导管在位不得退回,中和肝素,如远端分支破裂可考虑闭塞血管止血;因拔除粘连的微导管或术后正常灌注压突破引起的严重出血需手术治疗。

2.导管留置 因反流过长导致导管粘连着,强行拔除可能导致严重颅内出血,可考虑留置微导管,评估 AVM 残留出血风险及残留导管致血栓风险后,采取手术取出或长期留置导管及抗凝措施。

三、硬脑膜动静脉瘘的介入治疗

硬脑膜动静脉瘘(DAVF)可发生于硬脑膜的任何部位,其中以海绵窦区及横窦-乙状窦区最为多见。DAVF 的临床表现及进程与静脉引流方式关系密切,Cognard 等(1995 年)据此将其分为 5 型:Ⅰ型,引流至硬脑膜静脉窦,血流为顺向,无明显症状;Ⅱ型,引流至硬脑膜静脉窦,但逆向反流至邻近静脉窦(Ⅱa 型)或皮层静脉反流(Ⅱb 型),或两者均有(Ⅱa+b 型);Ⅲ型,直接引流至皮层静脉,无静脉扩张;Ⅳ型,直接引流至皮层静脉,伴有静脉瘤样扩张;Ⅴ型,具有脊髓静脉引流。一般认为Ⅰ型和Ⅱa 型自然病程偏良性,而Ⅲ型和Ⅳ型颅内出血发生率可分别达 40% 和 65%。DAVF 介入治疗目的包括:部分供血单一者可单纯栓塞治愈;栓塞与手术或定向放射外科治疗相结合;部分栓塞,降低脑血流量,减轻症状。

（一）适应证

1.有颅内出血、神经功能障碍、颅内压增高、颅内杂音难以忍受及局部压迫症状者。

2.有潜在的颅内出血、神经功能障碍风险。

3.进行性颅内压增高、神经功能障碍如视力下降等具有急症治疗指征。

（二）治疗方法

1.全脑血管造影:应包括双侧颈内、颈外及椎动脉大血管造影,详细了解供血动脉、危险吻合、瘘口位置、静脉引流和静脉窦通畅情况,以及全脑循环时间等信息。

2.根据全脑血管造影结果选择栓塞途径,主要包括经动脉入路栓塞和经静脉入路栓塞,或两者结合。

3.经动脉入路栓塞常用栓塞材料包括 NBCA 胶、Onyx 胶及微弹簧圈等,多选择颈外动脉分支进行栓塞,微导管应尽量靠近瘘口。使用 Onyx 胶进行栓塞时,视情况可另置造影导管于参与供血的颈内动脉或椎动脉内,术中动态造影观察以防止 Onyx 反流至该动脉主干。

4.经静脉入路栓塞常用栓塞材料为微弹簧圈和 Onyx 胶,其目的是闭塞瘘口汇集的静脉端,抵达途径除股静脉插管外,还包括静脉(如眼上静脉)或静脉窦直接穿刺。闭塞静脉窦前,需确认其已丧失正常脑静脉引流功能。

（三）并发症及防治

1.眼部症状加重　多见于海绵窦区 DAVF,因眼静脉血栓形成或部分栓塞后瘘口闭塞不全使眼部淤血加重,可给予激素和抗凝治疗,瘘口闭塞不全者可能需急诊再手术。因此,对于静脉引流途径单一,如海绵窦区 DAVF 单纯眼上静脉引流的患者应慎行经动脉途径栓塞。

2.脑出血　多见于正常的脑静脉回流受阻,或者不全栓塞后静脉引流通路转变为皮质反流,酌情给予保守治疗或再次手术闭塞瘘口。

3.疼痛和脑神经麻痹　多因颈外动脉栓塞或静脉窦填塞压迫所致,可给予对症处理。

四、脊髓血管畸形的介入治疗

（一）适应证

1.供血动脉可获超选择性插管到位的脊髓血管畸形一般均可进行栓塞。

2.单纯栓塞可治愈的病变;或目前无法解剖治愈,但部分栓塞缓解症状,降低出血和脊髓功能障碍继续加重的风险。

3.辅助栓塞治疗,为手术切除提供帮助。

（二）禁忌证

1.目标血管迂曲、纤细,微导管难以到位。

2.全身情况差,难以耐受麻醉者及介入治疗。

（三）围术期处理

1.常规术前准备:见介入治疗概论。

2.麻醉方式:可视患者耐受情况和治疗复杂程度选择局麻或全身麻醉。

（四）治疗方法

1.脊髓血管造影　脊髓供血动脉众多,应根据病变位置和特点应行完善的脊髓血管造影,避免遗漏供血动脉及瘘口;部分脊髓血管畸形血流速度慢,显影延迟,应延长造影透视时间,确认瘘口及静脉回流特征。

2.硬脊膜动静脉瘘栓塞　一般多首选外科手术治疗,瘘口易于插管者亦可先试行介入治疗。微导管应尽量接近瘘口,选择 NBCA 胶及 Onyx 胶等液体栓塞剂,栓塞目标是使栓塞剂通过瘘口弥散至引流静脉近端,但应避免栓塞剂到达引流静脉远端。

3.髓周动静脉瘘　Ⅰ型,由于供血动脉纤细且距瘘口较远,一般栓塞较困难,若微导管能够到位,可使用少量液体栓塞剂或小弹簧圈将瘘口闭塞即可;Ⅱ型,瘘口较大,应明确是否为单一瘘口供血,若为多支动脉汇集至同一瘘口,可选择较易插管的供血动脉进行栓塞,根据瘘口大小可选择液体栓塞剂、微弹簧或微球囊闭塞。Ⅲ型,血流速度较快,可使用弹簧圈或可脱性球囊进行栓塞。

4.脊髓动静脉畸形栓塞　首先选择相对风险较小的脊髓后动脉、根软膜动脉进行栓塞;经脊髓前动脉栓塞时,微导管要送入畸形团内,行超选择性造影显示无反流及正常脊髓动脉显影时,方可栓塞。如患者既往有出血史,应首先选择合并动脉瘤或高流量动脉瘘的分支进行栓塞。栓塞材料多选用液体栓塞剂,如选择微粒栓塞时,微粒直径必须>150μm,应遵循缓慢、少量、多次及动态观察的原则,一旦发现流速变慢,应停止栓塞。

(五)并发症及防治

1.静脉引流淤滞及血栓形成　可由于栓塞所致或静脉血流速度下降后血栓形成进展所致,可给予肝素等抗凝治疗。

2.误栓致脊髓功能障碍　可给予扩容、抗凝、神经缺血保护药物等。

五、缺血性脑血管疾病的介入治疗

(一)颈动脉狭窄支架植入术

1.适应证

(1)症状性狭窄≥50%,或无症状性狭窄≥70%。

(2)血管狭窄<50%,但有溃疡性斑块形成。

2.禁忌证

(1)3个月内有颅内出血。

(2)2周内有新发心肌梗死或较大范围脑梗死。

(3)合并颅内动脉瘤尚未治疗,且不能同期治疗。

(4)对肝素、阿司匹林或其他抗血小板聚集类药物禁忌者。

(5)颈内动脉已完全闭塞。

(6)严重心、肝、肾疾病者。

3.围术期处理

(1)常规术前准备:见介入治疗概论。

(2)麻醉方式:可视情况选择局麻或全身麻醉。

(3)抗凝及抗血小板聚集措施:术前3～5天起口服氯吡格雷75mg+阿司匹林300mg,1次/日;治疗过程中应全身肝素化;支架植入术后继续给予低分子肝素皮下注射3天,继续服用氯吡格雷75mg(至少4周)及阿司匹林100mg(长期)。

4.治疗方法

(1)常规股动脉穿刺置管,一般选择7～9F导管鞘及导引导管。

(2)血管造影确认病变及导引导导管头端的位置,导管末端位于颈总动脉,距离狭窄约3～5cm。

(3)放置保护装置及预扩张:将保护装置小心穿过并放置于狭窄段远端,对狭窄严重程度可选择合适的球囊行预扩张,以利于支架传输系统的通过及回撤。

(4)支架选择及释放:对于多数发生在颈总动脉末端或者颈内动脉起始部的狭窄宜选择自膨式支架,支架释放后血管造影了解支架位置、狭窄残留及狭窄远近端血流情况,一般适度的狭窄残余(30%～40%)是可以接受的。

(5)治疗结束后,收回保护装置,行血管造影,观察脑血流情况。

5.并发症及防治

(1)心动过缓和低血压:一般发生在球囊扩张时或支架置入后刺激颈动脉窦引起血管迷走反应或血管

减压反应所致,可扩张前 5 分钟静脉给予阿托品 0.5～1mg,血压下降明显者可给予补液及升压药物。

(2)血栓形成及脑栓塞:急性大血管血栓形成及血管闭塞时,可根据情况行溶栓治疗或机械取栓。

(3)过度灌注及脑出血:术前评估有过度灌注高风险的患者(如极度狭窄、假性闭塞、狭窄远段没有侧支循环者),主要的预防措施是术中及术后控制血压。

(二)颅内动脉狭窄支架植入术

1.适应证

(1)症状性颅内动脉狭窄程度＞60％。

(2)局限性狭窄,前循环狭窄＜15mm,后循环狭窄长度＜20mm,狭窄远端血管正常。

2.禁忌证

(1)脑梗死急性期,或脑梗死后遗留严重神经功能障碍。

(2)无症状颅内动脉狭窄目前尚不推荐支架植入术(相对禁忌证)。

(3)血管慢性完全闭塞。

(4)动脉狭窄段成角明显,不适于支架植入。

(5)颅内动脉先天性生发育不良、烟雾病、动脉炎等不明原因的病变,以及颅内动脉弥漫性狭窄。

3.围术期处理　同颈动脉狭窄支架植入术。

4.治疗方法

(1)常规股动脉穿刺置管,一般选择 6F 导管鞘及导引导管。

(2)一般先使用塑形微导丝(0.3556mm)在路途下小心穿越狭窄段到达远端分支,必要时可使用微导管技术,待超选择性血管造影证实微导管穿过狭窄段进入血管远端真腔内后,再用交换导丝进行引导。

(3)选择合适的支架跨越狭窄段并释放,支架释放后血管造影了解支架位置、狭窄残留及狭窄远近端血流情况,确认满意后再撤出微导丝。

5.并发症及防治

(1)血管破裂和颅内出血:是颅内动脉狭窄介入治疗中最严重的并发症,术中一旦发现可先用球囊封闭破裂处止血,并立即中和肝素,再酌情考虑外科手术或血管内覆膜支架修补。

(2)血栓形成及脑栓塞:同颈动脉狭窄支架植入术。

(张英亮)

第三节　肿瘤性疾病的血管内介入治疗

一、概述

肿瘤性疾病的血管内介入治疗技术主要包括:肿瘤栓塞(血管闭塞)术和恶性肿瘤血管内化疗术。头颈部高血运肿瘤的血管内栓塞是外科手术治疗的重要辅助手段,主要目的阻塞肿瘤血供和减少术中出血,从而增加术野清晰度、缩短手术时间,有利于肿瘤切除。本章主要阐述临床常用的高血运肿瘤血管内栓塞术。

一、一般栓塞技术

（一）栓塞时机

血管造影和栓塞治疗一般安排于手术前 1~2 天，以等待栓塞后肿瘤部分缺血及坏死，如等待时间过长，肿瘤血运可能得以重建，降低栓塞效果。

（二）血管造影

栓塞前完善的血管造影十分重要，需要详细了解肿瘤血供特点，包括供血动脉、血流速度及静脉引流方式等，还应评估是否具有潜在危险血管吻合，特别是颈外动脉与颈内动脉间的吻合。

（三）栓塞材料选择

肿瘤栓塞术常用的栓塞物包括颗粒（PVA 颗粒、吸收性明胶海绵颗粒等）、液性胶（NBCA 胶、Onyx 胶等）、弹簧圈及球囊等，应根据血管造影了解的肿瘤血供特征选择合适的栓塞材料。液性栓塞剂和小颗粒多用于闭塞肿瘤内血管床，$150\sim250\,\mu m$ 颗粒是标准的栓塞物，更小的颗粒则可能闭塞脑神经滋养血管造成神经功能障碍。较大的颗粒及弹簧圈则可用于肿瘤近端血管阻断，或用于高血流量肿瘤栓塞初期降低血流速度和堵塞动静脉分流。

（四）术中注意事项

应根据栓塞材料的特性选择相应的栓塞导管，如采用微粒栓塞时，微导管的内径需足以容纳微粒通过，以免颗粒在导管内聚集堵塞；术中应妥善处理栓塞材料，避免沾染器物，栓塞前后应注意更换或冲洗手套、导管等，防止误栓。

三、常见头颈部肿瘤术前栓塞

（一）脑膜瘤

脑膜瘤的典型血供方式为颈外动脉、颈内动脉双重供血，常可见较粗大的分支供应肿瘤硬膜附着部，并以此为中心呈放射状供血。常见硬膜供血动脉多为颈外动脉分支，包括脑膜中动脉、脑膜副动脉、咽升动脉神经脑膜支及茎乳动脉等，有时颈内动脉也通过筛板、海绵窦、斜坡及小脑幕等处的脑膜支参与供血。颈外动脉供血分支选择性插管后采用 PVA 颗粒栓塞肿瘤血管床是常用的栓塞方式。颈内动脉供血分支如下外侧干、脑膜垂体干的插管相对困难，有报道认为，如上述分支是主要的肿瘤供血动脉，且微导管能到位满意，激发试验阴性，亦可采用 PVA 颗粒进行栓塞，但应控制栓塞速度并动态造影观察，避免反流。

（二）血管网状细胞瘤

血管网状细胞瘤特别是颅后窝大型实质性血管网状细胞瘤血供十分丰富，且供血动脉常位于肿瘤腹侧，术中处置不当可能导致难以控制的灾难性出血。术中大出血不仅因失血导致循环障碍，且降低术野清晰度，容易导致周围重要结构如脑干等误伤，是致死致残的重要原因，故合理的术前栓塞往往对手术切除和改善预后有帮助。颅后窝血管网状细胞瘤的供血动脉一般主要来源于小脑后下动脉、小脑前下动脉和（或）小脑上动脉。由于肿瘤血供与脑干正常血供关系密切，因此术前栓塞有一定风险。通过超选择性插管技术将微导管越过正常血管并送至肿瘤供血动脉是避免误栓的关键步骤。既往研究中常用的栓塞材料包括液性胶（NBCA 胶、Onyx 胶）和 PVA 颗粒，但有作者报道部分小脑血管网状细胞瘤采用颗粒栓塞后继发肿瘤出血，其原因可能为肿瘤静脉回流受阻所致，故近年来我们在血管网状细胞瘤栓塞中仅使用 NBCA 胶和 Onyx 胶。

（三）副神经节瘤

头颈部副神经节瘤大多位于颈动脉分叉部（颈动脉体瘤）、颈静脉窝（颈静脉球瘤）及迷走神经（迷走神经），血供极其丰富，通常应行术前栓塞。栓塞前脑血管造影不仅应了解肿瘤血管特点，还应根据栓塞和后期手术需要评估颈内静脉或颈动脉闭塞的脑循环代偿能力。该类肿瘤最常见的血供来源是咽升动脉，此外颈内动脉及颈外动脉的其他分支也可能参与供血。超选择性插管和造影对明确肿瘤血运和危险吻合存在十分重要，既往报道常用栓塞材料为液性胶和 PVA 颗粒，栓塞满意者手术时间和术中出血均明显减少。

四、并发症及防治

1. 局部疼痛　多为颈外动脉分支栓塞后头皮及颜面部疼痛，可给予止痛等对症处理。

2. 脑神经麻痹　因脑神经滋养血管受累所致，栓塞前应评估相关风险，必要时可行激发实验（利多卡因），或采用直径 $250\mu m$ 以上的颗粒进行栓塞。

3. 误栓　栓塞物反流、经危险吻合可能导致误栓，因此术前血管造影评估和术中动态观察十分重要。

4. 栓塞后肿瘤肿胀及出血　肿瘤体积较大、占位效应明显时栓塞后应该警惕颅内压进一步增高致脑疝形成，可在栓塞前后给予激素及脱水等处理，必要时可能需急诊手术。

（张英亮）

第四节　血管内介入治疗并发症及处理

血管内介入治疗的并发症是指因血管造影及血管内治疗所引起不良反应，使病人的治疗复杂化又延长病人住院时间，必须预防和及时处理。有文献对 5000 例经动脉行脑血管造影的病例分析，永久性的并发症为 0.1%。综合分析 2066 家医院 514 个放射科操作的 118591 例血管造影检查的并发症的发生率：经股动脉插管者为 1.73%，经腋动脉插管者为 3.29%，发病率与血管造影的例数之间呈明显的反比关系，操作越熟练，并发症越少。

一、穿刺技术所致的并发症

1. 穿刺部位血肿　原因：①多次动脉穿刺；②导管导丝损伤血管壁；③肝素用药过量或病人凝血机制障碍；④拔鞘后穿刺点压迫包扎不到位。

2. 血管痉挛　原因：①多次损伤性穿刺；②导管在血管内方向不一致；③既往有血管病变如动脉粥样硬化；④局部血肿形成；⑤导管导丝损伤性刺激血管内皮细胞；⑥栓塞材料偏硬。血管痉挛以椎动脉痉挛最危险，常可因椎动脉内一次注射大量高浓度造影剂或粗口径导管放入椎动脉，完全阻塞椎动脉血运，引起椎底动脉急性供血不足，病人发生意识障碍，严重者甚至可以死亡。熟悉血管解剖，操作轻柔熟练，减少各种刺激因素是预防血管痉挛主要措施。

3. 动脉内膜损伤或夹层　原因：①穿刺时向动脉内送针鞘时送至内膜下导管或导丝进入血管时把内膜"犁"起来；②注射造影剂压力过高损伤并掀起内膜。股动脉发生内膜损伤后限制了髂外动脉和血动脉之间的血供，引起髂外动脉狭窄和足背动脉搏动减弱。严重者在内膜下血肿形成后 30 分钟可发生下肢麻木和剧烈疼痛，该侧股动脉搏动消失。如发生在颈内动脉，可出现颅内供血不足，对侧肢体瘫痪。严重者需用支架将其复位处理。

4.血栓或气栓 原因：①滴注线有气泡；②导管在血管内停留时间过长；③导管导丝不配套中间有间隙；④导管前端留有间隙，血液充填其中形成血块，导丝再伸出时即可将血块推出造成栓塞；⑤导管表面粗糙损伤血管内皮细胞；⑥未肝素化或肝素化不足；⑦血液处于高凝状态；⑧导管的进出或穿刺导致动脉硬化斑块脱落。注意每一个细节问题是预防血栓形成的根本措施。

5.血管穿孔或撕裂 原因：使用仅有端孔的导管造影时，造影剂注射压力过高可造成导管猛烈抽打或造影剂高压冲击动脉壁，导致血管穿孔或撕裂。

6.假性动脉瘤 原因：损伤性穿刺、使用大孔粗导管、病人动脉缺损等原因可造成假性动脉瘤。腋动脉穿刺后的假性动脉瘤发生率较高，其出血难以压迫是一重要因素。

7.血栓性静脉炎 原因：①造影剂引起血管内皮细胞损伤；②静脉血淤滞；③血液高凝状态。静脉造影容易发生，表现为疼痛、红斑和水肿。

8.导管导丝折断及其他 导管导丝在血管或血管内打折或打扣，用力外向拔出时折断，残端遗留在血管内。股动脉穿刺部位过高引起腹腔后血肿。

二、栓塞术所致的并发症

(一)缺血或梗死

1.脊髓缺血或梗死 对脊柱脊髓动静脉畸形进行肋间动脉供血的畸形血管团的分支进行栓塞时，可因供应正常脊髓组织的脊髓前、后动脉栓塞而发生脊髓缺血梗死致截瘫。

2.肺和脑栓塞 用固体栓子治疗动静瘘时，若供血动脉直径大于栓子，则可通过瘘口到静脉端流到肺组织致肺梗死。用液体栓塞剂，若浓度过低、推注压力过大致栓塞剂流致远端或返流致正常血管，可能造成正常脑组织栓塞。

(二)动静脉畸形(AVM)栓塞并发症

1.脑血流过度灌注综合征 若一次栓塞大片血管畸形，由于脑血管不能适应这突然的血流动力学改变，脑小动脉自动调节功能丧失，正常脑组织的血液过度灌注，可发生脑急性肿胀，广泛渗血等严重并发症。大的 AVM 最好栓塞<60%。

2.AVM 破裂出血 注胶时静脉端过早闭塞膨胀撑破畸形血管团，造成脑内出血、血肿、甚至死亡。注胶时尽可能不让静脉端过早闭塞。

3.导管粘连 注射 NBCA 或 ONYX 时如导管撤出慢、胶聚合太快或导管前端不规则迂曲，均可将导管与注入畸形血管团内的 NBCA 或 ONYX 相粘连，无法退出导管。注意掌握注胶时间或拔管时间和返流情况。

4.栓塞后反应 栓塞后 2～3 天内因局部和周围组织缺血，引起炎症反应。表现为局部疼痛、发热(不超过 38.5℃)、恶心呕吐等。

(三)动脉瘤栓塞并发症

1.动脉瘤破裂 原因：①微导管、微导丝和弹簧圈选择与动脉瘤不匹配；②操作中使用的推力超过了动脉瘤壁的最大承受力；③术者与助手配合欠佳；④麻醉管理不善(比如吸痰刺激、上导尿管刺激、气管插管用力过猛、麻醉过浅)；⑤术后搬动不当或护理不到位。

2.弹簧圈脱出 原因：①瘤颈较宽；②弹簧圈选择不匹配；③术毕微导管拔出用力不当；④放好弹簧圈后未行多角度造影来判断；⑤放置最后一个圈时微导管头端没有逐渐退出动脉瘤腔；⑥解脱后务必防止微

导管头端再嵌入弹簧圈缝隙。

3.辅助支架移位 原因:①支架选择与载瘤动脉管径不匹配;②操作不当。

4.栓塞后再出血 原因:①术后抗凝不当;②术后躁动或用力不当;③致密程度不够;④吸痰、气管切开或插导尿管等刺激。

三、迟发性并发症

血管造影或栓塞术后一天或数天内发生:①迟发性出血。因穿刺时损伤其他较大的静脉分支,虽已被血凝块堵住止血,但过早下床活动,穿刺孔血凝块脱落造成出血;②穿刺部位以下脉搏减弱或无脉,因穿刺血管持续痉挛或栓塞引起;③穿刺局部疼痛或触痛及穿刺处瘀斑;④下肢麻木。

四、并发症的预防与处理

1.注意事项 操作时尽量使用细穿刺针;穿刺应细致轻巧,切忌用暴力;穿入后用导丝时要有效压迫穿刺动脉上方,不要将导丝压成锐角,影响导管出入损伤血管壁,导致出血和血肿。拔出导管时应用三指压迫穿刺部位10～20min,然后加压包扎,卧床24h。亦可用压迫器压迫止血至少6小时或血管缝合器处理。出现小的血肿一般不予处理,几天后可自行消退。大的血肿24h后局部热敷,如出现压迫神经或气管等症状,应手术切开减压、止血。原则上同日不进行双侧颈动脉穿刺,以防双侧颈部发生血肿引起窒息。

2.血管痉挛处理 动脉痉挛早期可静脉注射罂粟碱,剂量为30～60mg/(4～6)h。如动脉内注射,则用罂粟碱15mg溶于10ml生理盐水中,缓缓推注。

3.内膜损伤预防 插导丝时应仔细体会有无阻力,遇到阻力不应强行插入,而应在透视下监视导丝、导管的前进方向和位置,必要时少量注射造影剂来明确判断是在内膜下或者是血管外。

4.血栓形成预防 造影前常规检查导管、导丝、扩张器的质量、光滑度和规格。注意导管在血管内停留的时间和导丝在导管内停留的时间不宜过长。操作中常用的肝素和生理盐水冲洗导管。怀疑有颈动脉粥样硬化者,要防止穿刺血管时捅掉动脉粥样硬化斑块造成远端栓塞,必要时可行颈部逆行穿刺造影。

5.血管穿孔预防 行主动脉造影时,应选择带多孔或猪尾巴导管,禁用无侧孔导管,注射造影剂压力不应过高。

6.假性动脉瘤 穿刺部位若出现假性动脉瘤或动静脉瘘,应早期行介入或手术修复。

7.静脉血栓 外周静脉造影时应选用稀释的离子型或非离子型造影剂,间断用肝素盐水冲洗导管和静脉血管,造影后抬高穿刺肢体,可缩短血管内皮细胞的收缩时间,减少静脉淤滞,肢体疼痛亦随之减轻。

8.导管折断 进退导丝、导管时应在透视下监视,发现导丝导管过度弯曲或打折应立即纠正,如打折可从另一侧股动脉穿入导丝将结拉开。

9.栓塞术并发症的预防和处理

(1)脊髓AVM栓塞前,常规做选择性血管造影,用减影方法确定欲栓塞的血管未发出正常脊髓动脉分支。

(2)脑AVM栓塞最好选用NBCA胶或ONYX,防止通过畸形区的静脉侧产生肺栓塞。用NBCA或

ONYX 栓塞前,要防止栓塞正常组织的血管分支,可预先注射 50mg 阿米妥钠,如病人出现一过性功能障碍,则应考虑改用别的治疗方法。当微导管快接近畸形血管团时,应微导管造影明确头端进入畸形血管团内。根据 AVM 的循环速度调节 NBCA 与碘苯酯的比例,控制聚合时间,电视严密监视,并在结束注射后迅速退管。使用 ONYX 一定要缓慢注射。对大片 AVM,应分次逐渐栓塞,让机体慢慢适应新的血流动力学改变。

(3)动脉瘤栓塞时导管进入动脉瘤和弹簧圈进入动脉瘤一定要轻柔操作;最后一枚弹簧圈解脱前微导管头端标识尽可能退出动脉瘤避免带出弹簧圈;支架辅助时退支架导管一定要缓慢必须顶住支架避免移位;尽力做到致密栓塞预防再破裂。

(4)血管狭窄支架治疗时支架、球囊和保护伞规格一定要匹配,操作要熟练,严格把握适应证。

(宋树新)

第十章　其他神经外科重症监测与治疗

第一节　脑功能的多元化监测

脑损伤一直是致残和致死的主要原因,临床表现为急性脑功能障碍。引起脑损伤的原因多为脑卒中、颅内感染、颅内肿瘤和脑创伤。脑损伤包括创伤部位的直接损伤和创伤后缺血缺氧、氧化应激、炎性反应和钙通道异常等病理生理过程所介导的继发性损伤,创伤后数日甚至数月内,继发性脑损伤仍在进行。因此,脑损伤是一个进展性的病理损伤过程。已经受到损伤的大脑对"继发性损伤"极度敏感,脑细胞一旦进入不可逆性损害阶段,将完全没有自身修复的能力。现代神经重症治疗策略是为机体提供最佳的生理环境,从而使受损伤大脑避免再损伤,最大限度维持机体自身的再修复过程。据此治疗理念,神经重症监测的目标是在未造成不可逆损伤前,明确导致继发性损伤的因素,指导治疗和评价治疗效果。以往神经重症的监测常使用一种监测手段,但多项研究表明,单独使用任何一种监测手段都不能明显改善脑损伤患者的预后。近年来,随着对脑损伤病理生理变化认识的不断深入和医学工程技术的快速进展,相继出现了多种脑功能的监测技术,从脑血流灌注监测、脑代谢监测和脑电生理监测等多个方面反映脑功能情况,提出了脑功能多元化监测的理念。近年来的研究表明,采用和整合脑功能的多元化监测提供的信息指导治疗,可改善脑损伤患者的预后。

一、脑损伤的病理生理变化

(一)脑容量

脑位于一个坚硬的骨性颅腔内,骨性颅腔无伸缩性。脑容量($V_{intracran}$)由脑血容量(V_{blood})、脑组织(V_{brain})、脑脊液(VCSF)以及有占位效应的颅内病灶($V_{mas\ lesion}$),如颅内血肿和肿瘤等构成。$V_{intracran} = V_{blood} + V_{brain} + V_{CSF} + V_{mass\ lesion}$。颅内压和脑容积之间的关系,如 Monro-Kellie 定律所述,因为颅腔无伸缩性,所以颅内脑的容积是不变的,颅腔内压力和脑容积之间处于一种平衡状态,也就是当颅腔内一种成分的容积增加时,为维持颅内压的相对恒定,通过脑容量的调节机制,其他成分的容积代偿性降低。因此,颅内压的高低由脑组织、脑血流和脑脊液三种成分的变化所决定。与机体的其他器官相比,脑容量的调节更为精细而严格。颅内任何一种成分体积的增大,是以其他成分体积的缩小为代价的。颅内高压时所有外科及非外科的治疗,均是针对缩小一个或多个颅内成分的体积为目的。其中外科的治疗包括:有占位效应的颅内病灶的清除、脑脊液的引流以及对一些选择的病例,进行大骨瓣切除以增大颅腔的容积。

(二)血-脑脊液屏障

与机体的其他器官一样,脑容量的调节也是经毛细血管的液体交换为主要的调节机制。但大脑有别于机体其他组织器官的是,大脑有着更为复杂的毛细血管膜的功能——血-脑脊液屏障(blood-cerebrospinal fluid bamer,BBB)。脑毛细血管缺少一般毛细血管所具有的孔,或者这些孔既少且小,内皮细胞彼此重叠覆盖,连接紧密,能有效地阻止大分子物质从内皮细胞连接处通过。内皮细胞还被一层连续不断的基底膜包围着。基底膜之外许多星形胶质细胞的血管周足把脑毛细血管约85%的表面包围,这就形成了脑毛细血管的多层膜性结构,构成了脑组织的防护性屏障,因此,血-脑脊液屏障的通透性极其有限,以至于 Na^+ 和 Cl^- 等小分子溶质都不能自由通过脑毛细血管进入到脑组织间隙,维持着脑细胞周围微环境的衡定,对调节脑容积起到非常重要的作用。

对机体其他组织而言,有些溶质,如菊花粉、依地酸、蔗糖和甘露醇可自由经毛细血管进入到细胞间隙,在医学研究中常作为测定细胞外容量的标志物(表10-1)。但上述这些溶质却不能透过血-脑脊液屏障,因为血-脑脊液屏障对这些溶质的有效通透面积极小,这些溶质的交换半衰期较长。安替比林(解热镇痛药物)的血-脑脊液屏障通透率最大,曾被作为测定脑血流量的标志物,但随后的研究表明,安替比林血-脑脊液屏障的通透性仍有限,并不能作为精确测定脑血流量的标志物。尽管 Na^+ 和 K^+ 的弥散性、脂溶性和原子的大小相似,但血-脑脊液屏障的有效通透面积和交换半衰期却有着显著的差异,这是因为 Na^+ 和 K^+ 的交换受血-脑脊液屏障的高度调节,且依赖于细胞膜 ATP 泵。

表 10-1 不同溶质的血-脑脊液屏障的有效通透面积及交换半衰期

溶质	有效通透面积 $[ml/(g \cdot min)]$	交换半衰期($t_{1/2}$)	溶质	有效通透面积 $[ml/(g \cdot min)]$	交换半衰期($t_{1/2}$)
菊花粉	0.00004	60h	安替比林	0.8	0.7min
依地酸	0.0003	8h	Cl^-	0.001	2.3h
蔗糖	0.0004	6h	Na^+	0.0024	1h
甘露醇	0.001	2.3h	K^+	0.009	15min
尿素	0.006	23～92min	白蛋白	1.5×10^{-6}	
甘油	0.03	6min	水	0.65～1.75	

毛细血管中的蛋白经血-脑脊液屏障与脑组织的交换非常低,白蛋白的有效通透面积约为 $1.5 \times 10^{-6}ml/(g \cdot min)$,血-脑脊液屏障对菊花粉的通透率约是白蛋白的20～30倍。外源性蛋白和许多氨基酸是经主动转运通过血-脑脊液屏障的。血-脑脊液屏障对有机离子、氨基酸以及蛋白的主动转运,不仅可控制脑细胞外的液体量,还可经渗透作用将脑组织中的水分移出。

水在毛细血管和脑组织间液之间的流动是经溶解及弥散作用,通过有孔及无孔细胞膜和毛细血管内皮的胞浆而实现的。水的对流流动取决于经毛细血管的静水压和渗透压差,但因为血-脑脊液屏障类似于一种阻隔膜,对水的对流转移阻力等同于对水的弥散转移阻力。与骨骼肌及心肌组织相比,水在脑组织的转移还受毛细血管膜通透性的限制,其血-脑脊液屏障的有效通透面积约为 0.65～1.75ml/(g · min)。血-脑脊液屏障的水滤过分数约为 $4\mu l/min$,而骨骼肌是 $33\mu l/min$、心肌是 $270\mu l/min$、肠系膜毛细血管是 $1110\mu l/min$。

溶质经细胞膜的部分通透性就引导出有效渗透压这一概念,但因其理论计算值与实际值存在差异,故又引入一个折射分数 σ,依赖于细胞膜对水及溶质相对通透性,σ值波动在0～1之间,如细胞膜对某溶质没有通透性,则 σ 为1,若细胞膜对某溶质的通透性等同于其在水中的弥散分数,则 σ 为0。表10-2列举了各种溶质对血-脑脊液屏障及脑脉络丛的 σ 值,甘露醇、蔗糖以及白蛋白的脑毛细血管的 σ 值约为1。体液中两种主要的溶质 Na^+ 和 Cl^-,其血-脑脊液屏障的 σ 值也只为1。

表 10-2　溶质的折射分数 σ

溶质	折射分数 σ：血-脑脊液屏障	脑脉络丛
尿素	0.44～0.59	0.56
甘油	0.48	0.81
甘露醇	0.90	0.53～1.00
蔗糖	0.91～1.00	1.00
氯化钠	1.00	1.00
白蛋白	1.00	

病理情况下血-脑脊液屏障毛细血管内皮细胞间的紧密粘合处开放，由于内皮细胞肿胀重叠部分消失，很多大分子物质可随血浆滤液渗出毛细血管，进入脑组织，破坏脑组织内环境的稳定。

（三）脑容量的调节——经血-脑脊液屏障的水转运

生理状态下，脑容量的调节主要依赖于血-脑脊液屏障的低液压传导、低通透性以及溶质的高渗透压（主要是晶体渗透压）。而脑灌注压对脑容量的影响极小，脑毛细血管压力与脑血流量具有严密的生理自动调节，机体的血压波动一般不会引起脑毛细血管压力的明显变化。血-脑脊液屏障对晶体的通透性极低，其有效的渗透压可达 5700mmHg。而机体的其他组织器官，其毛细血管的渗透压主要是来源于血浆蛋白，毛细血管的静水压约为 25mmHg。大脑皮质区域的毛细血管滤过面积是脑白质的 2～5 倍，脑皮质水对流转移要大于脑白质，交换的速率亦是脑皮质要快于白质。

与机体其他组织器官不同，淋巴系统对引流脑组织间液及脑容量调节方面的作用非常有限。实验研究表明，蛋白、菊花粉、尿素和水，无论这些物质分子量的大小，都要经室管膜和软脑膜神经胶质层转移。到目前为止，这一途径对脑容量的调节作用仍不十分明确。在实验性脑水肿的研究中，已证实脑灰质及白质区域的细胞外液转移入脑室系统，但这一转移脑水肿液的机制并不能转移因受损毛细血管的漏出而形成的水肿液。

（四）脑血流及其调节

正常情况下，大脑具有完善的维持脑血流稳定的机制，虽然动脉压有一定的波动，但脑血流却维持相对稳定，这种调节机制主要通过脑血管的自动调节功能来完成，其他还包括动脉血二氧化碳分压的调节和代谢性调节。脑血流量精细调节的作用之一是持续稳定地向大脑供给氧和能量代谢底物，以满足脑细胞的代谢需求。第二个作用是通过维持稳定的毛细血管静水压和脑血容量，从而对颅内压进行调节。

脑血管平滑肌的肌性调节是脑血流量自动调节的重要部分，脑血管通过改变自身阻力来维持稳定的脑血流，当脑灌注压在一定范围内波动时，脑血管通过改变血管自身阻力使脑血流量始终保持恒定。机体的其他器官均有这一类似的调节现象，但在肾脏及大脑表现得尤为突出。在神经外科学领域，可以这样解释脑血管压力的自动调节功能，当平均动脉压降低，脑灌注压随之下降，脑血管扩张进而维持脑血流量。病理情况下，一旦脑血管自身调节功能受损时，脑血流量与脑血容量将随动脉压的波动而被动变化。

（五）脑损伤时脑容量调节的紊乱

如上所述，生理状态下，脑容量的调节主要依赖于血-脑脊液屏障的低液压传导、低通透性以及溶质的高渗透压（主要是晶体渗透压），而此时毛细血管的静水压对调节脑容量的作用非常有限。但在病理状态下，血-脑脊液屏障结构受损，情况就完全不同了。假若血-脑脊液屏障允许所有的溶质包括大分子物质，如蛋白跨毛细血管水转运，且转运的趋势完全取决于毛细血管与脑组织间隙之间的静水压差，或者血-脑脊液屏障类似于机体的其他组织器官，允许小分子溶质、而不是大分子物质通过脑毛细血管转运水分，在这些情况下,毛细血管内外水分的流动取决于静水压与胶体渗透压之差,即符合 Starling 定理。脑血管压力调节功能受损时,脑毛细血管的静水压随体循环的血压波动。到目前为止,仍未能找到一种适用于定量测定脑毛细血管静水压数值的技术,以及定量测定脑毛细血管静水压对跨毛细血管水转移的作用,但有一种实验模型可模拟血-脑脊液屏障受损这一病理过程,类似于机体的其他组织器官,允许小分子溶质、而不是大分子物质通过脑毛细血管转运水分。去神经的猫骨骼肌体积描记仪实验,可用于定量研究组织的静水压与动脉血压对跨毛细血管水交换的作用。

总之,脑血管的自动调节功能是建立在血-脑脊液屏障完整的基础之上,血-脑脊液屏障是调节脑容量的重要神经功能单元。在神经学领域,脑血管的自身调节可以理解为当大脑的灌注压降低时,大脑防止脑血流量减少的一种机制。脑血流量的精细调节,其目的是持续稳定向大脑供给氧和能量代谢底物,以满足脑细胞的高代谢需求。脑损伤伴有血-脑脊液屏障的部分破坏,脑血管的自动调节功能受损,脑的灌注压将直接影响到脑毛细血管的静水压,也就意味着脑毛细血管的静水压与体循环的血压呈正相关,此时满足于 Starling 定律。血-脑脊液屏障的破坏,加之脑的跨毛细血管静水压的增加,导致脑水肿,颅内压增高。

二、脑损伤患者的脑功能监测

(一)脑功能监测的分类

现代神经重症治疗策略是为机体提供最佳的生理环境,也就是维持所谓的"颅内原稳态"和"颅外原稳态",减少损伤的大脑受到继发性损伤的打击,最大限度维持大脑自身再修复功能。脑损伤的救治重点在于对继发性脑损伤的防治,其中维持脑灌注压和脑氧代谢是临床处理的关键,而临床正确的处理需要及时的脑功能监测来指导和评价。

依据上述的治疗理念和监测指标的性质,可将急性脑损伤的临床监测分为三类。

1.监测"颅外原稳态"的指标 即全身性生理指标的监测。如持续监测重型脑损伤患者的有创动脉血压,实时连续监测和评估血容量,监测血红蛋白和血浆蛋白,监测心肺功能,体温,动脉血气分析和电解质等全身性的生理指标。

2.监测"颅内、外原稳态"相关的指标 如脑灌注压、颈动静脉的氧含量差值和颈静脉球氧饱和度。

3.监测"颅内原稳态"的指标 主要监测全脑的指标:意识水平、颅内压、经颅多普勒脑血流监测(TCD)、全脑的神经影像学 CT/MRI 检查和床旁持续的脑电监测(EEG);主要监测局部脑损伤区域的指标如脑微透析和脑组织氧分压($PbtO_2$)的监测等。

多发性创伤的临床救治经验表明,单纯性颅脑创伤患者的死亡率低于伴有严重失血的颅脑创伤患者,因为患者严重失血和休克时,脑的灌注压和氧供给降低,因此对急性脑损伤的救治首先应关注全身性生理指标,并尽可能维持最佳的生理状态。高渗性利尿剂治疗或控制脑水肿不能以牺牲机体的正常血容量为代价。针对所有局部性监测指标的解读应建立在全身性生理指标正常的基础之上,否则,在面对脑血流灌注监测、脑代谢监测和脑电生理监测等大量的监测数据时,临床医生就不能正确解读和不能正确利用这些数据指导治疗。因此,这一监测分类方法的优势是强调救治急性脑损伤时的"整体"概念。

(二)脑功能的监测方法

继发性脑损伤发生的严重程度和持续时间的长短可源于脑部和许多脑外因素,如创伤后强烈应激反应所致的循环衰竭、失血性休克、神经源性肺水肿和炎性反应等。因此,全身性生理指标的监测也尤为重要。

1.全身性生理指标的监测　持续监测重型脑损伤患者的有创动脉血压,维持平均动脉压稳定,实时连续监测和评估血容量,及时纠正贫血和低蛋白血症,心肺功能的监测,动脉血气分析和电解质的监测。

2.意识水平的监测　最基本的脑功能监测是床旁连续的神经系统检查,定时严密观察患者的神志、体动、语言和瞳孔等情况。床旁连续的神经系统体检是最简单、最经济和最可靠的评估手段,其中意识水平的评估是临床医生最常用的评估手段,利用这种床旁评估能及时发现病情变化,采取相应的治疗措施。

3.神经影像学检查　脑损伤是一个进展性的病理损伤过程,创伤后没有直接受到损伤的脑组织,可能遭受继发性脑损伤。头颅 CT 检查可以获得全脑清晰的结构影像,病情变化时需要重复 CT 检查以指导神经专科的治疗。然而重复的 CT 检查也不切合临床实际,在绝大多数情况下,神经影像学的检查无法在床旁实施,而且无法提供连续的监测信息。因此,神经影像学往往只能作为一种诊断手段,而不能称为真正意义上的监测手段。

4.颅内压的监测　颅内压的增高表明脑容量的调节功能已出现障碍,且已伴有脑的损害。颅脑创伤的患者若出现动脉血压显著增高是 Cushing 反应的特征,脑疝即将发生。与脑微透析监测相比,颅内压以及全身性的生理指标如动脉血压的监测指标都不能及时发现脑组织的损伤。

5.持续脑电监测　重型颅脑创伤患者中约有 5%～25%的患者伴有癫痫发作,尤其是非痉挛性癫痫,床旁持续的脑电监测(EEG)有利于及时发现这一造成继发性脑损伤的因素,并可以及时评估治疗的效果。

6.颈内静脉血氧饱和度监测　颈内静脉血氧饱和度($SjVO_2$)是评价脑氧供需平衡的间接指标,反映整个脑供需平衡。正常值为 55%～75%,低于全身混合静脉血氧饱和度。颈内静脉血氧饱和度监测反映的是全脑氧合,对脑缺血具有高度特异性,但是对局部尤其是小面积脑缺血不敏感,即局部脑缺血时颈内静脉血氧饱和度仍有可能正常。目前认为颈内静脉血氧饱和度可探测隐匿性缺血发作和脑内氧的释放,可反映脑的氧耗情况,但技术要求较高,限制了其应用,而且仰卧位时从脑内流出的静脉血中有相当一部分从椎前静脉丛流走,因此也不能准确反映脑的氧耗。临床单独应用颈内静脉血氧饱和度进行脑功能监测的价值是有限的。

7.脑代谢监测　微透析技术作为一种新型床旁生化监测手段,用于脑的研究已有 40 年,其中瑞典的生理及药理学家 Urban Ungerstedt 率先开展了前驱性的研究工作,为该项技术进入临床运用作出了杰出的贡献。1990 年瑞典隆德大学临床神经科学的神经外科学专家 Carl-Henrik Nordstrom 对重型颅脑创伤和蛛网膜下腔出血等疾病进行了大量而深入的临床研究,并阐明了脑损伤区域的生化物质的变化规律,极大地推动了这一技术在神经外科学的临床运用,使得临床脑功能的监测从观察宏观的脑结构性损伤发展到脑代谢水平的监测,也就是脑的病理改变之前脑细胞能量代谢物质的变化。

8.脑血流监测　脑组织氧供与脑血流密切相关,故通过监测脑血流可以间接了解脑氧供状况。近年来,随着影像及生物医学工程学的发展,监测脑血流的手段越来越多。经颅多普勒(TCD)是目前唯一能够测量血流速度及方向的无创方法,已成为临床监测脑血流动力的常规仪器,广泛用于脑血管疾病的诊断、脑血管功能状况的评价和危重患者术中脑血流监测。

在上述这些监测技术中,颅内压/脑灌注压(ICP/CPP)和颈静脉球氧饱和度监测的应用最为广泛,脑微透析和脑组织氧分压的监测则代表了脑功能监测的最新进展。

三、颅内压/脑灌注压(ICP/CPP)监测

脑血流的驱动源于 CPP,CPP＝MAP－ICP,ICP 是计算 CPP 不可缺少的参数。对脑损伤患者而言,

ICP 增高接近或达到平均动脉压水平时,CPP 急剧降低,脑血流量完全终止,通常是进入脑死亡的最后共同通路。因此,为控制 ICP 增高而展开的治疗,是许多神经重症监测治疗病房(ICU)的治疗重点。动态 ICP 监测是利用传感器和监护仪对 ICP 连续监测并记录的方法。监测的目的是用于计算灌注压和指导治疗,因此 ICP 监测成为指导治疗颅脑损伤不可缺少的手段。ICP 监测分为有创和无创两类。

(一)ICP 的有创监测方法

1.脑室内置管测压　　脑室内置管测压被称为 ICP 监测的"金标准"。将导管安置在侧脑室前角内,另一端连接压力传感器,作为参考零点,将传感器固定在室间孔水平。脑室内置管测压简便且准确性高,还可适量引流脑脊液,降低颅内压,可同时达到监测和治疗的目的。缺点是如果存在严重脑肿胀时,放置脑室测压管可能会很困难,并增加并发脑室脑炎的风险,脑室脑炎的发生率为 10%～20%,保留置管 5 天后发生脑室脑炎的危险明显增加。

2.脑实质内光纤传感器置入测压　　将一条细纤维光缆经颅骨进入脑实质或硬膜下腔,经与纤维光缆顶端相连的压力传感器转换后,作用于可随压力变化而移动的镜片光缆,使光束折射发生变化,信号由纤维光缆传出,作为计算 ICP 的依据。其感染率<1%,如引流脑脊液需另置引流导管。其优点是无论在神经 ICU 或神经外科手术过程中放置传感器,并发症和感染率的发生率较低。这一系统在预试验中有较好的可行性和准确性。然而在外伤性颅脑损伤中,由于小脑幕和大脑半球间存在压力梯度,因此监测到的压力不一定能准确反映真实 ICP。

3.硬膜外置管测压　　将内含换能器的微型扣式光纤探头置入硬膜外。此法优点是探头置于硬脑膜外,安置方便,感染机会减少,放置时间可相应延长。缺点是因与蛛网膜下腔间隔有硬膜,故精确性较差,放置时间过长,可引起硬膜反应性增厚,降低测压敏感性,现临床已较少应用。

4.腰椎穿刺测压法　　腰椎穿刺测压法是最先应用于临床的 ICP 监测方法,操作简单但并非监测颅腔内的真实压力。对颅内高压患者而言,这种测压法有可能导致或加重脑疝的危险,在已有脑疝的情况下,颅腔与脊腔已不相通,则腰椎穿刺测压便不能代表 ICP。

(二)颅内压的无创监测法

1.视网膜静脉压监测法　　Firsching 等利用脑室内置管监测 ICP,同时用视网膜血管血压测定法测定视网膜中央静脉压,发现 ICP 与视网膜中央静脉压之间有很好的相关性,可通过测定视网膜中央静脉压计算出 ICP,ICP(mmHg)=0.903×视网膜静脉压-8.87(r=0.983,P<0.001)。视网膜静脉压测定为测定瞬间 ICP 提供了方便、实用的检测方法,容易重复测定,使用范围广,但不适合长期监测。

2.闪光视觉诱发电位监测法　　闪光视觉诱发电位监测法可反映从视网膜到枕叶皮质视觉通路的完整性,当颅内发生病变如 ICP 升高时,导致电信号在颅内传导速度减慢,闪光视觉诱发电位波峰潜伏期延长,延长时间与 ICP 成正比。这种方法对判断颅内高压疾病的预后和脑死亡有一定帮助,但易受脑代谢、严重视力障碍、眼底出血和颅内占位性病灶等因素影响。

3.经颅多普勒测压法　　TCD 通过观察颅高压时脑血流动力学改变来估计 ICP。其优点在于:能反映脑血流动态变化;可观察脑血管自身调节机制是否完善。缺点包括:TCD 测量流速而非流率指标,脑血管活性受动脉血氧分压、二氧化碳分压、pH 值、血压和脑血管的自身调节等多种因素影响时,用 TCD 准确算出颅内压有一定困难;脑血管痉挛时的流速增加需与脑充血相鉴别。

ICP 增高表明脑容量调节已发生障碍,且已伴有脑的损害,颅高压与重度颅脑损伤的死亡率直接相关。在斯堪的纳维亚地区,1960 年瑞典隆德大学医院神经科学中心的 Lundberg 教授在临床已率先进行经脑室穿刺置管连续监测 ICP。目前 ICP 监测已成为脑损伤患者的常规监测项目。针对重型颅脑创伤患者的治疗,1990年以来推出以控制脑容量为目标,进而达到控制颅内高压的治疗方法。以 ICP≤20mmHg,CPP维持在50～60mmHg 为目标指导治疗,重型脑创伤患者的神经系统转归显著改善。近年来的非随机对照研究表明,ICP 监测可改善脑创伤、脑出血和蛛网膜下腔出血患者的转归,但尚缺乏随机的对照研究。

对于重型颅脑损伤患者,在病程某一时期以降低 ICP 为目标的治疗,可能是无效的,或是不必要甚至是有害的。因此,ICP 监测可能对指导治疗一些重型脑损伤患者有利,但这种指导作用远小于一些文献报道。另外,ICP 监测可能增加患者在神经 ICU 的滞留时间,增加治疗费用和并发症,多中心研究报道使用 ICP 监测指导治疗颅脑创伤的结果不一。然而大规模的临床观察证实,ICP 监测能提前发现颅内弥漫性病变,指导治疗和评估预后。因此,颅脑创伤指南一致推荐使用 ICP 监测,但此类患者能否从 ICP 监测中获益,尚需大样本随机对照研究证实。

四、脑血流监测

脑组织对缺氧高度敏感且耐受性差,短暂的缺血便可引起脑组织损害并使脑功能发生改变。脑组织的氧供与脑血流密切相关,通过监测脑血流可以间接了解脑组织氧供及其功能状况。近年来,随着影像及生物医学工程的发展,脑血流的监测手段越来越多。目前 TCD 是唯一能够测量脑血流速度及方向的无创方法,现在已成为临床监测脑血流动力学的常规仪器,广泛用于脑血管疾病的诊断、脑血管功能状况的评价和危重患者术中脑血流监测。TCD 监测的优点在于无创、价廉和操作简单,并能实时动态显示病理生理情况下的颅内血流状态,且测量结果可重复。其缺点是测量结果受颅骨密度、声窗大小、待测部位、探头方向、取样深度和操作者的熟练程度及血流信号强弱等因素影响。正电子发射断层扫描(PET)被誉为评价脑血流动力学的"金标准",采用能发射正电子的短半衰期放射性核素作为放射源,其发射的正电子在其行径上和正电子相撞被湮没,同时产生一对能量相同方向相反的高能 γ 光子,探测器可在不同时间以各个不同的角度同时接 γ 光子,输入到计算机系统后,经过一系列的图像处理,得出组织的切面图像,显示出脑组织内部的放射性分布情况,并据此得出此区域的血流量。其优点是分辨率和准确性高、非侵入性和危险性小。采用的放射性核素为人体所需的基本元素,且为超短半衰期放射性核素,适合于快速动态研究。不仅能进行脑血流的定量测定,同时也可获得代谢方面的参数。其缺点是价格昂贵,所用同位素半衰期短,必须就近配置生产正电子核素的加速器和标记热室,临床难以床旁实施。

五、脑电监测

脑电图(EEG)是通过应用电子放大技术将脑部自发的和有节律的生物电活动放大后,通过头皮电极记录出的脑电波图线,用以研究大脑的功能状态。EEG 能够及时、无创和动态评估脑功能,随着计算机技术、网络和数据存储技术的发展,床边持续脑电图(cEEG)监测变得实用和广泛。

cEEG 在非痉挛性癫痫和癫痫持续状态的诊断中具有广阔的应用前景。目前非痉挛性癫痫及癫痫持续状态逐渐被认识,且常在神经 ICU 患者中检出。临床研究发现,大约有8%～48%的昏迷患者存在非痉挛性癫痫,这些患者很少甚至没有明显的临床抽搐表现,多数患者只表现为脑电图可以捕获的癫痫波。非痉挛性癫痫发作可发展成非痉挛性癫痫持续状态,如果没有床边 cEEG 监测,多数患者在发作期无法做出诊断,也就无法指导治疗和评估治疗效果。

cEEG 监测也广泛用于蛛网膜下腔出血(SAH)患者。SAH 患者多留有癫痫后遗症,大量临床观察研究表明,SAH早期癫痫的发生率高达4%～9%。在未使用cEEG监测的SAH患者中,癫痫发生率常被低估,特别是发生非痉挛性癫痫的比例可高达10%～19%。SAH并发非痉挛性癫痫,可加重脑损伤,且这些患者预后较差。

cEEG监测发现3%～19%的颅内出血患者在住院期间发作癫痫。在使用cEEG监测的患者中,18%～21%并发非痉挛性癫痫。cEEG甚至可评估颅内出血患者的预后。Vespa等发现,颅内出血并发非痉挛性癫痫患者,颅中线的偏移与预后呈正相关。2%～9%的缺血性卒中患者并发癫痫,但使用cEEG监测后发现,癫痫发生率高达11%,非痉挛性癫痫的发生率高达79%。大量研究表明,癫痫发作可增加此类患者的死亡率。

颅脑创伤主要的病理生理变化导致了创伤性癫痫的发生。最初的流行病学资料显示,颅脑创伤患者伤后一周时癫痫的发生率为4%～14%,重型颅脑损伤患者中癫痫的发生率超过15%。由于临床上抗癫痫药物在这类患者中广泛预防性应用,使得癫痫的发生率小于1%。然而部分研究发现,22%颅脑创伤患者并发非痉挛性癫痫,8%并发非痉挛性癫痫持续状态,发生非惊厥癫痫意味着预防性应用抗癫痫药物量不足。

4%～17%的神经外科手术患者,特别是涉及幕上病变的患者,存在术后临床癫痫发作的风险,发生率与手术部位有关。术后癫痫发作不仅局限于神经外科手术,还可发生在任何手术后,如合并代谢紊乱和急性神经损伤时。一项哥伦比亚研究报道用cEEG监测作为其主要的神经诊断手段,发现约21%的代谢性脑病患者发作非痉挛性癫痫。

cEEG监测可及时发现继发性脑损伤。Miller等报道91%的颅脑创伤患者并发继发性脑损伤,临床表现为ICP升高、低钠血症和高热,低钠血症和高热被认为是预后不好的两个独立危险因素。在ICU中使用cEEG监测能及时发现SAH、颅内出血、颅脑创伤和神经外科术后患者的继发性颅脑损伤,并给予及时治疗。

总之,cEEG已经成为一项评估危重患者神经功能状态的重要技术。cEEG分析技术的发展,使得实时床旁大脑活动的监测成为可能,能及时监测和评估神经功能状态。颅脑创伤、缺血性卒中、SAH和结构性脑损伤等危重患者,均伴有非痉挛性癫痫或癫痫持续状态的风险,通常可由cEEG检测发现。因此,cEEG可应用于所有有意识改变的ICU患者,同时cEEG对于评估癫痫发作或评价降低脑代谢药物的治疗效果,提供其预后信息,均有较大价值。cEEG对大脑活动的实时动态监测,有助于及时防治脑损伤患者的继发性损伤。

六、脑组织氧监测

脑组织的血流量和耗氧量较其他组织为高。虽然脑的重量仅占体重的2%,但是在静息状态下,脑的血流量大约占心输出量的15%,耗氧量大约占全身耗氧量的20%。脑对缺血缺氧非常敏感,短时间缺氧和缺血即可导致脑组织不可逆损害,颅脑损伤后脑组织缺血缺氧及脑氧代谢紊乱是颅脑损伤后继发性损害的重要原因。因此,保证脑组织得到充足的血供和氧供,防止脑缺血缺氧,对临床脑保护非常重要,及时和正确判断危重患者脑组织氧供和氧耗的平衡,并及时纠正,可减轻脑组织的继发性损害,降低致死率和致残率。临床上监测大脑氧供氧耗的方法主要有以下三种。

(一)脑组织氧分压($PbtO_2$)监测

脑损伤后脑血流的自动调节功能受损,易发生缺血缺氧性损害。在一些病理生理情况下,即使机体的血压和血气分析监测均在正常范围内,但仍可能出现脑组织缺氧,即选择性缺氧。因而准确有效地监测脑组织氧合情况,有助于早期发现和纠正脑缺血缺氧,减轻继发性脑损伤,改善患者的预后。颅脑损伤后早期低氧血症的发生率约为 48%～72%。临床观察发现,颅脑创伤后前 4 天,脑缺氧的发生率分别为 37%、17%、13% 和 16%。$PbtO_2$ 监测设备主要有两种:一种为德国生产的 LICOX 监测系统,该系统有两个直径为 0.5mm 的氧探头和温度探头,能监测探头周围 $17mm^2$ 内的 $PbtO_2$ 和温度。另一种为英国 Codman 公司生产的 Neurotrend-7 多参数监测仪,可以连续动态监测 $PbtO_2$、脑组织二氧化碳分压($PbtCO_2$)、pH 值和脑温。$PbtO_2$ 为脑组织氧供与氧需动态平衡的结果,氧供是由动脉血氧含量和脑血流量(CBF)所决定的,氧需求是由包括线粒体功能的脑代谢水平所决定。$PbtO_2$ 的正常值为 20～40mmHg,10mmHg～15mmHg 为缺氧状态,5～10mmHg 为中度缺氧状态,<5mmHg 为重度缺氧状态。维持脑皮质功能的 $PbtO_2$ 必须高于 5mmHg。$PbtO_2$ 降低,理论上可被认为是由氧供不足,如脑血流量减少或代谢增加所引起。$PbtO_2$ 增加,则是由于 CBF 与代谢之间失衡,或氧自动调节机制障碍所致。有研究通过观察 46 名因动脉瘤蛛网膜下腔出血患者(GCS≤8)的 $PbtO_2$,并且调查 $PbtO_2$ 和 1 个月生存率的关系。结果显示,存活者 $PbtO_2$ 要高于死亡者,且死亡患者 CPP 显著低于存活者。

$PbtO_2$ 监测作为一种安全、准确和微创的脑功能监测方法,在临床上,尤其在欧美得到了广泛应用。$PbtO_2$ 监测的优点在于操作简单、可信度高和感染发生率低,监测值无明显漂移,可以更直接反映脑组织氧供需是否平衡。脑死亡早期,由于脑组织摄氧停止,$PbtO_2$ 迅速降至接近 0mmHg 水平,可以用于脑死亡的判定。但 $PbtO_2$ 监测也存在局限性,只能反映局部脑组织的氧代谢状况,其直接测定范围仅 $17mm^2$,并且受到动脉血氧分压和二氧化碳分压以及镇静和麻醉深度的影响。

(二)颈静脉血氧饱和度监测

$PbtO_2$ 监测只是对脑代谢局部监测,缺乏对全脑代谢的整体认识,因此具有一定的均局限性和片面性。持续颈静脉血氧饱和度(S_jVO_2)监测在欧美国家已经广泛应用于重型颅脑创伤患者的救治。S_jVO_2 监测技术是利用颈内静脉逆行置管至颈静脉球部(约第 1～2 颈椎水平),测定脑组织回流静脉血中氧饱和度的方法。在导管末端有一个光导纤维探头,可以直接连续性测量静脉血氧饱和度,同时还可沿导管内中空管腔抽取静脉血进行血气分析。S_jVO_2 是评价全脑氧供需平衡的间接指标。重型颅脑损伤后,随着脑水肿的发生发展,出现 ICP 增高,CBF 和 CPP 下降,脑组织缺血缺氧。脑血流相对减少时,脑组织从血流中摄取的氧比例相对增多,脑静脉血中氧含量就会下降;反之,脑血流增多超过代谢需要时,脑组织从血流中摄取氧的比例相对减少,脑静脉血中氧含量增高。持续监测优势侧 S_jVO_2 可以反映整个大脑的氧供情况,S_jVO_2 正常值为 55%～75%,低于全身混合静脉血氧饱和度。S_jVO_2<55%,提示脑氧供不能满足脑代谢的需要[氧供减少和(或)伴有氧耗增加]。S_jVO_2>75% 时,在排除导管异位情况下,使 S_jVO_2 增加的因素包括低温和镇静治疗时脑氧耗下降、脑血流增加和脑死亡。对于 S_jVO_2 与预后的关系,多认为 S_jVO_2 下降与预后不良呈正相关。但是 Cormio 等研究发现,与 S_jVO_2 降低患者相比,S_jVO_2 异常增高患者的死亡率更高,同时上述两组患者死亡率均比正常组高。临床上多用脑氧利用率(O_2UCc)来评估脑氧供需和代谢状况。根据 FICK 公式可以得到 $O_2UCc=(SaO_2-S_jVO_2)/SaO_2$,其中 SaO_2 和 S_jVO_2 分别为颈内动脉和颈内静脉血氧饱和度。颈内动-静脉血氧含量差表示脑组织摄氧量或耗氧量。颅脑创伤导致脑缺血及脑氧供不足,为保证脑氧代谢率的稳定,动.静脉血氧含量差代偿性增加。O_2UCc 是由动静脉血氧饱和度两项指标结合而成,因此脑氧利用率比其他任何单项的监测更能真实客观地反映脑组织的代谢情况。

S_jVO_2 和脑氧利用率主要反映全脑氧代谢的综合情况,可以提示脑组织氧供给与消耗之间的平衡状况,可间接反映脑血流状况。但是对于颅脑局灶性病变的监测,其灵敏性可能存在问题。目前没有研究得

出颅脑创伤患者 S_jVO_2 具体维持在何范围内预后更好。S_jVO_2 受其他非疾病因素影响较大,如患者头部扭动和导管位置的改变,均会造成 S_jVO_2 出现较大波动。

(三)近红外光谱脑氧饱和度监测技术

1977 年 Jobsis 首次发现利用近红外光对人体组织良好的穿透性,通过放置在头皮上的探头可以获得大脑组织的深层信息。近红外光谱脑氧饱和度(NIRS)监测是一种无创、连续和实时的光学检测方法。原理是利用被检查组织中氧合血红蛋白和还原血红蛋白在近红外光谱区有不同吸收光谱的特征,选择适当的波长,通过吸收定律算出氧合血红蛋白和还原血红蛋白的含量,进而获得脑组织混合血氧饱和度(rSO_2)。应用 NIRS 监测技术测定脑组织混合血氧饱和度,始于 20 世纪 90 年代初,该技术较多用于外科手术和新生儿的缺血缺氧性脑损伤的监测,近年来已广泛用于神经重症的监测,虽然只监测了大脑局部区域的混合血氧饱和度,但在氧合自动调节和新陈代谢方面的实时信息,能准确反映脑氧代谢的异常。Clay 给予健康志愿者吸入造成缺氧的氮氧混合气体,结果发现 rSO_2 的下降与吸氧浓度的下降几乎同时出现,比脑电图监测到的改变要早,rSO_2 在急性缺氧性脑病和昏迷患者脑功能状态的监测优越于脑电图。Dunham 等研究发现 rSO_2 监测与颅内灌注压监测具有较好的相关性。当 $rSO_2 \geq 75\%$ 时,意味着颅内灌注压充分,当 $rSO_2 < 55\%$ 意味着颅内灌注压不足。但是也有学者提出相反观点。Muellner 等研究认为,是 ICP 升高影响了 rSO_2 的准确性。脑氧饱和度用于神经重症的监测有它特殊的临床意义,连续监测其变化趋势能及时发现脑组织的缺氧情况,对脑水肿程度以及危重患者的预后进行估计。虽然 NIRS 监测技术具有无创、简单和实时监测等诸多优点,但是其仍旧具有很多局限性。Buchner 等学者认为,由于脑氧饱和度监测失败率高和灵敏性有限,存在以下干扰因素:传感器和皮肤之间潮湿,在颅骨瓣切开之后有瓣下血肿或者硬膜下有空气时不适合采用 NIRS 监测脑氧饱和度。

综上所述,临床上常用的监测脑组织氧代谢的三种方法各有优缺点,临床上可以灵活选用,同时选择其他脑功能的监测方法,综合分析处理才能改善患者预后。

七、脑代谢与脑微透析监测

(一)微透析技术

微透析技术是一种活体细胞外液生化物质采样分析技术。因其独有的微创伤性和取样的连续性,现已被广泛应用于脑组织各种生物代谢方面的探索性实验、神经生物化学的监测和药物代谢研究。微透析技术用于脑的研究已有 40 年,其中瑞典的生理及药理学家 Urban Ungerstedt 率先开展了前驱性的研究工作,为该项技术进入临床运用作出了杰出的贡献。1990 年瑞典隆德大学临床神经科学的神经外科学专家 Carl-Henrik Nordstrom 对重型颅脑创伤和 SAH 等疾病进行了大量而深入的临床研究,阐明了脑损伤区域生化物质的变化规律,极大地推动了这一技术在神经外科学领域的临床运用,从而使脑功能的临床监测从观察宏观的脑结构性损伤发展到脑代谢水平的监测,也就是在监测到脑组织的病理改变之前监测脑细胞能量代谢物质的变化。

(二)脑微透析监测的原理

微透析的原理与普通透析技术相同,即小分子物质顺着浓度梯度通过半透膜进行扩散,通过改变半透膜的通透性,可以筛选出相对分子量为 5000～20000 道尔顿范围内的化学物质。将半透膜的微透析探针插入脑组织,用微蠕动泵连续灌注如生理盐水或人工脑脊液,当灌流液通过半透膜的探针时,细胞外液中相对分子量的物质会顺浓度梯度通过半透膜进入灌流液中。由于透析管中的灌流液不断流动更新,因此,跨膜浓度梯度始终存在,透析液与组织间的液体交换得以持续进行。微透析液是在非平衡条件下进行的,所测得的透析液中化学物质的浓度只是探针周围组织实际浓度的一部分,而影响透析物质的浓度主要与半透膜的面积成正比、而与灌流液的流速成反比。使用体内相对回收率来修正测量值,即先测定透析管内透析物的浓度和组织间隙中透析物浓度的比值,再根据这一比值推算组织中的浓度。脑微透析膜探针的长度为 10mm,膜管的外径为 0.6mm,允许透过的最大分子量为 20000,灌流液的流速多选择 $0.3\sim0.5\mu m/ml$,其相对回收率达到脑组织实际浓度的 70%。

现代神经重症监护主要针对严重颅脑损伤和脑血管疾病,其目的是尽可能防止急性脑损伤患者可存活的脑组织受到继发性损伤,以及保护已经受伤的神经细胞。因此,如何尽早检查和持续监控继发性脑损伤并及时采取治疗措施是影响急性脑损伤患者预后的关键。不同于其他脑功能的监测,脑微透析能在细胞病理损伤出现明显变化之前,从分子水平连续地观察脑细胞的代谢改变,例如与 ICP 的监测联合使用,可以提供最佳的监测与治疗。在脑组织中能用微透析检测到的化学物质有很多,在神经重症监护中常监测下述 5 类物质。

1.脑细胞能量代谢相关物质　脑细胞能量代谢物质主要包括葡萄糖、乳酸、丙酮酸、腺苷和黄嘌呤等。

葡萄糖是脑能量代谢极其重要的代谢底物。正常脑组织的葡萄糖含量约为血糖的 40%。脑组织葡萄糖浓度由外周血糖浓度、局部脑血管的血流量和脑细胞的摄取能力等因素决定。临床研究发现,急性脑损伤后脑组织的葡萄糖浓度呈现出快速大幅度下降,蛛网膜下腔出血所导致的严重脑血管痉挛时葡萄糖的浓度甚至为零。

生理状态下,脑细胞将葡萄糖代谢为丙酮酸,有氧代谢时进入三羧酸循环产生 ATP,而这是需要异柠檬酸脱氢酶参与的过程。在缺血缺氧时,丙酮酸不能进入三羧酸循环进行有氧代谢,丙酮酸转而被无氧酵解生成乳酸。细胞内的乳酸和丙酮酸可以经受损的脑细胞膜而弥散到细胞外,因此,细胞外乳酸/丙酮酸(L/P)比值可以反映细胞的氧化还原状态。相对于乳酸而言,L/P 比值更能反映脑缺血的严重程度,其理由包括:①脑组织完全缺血时,细胞外乳酸浓度不一定会升高,因为乳酸由细胞内向细胞外迁移的过程也由能量依赖的转移系统完成;②乳酸的产生由葡萄糖的供应决定,而在缺血时葡萄糖的供应会下降;③缺血和脑水肿时,细胞间液的容积变化也会影响细胞间液的乳酸水平,L/P 比值消除了相对回收率的影响。细胞外液乳酸/葡萄糖比值(L/G),乳酸源于组织的缺氧,葡萄糖的降低源于组织的缺血,因此,L/G 更多地反映组织的缺氧/缺血。

2.自由基相关物质　氢氧基和次氯酸基等自由基半衰期很短,因而它们浓度的改变可以通过自由基清道夫如尿酸、抗坏血酸和尿囊素等的改变来反映。缺血时黄嘌呤积聚后在其氧化酶的作用下会产生过量的尿酸,当内源性自由基清道夫如尿酸被高度活化的自由基攻击后,尿囊素及其他氧化产物如丙酮酸、乙二酰脲和尿草酸在级联反应中形成。Hillered 等在使用脑微透析监测蛛网膜下腔出血伴严重继发性脑损伤患者时,发现次黄嘌呤水平显著升高,并且与 L/P 有显著的相关性,随后也观察到尿酸水平的显著上升。

3.氨基酸类神经递质　兴奋性氨基酸包括谷氨酸和天冬氨酸,在脑细胞缺血损伤中的作用已得到广泛认同。急性局灶性脑缺血模型中,谷氨酸浓度几乎达到缺血前的 100 倍。缺血时细胞间液中兴奋性氨基酸增多可来源于:①细胞去极化时轴突末梢释放;②细胞的再摄取障碍;③从损伤细胞逸出或梗死组织的自溶;④由血液经受损的血-脑脊液屏障进入细胞间液;⑤白细胞吞噬损伤组织释放兴奋性氨基酸。细胞间液谷氨酸的含量也是反映细胞缺血或损伤的指标。

4.脑组织损伤的标志物　细胞膜的磷脂降解被认为是细胞膜功能改变的基础。能量供应不足导致 Ca^{2+} 内流,激活磷脂酶,进而导致细胞膜的崩解。而游离脂肪酸和甘油是此反应的终产物。因此,甘油可以作为细胞膜损伤的标志物。然而儿茶酚胺的脂肪分解作用也会导致外周甘油浓度的升高,故需要参考皮下微透析来区分这种途径的甘油来源。

5.血-脑脊液屏障损伤相关物质　尿素几乎遍布全身,因而可利用其作为微透析的内源性参考物质。大脑也能产生少量的尿素,但与血液中的尿素相比,其量甚微,所以当大脑中的尿素浓度在短时间内迅速改变,只能说明局部灌注有改变或者是血-脑脊液屏障的损伤。

(三)脑微透析的装置以及导管的放置

脑微透析装置主要由脑微透析导管、微透析泵、透析液以及微透析分析器组成。脑微透析是一种能连续从脑组织中监测化学物质变化的技术装置,化学物质由微透析导管和探针在细胞间液透析取样,使用酶素反应试剂与比色计测量方式,监测脑细胞能量代谢物质的变化。目前微透析主要用于脑缺血的早期监测,敏感指标是 L/P 比值和葡萄糖浓度,预警界限分别为≥30 和≤0.8mmol/L。微透析监测技术的进展主要体现在监测导管半透膜的孔径,随着孔径的增大,生物大分子透过半透膜的可能性越大,对细胞损伤和炎症反应的提示越强。

急性脑损伤区域内脑细胞的损伤存在着差异,坏死核心区域的血供急剧减少,导致细胞的能量衰竭、细胞膜 ATP 泵衰竭和脑电活动消失。生物学易损区域(半暗带)的血供不足以维持正常的细胞功能和神经冲动的传导,但仍可以维持细胞膜的静息电位。

导管应放置在坏死核心区周围的半暗带区域,其反映的是局部的代谢改变,因此,临床如有可能应根据损伤范围的大小放置数根导管,并在脑损伤的对侧,也就是所谓的损伤较轻一侧的额角无功能区位置放置一根参照导管,腹部脐周皮下脂肪垫再放置一根参照导管。

(四)脑微透析监测的临床应用

1990 年瑞典隆德大学临床神经科学神经外科学专家 Carl-Henrik Nordstrom 针对重型颅脑创伤高死亡率的现状,创立了控制脑容量,进而控制 ICP 的治疗方法,又简称隆德概念,并对颅脑创伤实施床旁连续脑微透析的监测,使脑损伤患者脑功能的监测从脑结构性损伤的宏观观察发展到脑代谢水平的监测,也就是脑组织在病理改变之前脑细胞能量代谢物质变化的监测,阐明了脑损伤区域生化物质的变化规律,并测定了大脑能量代谢物质的正常范围,极大地推动了这一技术在神经外科学的临床运用,将重型颅脑创伤的死亡率从 50％降低到 15％,取得了巨大成就。隆德概念的核心理念包括:

1.降低机体的应激反应及脑能量代谢　在患者未转入 ICU 之前,就给予镇静镇痛治疗,降低机体的应激反应。患者在转入 ICU 之后,进一步降低机体的应激反应和降低体内儿茶酚胺的释放,给予镇静镇痛治疗的同时,给予 β₁ 受体阻断剂美托洛尔和 az 受体激动剂可乐定。病情加重时,亦可给予小剂量的硫喷妥钠[0.5～3mg/(kg·h)]持续静脉输注,这一治疗方法在降低应激反应的同时,也具有降低脑能量代谢的作用。

2.降低脑毛细血管静水压　对患者施予个体化治疗,每日静脉输注美托洛尔 0.2～0.3mg/kg 和每 4～6 小时静脉给予可乐定 0.4～0.8μg/kg,在生理范围内适当降低平均动脉压。经输注红细胞、白蛋白和血浆,使患者血浆白蛋白、血容量和血红蛋白达到正常水平,是进行控制性降压治疗的先决条件。对成年患者理想的 CPP 维持在 60～70mmHg,对 ICP 显著升高的患者,短暂的 CPP 降低到 50mmHg(成年人)或40mmHg(儿童)仍是可以接受的。如血容量正常,CPP 仍很低,则应减少镇静和抗高血压药物的治疗。二氢麦角酸和硫喷妥钠对脑毛细血管前阻力血管具有不同程度的收缩作用,可用于降低脑毛细血管的静水压。

3.维持胶体渗透压和液体的出入平衡　维持血红蛋白 125～140g/L,血浆白蛋白 40g/L,维持正常的血容量和最佳的供氧状态。输注洗涤红细胞、白蛋白和血浆的目的之一,就是试图获得正常的胶体渗透压,有利于脑组织液向毛细血管的吸收转移。液体的平衡或轻度的液体负平衡亦是治疗的一部分,可通过使用利尿剂[如静脉输注呋塞米 $0.01\sim0.03mg/(kg\cdot h)$]和输注白蛋白来达到这一治疗目的。主要经胃肠的低热卡代谢支持(对成年患者每日最大热量供给量为 $15\sim20kcal/kg$)。避免高血糖,控制血糖在 $5\sim7.5mmol/L$ 的范围。

4.降低脑血容量　硫喷妥钠主要使脑毛细血管的前阻力血管收缩,二氢麦角酸主要收缩脑静脉血管,两者均具有降低脑血容量的作用。尽可能地给予小剂量的二氢麦角酸,将 ICP 控制在 $20\sim25mmHg$。二氢麦角酸的给药应慎重,尤其是伴随有肢体骨折,或肾脏功能不全的患者,给药时间不应超过 5 天,以避免外周血管的代偿性收缩。降低脑血容量的最大给药剂量如下:第 1 天 $0.8\mu g/(kg\cdot h)$,第 2 天 $0.6\mu g/(kg\cdot h)$,第 3 天 $0.4\mu g/(kg\cdot h)$,第 4 天 $0.2\mu g/(kg\cdot h)$,第 5 天 $0.1\mu g/(kg\cdot h)$。绝大多数患者按这一给药方法治疗,可将 ICP 控制在 $20\sim25mmHg$ 内,并可在 5 天后快速撤离。

为降低脑毛细血管静水压,"隆德概念"的治疗理念是通过适当降低平均动脉压和增加毛细血管的收缩,但这些治疗措施可能造成脑局部血流量减少的潜在危险,尤其是脑易损区域的继发性损害。这一治疗矛盾的解决可通过脑微透析有效监控局部脑代谢来进行。

八、脑功能的多元化监测

现代神经重症治疗策略是为机体提供最佳的生理环境,也就是维持"颅内原稳态"以及"颅外原稳态",以减少受到损伤的大脑避免继发性损伤的打击,最大限度维持大脑自身的再修复过程。脑损伤的救治重点在于对继发性脑损伤的防治,其中维持脑灌注压和脑氧代谢是临床处理的关键。导致脑能量代谢障碍的继发损伤因素可来源于大脑,即所谓的"颅内失稳态",如脑水肿、颅内高压、脑灌注压下降、脑血管的痉挛和癫痫等,也可以源于全身生理变化,即所谓的"颅外失稳态",如休克、低氧血症、高热和低血糖等。各种脑功能的监测技术都具有各自的优点和局限性,目前尚缺乏任何单一准确有效的监测手段,但颅脑创伤救治的临床思路是综合评价判断,也就是针对所有脑功能的监测指标的解释应建立在全身性指标正常的基础之上,否则,就不能正确解读监测数据和不能正确应用这些监测指导治疗。近年来逐渐形成了脑功能多元化监测理念。其包括两个概念:监测指标的有效组合和实时数据的采集分析。

(一)脑微透析与 ICP 监测

ICP 监测被认为是诊断颅内高压最迅速、客观和准确的方法,也是观察患者病情变化、早期诊断、判断手术时机、指导临床药物治疗、判断和改善预后的重要手段。但是 ICP 的增高表明脑容量的调节已出现障碍,且已伴有脑的损害。有研究采用床旁连续脑微透析监测重型颅脑创伤患者脑代谢的变化,结果表明脑组织的甘油早于 ICP 升高前 12 小时就显著升高。2004 年发表的专家共识推荐,微透析监测可用于已经建立 ICP 监测的重型颅脑损伤的患者。

(二)脑微透析与 TCD 监测

蛛网膜下腔出血导致脑血管痉挛,脑血流量减少,从而产生严重的脑缺血缺氧性损害。床旁 TCD 脑血流监测显示大脑中动脉的血流速度、脉压的搏动指数和阻力指数均明显增加。床旁微透析监测显示蛛网膜下腔出血的迟发性脑缺血能量代谢衰竭(表 10-3)。蛛网膜下腔出血时床旁连续的脑微透析监测显示,葡萄糖浓度呈现出快速的大幅下降,其浓度甚至为零。

表 10-3　蛛网膜下腔出血的迟发性脑缺血能量代谢衰竭

细胞代谢物质	非缺血($n=14$)	严重缺血($n=5$)
葡萄糖(mmol/L)	2.1 ± 0.2	0.5 ± 0.2
乳酸(mmol/L)	3.0 ± 0.3	6.7 ± 1.1
丙酮酸(μmol/L)	150 ± 11.4	84.2 ± 35.8
L/P 比值	19.7 ± 2.0	97.8 ± 32.2
L/G 比值	1.6 ± 0.2	16.7 ± 4.7

(三)脑微透析与 $PbtO_2$ 监测

$PbtO_2$ 监测是近年来广泛应用于局部脑组织氧的监测手段,包括近红外光谱和光纤电极两种技术。$PbtO_2$ 监测与吸入氧浓度、脑灌注压、脑血流和血红蛋白呈正相关,与脑氧摄取率呈负相关,是反映局部脑氧代谢的综合指标。由于受探头周围细胞外液的影响,$PbtO_2$ 较动脉血氧分压低,维持在 $15\sim50mmHg$。颈静脉血氧饱和度$<50\%$时,脑组织氧分压的范围为 $3\sim12mmHg$。作为一种脑缺血的预警指标,多数研究认为 $PbtO_2\leqslant10mmHg$ 时应引起重视,可能提示存在局部脑缺血的发生。有多个源于颅脑创伤的临床研究表明,颈静脉血氧饱和度$<50\%$、或 ICP$\geqslant25mmHg$、或 $PbtO_2\leqslant10mmHg$ 时,脑微透析所监测到的 L/P、L/G 均显著升高,L/G 比值升高尤其明显。正常脑组织 L/G 的比值为$(1\sim2):1$,要远高于血液中 L/G 的比值,脑组织的乳酸含量升高是因为脑胶质细胞将葡萄糖分解为乳酸,再提供给脑细胞作为能量代谢的底物。严重蛛网膜下腔出血的患者 L/G 可高达 $15:1$,脑组织的乳酸升高源于缺氧,脑组织的葡萄糖降低源于缺血,所以 L/G 更多反映了脑局部的缺氧/缺血的程度。

临床实践证明,脑微透析是一项安全的微创监测技术,其局限性就是只能从分子水平上检测细胞间液的化学物质,不能完全反映细胞内和脑脊液的化学组成,不能像 CT、MRI 那样反映全脑的结构改变,也不能像 ICP 监测能反映脑容量和颅内压的变化,更不具备 EEG 的脑电检查功能,其所反映的也只是导管插入处的代谢变化和神经化学改变。因此,要从全方位多角度了解患者病情的变化,必须将微透析和传统的检测方法如 CT、ICP 监测等到结合起来,才能更好地提高临床诊断的价值。其次,物质的交换高度依赖所使用的设备和技术。因此,建立统一的技术参数,使微透析的结果具有可重复性,各医学中心的数据具有可比性,还需要进一步努力。

(四)监测技术的有效整合

脑灌注、脑血流、颅内压、脑氧代谢和脑电活动之间相互联系、互为因果,监测指标也具有互补性,并且都受到全身性因素的影响。脑功能的多元化监测并不是指应用的监测手段越多越好,盲目采用多种监测势必会增加操作并发症的发生率,并且增加患者的医疗费用。不同类型的颅脑损伤,其病理生理的改变也不尽一致,因此,脑功能监测的重点不同,监测方法的组合也各有侧重。针对不同的颅脑创伤患者,在全身生理性指标正常的基础之上,选择不同的监测方法,优化组合这些监测手段提供的信息,正确指导治疗。随着监测项目的增多,单位时间内所获得的信息量增加,数据处理的困难也同时增加,强调实时的数据采集分析,迅速明确继发性损伤的因素,展开有效的治疗,并能及时反馈治疗的效果,其目的是达到优化治疗策略以尽可能减轻继发性的损伤,提高患者的生存率及预后。

(张　欣)

第二节　急性意识障碍的评估与处理

意识障碍是脑损伤患者常见临床表现之一。此外,还可继发于代谢性疾患和毒物药物作用等全身因素。若能及时发现并给予恰当处理,多数患者的意识水平会有不同程度的恢复。对患者意识水平作出快速恰当的评价,寻找导致意识损害的潜在因素,有助于及时处理,并改善患者转归。然而,目前尚缺乏意识水平的客观评估手段,主观评价方法依赖于评估者对意识障碍的认识和临床经验。因此,对意识的评估和急性意识障碍的规范化处理,是临床医师应熟练掌握的内容。本章将在简要介绍意识生理学和障碍分类的基础上,详细讨论意识评估和急性意识障碍的临床处理程序。

一、意识的内涵和意识障碍的分类

(一)意识的内涵

意识属于一种多元化的概念,主要包含两层含义,即觉醒和知晓。觉醒代表意识的状态,可表现为机警、睡眠、恍惚和昏迷等不同水平。知晓代表了意识的内容。一般来说,正常状态下,觉醒即能知晓。但是觉醒和知晓并不总是平行相伴。例如植物状态,这时患者大脑半球和丘脑功能损害,但脑干功能部分保存,患者处于一种觉醒但无知晓的状态。从解剖角度讲,目前公认的观点是,觉醒由上行网状激活系统(ARAS)决定。ARAS是一组起源于脑干的神经元群、投射到丘脑和皮层。因此,脑干和双侧大脑皮层受累,均可能影响到觉醒。知晓则由皮层和皮层下的连接所决定,具体的功能定位目前尚无确切定论。意识的这种生理和解剖学特点提示,在临床评估意识时,应同时判断患者的觉醒和知晓程度。

(二)意识障碍的分类

意识并非一种"全或无"的状态,因此,意识障碍也不是一种单一程度的损害,根据觉醒、知晓以及其他中枢神经系统功能状态,意识障碍可分为多种类型,主要包括昏迷、植物状态、最小意识状态和脑死亡等。其中急性意识障碍多表现为不同程度的昏迷。

昏迷的特点是觉醒和知晓功能全部丧失。按照美国多学科工作组的推荐意见,昏迷的持续时间必须超过1小时,以与昏厥或脑震荡鉴别。昏迷患者的睁眼、语言、目的性运动功能丧失、睡眠周期消失。当给予伤害性刺激时,患者可表现出反常动作或反射性动作。导致昏迷的原因多是双侧皮层或ARAS损伤或功能障碍。当ARAS脑干部分受损时,患者多合并动眼神经损伤的表现和病理性呼吸异常。一般来说,昏迷只是暂时状态,随着病情的进展,势必转化为意识恢复、植物状态、最小意识状态或脑死亡。

临床中常将闭锁综合征误判为意识障碍,需引起临床医师的特别注意。闭锁综合征并非真正意义上的意识损害,主要表现为四肢瘫痪、缄默、低位脑神经麻痹,患者仅能以眨眼和眼球垂直运动与外界交流。闭锁综合征的病变部位常位于脑桥腹侧基底部、第3对脑神经核以下,大脑半球和脑干被盖部网状激活系统无损害,患者能够保持意识清楚,对言语理解无障碍,可用眼球上下运动示意。由于损伤累及双侧额桥束、皮质脊髓束及皮质脑干束,导致四肢及脑桥以下脑神经瘫痪。缄默是由于假延髓性麻痹及面舌瘫致构音不能。因此,闭锁综合征患者常因言语不能和身体不能动,而被误为昏迷。闭锁综合征常由脑桥梗死、出血或外伤导致。

二、意识的评估

意识障碍属行为学异常,因此临床通常依靠主观评价方法。随着对意识障碍临床研究的深入,派生出多种意识评估系统,但最常用的仍然是格拉斯哥昏迷量表(GCS)。虽然有越来越多的研究尝试将脑电图技术作为意识监测的客观手段应用于临床,但是目前其可靠性尚未被确切证明。

(一)意识评估量表

【格拉斯哥昏迷量表】

格拉斯哥昏迷量表(GCS)由睁眼(E)、体动(M)和语言(V)三部分组成(表10-4),每项包含不同等级,评为不同分值。总分为15分,代表完全清醒,最低为3分,代表觉醒和知晓功能完全丧失。GCS简单、可重复性好,被广泛应用于脑损伤程度的评价。由于早期发现继发损伤是防止出现永久性神经损伤的最佳手段,并能为后续治疗提供指导。因此,对神经系统功能的评估应反复定时进行。有文献报道,将GCS做成曲线图定时监测有利于及时发现病情变化,改善患者转归。

表10-4　格拉斯哥昏迷量表

体动		语言		睁眼	
项目	评分	项目	评分	项目	评分
遵嘱运动	6	回答切题	5	自主睁眼	4
疼痛定位	5	回答错误	4	呼唤睁眼	3
疼痛躲避	4	言语混乱	3	疼痛刺激睁眼	2
刺激后反常屈曲	3	仅能发声	2	无反应	1
刺激后四肢过伸	2	无反应	1	无法评价	C
无反应	1	无法评价	T		

1.GCS的操作要点　实施GCS评分时应注意以下细节:

(1)对患者的刺激应遵循由轻到重的原则,先呼唤、后轻拍肩膀、再推动肩膀、最后疼痛刺激,切忌一开始就给予疼痛刺激。疼痛刺激可选择扣诊锤针刺甲床、拿捏斜方肌或手指关节搔刮胸骨。

(2)所给予的疼痛刺激绝不能针对下肢。这时引出的体动反应可能是脊髓反射的结果,易造成混淆。

(3)呼唤患者姓名时睁眼应判断为自主睁眼。呼唤姓名不睁眼,大声嘱患者睁眼时才睁眼,判断为呼唤睁眼。

(4)判断遵嘱和语言定向力时,所提问题应尽可能简单明确,如嘱患者握手、松手,询问患者姓名、年龄,询问患者现在何处。应避免问不易回答的复杂问题。

(5)评价时应记录观察到的最佳状态。

2.GCS的优缺点　GCS具有简便易行的优点,主要缺点包括:

(1)属主观评分,依赖操作者掌握程度。

(2)未包括瞳孔和脑干功能的评价。

(3)各评价部分间无权重,有时相同评分的患者病情截然不同。

(4)部分组合不存在或无临床意义,如体动反应过伸(去脑强直)不可能出现语言定向。因此,建议记录并报告各部分的评分。

（5）人工气道患者无法评价语言功能。应记录为"人工气道"（T）。眼部直接损伤、水肿或麻痹的患者无法评价睁眼动作，应记录为"闭眼"（C）。多中心调查显示，当患者被收治到神经外科 ICU 时，只有约半数患者可完成 GCS 评价。为避免无法报告 GCS 的情况，也可将这两项评分记为 1 分。

3.GCS 的临床应用　GCS 是目前应用最为广泛的急性意识障碍评价手段，具有较好的可靠性和可重复性。GCS 的主要临床应用包括：

（1）评价患者当前意识状态。一般认为小于等于 8 分为重度意识障碍，这类患者几乎全部需要收治到重症加强医疗病房（ICU），并应进行相应的神经系统特殊监测。

（2）预测脑损伤患者转归，适用群体包括创伤、缺血、出血和脑膜炎。持续 6 分以下超过 48 小时，提示预后不良。

（3）作为危重患者预后评分的一部分。整合 GCS 的评价体系主要包括急性生理学和慢性健康状况（APACHE）Ⅱ评分、简化急性生理学评分（SAPS）、器官衰竭评分（SOFA）、创伤和损伤严重程度评分（TRISS）等。

【格拉斯哥—列日量表】

GCS 评分中，是以睁眼反应代表觉醒功能，间接反映脑干功能。多数学者对此提出了异议，认为应将脑干反射包括在意识评价体系之中。也有一些评分系统整合了脑干功能评价（如哥本哈根意识水平评分 CLOCS、马里兰昏迷评分等），但由于操作复杂，未得到广泛应用。格拉斯哥—列日量表（GLS）将 GCS 与脑干反射合并，弥补了 GCS 的缺陷。GLS 将 5 种脑干反射定为不同分值，其余与 GCS 相同。由于也具有简便易行的特点，应用逐渐广泛。

表 10-5 列出了 GLS 纳入的 5 种脑干反射，这 5 种反射代表了损伤自上而下不断加重，评估时应按 5 分到 0 分的顺序记录最佳状态。

表 10-5　格拉斯哥-列日量表纳入的 5 种脑干反射

反射	解释和分值
额-眼轮匝肌反射	扣击眉间使眼轮匝肌收缩，该反射存在记为 5 分。该反射消失说明损伤平面达到间脑-中脑水平。
垂直眼-前庭反射	俯头或仰头使眼球向反方向移动，该反射存在记为 4 分。该反射消失说明损伤平面达到间脑-中脑水平。当无法对患者实施俯头或仰头时（如颈髓损伤），可以外耳道注水试验代替。仰卧头高 30°，双侧外耳道注入冷水，眼球向下偏移；注入温水，眼球向上偏移。
瞳孔对光反射	光刺激引起瞳孔缩小，反射存在记 3 分。该反射消失说明损伤平面达到脑桥水平。
水平眼-前庭反射	头部左右转动时眼球向反方向移动，反射存在记 2 分。反射消失说明损伤平面达到脑桥下部。头部无法移动时，可单侧外耳道注入冷水，眼球向注水侧偏移。
眼心反射	按压眼球导致心率减慢，反射存在记 1 分。反射消失记为 0 分，说明损伤已达延髓水平。

【其他常用意识评价量表】

GCS 是急性意识障碍应用最为广泛的评价系统，但 GCS 对细微的意识恢复缺乏敏感性，这种情况在脑损伤的亚急性期和恢复期表现更为明显。随着患者的病情转归，根据知晓和运动能力，可将患者的恢复分为不同级别和阶段。患者由植物状态向最小意识状态的转变，常常预示清醒的可能性增加。因此，急性期过后，临床意识评价的主要任务是进行昏迷或植物状态与最小意识状态之间的鉴别。以此为目的，设计出多种评价系统，其中以昏迷恢复量表（CRS）的应用较广泛。CRS 建立于 1991 年，于 2004 年进行了修订（R-CRS）。R-CRS 包括 6 个评估项目，根据患者的反应，每项分为不同等级（表 10-6）。R-CRS 的最显著特点是对最小意识状态的表现进行了标明，有助于临床医师对最小意识状态做出早期诊断。R-CRS 常用于脑损伤患者的康复期意识评价。

表 10-6 修订昏迷恢复量表

项目	评分	项目	评分
一、听觉功能量表		屈曲反应	2
持续遵嘱运动	4	反常姿势	1
重复遵嘱运动	3	无反应/迟缓	0
对声音定位	2	四、发声/语言功能量表	
对声音有惊厥反应	1	有意义的语言	3
无反应	0	发声/口部动作	2
二、视觉功能量表		反射性口部动作	1
物体认知	5	无反应 0	
物体定位:触摸	4	五、交流表	
视线跟踪	3	定向力	3
注视	2	功能性交流,准确	2
对视觉刺激有惊厥反应	1	无功能性交流:有意图	1
无反应	0	无反应	0
三、运动功能量表		六、觉醒功能量表	
目的性使用物体	6	有注意力	3
自主运动	5	无刺激时睁眼	2
拿握物体	4	刺激时睁眼	1
刺激定位	3	不能唤醒	0

（二）神经系统体检

虽然 ICU 中可利用的监测设备越来越多,但临床医师切不可忽视基本的体格检查。体检所提供的信息也绝非一两项监测参数所能代替。体检过程中获取的信息,不仅能够帮助意识水平的评价,也有助于意识障碍病因的鉴别。意识障碍患者的神经系统体检应特别注意四方面内容,包括呼吸方式、瞳孔、眼球运动、肢体动作。

【呼吸方式】

不同平面脑结构损害可产生不同类型的呼吸节律异常:

1.大脑广泛损害为潮式呼吸。

2.中脑被盖部损害为中枢神经源性过度呼吸。

3.脑桥上部被盖部损害为长吸气式呼吸。

4.脑桥尾端被盖部损害为丛集式呼吸;延髓损害为共济失调式呼吸。

【瞳孔反应】

瞳孔检查对意识障碍的评价十分重要。

1.双侧瞳孔等大、对光反射存在,常提示意识障碍可能由全身性因素导致。但是,小脑出血或梗死患者的瞳孔可能表现为双侧等大,对光反射灵敏。下位脑桥或丘脑以上部位病变也可能不引起瞳孔改变。

2.延髓和颈部脊髓病变可能出现 Horner 征。

3.瞳孔对光反射消失，大小不等，一侧扩大提示颞叶钩回疝。由于钩回下疝压迫第 3 对脑神经，支配眼的副交感神经纤维受损，出现特殊眼征。

4.瞳孔散大、直径超过 6mm、且固定于外下方提示动眼神经受压。也见于抗胆碱能药物或拟交感神经药物中毒。瞳孔散大、固定的最常见原因是海马沟回疝。

5.脑桥病变破坏交感神经通路，将出现"针尖样瞳孔"，对光反射可能存在，但需仔细观察。昏迷患者出现针尖样瞳孔应该怀疑脑桥出血或梗死。此外，有机磷、苯二氮䓬类、巴比妥类、阿片类药物中毒也可出现双侧瞳孔针尖样缩小。

【眼球运动】

眼球运动的检查应包括观察静止眼球位置、评价自发性眼球运动以及检查反射性眼球运动。

1.眼球在水平方向向一侧凝视，提示大脑半球视中枢受累；垂直性眼球分离提示脑干损伤。

2.眼球浮动、向一侧来回运动，通常见于代谢性脑病或者双侧脑干以上病变；双眼快速向下跳动、继而缓慢回到中间位置、眼球反射运动障碍，提示急性脑桥病变；逆向眼球上下跳动，包括缓慢向下、继而快速向上、眼球反射运动正常，提示弥漫性脑损害。

3.眼球运动检查包括眼脑反射、睫毛反射、眼前庭反射和紧张性颈反射。这些反射可用于判断脑干有无损伤。

【肢体动作】

检查患者在外界刺激时的肢体动作，有助于判断脑损伤部位和意识深度。通常的疼痛刺激包括眼眶上缘压迫、甲床重力压迫和搔刮胸骨。

1.病变局限于一侧大脑半球时，患者可能会试图用手去接触刺激部位。

2.去皮层状态的表现是，在刺激后出现上肢屈曲、肩部外展、下肢伸直，提示病变在脑干水平以上。

3.去大脑状态的表现是，在刺激后出现四肢伸直。提示中脑、尤其是红核水平的病变。

(三)量化脑电图监测在意识评估中的应用

由于意识水平的主观评估手段依赖于评估者的熟练程度，多项研究尝试应用脑电图监测作为客观方法辅助意识障碍的判断。但是，脑电图检查操作较为复杂，且需要较为严格的技术培训，用于 ICU 床旁常规监测的实用性受限。在脑电图基础上，研发出多种持续量化脑电图(q-EEG)设备，早期主要用于麻醉深度的判断。近年来，针对脑损伤患者进行了一些初步研究，结果显示 q-EEG 监测也可能有助于意识障碍的评估。目前研究相对比较充分的是脑电双频指数(BIS)。

BIS 的评分为 0～100 分，代表了大脑的活动程度。一般情况下，BIS 评分在 80～100 分之间表示了清醒状态，60～79 分为镇静状态，40～59 分为轻度催眠状态，小于 40 分反映深度催眠和各种意识不清的麻醉状态。实践证实，BIS 是在手术中评价催眠和麻醉状态的一种可靠而且有效的方法，并成为防止术中知晓的标准监测手段。1996 年，美国 FDA 通过了 BIS 作为监测仪器在手术室中应用。

针对意识障碍患者的研究显示，BIS 与 GCS 具有较好的相关性，可作为意识评估的辅助监测手段。但是主要问题在于个体差异较大。qEEG 的影响因素较多，包括睡眠、体温、血糖变化以及其他监测和治疗设备的电磁干扰等，这些影响因素在 ICU 患者中常见。通常情况下，对意识状态的主观判断是观察患者对外界刺激的反应，不施加刺激，无法进行评价。qEEG 监测也会受到患者觉醒程度的影响，且有文献报道外界刺激，如气道吸引和疼痛刺激导致 BIS 水平的升高。我们以脑损伤患者为研究对象，比较了外界声音或物理刺激前后 qEEG 的变化，并以此评价患者的意识水平。结果发现刺激后的 qEEG 监测值能够更为准确地反映患者的意识状态。

综合现有关于 qEEG 用于意识监测的研究结果提示,qEEG 与主观意识量表间具有较好的相关性。用于意识障碍患者的床旁监测时,主要问题在于个体差异较大。观察外界刺激后监测值的变化,可能更能反映患者当时的意识水平。然而,qEEG 作为意识监测的常规手段,尚需进一步研究。

三、急性意识障碍的处理程序

导致 ICU 患者急性意识障碍(尤其是昏迷)的病因多数是致命性,因此对这些患者的处理强调及时性。临床医师首先应想到的是挽救患者生命,处理和评估同时进行,不应由于反复评估意识水平而忽略对基本生命体征的监测,延误治疗时机。这种情况下,程序化的处理措施(包括评估和治疗)有助于防止恶性并发症的发生,改善转归。急性意识障碍的快速处理程序包括:稳定生命体征、神经系统评估、病因筛查、及时给予专科治疗。

(一)稳定生命体征

与其他紧急情况相同,对急性意识障碍患者的首要处理也应该是气道、通气和循环(ABC)支持:

1.开放气道　昏迷患者多存在呛咳反射损害,属于气道高危群体。目前国际通行的建立人工气道的标准是格拉斯哥昏迷量表小于等于 8 分。

2.保证通气　维持动脉血氧饱和度高于 90%。

3.维持循环　至少将动脉平均压维持于 70mmHg 以上。神经危重患者的循环衰竭情况较为复杂,有时较难在短时间内鉴别因果关系。

对于外伤患者,在排除脊髓损伤前,应进行颈部固定。在确定神经系统病变前,应首先排除并纠正全身病情变化,如高血压、低血压、低氧血症、酸中毒、低体温和血糖异常等。在抢救的同时,应采集患者的血标本,送检包括血糖、电解质、血气、肝肾功能、甲状腺功能、全血细胞计数以及毒物筛查等化验。

(二)神经系统评估

意识障碍患者的神经系统评估应包括定性和定位评估。对意识水平的判断是主要的定性评估,以 GCS 评价应用最为广泛。其他神经系统评估还包括对目标式神经系统体检、腰椎穿刺、影像学检查、包括脑电图在内的神经系统监测。

(三)病因筛查

当患者的基本生命体征得到稳定,取得实验室和其他辅助检查后,应着手进行病因筛查。表 10-7 列出了意识障碍的主要病因。从病理生理学的角度,可将意识障碍的病因划分为两大类:①全身因素,多见于中毒、代谢以及内分泌紊乱;②原发脑损伤累及皮层、间脑、中脑或脑桥脚等部位。ICU 患者的意识障碍病因多为颅脑创伤、缺血缺氧性脑病、药物过量、缺血性卒中、脑出血、中枢神经系统感染和脑肿瘤。系统收集病史对病因鉴别有重要价值。

表 10-7　意识障碍的病因

全身因素	原发脑损伤
中毒	双侧弥漫性损伤
药物过量或不良反应:阿片类、苯二氮䓬类、巴比妥类、三环类、神经安定药、选择性 5-羟色胺重吸收抑制剂、阿司匹林、对乙酰氨基酚、抗癫痫药	颅脑创伤:挫伤、弥漫性轴索损伤
药物滥用:阿片类、酒精、甲醇、乙烯乙二醇、苯丙胺、可卡因	缺血:栓塞、血管炎、高凝状态
毒物暴露:一氧化碳、重金属	出血:蛛网膜下腔出血、脑实质/脑室出血
代谢紊乱	缺血缺氧性脑病
全身炎症反应/全身感染	脑静脉栓塞
缺氧/高碳酸血症	恶性肿瘤
低体温	脑膜炎/脑炎
低血糖/高血糖:酮症酸中毒、非酮症性高渗性高血糖	急性播散性脑脊髓炎
低钠血症/高钠血症	癫痫持续状态
高钙血症	高血压脑病
肝功能衰竭	脑积水
肾衰竭	单侧损伤、合并中线移位
Wernicke 脑病	创伤:挫伤、硬膜下血肿、硬膜外血肿
内分泌紊乱	低钠血征/高钠血症
全垂体功能减退	大面积脑梗死
肾上腺功能不全	原发脑出血
甲状腺功能低下/甲状腺功能亢进	脑脓肿
	脑干损伤、累及脑桥和中脑
	出血、梗死、肿瘤、创伤
	中心性脑桥脱髓鞘
	出血、脓肿和肿瘤压迫

(四)采取必要的针对性治疗

由于脑组织耐受缺血缺氧的能力极为有限,因此应首先判断患者是否存在颅高压和脑疝。在缺乏或来不及进行颅内压监测时,应根据临床表现做出初步判断。对脑疝的快速处理包括过度通气和甘露醇脱水(0.5~1.0g/kg)。

四、意识障碍患者的转归评价

除完全康复或死亡外,急性意识障碍患者的转归还可能包括不同程度的运动和智力残疾。在存活的昏迷患者中,有些可完全康复,有些终生留有意识障碍。神经重症监测与治疗的终点指标不仅在于降低患者的死亡率,更为有意义的是为患者带来良好的神经系统转归。因此,对意识障碍患者转归的判断有重要的临床和社会意义,不仅可作为分诊和康复治疗的依据,还将为患者或家属选择治疗方式提供科学依据。表 10-8 列出了神经重症监测常用的转归指标,其中颅脑创伤患者常用格拉斯哥转归量表(GOS),脑卒中患者多用改良 Rankin 量表(mRS)。

表 10-8　神经重症监测常用转归指标

指标	特点
GOS	分为 1～5 级,1 代表完全康复,5 代表死亡
Barthel 量表	包括 10 项对日常生活状态的评估,分值为 0～100 分,0 代表生活完全依赖他人、100 代表生活完全自理
mRS	分为 6 级,0 代表无任何残疾症状、5 代表重度残疾、6 代表死亡
SF-36	包括对 8 项健康状况的评估,包括了肢体运动、社会活动、生活角色、疼痛、情感活动、体力以及整体健康状况

GOS:Glasgow outcome scale(格拉斯哥转归量表);mRS:改良 Rankin 量表;SF-36:医学转归研究(MOS)中应用的包括 36 个项目的简表

（一）GOS

GOS 是目前判断颅脑创伤患者转归的最常用指标。GOS 分为 5 级,代表由恢复良好到死亡不同程度的转归,一般研究中将 GOS 1～2 级定为良好转归。当以书面形式随访时,GOS 的可靠性和可重复性良好。以生活是否自理区分中度和重度残疾,具有良好的可操作性。

GOS 的分级标准为:

1 级:恢复良好,虽然可能存在轻微神经系统或精神障碍,但患者可恢复正常活动;

2 级:中度残疾,患者日常生活自理。残疾包括不同程度的语言障碍、轻偏瘫、共济失调,以及智力、记忆或人格障碍;

3 级:重度残疾,患者清醒,但是存在精神或肢体残疾,且终日需要他人照顾;

4 级:持续植物状态,患者没有明确的皮层功能表现;

5 级:死亡。

（二）mRS

mRS 分为 7 级,增加了轻度残疾级别,以能否自主行走和生活自理作为区分级别的主要标志。mRS 是判断脑卒中患者转归的最常用指标。

mRS 的分级标准为:

0 级:无任何症状。

1 级:虽然有症状,但无明显残疾,患者可完成日常工作和活动。

2 级:轻度残疾,虽然无法恢复到患病前的活动水平,但患者的生活可自理,无须他人照顾。

3 级:中度残疾,虽然生活需要他人照顾,但患者可自己行走。

4 级:中重度残疾,患者无法自己行走,需他人照顾才能完成肢体动作。

5 级:重度残疾,患者卧床,二便失禁,终日需要护理。

6 级:死亡。

（张高健）

第三节　颅内压增高

颅内压(ICP)是指颅腔内容物对颅腔壁所产生的压力。由于存在于蛛网膜下腔和脑池内的脑脊液介于颅腔壁与脑组织之间,并与脑室、脑池和脊椎管内蛛网膜下腔相连通,因此,临床上常以侧脑室内、小脑延髓池和腰段蛛网膜下腔所测得的脑脊液静水压来表示 ICP。正常成人在身体松弛状态下侧卧时的腰穿或平卧时侧脑室内的压力高度约为 $0.78\sim1.76$kPa（$80\sim180$mmH$_2$O），儿童为 $0.39\sim0.88$kPa（$40\sim90$mmH$_2$O）；坐位时腰穿压力约为 $3.43\sim4.41$kPa（$350\sim450$mmH$_2$O）。用 ICP 监护仪测定 ICP 曲线上显示的平均 ICP，是曲线图上相当于波宽的 1/3 处，也就是曲线下缘的舒张压处加上 1/3 的脉压（曲线图上、下压力之差），相当于 $0.67\sim2.0$kPa（$5\sim15$mmHg）。

平卧时成人 ICP 持续超过正常限度 200mmH$_2$O 或 1.95kPa（15mmHg），即为颅内高压。ICP 生理性增高可发生于咳嗽、喷嚏、体位变化或压迫颈静脉等情况。这些升高有时可很显著，但因其为一过性且压力通过颅脊轴均等分布，一般耐受良好。病理性升高可表现为慢性进行性、突然升高或持续性稳态颅内高压。如不能及早发现和及时处理，则可导致脑灌注压降低，脑血流量减少，因缺血、缺氧而造成中枢神经系统功能障碍，甚至可因颅内高压而引起脑疝，危及患者生命。

一、颅内高压的发生机制

颅缝闭合后，颅腔容积已相对固定。颅腔内容物包括脑组织（1400g）、脑脊液（75ml）和血液（75ml），正常情况下，此三者的总容积与颅脑总容积保持动态平衡，维持 ICP 在正常水平。三种颅内容物均不能被压缩，但在一定范围内可以相互替换。所以三者中任何一种体积的增加，均可导致其他一种或两种内容物体积代偿性的减少，从而使 ICP 仍维持在相对平稳的状态，不致有很大的波动，这是颅内容积（或空间）代偿基本的概念，即 Monroe-Kellie 原理。

因为脑组织体积比较恒定，尤其是在急性 ICP 增高时不能被压缩，ICP 的调节就在脑血容量与脑脊液量间保持平衡。在正常情况下，为维持脑组织最低代谢所需的脑血流量为 32ml/（100g·min）〔正常为 $54\sim65$ml/（100g·min）〕，全脑血流量为 400ml/min（正常约 $700\sim1200$ml/min），脑血管内容量应保持在 45ml 以上，脑血容量可被压缩的容积约占颅腔容积的 3% 左右。脑脊液是颅内 3 种内容物中最易变动的成分，在脑室、脑池和颅内蛛网膜下腔的脑脊液量，约在 75ml 左右，约占颅腔容积的 5.5%。当发生颅内高压时，首先通过脑脊液减少分泌，增加吸收和部分被压缩出颅以缓解 ICP 升高，继之再压缩脑血容量。因此，可供缓解颅内高压的代偿容积约为颅腔容积的 8% 左右。

使颅腔容积缩小的各种伤病如大面积颅骨凹陷骨折、向颅腔内生长的骨瘤或骨增生性疾病如颅骨发育不良症，或先天性狭颅症和颅底凹陷等，均可有一定程度的颅内高压症状出现。最常见的还是颅内容物体积增加或颅腔内病理性地出现第 4 种内容物（如血肿、肿瘤），当其容积超过代偿容积后，即可出现颅内高压症。

二、颅内高压的常见病因

ICP 增高是神经系统多种疾病所共有的一种综合征。由于 ICP 增高主要是颅腔空间与其内容物体积之间不平衡引起，故引起 ICP 增高的具体病因不外乎两大类：各种引起颅腔空间狭小的情况和颅内容物体积扩张的各种情况。

（一）引起颅腔狭小的原因

在颅脑损伤情况下，主要是广泛性颅骨凹陷骨折，其他尚包括各种先天性狭颅畸形、颅颈交界畸形、颅骨向内的异常增厚，如向内生长的颅骨骨瘤、颅骨结构不良、畸形性骨炎等。

（二）引起颅内容物体积增加的原因

1.脑体积增加　临床上最常见的是脑水肿，可由脑损伤、炎症（脑炎、脑膜炎）、全身性疾病如休克、窒息、小儿中毒性肺炎或中毒性痢疾引起的中毒性脑病等。

2.脑血容量增加　各种原因引起的二氧化碳蓄积和碳酸血症;颅内各种血管性疾病如动、静脉畸形、血管瘤、脑毛细血管扩张症;下丘脑、鞍区或脑干等处血管运动中枢附近受到刺激后所导致的急性脑血管扩张(急性脑肿胀),以及各种类型的严重高血压症等均可因脑血容量增加而引起 ICP 增高。

3.脑脊液量增多　脑脊液分泌和吸收功能障碍所引起的交通性脑积水,常见的有婴幼儿先天性脑积水,静脉窦栓塞或蛛网膜粘连后引起的交通性脑积水,蛛网膜下腔出血后因红细胞堵塞蛛网膜颗粒所引起的脑积水等。较多见的是因脑脊液通路上受阻塞的阻塞性脑积水,或先天性延髓及扁桃体下疝畸形(Arnold-chiari 畸形)、第四脑室闭锁症等。

4.颅内占位性病变　常见的有颅内血肿、自发性颅内出血(出血性脑卒中、血管瘤或动、静脉畸形引起的蛛网膜下腔出血)、颅内肿瘤(胶质瘤、脑膜瘤、神经纤维瘤、巨大的颅咽管瘤或垂体瘤、松果体瘤、皮样或上皮样囊肿、脊索瘤和转移瘤)、颅内脓肿、颅内肉芽肿(结核瘤、真菌性肉芽肿等)、寄生虫病(颅内血吸虫、囊虫、包虫及肺吸虫等)。

这些疾病可由于上述 4 种因素之一或两种以上的因素而产生 ICP 增高,如颅脑创伤患者可同时或在疾病发展过程中先后出现脑血管扩张、脑水肿、颅内血肿等。

三、颅内高压的病理生理学

各种原因所引起颅腔容积与颅内容物容积之间的稳态平衡遭到破坏,且超过一定的代偿限度,就发生 ICP 增高。由于颅内容积代偿功能的存在,随着各种引起 ICP 增高的情况出现,早期即可启动脑脊液量的被置换出颅内和调节脑血流量的代偿过程,压力和容积间的关系,通过 ICP 的持续监测,可以颅内容积/压力关系曲线来反映 ICP 增高的过程和生理调节功能。如 ICP 增高超过了颅内代偿功能限度,ICP 不断持续升高,则可引起脑血流量调节功能发生障碍,脑组织缺血缺氧严重,加重了脑水肿,使脑组织体积增加,ICP 更上升,可使脑组织移位形成脑疝,终致脑干受压造成呼吸、心血管中枢衰竭而死亡。

(一)颅内容积代偿

可以从 ICP 监测所示的容积/压力曲线反映出临床特点。容积/压力曲线是 1965 年 Langfitt 用狗为实验动物.硬脑膜外腔置入一小水囊,每小时向囊内注入生理盐水 1ml,观察 ICP 变化曲线。曲线的水平部分代表 ICP 增高时的代偿期,垂直部分代表失代偿期,转折点即为两者的临界点。在临界点前虽颅内容物容积有增加,但可借脑脊液置换和脑血流量减少来代偿,不致出现明显的 ICP 增高症状。若一旦达到临界点后,增加的颅内容积仅少量,但 ICP 上升的幅度却明显加快,说明此时的生理调节功能已渐丧失。临床上可见到缓慢生长的肿瘤,可较长时间不出现颅内高压症状,一旦出现 ICP 增高症状,病情发展明显加速,短期内即可出现颅内高压危象或发生脑疝。在一些进展迅速的占位性病变,ICP 短期就开始升高,并随着病变的发展使 ICP 持续上升。

压力-容积关系也可用颅内的回缩性和顺应性来表示。两者是一对矛盾。回缩性来自颅脊髓腔内结构的可塑性与弹性所产生的阻力,即单位容积的变化所产生的 ICP 变化;顺应性表示颅内的容积代偿能力,即允许颅腔内所能接受的容量,是单位 ICP 的变化所需的容积量,即颅腔内可供调节 ICP 升高的容积量。当代偿功能较多地保留时,则顺应性强而回缩性弱;反之,则顺应性弱而回缩性强,两者成反比。在颅腔内容积压力代偿过程中,ICP 的上升速率依赖于脑的顺应性。严格地讲,顺应性定义为压力变化时功能性的体积变化。因此,言及 ICP 最合适的说法应是可塑性,即体积变化时功能性的压力变化。而顺应性更多的是反映颅腔容积代偿的能力。在正常情况下,脑顺应性良好,可以耐受中度体积变化而 ICP 升幅极小。当顺应性受损时（如水肿、血肿、血管充血、脑脊液或血管通路的梗阻），微小不良刺激即引起 ICP 急剧升高。

1973 年 Marmarou 提出用压力-容积指数（PVI）来量化颅内顺应性。由于典型的容积-压力曲线表现为指数曲线，在曲线上某一点所测得顺应性不等于其他部位的顺应性。若将压力转换为对数，在半对数坐标上，可使容积-压力曲线直线化，该直线斜率即为 PVI。

PVI 是一个计算值，表示为使 ICP 升高 10 倍所需的液体量。为确定 PVI，注射或抽取 1ml 液体进出脑室系统，可发现立即产生的 ICP 瞬变值。PVI 值在 20ml 以上说明顺应性正常；PVI 值介于 15～20ml 提示顺应性下降，存在 ICP 显著增高的可能，通常适度处理后可以控制；PVI 值小于 15ml 提示顺应性很差，预示很大可能发生不可控制的颅内高压。

遗憾的是，测定 PVI 有风险。注射或抽取液体必须开放脑室引流系统，明显提高感染概率。当顺应性降低时，注射液体来测定 PVI，可诱发或加重颅内高压。抽取液体时，有将脉络丛或室管膜组织吸入导管的可能性，装置内全部液体可被迅速抽取，而不能正确反映压力变化，均影响 PVI 的准确性。这些因素严重限制了 PVI 的临床应用。

（二）脑血流量的调节

脑血液循环的主要功能是向脑组织供氧及其他营养物质、清除其代谢废物、运送激素与介质以实现脑组织对靶器官的调节功能。脑组织血液供应极其丰富，正常成人平均脑血流量（CBF）约为 60ml/（100g 脑组织·min），全脑的供血量约占心排出量的 15%，而脑组织的重量仅占自身重量的 2%，说明脑组织的复杂功能需要总体较多的血液来支持。另一方面，脑组织没有足够的能量储备，所以脑组织对缺血缺氧非常敏感，容易遭受缺血缺氧损害，但脑血流量太多也会破坏脑组织的内环境稳定而导致脑损伤。因此保证脑组织恒定适当的血流量对维持其生理功能是非常重要的。

脑血流量的大小与脑灌注压（CPP）成正比，与血管阻力（CVR）成反比。血管阻力主要取决于阻力血管管径的大小即血管的收缩或舒张，血液的黏稠度也起一定的作用，为了保证脑组织恒定适当的脑血流量，机体依靠精密的脑自动调节功能来维持这种关系。从生理上可分为两种自动调节功能：压力自动调节和代谢自动调节，两者都是通过改变阻力血管的管径（即改变 CVR）来发挥作用的。

1.压力自动调节　脑血管随管腔压力变化而改变其管径，使脑血流量在一定灌注压范围内得以保持稳定不变或少变，此调节过程称脑血流的压力自动调节。当 CPP 增高，阻力血管壁上的平滑肌受到的压力增加，阻力血管即发生收缩，使管径缩小，CVR 增大，减少过多的血流通过；反之，当 CPP 下降，阻力血管扩张，管径扩大，CVR 减少，使通过的血流量增加，使 CBF 不致减小，此即为脑血管的压力自动调节。脑血管的这种压力自动调节，对全脑血流量的稳定具有保证作用。脑血管的自动调节功能是有限度的，阻力血管平滑肌收缩都有一定限度，当阻力血管的平滑肌收缩已达极限，再增加 CPP，血管的阻力也不会再增大，这就是自动调节的上限，约相当于 CPP 为 16.0～17.3kPa（120～130mmHg），越过此上限，则 CBF 将随 CPP 的增高呈线性递增，即发生脑灌注压突破（脑过度灌注），脑血管将扩张、充血，血管渗透性增加，有血液或血细胞渗出，出现脑肿胀，使 ICP 增高。如 CPP 下降，阻力血管扩张，血管腔扩大到极限，如 CPP 继续下降，血管也不会再扩大，这就是自动调节的下限，约相当于 CPP 为 6.7～8.0kPa（50～60mmHg），CPP 低于这个水平，CBF 将随 CPP 的下降呈线性减少，发生脑缺血甚至梗死。压力自主调节在脑损伤时常被破坏。多数情况下其功能可得到部分保留，表现为自主调节的 CPP 下限移向较高的 CPP 水平（上限基本不变），低于此水平，将发生灌注不足。各种旨在提高 CPP 的治疗措施的目标是努力维持 CPP 在此范围之上。遗憾的是，对特定患者而言，无法知道可以接受的最低 CPP 值，经常应用的 CPP 治疗阈值 60～90mmHg 主要是理论上的推测。脑血管的压力自动调节功能不是固定不变的，受多种因素的影响，如神经调节功能、脑的代谢情况、颅脑损伤或病变的影响、血二氧化碳及氧分压和患者全身情况等。在自动调节功能被完全破坏情况下,CBF 与 CPP 呈正比,应尽力维持 CPP 在稍高于可保持适当充足 CBF 的 CPP 点之上的一个窄幅范围内,若 CPP 太低,将发生灌注不足,CPP 过大,CBF、脑血容量(CBV)增大,导致 ICP 增高、血管源性脑水肿加重。因此,此时估计个体患者的 CPP 值具有重要意义。

2.代谢自动调节　脑代谢自动调节系脑组织根据细胞代谢需要自动调节 CBF 水平,对脑血流量在脑内的分布起着合理分配作用,以维持脑的正常生理功能。脑代谢增高时,细胞外液内氢离子、钾离子及腺苷的浓度增高,血管便扩张,CBF 就增加;反之,脑代谢降低时,细胞外液内增高的化学物质被冲洗,便使血管收缩,局部脑血流量就减少。通过脑代谢自动调节机制,脑组织缺血缺氧或高碳酸血症时,血管便扩张,CBF 增加;过度通气时引起血中氢离子减少,促使血管收缩,CBF 减少。CBF 不足导致代谢应激,引发血管扩张,将提高 CBV,从而诱发或加重颅内高压。与自动调节功能部分保留的情况相类似的是,此时通过提高 CPP 来升高 CBF 可以实际上降低 CBV,降低 ICP。脑损伤一般不易使代谢自动调节功能受损,即使在严重颅脑损伤仍多保留。

(三)全身性血管加压反应

在急性颅脑损伤和急性 ICP 增高的患者中,为保持脑灌注的相对恒定,机体通过自主神经系统的反射作用来调节脑血流量,此时体内儿茶酚胺异常释放,又名神经性调节反应(Cushing 三主征)。即周围动脉收缩而使动脉压升高,增加每次心搏出量而出现心搏有力而慢,以达到提高脑血流的灌注压。同时呼吸变慢变深,使肺泡内二氧化碳和氧能充分交换,以提高血氧饱和度,改善缺氧情况。但当 ICP 急剧上升达动脉舒张压水平,动脉血二氧化碳分压上升近 6.6kPa(50mmHg)亦可使此神经反应丧失而发生血压骤然下降,脉搏变细弱,呼吸变浅或不规则甚至停止。这种全身性血管加压反应的中枢,不仅在延髓内的血管运动中枢和呼吸整合中枢,还受自额叶眶回、额极、岛叶尖端到扣带回前部内脏运动中枢的影响,并与下丘脑视前区、垂体漏斗、中脑等处血管运动和呼吸整合中枢相联系,也受到主动脉弓和颈动脉窦的压力和化学感受器的支配。

呼吸整合中枢较血管运动中枢的应激性为高,对缺血缺氧的敏感性也灵敏,但耐受性较差。因此,临床上呼吸的节律和幅度改变较血压、心跳等的变化为早,也易于衰竭,不易恢复。

(四)临床所见 ICP 增高的类型

由于 ICP 增高的原因及发病原理不同,临床所见的 ICP 增高可区分为两种不同的类型。一种是弥漫性 ICP 增高,颅内各部位压力普遍增高,没有明显的压力差,因而颅内结构没有明显的移位。临床上所见的外伤性弥漫性脑肿胀、全脑缺血缺氧、脑膜脑炎、蛛网膜下腔出血、各种毒血症引起的全脑性脑水肿等都属于这一类型。另一种为颅内某一部分先有局部压力升高,通过脑的移位将压力传到颅内各部,使整个 ICP 升高,在颅内的不同部位有比较明显的压力差,病变所在区域常常压力最高,并构成压力源。临床所见外伤性颅内血肿、各种颅内占位病变。

上述两种 ICP 增高时,颅内的生理调节机制是不同的。弥漫性 ICP 增高时,生理调节较为有效,机体所能耐受的压力程度较高,当压力解除后,神经功能的恢复较快。局限性压力增高时,机体调节功能较差,能耐受的压力程度较低,ICP 增高超过一定时间后,解除压力后,其神经功能恢复较慢。之所以有上述区别,可能与脑移位有关,特别是与脑干的轴性移位有关。脑干局部高压引起脑血管的自动调节功能损害,受压较久后血管张力丧失,脑血容量随血压的提高而扩张,血流淤积,血管通透性增加,压力解除后,血管调节功能不易迅速恢复,反易出现脑实质内出血、水肿,故神经功能不能较快恢复。临床上对此两类不同的 ICP 增高,应有所区别,选择适当的救治措施,有利于患者的救治。

四、颅内高压的分期和症状

ICP增高的发展过程,根据临床症状和病理生理特点,分为代偿期、早期、高峰期和晚期(衰竭期)四个不同阶段。应该引起重视的是,有些患者分期并不明确。

(一)代偿期

病变虽已开始形成,但处于初期发展阶段。由于颅腔内有占总容积8%～10%以下的代偿容积,所以只要病变本身和病理变化后所占的体积不超过这一限度,ICP仍可保持在正常范围内,临床上也不会出现ICP增高的症状和体征,所以早期诊断较为困难。

此期进展的快慢,取决于病变的性质、部位和发展的速度等因素。如良性肿瘤和慢性硬脑膜下血肿,病变发展较缓慢,一般产生的脑水肿也较轻,故此期持续的时间都较久,甚至数月到数年。急性颅内血肿、脑脓肿和恶性肿瘤因病变发展较快,周围的脑组织也有较为广泛和严重的水肿反应,这种原发性改变可迅速地超过颅腔的代偿容积,所以此期一般都较短。如急性颅内血肿此期仅为数十分钟到数小时,脑脓肿为数日到数周,恶性肿瘤多为数周或1～2个月。病变位置对ICP增高临床也有重要意义,如前颞叶病灶因受颞窝限制及邻近脑干之故,可在ICP较低状态(15mmHg)即出现小脑幕切迹疝。

(二)早期

病变发展并超过颅腔的代偿容积,但ICP低于平均体动脉压值1/3,小于4.7kPa(35mmHg),脑灌注压值为平均体动脉压值的2/3,脑血流量也保持在正常脑血流量的2/3左右,约34～37ml/(100g脑组织·min),动脉血二氧化碳分压值在正常范围内。脑血管自动调节反应和全身血管加压反应均还保持良好。但脑组织已有早期缺血缺氧和脑血流量减少,血管管径也有明显改变,所以逐渐出现ICP增高症状和体征如头痛、恶心、呕吐,并可因激惹引起ICP的进一步增高。还可见到视神经盘水肿等客观体征。在急性ICP增高时,尚可出现血压升高、脉率变慢、脉压增大、呼吸节律变慢、幅度加深的Cushing反应。

(三)高峰期

病变已发展到严重阶段,ICP为平均动脉压值的1/2=4.7～6.6kPa(35～50mmHg),脑灌注压也相当于平均体动脉压值的一半,脑血流量也为正常的一半约25～27ml/(100g脑组织·min)。如ICP接近动脉舒张压水平,动脉血二氧化碳分压超过6.1kPa(46mmHg)而接近6.6kPa(50mmHg)时,脑血管自动调节反应和全身血管加压反应可丧失,可出现脑微循环弥散性梗死。此时患者有剧烈头痛、反复呕吐、视神经盘高度水肿或出血,神志逐步趋向昏迷,并可出现眼球、瞳孔固定散大或强迫头位等脑疝先兆症状。

(四)晚期(衰竭期)

病情已发展到濒危阶段,ICP增高到相当于平均体动脉压,灌注压<2.6kPa(20mmHg),血管阻力已接近管腔完全闭塞,脑血流量仅为18～21ml/(100g脑组织·min),脑代谢耗氧量($CMRO_2$)<0.7ml/(100g脑组织·min)[正常值为3：3～3.9ml/(100g脑组织·min)],动脉血二氧化碳分压接近6.6kPa(50mmHg),动脉血氧分压下降到6.6kPa(50mmHg),动脉血氧饱和度<60%。此时患者处于深昏迷,各种反射均可消失,出现双瞳孔散大、去脑强直等现象,血压下降,心跳快弱,呼吸浅速或不规则甚至停止,脑电图上呈生物电停放,临床上可达"脑死亡"阶段。

五、颅内高压的处理原则

ICP增高是一种继发的临床综合征,其原因和发生机制各不相同,原发病变和颅内高压本身所引起的病理生理改变也常很复杂而严重。因此其治疗方法也是多方面的,但基本的原则是患者全身状况(原发病和继发的病理生理及生化改变)和颅内高压的治疗并重,两者不可偏废。只注意降低 ICP 而忽略颅内高压发生的机制并给予有效的处理,则增高的 ICP 即使在间断的降颅压措施下,仍将继续存在而难于逆转。因此降颅压疗法是临时治疗措施,而治本的方法是除去引起压力增高的原因和终止其病理生理过程。当然ICP 暂时降低本身可也可消除 ICP 增高的不利影响(如脑缺氧所致的脑水肿)而有减少压力继续增高的可能。处理的目标是降低 ICP、合理调整体动脉压以维持合适的脑灌注压。

(一)ICP 监测

颅内高压合理有效的治疗必须以准确持续的 ICP 和 CPP 监测为依据。ICP 监测有助于判断病情、治疗时机方法的选择、观察治疗效果、判断预后,已成为 ICP 增高患者救治中重要的手段。

对于具有下列情况者需予 ICP 监测:颅脑创伤格拉斯哥昏迷量表(GCS)评分小于 8 分和头颅 CT 异常患者,头颅 CT 异常是指颅内血肿、脑挫裂伤、脑肿胀或基底池受压。

对于颅脑损伤患者头颅 CT 正常但符合以下 3 种情况中的两种也应行 ICP 监测:①年龄大于 40 岁;②单侧或双侧呈去脑或去皮层状态;③收缩压低于 90mmHg。

而 GCS 评分＞8 分在以下情况行 ICP 监测:①多发伤手术需麻醉时间延长;②机械通气使用镇静剂或肌松剂;③使用使 ICP 增高的治疗方法如呼气末正压(PEEP);④专科医师认为颅内高压存在概率较高的其他情况如颅内多发血肿严重脑肿胀等。

根据 ICP 进行相应治疗可以提高患者的预后,没有 ICP 监测根据经验来治疗 ICP 增高预后相对较差。在颅脑创伤患者 ICP 增高时控制不力,会导致脑灌注不足脑缺血缺氧加重致死亡率病残率上升,而 ICP 不高时,使用降 ICP 治疗如高渗性脱水、过度通气、镇静、镇痛、肌松治疗均有潜在不良反应。

临床上一次性测定 ICP 的方法,是通过颅骨钻孔穿刺侧脑室或侧卧位腰椎穿刺测定的脑室内压或椎管蛛网膜下腔的脑脊液静水压。这种方法只能一次性测定 ICP,不能连续地观察 ICP 的变化,其所测的压力为颅脊腔开放的压力,都伴有部分的脑脊液流失。虽然脑脊液流失量很少,但对 ICP 仍然有影响,特别是 ICP 越高,影响越大;腰穿测压还必须颅脊腔保持通畅,如有脑疝,则颅脊腔已不相通,测得的压力也不能代表 ICP。

ICP 监测技术主要包括植入法和导管法。植入法是将微型传感器置入颅内(简称体内传感器或埋藏传感器),传感器直接与颅内组织(硬脑膜外、硬脑膜下、蛛网膜下腔、脑实质等)接触而测压。导管法借引流出的脑脊液或用生理盐水充填导管,将体外传感器与导管相连接,借导管内的液体与传感器接触而测压。无论是体外与体内传感器都是利用压力传感器将压力转换为与 ICP 力大小呈正比的电信号,再经信号处理装置将信号放大后记录下来。由于传感器放置的位置不同,可得出不同的压力数据,因而有脑室压(IVP)、硬脑膜下压(SDP)、硬脑膜外压(EDP)、脑组织压(BTP)之分。由于颅内各部位的结构不同,组织弹性和顺应性不同,所测得的压力,有小的差异,但都被承认为 ICP 的代表。目前最常用者为脑室插管和脑实质内光导纤维尖端监测器和蛛网膜下腔螺栓。多数学者认为脑室内插管法是当前优点最多的监测方法。它能准确测定 ICP 与波形,便于调零和校准,可行脑脊液引流并可促使脑水肿液的廓清以降压,是黄金标准。脑实质内光导纤维测压,四周均为脑组织,监测到的压力与脑组织所含的血容量和含水量有很大的关系,故测得的压力与其他几种压力有较大的差别,常用以反映脑水肿的程度。ICP 监测连续记录下来的正常 ICP 波为一种脉冲波,是由脉搏波以及因呼吸运动而影响着颅内静脉回流的增减而形成的波动组成。所以 ICP 波的组成与动脉的灌流与静脉的引流两个因素有关,当快速记录时(80～200mm/min),两种波形都可以分别从图像上看出来。但进行 ICP 监护时常持续记录数日,因此压力图像常用慢记录(2mm/min)表示,则各波互相重叠,组成一条粗的波状曲线。曲线的上缘代表收缩期 ICP,曲线的下缘代表舒张期 ICP,后者加 1/3 的压差为平均 ICP,即通常所说的 ICP 值。

ICP 增高的分级如下:正常 ICP(5～15mmHg);轻度增高(15～20mmHg);中度增高(20～40mmHg);重度增高(>40mmHg)。

颅脑创伤患者 ICP 监测的禁忌证:严重凝血功能障碍,目前认为要求 INR<1.2 可行植入监测。

ICP 增高的治疗域值:无去骨瓣减压时>20mmHg,去骨瓣减压时 ICP>15mmHg 即需干预降颅压治疗。亦有的中心选择 25mmHg 作为干预降颅压治疗的域值。ICP 监测应和临床症状、脑 CT 扫描情况三者结合用于指导治疗。

ICP 监测的部位包括脑室内、脑实质内、硬膜下、硬膜外、蛛网膜下腔。以脑室内最为准确,并可用释放 CSF 来降低 ICP 兼有治疗作用,优先选用。对于 ICP 监测引起的颅内感染或出血等并发症情况,感染发生率为 1%～10%,主要为脑室炎,监测时间少于 5 天,几乎无感染。出血发生率为 1%～2%。导致患者残疾的情况极为罕见,故不应由此理由而放弃监测 ICP。脑实质内 ICP 监测准确性类似于脑室内 ICP 监测,由于不能重新标定,可能导致测量误差,在脑室内 ICP 监测不能达到的情况下采用脑实质内 ICP 监测。蛛网膜下腔、硬脑膜下、硬脑膜外 ICP 监测准确性欠佳。

对于 ICP 监测的时间,可持续监测 3～5 天,一般不超过 7 天。临床需要 ICP 监测超过 10 天时,建议换对侧重置探头监测。目前在一些大的神经创伤中心采用 ICP 增高的程序化处理,具有相对的合理性(表10-9)。

表 10-9　脑创伤后 ICP 增高的程序化处理

1.ICP 监测,气管插管,机械通气维持 PaCO$_2$ 32～36mmHg,患者躁动不安使用镇静剂如咪达唑仑或异丙酚,肌张力增高如去脑强直时使用肌松剂如维库溴铵。

2.保持头高脚低位 20°～30°,避免颈静脉回流障碍。

3.脑室内 ICP 监测则开放 CSF 外引流,维持高度额角水平上 15～20cm。

4.使用甘露醇 0.25～0.50g/kg,可反复使用,监测血浆渗透压 300～320mmol/L。

5.维持体温 34～36℃,甚至 32～34℃,以降低脑代谢从而降低 ICP。

6.外伤大骨瓣减压,上述处理后 ICP 仍顽固性>25～30mmHg 时采用。

7.内减压术,一般非主侧半球颞叶或合并额叶切除。

8.巴比妥治疗,ICP 顽固性增高,但血压平稳时采用。

(二)ICP 增高的基础治疗

临床上许多因素影响 ICP,避免这些因素加重 ICP 增高,是治疗中应注意的重要问题,不应忽视。

患者体位是护理颅内高压患者的一个重要内容。应将头部置于正中位,避免扭曲或压迫患者颈部,保持颈静脉引流通畅。头部抬高可通过加强脑脊液引流和脑静脉血回流排出颅腔而降低 ICP。但需注意的是,在某些患者,脑脊液和脑血流量置换过多可反而加重颅内高压,抵消了抬高头部的益处。合理的方案是根据患者的临床状况和 ICP 监测,个体化处理患者头位。当不能监测 ICP 时,头部抬高 15°～30°多可使 ICP 降低。

应当积极处理发热,因为体温升高可提高脑代谢、脑血流、加重脑水肿而使 ICP 升高。应尽可能及早明确发热原因,进行针对性治疗,同时应用解热镇痛药如对乙酰氨基酚降低体温,进行对症治疗。在对乙酰氨基酚耐药的病例,吲哚美辛可控制发热并降低 ICP。物理降温如降温毯对发热患者有益,但需注意寒战可加重颅内高压。当必须降温而患者出现寒战时,可应用冬眠合剂、镇静剂或非去极化神经肌肉阻滞剂。虽然人工低温有益于降低 ICP,但由体温再升高和寒战引起的反跳性 ICP 升高影响了其应用价值。

咳嗽、呼吸道不通畅或与呼吸机对抗可升高胸膜腔内压,减少颅腔的静脉引流,导致 ICP 升高。应保持呼吸道通畅,必要时行气管切开,减低呼吸道阻力。尽量减少呼吸道刺激,应用祛痰剂、湿化呼吸道便利排痰。可应用镇静剂和肌松剂来避免呼吸机对抗。非去极化神经肌肉阻滞剂优点在于没有组胺释放效应,后者可继发血管扩张和升高 ICP。

呼气末正压(PEEP)只有在平均气道压力升高、传导至纵隔时可升高 ICP。PEEP8～10cmH$_2$O 时,对 ICP 几无影响,PEEP＞15cmH$_2$O,ICP 明显升高。当肺顺应性降低时如成人呼吸窘迫综合征或肺炎时,PEEP 对 ICP 的影响降低。

应保持适当的体循环血压。低血压可直接引起脑血管扩张、ICP 升高。低血压时脑灌注压下降影响脑供血,脑缺血可加重脑水肿,严重影响颅内高压患者的预后,应尽量避免或尽早处理低血压。高血压对 ICP 的危害程度没有低血压严重。然而,当脑自动调节机制受损时,严重的高血压可导致区域性脑血流增加、脑水肿和 ICP 升高。目前非常重视合理 CPP 对脑水肿的影响,有报告提示 CPP 过高会因为增加脑毛细血管的静水压,加重脑水肿。CPP 过低会导致脑缺血、缺氧,继而造成继发性神经元损伤,加重脑水肿,所以现在主张 CPP 维持在 60～70mmHg,避免低于 50mmHg。当 CPP 在 50～60mmHg 时,需要监测颈静脉血氧饱和度或脑组织氧监测,避免出现脑缺血。然而当要求将 CPP 维持在 70mmHg 以上时,部分患者需要积极的液体治疗和血管活性药物的使用,会产生全身的不良反应,如急性肺损伤和急性呼吸窘迫综合征(ARDS)。有文献报道,与 CPP 小于 70mmHg 相比,CPP 超过 70mmHg 使 ARDS 的发生率上升 5 倍,严重影响患者的预后。目前认为在 ICP 控制的前提下,CPP 与预后直接相关。

疼痛和躁动可因提高脑血流而升高 ICP。在颅内高压危及生命的患者,不应过分强调为避免用镇静剂使神经病学检查不准确,而否定通过镇痛和镇静来控制 ICP 的合理性。当患者存在呼吸机对抗,吸痰、疼痛刺激都会引起 ICP 增高、脑水肿加重,适当的使用镇静剂如异丙酚或咪达唑仑,及止痛剂如芬太尼或吗啡,均可用助于控制 ICP 和减轻脑水肿。

重度颅脑创伤后由于胰高血糖素、肾上腺素、皮质激素分泌增多,血糖升高,为创伤性糖尿病。高血糖对神经元有损害作用,低血糖同样会导致患者预后不良。强化控制血糖在 90～150mg/dl 较为理想,静脉泵强化胰岛素治疗严格监测血糖,避免高血糖和低血糖的出现,严格血糖控制在 70～100mg/dl 会增加低血糖发生的概率,增加脑能耗危机的发生。后者是指通过脑微定量分析测定脑组织间隙葡萄糖水平低于 0.7mmol/L,丙酮酸/乳酸比值大于 40(正常值小于 25)。脑能耗危机是重型颅脑创伤预后不良的独立因子,加重脑水肿。

低钠血症会降低血浆渗透压,导致脑肿胀,症状的严重程度与低钠血症发生的速度及严重程度有关。症状可有恶心呕吐、嗜睡、谵妄、癫痫、昏迷、呼吸骤停和脑疝。颅脑创伤后低钠血症的常见原因包括抗利尿激素异常分泌综合征(SIADH)、脑性盐耗综合征(CSW)和甘露醇的反复使用。正确的病因分析应包括患者出入液量的平衡情况,输液治疗的处方情况、血和尿渗透压、尿钠浓度、肾上腺和甲状腺功能的检测。临床应注意纠正低钠血症的速度不能过快,以免出现脑桥的脱髓鞘改变和不可逆的脑损害(24 小时纠正＜10mmol/L)。

颅脑创伤后,癫痫发作会增加脑继发性损害,如 ICP 增高、脑氧代谢率增加、脑血流增加、脑血液容量增加、CPP 下降。绝大多数的研究不支持预防性使用抗惊厥药物来预防迟发性外伤性癫痫,不推荐常规抗癫痫预防治疗超过 1 周。如果出现迟发性外伤性癫痫,可根据新发癫痫的规范方法来治疗。外伤性癫痫的高危因素包括:GCS 评分小于 10 分,脑皮层挫裂伤,凹陷性骨折,硬膜下血肿,硬膜外血肿,脑内血肿,穿透性颅脑损伤,外伤后 24 小时内出现癫痫者。

(三)过度通气

过度通气是用呼吸机等机械方法增加患者的肺通气量,亦称人工机械性过度通气。此法使动脉血二氧化碳分压（$PaCO_2$）降低（低碳酸血症）、脑脊液碱化，促使脑血管收缩，减少脑血流量和脑血容量，从而快速降低 ICP。ICP 降低后维持的时间长短不等，但一般情况下，随着脑和血管平滑肌中二氧化碳缓冲系统的代偿性调整，使脑脊液碱中毒被纠正，在开始过度通气后数小时内，ICP 常恢复至原有水平。有研究纳入一组健康志愿者，观察机体对过度通气的正常反应，$PaCO_2$ 降至 $15\sim20mmHg$、30 分钟后，CBF 减少了40％，4 小时后 CBF 增加到基础值的 90％，当 $PaCO_2$ 恢复正常后，CBF 超过正常值 31％。在重型颅脑伤患者中，$PaCO_2$ 每变化 1mmHg，CBF 变化 3％，但在 CBF 较低时变化值较小。

过度通气是通过降低 CBF 来降低 ICP 的。在重型颅脑伤患者，早期脑灌注压下降，CBF 下降，对低碳酸血症反应降低，过度通气能进一步降低 CBF，有可能造成或加重脑缺血、脑血管自主调节功能丧失。因而，虽然过度通气是降低 ICP 较为快速的方法，但应尽量少用，特别应避免应用长时程过度通气方法。对严重颅脑伤患者目前主张当使用镇静剂、肌松剂、脑脊液引流和渗透性利尿剂难以控制颅内高压，在脑受压所致的脑功能障碍进行性加重时，短暂过度通气可能是有益的。

目前不推荐使用预防性的过度通气（$PaCO_2<25mmHg$）。过度通气可作为一种临时的手段来治疗ICP 升高。在颅脑创伤后第一个 24 小时内脑血流经常显著减少，此时应避免过度通气。如果使用过度通气，$PaCO_2$ 在 $25\sim30mmHg$ 则推荐使用颈静脉血氧饱和度或脑组织氧监测，以了解脑氧输送的情况，即脑缺血缺氧的情况。轻度过度通气（$PaCO_2$ 在 $32\sim36mmHg$）时极少出现脑缺血缺氧的情况。$PaCO_2$ 水平可以通过控制性机械通气达到。调整呼吸的频率、潮气量和 PEEP 可以达到血气分析满意的 $PaCO_2$。

目前没有临床试验评价过度通气对颅脑创伤患者预后的直接影响，仅限于颅脑创伤后不同阶段的预后分析。在特定的亚组患者，过度通气可增加患者死亡率。当经颅多普勒监测证实 ICP 增高是由于脑过度灌注引起时，轻度过度通气是最理想的控制颅高压的方法。

（四）高渗性治疗

高渗性治疗是指适当提高血浆渗透压，依靠相对非渗透性的血-脑脊液屏障在血液与脑实质（即脑细胞和细胞外间隙）的液体之间造成一个渗透压差，促使脑组织失水，在总体上增加脑组织的顺应性。正常血浆渗透压值为 286mmol/kg。

1.甘露醇　甘露醇是应用最为广泛的渗透性脱水剂，其分子量为 180.17。在体内不被代谢，经肾小球滤过后在肾小管内甚少被重吸收。静脉使用后提高血浆渗透压，使血管内和组织间产生渗透压梯度，使脑组织，主要使正常脑组织内水分进入血管内，使脑组织脱水，并降低 ICP。甘露醇的利尿作用是因为甘露醇增加血容量，并促进前列腺素 I_2 分泌，扩张肾血管增加肾血流量，提高肾小球滤过率。甘露醇在肾小球滤过后重吸收<10％，故提高了肾小管内液渗透浓度，减少肾小管对水和 Na^+、Cl^-、K^+、Ca^{2+}、Mg^{2+} 的重吸收，达到利尿目的。甘露醇还可以减低血液黏滞度，可使脑血流和脑血管容量增加，从而代偿性收缩脑血管。此外，甘露醇还可减少脑脊液形成。

甘露醇常用剂量为 $0.5\sim1.5g/kg$。使用中的注意事项包括：①注意留置导尿避免尿潴留；②快速推注会产生低血压，所以必备等张液体和血管加压素，强大的利尿作用产生低血容量，将直接导致低血压甚至肾衰竭，特别在应用其他肾毒性药物。有败血症存在或以前有肾脏疾患病史者更容易出现肾衰竭；③持续使用甘露醇可降低血镁、血钾和血磷，而短时快速利尿有时出现致命性高钾血症。长时间使用甘露醇会产生肾髓质浓缩功能紊乱以致产生肾源性尿崩症；④部分患者出现反跳，在给药后 $30\sim120$ 分钟需重复给药的患者更容易发生。长时间使用甘露醇会进入组织间隙，特别是血-脑脊液屏障破坏区域，加重血管源性脑水肿。甘露醇可以开放血-脑脊液屏障，因而甘露醇和其他循环于血液中的小分子物质可以进入脑脊液和脑组织，脑脊液和脑组织吸收和潴留甘露醇，引起反向的渗透压梯度移位，产生反跳性 ICP 升高。当甘露醇在血液内循环较长时间时，如持续灌注甘露醇时，甘露醇在脑组织中的积聚作用最明显。因此，应用甘露醇应采用间歇注射,而不应持续静注。目前许多学者主张应用甘露醇使血浆渗透压维持在 300～310mmol/L,以达到理想的脱水效果。目前并无关于甘露醇治疗神经外科危重患者的前瞻性研究。

甘露醇治疗 ICP 升高应遵循以下原则:

(1)在确认存在 ICP 升高或高度怀疑 ICP 升高时使用甘露醇,而不是预防性使用。在 ICP 正常时盲目脱水,易导致迟发性血肿及其他并发症;

(2)必须加强监测,避免低血容量、低血压和电解质紊乱。应强调适度容量复苏的重要性;

(3)监测血浆渗透压,特别是重复使用甘露醇时,维持血浆渗透压在 300～310mmol/L,不超过320mmol/L 甚为重要。超过 320mmol/L 不能增加脱水效果,易致肾衰竭。渗透性脱水治疗时,可通过监测渗透压间隙(监测和计算血浆渗透压的差值)以指导治疗。血浆渗透压间隙低于 55mmol/L,有助于避免肾功能不全的发生;

(4)临床医师应根据 ICP 增高的病因来调整使用甘露醇,即合理结合外科的和其他降 ICP 的方法。

2.甘油果糖和尿素　甘油果糖亦可产生类似甘露醇的脱水效果,但较缓慢,可作为甘露醇脱水治疗的补充。但其缺点包括:

(1)较甘露醇更为严重和常见的反跳作用;

(2)产生高血糖;

(3)在临床有效剂量时可产生溶血作用。山梨醇类似于甘露醇可静脉注射,也会产生高血糖,相对于甘露醇的作用时间 4～6 小时,其作用时间仅 1～2 小时。尿素用于脱水降颅压治疗在过去曾引起注意,现已弃用,原因在于:①存在反跳作用;②引起凝血功能异常;③会引起恶心、呕吐、腹泻等并发症;④注射时血管外渗漏引起组织坏死。

3.高渗性盐水　在 20 世纪 80 年代,高渗性盐水作为失血性休克的复苏液体受到青睐。与等渗液相比,相同量高渗性盐水由于渗透压梯度的建立,拥有更强大的容量复苏能力,而血流动力学稳定对颅脑创伤预后极为重要。最近发现其降低 ICP 的作用,机制与甘露醇相似,使血管内和组织间产生渗透压梯度。与甘露醇相比,高渗性盐水较少出现 ICP 反跳,也不会大量脱水导致容量过低。在动物实验中,高渗性盐水的降 ICP 作用已得到普遍认可,临床试验却不多。有报告提示,顽固性 ICP 增高患者对甘露醇,甚至苯巴比妥治疗无效,ICP＞25mmHg 的患者对高渗性盐水治疗有效。应用高渗性盐水应注意的问题包括:

(1)尽量维持血钠 145～150mmol/L,不超过 155mmol/L;

(2)给药方法为持续静脉注射,密切监测血浆渗透压、电解质和肾功能;

(3)注意容量过负荷和凝血功能异常的监测;

(4)血钠变化显著过快可出现脑桥脱髓鞘改变,可能导致硬膜下血肿和癫痫。

3.襻利尿剂　襻利尿剂,尤其是呋塞米,能降低 ICP,与渗透剂结合使用更为有效。利尿剂的作用机制是通过轻度利尿产生渗透压梯度、减少脑脊液生成、从正常和水肿脑组织中排出钠和水。但是,利尿剂以牺牲血容量为主,不主张单独用于降 ICP 治疗。临床可作为甘露醇的辅助用药,特别是中心静脉压偏高而心肌功能受损时。因此,利尿剂在使用时应注意严密监测血压和中心静脉压,避免低血容量和低血压。

(五)镇静镇痛肌松疗法

有研究发现,大剂量巴比妥酸盐可能有益于治疗伴有颅脑损伤、暴发性肝衰竭、脑(脊)膜炎和局灶性脑缺血的颅内高压患者,以降低用其他方法难以控制的 ICP 增高,也称为巴比妥昏迷疗法。最常应用的药物是硫喷妥钠和戊巴比妥。此类药物降低 ICP 的机制是多方面的。足以引起全身麻醉的大剂量药物可抑制正常脑区的脑代谢,而减少脑的氧和能量需要,引起血管收缩和脑血流的减少,是为脑代谢-血流偶联反应,可有效降低 ICP,并使血液分流至缺血区域。另外,巴比妥类可限制脂膜的过氧化损害、清除自由基、减少血管源性水肿生成、减少脂肪酸释放、减少缺血组织的细胞内钙的含量。此外,此类药物还可抑制癫痫发作,有利于人工过度通气的施行,减低脑和全身的应激反应。巴比妥类药物降低 ICP 的作用常较迅速且明显。

巴比妥昏迷疗法不良反应多且较为严重。常因周围血管扩张和药物对心脏收缩的抑制而发生血压降低和心动过速,特别是剂量较大或用药较久(48 小时以上)者,以及心脏复苏后脑缺血的患者容易发生,有时可引起死亡。其他不良反应包括支气管收缩、明显的低钾血症、少尿或无尿、肠蠕动功能下降、免疫抑制、坠积性肺炎、抗利尿激素分泌异常综合征。因此,必须加强血流动力学监测和血液中药物浓度监测。因不能进行准确的神经体征检查,应用大剂量巴比妥类药物时应进行持续 ICP 和脑电图监测,加强神经影像检查。

尽管巴比妥治疗可通过降低脑代谢和脑氧代谢率,从而通过血流-代谢偶联作用降低脑血流和脑容量,降低 ICP,特别是控制顽固性 ICP 增高。然而到目前为止,尚无随机临床试验来验证巴比妥治疗对重型颅脑创伤患者预后的影响作用。硫喷妥钠是目前最常用的苯巴比妥类药物,负荷量 $5 \sim 10 \mathrm{mg/kg}$,随后以 $3 \sim 5 \mathrm{mg/(kg \cdot h)}$ 维持输注,以达到 EEG 爆发抑制。输注时要避免低血压的出现。重复的苯巴比妥药物治疗会导致药物在体内的蓄积和肝功能异常。在欧洲,重型颅脑创伤后顽固性 ICP 增高被随机对照研究分组成大骨瓣减压组和苯巴比妥治疗组,该试验还在进行中。有主张在重型颅脑创伤出现顽固性 ICP 增高时在脑干功能衰竭前采用该方法有效,而且需要充分的容量复苏,必要时予以血管活性药物如去甲肾上腺素等。由于该治疗存在诸多潜在并发症,因此要求医护人员经验丰富。患者治疗前必须处于血流动力学稳定状态,必须有持续的全身系统监测来避免或治疗血流动力不稳定状态。目前尚不推荐预防性使用巴比妥治疗控制 ICP。

镇痛剂和镇静剂已成为 ICP 控制常用的方法,特别针对躁动患者。与咪达唑仑相比,异丙酚在通过改善血流-代谢偶联而降低脑代谢和脑血流方面效果更为明显。阿片类药物如芬太尼,在镇痛的同时也有镇静作用。在不同的治疗中心,肌松剂的使用各有不同。目前一般不主张常规使用肌松剂。肌松剂的使用会掩盖医生对癫痫的识别和治疗。此外,长时间肌松剂的使用会导致严重的不良反应,如多发性神经病和肌病。

(六)皮质激素

皮质激素通过加强和调整血-脑脊液屏障功能、降低毛细血管通透性,减轻脑肿瘤或脓肿患者的脑水肿。但是皮质激素对与颅内高压有关的其他临床状况的治疗效果尚不明确。对脑内出血患者一般无明确疗效。有研究显示,在一组中度 GCS 评分患者治疗时使用皮质激素,没有发生死亡病例,提示可能有治疗作用,但属三类证据。目前在脑出血不推荐使用皮质激素。一类证据不推荐使用皮质类固醇激素来改善重型颅脑创伤患者的预后和降低 ICP。在中重度颅脑创伤患者,大剂量甲基泼尼松龙与死亡率增加有关,被禁忌使用。CRASH 试验随机收录了 10008 例重型颅脑创伤患者,试验过程中发现甲基泼尼松龙治疗组死亡率更高,而并发症发生率相似。目前认为,仅有在监测中发现皮质类固醇水平低下或以往因其他疾病需要皮质类固醇激素治疗的患者,在颅脑创伤时予以替代治疗。

同样,大多数研究显示,皮质类固醇激素对伴发水肿的急性半球梗死无效甚至有害。仅实验研究提示在超急性期,类固醇可通过限制膜过氧化而限制水肿形成。

对于脑肿瘤患者,类固醇激素用量应根据瘤周水肿的反应来确定,一般 $20 \sim 40 \mathrm{mg}$ 地塞米松/日。

应用皮质激素潜在的不良反应包括胃肠出血、肠穿孔、免疫抑制、血糖增高、高分解代谢、创伤恶化和行为紊乱,易并发多重感染。鉴于其有害的不良反应,除非对原发疾病治疗有益,对颅内高压患者不推荐常规使用类固醇激素。

（七）预防性亚低温治疗

早期的动物实验和小规模的临床试验提示颅脑创伤后治疗性亚低温可以改善患者的预后,在 Marion 前瞻、对照的重型颅脑创伤试验中治疗组控制体温 32～33℃持续 24 小时,与正常体温组相比 6 个月的格拉斯哥转归评分(GOS)预后评分相对较好。迄今为止,最大的临床试验由 Clifton 牵头的 NABIS 试验,368 例重型颅脑创伤患者随机分为治疗组(维持亚低温 33℃持续 48 小时)和对照组(正常体温),亚低温组出现 ICP 峰值大于 30mmHg 概率较少,但是 6 个月的死亡率没有差别(28%vs27%)。与正常体温控制相比较,目前没有依据证明预防性亚低温治疗能降低重型颅脑创伤患者的死亡率。目前已完成的 6 项前瞻对照试验提示,对于颅脑创伤患者,亚低温治疗维持目标体温大于 48 小时,死亡率有下降趋势,与 GOS 较好有关。亚低温治疗也存在一些严重并发症,主要包括:电解质紊乱、免疫抑制、凝血功能障碍、心血管功能不稳定、皮肤坏死等。近几年有日本学者提出将体温控制在 35℃,能取得 32～34℃亚低温的脑保护和控制 ICP 的效果,但不良反应更少。目前认为在顽固性 ICP 增高患者可将亚低温作为治疗的二线选择。

（八）脑脊液引流

脑室穿刺置管既可监测 ICP,又可行外引流,甚至可以在床旁施行该手术,许多治疗中心常规使用脑室造瘘来降低 ICP。由于外伤性脑水肿患者压力容积指数(PVI)下降,释放少量的脑脊液即可明显下降 ICP。我们在长期 ICP 监测和神经重症治疗过程中,甚至发现数滴 CSF 外引流,即可导致大幅度 ICP 的下降,是控制 ICP 简单可靠的方法。目前主张每次少量释放脑脊液 3～5ml,每天引流 100～150ml 为安全范围。应防止短时间大量释放 CSF,ICP 突然下降,CPP 过高,则加重脑水肿。出现脑积水的患者脑室脑脊液引流更为重要。但 ICP 不高不主张脑脊液外引流,除非为引流感染或血性之脑脊液。对疑有颅内高压的患者,因存在致死性的扁桃体疝风险,诊断性腰穿和治疗性腰大池脑脊液引流应相对禁忌。如果实属必要,应做 CT 扫描以排除巨大占位效应和梗阻性脑积水,并且腰穿应由具备处理神经疾病丰富经验的医师完成。对于腰大池引流,目前较为公认的观点是避免在中重度和重度 ICP 增高(如 ICP>30mmHg)时应用,当 CT 提示环池闭塞或明显中线移位禁忌腰穿。腰大池脑脊液引流仅作为综合控制轻中度 ICP 增高的辅助治疗方法。

（九）手术治疗

Harvey Cushing 在第一次世界大战前提出采用大骨瓣减压治疗重型颅脑创伤,但早期的手术结果无法显示其有改善预后的作用。近年来由于神经外科重症监护治疗的进步,使得大骨瓣减压后患者的预后有明显的改善。当顽固性 ICP 增高非手术治疗无效,进行大骨瓣减压能使相当一部分病危患者得到解救。目前主张在 ICP>25mmHg,为弥漫性脑肿胀,可采用双额高冠状大骨瓣减压,亦可采用双侧额颞大骨瓣减压。内减压主要是指非主侧半球的额叶或颞叶切除。两者均可大幅度的降低 ICP。目前有两项前瞻对照研究试验,一项为大骨瓣减压和苯巴比妥治疗对照研究(RESCUE icp 试验),观察两组对重型颅脑创伤顽固性 ICP 增高患者 ICP 控制和预后的影响。另一项为 DECRA 试验,即在澳大利亚和新西兰举行的早期去骨瓣减压的研究,其目的是为了研究早期大骨瓣减压对重型颅脑创伤顽固性 ICP 患者功能的影响,发表在 2011 年 4 月新英格兰医学杂志。结果显示,对弥漫性重型颅脑创伤顽固性 ICP 增高患者,虽然行大骨瓣减压显著减低 ICP,但死亡率无差异。与预计结果相反,减压组预后不良率更高。但其选择去骨瓣减压的 ICP 阈值为 20mmHg 备受争议,也不符合目前的一致意见。有专家认为阈值过低,25mmHg 或 30mmHg 可能更为合适。另外入组患者中减压组双侧瞳孔无光反应明显较保守治疗组高(28%vs12%),也是造成结局混淆的重要因素。最后,在接近 8 年 15 个医学中心 3000 多例登记患者中入选试验患者仅 155 例,该试验入选患者缺乏代表性,不能代表重型颅脑创伤全貌。对于弥漫性脑损伤的手术治疗,应从适应证、时机和手术方法综合考虑。

（刘金龙）

第四节 呼吸系统问题

神经危重患者多存在不同程度的意识障碍和气道保护性反射损害,且脑损伤多对机体构成较为严重的应激刺激,这些危险因素使得神经危重患者成为呼吸系统并发症的高危群体。机械通气也会对患者的颅内压产生影响,因此无论是机械通气的实施,还是机械通气的撤离,在神经危重患者均存在特殊性。本节将介绍神经危重患者的呼吸衰竭、气道管理、机械通气等呼吸系统相关问题。

一、呼吸道管理

神经危重患者是呼吸道并发症的高危群体,流行病学研究提示,危险因素包括意识障碍、气道保护性反射异常、气道机械性梗阻、中枢性呼吸肌无力。对于接受手术治疗的脑损伤患者,一组纳入 486 例的前瞻性调查显示,术后保留气管插管的占 11%。对于未保留人工气道的患者,呼吸道并发症发生率为 7.2%。恶心呕吐高发,为 38%,使得误吸危险明显增加。

由于脑损伤患者对缺氧和高碳酸血症的耐受力很差,对这类患者的气管插管适应证应适当放宽。脑损伤患者进行紧急气管插管的适应证包括:

1.意识障碍,格拉斯哥昏迷量表(GCS)低于 8 分。

2.咽喉部保护性反射丧失。

3.呼吸节律不整,有较长时间的呼吸暂停。

4.未被控制的癫痫持续状态。

5.其他需要机械通气支持的氧合和(或)通气功能障碍。

脑损伤者行气管插管时应充分强调避免颅内压升高,常需用镇静镇痛剂。镇静剂的选择原则是起效迅速,对中枢神经系统无附加损害。阿片类药物对循环的影响较小,并可应用拮抗剂(纳洛酮)拮抗。苯二氮䓬类药物中,咪达唑仑起效快,对心血管的影响也较轻。异丙酚为新型快速、短效、强效静脉麻醉药,但是对循环的影响较大,由于平均动脉压降低,可能导致脑灌注压降低。麻醉药的选择应基于患者当时的循环状况,以及对气管插管困难程度的判断。插管途径首选经口,对于颅底损伤、脑脊液漏和经蝶手术患者,禁忌进行经鼻气管插管。

对于保留气管插管的患者,应严格掌握拔管指征。拔管前,必须仔细判断患者的吞咽和咳嗽反射。呼吸道的正常反射有赖于第Ⅴ、Ⅶ、Ⅸ、Ⅹ和Ⅻ对脑神经的正常功能。这些脑神经损伤可发生吞咽功能、舌体运动和声带功能异常,导致上呼吸道梗阻,严重时发生肺水肿。应最后判断刺激支气管隆嵴时的咳嗽反射,若反射存在,可随即拔除导管。不应反复试验,引起患者剧烈咳嗽,导致血压升高,使脑出血和水肿的危险性增加。应特别注意后颅窝手术患者,尤其是延髓部位手术。这些患者多存在吞咽和咳嗽反射异常,且这类手术多采用俯卧位或侧卧位体位,患者术后保留气管插管时间较长,咽部水肿的危险性增加,拔除气管插管后可能发生上呼吸道梗阻,且再插管时声门暴露困难的危险性也大为增加。因此,对于脑干(尤其是延髓)手术后患者,在拔除气管插管前应准备气管切开设备。

二、神经危重患者的急性肺损伤

流行病学研究显示,脑损伤患者是并发急性肺损伤(ALI)和急性呼吸窘迫综合征(ARDS)的高危群体,且将导致患者的转归不良。按照 1994 年欧美联席会议的诊断标准,大约有 10% 的脑损伤患者并发 ALI,ARDS 约为 20%。多数研究集中于颅脑创伤患者,也有一些针对蛛网膜下腔出血。几乎所有文献报道均表明,脑损伤患者并发 ALI 或 ARDS 时,死亡率和不良神经系统转归增加,机械通气时间延长,住院时间延长。在发生 ALI 和 ARDS 的危险因素中,脑损伤严重程度最为重要,如影像学明确的弥漫性脑水肿。其他危险因素还包括应用血管活性药物、机械通气设置(如潮气量)和肺部感染等。

从病理生理学机制来看,脑损伤患者并发 ALI 的一个明显特点在于神经源性肺水肿(NPE)。尸检研究显示,创伤后 96 小时内死亡的颅脑创伤患者中,有约 50% 在尸检中发现肺水肿、充血和出血,肺脏重量增加。NPE 的临床特点在于发生于脑损伤后早期,病例报告多是伤后几分钟到几小时,表现为严重肺水肿。

(一)导致 NPE 的交感神经机制

多项研究结果均表明,交感神经系统在 NPE 的发生发展中起重要作用。NPE 动物模型表现出的动脉收缩压、舒张压和心率变化,提示交感神经系统被快速激活,因此也被称之为"交感释放"或"儿茶酚胺风暴"。脑损伤后,尤其是颅高压或脑疝时,强烈的应激刺激导致交感神经过度兴奋,分泌大量儿茶酚胺,血管收缩,外周血管阻力明显升高。这时,迅速升高的血管内压力损伤内皮细胞,富含蛋白的血浆成分漏向肺间质和肺泡,严重时导致肺脏充血和出血。有研究显示,在脑损伤后早期肺水肿患者中,肺泡/血浆蛋白比值无明显升高,也提示 NPE 的主要发生机制在于毛细血管内静水压的升高。毛细血管静水压的升高,打破了血管和肺泡间的液体流动平衡,加之血管内皮损伤,共同造成血浆向肺间质和肺泡的漏出。

(二)炎症反应在急性肺损伤中的作用

与其他病因导致的 ALI 和 ARDS 相同,全身炎症反应也在发病机制中发挥重要作用。ALI/ARDS 早期的基本病理特征为由于各种病因引起的肺泡毛细血管膜通透性增加,肺血管与间质之间液体交换障碍,使液体聚积于肺泡和间质间隙,从而导致渗透性肺水肿。肺泡上皮和肺毛细血管内皮的炎症性损伤是 ALI/ARDS 发病的中心环节。

针对急性脑损伤患者的研究显示,损伤后机体产生大量炎症介质进入循环,其中白介素-1 起着重要作用。应用微透析技术检测到颅内压升高患者脑内白介素-1 浓度增加,与循环中浓度具有明显相关性。

从肺损伤发生时间分析,脑损伤患者早期,尤其是损伤后几小时内发生的肺水肿,机制应主要在于神经源性肺水肿。而脑损伤一段时间后发生的肺损伤,主要机制仍为炎症反应导致的毛细血管内皮和肺泡上皮损伤。

三、脑损伤患者的机械通气

机械通气是危重患者生命支持的重要手段之一。一项由 8 个国家参加的单日横断面流行病学调查提示,重症加强医疗病房中接受机械通气支持的患者中,中枢神经系统病因约占 1/5,且与非中枢神经系统病因相比,这些患者的机械通气时间长、转归差。机械通气的目的在于提供并维持足够的氧合和肺泡通气,对于神经危重患者也不例外,机械通气的主要适应证包括低氧血症、肺泡通气量不足导致的呼吸性酸中毒、呼吸做功增加和呼吸肌疲劳以及保护气道。由于神经危重患者对缺氧的耐受力降低,通气不足后发生的高碳酸血症又加重脑水肿,因此应强调机械通气支持的及时性。

(一)基本机械通气方式及临床应用

1.机械通气的时相　几乎所有机械通气模式均包括 4 个时相:吸气触发相、吸气相、吸呼切换相和呼气相。

（1）吸气触发相：吸气的启动称为触发，方式有三类：

1）呼吸机触发：时间触发，指呼吸机控制吸气的启动，根据设定的频率，按一定时间间隔送气。

2）患者触发：呼吸机检测到患者的吸气动作而开始送气，包括压力、流量和容量触发。呼吸机对患者吸气动作的感知通常是可以调节的，称为触发灵敏度。压力触发灵敏度通常设定为 $-0.5\sim-2.0cmH_2O$ 之间，也就是当管路内压力降低到基线压力下 $0.5\sim2.0cmH_2O$ 时，触发送气。当呼吸机感知到管路内气体流速变化并启动送气时，为流量触发。通常将背景气流的流速设定为 $5\sim10L/min$，再设定流量触发灵敏度，常为 $1\sim3L/min$。

3）操作者触发：手动通气，由操作者按压呼吸机面板上的手动通气键，给予一次指令通气。

无论压力还是流量触发，触发灵敏度的设定原则是，既不应将触发灵敏度设置过高，增加患者的额外吸气做功，也应避免将灵敏度设置过低，由于呼吸回路中微小的压力或流量变化而导致的误触发。

（2）吸气相：控制吸气过程的参数包括容量、压力、流速和时间，其中最重要的是容量和压力，设定其中一个参数，另一个参数随患者气道阻力和顺应性的变化而变化。定容型通气模式的预设参数是潮气量（V_T），气道压力就成为变量。而在定压型模式下，气道压力为预设参数，V_T 即成为变量。流速和时间也会对容量和压力产生影响。相同 V_T 和呼吸频率条件下，吸气峰流速越大，吸气时间越短，气道峰压越高。呼吸频率不变时，V_T、流速和时间三者是偶联在一起的。设定了 V_T 和峰流速，吸气时间（或吸呼比）也就被确定下来；反之，设定了吸气时间和峰流速，V_T 也就确定了。呼吸机也能提供不同形式的吸气气流，当前常用呼吸机所包括的主要是持续（方波）流量、减速流量和正弦流量。

（3）吸呼切换相：吸气向呼气的切换方式包括 4 种：

1）容量切换：呼吸机送气达到预设潮气量后，由吸气切换到呼气。

2）压力切换：呼吸机送气达到预设压力后，由吸气切换到呼气。

3）时间切换：呼吸机按预设的时间进行吸呼切换。

4）流量切换：当流速下降到预设值后，由吸气切换到呼气。

（4）呼气相：呼气末维持气道基线压力在大气压以上，称为呼气末正压，机械通气时的呼气末正压称为 PEEP，而自主呼吸时应用呼气末正压称为 CPAP。应用 PEEP 或 CPAP 时，功能残气量增加，有利于肺泡复张。

2.基本通气模式　对于机械通气模式来说，临床最常应用的仍然是辅助/控制、同步间歇指令通气和压力支持通气这几种基本模式。

（1）辅助/控制（A/C）：A/C 模式结合了控制和辅助两种模式。当患者存在自主呼吸时，可触发呼吸机送气，表现为辅助通气；若患者没有自主呼吸，或自主呼吸频率低于预设频率时，呼吸机强制送气。定容 A/C 模式时，需要预设的通气参数包括触发灵敏度、呼吸频率、潮气量、吸气流速和吸气流速形式。定压 A/C 模式时需要预设的参数包括触发灵敏度、呼吸频率、吸气时间和吸气压力。

1）触发灵敏度：压力触发灵敏度的设定多在 $-0.5\sim-2cmH_2O$ 之间，流量触发多在 $1\sim3L/min$ 之间。触发灵敏度设定过低，呼吸机不能有效区分呼吸回路的振动和患者的吸气动作，将导致频繁的自身触发。而灵敏度设定过高，患者需要用更大的吸气动作才能触发呼吸机，增加呼吸做功。

2）潮气量和吸气压力：定容模式需预设潮气量，气道压力为变量；定压模式预设吸气压力，潮气量为变量。这两个参数相互影响，根本的决定因素是患者的呼吸系统顺应性和气道阻力。顺应性差、气道阻力高，相同潮气量时的气道压力较高，相同吸气压力时的潮气量较低。

传统观点认为大潮气量可预防微小肺不张，推荐应用 $10\sim15ml/kg$ 体重的潮气量。对于急性肺损伤（ALI）和急性呼吸窘迫综合征（ARDS）患者，肺部病变的分布不均匀，大潮气量通气将进一步造成肺损伤。

2000年,由美国国立心肺血液研究所 ARDS 网络协作组完成的多中心随机对照研究表明,对于 ALI/ARDS 患者,小潮气量通气(6～8ml/kg)的死亡率明显降低。因此,近年来控制性低通气策略在 ARDS 患者的机械通气中被普遍推荐,通常应用的潮气量为 6～8ml/kg。健康成年人自主呼吸的潮气量范围为200～550ml。实际上,对于 70kg 体重的患者,应用该标准设定潮气量为 420～560ml,多数情况下也能满足一般患者的通气需求。

3)吸呼比:定压模式直接设定吸气时间或吸呼比。定容模式下,吸呼比(或吸气时间)由呼吸频率、潮气量和吸气流速间接确定。一般情况下可将吸呼比设定为 1:(1.5～2),这对于绝大多数患者来说是理想的。

4)吸气流速和流速形式:定压模式下的吸气流速形式均为减速波,也不需要设定吸气流速。定容模式下,吸气流速形式可分为恒定流速波(方波)、减速波、正弦波和加速波,多数呼吸机已取消后两种流速形式。与方波相比,减速波可能具有一定优点,气道峰压较低,有利于气体交换和呼吸力学的改善。

A/C 是支持程度较高的通气模式,常作为初始机械通气支持的首选模式。控制通气时,患者的呼吸做功完全由呼吸机替代。辅助模式下,患者的呼吸做功主要消耗在触发呼吸机上。

(2)同步间歇指令通气(SIMV):SIMV 是一种混合通气模式,分为指令通气和自主呼吸两个部分,在两次指令通气之间允许患者自主呼吸。在每个 SIMV 通气周期中保证有一次指令通气。这次指令通气可以是患者触发(压力触发或流量触发),也可以是呼吸机触发(时间触发)。与 A/C 模式相同,指令通气可以为定压方式,也可为定容方式,吸气相通气参数均由呼吸机控制。自主呼吸可以是单纯自主呼吸,也可以为持续气道正压,还可为自主呼吸提供 PS。

SIMV 的特点是触发时间窗的设计,保证了指令通气和自主呼吸间的同步性。指令通气频率设定后,SIMV 的通气周期也被确定。每个 SIMV 的通气周期被分为了两个部分:第一部分为强制间期(指令通气的触发时间窗),这是给指令通气的时间;第二部分为自主间期,是给自主呼吸的时间。SIMV 模式遵循的原则是:

1)强制间期内呼吸机检测到患者的第一次吸气动作,给予指令通气。这时的指令通气为患者触发(压力或流量触发)。指令通气之后的呼吸周期变成自主间期,允许患者自主呼吸,并不再输送指令通气。

2)若呼吸机在整个强制间期内均未检测到患者的吸气动作,则在强制间期结束时给予一次指令通气。这时的指令通气为呼吸机触发(时间触发)。因此,若患者不存在自主呼吸,SIMV 模式实际上就变成了控制通气。

3)强制间期占 SIMV 通气周期的比例随呼吸机不同而不同,一般为 60% 左右。

SIMV 中指令通气的参数设定与 A/C 模式基本相同。PS 出现后,单纯 SIMV 通气已较少应用,多数情况下 SIMV 与 PS 合用。与 A/C 模式相比,SIMV 可提供从完全到部分的不同通气支持水平。SIMV 可作为机械通气支持的主要手段,也可作为撤机的方法之一。

(3)压力支持通气(PSV):PSV 属呼吸机辅助的自主呼吸模式,具有同步性好、通气支持水平可量化调节、可与 SIMV 配合应用等特点,现广泛应用于机械通气支持。

PSV 由患者触发(压力触发或流量触发),呼吸机送气为定压方式,送气流速采用减速波,吸呼切换为由患者控制的流量切换。PSV 的吸气触发全部为患者触发,现代呼吸机均同时提供压力触发和流量触发两种方式。一旦患者成功触发,呼吸机即高流速送气,流速伺服调节功能可提供达到预设压力支持水平所必需的气体流速,使气道压力在短时间内达到预设水平。随着吸气的继续、肺泡逐渐被吸入气充盈,吸气流速逐渐下降,但气道压力基本维持在预设水平。多数新型呼吸机可调整压力升高时间。吸气末期,流速的进一步降低提示吸气肌开始松弛。PSV 模式下,呼吸机检测到吸气流速下降至某一阈值时,吸气切换到呼气。以往呼吸机的流速切换阈值不可调整,一般设定为吸气流速下降到峰流速的 12.5% 或 25%(部分呼吸机设定为吸气流速下降到 2~6L/min)。大部分新型呼吸机将该参数设置为可调参数。

由以上三个时相可见,PSV 模式的特点包括:①每次通气支持均由患者触发,同步性好;②吸气初的伺服系统输送的高流量气体,符合患者对吸气初流速的需求;③呼吸机送气采用减速波形,使气道压的维持时间延长,有利于气体在肺内的分布;④吸气向呼气的转换为流量切换,配合患者吸气终止和呼气开始时的呼吸肌动作,减少人机对抗。

PSV 时,患者参与通气控制的程度明显增多,在通气模式的内部设计上也整合了两种保护机制:①时间切换:若吸气末流速不能下降到吸呼切换阈值(这种情况多为系统漏气),呼吸机将在一定时间内终止吸气(吸呼的时间切换),各种呼吸机的设置不同,一般为 1~5 秒。②压力切换:当气道压力高于设定的支持压力时(这种情况多为患者突然用力呼气),呼吸机也将终止送气。该保护压力一般为 PSV 设定压力+2~+3cmH$_2$O。

此外,由于 PSV 对每次自主呼吸给予支持,不需要预设呼吸频率,当患者自主呼吸停止时将出现窒息。现代呼吸机几乎全部配备了窒息(后备)通气功能,作为安全保障。

PSV 模式需要预设的参数主要包括触发灵敏度和压力支持水平。由于呼吸频率和吸呼比由患者自主呼吸控制,因此在实施单纯 PSV 通气时,一定要首先检查窒息(后备)通气的设定,以免自主呼吸停止所导致的严重并发症。有些新型呼吸机还可设定压力升高时间和吸呼切换参数。

PSV 既可作为单独的机械通气模式应用,也可与 SIMV 联合应用。应用 PSV 模式的先决条件是患者具有相对正常的自主呼吸驱动力。由于 PSV 的人机协调性好,且能量化通气支持水平,很多医师将其作为常规机械通气支持模式。临床中应用 PSV 的另一个目的是对抗人工气道和呼吸机管路的阻力,以辅助撤机。一般来说,若患者在 5~8cmH$_2$O 的压力支持水平下,仍可维持理想通气时,可考虑撤机和拔管。

(二)神经危重患者的机械通气支持特点

由于氧合和通气状况的改变将对颅内血流动力学和脑氧输送产生明显影响,神经危重患者的机械通气支持存在专科特点,主要表现在通气量、机械通气时胸膜腔内压变化对颅内压的影响以及机械通气的撤离。

1.通气量　过度通气诱发的低碳酸血症可明显降低颅压,机制在于碱血症导致血管收缩,颅内血流量降低。低碳酸血症早期,脑血流和压力自身调节曲线右移,表现为在较高平均动脉压条件下维持较低的颅压和脑血流。随着碳酸氢根离子向颅内移动,自身调节机制逐渐适应,脑血管丧失了对低碳酸血症的收缩反应,曲线重新左移,导致在低二氧化碳分压水平下脑血流量恢复。针对健康志愿者的研究表明,将动脉血二氧化碳分压降低至 25mmHg,脑血流可减少 40%,但仅能维持 30 分钟左右。脑损伤患者的研究也得出了类似结果,低碳酸血症降低颅压的作用在 6~12 小时后消失。

对于接受机械通气的患者,可通过增加呼吸频率或提高潮气量实施过度通气,应用于紧急降低颅压。但是随机对照研究表明,持续实施过度通气将增加脑损伤患者死亡率。有研究将脑损伤患者随机分为两组,干预组实施过度通气 5 天,将动脉血二氧化碳分压维持于 25mmHg,对照组则将动脉血二氧化碳分压维持于 35mmHg。结果表明过度通气患者在 3 个月和 6 个月的转归明显不良。2007 年美国神经外科医师协会颅脑创伤指南中也针对过度通气给出了以下推荐意见:脑损伤患者应避免低通气,过度通气是紧急降颅压手段,无高颅压表现时,避免动脉血二氧化碳分压长时间低于 35mmHg,不建议发病后 24 小时内预防性过度通气。当脱水剂、脑室引流、镇静肌松剂无效时,可选择实施较长时间的过度通气治疗,但建议进行颈静脉球部氧饱和度监测、脑血流监测或脑氧监测。

随着脑氧代谢监测手段在临床中应用的推广,也有学者推荐可在密切监测脑血流和氧代谢的前提下实施过度通气。这种观点尚未获得循证医学支持。因此,目前过度通气在临床中应用的绝对适应证仍是紧急降低颅压的辅助手段,如开颅手术中或术后颅压紧急升高。

另一方面,由于通气不足,动脉血二氧化碳分压升高,导致脑血管扩张,脑血流增加,颅压升高。目前的临床证据表明,对于高颅压患者,当实施小潮气量肺保护性通气策略时,应密切监测动脉血二氧化碳分压,尽量避免低通气对颅内压的不良影响。

2.胸膜腔内压变化对颅内压的影响　患者的胸膜腔内压在机械通气与自主呼吸条件下存在差异。机械通气时胸内正压将明显影响颅内压。临床相关性最为明显的是应用 PEEP 时,还包括吸呼比和患者体位。

(1)PEEP:PEEP 通过多种机制影响颅压。由于胸腔和颅腔解剖位置的毗邻关系,应用 PEEP 时,胸腔内压力的升高可直接经过颈部传到至颅腔。此外,应用 PEEP 时,患者气道峰压和气道平均压升高,颈静脉回流受阻,颅内血容量和脑脊液量增加,颅压升高。应用 PEEP 时心输出量和平均动脉压降低,对颅压的直接作用是降低。但是,由于脑血流灌注的下降会导致脑血管反射性扩张,也可能导致颅压升高。

较多研究探讨了 PEEP 对颅压的影响,但结果并不统一,说明 PEEP 对颅压的作用还受到其他因素的影响。分析这些研究结果还是能发现一些规律。对于脑室顺应性降低的患者,PEEP 升高颅压的作用更为明显。呼吸系统顺应性也参与影响幅度。胸廓顺应性降低,PEEP 对颅压的作用增强,肺顺应性降低,PEEP 对颅压的作用减弱。也有研究发现,对于颅压已经明显升高的患者,应用 PEEP 后颅压进一步升高的幅度减小。对于脑损伤继发急性肺损伤和急性呼吸窘迫综合征的患者来说,应用 PEEP 存在理论上的矛盾。一方面,应用 PEEP 改善氧合状况,也改善脑氧供应,另一方面,应用 PEEP 可能导致颅压升高,反而降低脑灌注压。根据当前已经获得的临床证据,对于需要应用 PEEP 的脑损伤患者,应严密监测颅压,对于颅压升高的患者采取可获得的手段降低颅压。一般来说,临床应用 $15cmH_2O$ 的 PEEP,不会对患者的颅内压造成明显影响。

(2)吸呼比:理论上讲,缩短吸气时间将可能由于产生内源性 PEEP 导致颅压升高。然而动物试验和临床研究结果均未显示改变吸呼比会对颅压造成影响。有研究将吸呼比从 1:2 调整至 1:1,同时实施 $5cmH_2O$ 或 $10cmH_2O$PEEP,研究群体包括了卒中、颅脑创伤和脑出血,结果并未发现患者的颅内压发生明显变化。

(3)患者体位:平卧位时,PEEP 导致脑静脉回流障碍,静脉压的升高将直接传导至颅腔,造成颅压升高。将患者头部抬高 30°~45° 可明显减轻 PEEP 对颅压的影响。对于脑水肿患者,头部扭转将导致颅压急剧升高,临床中应注意患者头部位置,避免扭曲。

3.机械通气的撤离　神经危重患者机械通气的撤离与其他患者的基本原则一致。机械通气的撤离是一个过程,主要包括对患者的初步筛查和试验性撤机(自主呼吸或降低通气支持水平)。

(1)撤机前的初步筛查:在患者开始接受机械通气支持之初,就应对其进行撤机可能性的判断,尤其对于机械通气超过 24 小时的患者,临床医师应每天都对患者进行这种判断。初步筛查的主观指标主要是导致呼吸衰竭的原发病得到控制,临床医师认为存在撤机的可能性。客观指标包括:患者的氧合状况稳定($PaO_2/FiO_2>150~200$、$PEEP≤5~8cmH_2O$、$FiO_2≤0.4~0.5$);循环状况稳定(无心肌缺血表现、无明显低血压、多巴胺或多巴酚丁胺剂量<每分钟 $5\mu g/kg$);无明显呼吸性酸中毒(pH≥7.25)。当患者满足上述指标时,即可开始试验性撤机。

(2)撤机方法:目前通常采用的撤机方法主要包括两种:自主呼吸试验(SBT)和压力支持通气(PSV)。SBT 是在短时间内降低机械通气支持程度,根据患者的反应预测其完全脱离机械通气支持的可能性,临床常采用 T 管吸氧的方法。PSV 的特点在于对每次呼吸均给予量化支持。通过逐渐降低压力支持水平也可达到增加患者呼吸肌负荷的目的,直至患者完全脱离呼吸机。当压力支持调节至刚好克服人工气道的管路阻力(一般为 $5\sim10cmH_2O$)后,再稳定 $2\sim4$ 小时后即可考虑撤机。由于通气量的变化有可能影响到颅内压,神经危重患者在实施撤机的过程中应特别注意对通气不足的监测,呼气末二氧化碳监测方法简便,具有动态监测的优点,建议作为常规应用于撤机过程。

(3)对撤机失败的处理:除导致撤机失败的一般原因外,神经危重患者撤机失败的常见原因是自主呼吸驱动力异常,尤其对于脑干损伤患者。对于这些患者,当颅内血流动力学稳定后,可采用逐步降低机械通气辅助程度,使动脉血二氧化碳水平逐渐升高,并给患者以肾脏酸碱平衡代偿的时间,使动脉血 pH 值维持在相对正常的范围。当患者在高碳酸血症维持一段时间后,呼吸中枢对二氧化碳的反应得到一定程度的调节,一部分患者能够顺利撤机。对动脉血二氧化碳升高的幅度,目前尚无统一的标准,很大程度上取决于损伤的部位和程度。部分患者完全丧失自主呼吸节律的调节功能,表现为可有意识的主动呼吸,但丧失了对高碳酸血症的反应,若不提醒,则长时间呼吸遗忘。

(4)气管导管的拔除和气管切开:患者与呼吸机脱离并不代表一定能够拔除气管导管。气管导管除作为与呼吸机连接的途径外,更为重要的是作为保持气道通畅,防止误吸和进行呼吸道清理的通道。因此,拔除气管导管前应对气道保护功能进行充分评估。

目前存在较多争论的问题是脑损伤患者进行气管切开的时机。虽然气管切开置管有利于气道维护,如患者耐受性提高、减少死腔、利于痰液引流、减少呼吸做功等,但是现有资料并未证实早期气管切开能改善患者转归。大样本随机对照研究比较了 ICU 患者机械通气后早期($6\sim8$ 天)和晚期($13\sim15$ 天)接受气管切开,虽然早期组呼吸机相关肺炎的发生率有降低的趋势,但未获得统计学意义。患者死亡率和住院时间也无显著性差异。这些资料提示,对于 ICU 患者,在接受机械通气治疗 2 周内进行气管切开能够使患者获益。对于脑损伤患者,考虑到专科特征性,根据有限的证据,推荐当存在以下情况时,考虑早期进行气管切开,包括:脑损伤 1 周后格拉斯哥昏迷量表评分仍然低于 8 分;脑干损伤;神经肌肉疾患;预计短期内无法撤离机械通气。

(邢红伟)

第五节　循环系统问题

神经危重患者的中枢神经系统和心血管系统的关系错综复杂,神经重症可以导致循环系统出现严重问题,如高血压、低血压以及循环系统自主调节功能的不稳定。因此,患者血压是判断神经危重患者预后的重要指标。血压与脑灌注压紧密相关,血压与容量的管理不但是神经重症监测治疗的基础,而且,对于继发性脑损害起到了非常重要的作用。神经危重患者经常发生冠状动脉缺血、严重心律失常以及心功能不全,因此,针对神经危重患者的监测与治疗中,我们必须认识到中枢神经系统和心血管系统之间的相互影响,才能有效预防和治疗并发症的发生。本章节就常见神经重症如颅脑创伤和脑卒中的循环问题进行讨论。

一、神经危重患者的血压监测与管理

(一)颅脑创伤

由于外伤后机体处于应激状态,交感神经兴奋性增高,儿茶酚胺分泌增多,单纯颅脑创伤(TBI)患者经常出现急性高血压,有时出现高血压危象,收缩压可达 200mmHg 以上,与动脉瘤性蛛网膜下腔出血和卒中引起的急性脑损伤类似。同时脑损伤后脑的调节功能下降,使患者体循环阻力增大,心率增快,血压升高,心脏做功增加,血流动力学发生变化,形成了 TBI 后的高血流动力学状态。但是,也可能在 TBI 后出现严重的低血压。

【TBI 患者血压特点】

1.TBI 导致体内儿茶酚胺分泌增加,单纯 TBI 往往表现为急性高血压。

2.TBI 后早期低血压常常见于多发性创伤,如急性失血、气胸或心包填塞等。

3.引起低血压的其他原因有心脏挫伤、心肌顿抑、内分泌紊乱、肾上腺功能不足和各种原因导致的严重低氧血症。

【TBI 患者血压研究进展】

颅内压升高可触发交感神经代偿性反应,即所谓的库欣综合征。该反射有利于维持一定的脑灌注压,但是,可以被手术或者药物阻断。大量研究证明,没有颅高压的单纯 TBI 患者,体循环中存在肾上腺素和去甲肾上腺素的大量释放。低血压在 TBI 患者中也常常发生,可伴有低氧血症,是预后差的一个独立因素;外伤性昏迷资料库中显示,严重颅脑损伤患者,低血压占 35%,死亡率增加了 150%。Coates 等根据低血压发生的时间研究认为,早期就发生低血压的患者的预后,比后期发生低血压的患者更差。导致 TBI 患者发生低血压的原因包括伴随全身性多发性创伤、急性失血、缺氧、心肌挫伤、心肌顿抑以及内分泌障碍。但是,没有复合伤的单纯 TBI 患者发生低血压的约占 30%。小儿单纯性 TBI 引起低血压的概率更高,达到 43%。动物试验研究进一步证实,由于 TBI 导致了心血管系统对失血性休克的反应变迟钝,同时在没有血液丢失情况下也可引起低血压。也有报道认为,低血压可能是肾上腺功能相对不全的结果。研究发现,严重 TBI 患者通过测定血清皮质醇和促肾上腺皮质激素含量,结果显示半数患者存在肾上腺功能不全。在年轻患者、重型 TBI 和早期发生脑缺血的患者中,低血压出现的概率更高,同时与使用依托咪酯、丙泊酚以及巴比妥类等药物有关。对需要使用血管加压素维持血压的严重 TBI 患者进行研究,用大剂量的促肾上腺皮质激素试验来判断肾上腺皮质功能不全,结果发现,48% 的患者氢化可的松替代疗法对于稳定血流动力学有帮助。但是,CRASH 临床研究结果相反,TBI 后 48 小时内静脉注射甲泼尼龙较安慰剂组死亡率略有增加。

(二)脑卒中

急性缺血性脑卒中、出血性脑卒中、动脉瘤性蛛网膜下腔出血与 TBI 后脑受损的机制与病理生理有相似之处,但也不完全相同。在临床上对患者的血压管理策略应注意其特点。

【脑卒中患者血压简要特征】

1.缺血性脑卒中患者入院时多数表现为高血压。

2.急性期血压增高水平与后续治疗期间脑血管事件发生密切相关。

3.高血压的控制对于缺血性脑卒中患者远期效果有益,但对于近期疗效可能有害。

4.对于出血性脑卒中,持续高血压可能使得脑内血肿扩大,特别是出血发生后的第一个 24 小时,导致预后不良。

【缺血性脑卒中】

患者在入院时经常表现为高血压。国内研究显示,入院后大约 1.4% 的患者收缩压≥220mmHg,5.6% 的患者舒张压≥120mmHg。原因主要包括疼痛、恶心、呕吐、颅内压增高、意识模糊、焦虑、应激反应等。约 80% 的脑卒中患者急诊入院时,其症状和体征主要是血压增高,24~48 小时后逐渐下降。病情稳定而无颅高压或其他并发症的患者,24 小时后血压水平基本可以反映其发病前的水平。血压下降的程度与早期脑卒中程度或者缺血性脑卒中的亚型有关。此外,轻中度缺血性卒中或者短暂缺血发作(TIA)患者,血压在发病 24 小时与 3 个月后的血压没有差别。由于卒中早期的应激反应,患者血压增高与血浆和唾液中的皮质醇含量升高有关。

多数学者认为,急性期血压增高水平与后续治疗期间脑血管事件发生密切相关。但是,欧洲急性脑卒中研究协作组(ECASS)利用组织型纤溶酶原激活因子(rt-PA)溶栓治疗随机对照临床试验显示,脑卒中患者最初 72 小时内控制性血压升高,与 90 天的临床治疗效果基本相似。进一步研究结果认为,急性期控制血压高与低对于预后的影响出现阴性结果的原因,可能是自主神经调节功能障碍所致。血压和急性脑卒中死亡率之间的关系似乎没有呈一条线性关系,而是呈 U 形曲线。两个大型的前瞻性的研究证实,降低血压水平(血压正常或者略低)会增加死亡率。

在缺血性脑卒中患者中,血压的控制从长远来看是有利的,但是在急性期可能是有害的。在 115 例急性脑卒中患者一项前瞻性研究中,收缩压的降低是临床预后不良的独立危险因素。INWEST 研究使用尼莫地平静脉注射之后,舒张压下降的患者与部分前循环梗死(PACI)密切相关。ECASS-3 试验扩大时间窗溶栓临床证据、德国的 Hacke 教授研究结果主要依据 90 天的神经功能好与差进行界定,在肯定溶栓治疗有效的同时,也强调救治过程当中控制好血压。但是,目前关于脑卒中后早期是否应该立即降压、降低血压的目标值,脑卒中后什么时间开始恢复原来降压药物以及降压药物的选择等问题尚缺乏可靠研究证据。

目前大多数学者认为,高血压是脑卒中最重要的危险因素,不论对于高危患者的一级预防,还是非急性期和非低灌注患者的二级预防,积极地个体化血压控制对于患者具有重要意义。危重患者急性期应慎重。VALUE 临床试验认为,血压控制率越高,脑卒中发生率越少,目标血压为 $140/90mmHg$。

缺血性脑卒中发生低血压的主要原因可能为血容量减少、心输出量减少或者主动脉夹层动脉瘤。应根据不同原因给予相应处理。

《中国急性缺血性脑卒中诊治指南 2010》推荐:

1.准备溶栓者:血压应控制在收缩压 $<180mmHg$、舒张压 $<100mmHg$。

2.缺血性脑卒中后 24 小时内血压升高的患者应谨慎处理。应先处理紧张焦虑、疼痛、恶心呕吐及颅内压增高等情况。血压持续升高,收缩压 $\geq200mmHg$ 或者舒张压 $\geq110mmHg$,或者伴有严重心功能不全、主动脉夹层、高血压脑病,可给予缓慢降压治疗,并严密观察血压变化,必要时可以静脉使用短效药物(如拉贝洛尔、尼卡地平等),最好应用微量输液泵,避免血压过分降低。

3.如果有高血压病史且正在服用降压药者,如病情平稳,可于脑卒中 24 小时后开始恢复使用降压药物。

4.脑卒中后低血压的患者应积极寻找和处理原因,必要时可采用扩容升压措施。对于颈动脉狭窄 $>70\%$ 的患者,收缩压不宜 $<160mmHg$,颈内动脉狭窄导致的低血流动力学脑梗死,应该谨慎降压,不强调具体的目标血压值,可以试验性将收缩压降到 $<160mmHg$。

【出血性脑卒中(ICH)】

急性 ICH 患者常常出现血压明显增高,而且血压升高的幅度通常超过缺血性卒中患者。虽然血压通常会在 ICH 发病后数天内自动下降,但是仍有相当多患者血压持续升高。血压升高的潜在病理生理学机制包括神经内分泌系统的应激反应,即交感神经系统、肾素-血管紧张素轴或者糖皮质激素系统,以及 ICP 增高。在理论上,血压升高会导致血肿周围水肿扩大以及再出血,所有这些都会造成 ICH 患者转归不良。但是,血肿增大是由于急性高血压所致还是早期脑损伤恶化的表现,目前尚无明确答案。缺血性脑卒中急性期合并 ICH,其高血压的最佳治疗方法并没有确定。血压升高可能促进血肿扩大,降低血压可能导致血肿周围组织缺血。动物实验研究显示,出血发生的同时会伴随一个短暂的血流量的减少,与自身调节功能受损同时存在。但是,该结论也被其他研究所否定。一项利用弥散-灌注磁共振成像技术对急性脑出血患者成像研究证实,围出血区存在低灌注,但是没有缺血。利用正电子发射断层扫描技术发现,中度的降低血压情况下,血肿周围区的局部脑血流量没有明显的减少,显示了有效的自动调节功能。ICH发病后12小时内测定的收缩压超过140～150mmHg,可使随后的死亡或者生活依赖风险倍增。Qureshi等人提出,脑出血后局部脑血流和代谢可以分为三个阶段,第一阶段是休眠期,在血肿周围组织维持血流最基本的低灌注和低代谢状态,没有缺血发生,维持时间约两天;第二阶段再灌注期,出现在第2～14天,脑出血区域维持正常血流灌注或者高灌注;第三阶段正常恢复期,第14天后局部脑血流和代谢完全恢复。

急性脑出血强化降低血压临床试验(INTERACT)是一项开放随机对照试验,研究对象主要为中国人ICH患者,在ICH发病后6小时内进行评价、治疗和监测。研究对象随机分为2组,203例患者接受强化降压治疗,利用当地医院的常用静脉降压药物在1小时内将收缩压降至140mmHg并维持至少24小时;201例患者接受相对缓和的降压治疗,按照美国心脏学会指南将收缩压降至180mmHg。该研究表明,强化治疗组从基线至24小时的相对和绝对血肿增大量都较对照组有缩小的趋势。另外,没有发现与降压治疗相关的神经功能恶化或其他不良事件的增多,几项临床转归测量指标也无任何组间差异,包括残疾和生活质量。但是,该研究为ICH患者的早期降压治疗提供了重要的证据。另一项研究为急性脑出血抗高血压治疗试验(ATACH),也证实了ICH早期快速降低血压的可行性和安全性。

2010年美国心脏学会对自发性ICH高血压治疗指南推荐意见包括:

1.如果动脉收缩压超过200mmHg,或者平均动脉压超过150mmHg,考虑持续静脉给药,积极降低血压,同时每5分钟测量血压1次。

2.如果动脉收缩压超过180mmHg,或者平均动脉压超过130mmHg,并且可能存在颅内压增高,考虑监测颅内压,同时间断或持续性静脉给药,降低血压,并使脑灌注压维持在60mmHg以上。

3.如果动脉收缩压超过180mmHg,或者平均动脉压超过130mmHg,并且没有证据提示颅内压增高,考虑间断性或持续性静脉给药,适当降低血压,目标为平均动脉压110mmHg,或者血压160/90mmHg,同时,每15分钟对患者进行临床检查。

2011年中国急性出血性脑卒中指南推荐血压控制意见为:如ICH急性期动脉收缩压超过180mmHg或舒张压超过100mmHg应予以降压,可静脉使用短效药物,并严密观察血压变化,每隔5～15分钟进行一次血压监测(Ⅲ级推荐,C级证据),目标血压宜在160/90mmHg(Ⅲ级推荐,C级证据);将急性ICH患者的收缩压从150～200mmHg快速降至140mmHg很可能是安全的(Ⅱ级推荐,B级证据)。

二、神经危重患者的血压与脑自动调节

(一)血压和脑自动调节

正常生理条件下,尽管脑灌注压(CPP)发生改变,但是脑血流量变化范围不大,是因为脑血管的自动调节作用。完整的脑循环状态下,颅内压(ICP)比较低(约为5mmHg),CPP约等于平均动脉压(MAP),此时,只要CPP在50～150mmHg范围内,脑血流量变化不大,这主要依赖于脑血管的自动调节功能,主要是发生在小动脉和微小动脉。

由于TBI患者经常存在脑血管自动调节功能受损,维持一定CPP是对ICP已经增高患者的基本管理。因此,体循环血压的降低可能带来脑组织低灌注和缺血的巨大风险,而对于已有ICP增高的患者,血压下降会引起或者加重脑组织低灌注。因此,临床上对于低血压的负面影响和脑低灌注的频繁发生应引起高度重视,强调维持合适血压的重要性。针对189例TBI患者随机对照研究发现,以目标ICP为靶控,

维持 CPP 在 70mmHg 以上,结果颈静脉球血氧饱和度几乎没有下降,患者预后良好。相反,对于脑血管自动调节功能受损和血-脑脊液屏障严重破环的 TBI 患者,急性高血压可能会导致脑水肿以及 ICP 的严重恶化。这在动物实验研究中已经得以证实。升高血压可能对其他器官产生不利影响,在一组以脑血流量和 ICP 为靶控治疗的临床随机研究中发现,严重 TBI 患者的急性呼吸窘迫综合征(ARDS)增加了 5 倍。

总体来讲,脑血管自动调节与血压之间的关系,符合以下规律:

1.CPP＝MAP-ICP。

2.正常生理情况下,CPP 改变对脑血流量影响不大。CPP 在 50～150mmHg 范围内,脑血流变化不大。

3.脑循环正常情况下,ICP 较低,CPP 约等于 MAP。

4.脑自动调节功能主要位于小动脉和微小动脉。

5.对于脑血管自动调节功能受损和血-脑脊液屏障严重破环的患者,体循环血压稍微下降就有可能导致脑的低灌注和缺血。

(二)神经源性心脏损伤

脑卒中患者并发心肌梗死较为常见,由于患者昏迷或者已经使用了呼吸机,心肌发生缺血或心梗的诊断较为困难,是死亡的常见原因。脑损伤可以导致心肌损害,正如高血压的发生,认为是与儿茶酚胺突然释放有关,随后导致心内膜下心肌缺血,这在 TBI、出血性卒中、缺血性卒中、尤其是蛛网膜下腔出血的患者已被证实。6%～45%的脑损伤患者存在血清心肌酶、肌酸激酶和肌钙蛋白浓度升高。这些酶的升高与严重的神经损伤和死亡率有关。病理检查发现,内膜下收缩带坏死,以及心肌处于异常收缩状态。

此外,除了心肌酶升高,心脏收缩功能不全也有发生。在蛛网膜下腔出血患者中高达 28%,而心肌灌注和冠状动脉造影往往是正常的。有研究认为,这种心室收缩功能不全是可逆的。

神经源性心功能不全的理想治疗方法,目前尚不明确,既要考虑维持良好 CPP 的神经因素,又要维持相对偏低的血压保护心肌。因此,临床中必须权衡利弊,评估危险因素。β 受体阻滞剂可以阻止儿茶酚胺对心肌的作用,可能有益于心脏。

(三)自主神经功能紊乱

严重 TBI 患者,由于自主神经功能紊乱而导致心律失常和心电图改变。其中一部分患者与神经性心肌损伤有关,然而,大部分患者并没有心功能不全的证据。实验和临床证据表明,损伤岛叶皮层、下丘脑和延髓均可导致自主神经系统的异常活动。导致心脏出现异常心律,被称为"交感风暴"。交感神经的强烈而广泛的刺激引起心肌细胞的直接损伤,心电图的改变是弥漫性的,提示心内膜下的损伤,同时引起心电图形态特殊的巨大倒置的 T 波。由于这种形态特殊的 T 波酷似美国与加拿大边界上世界最大的 Niagara 瀑布,将这种巨大倒置的 T 波命名为 Niagara 瀑布样 T 波。因此,Niagara 瀑布样 T 波是指脑血管意外等患者出现的一种特殊形态的巨大倒置 T 波,与文献中交感神经介导性 T 波是同义词。

Bursh 在 1954 年报告了脑卒中患者心电图出现的形态宽大倒置的 T 波,其常见于颅内出血,尤其是蛛网膜下腔出血的患者。脑卒中伴发典型的宽大倒置的 T 波仅仅发生在部分患者,更多出现是 T 波低平、顿挫等轻度复极异普,可能伴有 QT 间期延长和 ST 段下移和快速性室性心律失常。Niagara 瀑布样 T 波心电图特点包括:

1.T 波宽大倒置:倒置 T 波的振幅多数＞1.0mV,倒置 T 波常出现在胸前导联,集中在 V_4～V_6 导联,有的出现在肢体导联。aVR、V_1、Ⅲ 导联可能出现宽而直立的 T 波。

2.T 波宽大畸形:异常宽大 T 波的形成与 T 波前肢和 ST 段融合有关,与 T 波后肢和隐匿、倒置的 U 波融合有关,T 波最低点常呈钝圆形。

3.不伴有病理性 Q 波,但 U 波幅度常>0.15mV。

4.QT 间期显著延长,常延长 20% 或更多。

5.T 波持续数日后,可自行消失。

心率变异性严重异常预示患者预后较差,TBI 急性期患者经常发生心电图改变,包括 ST 段的抬高或是压低,T 波倒置,QT 间期延长,发现这些改变时应及时寻找其他可能的原因,如心脏损伤或是代谢异常,并密切监测心脏功能。

TBI 后自主神经功能障碍可以引起周期性高热、心动过速、高血压、多汗和呼吸急促,这种综合征被称为阵发性自主神经功能失调、间脑性癫痫、急性中脑综合征、交感风暴和下丘脑-中脑综合征,重度弥漫性轴索损伤和脑干损伤的年轻患者容易发生。已有报告使用苯二氮䓬类药物、阿片类药物、β 受体阻滞剂、溴隐亭、可乐定治疗获得成功。自主神经功能紊乱的特征包括:

1.大多数自主神经功能紊乱的患者并没有心功能不全发生。

2.TBI 患者经常并发心电图改变,ST 段抬高或压低,T 波倒置和 QT 间期延长。

3.阵发性自主神经功能紊乱可以表现为间脑癫痫、急性中脑综合征、交感风暴、下丘脑-中脑调节失衡综合征伴周期高热、心动过速、高血压、多汗、呼吸急促和肢体异常动作如去大脑强直、去皮层强直或偏瘫。常见于年轻人,伴有严重弥漫性轴索损伤和脑干损伤,通常在第一周发生,但是,有的也持续数周或数月。

4.苯二氮䓬类药物,阿片类药物,β-受体阻滞剂,溴隐亭,可乐定和抗癫痫新药卡巴喷定治疗获得成功。

(四)血管活性药物的选择

对 TBI 患者控制血压时,其关键的问题是选择比较可靠而容易调节的药物,保持 CPP 在理想的范围之内。硝普钠作用强,TBI 患者使用时应慎重,因为硝普钠可以引起脑血管扩张伴随 ICP 增高,同时损伤脑自动调节功能。尼卡地平是短效的钙通道阻滞剂,只要患者没有心动过缓,大多数患者均适用。艾司洛尔是 β 受体阻滞剂,可有效降低心率,但降压效果略差。

维持 CPP 的过程中应注意保证适当的心脏前负荷,避免有效循环血容量不足,减少体循环并发症的发生。中心静脉压维持在 8~12mmHg,去氧肾上腺素(单纯 α 受体兴奋剂)和去甲肾上腺素(α 和 β 受体激动剂)是一线升压药物。在临床随机研究中发现,去甲肾上腺素的升压作用比多巴胺可控性好。如果证实是神经性心肌功能不全的患者,应用纯 α 受体兴奋剂升高血压无效,这种情况下建议选用多巴酚丁胺增强心肌收缩力。

神经危重患者血管活性药物的选择原则:

1.首选静脉注射药物,如果需要可选用口服替代。

2.硝普钠是强效降压药,TBI 患者使用时应特别谨慎,因为硝普钠可以引起脑血管扩张。

3.尼卡地平是短效钙通道阻滞剂,适合于大多数患者。

4.艾司洛尔是控制心率的有效药物,但是降压作用较弱。

5.ICH 高血压患者建议使用尼卡地平。

6.维持恰当的心脏前负荷,对于避免有效循环血容量不足和减少体循环并发症的发生具有重要意义。

7.单纯 α 受体激动剂用于严重心功能不全患者,控制性升高血压不起作用。

三、神经危重患者血流动力学监测

(一)严重 TBI 患者的血流动力学特点

侵入性的血流动力学监测对于神经危重患者是有价值的。动脉血压可以评估脑血流自动调节功能。

中心静脉压对指导脱水治疗和管理液体、血管收缩剂的安全使用有一定的临床价值。肺动脉导管通常不作为常规使用,除非存在心脏疾病或急性肺损伤,要求长时间使用血管加压剂或使用较高的呼气末正压。

TBI后急性期血气分析显示,机体处于不同程度的低氧血症和高碳酸血症:同时伴有代谢性酸中毒,使机体氧供需矛盾加大。其结果会加重脑水肿,增加颅内压。肺血管收缩使肺动脉压升高,外周血管收缩使肺动脉楔压增加,两者共同作用的结果使CVP增加。通过临床监测发现,颅脑损伤后平均动脉压、肺动脉压、全身血管阻力、肺动脉楔压、心输出量、心指数等指标增高。高血流动力学状态可能引起心肌损害和神经源性肺水肿等并发症。

TBI后大量脱水,监测血流动力学却发现平均动脉压、肺动脉压和肺动脉楔压常常是高于正常,但中心静脉压低于正常。表面上平均动脉压等指标的正常或增高,是由于儿茶酚胺增多,体循环血管阻力增大的结果,此时患者有效循环血量实际是不足的。持续高水平的血儿茶酚胺浓度及心肌细胞内钙的聚积,使心肌出现进行性病理性损害,低氧血症及酸中毒使心肌收缩性减弱,心脏泵血功能明显下降。过去在TBI治疗中,为了防止脑水肿的发生,往往片面强调限制液体的输入,大量应用脱水药,更加重了有效循环血量的不足,这对机体的恢复非常不利。因此液体的输入要视具体情况而定,不要顾此失彼,关键是要保证机体有效循环血容量。

Tamaki等就严重颅脑损伤后心肺血流动力学改变进行研究。所有患者均表现为肺血管阻力和肺动脉楔压增高,认为可能是因为肺血管收缩造成。因此,颅脑损伤早期容易发生急性心力衰竭。只将心率和血压作为严重颅脑损伤后唯一的血流动力学改变指标是不可靠的。肺动脉楔压的增加在临床上表现为肺淤血的症状和体征。肺动脉楔压在18~20mmHg时,肺淤血开始,在20~25mmHg时导致中度淤血,在25~30mmHg时导致严重淤血,而肺动脉楔压大于30mmHg导致肺水肿。因此,严重颅脑损伤患者可能存在严重的循环障碍。

严重TBI后血流动力学特点包括:

1.肺血管收缩导致肺血管阻力增高。

2.继发性的心肌功能失调导致心力衰竭,心脏指数下降。

3.外周血管阻力增高。

4.颅内压增高与心脏指数和外周血管阻力增加相关。

(二)心输出量及动态脑血流自身调节的关系

脑血流自主调节主要通过调节脑血管阻力和不断变化的灌注压,来维持相对稳定的脑血流。但是,其机制尚未完全明确。目前认为脑血流自主调节的机制可能受肌源性机制、血管周围神经元以及血管内皮细胞的交互影响。已经证实当血压突然下降时,脑血管迅速扩张以将脑血流在血压回升前恢复到基线水平。同时证实了血管壁的张力是血管舒张反应的内在驱动因子。实验结果证明心输出量可能是脑血流的影响因素之一。但是,至今为止,脑血流和心输出量之间的关系尚未完全明确。

1.心输出量与脑血流自身调节的关系 研究发现心输出量并不影响脑血流自动调节机制指数(ARI),这个结论被Guo等进行的下肢束带实验结果所支持。将下肢压力控制在0~40mmHg之间,并观察到在束带释放之后,大脑中动脉血容量下降,其降至最低点及恢复到基线水平的时间与低位负压引起的全身血容量不足时间并没有显著相关。Ogoh等评估了运动时心输出量变化对实时大脑中动脉血容量的影响,发现心脏与动脉压力感受性反射并不影响对大脑中动脉血容量的动态控制,甚至在运动引起的心输出量增加被 β_1 受体拮抗剂削弱时亦是如此。与此不同的是,Ogoh在近期的一项研究中发现,当完全自主神经阻滞抑制了心动过速造成的血压下降时,动态脑血流自身调节在下肢束带释放后的1~3.5秒内的确受到损伤。这意味着脑血容量对压力的动态应答,是压力感受器介导的心输出量改变和脑血管阻力的动态调节整体作用的结果。但是,最近同一研究者的实验表明,在下肢束带释放后压力感受器的敏感性和动态脑血流自身调节是呈反相关的。如果压力感受反射介导的心输出量增加引起的脑血容量反应与脑血管阻力动态改变是一致的话,那么压力感受器的敏感性和动态脑血流自身调节之间应该是正相关。这意味着下肢束带释放后压力感受性反射介导的心动过速并不是通过心输出量的改变来调整脑血容量反应。

2.心输出量与静态脑血流自我调节的关系　虽然心输出量的改变与动态脑血流自我调节机制似乎无关,但影响静态脑血流的调节机制,使得脑血流可能在几分钟后发生改变。那么,血压的长期变化所导致的脑血流量改变也应该和心输出量的改变有关。有研究支持该观点,发现在运动时给予β受体阻滞剂能将增加的大脑中动脉速率减少12%,同时也使心输出量减少15%。同一学者进行的另外研究也发现,$β_1$肾上腺素受体拮抗剂在运动时能降低心输出量和大脑中动脉血流速率的增加。但是,这些研究中平均动脉压与心输出量的改变几乎同步,故到底是平均动脉压还是心输出量是引起脑血流改变的主要原因,尚不清楚。可能的解释是,当心输出量异常,静态自我调节受损时,血压的改变导致了脑血流的改变。在这种情况下,使用β受体阻滞剂前,心输出量处于一个高水平,由于正常的自我调节机制存在,脑血流应该不会出现相应改变。但事实上,在心输出量减少的同时,脑血流量也减少了,证明了心输出量对脑血流量有一个直接的影响。

3.心输出量对脑血流的直接影响　如果心输出量不依赖于血压,对脑血流量有直接影响,那么心输出量的改变并不影响血压而将直接改变脑血流量。因此,自我调节机制并未激活,脑血流量的改变仅依赖于心输出量。输注生理盐水提高心输出量,血容量增多,可以导致脑血流量增加,但对平均动脉压并无影响。Ohog 等观察了在静止及运动时心输出量增加(输注白蛋白)和减少(低位负压)对脑血流量的影响,结果证实心输出量和脑血流量呈线性相关,而动脉血二氧化碳分压或平均动脉压并无相同的改变。与此不同的,亦有实验证实对于健康受试者心输出量对脑血流量并无影响,低位负压使心输出量显著降低,但脑血流量无改变。此外,物理降温会增加平均动脉压和脑血流量,但不影响心输出量。

现在尚不清楚为什么这些实验会得出相反的结果。一个可能的解释是,仅当自我调节机制受损时心输出量才会影响脑血流量。但实验中,并未发现 ARI 和心输出量间的关联,表明自我调节机制的状态可能不是关键。与此一致的是,对于颅脑损伤患者,无论平均动脉压是否正常,心输出量与脑血流量无关。

四、神经危重患者的液体治疗

神经危重患者液体管理的目标包括:保持有效循环血量,维持脑灌注压,并最大限度地降低脑水肿。脑血流灌注和全身血流动力学稳定对于维护神经元的稳态是必不可少的,脑水肿是神经重症危及生命的重要问题。长期以来,由于担心液体输入可导致脑水肿和颅内压增高,限制性液体管理成为神经重症液体治疗的原则之一。过分地限制液体摄入,有效循环血容量严重不足,出现低血压,脑灌注压降低,患者病死率增加。因此,临床医师应始终考虑到患者基本的液体和电解质的需求。根据患者的体重和可能的失血量,计算补液量。在临床实践中,液体管理需要对循环血容量进行评估,以避免过度补液。遗憾的是,传统的血流动力学参数(如血压和心率等)可能会产生误导,而先进的技术(如经食管超声心动图监测左室舒张末期面积)临床上没有常规使用,选择一种临床上简便易行的技术是很重要的。

(一)晶体液与胶体液的选择

神经危重患者低血容量,一方面与外伤后血液丢失有关,另一方面也与脑损伤后微血管的通透性增加,血浆渗入组织间质内有关。这时,液体治疗的原则是不但要考虑脑的局部,而且要顾全到全身。不但要减轻或不加重脑水肿,而且要保证有效循环血量和组织灌注。

　　晶体液与胶体液在渗透压维持、扩容效能、组织水肿、凝血影响等都有着很大的不同。输液后血浆渗透压的改变是液体选择最重要的考虑因素之一。

　　晶体液能恢复循环容量,可以立刻就发挥扩容峰效应,这在紧急情况下的循环支持有优势,且有肾功能保护作用,输液后再分布较快。但是扩容效应有限,输注结束后易进入间质。胶体液因不同的种类,其临床使用特点也不相同。神经危重患者常使用的胶体包括羟乙基淀粉液体、明胶制剂和人血白蛋白等。羟乙基淀粉具有高效的扩容效应及较长的血液内滞留时间。静脉输注后 5 分钟发挥扩容峰效应,可以提供长达 6 小时稳定的扩容作用,增加组织灌注、改善氧供和器官功能。在血-脑脊液屏障受到破坏的情况下,胶体分子也能够较长时间保留在血管内维持胶体渗透压。羟乙基淀粉溶液能明显改善组织微循环,输注后即可减少跨毛细血管壁液体转移,在急性出血性休克复苏过程中,早期使用对维持血流动力学稳定和脑氧供需平衡是有利的。重症颅脑损伤患者每日 70ml/kg 的 6％羟乙基淀粉 130/0.4 具有良好的安全性。但是,晶体液与胶体液在神经危重患者的选择尚存在许多争议,人工胶体对肾脏可能存在的潜在性损害,逐渐引起临床医生的关注。

　　如果血-脑脊液屏障通透性显著升高,胶体会容易进入脑组织,毛细血管的胶体渗透压将明显减少。小样本随机临床试验发现,使用 4％白蛋白复苏组 28 天死亡率高于生理盐水组,但在颅高压的发病率和由于颅脑损伤死亡人数方面没有表现出组间差异。研究认为,结果不能被解释为白蛋白促进了脑水肿。Grande 认为在生理盐水与白蛋白液体评价的原始研究中,白蛋白不增加这类患者的死亡率,患者死亡率上升可能与其他方面的治疗有关,如高剂量的升压药物。

　　当血容量低于正常时,现行的美国指南所推荐的脑灌注压界值(60mmHg)可能难以维持足够的脑灌注,尤其是在半暗带区。因此在隆德概念里,着重强调了避免低容量导致的压力感受器反射激活,并对使用何种扩容疗法,以及如何使液体治疗的不良反应最小化都给出了严谨的建议。而传统指南中并没有就如何维持正常血容量给出指导意见,因此患者可能存在潜在的血容量不足的风险。在隆德疗法里,由于与包括血-脑脊液屏障受损的创伤脑组织在内的全身组织水肿有关,晶体溶液并不用作血容量扩张剂。但是为了维持正常的体液平衡,成年人每天输入大约 1L 的晶体溶液可能还是有必要的。白蛋白的吸收作用更有效,减少受损脑组织以及全身其他部位的组织间隙液容量,最好是 20％白蛋白是作为主要的扩容剂。与晶体液不同,白蛋白不会进入受损脑组织间隙,可以减少脑组织水肿的发生。与快速输注相比,以较慢的速度输入胶体会产生更长时间的扩容效应。该措施与相对较低的动脉压,避免使用血管升压药,维持相对正常的血红蛋白浓度,适当的物理疗法以刺激淋巴引流系统综合措施,能减少血浆渗漏和扩容剂的使用量,以及白蛋白在组织间隙蓄积导致的不良反应。在评估颅脑创伤患者使用白蛋白或生理盐水液体的比较研究中,使用白蛋白的患者预后更差,这可能是由于大量使用血管升压药而导致血浆白蛋白渗漏增加所致。

(二)白蛋白在神经危重患者中的应用

　　1.白蛋白的特点和作用机制　　白蛋白是人体肝脏分泌的高度可溶性蛋白分子。每天合成约 3g,半衰期 21 天,构成血浆胶体渗透压的 80％。人血白蛋白作为药物制剂用于临床已有近 50 年历史。白蛋白分子量较甘露醇大,不易通过血-脑脊液屏障,并且具有特征性转运功能,能通过调节胶体渗透压,消除或减轻水肿。因此当原有的脱水药物已经不能减轻水肿,或者加大剂量将可能极大地增加药物的不良反应,或者患者心、肾功能不全,不能大剂量使用甘露醇等,白蛋白显示了其优越性。白蛋白的主要作用包括:①迅速扩张容量血管,通过减低血液黏滞度而改善脑损伤区的血液循环;②清除自由基,通过抑制内源性过氧化物酶和阻断外源性氧化剂而发挥其抗氧化作用。由于白蛋白能在血浆和间隙液中维持较高浓度和较长时间,因此白蛋白可以有效清除脑损伤区的氧自由基,防止氧自由基对膜脂质等的过氧化作用;③白蛋白半衰期较长,保证了降颅压作用的持续性和稳定性外,避免了甘露醇在血流动力学上的双相影响和"反跳现象"的发生;④由于脑损伤区破坏,白蛋白可进入细胞外液,可结合内、外源性毒性物质,使之减少或丧失毒性,有效地稳定机体的内环境,进一步加强了其抗氧化的作用。

2.白蛋白的神经保护作用　25%人血白蛋白的神经功能保护作用已经在多种脑损伤动物模型中得到证实,如局部脑缺血、大脑半球缺血、TBI和蛛网膜下腔出血。大鼠急性局部脑缺血模型中,白蛋白能显著减少脑梗死面积和水肿程度,脑梗死面积的减少往往伴随着神经功能的改善。研究发现,白蛋白治疗组中,缺血部位的脑组织结构和血管内皮结构保存更完整,且缺血区血流灌注增加。在脑缺血4小时后给予0.63～2.5g/kg的白蛋白均显示出有益作用。有研究在结扎大鼠大脑中动脉2小时后分别给予25%白蛋白1.25g/kg和生理盐水5ml/kg,并分别在大鼠大脑中动脉结扎6小时、1天、2天、3天测定血管内皮生长因子表达,记录神经功能缺陷及脑水肿的程度,结果发现较高的血浆白蛋白水平可以减弱大鼠大脑中动脉闭塞后6小时及1天的血管内皮生长因子的表达,而在随后的第2天、第3天及第5天,对血管内皮生长因子的表达却没有影响,说明大鼠脑缺血早期使用白蛋白可以减轻脑水肿的发生。给人输注1.0～3.0g/kg白蛋白可使椎动脉血流增加50%～150%,而脑血流的改善常常伴随心输出量的增加。此外,白蛋白的神经功能保护作用在TBI动物模型中同样得到证实。

一项关于人血白蛋白和生理盐水治疗蛛网膜下腔出血的回顾性研究表明,以3个月后格拉斯哥转归量表作为依据,白蛋白治疗组患者的好转率更高。进一步逻辑分析结果表明,白蛋白与神经危重患者的良好预后具有独立的相关性。但是Suarez等将80例蛛网膜下腔出血患者随机分成4组,分别给予不同剂量25%人血白蛋白连续治疗7天,结果表明静脉输注白蛋白会增加脑血管痉挛的发生。Shin等对49例中度至重度急性脑梗死患者的前瞻性研究评价了白蛋白的治疗效果,分别应用白蛋白和生理盐水,结果发现应用白蛋白组无不良反应,疗效较生理盐水显著,而且疗效与白蛋白的剂量及应用时间呈相关性。Ginsberg等对114例急性缺血性卒中患者初步研究发现,白蛋白具有明显的神经功能保护作用,且这种保护作用和剂量呈正相关。Finfer等对澳大利亚和新西兰7000例重症患者的亚组分析发现,与生理盐水相比,白蛋白可加重TBI患者的死亡率。而对于外伤但不合并TBI的患者,两组的死亡率没有差别。综合来看,动物和临床试验均表明,在临床工作中,用中等剂量的25%人血白蛋白治疗蛛网膜下腔出血和脑梗死患者是安全可行的,并且具有良好的神经功能保护作用。但在TBI患者中的效果和安全性尚存争议,还有待于更多的临床试验去验证。目前多数学者认为,TBI后一周之内不宜使用白蛋白脱水治疗。

综上所述,由于白蛋白既能减轻脑出血和脑梗死后脑水肿又可促进血肿吸收,从而有效减轻神经功能缺损,中重度脑出血和脑梗死患者可考虑选择使用,且早期使用效果较好。但有关白蛋白的治疗剂量、疗程和作用机制尚有待进一步研究,以严格掌握白蛋白的使用指征,发挥其最佳治疗效果,改善脑卒中及TBI患者的预后。

(三)高渗盐水在神经危重患者的临床应用

高渗盐水是指浓度大于0.9%的氯化钠溶液。自1980年Felippe等首次报道使用7.5%氯化钠成功治疗严重失血性休克的动物实验后,30多年来,国内外有关高渗盐溶液抗休克及治疗重度颅TBI的研究不断深入。很多实验显示,低血压可以使颅脑损伤患者死亡率增加一倍,故血流动力学支持是颅脑损伤患者早期的治疗目标。危重患者血容量不足的治疗,胶体液并不优于晶体液,没有生存受益,晶体是目前推荐使用的创伤复苏液体。但输注过多等渗晶体液会导致急性呼吸窘迫综合征、腹腔间室综合征及脑水肿等并发症。高渗盐水可以维持循环稳定,减少液体需求,改善组织灌注和氧供,减少上述并发症的发生。

【高渗盐水的作用机制】

1.抗休克　小容量高渗盐水复苏是近年来液体治疗的主要进展之一,适应证已从入院创伤急救扩展至围手术期和重症患者的治疗。高渗盐水抗休克的主要机制是通过其产生的渗透压梯度,使组织间液迅速向血管内转移,导致血容量扩张,有效循环血量迅速增加,从而纠正血容量不足。高渗盐水复苏可以明显减少总液体量,这在动物模型及人体试验中都已得到证实。高渗盐水提升血压的同时不增加脑水肿及颅内压,故在颅脑损伤合并休克的患者中有良好的适应证。

2.改善微循环　休克的早期阶段,血管内皮细胞膜离子交换障碍及 ATP 缺失,容易出现内皮细胞肿胀,造成毛细血管狭窄和血流灌注不足。高渗盐水可以减轻内皮细胞肿胀,增加血管内径,从而降低血流阻力,增加血供。此外,血容量的增加降低了血液黏度,高渗状态直接松弛血管平滑肌,均可减轻心脏前后负荷,改善微循环灌注。

3.增加心输出量　在低血容量性休克患者的研究中,与生理盐水相比,高渗盐水复苏(250ml7.5%氯化钠),可以增加心输出量,减少神经内分泌细胞因子的分泌,改善器官灌注。输注高渗盐水后随着细胞脱水和细胞内钠离子浓度升高,通过 Na^+-Ca^{2+} 交换,细胞外液钙离子浓度升高,心肌收缩功能增强。此外,高渗状态减轻心肌细胞水肿,亦可增强心肌收缩力。

4.免疫调节作用　休克纠正后的缺血再灌注损伤,会加重全身炎症反应,诱发多脏器功能衰竭。高渗盐水具有良好的免疫调节作用,抑制中性粒细胞激活和减少细胞因子的产生。肿瘤坏死因子产生减少,而抗炎的介质增加,改善了促炎和抗炎细胞因子之间的平衡,避免了过度的炎症反应。Cudd 等人的研究表明,高渗盐水可以减少白细胞黏附和迁移,增加血中皮质醇和促肾上腺皮质激素的水平,通过免疫调理,高渗盐水可以减轻炎症反应,减少器官衰竭的发生。

【高渗盐水不良反应】

1.神经系统并发症　脑桥中央髓鞘溶解症(CPM)是高渗盐水最严重的神经系统并发症,主要由于血清钠离子浓度迅速升高,影响深部白质,神经髓纤维破坏所致。渗透压上升的速度和幅度在 CPM 中发挥了显著作用。临床应用高渗盐水时,建议每天钠离子浓度上升不超过 8～10mmol/L。然而,CPM 仅在动物实验中发现,人类使用高渗盐水却并未发现类似的改变,临床上即使血清钠离子浓度高达 171mmol/L(最高 187mmol/L),MRI 检查亦未发现明显脱髓鞘病变。高渗盐水的另一个并发症是颅内压反跳。有报道称在弹丸式输注或者连续输注高渗盐水结束时会出现颅内压反跳,这与血清和脑脊液之间的渗透压梯度出现短暂的逆转有关。

2.肾功能损害　在烧伤患者液体复苏的研究中,使用高渗盐水使肾衰竭的发生率提高了 4 倍。但其他研究,如 Peterson 等人在高渗盐水控制颅内压的研究中,却并未发现两者之间的关联。目前高渗盐水与肾功能损害的因果关系尚不明确。血浆渗透压高于 320mmol/L 可能会加重肾脏损害,故临床使用高渗盐水时,需加强血浆渗透压监测,尽量使其维持在 320mmol/L 以下。

3.凝血功能异常　高渗盐水导致凝血功能异常的原因是血容量增加导致血浆成分稀释,降低血小板聚集,延长凝血酶原时间和活化部分凝血活酶时间,加重出血。这种情况通常在大量输注高渗盐水(大于正常血浆量 10%)时出现,小剂量输注高渗盐水不会导致明显凝血功能异常。

4.全身性不良反应　包括高渗状态、高钠血症、充血性心力衰竭、肺水肿、低钾血症、高氯性酸中毒和静脉炎等。大部分文献显示高渗盐水的使用对血钠浓度没有明显的影响,血钠浓度的升高是短暂的。过快地扩容会使患者的心血管功能失调,导致充血性心力衰竭。故原有心脏疾病患者在使用高渗盐水时,需控制液体总量及滴速。大剂量高渗盐水输注后还可能出现低钾血症和高氯性酸中毒。因此,治疗过程中需定期监测血钾浓度并及时纠正血钾的异常,可以加入醋酸盐液以防止代谢性酸中毒的发生。经深静脉输注高渗盐水可减少静脉炎的发生。

高渗盐水在液体复苏中表现出了多方面的优势,但并非所有的研究均支持其使用。一些研究显示,高渗盐水和等渗盐水具有同等的全身和局部血流动力学效应,同等渗盐水相比,高渗盐水并未表现出明显的优势,不能改善 3 个月、6 个月的生存率及神经系统结局。澳大利亚一项关于院前急救复苏液体管理的前瞻性随机对照研究,并未证实高渗盐水能够改善神经系统转归。基于如上的证据研究及对其不良反应的忧虑,目前临床上还不推荐常规使用高渗盐水进行液体复苏。高渗盐水的作用机制和细胞学方面的研究尚处于起步阶段,仍需大规模的临床研究来证实。未来需着眼于以下几方面的研究,明确高渗盐水的适应证和禁忌证,复苏的最佳浓度、最佳剂量、使用次数及时机,如何避免不良反应发生等。

（张　欣）

第六节　急性缺血性脑卒中

无论是高收入还是中低收入国家,缺血性脑血管病都是居第二位的死亡原因。在中国,每年大约有 150 万人死于脑卒中。卒中会导致长期致残,这些患者往往无法返回工作岗位或胜任他们以前的社会角色。所以对于急性缺血性卒中患者或者重症缺血性脑卒中的救治是神经重症加强医疗病房(ICU)的重要工作之一。

一、概述

(一)缺血性脑卒中的危险因素

缺血性脑卒中的危险因素包括可干预的和无法干预的。其中可干预的危险因素包括已经充分证实的和尚未被充分证实的(表 10-10)。

表 10-10　缺血性脑卒中的危险因素

可干预的并被充分证实的危险因素		
高血压	感染性心内膜炎	镰状细胞病
吸烟	非感染性心内膜损伤	绝经期后激素使用
糖尿病	心肌病	口服避孕药
血脂异常	心脏黏液瘤及其他肿瘤	饮食和营养
心房颤动	反常性栓塞和心膈缺损	缺乏体力活动
心脏瓣膜病	心脏瓣膜置入术后	肥胖和脂肪分布
风湿性二尖瓣疾病	无症状性颈动脉狭窄	
可干预但尚未充分证实的危险因素		
偏头痛	药物滥用	脂蛋白(a)水平增高
代谢综合征	睡眠呼吸障碍	高凝状态
饮酒	高同型半胱氨酸血症	炎症反应
不可干预的危险因素		
年龄	遗传	低出生体重
性别	种族	

(二)病因分型与发病机制

急性缺血性脑卒中的病因诊断和发病机制是预防及治疗的关键因素。目前国际上通用的病因分型为

1993 年 TOAST 分型,我国最近提出了中国缺血性卒中 CISS 分型。

TOAST 分型有助于不同亚型缺血性脑卒中患者的治疗及康复。TOAST 分型依据临床表现、梗死灶大小或类型、影像学表现以及相关的辅助检查等将缺血性脑卒中分为 5 个亚型:大动脉粥样硬化性脑梗死、心源性脑栓塞、小动脉闭塞(腔隙性脑梗死)、其他病因和病因不明。

TOAST 分型对穿支动脉梗死的病因诊断存在缺陷,同时没有涉及大动脉粥样硬化的发病机制。随着各种影像技术在不断发展,病因和发病机制诊断分型的制定以及对 TOAST 分型的改良工作迫在眉睫。结合穿支动脉病理以及近年来大动脉粥样硬化梗死发病机制研究的进展,我国制定了中国缺血性卒中 CISS 分型(图 10-1)。

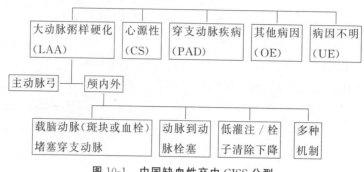

图 10-1　中国缺血性卒中 CISS 分型

(三)临床表现

常见于中老年人,病前往往合并一种或者多种危险因素(表 10-10)。部分患者发病前可以有短暂性脑缺血发作(TIA),起病多为突然起病或者急性起病。临床表现与梗死的部位、大小有关,存在局灶性神经功能缺损的症状与体征,比如偏瘫、偏身感觉障碍、偏盲、语言障碍、失用,严重者可以合并意识障碍甚至昏迷等。

(四)辅助检查

1.一般检查　血液检查包括血常规、凝血功能、血糖、血脂等,少见病因的血液检查还应包括免疫相关检查、抗中性粒细胞胞浆抗体(ANCA)、同型半胱氨酸、抗凝血酶Ⅲ、蛋白 C、蛋白 S 等。心电图也是常规检查项目之一。这些检查有助于寻找患者的危险因素和病因。

2.头颅计算机断层扫描(CT)　头颅 CT 是目前急性缺血性脑卒中最常用的检查,有助于鉴别脑梗死和脑出血。发病早期(6 小时以内)CT 往往不能发现脑梗死的病灶,一些脑梗死的 CT 早期征象如大脑中动脉高密度征、岛叶以及豆状核灰白质边界不清、脑沟和脑回变浅或者消失等有助于早期诊断。发病 24 小时后常常可以发现低密度改变。对于恶性大脑中动脉脑梗死或者大面积小脑梗死的患者,医护人员应该早期发现病情变化,随时复查 CT,早期发现占位性脑水肿,这些有助于指导脱水药物使用及外科治疗。

3.磁共振成像(MRI)　对于缺血性脑卒中,MRI 在很多方面优于 CT 检查,对于小灶脑梗死、脑干或者小脑梗死,MRI 更容易发现病灶。磁共振弥散加权像(DWI)和灌注加权像(PWI)可以在发病数分钟之内发现缺血性改变,能够进行早期诊断。PWI 和 DWI 的错配区域(PWI-DWI)往往被认为是缺血半暗带,错配大于 20% 是溶栓治疗的标准之一。

4.血管造影　数字减影血管造影(DSA)、CT 血管造影(CTA)和磁共振动脉成像(MRA)可以进一步了解血管情况,如动脉的狭窄和闭塞,还有助于诊断血管炎、肌纤维发育不良、动脉夹层以及烟雾病等。

5.经颅多普勒(TCD)　TCD 有助于评价颅内外血管狭窄和闭塞,还可以用于微栓子监测及溶栓后的血管再通的评估。

6.颈动脉彩色多普勒超声　颈动脉超声有助于寻找脑梗死的病因,观察血管的形态、颈动脉内膜中层厚度(IMT)、粥样硬化斑块以及血管狭窄情况等。

7.超声心动图　包括经胸超声心动图(TTE)和经食道超声心动图(TEE)。通常首选 TTE 检查,但对心脏内血栓的检出率,TEE(敏感性为 95％)高于 TTE(敏感性为 60％)。适应证包括扩张型心肌病、心脏内血栓、心房颤动和卵圆口未闭等。

(五)诊断

中老年患者,存在各种脑血管病的危险因素,病前可以有 TIA 发作,突然或者急性起病,表现为局灶性神经功能缺损的症状与体征。头部 CT 早期多不能发现责任梗死灶.发病 24 小时后可以见到与症状体征相匹配的低密度,符合血管分布。头颅 MRI 有助于早期诊断,指导溶栓治疗。血管造影可以发现动脉的狭窄和闭塞。

(六)治疗

1.一般治疗

(1)密切观察神经功能及生命体征变化包括意识水平、血压、心率、血氧饱和度等。

(2)保持呼吸道通畅及吸氧:卒中患者往往是老年、肥胖、气道松弛、舌后坠阻塞气道,需要时应该放置口咽通气道。吞咽障碍,咳嗽反射和咽反射减弱或者消失,有误吸的危险,需要气道保护。昏迷或者格拉斯哥昏迷量表(GCS)≤8 分和肺部感染患者,痰多黏稠,不容易吸引。需要机械通气的患者应该尽早气管插管,必要时气管切开。

(3)颅内压(ICP)监测:下列情况应该进行颅内压监测:GCS≤8 分,头颅 CT 发现异常者;CT 正常但是具备下面 3 种情况中的 2 种者:年龄大于 40 岁、低血压和去皮层或者去大脑发作。干预指征为 ICP≥20～25mmHg。急性缺血性脑梗死 ICP 升高常见于恶性大脑中动脉梗死引起的脑水肿、严重小脑梗死压迫四脑室引起脑积水等,这也是干预的指征。

颅内压干预常用的药物有甘露醇、呋塞米、甘油果糖以及高张盐水等。20％甘露醇 100～250ml 静脉点滴,每 4～8 小时使用一次;呋塞米 10～40mg.每 4～8 小时一次;甘油果糖 250～500ml 静脉点滴,每日 2次;也可以选用 23.4％高张盐水静脉注射。其他药物如白蛋白合用呋塞米治疗,这种方法价格昂贵,有效性也没有得到验证。发生颅高压危象或者脑疝时应该按程序化策略进行及时救治。但是我们也应该清楚地认识到,急性脑梗死所致水肿为细胞毒性脑水肿,使用渗透性疗法一直存在争议。甚至有人认为渗透性疗法主要脱出未受损脑组织的水分,会加重中线移位。治疗高颅压过程中应保持等量体液状态。恶性大脑中动脉梗死者应早期行偏侧颅骨切除术减压,大面积小脑梗死压迫脑干时推荐脑室造瘘或者外科减压治疗。

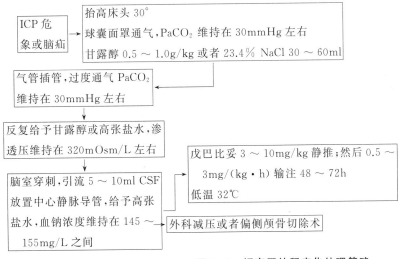

图 10-2　颅高压的程序化处理策略

脑灌注压(CPP)指导的脑水肿治疗方案已经成为治疗的主流。但是,单独以 CPP＞50～60mmHg 作为治疗目标具有先天性缺陷。CPP 反映了全脑的灌注情况,并没有考虑局部缺血。不惜一切代价把 CPP 控制在正常范围以内势必会带来不良的后果,比如容量负荷过重会导致全身损伤,使用血管升压药物会引起急性呼吸窘迫综合征(ARDS),同时会加重脑水肿等。Lund 概念的核心是最大程度地增加毛细血管胶体渗透压,最大程度地降低毛细血管流体静压,以控制脑水肿。如使用 β-受体阻滞剂和可乐定控制平均动脉压,以防止流体静压升高引起脑水肿,使用白蛋白维持毛细血管胶体渗透压促进水分进入血管内,通过镇静和抑制代谢控制 ICP 以降低组织流体静压。

(4)血压控制:一般认为急性缺血性脑卒中患者不需要常规降压治疗,特别要避免急剧降压。降压治疗有可能损害脑灌注,加重脑缺血的发生。如果血压＞220/120mmHg 或者合并严重的心力衰竭、主动脉夹层、高血压脑病、急性肾衰竭时可以考虑降压治疗。但是急性缺血性脑卒中的血压管理还缺少证据,血压管理存在很大的争论。如果由于容量不足造成的低血压,为了避免神经功能恶化应该扩容治疗。

(5)血糖控制:患者血糖超过 180mg/dl(10mmol/L)时,应给予胰岛素治疗。患者血糖低于 50mg/dl(2.8mmol/L)时,给予 10％～20％葡萄糖输注。

(6)控制发热:如果体温＞37.5℃,应该积极寻找病因,判断是否存在感染。可以选择药物降温治疗,也可以进行物理降温治疗。不建议使用预防性抗生素治疗。

(7)误吸与卒中相关性肺炎:急性卒中后免疫力下降是感染的根本原因。卒中相关性肺炎的主要原因是误吸,特别是存在吞咽功能障碍和意识水平下降的患者。卒中相关性肺炎重在预防。卒中患者应该积极治疗原发病,加强口腔及基础护理、无菌操作、消毒隔离防止交叉感染。加强吞咽障碍的筛查和康复。昏迷、镇静或者咳嗽反射减弱/消失的患者应该通过 X 线检查核实喂养管的位置,避免喂养管错位。存在误吸风险或者胃排空能力下降的卒中患者应该进行幽门后置管进行喂养。肠内营养时床头抬高至少 30°并定期监测胃内容物残留量。卒中相关性肺炎应该按照医院获得性肺炎和呼吸机相关性肺炎的抗生素使用原则经验性选择抗生素,再根据病原学结果调整治疗方案。避免使用左氧氟沙星。

(8)应激性上消化道出血:抑酸药物中常用的质子泵抑制剂针剂包括埃索美拉唑、奥美拉唑、泮托拉唑、兰索拉唑、雷贝拉唑等。常用的 H_2 受体拮抗剂针剂包括雷尼替丁和法莫替丁。常规剂量如埃索美拉唑 40mg 静脉滴注,每 12 小时一次。大剂量如埃索美拉唑 80mg 静脉推注后,以 8mg/h 速度持续输注 72 小时。止血药物的疗效不确切。大量消化道出血应该及时血容量补充,常用的液体包括生理盐水、平衡液、全血或其他血浆代用品。输血条件包括:①收缩压＜90mmHg,或较基础收缩压降低幅度＞30mmHg;②血红蛋白＜70g/L,红细胞比容(HCT)＜25％;③心率增快＞120 次/分。在积极补液的前提下,可以适当选用血管活性药物(如多巴胺)以改善重要脏器的血液灌注。有条件时可以进行血管内介入治疗或者外科手术治疗。

(9)深静脉血栓形成的预防:急性缺血性脑卒中患者应该鼓励早期下床活动,不能下床活动的患者应该穿弹力袜或者使用抗血栓泵。深静脉血栓或者肺栓塞高风险患者给予低分子肝素或者小剂量肝素皮下注射。

(10)癫痫的处理:常规预防性给予抗癫痫治疗是没有必要的。既往有癫痫史的患者,应该按照标准抗癫痫方案给予药物治疗。癫痫样起病的急性缺血性脑卒中患者,不建议长期抗癫痫治疗。卒中后 2～3 个月癫痫发作的患者,建议按照癫痫的标准治疗方案长期服药治疗。

2.神经保护治疗　钙离子拮抗剂、兴奋性氨基酸拮抗剂、神经节苷脂、神经保护剂 NXY-059 以及镁剂等在动物实验中取得了良好的效果,但是都没有被临床试验证实。依达拉奉是一种自由基清除剂,抑制梗死周围局部脑血流量的减少,阻止脑水肿和脑梗死的进展。剂量为每次 30mg,每天 2 次。对于高压氧和亚低温治疗,目前尚缺乏临床试验的支持。

3.其他治疗

(1)改善血流动力学治疗:一般包括诱导性扩张血容量、血液稀释、诱导性高血压和增加心输出量治疗。急性缺血性脑卒中的改善血流动力学治疗的疗效还缺少大规模随机对照研究的证实。依照蛛网膜下腔出血后迟发性脑缺血的研究结果,诱导性高血压和增加心输出量对改善脑缺血是有效的,但是这两种方法对急性缺血性脑卒中的疗效尚不清楚。对于低血压或者脑血管狭窄的患者可以考虑扩容治疗,但是应该严密监测患者的心肺功能。

(2)中医中药治疗:中医中药还缺少大样本高质量的随机对照试验进一步证实,但是目前在国内广泛使用。

(3)康复治疗:康复治疗是急性缺血性脑卒中治疗中的重要一环,包括语言康复、心理康复、认知康复、运动功能康复以及职业和社会康复。急性期运动功能康复的目的主要是抑制异常的原始反射活动,建立正常的运动模式。

二、急性缺血性脑卒中的抗栓治疗

(一)重组组织型纤溶酶原激活剂静脉溶栓治疗

溶栓治疗是目前最重要的恢复血流、改善脑组织代谢、抢救梗死周围半暗带组织的措施。按照最新的研究结果,发病4.5小时内是溶栓治疗的时间窗。常用的药物为重组组织型纤溶酶原激活剂(rt-PA)。

1.rt-PA静脉溶栓治疗的入选和排除标准　1995年的美国NINDS试验是rt-PA溶栓治疗领域的"里程碑",该研究的入选及排除标准奠定了各国溶栓指南中rt-PA静脉溶栓标准的基础(表10-11),溶栓指南的每年的更新主要是根据新获得的循证医学证据对NrNDS标准进行增补或修改。

表10-11　NINDS试验入选和排除标准

入选标准	发病3小时内的缺血性脑卒中患者;
	发作时间明确;
	有可用NIHSS评估的神经功能缺损(NIHSS≥1分);
	基线头CT除外颅内出血;
	可获得知情同意;
排除标准	3个月内有过脑卒中或严重的头外伤;
	14天内经历过大手术;
	有颅内出血史;
	收缩压大于185mmHg或舒张压大于110mmHg;
	症状迅速改善或轻微;
	有症状提示蛛网膜下腔出血;
	21天内有胃肠道出血或泌尿道出血;
	7天内不可压迫部位有过动脉穿刺;
	脑卒中发作时有痫性发作;
	脑卒中发作前48小时内正在服用抗凝剂或接受肝素治疗并且APTT时间延长;PT时间超过15秒;
	血小板计数少于100000/mm^3;
	血糖低于50mg/dl(2.7mmol/L)或高于400mg/dl(22.2mmol/L);
	出于特殊原因需要强力降压使血压达到特定范围

2007 年,美国心脏协会(AHA)成人缺血性脑卒中早期治疗指南提出,rt-PA 慎用于严重神经功能缺损患者,建议排除大面积脑梗死患者,即 CT 提示多脑叶梗死(低密度范围>1/3 大脑半球)的患者。该指南对抗凝治疗者要求更加明确,强调正在口服抗凝剂者应 INR≤1.5,未再提 PT 时间超过 15 秒;保留了低血糖除外标准,要求血糖不得低于 50mg/dl(2.7mmol/L),而未强调高血糖排除标准,即未再强调血糖不得高于 400mg/dl(22.2mmol/L);对于卒中起病时有癫痫性发作的患者,只要医师能够确信遗留的神经功能缺损是继发于卒中而不是癫痫发作后现象,这些患者仍然是可以接受溶栓治疗的。自从欧洲急性卒中协作研究Ⅲ(ECASSⅢ试验)公布结果以来,不同地区的治疗指南都把静脉溶栓的时间窗扩大到 4.5 小时,大大增加了 rt-PA 的使用范围。

2.药物使用方法　rt-PA 使用剂量为 0.9mg/kg,最大剂量为 90mg。将总剂量的 10% 在注射器内混匀,1 分钟内肌注。将剩余的 90% 混匀后静点,持续 1 小时。记录输注开始及结束时间。输注结束后以 0.9% 生理盐水冲管。

3.溶栓的监测(表 10-12)

表 10-12　溶栓的监测

项目	时间
测血压	
测脉搏和呼吸	溶栓开始每 15 分钟一次,检测 2 小时,其后每小时一次,检测 22 小时
	溶栓开始每小时一次,检测 12 小时,其后每 2 小时一次,检测 12 小时
神经功能评分(NIHSS)	溶栓开始每小时一次,检测 6 小时,其后每 3 小时一次,检测 18 小时
	24 小时后
重复 CT/MR 检查	用药 45 分钟时,如发现立即停药,并给予抗组胺药物和糖皮质激素
舌和唇血管源性水肿	24 小时后每天进行
神经系统检查	

4.静脉溶栓 24 小时内血压的管理　溶栓 24 小时内维持血压低于 185/110mmHg,有研究认为维持收缩压在 140～150mmHg 之间能够降低患者的病死率和致残率。如果发现 2 次或持续性收缩压>185mmHg 或舒张压>110mmHg(血压检查间隔至少 10 分钟),则给予拉贝洛尔 10mg 静注,持续 1～2 分钟以上(如果患者有哮喘、>1 度心脏传导阻滞、明显的心力衰竭或心率<50 次/分,则应避免使用拉贝洛尔)。如果血压仍>185mmHg/110mmHg,可每 10～15 分钟重复给药(同样剂量或剂量加倍),最大总剂量不超过 150mg。也可给予乌拉地尔 25mg 缓慢静注(孕妇及哺乳期妇女禁用;主动脉峡部狭窄或动静脉分流的患者禁用静脉注射)。如果血压仍>185mmHg/110mmHg,可重复给药(间隔至少为 5 分钟),最大总剂量不超过 50mg。在静脉注射后,可持续静脉点滴。液体按下列方法配制,通常将 250mg 乌拉地尔加入静脉输液中,如生理盐水、5% 或 10% 的葡萄糖、5% 的果糖或含 0.9% 的氯化钠的右旋糖酐 40;如用微量泵,将 100mg 乌拉地尔加入输液泵中,再稀释至 50ml。静脉输液的最大药物浓度为 4mg/ml 乌拉地尔。输液速度根据患者的血压酌情调整。初始输液速度可达 2mg/min,维持给药速度为 9mg/min。

如果初始血压>230mmHg/120mmHg 并且拉贝洛尔或乌拉地尔疗效不佳,或初始舒张压>140mmHg,则以硝普钠 0.5μg/(kg·min) 静点,根据治疗反应逐渐调整剂量,最大剂量可达 10μg/(kg·min),以控制血压<185mmHg/110mmHg,并持续性血压监测。

无论使用何种静脉降压药物治疗,均要检查血压,2 小时内每 15 分钟 1 次,避免血压过低。

5.不可合并的药物　24 小时内不使用静脉肝素和抗血小板药物,24 小时后重复 CT/MRI 没有发现出血,可以开始使用低分子肝素和(或)抗血小板药物。禁用普通肝素、降纤及其他溶栓药物。

6.并发症处理

(1)颅内出血:治疗过程中或治疗结束后 24 小时内,如发现神经症状加重(如意识障碍加重、肌力减弱、视力减弱、语言障碍加重、严重头痛、呕吐或出现新的神经功能缺损等),应考虑发生脑出血。这时的处理包括:①立刻停止 rt-PA 输注;②复查头部 CT、血常规、PT、PTT 及纤维蛋白原;③可输新鲜冷冻血浆及血小板.特别是近期使用抗血小板治疗者;④请神经外科或其他外科会诊,明确是否需要进行外科处理。

(2)血管再闭塞的处理:在排除脑出血的前提下,给予低分子肝素 4000～5000IU,每日两次,7～10 天。如血小板记数<80000/mm³,则停用。禁用普通肝素。

(3)其他并发症的对症处理:包括降颅压、抑酸、保护胃黏膜及抗感染等。

(二)急性缺血性脑卒中的其他再灌注治疗

1.动脉溶栓治疗　急性缺血性脑卒中的治疗中,动脉溶栓是除静脉溶栓以外的另一选择。近年来,随着神经介入放射学技术不断发展,动脉内溶栓治疗的安全性及可行性不断提高,并在一些大型医学中心开展。

发病 6 小时内的急性大脑中动脉闭塞的卒中患者可以采用动脉溶栓治疗。对于急性基底动脉闭塞的患者,也可以选择性地进行动脉溶栓治疗。

2.静脉和动脉联合溶栓治疗　急性缺血性脑卒中治疗的时间窗有限,发病 4.5 小时内的静脉内溶栓治疗是目前临床上急性缺血性脑卒中的一个标准治疗方法,但是对于颈动脉或大脑中动脉主干闭塞的脑梗死患者,其血管再通率低,疗效并不能令人满意。动脉溶栓拥有较高的血管再通率,但其需求复杂的技术合作,较静脉溶栓治疗平均晚约 2 小时,所以易错过最佳治疗时机,大大影响了溶栓疗效。静脉和动脉联合溶栓疗法因兼有快速启动治疗和高血管再通率的特点而充满魅力。首先,联合治疗能够最大程度地缩短发病至血管再通的时间。其次,随即给予的动脉溶栓能够进一步明确血栓或斑块是否被溶解或者是否需要给予更多的溶栓药物及其他介入方法使闭塞血管再通。由于闭塞血管的再通是获得良好溶栓治疗效果的基础,因此,提高血管再通率是改善颈内动脉或大脑中动脉主干闭塞患者溶栓疗效的关键。

发病 3 小时内的急性脑梗死患者首先给予 rt-PA(0.6mg/kg,1 分钟内一次性给予 15%,随后 30 分钟持续追加剩余的药)静脉点滴,随后进行 DSA 检查,如果发现仍存在血管闭塞,立即给予动脉内 rt-PA(2 小时内在动脉斑块处最多使用至 20～22mg)溶栓治疗。

3.机械取栓治疗(MERCI)　经静脉 rt-PA 溶栓后进行机械取栓和仅采用机械取栓都是安全的,对于不适宜静脉 rt-PA 溶栓治疗以及静脉溶栓失败的急性缺血性脑卒中患者,采用第一代和第二代 MERCI 装置进行机械取栓,对于病变血管的开通是有效的。

(三)抗血小板聚集治疗

阿司匹林的乙酰基与环氧化酶结合后,可通过抑制花生四烯酸而阻止血小板产生血栓烷 A2(TXA-2),TXA-2 有强的促血小板聚集作用。不符合溶栓适应证且无禁忌证的缺血性脑卒中患者,应在发病后尽早服用阿司匹林 160～325mg,每日一次;溶栓的患者,应该于溶栓后 24 小时给予阿司匹林 300mg 治疗。对于不能耐受阿司匹林的患者,可考虑选用氯吡格雷治疗。

(四)抗凝治疗

非心源性缺血性脑卒中不主张给予抗凝治疗。心房颤动所致的心源性脑栓塞应该口服华法林抗凝治疗,也可以早期使用肝素或者低分子肝素然后过渡为华法林治疗。但是抗凝治疗的时机尚不清楚,早期抗凝治疗会增加出血转换的机会。

普通肝素,100mg 加入葡萄糖或者生理盐水 500ml 中,以每分钟 10～20 滴的速度静脉点滴。低分子肝素,4000～50001U,腹壁皮下注射,每日 2 次。华法林 2.5～10mg,每日 1 次,维持国际标准化比值 INR

$2\sim3$。

(五)降纤治疗

急性缺血性脑卒中早期血浆纤维蛋白原水平增高,但是降纤维蛋白原治疗是否有效还存在争议。安克洛酶卒中治疗试验(STAT 试验,卒中 3 小时内)和安克洛酶卒中治疗试验(ESTAT 试验,卒中 6 小时内)得出了相反的结论,有人通过对 STAT 和 ESTAT 试验的数据进行分析,提出改良用药方案也许是有效的。但是按照新的改良用药方案安克洛酶卒中试验(ASP 试验,卒中 6 小时内)同样发现安克洛酶不能改善卒中患者的预后。

三、急性缺血性脑卒中的外科治疗

急性缺血性脑卒中的外科干预措施主要指对具有占位效应的幕上或幕下脑梗死行减压治疗。这方面的研究多是在大面积大脑中动脉(MCA)供血区梗死及占位性小脑梗死的患者中进行的。

(一)恶性大脑中动脉梗死的偏侧颅骨切除术

MCA 供血的全部区域或 2 个分支的大面积脑梗死后继发脑水肿,会导致严重的高颅压和中线移位,进而形成颞叶沟回疝。文献报道大面积脑梗死合并脑疝的发生率为 $15\%\sim20\%$,其病死率高达 $80\%\sim90\%$。外科减压治疗通过去除一部分颅骨,剪开硬膜,以减轻脑组织压力,降低颅内压,防止脑疝形成,同时增加脑灌注,避免梗死周围脑组织的继发损伤。

1.研究进展　2002 年发表的一项系统综述提示,外科减压治疗可增加大面积 MCA 梗死患者的生存率,但是入选的研究都不是随机对照研究。2007 年以后,欧洲进行了 3 项恶性大脑中动脉梗死偏侧颅骨切除术的随机对照试验(HAMLET、DECIMAL 和 DESTINY 试验),对这 3 项试验进行的荟萃分析显示,偏侧颅骨切除术使生存率提高了 2 倍;在生存者中,手术组改良 Rankin 量表(mRS)为 4 分的患者比例较保守治疗组提高 10 倍,mRS 为 3 分的患者比例提高 1 倍,且偏侧颅骨切除术并未增加生活完全依赖(mRS=5 分)的风险。尽管样本量较小且使用盲法,但该荟萃分析仍表明,对 60 岁以下患者行偏侧颅骨切除术可挽救生命并能获得较好的神经功能恢复。目前尚缺乏年龄超过 60 岁的患者外科手术的资料。针对此问题,于 2009 年 7 月启动的 DESTINY Ⅱ 期试验通过序贯设计的方法,研究 60 岁以上患者早期实施偏侧颅骨切除术的益处,样本量达 160 例,结果有望在 2013 年公布。

2.手术时机和指征　决定手术成败和远期功能恢复的一个关键因素是手术时机的把握。许多学者认为一旦有手术适应证,尽早手术可减少梗死体积,降低并发症。早期的大样本非随机病例研究表明,24 小时内启动外科治疗由于避免了大面积脑梗死后脑水肿对脑干的压迫,可减少死亡率并改善预后。但是荟萃分析结果显示,24 小时内实施手术并不优于稍晚时(24～48 小时)手术。对 HAMLET 试验的亚组分析发现,在卒中发生后 48～96 小时实施手术不能增加临床获益。因此,目前认为,对于影像学提示大面积 MCA 脑梗死、入院后临床情况发生恶化的患者,提倡在发病后 24～48 小时内施行外科手术。

手术指征的确定应以个体化为基础。有研究表明,在 CT 上的低密度影大于 MCA 供血区的 50%,临床上表现为早期的恶心、呕吐,美国国立卫生研究院卒中量表(NIHSS)评分在左侧半球梗死的患者≥20 或在右侧半球梗死的患者≥15,可能预示会产生严重的脑水肿。临床实践过程中,应以 DESTINY、DECIMAL 和 HAMLET 这 3 个随机对照研究的入选标准(表 10-13)作为手术指征。2008 年欧洲卒中组织(ESO)指南建议,对于年龄≤60 岁、发病 48 小时以内的恶性大脑中动脉梗死患者,应该实施偏侧颅骨切除术。治疗时间窗是患者预后的重要因素之一,无须等待出现占位性水肿再考虑偏侧颅骨切除术。

表 10-13　DESTINY、DECIMAL 和 HAMLET 研究的入选标准

临床试验	NIHSS	意识水平	CT/MRI 梗死大小
DESTINY	非优势侧梗死＞18	NIHSS 1a≥1	＞2/3MCA＋基底节
	优势侧梗死＞20		
DECIMAL	NIHSS＞16	NIHSS 1a＞1	＞50％MCA
			DWI＞145cm³
HAMLET	右侧梗死 NIHSS≥16	右侧梗死 GCS≤13	＞2/3MCA＋占位性水肿
	左侧梗死 NIHSS≥21	左侧梗死 GCS≤9	±中线移位

（二）占位性小脑梗死的外科减压治疗

小脑梗死占全部脑梗死的 1.9％～10.5％,其在发病早期可能症状较轻,但当产生后颅窝占位效应后,将压迫脑干及第 Ⅳ 脑室,如不尽快解除梗阻性脑积水和肿胀小脑组织对脑干的压迫,患者病情可急剧恶化,病死率高于其他部位的脑梗死。小脑梗死发生后应送至神经 ICU 密切观察 72～96 小时。如药物不能控制脑水肿和梗阻性脑积水,患者出现意识改变时,脑室造瘘或手术减压是有效的治疗方式。

目前尚缺乏随机对照研究评估小脑梗死外科减压治疗的临床效果。有研究对 84 例占位性小脑梗死的临床过程和影像学进行了分析,在病情恶化、发生昏迷并且接受了脑室引流或外科减压治疗的患者中,47％在 3 个月时恢复情况良好(mRS≤2 分)。2009 年公布的 2 项回顾性研究,分别回顾分析了 56 例和 52 例小脑梗死且接受幕下外科减压治疗的患者。在长期随访过程中,分别有 36％和 40％的患者 mRS≤2 分,预后良好。据此,2008 年 ESO 指南与 2010 年中国指南指出,对于大面积小脑梗死压迫脑干时,推荐脑室造瘘或者外科减压治疗。

但是单独进行脑室造瘘而不进行外科减压治疗的方法存在争议。对于意识迅速丧失的患者,后颅窝外科减压治疗(去除或不去除梗死的小脑组织)明显优于脑室造瘘术。单独实施脑室造瘘术仅是缓解脑积水的临时措施,并不能减轻脑干压力和对四脑室的压迫,长期留置脑室引流管增加了颅内感染的机会。

（揭家广）

第七节　蛛网膜下腔出血

蛛网膜下腔出血(SAH)是典型的神经重症疾患,治疗的难度、强度、全面性和复杂性是对神经重症医师的真正考验。然而,SAH 又是一种“单纯”脑灌注障碍疾病。理论上,只要及时适当做到脑灌注保障,就有机会纠正脑代谢异常从而全面改善预后。因此,重症 SAH 的治疗应围绕着寻找脑代谢需求与脑灌注保障之结合点全面展开。如何运用重症加强医疗病房(ICU)的生命支持手段,在体循环和脑循环血流动力学之间建立桥梁,在脑灌注和脑代谢之间维持平衡,从而帮助患者平稳度过病理生理过程,是需要神经重症医师不断探索的课题。

急性中枢神经系统功能障碍所触发的各种并发症既是造成继发脑损伤的危险因素,又是独立于神经系统的重要预后决定因素。因此,SAH 的整体治疗需要包括神经外科、神经介入、神经重症及神经康复、急诊和麻醉医师天衣无缝的合作,还需要呼吸科、心脏科、内分泌科、肾科、消化科、影像科、超声科等更多学科的参与。

传统观念认为,级别较高的 SAH 患者因病情重、预后不好,不适于转运,甚至不适合早期闭塞动脉瘤治疗。而近期的研究却显示,收治到“高容量中心”(每年收治 SAH 患者超过 60 例,同时具备血管神经外

科医生和介入医师,拥有专业的神经重症医师和监护室)的 Hunt-Hess 4~5 级的 SAH 患者,经动脉瘤处理及重症监护治疗后 6 个月,35%~57%的病例有很好的结果。对神经重症医师来说,这无疑是令人鼓舞的。

一、概述

(一)一般情况

SAH 的定义是颅内出血主要位于蛛网膜下腔(蛛网膜和软脑膜之间)。通常可分为创伤性和非创伤性。非创伤性或自发性 SAH 约占脑卒中的 1%~7%,其中 80%~90%的出血原因为颅内动脉瘤破裂。

SAH 是常见的急性脑血管事件,报告的发病率为(3~25)/10 万人年。其结果往往是灾难性的。虽然近几年在诊断方法、血管内治疗技术、手术和围手术期管理及神经重症监测治疗方面有了巨大的进步,然而 SAH 患者的总体预后仍然很差,总体死亡率高达 45%,并且生还者中的致残率很高。

(二)病因

大多数 SAH 是由颅内囊状动脉瘤破裂引起的。其他原因包括创伤、动静脉畸形/瘘、血管炎、颅内动脉夹层、淀粉样血管病、中脑周围非动脉瘤性 SAH、脊髓血管病变、出血体质和违禁药物使用(特别是可卡因和苯丙胺)(表 10-14)。放射学和尸检系列报告显示,颅内囊性动脉瘤的发生率约为 5%,其中 20%~30%的患者有多个动脉瘤。SAH 的发病率随年龄增加而上升,通常多数发生在 40~60 岁间(平均≥50岁),但从儿童到老人均可以发生 SAH。SAH 的发病风险存在人种差异。女性发病率高于男性 1.6 倍,尽管不是所有种群都有如此差别。研究表明,性别所致差异与激素状态相关。

表 10-14　动脉瘤形成的风险因素

可修正因素	不可修正因素
吸烟(剂量依赖,最重要的风险因素)	之前 SAH 病史(新形成动脉瘤率 1%~2%每年)
高血压	多囊肾
中-重度酗酒	结缔组织病(Ehlers-Danlos 综合征又称先天性结缔组织发育不全综合征)马方综合征
可卡因应用	主动脉狭窄
心内膜炎(真菌性动脉瘤)	弹性假黄瘤
	烟雾病
	动静脉畸形
	纤维肌性发育不良
	假性动脉瘤
	假性动脉瘤
	神经纤维瘤病
	糖皮质激素替代治疗
	醛固酮增多症
	家族史(家族性颅内动脉瘤综合征,是指 2 个 1~3 级亲属患有颅内动脉瘤,患有未破裂动脉瘤的概率为 8%,这些患者趋向于较年轻时发病并且易为多发动脉瘤。)

(三)临床表现

动脉瘤破裂使血液以动脉压力直接释放进入脑脊液中。血液在脑脊液中迅速蔓延,颅内压迅即增高。出血通常只持续几秒钟,但常会再出血,并经常发生在出血后的第一天。SAH 的症状通常出现非常突然,30%的病例发生在晚上,冬春季好发。最主要的症状是突发的,剧烈头痛(97%)。约 30%的患者为单侧头痛,主要是动脉瘤的一侧。头痛的发作可能伴有较短的意识丧失、癫痫、恶心、呕吐。

约 30%~50%的患者在重症 SAH 之前 6~20 天有轻微的出血或"泄漏警告",仅表现为突发剧烈头痛(前哨头痛)。

(四)诊断

突发的"晴空霹雳般"的头痛,无论其严重程度或之前有无头痛病史,均应高度怀疑 SAH 的可能性,需积极进行诊断评估。意识状态改变,起病时伴有恶心呕吐、脑膜刺激征、眼底出血等症状体征是典型的 SAH 的临床表现。对于病史高度怀疑 SAH 的患者,首要是迅速检查确定的 SAH 的存在,其次是对出血原因进行鉴别。不能错失的致命疾病诊断包括:①动脉瘤性 SAH;②假性动脉瘤破裂;③心内膜炎真菌性动脉瘤破裂;④脑膜炎和(或)脑炎。

1. SAH 的诊断　SAH 诊断的主要手段是头颅计算机断层扫描(CT)平扫和腰穿。阴性的 CT 扫描和腰穿结果可以排除 SAH 的诊断,但需在症状出现后数天内检查,以免出血吸收造成假阴性结果。无论如何,如果对诊断仍存疑虑,应考虑作全脑血管造影。

头颅 CT 是诊断 SAH 的基本手段。出血后 24 小时内检查的检出率为 92%。应采取从脑底部开始的薄扫 CT 以增加发现小出血的敏感度。

CT 扫描(出血后 72 小时内)显示的血块分布位置对于预测动脉瘤类别的作用是不准确的。除非是大脑前动脉或前交通动脉瘤或脑内血肿。

头颅 CT 检测 SAH 的灵敏度在出血后 12 小内最高(接近 100%),然后随着时间的推移逐步下降,至第 5 天约为 58%。但当 SAH 出血较轻微时,CT 的检出率可能会明显下降。例如,在一项研究中,轻微的 SAH 的患者经 CT 扫描有 55%不能确诊,但全部患者的腰椎穿刺均呈阳性。

即使头颅 CT 扫描阴性,如果仍高度怀疑 SAH,需做腰穿检查。典型的表现是腰穿初压高,并且红细胞计数升高,同时第一管到第四管脑脊液红细胞计数不会下降。将脑脊液标本立即离心的方法有助于鉴别穿刺伤造成的出血。

对于脑磁共振检查(MRI)检查,有限的数据表明,质子密度和液体衰减反转恢复(FLAIR)序列诊断急性 SAH 的敏感度和头颅 CT 接近。此外,MRI 的 FLAIR 和 T_2 加权成像序列对亚急性 SAH 的敏感度较高(例如,出血后 4 天)。

SAH 的漏诊并不少见,常见的原因有 3 个:①没有重视 SAH 的临床表现;②没有进行头部 CT 扫描或对 CT 扫描诊断 SAH 的局限性了解不足;③未进行腰穿或没有正确解释腰穿结果。即便临床表现典型,SAH 诊断的延误仍然不少见,约有 25%的 SAH 患者的治疗因此延误,并可能影响预后。

2.病因诊断　一旦 SAH 的诊断成立,为查明出血原因,必须尽早作全脑数字减影血管造影术(DSA)。作为诊断动脉瘤性 SAH 的金标准,DSA 不但拥有最高的分辨率,可以显示动脉瘤的解剖形态,对于进一步治疗决策的指导意义最大。

约有 14%~22%的 SAH 会出现首次血管造影阴性。考虑到病变被隐藏在新鲜血块下的可能,必须在出现阴性结果后 4~14 天重复血管造影。至于是否在 2~3 个月后在进行第三次造影存在争议,可能不是必需的。

CT 血管造影(CTA)和磁共振血管造影(MRA)作为筛选和术前规划的无创检查是有用的。CTA 和

MRA 在确定 3～5mm 或更大的动脉瘤方面,具有高度的敏感性,但这两项检查仍没未达到常规血管造影的分辨率。使用常规血管造影或数字减影血管造影作为金标准,CTA 检测破裂动脉瘤的灵敏度,可达到 83％～98％。联合经颅多普勒超声(TCD)检查,可提高 CTA 或 MRA 的诊断性能,但小的动脉瘤可能无法可靠地确定。

目前临床中 CTA 的作用在不断提高。与传统的血管造影相比较,CTA 的主要优点在于可以较迅速和方便的获得,往往在 SAH 后经头颅 CT 扫描时就可以获得初步诊断。CTA 越来越多地替代血管造影运用于 SAH 患者,从而避免了常规血管造影的需要。尤其是当病情恶化,需要紧急开颅血肿清除时。此外,在处理急诊患者时,CTA 比 MRA 更为实用。

3.并发症诊断　SAH 的致死率和致残率极高,其中大约有 10％于到达医院之前死亡,25％于发病后 24 小时内死亡,而约 45％在 30 天之内死亡。其原因为 SAH 常常出现一系列并发症,如:再出血、血管痉挛,迟发性脑缺血损伤、脑积水、颅内压增高、脑水肿、癫痫发作、低钠血症、心脏异常、下丘脑功能障碍和垂体功能不全等。

二、SAH 患者的评估

(一)超急性期评估和处理

1.急救和转运　应充分重视 SAH 超急性期的处理,以确保 SAH 不被漏诊和及时转运至"高容量的治疗中心"。应对急救人员进行继续教育,从而充分认识到在患者出现不同程度的意识障碍时,进行神经系统评估的重要性。在快速转运患者时,应该提前通知医院的急诊室进行准备,以避免不必要的延误。

尽管 SAH 患者急诊时并非都有局灶性神经功能障碍,但若患者有 1 项以上的症状和体征,包括头痛、不同程度的意识障碍或呕吐时,急救人员应高度怀疑患者发生 SAH。

2.气道、呼吸、循环(ABC)评估

(1)气道安全性评估:由于重症 SAH 患者常伴有不同程度的气道梗阻和误吸,故需要严密关注有严重神经功能障碍的患者的气道是否通畅,需评估紧急气管插管的风险和获益。一旦出现呼吸困难和(或)氧合障碍,需立即行快速气管插管。气管插管后还应放置经鼻或经口胃管以避免误吸。

(2)呼吸状态评估:严密监测通气和氧合状况,维持尽可能高的动脉血氧饱和度和适当的动脉血二氧化碳分压(30～35mmHg),避免缺氧、过度通气和二氧化碳潴留。

(3)循环和心脏状态评估:严密监测心脏和循环状况,包括心律失常、低血压、高血压和过度的血压波动。

(二)神经功能状态和出血严重程度评估

有多种评价量表可对 SAH 患者进行评价,包括 Hunt-Hess 分级、Fisher 分级、格拉斯哥昏迷量表(GCS)以及世界神经外科医师联盟委员会(WFNS)分级和 Claassen CT 分级等。实际上,每种量表都有其局限性。这些量表多数来自回顾性研究,而且并未对不同评价者之间的差异进行评估。尽管对量表的选择尚存争议,但我们依然建议,至少选择一种量表对 SAH 患者进行评估,并记录在案。

应用于重症 SAH 患者评估量表主要分 3 种:①通过对临床症状体征进行疾病严重程度评估,如 GCS 评分、Hunt-Hess 分级和 WFNS 分级;②根据 CT 显示出血多少,评估疾病严重程度和并发症发生可能性,如 Fisher 分级和 Claassen CT 分级;③转归评估,常用格拉斯哥转归评分(GOS)。

临床上,SAH 严重程度并不总是与出血量相关。此外,常常会有发病时临床表现差.之后一度缓解,待血管痉挛出现后再次恶化的现象。最终的预后常常在数周后才能准确判断。对于神经重症医师,重点在于判断疾病此刻的严重程度和可能的并发症进展程度,以及采取的治疗措施的风险,以此作为临床治疗决策的依据。毋庸置疑,方案制订需要综合考量和连续评估,这些因素包括:①发病以来的临床表现,包括症状体征以及变化过程。虽然许多 SAH 患者发病后有临床缓解的表现,但仍应谨记患者曾有的严重表现,以免误判患者对 SAH 反映的严重程度。②CT 显示的出血严重程度。对于判断如脑积水和脑血管痉挛严重程度非常重要。③患者既往状况和合并症及已发并发症的情况。对于高龄或极年轻的患者,合并严重的全身性疾病的患者(如高血压、糖尿病、严重动脉硬化、慢性阻塞性肺疾患、心功能不全、垂体功能低下、甲状腺功能障碍、严重贫血、严重感染等),以及早期出现严重并发症(如严重心肌损伤,神经源性肺水肿等)或早期血管造影发现严重血管痉挛者均应高度重视,并将 SAH 分级调高一级。尤其值得注意的是那些临床症状与 CT 出血严重程度不符的患者,例如 Hunt-Hess 4 级和 Fisher 2 级。

1.神经功能状态评估

(1)GCS:GCS 是目前最常用的意识评估工具。改良的 GCS 评分应记录最好反应/最差反应和左侧/右侧运动评分。对于观察迟发神经功能障碍,有人建议使用改良 GCS 评分,连续评估最差反应,以期早期发现神经功能恶化。

(2)Hunt-Hess 分级(表 10-15)

表 10-15 Hunt-Hess 分级

分级	症状
0	未破裂动脉瘤
1	无症状或轻度头痛,极轻微的颈项强直
1a	无急性脑膜/脑反应,但有固定的神经功能缺失
2	中至重度头痛,可见颈项强直,或脑神经瘫痪(如Ⅲ,Ⅳ)
3	嗜睡、错乱状态或轻度定向障碍
4	昏迷状态,中到重度偏瘫,早期去脑强直,可伴有自主神经障碍
5	深昏迷状态,去脑强直,濒死状态

应用中需注意的问题包括:①对于严重的全身性疾病(例如糖尿病、严重动脉硬化、慢性阻塞性肺疾患)或血管造影发现严重血管痉挛者,评分加 1 分。②出于慎重考虑,应以发病来最严重的临床表现作为评分标准。

(3)WFNS 分级(表 10-16)

表 10-16 WFNS 的 SAH 分级

WFNS 分级	GCS 评分	运动障碍
Ⅰ	15	无
Ⅱ	14～13	无
Ⅲ	14～13	有
Ⅳ	12～7	有或无
Ⅴ	6～3	有或无

2.出血严重程度分级和脑血管痉挛风险评估

(1)Fisher 分级(表 10-17)

(2)改良 Fisher 分级与 Fisher 分级的比较(表 10-18)

(3)Claassen CT 分级(表 10-19)

表 10-17　根据 SAH 出血严重程度的 CT 表现的 Fisher 分级

分级	CT 表现
1	未见出血
2	弥漫出血,未形成血块,垂直厚度小于 1mm
3	较厚积血,垂直厚度大于 1mm(纵裂、岛池、环池)或水平面上(侧裂池、脚间池)长×宽大于 5mm×3mm
4	脑内血肿或脑室内积血,但基底池内无或有少量弥漫性出血

表 10-18　改良 Fisher 评分与 Fisher 评分用于预测脑血管痉挛发生率的比较

分级	改良 Fisher	血管痉挛发生率(%)	Fisher	血管痉挛发生率(%)
0	无 SAH 或 IVH	—	—	—
1	薄的 SAH,无 IVH	—	未见出血	21
2	薄的 SAH,有 IVH	24	局部或散在薄的 SAH	25
3	厚的 SAH,无 IVH	33	弥散厚的 SAH 或局部血块,有/无脑出血或 IVH	37
		33		
4	厚的 SAH,有 IVH	40	无或弥散厚的 SAH,有脑内血肿和脑室内积血	31

注:ICH :颅内血肿;IVH :脑室内积血。

表 10-19　Claassen CT 分级

分级	CT 显示出血量
1	没有 SAH,无脑室内积血
2	少量 SAH,无脑室内积血
3	少量 SAH,伴有双侧脑室内积血
4	较厚的 SAH(完全充满一个或更多脑池或脑裂),没有双侧脑室积血
5	较厚的 SAH(完全充满一个或更多脑池或脑裂),伴有双侧脑室积血

　　3.转归评估　有许多因素影响 SAH 的转归,不同国家的病死率报告差异很大。影响 SAH 患者预后的因素可分为:患者因素、动脉瘤因素和医疗机构因素。患者因素包括初次出血的严重程度、年龄、性别、接受治疗的时间以及合并症,如高血压、心房纤颤、充血性心衰、冠心病和肾病。动脉瘤因素包括动脉瘤的大小、位于后循环或形态学表现。医疗机构因素包括外科手术技巧及血管内操作的有效性、机构治疗 SAH 患者的容量以及对患者作首次评估的机构的类型。

　　通常采用 GOS 对 SAH 患者的转归进行评估(表 10-20)。

　　4.患者风险因素评估　应对患者进行详细的体检及记录病史,同时需格外关注 SAH 的危险因素(表 10-21)。对年轻或有药物滥用史的患者,必须要检测是否中毒。入院时,一定要记录可影响患者预后的危险因素,如年龄、高血压史、发病至接诊的时间以及接诊时血压等。

表 10-20　GOS 转归评分

评分	等级	描述
5	恢复良好	恢复正常生活,尽管有轻度缺陷
4	轻度残疾	残疾但可独立生活;能在保护下工作
3	重度残疾	清醒、残疾,日常生活需要照料
2	植物生存	仅有最小反应(如随着睡眠/清醒周期,眼睛能睁开)
1	死亡	死亡

表 10-21　SAH 患者危险因素记录表

患者高危因素评估		
年龄(岁)	40~60	>60 或<40
性别	男	女
前哨头痛	无	有
家族史	无	有
发病时间		
意识障碍	无	有:持续时间
呕吐	无	有
剧烈头痛	无	有
剧烈后枕部疼痛,颈痛	无	有
癫痫发作	无	有:持续时间,表现
运动障碍	无	有:持续时间,表现
语言障碍	无	有:持续时间,表现
其他神经功能障碍如复视	无	有:表现
失禁	无	有
精神异常、谵妄、烦躁	无	有
入院时血压(mmHg)	90~160	>160 或<90
入院时 SpO$_2$(%)	90~100	<90
入院时体温(℃)	<38.5	≥38.5
高血压病史	无	有:时程,程度,治疗情况
心律失常病史	无	有:时程,程度,治疗情况
心功能不全	无	有:时程,程度,治疗情况
冠心病	无	有:时程,程度,治疗情况
COPD	无	有:时程,程度,治疗情况
呼衰	无	有:时程,程度,治疗情况
严重哮喘	无	有:时程,程度,治疗情况
严重过敏史	无	有:时程,程度,治疗情况
肾病	无	有:时程,程度,治疗情况
肝病	无	有:时程,程度,治疗情况
近期发热病史	无	有:时程,程度,治疗情况
吸烟	无	有:时程,剂量
酗酒	无	有:时程,剂量
药物滥用史	无	有:种类,时程,剂量
其他		

5.脑电监测和评估

(1)脑电双频指数(BIS):BIS采取的是双频谱分析,不仅分析脑电图(EEG)功率和频率,还分析EEG各个成分波之间的非线性关系(位相和谐波),因而其数值比单纯功率谱分析包含更丰富的信息。由于BIS属于量化参数,临床应用相对方便直观。BIS以往主要用于麻醉深度的监测。近年来,已有一些病例研究提示其在脑卒中领域的应用价值,在昏迷程度判断,镇静深度选择以及动态观察病情变化(如预测脑缺血)和治疗反应上作用显著。

(2)定量脑电图分析(qEEG)监测:qEEG监测在出血性脑卒中的研究主要针对SAH的患者,用以探测出血后的血管痉挛并预测迟发性脑缺血的发生。EEG对脑血流变化高度敏感,能够早于临床及影像学检查之前发现血管痉挛所造成的脑缺血,故SAH发病后EEG的持续监测已经在临床上应用多年。早年的研究显示EEG慢波成分增加并波幅降低时,患者发生血管痉挛并极有可能发生迟发性脑缺血。近些年的研究表明,相对功率比ADR是判定SAH后是否存在血管痉挛以及预测迟发性脑缺血发生的重要指标。此外,与传统头皮EEG比较,皮质EEG抗干扰能力更强,敏感性更高、信号也更稳定,故可能更适合于量化分析。

三、SAH 后再出血的预防

再出血是严重影响SAH患者预后的主要因素,其中超早期再出血(初次出血后24小时内)占9%～17%,40%～87%在初次出血后6小时内,多数再出血发生在8小时内。再出血的危险因素包括:①大动脉瘤;②明显神经功能障碍;③初次出血后3小时内行脑血管造影;④初次出血时意识丧失;⑤动脉瘤闭塞不全及延迟治疗。

(一)卧床休息

卧床休息是预防SAH患者再出血的重要措施。尽管有研究显示,单纯卧床并不能降低再出血的发生率,但它显然是预防再出血治疗的一部分。必要时给予适当镇静治疗也应属于考虑范围内,但须注意意识障碍时的气道管理。

(二)血压控制

血压升高是否是SAH再出血的独立危险因素,尚无定论。考虑到SAH后再出血和脑缺血风险并存,血压控制的范围需要考虑到患者基础血压、年龄、再出血和缺血风险率等。目前尚缺乏严格的对照研究证实控制血压与SAH急性期再出血的关系。值得注意的是,再出血的发生可能不仅仅是单纯血压过高造成的,血压的大幅度波动较血压的绝对值可能更具相关性。

脑的特殊性在于存在血-脑脊液屏障及脑血管自动调节功能,不同患者的自动调节功能和可耐受的最低平均动脉压存在明显个体差异。而SAH时血-脑脊液屏障和脑血管自动调节功能受到不同程度损害,因此,控制性降压时必须考虑降压药物对脑血管自动调节功能、脑血流量和颅内压的影响。

1.降压药物的选择　由于药物作用机制不同,降压药物对脑血流和颅内压的影响也不尽相同。许多降压药物实际上会增加脑血流或颅内压,故SAH患者选择降压药物时应慎重考虑实际脑灌注控制需求。理想的神经重症降压药物需满足以下要求:控制血压迅速温和、半衰期短、剂量-效应可以预测、可供静脉使用。急性SAH的血压控制可选择拉贝洛尔、尼卡地平、乌拉地尔、利尿剂等。由于硝普钠有升高颅内压的不良反应,且长时间输注还有可能引起氰化物中毒,应避免使用硝普钠。

2.血压控制的目标　血压控制的目标应以平时的基础血压为准,尤其是患者既往有高血压病史。必须严格避免低血压。有研究建议,动脉瘤没有处理前,应该治疗过度升高的血压,平均动脉压<110mmHg不

需要处理。

避免不必要的操作,如通便、导尿等。改善环境、适度镇静镇痛对于缓解血压增高减少血压波动是有益的。

如果出现不能解释的突发血压升高,尤其是高过初次出血时的血压,要高度怀疑再出血的可能。

3.血压控制的监测　必须了解患者的基础血压、SAH第一次出血时的血压。必须严格监测血压,不仅仅是血压升高,还有血压波动。必须监测降压药物对脑血管自动调节功能、脑血流灌注和颅内压的影响。建议使用经颅多普勒和颅内压监测。必要时也需要监测体循环血流动力学状态。

(三)抗纤溶治疗

抗纤溶治疗可减少再出血的发生率,但增加缺血性脑损伤的发生,因此对整体预后改善不明显。目前提倡初次出血后72小时内给予抗纤溶治疗。SAH后72小时再出血的风险已经显著降低,抗纤溶治疗会增加药物不良作用,应当避免。

未处理动脉瘤使用抗纤溶治疗预防再出血需权衡出血和缺血的风险,尤其是对于合并早期脑血管痉挛的患者。存在血栓危险因素的患者,抗纤溶治疗为相对禁忌证,如患者有中风病史、心肌梗死、周围血管疾病或心电图异常等。

抗纤溶治疗时应该密切筛查深静脉血栓。血管内治疗动脉瘤之前2小时应该停止使用抗纤溶治疗。通常使用氨甲环酸或氨基乙酸静脉制剂。

在早期治疗SAH时,如果对患者采用抗纤溶治疗的同时,联合预防性地抗血管痉挛治疗,则既可降低再出血率,又能够防止缺血性卒中的发生。

(四)手术或血管内治疗闭塞破裂动脉瘤

1.早期治疗　只有闭塞动脉瘤才能根本防止再出血。因此,应尽量创造条件尽早闭塞破裂的动脉瘤。治疗前的时间越长,治疗前再出血的发生率就越高,而且预后越差。近年来,对破裂动脉瘤进行早期手术的趋势有所增加,尤其对于术前分级较低和中等的患者。同时,早期手术还有利于抗脑血管痉挛治疗。从理论上说,血管内治疗可在行诊断性造影时即实施,不仅节省时间,亦不会增加风险。

2.术式选择　选择介入栓塞或手术夹闭对再出血的发生率没有显著性差异。治疗方法的选择需在造影后由外科医师和血管内治疗医师共同决定。如果患者的病情允许,造影后应即刻对动脉瘤行血管内治疗,以缩短治疗时间,降低数小时内的再出血风险。

对颅内动脉瘤的治疗是否有效,主要取决于两个因素,即再出血率和经影像学检查的动脉瘤复发率。动脉瘤栓塞后的再出血率约为每年0.9%,动脉瘤的闭塞程度与再出血率有显著相关性。尽管动脉瘤的闭塞程度并非是影响再出血的唯一因素,但完全闭塞动脉瘤仍是血管内与手术治疗的共同目标。

病例报道和队列研究均已证实,经手术或血管内治疗后完全闭塞的动脉瘤,依然有发生再出血的可能。最近一项对431例破裂动脉瘤患者行栓塞治疗的研究显示,早期再出血率为1.4%,且再出血的死亡率达100%,其中有2例患者的动脉瘤经影像学检查已达到完全闭塞。但多数再出血还是出现于治疗后造影显示动脉瘤闭塞不完全的患者中。不完全闭塞的动脉瘤亦可发生再生长。而大部分颅内动脉瘤无法经一次治疗即达到完全闭塞。

动脉瘤的大小和形状是导致其闭塞不完全及复发的最重要原因。对大脑中动脉瘤的栓塞较为困难,而该部位的动脉瘤较其他部位更适合开颅手术治疗。通常,后循环动脉瘤的开颅手术治疗较为困难,而栓塞治疗的效果会更好。海绵窦段及颈内动脉动脉瘤的开颅手术治疗也很困难,两种方式比较,栓塞处理相对容易,两种方法均能减轻动脉瘤的压迫症状。

能否完全栓塞与动脉瘤的大小及术后并发症相关。在有些研究中,动脉瘤颈的大小被认为是影响完全栓塞和复发的独立因素。瘤颈＜5mm 及瘤颈/体比值＜0.5 的动脉瘤,预后更好且更易完全栓塞。荟萃分析也指出,血管内治疗瘤径＞25mm 的巨大动脉瘤,致死率和致残率均较高。原因是完全栓塞巨大动脉瘤很困难,且复查时常需再次栓塞。瘤径＜3mm 的微小动脉瘤用弹簧圈栓塞非常困难,并且动脉瘤易在术中发生破裂。但目前尚缺乏对照研究评价动脉瘤的大小对预后所产生的影响。

　　患者的全身状况与出血后并发症也对治疗方式的选择产生影响。若发现较大的血肿,占位效应严重,最好行开颅手术清除血肿以降低颅压。若患者的神经功能评分较差或脑肿胀明显,将会增加手术风险。但对血管内治疗的影响则相对较小。部分患者也可采用栓塞与外科减压术联合治疗。

　　术者的技术水平及所在的医疗中心对患者预后亦有较大影响。无论是开颅手术还是血管内治疗病例的选择需要考虑很多因素,包括患者的一般状况、动脉瘤的特征、医院设备的质量、临床医师的技术水平和经验等。

　　动脉瘤栓塞后复发并不少见,即使初次栓塞完全的动脉瘤也可复发,常需再次栓塞以预防动脉瘤的复发和出血。在动脉瘤不全栓塞的患者出现 SAH 与其他症状之前,即应对其进行影像学随访。目前,尚不能确定有多少动脉瘤在栓塞后还需再次治疗。因此,若不能对动脉瘤进行完全栓塞,可以考虑行开颅手术夹闭。

　　临床上也可通过闭塞动脉瘤的载瘤动脉进行治疗,但该疗法可能引起脑缺血,尤其是对 SAH 急性期的患者。治疗前可通过球囊闭塞试验,根据脑功能及血流动力学变化以评估是否能够闭塞载瘤动脉。但有时闭塞试验呈阴性,甚至接受过颅内一侧血管旁路移植术的患者仍然会出现脑缺血。闭塞载瘤动脉可通过夹闭或血管内治疗进行。操作过程中需要全身肝素化,这在 SAH 的急性期会产生一定的风险。该治疗方法一般只在既不能手术也不能用弹簧圈栓塞,且如不治疗其风险很大的情况下,才会被采用。颈动脉结扎术虽可降低再出血率,但手术失败(发生再出血及术后并发症)的风险较直接处理动脉瘤的方法高。

　　决定患者血管内治疗或手术治疗效果最重要的因素是患者术前的神经功能状况,而这取决于出血当时的严重程度。

　　3.术后复查　动脉瘤闭塞后应对患者进行长期随访。如果已明确动脉瘤被完全闭塞,通常要求患者在术后 6 个月行造影复查,再根据造影结果决定随后的复查时间。若动脉瘤未能完全栓塞,影像学随访的时间间隔更应缩短。

　　血管造影一直是栓塞后的首选复查手段。目前的证据显示,经手术治疗的动脉瘤闭塞不完全及复发率明显低于栓塞治疗。目前的数据提示,动脉瘤包裹术并不能有效地防止再出血,无法得出动脉瘤包裹术的疗效优于保守治疗的结论。

　　4.总体建议

　　(1)需要尽早对动脉瘤性 SAH 患者行动脉瘤夹闭或血管内治疗以减少再出血的发生。

　　(2)与动脉瘤完全闭塞相比较,行动脉瘤包裹术、夹闭不全及不完全栓塞的动脉瘤,再出血风险较高,需要长期的造影随访。因此,应尽可能完全闭塞动脉瘤。

　　(3)对于破裂动脉瘤治疗方案的选择,如果经验丰富的外科医师和血管内治疗医师一致认为,血管内或手术治疗均可实施,则血管内治疗的效果更好。要注意根据患者的病情及动脉瘤的特点来决定治疗方案。建议尽量在可同时提供两种疗法的医院内,对患者进行治疗。

　　(4)尽管既往的研究认为,早期和延期手术对 SAH 患者的总体预后并无影响,但出血后的早期治疗可以降低再出血率,而且新技术的使用可以提高其疗效。推荐对多数患者都应进行早期干预。

（5）具体术式的选择应考虑以下几个方面：

1）术者经验水平；

2）本机构治疗总体水平；

3）时机：早期手术需考虑脑肿胀的因素，通常介入治疗影响较小；开颅手术治疗常常会加重脑损伤；

4）合并血肿的SAH患者需接受开颅手术以清除血肿；

5）如有可能，即使是分级较高、病情较重的患者亦应尽早接受动脉瘤闭塞治疗，可以为神经重症医师进一步治疗提供可靠基础。

四、脑血管痉挛和迟发脑缺血的防治

（一）关于脑血管痉挛（CVS）和迟发脑缺血（DCI）的争议

决定SAH不良预后的最重要因素是急性SAH对脑组织的危害作用，以及迟发脑缺血损伤。SAH造成脑血流量的急剧下降，减弱了脑血管自动调节功能，进而造成急性脑缺血。这些病生理过程导致了颅内压的上升和脑灌注压的下降。减弱了氧化亚氮的有效性，剧烈的急性血管收缩，以及微血管血小板聚集，微血管胶原酶的激活，微血管胶原的缺失，内膜屏障抗原导致微血管灌注下降和渗透率增加。尽管最近对SAH造成脑损伤的机制了解有所进步，却少有有效的治疗方案提出，未来需要更深入的研究。脑血管痉挛（CVS）造成迟发脑缺血（DCI）损害是影响预后的另一个主要因素，同样存在争议需要进一步研究。

CVS的诊断主要依据患者的临床症状、体征及TCD检查和脑血管造影的影像，如果仅在血管造影时发现血管处于痉挛状态，患者没有相应的神经功能缺损症状，则称为"无症状性血管痉挛"，如果患者出现迟发神经功能缺损症状，则称为"症状性血管痉挛"，又称DCI。

CVS即指"颅内动脉的持续性收缩状态"。但具体的诊断标准存在很大分歧，并且CVS是否是DCI的唯一病因也尚无定论。DCI与CVS常伴随出现，但也可独立发生，只存在CVS而没有DCI的情况也较常见。因DCI导致的患者病情恶化，常需要排除其他并发症如低钠血症、感染及低血压等，在昏迷或镇静患者中则需要更多的监测手段如TCD和EEG等。

根据不同监测手段，CVS的诊断分为TCD证实的CVS、血管造影CVS和症状性CVS。症状性CVS的定义为出现CVS的SAH患者出现临床恶化并除外其他原因（如癫痫、脑积水、脑水肿等），发生率约为20%～40%。DCI被定义为症状性CVS或CVS时CT或MRI上出现新的梗死。CVS最严重的后果是DCI。文献中对DCI的定义不一，与CVS也常互换使用。为避免在定义DCI时的不一致性，有学者提出将影像学上的CVS、DCI所致的病情恶化、脑梗及功能结局分别定义。建议将脑梗死（CT或MRI）及功能结局作为研究DCI的指标，与预后相关性更好，研究者之间更易达成一致，并且可以发现昏迷或镇静患者的病灶。DCI所致的病情恶化可作为次级指标，影像学的CVS可以作为概念验证，而不能作为预后指标，TCD则不适于作为概念验证。

（二）病因和病理生理机制

1.病因 位于脑底Willis动脉环周围的颅内动脉瘤破裂常导致广泛的SAH，流入蛛网膜下腔的血液及其降解产物是导致CVS的最主要原因。CVS的发生率以及严重程度多与蛛网膜下腔积血的多少密切相关。颅脑损伤、颅脑手术或血管内介入治疗过程中，对血管的损伤、挤压和牵拉、血管内操作中的机械刺激、造影剂等化学物质以及手术中出血流入蛛网膜下腔等因素也可导致CVS。

2.病理生理机制 CVS和DCI的病理生理机制并不是十分清楚，CVS的病理生理机制可能与下列因素有关：①血液及手术器械对血管壁的机械性刺激；②血块压迫、血管壁营养障碍等导致血管壁结构破坏；

③氧合血红蛋白氧化成高铁血红蛋白并释放氧自由基造成的损伤;④各种血管活性物质,如 5-羟色胺、儿茶酚胺、血红蛋白及花生四烯酸代谢产物的缩血管作用;⑤颅内压增高,过量脱水治疗而不及时补充血容量造成的血液浓缩;⑥血管壁的炎症和免疫反应。

以上各种理化因素均可导致血管壁平滑肌细胞膜通透性改变,钙离子内流增加,同时细胞内钙库释放增多,最终导致平滑肌细胞内钙离子浓度增加,促使血管平滑肌发生异常收缩,导致血管痉挛。因此,钙离子超载是目前公认的 CVS 发生过程中最重要的环节。

3.脑血管痉挛的分类　根据部位或者范围可分为 3 类:①弥漫性 CVS,血管痉挛可同时涉及颈内动脉、椎基底动脉、大脑中动脉、大脑前动脉的近段等多支颅内主要血管,造影显示各血管显影不清,呈线状;②多节段性 CVS,造影显示一支或数支颅内动脉呈粗细不均的腊肠样或竹节样痉挛;③局灶性 CVS,主要是发生于破裂动脉瘤所在的载瘤动脉的局限性痉挛。

根据血管造影显示的管腔狭窄程度,CVS 可分为 3 级:①重度:管腔缩窄 50％或以上;②中度:管腔缩窄 25％～50％;③轻度:管腔缩窄小于 25％。

根据病程可分为早发性和迟发性 CVS。早发性 CVS 多于出血后 24 小时内发生,急诊血管造影可发现,多为破裂动脉瘤附近的单侧局灶性血管痉挛。传统的脑血管造影通常只能发现颅内大血管的血管痉挛,采用正交极化光谱成像方法,可以定性和定量研究大脑皮层的微循环血流状况。2003 年的一项研究发现,SAH 后早期(夹闭术前)有超过 50％的患者发生了节段性的微血管痉挛,血管直径减少可多达 75％,由此引起一系列临床症状,并最终影响临床转归。因此,及时发现微血管痉挛的发生并尽早防治,是提高脑血管痉挛疗效的关键之一。典型的迟发性 CVS 多在 SAH 后第 3～5 天开始出现,第 7～10 天达高峰,持续 2～3 周后逐渐缓解。

(三)CVS 和 DCI 的诊断

1.临床表现

(1)病史:明确的颅内动脉瘤破裂导致 SAH,患者有典型的剧烈头痛发作史。其他情况还包括颅脑损伤、血管内介入治疗、颅脑手术或其他颅脑疾病史。

(2)典型症状:CVS 本身并无典型的特异性临床表现,一般在 SAH 后 3～5 天,如果出现意识状态的恶化,甚至伴随新出现的局灶定位体征,如偏瘫、偏身感觉障碍、失语,以及颅内压增高的表现,如头痛、呕吐等,临床除外电解质紊乱,CT 检查除外继发性脑积水及颅内血肿等后,需高度怀疑 CVS 的可能性。还有不明原因的体温升高、白细胞增多也需引起临床重视,存在 CVS 的可能性。虽然首要重视的是临床表现,但床边评估意义有限,尤其对于神经状况较差或镇静患者,需要更为积极的监测。

DCI 所致的病情恶化包括:①局灶性神经障碍;②GCS 评分减少 2 分或以上;③病情恶化持续超过 1 小时;④排除动脉瘤闭塞后早期病情恶化,以及其他情况所致。

DCI 所致脑梗死的定义包括:①SAH 后 6 周内,CT 或 MRI 发现病灶,或死亡前最后一次 CT 或 MRI 发现,或尸检时发现;②排除动脉瘤闭塞后 24～48 小时之间 CT 或 MRI 发现的脑梗;③排除其他因素如动脉瘤夹闭或血管内治疗;④排除脑室置管及脑内血肿所致的 CT 低密度影。

(3)时程:CVS 通常发生在 SAH 后 3～14 天,但具体时程并不确定。30％～70％的患者发生血管造影 CVS,但它的临床意义尚不清楚。

(4)脑血管痉挛的风险因素:包括较差的临床分级、CT 显示较厚的出血(SAH 和脑室出血)、发热、入院时高血压、前哨出血、血容量不足、低心输出量和吸烟。

2.辅助检查

(1)脑血管造影:脑血管造影是脑血管痉挛诊断的“金标准”,如果血管造影证实患者存在严重的脑血管痉挛,也可以考虑同时行血管内介入治疗,或直接在痉挛部位行血管内球囊扩张术。

(2)TCD血流检测:TCD显示的血流速度升高比出现临床症状早24~48小时。因此,动态监测TCD可以为症状性CVS提供治疗窗。对于血管造影性CVS,TCD的大脑中动脉(MCA)平均流速大于200cm/s时的预测阳性率为87%,而MCA平均流速小于120cm/s时的阴性预测率为94%。然而,对其他部位血管(如大脑前动脉)的预测意义不大。对于症状性CVS,TCD流速变化的预测意义也有限。

Lindegaard比值(即MCA与颈内动脉血流速度的比值)可用于校正充血(由于心输出量增加或贫血)对平均流速的影响(表10-22)。

表10-22　Lindegaard比值预测血管造影性脑血管痉挛

MCA/ICA流速比值	血管造影性脑血管痉挛
<3	无痉挛
3~4.5	轻度血管痉挛
4.5~6	中度血管痉挛
>6	重度血管痉挛

MCA:大脑中动脉;ICA:颈内动脉

SAH后需每日进行TCD检查以动态观察脑血流速度变化,并进而筛查出需要严密监测的可能出现症状性CVS患者。CVS的治疗不必根据TCD值的变化。患者应保持等容量状态,一旦症状性痉挛或脑缺血出现,需着手进一步的评估和治疗。当患者状态难以观察(昏迷、镇静等)而TCD监测显示流速值上升时,可考虑做血管造影或CTA/MRA以确定血管痉挛的状态。TCD流速值正常可以作为预测脑血管造影性和症状性CVS阴性的手段。

虽然受操作者影响较大,但在训练有素的神经重症中心,动态TCD监测对于脑血流灌注状态的判断以及CVS诊断的敏感性和特异性均较高。脑血流速度受多种因素影响,诸如年龄、颅内压、动脉压、二氧化碳水平、脑血管解剖、侧支循环以及对治疗干预的反应。因此,临床上应将TCD监测作为动态观察多方面参数的指标。应尽早取得患者基线TCD血流状态和大脑动脉受损情况,并动态监测评估病情变化以及对治疗的反应。

(3)CTA和MRA:CTA与血管造影相关性较好,且敏感性(80%)特异性(93%)都较高。但CTA测得血管管径较实际值小,所以可能过度估计血管痉挛的严重程度。对于诊断小动脉的血管痉挛,以及鉴别轻度和中度痉挛,尚有一定局限性。

(四)CVS和DCI的治疗

CVS和DCI的临床处理包括预防、病因治疗、支持治疗和防治并发症等4个方面。具体治疗措施的原则包括:保护和恢复脑血管自动调节功能、保护血-脑脊液屏障、改善体循环和脑血流动力学参数以保持有效脑灌注、控制并发症(如颅内压增高、脑水肿、心肺并发症等)。

1.病因治疗

(1)破裂动脉瘤的闭塞为后续治疗提供可靠的基础,应尽早实施。即使患者入院时病情已危重。如采取手术夹闭动脉瘤,可顺势清除蛛网膜下腔的积血。

(2)早期尽可能地清除蛛网膜下腔的积血,是预防SAH后CVS的有效手段。除开颅手术之外,采用脑室脑池外引流和(或)腰穿腰池引流,可清除蛛网膜下腔积血及减少其他致痉物质,降低颅内压,预防脑积水。各种引流方法均有风险性和局限性,需根据具体情况酌情使用。

(3)风险因素控制包括发热控制、癫痫控制、避免低血压、低心输出量、低血容量和贫血及内环境紊乱等。高钙血症可造成或加重血管痉挛,需要避免和纠正。此外,开颅手术及血管内介入操作中,也要考虑尽可能减轻局部血管刺激和损伤、避免手术中出血流入蛛网膜下腔,诱发脑血管痉挛。

2.药物治疗

(1)钙离子拮抗剂:尼莫地平是唯一的经大型试验证明改善 SAH 结果的药物。荟萃分析提示,尼莫地平能够降低死亡、严重残疾、症状性 CVS 和经 CT 证实的 CVS 所致脑梗死的危险度。然而,尼莫地平并不减少血管造影性 CVS 的发生率。

标准的治疗遵循早期、全程、足量、安全的原则。

推荐尼莫地平的用法和用量如下:

1)早期:急性 SAH 患者入院后应立即开始给予尼莫地平静脉输注。在动脉瘤未处理时应用尼莫地平不会增加再出血发生率,而有研究表明,术前开始应用甚至效果优于术中应用。

2)全程:应根据临床表现和 TCD 等辅助检查判断 CVS 的状态来决定治疗的时程。通常 SAH 后 CVS 可持续 2～3 周,因此尼莫地平维持治疗至少需 14～21 天。说明书建议尼莫地平静脉滴注 14 天,后改为口服序贯治疗。之后是否需要长期口服可借鉴当地医生的经验。

3)足量:尼莫地平静脉输注的剂量依体重而定。治疗剂量为 0.03mg/(kg·h)(最大剂量 2mg/h)静脉持续泵入。最好开放静脉通路单独微量泵入,避免与其他药物混合。体重低于 70kg 或血压不稳的患者,起始剂量为 0.5mg/h,如耐受良好,2 小时后可增加至 1mg/h。体重大于 70kg 的患者,起始剂量为 1mg/h,如耐受良好,2 小时后可增加至 2mg/h。每天静脉给药剂量为 24～48mg。口服序贯治疗的推荐剂量为 60mg,每 4 小时 1 次。

4)安全:静脉泵入尼莫地平时出现血压下降,需首先考虑是否存在血容量不足。适当的血流动力学评估和保持充足的血容量是 CVS 治疗的基础,也是保证尼莫地平治疗足量有效的基础。通常有效循环血量充足时使用尼莫地平是安全的。此外,尼莫地平不增加动脉瘤 SAH 后再出血的发生率,对颅内压的影响与安慰剂相似。

5)有许多研究报告其他使用尼莫地平的方法对治疗难治性 CVS 有效。包括:①术中局部灌洗:将新配置的尼莫地平稀释液(尼莫地平注射液/林格氏液 1:19)加温至与血液温度相同后,于术中脑池滴注;②动脉内持续给药治疗难治性 CVS;③鞘内给药。应注意的是,上述治疗方法均以尼莫地平持续静脉泵入为基础。

(2)镁制剂:硫酸镁作为非竞争性的钙拮抗剂,理论上可以舒张血管,并具有潜在的神经保护作用。

总结多项 Ⅱ 期临床研究,硫酸镁可能减少 DCI 的发生,但可能有低血压、低血钙等不良反应。在一项 Ⅲ 期临床研究中,不支持硫酸镁对 SAH 的益处。现有证据不支持诱导性高血镁治疗,但应避免低镁血症。

(3)他汀类药物:有证据支持早期应用他汀类药物可减少缺血性神经障碍,也可能减少早期 CVS 的发生及早期的死亡率。但这些研究在病例数量及选择、治疗方案、预后评估等实验设计方面的不一致,对早期应用此类药物仍存争议。SAH 后早期应用他汀类药物(辛伐他汀或普伐他汀)仍存争议,但早期应用是安全的(无服用他汀类药物的 SAH 患者)。动脉瘤 SAH 之前长期使用他汀类药物者,应该继续使用。发病前没有服用他汀类药物的患者,也可以考虑加用他汀治疗。

(4)罂粟碱:罂粟碱是一种血管扩张剂,局部应用可高选择性作用于痉挛动脉,缺点为作用时间短暂,对老年患者的血管舒张作用下降。

用法:0.3% 罂粟碱溶液 100ml 以 0.1ml/s 速度动脉内灌注。可用于血管内介入治疗时动脉内灌注或开颅手术中局部灌洗。

(5)其他药物:法舒地尔是一种蛋白激酶抑制剂,可减少血管平滑肌细胞对细胞内钙离子浓度增高的敏感性。日本一项随机临床试验(275 例 SAH 患者)证实,法舒地尔能减少 CVS 发生。根据其使用说明,为避免诱发动脉瘤再破裂出血的危险性,应在导致 SAH 的颅内动脉瘤被夹闭或栓塞后再开始使用,而且用药时间不宜超过 2 周,其剂型为静脉制剂。法舒地尔的推荐用法为每日 2～3 次,每次 30mg 静脉滴注 30 分钟。

3.血管内治疗

(1)适应证:对于存在缺血症状而又无法耐受内科治疗者可以选择血管内治疗,血管内治疗血管痉挛逆转 DCI 症状的有效率为 30％～70％。但是目前还不清楚其时机和必要条件。确切的治疗时机是受多种因素影响的,如血流动力学治疗的效果、患者的耐受能力、以前存在血管狭窄的证据以及患者或者家属的意愿等。

(2)方法:主要方法是介入动脉内给予血管扩张药物(如罂粟碱、尼莫地平和尼卡地平)或介入行血管成形术治疗血管痉挛,并且可以改善神经功能障碍,两者之间没有明显差别。需严密监测评估两种治疗的有效期,防治再次痉挛。血管扩张剂的效果是短暂的,相比之下血管成形术的效果更持久。预防性球囊血管成形术(出血后 96 小时内)并不能减少 DCI 的发生率,但可减少 SAH 患者治疗性球囊扩张的使用率,有潜在的风险,且不一定能够改善临床预后。因此,不推荐预防性使用球囊血管成形术。

(3)药物:血管内给予尼卡地平有助于舒张痉挛血管,改善神经功能障碍,但维拉帕米的作用仍存争议。

(4)并发症:包括血管成形术时的血管破裂,及动脉内给予罂粟碱时的颅内高压及可能的神经毒性。

(5)治疗窗:血管内治疗成功的关键在于尽早,在症状出现 2 小时内实施治疗效果最好。

4.高血流动力学治疗(3H 治疗)　“3H 治疗”是以高血压、高容量以及高血液稀释度 3 个英文单词的字头组成。“3H 的治疗”理念被提倡作为 SAH 导致 CVS 的一线治疗而风靡一时。关于高容量治疗,在最初的报告中,扩容在动脉瘤性 SAH 治疗中扮演双重角色,既能预防脑血管痉挛,也能作为脑血管痉挛发作的主要治疗方法。而随后 Lennihan 等人的研究中发现,高容量和等容量作为预防 CVS 的方法,在局部脑血流量和 14 天 CVS 发生率上无显著性差别。Ekelund 等人的研究证实,预防性高容量治疗不会增加脑血流量。而在一组正常血容量治疗发生 CVS 的患者中发现,使用生理盐水迅速扩容能够改善缺血区域的脑血流灌注。有趣的是,扩容治疗有效的机制被解释为容量增加导致脑灌注压增加,并由此改善了脑灌注。血液稀释在“3H 治疗”中最受争议。此治疗方法的依据是通过血液稀释改善血液黏稠度,改善脑血流灌注流体力学从而改善脑灌注。但最近的回顾性研究却表明,那些平均血红蛋白水平更高的患者预后更好。产生这种研究结果的原因也不难解释,脑灌注需要合适的量也需要足够的质,而过高的血液稀释会影响脑的代谢底物输送。虽然,没有证据表明“3H 治疗”会增加动脉瘤破裂再出血的发生率。但确实许多研究诟病其过高的血流动力学状态造成诸多并发症而直接影响预后,常见的是心力衰竭和肺水肿。

另一方面,考虑到受损脑灌注的脆弱性和保护血-脑脊液屏障及脑血管自动调节功能,应尽量保持血流动力学状态的稳定性,避免剧烈波动加剧脑损伤。

(1)高血流动力学治疗的时机和指征:多种临床症状、实验室检查等监测数据可作为积极治疗及其他检查的指征,以减少 CVS 和 DCI 的发生,但均无循证医学证据支持,主要是基于病理生理学及临床经验。

实际操作中可根据患者的临床表现,进行预警级别分级(表 10-23),并采取相应处理措施。

表 10-23　SAH 后 CVS 和 DCI 的预警分级和相应治疗方案

预警分级	临床表现和监测状态	处理
1 级	危险因素已知(如临床评级差,失血等),无新发症状和影像学表现	脑保护策略,基础治疗,临床监测为主,考虑目标导向体温控制
2 级	新出现的临床表现和(或)影像病灶,不明原因的 MAP 升高	CVS 诊断评估,明确新组织损伤,收住 ICU,试验高血流动力学治疗的反应性,严格控制体温
3 级	确认脑组织损伤	维持高血流动力学状态,考虑血管内治疗和低温治疗
4 级	确认难治性脑组织损伤	一线治疗:如代谢抑制、低温、去骨瓣减压等

(2)高血流动力学治疗方案:理论上,仅从流体力学角度考虑,高血流动力学状态,即"3H 治疗"改善脑血流量有其合理性。由于脑血管痉挛的治疗未有革命性突破,"3H 治疗"仍有其存在价值,但具体细节需一一考虑周全,其中对脑灌注压、血容量和血液稀释的度的把握具有重要的临床意义。

1)脑灌注压调控的度:临床怀疑 DCI 患者,应该进行诱导性高血压试验。高血压在正常或高血容量患者中,与脑血流增多、改善脑组织氧合及神经症状改善有关。此时需要严密监测血压升高与脑灌注血流量增多以及脑代谢改善之间的联系,可利用的监测手段主要包括颅内压、TCD、脑组织微透析和脑氧监测。观察患者对治疗的反应性,确保升压治疗的有效性和安全性。诱导性高血压应当遵循逐渐升高的原则,同时评估不同平均动脉压水平的神经功能,以选择合理的血压水平。需要明确的是,诱导性高血压试验的基础是保证正常的血容量状态。

理论上,血压升高造成脑血流量增加会使颅内压增高。因此,血压选择上应根据颅内压监测做出判断,适度的颅压升高可能意味着脑灌注的改善,而过度的颅内压升高可能意味着脑充血的存在。临床上,诱导性高血压如能改善脑灌注从而改善脑代谢时,因代谢改善导致脑水肿减退,会出现颅内压不升反降的现象,对指导治疗很有意义。而诱导性高血压后出现顽固的颅内压升高往往表明升压治疗是不适当的。需要注意的是,诱导性高血压后临床症状改善和颅内压的下降往往需要一些时间,要结合 TCD 等动态观察。

升压药物的选择应该基于药物的药理学特性。升压作用上,去甲肾上腺素和苯丙肾上腺素优于多巴胺,前两者之间无显著差异。其他升压药物无效时,可考虑选用精氨酸加压素。

当患者存在心室功能不全时,应避免勉强升压。当心室功能不全影响心排量时,必要时应考虑改善心功能,多巴酚丁胺常作为首选药物,米力农及主动脉内球囊反搏也有应用的先例。

综上所述,诱导性高血压作为 CVS 和 DCI 治疗的一部分,需严密全面监测其安全性和有效性。血压升高的度和时程需考虑心肺的承受能力。同样,不必把升高血压作为孤注一掷的砝码,同时调整其他综合治疗(如镇静和低温等),往往可以减轻治疗对血压升高的依赖程度。

2)血容量调控的度:纠正容量失衡是 SAH 治疗的重要环节。容量过多过少都是有害的,维持正常血容量是合理和必要的。SAH 后的低血容量与患者预后不良明显相关。应严格避免低血容量,同样避免预防性高容量治疗。一旦临床需要采用高血流动力学治疗,容量状态是基础,如何做到容量充分而不过分可以通过严密的血流动力学监测实现。液体平衡管理应该基于血管内容量状态,无论是非侵袭性还是侵袭性监测技术都无法超越临床评估。监测数据参数需与患者临床表现结合来指导容量管理。对重症 SAH 患者进行血流动力学监测和血管内容量监测是有益的,如肺动脉漂浮导管和脉波指示剂连续心排血量监测(PICCO)。这些指标可帮助神经重症医师进行量化的血管内容量管理,并最大限度防治心肺并发症,特别是在治疗 CVS 时的高血流动力学状态下。PICCO 与 TCD 结合,尚能辅助判断体循环血流动力学对脑灌注的影响,帮助神经重症医师决策调整血流动力学状态。不推荐仅根据中心静脉压(CVP)的监测结果管理患者的液体平衡。以临床评估为基础,PICCO能提供全面的容量参数以及血流动力学状态和血管外肺水指标。可以监测患者对容量治疗的反应性以及耐受程度来决定高容量状态的度。避免不必要甚至有害的容量扩张。切不可盲目地单纯以液体入量作为容量管理的目标。

具体应用何种液体进行扩容,尚没有充分的证据。等张晶体液往往是容量替代治疗的首选。人工胶体液的作用尚未证实,需进一步研究,尤其是长程使用。临床上应根据容量治疗的反应性作出判断。有研究提示,在高级别SAH患者中,23.5％高渗盐可以降低颅内压、增加脑灌注压及脑血流量。

3)血液稀释的度:虽然流体力学理论上血液稀释会改善血流状态,但临床上过度的血液稀释不但会造成氧输送的障碍,还会进一步破坏血-脑脊液屏障。足够的脑血流灌注不仅仅意味着灌注量的增加,更意味着灌注质的改善。目前没有充分的证据提示合理的血液稀释度。应根据患者的具体情况作出判断。血液浓缩对于流体力学是无益的。一般的建议保持血红蛋白浓度在100～120g/L,或血细胞比容在30％～35％。原则上不推荐进行血液稀释治疗,除非患者合并红细胞增多症。

5.强化低温镇静治疗　由于脑特殊的生理结构和代谢特点,脑代谢与脑血流量在整体和局部上都存在正比关系。生理上,一定的脑代谢需求总是要配合一定的脑血流量供给。病理状态下,脑血流的量和质与脑代谢需求之间的失衡是造成继发脑损伤的重要因素,也是临床治疗上的重点、难点和关键点。脑保护观念的核心是确保脑灌注与脑代谢需求的匹配。当临床上各种改善脑灌注的手段效果不佳或不良反应明显时,如能适时适当地降低受损脑组织的代谢需求,将给整体治疗的平衡带来改观。这时,实现脑保护的主要手段是镇静和体温控制。

体温对脑代谢率的影响是多方面的。一方面,体温每降低一摄氏度,脑代谢率会降低6％～10％,反之亦然。另一方面,脑细胞代谢的活跃程度决定了对脑灌注的需求程度。正常状况下,脑血流量约占心输出量的18％～20％,不仅因为脑细胞代谢旺盛且缺乏能量储备,还因为保持充分的脑血流量是脑组织散热的主要途径。体温的升高不但直接影响脑代谢,更因为脑组织散热能力下降而造成热潴留,加重脑损伤。病理状态下,由于脑组织微循环障碍,脑代谢底物供应和散热功能均大打折扣,是继发脑损伤加剧的主要原因。镇静剂能直接降低脑代谢率,从而降低脑组织对代谢底物的需求。

由于脑组织产热和散热与脑血流灌注的特殊关系,在制订SAH后体温控制方案时需全面考虑体温对SAH患者预后的影响。体温控制的最终目标显然是控制脑温,因此有可能应监测脑温并以此来作为目标化体温管理的温度标准。另一方面,监测所谓AT(即脑温与核心温度的差),可以辅助判断脑损伤和脑灌注的水平以及对容量治疗的反应。研究表明,体温越低,对脑组织的保护作用越强,但相应不良反应也越严重。利弊权衡应始终贯彻于目标化体温管理的方案制订和实施中。低温可以有效降低颅内压,降低脑代谢率,改善细胞酸中毒,稳定细胞膜,稳定血-脑脊液屏障,从而拉近病理生理状态下的脑代谢需求与脑灌注保障之间的差距。

(1)目标化体温管理的指征:从及时打断脑继发损伤的恶性循环和实施脑保护的角度,应尽早实施体温控制。同样的,根据SAH后脑缺血的预警分级(表16-10)来决定采用何种体温控制目标,包括低温治疗的时机。而发热控制应贯穿SAH治疗的全部过程。

(2)目标温度类型的选择:目标化体温管理的目标温度应以脑温为准,尤其是受损脑组织的温度。有报告表明,由于脑水肿导致脑组织局部微循环障碍,受损的脑组织散热效率大大下降,局部温度可能超过核心温度(如膀胱温)4℃以上。简单计算一下,如果目标化体温管理设置的温度目标以膀胱温为准,那么膀胱温35℃时脑温达39℃,体温控制的目的远未达到。温度点的选择会直接影响脑保护低温治疗的结果。因此,温度目标的设定应以靶器官甚至靶向组织的温度为准,以实现脑代谢与灌注平衡的终极目标。

（3）目标化体温管理的时程：目标化体温管理的时程应根据脑组织受损程度和相应病理生理过程调整，不应机械的以 48 小时或 72 小时划分。控制体温直至脑继发损伤的病理生理状态改善为止。因此，需全面监测评估脑状态，包括颅内压、脑血流量、脑代谢情况等，同时需评估治疗手段和时程对机体的影响。

（4）目标温度的选择：目标化体温管理控温的强度应与脑缺血的风险程度成正比，跟机体对温度控制的不良反应程度成反比。虽然温度越低对脑组织的保护作用越大，但随着温度的降低，并发症的风险逐渐加大。因此需权衡利弊，综合评估来确定体温控制的目标点并随时调整。从 30℃ 到 37℃，每一度的选择均需有不同利弊的考量。除考虑脑损伤严重程度外，仍需观察患者对控温治疗的反应，如颅内压和脑代谢的变化。以颅内压作为控温治疗的间接目标是适宜的，但具体目标值多少尚无定论，借鉴颅脑创伤的经验，建议将颅内压控制在 15mmHg 以下。

（5）复温：目标化体温管理需足够强度及足够长久的控制体温以使脑组织恢复，重症 SAH 的急性期常常需要 2 周时间，过早复温会加重脑损伤。复温速率的考量也是同理。有研究报告，长程低温处理后使脑组织得以恢复，对复温的反应并不剧烈，或对发热的耐受能力得到提高。

（6）体温控制的手段：发热的控制包括应用退热剂、体表降温及血管内降温。皮肤表面降温和血管内降温更加有效，应替代退热药物作为一线的控温手段加以重视。理想的控温手段应包括以下元素：无创、智能、精确、高效、方便和价廉。血管内降温的设备已应用于临床，控温效果优异，但有创操作时间较长，且常需抗凝以防止血栓形成，高昂的价格也限制了广泛应用的可能性。体表降温操作方便，高效的包裹式控温毯的出现使得更广泛的实现目标化体温管理成为可能。此外，如果患者接受连续性肾脏替代治疗，调节置换液的温度也可以在一定范围内起到控制温度的作用。

（7）镇静治疗的协同作用：对重症 SAH 患者实施镇静治疗，不但能增加躁动患者的安全性和依从性，降低应激反应的程度，更可直接降低脑代谢率，减少其他脑灌注支持治疗的强度。同样，适度镇静对低温治疗的协同作用是显著的。以脑保护为出发点的镇静治疗的度未见明确报道，治疗考虑上主要有以下几点：①要充分考虑到受损脑组织对镇静剂的耐受能力，安全剂量需要摸索；②建议选择半衰期较短，蓄积较少的药物。咪达唑仑、右美托咪啶和异丙酚均可考虑；③辅助镇痛剂可以有效降低镇静剂使用剂量；④辅助体温中枢调节药物，既可强化镇静又可降低机体对低温治疗的反应，如寒战；⑤建议持续脑电监测或双频脑电指数监测指导镇静深度的选择。

（8）低温治疗的并发症控制低：低温治疗的并发症主要包括寒战、循环系统抑制、凝血障碍和感染等。

（张　欣）

第十一章　神经麻醉

第一节　术前评估

术前评估是神经外科麻醉安全的基石。其中重要的环节包括识别与手术操作以及并发症相关的具体问题，并制定术后早期护理计划。与其他领域的麻醉一样，术前评估也使得患者能够更好理解麻醉医生的作用，并为麻醉医生提供时间向患者传达信息和解答疑问。应当记录任何神经源性缺陷与合并的情况，并明确是否存在对患者进行术前最优化的机会。同时，术前评估也应当记录当前用药，并推荐与其相关的或手术特别需要的麻醉前用药。术前评估时还需牢记手术体位、术中监测和术后护理的要求。相当一部分接受神经外科手术的患者来自重症监护病房，且在术后仍需要进入重症监护或高度依赖于设备的科室进行管理。然而，仅极少数情况如急诊患者无法进行术前评估。

一、病因

任何一台神经外科手术的时机和紧急程度都是至关重要的。一些手术如果过早或过晚进行则会导致较差的临床结局。例如存在肿瘤旁高度水肿的患者，术前接受激素治疗可以显著改善术前神经状态，而因硬膜外血肿快速扩张却延缓手术的患者预后将不良。任何根据麻醉风险而延缓手术时机的决策都必须同时考虑到手术带来的获益。与外科手术小组的沟通是至关重要的。很多情况下，尽管手术从麻醉的角度评价存在风险，但这些无法达到术前最优化的患者仍需接受手术。这也将为围术期处理和术后护理带来问题。

一些手术操作如开颅术是通用名而并未描述手术程度或实际手术方式。应当明确手术操作的程度（活检、切除、减瘤、夹闭等）和术式（经额、经颞、经枕；仰卧、侧卧、俯卧；钻孔或开颅），因为这将直接影响体位、监测、静脉通路的型号和部位以及如何提供交叉配血。

二、从患者或其他来源获取信息

由于神经外科患者的交流能力各有不同，因此需要从多个来源收集信息，包括患者自己、其家庭成员、医院病历、转诊信和医院信息系统。

对于神经外科患者群体来说身份信息很重要。在神经外科领域，疾病的患侧不同，则症状、体征和病理不同，在错误的一侧进行手术后果不堪设想，因此确认在正确的部位进行正确的手术是至关重要的。可以向患者核对症状和体征的部位,并通过影像扫描确认病变的部位。任何混淆或意见不同的地方必须在手术进行前得到澄清。

（一）病史

术前应常规进行全身麻醉评估。然而,对神经外科患者应当添加更多具体特性。

应当标明病变的大小和部位并且评价疾病进展情况。大多数患者应接受计算机体层摄影术(CT)和磁共振显像(MRI)来辅助判断。众所周知,大脑重要部位的手术与典型的术后并发症紧密相关,如吞咽困难、后颅窝和脑干手术后一些脑神经瘫痪、额叶手术后的癫痫等。应当详细记录到目前为止的任何治疗过程,如激素、甘露醇、抗惊厥药、化疗、放疗、神经血管消融、活检或是否接受过正规手术。

很多神经外科患者之前曾经接受过多次类似的手术和麻醉,因此老的麻醉记录单是非常有用的信息来源。明确现有并发症有助于评估实施麻醉的整体适合度,并可能提供信息确定最佳手术部位。需要高度怀疑是否存在各种并发症以建立完整病史信息。患者的疾病状态可以直接影响其神经外科手术。

对任何明确的合并疾病都需要评估其严重性、持续时间、进展程度、治疗过程和并发症。有时需要联系专科医生以指导围术期护理,如进行垂体手术的患者可能需要内分泌科长期管理。

应当回顾并记录以前和现在使用的药物、任何有关的过敏反应以及如何进行的特异性检查。有时应明确治疗性药物的剂量(如抗惊厥药)。吸烟史应当量化到每天吸烟量、总体时间和任何相关的呼吸功能减低或感染情况。大量吸烟史可能提示患者在接受诱导和拔管时高度可能出现咳嗽和喘鸣。同样,饮酒也与疾病病因、营养状态、肝酶诱导和戒断症状有关。使用毒品和成瘾可能对围术期护理有很大影响,因此需要高度怀疑患者是否有吸毒史。

最后,进行系统回顾可以找出其他相关问题,如未知的需要进一步检查的合并疾病。

（二）体格检查

神经外科患者的体格检查旨在验证神经系统体征、评估气道和建立呼吸循环状态基线。

这类患者通常具有与神经病理相关的症状和体征。准确的神经状态基线对指导术后即刻达到预期恢复和预测任何可能出现并发症的作用是不可估量的。手术后,神经状态的改变可以完全归因于手术操作的部位和程度,但也可能代表手术不完全、病变范围扩张、局限性水肿、手术或麻醉小失误。理想状况下,神经内科或神经外科医生应进行完整和仔细的术前神经系统评估并记录在病程中,并向患者确认上述评估结果是合理的。然而,有时两次检查结果可能存在差异,因此重复检查有助于澄清事实。在急诊情况下,首要任务是至少检查患者的意识状态(首选使用可重复的量化评分系统如 Glasgow 昏迷量表)、瞳孔反射、四肢肌力和运动情况,以指导判断成功拔管的可能性和适宜术后体位。

评估气道条件对合理计划麻醉诱导非常重要,有助于顺利诱导并将诱导延迟、损伤或血流动力学事件减至最低。部分患者需要使用纤维支气管镜进行插管,为满足该要求需要采取标准化气道管理方法,包括采集病史、视诊、触诊和进一步检查。

所有有意义的病史都已有所记录了,但还应进一步明确具体的细节,包括之前气道管理遇到的问题;之前是否有可能插管时间延长或进行气管切开;影响气道的合并情况如头颈部肿瘤、甲状腺肿、颈椎病或类风湿性关节炎;提示阻塞性睡眠呼吸暂停的症状和体征;吸烟史和误吸风险;硬质颈托或环形颈架牵引显然提示气道受限。最后一种情况不仅限于那些进行颈部手术的患者(如存在小脑幕上病变的外伤患者)。

颈椎手术患者需要有详细显示喉部和胸廓入口解剖的影像学资料。对于其他个体病例,影像学资料也有帮助。颈椎的稳定性也非常重要。颈椎病可以限制颈部屈曲和/或头部伸展,同样的,纤维支气管镜下插管可以妥善解决这一问题。在紧急情况下,对所有将要接受神经外科手术的外伤患者,无论有无意识,都需考虑其颈椎是否稳定直到获得影像学资料证实。即使有颈部平片及三维图像重建或 MRI,也并非总能明确无意识患者的颈椎情况。是否进行清醒插管或入睡后插管的决定要参照损伤机制、是否高度怀疑以及与外科医生的讨论。

对呼吸循环系统的评估有助于预测心血管稳定性、气道激惹程度和咳嗽、喉痉挛、支气管痉挛、屏气、$EtCO_2$ 和 $PaCO_2$ 的近似值、肺泡-动脉氧梯度以及提示是否需要优化麻醉方案或术后机械通气。脑神经瘫痪或术前意识状态受抑制的患者存在围术期吸入性肺炎的高风险。应当详细记录外周静脉和动脉通路情况、血压、呼吸室内空气时的氧饱和度、心率、是否存在心脏杂音以及杂音的性质和双肺各部位呼吸音是否清晰。如果可能,与患者在病房或诊所里边走动边讨论预期的护理情况,这可能会帮助医生观察到床旁讨论无法显示的患者的功能异常情况。

(三)实验室检查

任何神经外科手术前都应当进行全血细胞计数、凝血功能和电解质检查,并应根据特定病变和预期失血量进行必要的交叉配血。如果患者曾经出现癫痫,应当评估镁、钙和血清中抗惊厥药物的浓度。当发现内分泌异常时,应当完成肾上腺皮质轴基础水平的检查。根据患者并发症进行相应的血液检查。

心电图可以明确高血压性心脏病、心律失常或隐匿性心肌缺血,因此需添加至围术期管理策略中。仅在有具体指征时进行术前胸片检查。

所有神经外科患者都应进行手术区域的影像学检查,包括 CT、增强对比 CT、CT 血管造影、MRI 或正式血管造影,并回顾病变病理性质、确定病变部位、注意其他特性如组织水肿程度、脑室大小、中线偏移程度、大脑基底池和后颅窝周围的空间大小,外伤患者中是否有共存的损伤如颌面部外伤、颅骨凹陷性骨折和颈椎破坏。这些结果会直接影响患者的处理方案、诱导技术、插管方式、有创监测的使用、使用甘露醇和预测术后恢复延迟。

为了完整的评估患者,还需要提出一些具体问题。明确要进行的具体手术操作后,很重要的是确定以下信息:所需体位、是否使用头钉或头颅环、是否进行其他额外操作如全麻下再次影像学扫描、髂骨翼骨移植、整形外科介入缝合、脑室置管引流或置入颅内压监测设备。

三、向患者传达信息

与神经外科患者的交流可能是尴尬和困难的。患者可能存在失语、言语困难或构音障碍,并且言语困难可以是感觉性的或运动性的。患者的意识水平可能受到抑制,患者可能易激惹、易怒或完全性单侧感觉缺失。听力和视力异常也很常见。

不要对患者的理解能力作出任何假设。无论你感到怎样尴尬,都应当向患者充分解释麻醉过程及围术期的风险和收益。

向理解能力受损的患者取得知情同意是一件很难的事。现在已经有特制的用于已经无意识或存在明确理解能力减低的患者的知情同意表格。如果存在任何不确定因素,可以使用实用方法确保已尽可能清晰地向患者解释了手术操作,并取得了口头知情同意。理想条件下,应当与患者家属或其他监护人进行上述讨论,并充分回答他们的问题。对理解能力受损的患者,如果两名医生均以患者最大利益为前提同意手术是必需的,则无需强制要求取得亲属的知情同意。

四、神经外科手术患者的术前最优化

对于择期手术,要求手术方案最优化可能意味着要重新安排手术时间。此时需要衡量术前评估发现的问题与推迟手术带来的风险,同时考虑到绝大多数神经外科疾病的病理特点都是进展性的,尽管这种进展的时间长短因人而异。危险从来都是相对的,因此应当咨询神经外科医生并衡量风险获益比。

电解质紊乱很常见,通常由于神经外科疾病或药物导致,如利尿剂、抗惊厥药、激素或抗高血压药物。

五、神经外科手术的麻醉前用药

对神经外科患者应谨慎实施麻醉前镇静给药。特别地,尤其是具有颅内占位性病变的患者虽然可以很好代偿,但诱导时给予镇静药物产生的通气抑制或潜在的突发气道梗阻很可能足以增加颅内压而导致神经失代偿。然而,患者确实会自然而然的对将进行的手术产生焦虑,因此术前解释尤为重要。尽管短效地西泮有时用于神经功能尚未失代偿的患者以缓解焦虑,但在意识水平已经减低的患者绝对不能使用镇静类麻醉前用药。

六、术后管理计划

神经外科患者的术前评估应当有助于术后护理计划的制定。多数神经外科患者由于手术本身和手术可能或潜在的并发症将择期转入重症监护或高度依赖设备的病房中。然而,这一方法在不同的医疗中心有所不同,也在一定程度上受康复设施的影响。上述问题应当在术前与患者和家属进行讨论,同时讨论术后是否接受可能的有创监测技术(有创血压监测、中心静脉压监测、经颅多普勒超声、颅内压监测等)。

七、要点

1.术前评估是神经外科麻醉实践安全的基石。

2.精确神经系统基础状态评估是一个重要的术后康复工具,不仅能指导术后即刻预期康复程度,同时还能预测期间可能发生的并发症。

3.任何具有颅内占位性病变的患者即使代偿良好也应视为存在颅内压升高。

4.神经外科患者的术前评估应当同时考虑手术的范围、体位及手术部位或神经内分泌轴中断导致预期术后的不良结局。

(苏海文)

第二节　癫痫手术的麻醉

癫痫是一种常见的疾病,其在人群中的发生率为 $0.5\% \sim 1\%$,而大约有 3% 的人在其一生中的某段时间内曾被诊断为癫痫。癫痫是一种慢性、致残性的神经系统疾病,以癫痫反复发作为主要特征。虽然癫痫治疗已经取得了显著的进展,且治疗癫痫的新药也不断推出,但癫痫治疗方面仍存在很多问题亟待解决。大约30%的患者无法通过药物治疗(包括联合药物治疗)完全控制癫痫的发作;另外一些患者癫痫发作虽然能够控制,但却无法忍受药物所带来的副作用。这部分患者越来越倾向于选择手术治疗。

一、病理生理学

癫痫是一种症状,而不是一种疾病,它可以长期存在,也可以继发于另一种病理改变。在正常情况下,脑内的电活动能够受到良好控制,而在癫痫患者,这一调控功能发生了改变。一部分神经元能够自主产生爆发性放电的能力,其在脑电图上表现为间歇性的尖波。正常抑制机制的失效使得这些尖波扩播至邻近大脑区域,这种失控的神经元放电造成了电生理和临床上的癫痫。膜通透性的变化、γ-氨基丁酸介导的突触抑制作用的受损以及局部神经递质水平的改变都与这一复杂的过程有关。

癫痫可以分为全身性癫痫和部分性癫痫两种。全身性癫痫累及双侧大脑半球,其特点为以意识丧失作为起始症状。电活动只局限于起始放电的某一大脑区域则表现为部分性癫痫。单纯部分性癫痫发作由脑内局部放电引发,不伴随意识障碍。而在复杂部分性癫痫发作中,初始的局部放电扩散至较广的区域,造成继发性意识丧失。包括颞叶癫痫在内的复杂部分性癫痫是最常见的癫痫发作方式。

二、抗癫痫治疗

选择何种抗癫痫药物是由癫痫发作的类型、发作的病史、患者的年龄以及副作用等因素共同决定的。对于很多患者而言,单药就足以控制癫痫的发作,而有些患者则需要使用二线和三线的辅助用药。

三、手术指征

具有局部癫痫灶、且癫痫发作具有抗药性或服药后出现严重副作用的患者应考虑行手术治疗。颞叶癫痫对手术治疗的疗效尤为明显,且颞叶扩大切除术包括杏仁核海马切开术可为此类患者带来显著的益处。手术切除散在的致癫痫病灶(如肿瘤或小血管病变)同样是一种有效的治疗方法。

四、术前评估

术前应注意癫痫发作的模式、类型及频率。并存的医疗相关问题也很常见。应注意抗癫痫药物的用量及其可能出现的副作用。围术期药物通常继续使用并应调整用量以维持适当的血浆浓度。对于大多数患者,术前可使用苯二氮䓬类药物,但对于计划在术中行发作期脑电波检测的患者则应避免使用。

五、术中管理

癫痫手术麻醉过程中需要特殊注意的事项包括术中可能需要行脑电活动记录、癫痫灶的激发以及术中进行脑功能区定位。

对于某些患者,需要在皮层上放置小型网格电极以记录术中的脑电活动。这项监测技术称为皮层脑电图(ECoG),可以对癫痫灶进行定位并有助于确定病灶的切除边界。通过采用对正常及癫痫脑电活动影响最小的麻醉技术,大部分行全身麻醉的患者都可得到满意的皮层脑电图结果。而对于其他患者,尤其是切除范围侵犯功能区的患者,皮层脑电图最好与脑功能区定位联合使用,并采用局部麻醉加静脉镇静的麻醉方法。然而,随着影像学成像技术的不断成熟,术前对癫痫发生灶和正常脑功能区域的准确定位已成为可能,同时结合小病灶切除的发展趋势以及对于皮层脑电图及皮层功能定位与癫痫发作之间关系的不断置疑,局部麻醉加静脉镇静的指征正在发生改变。在以英国为首的一些地区,使用对皮层脑电图影响最小的全身麻醉技术的趋势越来越明显。了解麻醉药物对于脑电图的影响有助于麻醉方法的合理选择。

(一)麻醉药物的电生理效应

麻醉药物对于脑电图的影响非常复杂。临床当中存在一种矛盾的现象,很多报道显示能导致临床癫痫发作的药物却同时具有抗惊厥的作用,其作用呈剂量相关性。低剂量往往具有致惊厥的作用而较高的剂量则具有抗惊厥的作用。临床剂量下的硫喷妥钠具有抗惊厥作用且常被用于控制癫痫发作。美索比妥和依托咪酯能激发脑电活动因此癫痫患者应避免使用。然而,这两种药物有时会在手术当中小剂量使用以激活癫痫灶。有研究显示丙泊酚具有激活颞叶癫痫患者的脑电图的作用,并可使非癫痫患者出现癫痫发作及角弓反张。然而,丙泊酚也是一种抗癫痫药物,并广泛应用于其他治疗方法无效的癫痫持续状态的治疗。丙泊酚对脑电图的影响具有显著的剂量相关性,小剂量的丙泊酚会造成癫痫发作而大剂量(临床剂量)的丙泊酚则有抑制爆发(抗癫痫)的作用。众所周知,地西泮及其他苯二氮䓬类药物具有控制癫痫的作用并广泛应用于癫痫的治疗。吸入性药物对于脑电图的影响同样具有剂量依赖性。低剂量的异氟烷可以抑制癫痫样的脑电活动,而2MAC的异氟烷则会引发等电位脑电图。七氟烷和地氟烷的作用与异氟烷类似,但与此相反,高剂量的恩氟烷则可诱发癫痫发作,且其致癫痫作用可随着动脉血二氧化碳分压的升高而增强。一氧化氮对于脑电图的影响同样具有剂量依赖性,其在较高的吸入浓度下主要表现为抗癫痫作用。

(二)麻醉方法

大部分的癫痫手术都可在全身麻醉下安全的进行,同时也可以进行充分的术中电生理记录。全身麻醉有诸多益处,如可以控制动脉血二氧化碳分压及血压以提供适宜的手术条件,确保患者不发生体动并对整个手术过程无知晓等。然而,采用交流和语言评估进行术中皮层定位的方法在全身麻醉下无法实施。

不同的癫痫手术团队对不同麻醉药物作用的熟悉和掌握程度截然不同。因此,术前进行详细的讨论是有必要的。癫痫手术的全身麻醉方法与其他颅内手术相似,当需要进行术中皮质脑电图监测时,应注意麻醉药物的选择。谨慎调节挥发性麻醉药的呼气末浓度,并加用中等剂量的短效阿片类药物,可使麻醉深度不影响皮质脑电图的记录,同时又可将患者术中知晓的风险降至最低。另外也可使用静注丙泊酚和雷米芬太尼的方式维持麻醉,但这种方法对皮质脑电图的影响还不是完全清楚。为了避免催眠药物可能造成的混杂效果,一些团队更倾向于使用阿片—氧化氮麻醉联合头皮区域阻滞,同时还加用右旋美托咪啶作为辅助用药。在减浅麻醉深度行皮质脑电图检查时应维持充分的神经肌肉阻滞作用,同时由于肌松药和抗癫痫药物之间存在相互作用,因此必须监测神经肌肉的功能。血压可通过逐渐增加阿片类药物或β-肾上腺受体阻滞剂或两者联合应用进行控制。对于那些不进行术中脑电波活动监测的患者,麻醉医生应使用具有抗癫痫作用的麻醉药物。小剂量的美索比妥、依托咪酯、硫喷妥钠、丙泊酚、阿芬太尼都可以达到这一目的。

术中癫痫发作在全身麻醉过程中较为少见,但确实有某些原因可导致癫痫发作。术中癫痫发作有可能被神经肌肉阻滞作用所掩盖,但出现突发的室性心动过速,高血压或呼气末二氧化碳浓度升高可能是癫痫的预警信号。术中癫痫发作可通过皮质脑电图得到诊断。静脉推注丙泊酚或硫喷妥钠加深麻醉一般可使术中癫痫发作得到控制。

六、术后护理

手术后,患者应被转入神经外科重症监护室或高依赖病区,同时手术后应继续保留有创监测。手术后数小时内癫痫发作的风险有所增加,且有发生癫痫持续状态的潜在可能性。可能导致癫痫发作的因素包括代谢的改变、高碳酸血症、药物以及潜在的癫痫灶。可造成术后癫痫反复发作的外科因素,如血肿,应通过 CT 检查加以排除。如出现癫痫发作则应积极加以治疗以防造成大脑损伤或引发癫痫持续状态。由于苯二氮䓬类药物的作用时间较长,在使用其他镇静/麻醉药物之后使用该药物可能会影响发作后神经功能的评估。丙泊酚或硫喷妥钠是有效的代替药物,小剂量的丙泊酚或硫喷妥钠能够迅速有效的终止手术后癫痫发作,并能够保证患者迅速复苏。注意检测长效抗癫痫药物的血浆浓度,必要时调整至最大治疗量。手术后反复出现癫痫发作可能需要加用辅助治疗方法。

七、要点

1.必须考虑到抗癫痫药物的副作用及药物之间的相互作用。
2.应仔细选择麻醉药物以满足术中记录癫痫电活动的需要。
3.手术治疗时,术中和术后都存在癫痫发作的风险。

(苏海文)

第三节　头部创伤患者的麻醉

头部创伤显著影响着国民健康:它占 5~35 岁年龄段的人口死亡情况的 15%~20%,占成人的全部死亡情况的 1%。

一、分类

格拉斯哥昏迷评分(GCS)常用于评价头部创伤的严重程度。在以下的分类中,GCS 评分指的是纠正了低血容量、低氧血症、药物及酒精作用之后的评分:
1.轻度头部创伤(CCS 评分 13~15)。
2.中度头部创伤(GCS 评分 9~12)。
3.重度头部创伤(GCS 评分低于 9)。
因头部创伤入院的患者中,5% 为重度头部创伤。其联合死亡率为 25% 以上,死亡者多为年轻人,因年轻人所伴发的可危及生命的创伤促成了不良结局。

二、病理生理

原发性脑损伤是不可逆的。它发生于撞击之时,神经元受损的原因是轴索在剪切力作用下发生断裂。在最初的损伤发生后,继发性损伤可能来自低氧血症、低血压、颅内高压等原因导致的大脑缺血。因此,适当的药物干预可以减轻或阻止继发性损伤。全身及中枢神经系统监测有利于早期发现和积极治疗可能引起或加重继发性损伤的因素。在患者入院前、转运中、进入手术室内以及转入 ICU 后都要遵循这一原则。

三、外伤形态学

出血性脑挫裂伤是表浅位置的、双侧多发性出血,通常影响颞叶和额叶的灰质。其计算机断层影像(CT)的特点是"盐和胡椒",原因是散在出血与水肿。磁共振成像显示脑挫裂伤更为清晰。

脑内血肿,与脑挫伤不同,通常影响白质或基底节,另一区别于脑挫伤的特点是正常和受损大脑之间界限清晰。这可能引起迟发性的神经功能损害,通常预后较好,除非发生了明显的占位效应。对于任何有颅骨骨折的患者,都应该警惕脑内血肿(有 25% 的可能发生脑内血肿)。

硬膜下血肿(SDHs)的原因是硬脑膜与软脑膜之间大脑表面回流到静脉窦的桥静脉撕裂。CT 上表现为新月形,常见于下部额叶以及前部颞叶。SDH 分类是急性(发病小于 3～4 天,CT 示高密度影)、亚急性(发病 4～20 天,CT 示等密度影)以及慢性(发病超过 20 天,低密度影)。如果 SDH 为双侧或进展迅速或者手术处理延迟超过 4 小时(对于急性 SDH),结局较差。

硬膜外血肿有 90% 为脑膜中动脉(继发于颅骨骨折)受损导致。余下 10% 是由于静脉窦撕裂。累及顶叶与顶颞叶区域,CT 表现为颅骨与硬膜之间的双凸镜形病变。由于动脉性出血,因此昏迷进展很快,因此缩短创伤和手术之间的间隔时间至关重要。因为其下的脑组织损伤不重,因此在出现神经系统体征之前可能会有清醒期。手术时患者的意识越差,结局通常越差。

弥漫性创伤代表着不同级别的加速性-减速性创伤造成的脑损伤疾病连续谱。脑震荡位于该谱病情最轻的一端。弥漫性轴索损伤总体而言结局较差,其特征是位于脑白质、胼胝体、脑干上部的小面积双侧非出血性病变;其分类为轻度(昏迷 6～24 小时)、中度(昏迷超过 24 小时,不伴去大脑体位)或者重度(昏迷超过 24 小时,伴去大脑体位)。

外伤性动脉静脉损伤(例如夹层、瘘、假性动脉瘤)可通过血管造影诊断,这些损伤可能与蛛网膜下腔出血及继发性血管痉挛有关。

四、外科处理指征

以下神经损伤或后遗症需要紧急神经外科干预:

1.颅骨骨折 如果骨折陷入程度超过颅骨厚度或者复合性骨折伴硬脑膜撕裂,须外科解决。

2.颅内占位病变 中线偏移超过 5mm 或者 CT 示基底池受压提示即将发生小脑幕切迹疝。

3.急性硬脑膜下和硬脑膜外血肿 血肿应于受伤后 2～4 小时内清除,才能最大限度的康复。

4.脑室内血肿 是否需要手术需结合临床情况和颅内压（ICP）考虑。有人面积颞叶病变（具有小脑幕切迹疝的风险）及后颅窝积血（有脑干受压风险）时需要紧急手术。

5.顽固性颅内高血压 可能需要行去颅骨减压术。此条是否为手术指征尚无定论，但目前正在进行一项多中心随机对照试验。

五、术前处理

须谨记外科结局的成功有赖于预防在创伤发生之初就已经开始的继发性损害。另外，40%严重头部外伤的患者伴有其他致命创伤，早期出现的低血压通常并非头部外伤所致。合并头部外伤的多发性创伤患者通常需要给予麻醉，以紧急优先处理其他致命（非神经系统的）创伤。

（一）病史

在发生创伤当时及其后的时间内通过评价急性创伤的程度和 GCS 评分来评估患者的病情是十分重要的。同时应警惕是否伴随其他创伤以及是否有心脏呼吸功能不稳定。所有输液与药物治疗都应记录。在进行麻醉评估时，AM-PLE 可以帮助回忆出病史中的关键点。既往病史对 SDH 患者尤为重要，因为其常伴有重要的伴随疾病。

（二）体格检查

在使用 CCS 评分、瞳孔大小和反应能力来重新评估神经系统功能时，要不断重复对基本情况（气道、呼吸、循环）的评价。在实施进一步复苏术的同时应对患者进行术前准备。

移动患者时要注意保护颈椎。2%～5%的严重头部外伤患者有脊髓损伤，因此在根据当地操作指南确定脊髓无碍之前，要假设已有脊髓损伤。

（三）实验室检查

对于所有神经外科的患者，要特别注意凝血功能检查结果，并确保交叉配血后有血可用。还应当根据高级创伤生命支持流程及其已知化验结果进行与创伤有关的实验室检查（例如胸片、心电图、全血细胞计数、尿及电解质）。

六、术中管理

基本监护应包括心电图、指氧、二氧化碳曲线。有创的血流动力学监测非常必要——有创动脉压力监测可以帮助判断每次心搏时的血压变化、采取血标本，而中心静脉压监测有助于调整血容量和液体平衡。麻醉过程中要监测动脉血气、血糖、电解质、红细胞比容以及凝血功能。

术中管理的目标与择期开颅手术相同，但应额外注意：

1.因为可能出现脑水肿，CPP 要维持在 60mmHg 以上。

2.可能使用血管加压素或正性肌力药。

3.避免发生过度通气，$PaCO_2$ 应当维持在 4.0～4.5kPa（30～35mmHg）。

联合使用丙泊酚和雷米芬太尼的全身静脉麻醉应用广泛。七氟烷（浓度<1MAC，MAC 即最小肺泡浓度）是吸入麻醉药的一个选择。应避免使用笑气。应给予患者肌松药及足够的镇痛药，尤其当其合并有其他导致疼痛的外伤时。

对于所有神经外科患者，应当有正常血容量，有与年龄相匹配的红细胞比容及正常的血糖水平。在外伤患者,低血容量可能是由于外伤失血所致。现有证据表明高张盐水(5%)溶液可能对头部外伤患者维持血管内容量最为有益,因为这样可以维持 CPP,从而减轻脑水肿,特别是在儿科患者。不要使用低张或含葡萄糖的溶液。虽然中度低温至33℃并未显示能改善结局,然而维持核心体温低于37℃并避免体温过高仍然是很重要的。

七、并发症

1.有将近 20% 的 SDH 患者会在血肿祛除后突然发生严重的局部脑水肿。这种情况下需要增大通气量(以保证 $SjvO_2$ 大于 50%)、给予利尿药(甘露醇或 5% 盐水或二者合用)以及放除部分脑脊液。应该考虑使用硫贲妥钠或丙泊酚可导致 EEG 爆发抑制。须收缩(可能导致进一步的脑损伤)或切除水肿的脑组织。

2.ICP 显著升高的患者外科手术减术后可引发突然的严重低血压,需要非常积极的治疗。

3.大脑穿通伤可能引发大量出血,出血通常来源于静脉窦。

4.严重脑外伤患者中有 15% 会发生创伤后癫痫。最初的表现可在围术期就出现,创伤后应予以苯妥英钠至少 1 周。

八、术后管理

术后管理取决于术前 CCS 评分及其他外伤的表现。有进行性意识障碍的患者,须给予持续镇静、机械通气,监测并调整 ICP。当多发外伤需要进一步的手术时,比较谨慎的方法是维持镇静,直到进行相应的手术。然而,这些患者的神经系统状态较难监测。

气管插管拔管后,需使用专门仪器密切监测患者神经系统损害。术后 ICP 可能因局部水肿或新发病变而升高,尤其常见于脑实质血肿清除术后。

九、要点

1.避免继发性损伤:所用的麻醉方法应当能允许医生对可能加重这种创伤的因素进行早期检测和积极治疗。

2.CPP 应当维持在 60mmHg 以上。

3.头部创伤患者的麻醉原则从受伤时开始适用,包括将患者从受伤地点转运至神经外科医院及整个围术期处理过程。

4.多发创伤患者的相关外伤可以引起严重的生理功能紊乱。尤其是,胸部外伤会引起低氧、低血压(继发于失血、心肌挫伤或急性瓣膜病变)。

5.术后需要有包括 ICP 监测及神经功能监测在内的专门监护或重症监护。

(苏海文)

第四节 脊柱手术的麻醉

大多数脊髓手术的目的在于脊髓或神经根减压、切除肿瘤或增加脊柱稳定性并预防继发性神经损伤。脊椎管或神经根管的狭窄（椎管狭窄）可以在很多情况下发生，而某些患者患有先天性椎管狭窄。椎间关节骨赘的形成（颈椎强直）是最常见的问题。肿瘤、感染、外伤、椎间盘突出和类风湿性关节炎是导致椎管狭窄的较少见的病因。在某些上述情况下（特别是外伤、感染、肿瘤和类风湿性关节炎等），由于锥管不稳定或严重锥管狭窄，脊髓也可能受累。许多患者都有明显的并发症。

一、术前评估

除需要全面、系统的病史问诊和体格检查，进一步了解与手术操作相关的特殊情况和有关的病理结果也是非常必要的。

呼吸情况必须经过仔细评估，特别是有严重脊柱侧凸、脊髓损伤和风湿性关节炎的患者。有严重呼吸功能不全的患者（肺活量<15ml/kg）可能需要术后呼吸支持。此时需要检测肺功能和动脉血气分析的基础值。

在脊髓损伤的患者中，心血管状况不稳可能是自主神经系统反射亢进的结果。一旦出现上述情况，应避免诱发因素的刺激。心血管功能不全可能在肌营养不良和严重脊柱侧凸的患者中出现。高血压患者应严格控制其血压，以保证术中的脊髓灌注。应避免使用血管紧张素转换酶和血管紧张素Ⅱ抑制剂，以使围术期发生严重的低血压风险降至最低。

神经功能缺损应在术前进行记录。颈椎外伤（特别是高位外伤）伴发创伤性脑损伤的发生率非常高。如果近期发生严重脑损伤后拟行脊髓后路手术，应严格监测围术期的颅内压。

血液学检查十分重要。许多患者会使用抗血小板药物，如非甾体类抗炎药物等（NSAIDs）。应在围术期停用影响凝血功能的药物以使凝血功能恢复正常。这一点对颈椎前路手术的患者尤为重要，因为术后此处形成的血肿会压迫气道，即便是少量出血也会压迫脊髓。并且无论何时都应有充足的血源以备输血。

对于其他系统，颈椎疾病患者术后可能长期存在吞咽困难等问题，对此，术前进行经皮胃造口术可能有所帮助。类风湿性关节炎患者所服用的免疫抑制药物可能会造成肾脏或肝脏损伤。

体格检查必须包括对气道的认真评估。许多患者存在可预知的困难气道，颈椎僵直或畸形可能对面罩通气和喉镜暴露造成困难。颈椎外伤伴发上颌面部损伤的发生率非常高。

必须回顾所有影像学检查结果以对脊髓压迫程度进行定量评价。对外伤病例行影像学检查时，须排除大血管受损的情况。

二、麻醉诱导和维持

（一）脊髓灌注

麻醉技术必须保证脊髓在任何时候都有充足的灌注，尽管目前尚无理想灌注压的具体数值。然而，正常灌注压的保持可能需要给予升压药物以实现,并且需要迅速纠正低血压。

如有发生大出血的潜在可能,放置若干大口径静脉套管是必要的。当脊髓压迫严重或者需要特别关注脊髓灌注是否充足时,有创血压监测十分重要。当可能发生大出血时,应监测中心静脉压。

如果可能发生大出血,应考虑使用血液回输机。围术期行血液稀释或使用抑肽酶(或二者皆采用)也可能降低输血的需要。一些血管肿瘤与术前血栓相关,因此异常的凝血功能需要迅速纠正。

(二)气道

在困难气道患者中,一定要警惕继发性神经损伤。

应用加热器保持正常体温十分重要,因为术中患者有大量体表面积暴露在外,因此低体温很常见。低于 36℃的体温会增加术后感染的风险。

(三)麻醉维持

麻醉维持的药物选择可能受术中躯体感觉诱发电位(SSEPs)或动作诱发电位(MEPs)的限制。为进行脊髓动作和感觉诱发电位监测,需选择输注丙泊酚和阿片类药物。如仅进行感觉诱发电位监测,亦可使用低剂量吸入麻醉药。

三、体位

在麻醉的每一步中,小心颈部体位是非常重要的,特别是对在颈椎水平存在脊髓压迫的患者而言。总体上,屈颈比伸颈更具危害。应注意避免头低脚高体位,因为静脉压升高会进一步损害脊髓灌注。

在以固定体位搬动患者时,为了保持脊柱的正常位置并保证静脉置管等不发生移位,必须有足够的人员参与搬移(有脊柱不稳的患者需要 5 个人)。

如果在摆放体位时损伤颈髓的风险较高,经常会选择纤支镜引导下的清醒气管插管,并在患者清醒的状态下将其置于俯卧位。如果没有新现神经系统症状出现,这一体位将继续保持并行麻醉诱导。大多数医疗机构倾向于将患者进行全麻诱导后再摆放体位,并通过即时放射性扫描确定脊柱位置正确及摆放体位前后的 SSEPs 和(或)MEPs。

脊柱后方及脊髓手术是在患者处于俯卧位的条件下进行的。患者被置于特殊的垫子或支持物上,以允许腹部在通气时的自由运动。但在实践中,患者总会面临某些受限,这一点对体胖患者尤为明显。腹内压升高可导致下腔静脉受压,从而降低心排血量。麻醉诱导时使用晶体或胶体增加前负荷可以减轻上述现象。一旦置于俯卧位,尽快测量血压是非常重要的,这样才能迅速处治低血压。

当处于俯卧位时,患者的颈部必须悬空于垫子并合理放置。面部和颈部的静脉及淋巴回流受阻所致水肿足以导致气道梗阻。如果在术后发现面部/颈部水肿明显,拔管时间须延迟直到水肿缓解。无论手术部位在何处,颈部的最终位置应尽可能居中,并避免任何过度旋转。

视野缺损是一种俯卧位手术后少见但严重的并发症。最常见的原因是由于二动脉低血压和(或)眼内压升高导致视神经供血不足,最终造成缺血性视神经病变。视野缺损也可由视网膜中央动脉阻塞造成,而该动脉阻塞可能由头圈及其他器械放置不当、眼球直接受压所造成。术中使用 Mayfield 头夹可降低上述问题的发生率。角膜损伤也可通过采用眼外防水层加以避免。

在俯卧位胸部/腰部手术中,如果患者上肢需要置于头侧以行影像学检查,则必须注意避免牵拉臂丛。

胸椎前部的暴露需通过开胸手术,在此过程中须行单肺通气。优势肢体的臂丛神经、腓总神经和尺神经最易受到损伤,因此不能给予过大压力以防止任何损伤发生。较好的液体治疗可使复张性肺水肿的风险降至最小。

四、脊髓监测

在过去的 10 年中,SSEPs 被广泛应用于术中脊髓功能的监测。近年来积累了一些在脊髓手术中应用 MEPs 监测脊髓功能的经验。

术中感觉传导束的功能是以 SSEPs 进行监测的。尽管感觉传导束紧邻运动传导束,但二者血供不同,因此可能发生患者术中 SSEP 记录"正常",术后却出现运动功能障碍的情形(脊髓前动脉综合征)。只要有可能,就应进行 MEPs 监测,特别是患有脊髓肿瘤、运动功能受损风险较高的患者。

麻醉深度应尽可能保持稳定,以便正确解读信号的强度及延迟。麻醉药物,尤其是吸入性麻醉药物,对两种诱发电位均可产生显著影响,但诱发电位通常不会被"标准"剂量的阿片类药物和丙泊酚所影响。"唤醒"实验已很少应用,因其已被 SSEPs 和 MEPs 所代替,然而在困难病例中仍有应用。

五、术后管理

应提前预期术后并发症。经过仔细计划并采取预防措施,大多数并发症应该可以避免。

颈椎融合术后,一个原本"简单"的气道可能最终变为困难气道。这一问题应在计划拔管时就考虑到。如果一次颈椎手术既包括前入路又包括后入路,那么患者应保持插管过夜,以使气道肿胀(可能是隐蔽的)得以恢复。总之,只有当在套囊已放气的气管插管周围闻及低压($<20cmH_2O$)漏气声时才可拔管。

术后短时期内应避免使用颈圈,因其可能掩盖颈前血肿的形成和潜在的气道梗阻。任何可疑有气道梗阻的情形均应紧急处理。

许多患者术后需转入重症监护室以进行呼吸或血流动力学监测或者二者兼有之。只要有可能,对插管患者应进行轻度镇静,使其耐受插管并配合进行准确的神经系统评估。任何"新的"术后运动功能障碍都应考虑让患者立即重返手术室,此时无需再为一次磁共振检查而延误时间,而应立刻返回手术室以排除血肿导致的脊髓压迫。上述措施应配合脊髓快速复苏(见前文)和大剂量甲泼尼龙的使用。

六、术后疼痛治疗

脊柱手术,特别是后入路手术,是最为疼痛的神经外科手术之一。充分的缓解疼痛有助于患者早期下地和咳痰。

通常需要规律给予对乙酰氨基酚(醋氨酚)——一种 NSAID 类药物——和阿片类药物(静脉注射或口服),同时还要按需追加阿片类药物。许多外科医生不允许使用 NSAIDs,因为他们担心此类药物有损骨融合。然而目前尚无一级证据证明这一观点。

在实行脊柱手术后的患者中,硬膜外镇痛并不是没有风险的。在排除病理性原因之前,不能将"新的"

神经功能缺损归因于硬膜外镇痛的作用。这就要求停止局麻药输注以便进行迅速的外科评估。

短期地塞米松治疗可能对急性神经病理性疼痛有较好的疗效。如果疼痛持续一段时间未缓解,就应开始应用某些针对神经病理性疼痛的镇痛药物如阿米替林和加巴喷丁等。文献报道,超前使用加巴喷丁、地塞米松或氯胺酮均可以明显减轻疼痛。

(苏海文)

第五节　颅内血管病变手术的麻醉

一、蛛网膜下腔出血

(一)流行病学

继发于脑动脉瘤破裂的蛛网膜下腔出血(SAH)的发生率为每年每 10 万人新发 10～16 例,80％非外伤性 SAH 病例源于动脉瘤(破裂)。40 岁以上的患者发病率更高,据估计平均发病年龄在 55 岁,女男比例为 3：2。

15％的 SAH 患者在未达医院时已死亡,约 25％住院患者于发病后 2 周内死亡。常见致死原因包括:①初次出血造成神经元严重损伤;②再次出血,4％未经治疗的患者可在最初 24 小时内发生再次出血、20％可在 2 周内发生再次出血;③血管痉挛所致的大脑严重缺血性损伤,30 天内的死亡率接近 50％,中度至重度的神经系统病残率可达 30％。

(二)脑动脉瘤的病理生理学

脑动脉瘤破裂是引起自发性 SAH 的最常见原因。动脉瘤呈囊状(浆果样)或纺锤状,大部分直径小于12mm,称为"小动脉瘤"。巨大动脉瘤(直径＞24mm)发生率不到 2％。大脑中血液在血管分叉处形成涡流,诱发其动脉壁的退行性变,从而导致动脉瘤的形成。这一血流动力学压力易感性可能与这些血管的结构异常有关。诱病因素包括家族史、动脉粥样硬化症、高血压病、主动脉狭窄、多囊肾、肌纤维发育不良以及结缔组织病,如 Ehlers-Danlos 综合征与马方综合征。

脑动脉瘤最常见的部位是大脑前动脉(40％)、后交通动脉(25％)以及大脑中动脉(25％)。仅有 10％的脑动脉瘤发生于椎-基底动脉系统,其中大部分位于基底动脉。

脑动脉瘤破裂的病理生理学改变包括:

1.颅内压(ICP)突然增高。

2.CPP 降低。

3.血液进入蛛网膜下腔导致炎症和假性脑膜炎。

4.脑血管痉挛。

5.脑血流(CBF)降低,可能有助于阻止进一步出血。

6.脑血管自动调节功能丧失。

血液渗出直接对神经造成的压力性损伤、脑缺血以及交感神经兴奋介导的心功能不全是导致该患者死亡和伤残的主要原因。动脉瘤破裂的发生取决于其大小(＞6mm 更容易发生破裂)、形态、位置以及是否有 SAH 既往史。在出血的初始阶段,血液可遍及蛛网膜下腔;但是再次出血时,更常见的是颅内出血,可为脑实质出血(20%～40%)、脑室内出血(10%～20%)或硬膜下出血(5q)。

(三)诊断与检查

SAH 的临床表现包括突发剧烈头痛,伴有呕吐、颈痛(假性脑膜炎)、畏光、癫痫、脑神经受损症状、局灶性神经功能缺陷、一过性意识丧失或持续昏迷。紧急行非对比增强高分辨头颅 CT 平扫可以诊断 95% 以上的 SAH。

数字减影动脉造影(DSA)是诊断 SAH 的"金标准"。对比增强 CT 血管造影通过静脉注射造影剂对脑血管进行三维立体重建成像,近年来该技术已成为 DSA 的补充,甚至可能取而代之成为一线诊断技术。

当 SAH 是由外伤、动静脉畸形(AVM)、动脉夹层、硬膜窦血栓症、凝血功能异常、垂体卒中或可卡因滥用所导致时,DSA 结果可能为阴性。如怀疑存在动脉瘤,须在适当的时间间隔之后重复 DSA。

(四)脑动脉瘤的治疗

动脉瘤破裂后的 2～3 天内,行外科治疗或血管内治疗可将再出血的风险降至最低。分级系统有助于将临床损害的程度进行分层,以评估并发症的发生率,并指导预后。

对 HuntandHess 分级为 Ⅰ 级或 Ⅱ 级的患者可予立即治疗,然而若其格拉斯哥评分低于 8 分,则常须推迟至患者神经症状改善后再实施干预。对于分级为 Ⅲ 至 Ⅳ 级的患者,一些医疗中心会对血管痉挛及其伴发的高血压采取积极的治疗措施。动脉瘤的外科治疗包括开颅手术、显微外科手术以及利用血管夹夹闭动脉瘤的颈部。某些动脉瘤仅用细纱布包裹、夹子夹闭或通过阻断颈总动脉近端就可达到治疗的目的。

目前,高达 80% 的动脉瘤可通过铂金弹簧圈血管内栓塞得到治疗。来自"国际蛛网膜下腔动脉瘤临床试验"的结果表明,与经手术夹闭动脉瘤 1 年后的患者相比,经弹簧圈栓塞治疗 1 年后的患者尽管再出血的发生率较高,但不良结局发生率降低了 25%。弹簧圈栓塞的好处包括手术创伤小,更适用于有明显并发症的患者以及更有利于后循环动脉瘤患者预后。然而,由于动脉瘤栓塞不完全或动脉瘤再生长的发生率高达 30%,患者可能需要重复手术以便用弹簧圈将动脉瘤与动脉完全隔离。

(五)术前麻醉评估

需要评估患者是否存在 SAH 相关颅内和颅外并发症及其严重程度。颅内并发症包括:

1.再出血。

2.导致脑缺血/脑梗的血管痉挛。

3.脑水肿。

4.广泛的颅内血肿。

5.癫痫。

严重的颅外并发症包括:①心肌缺血/心梗;②心律失常;③神经源性肺水肿;④胃出血。Ⅰ 级或 Ⅱ 级患者的脑血流动力学紊乱程度最低,而 Ⅲ 级和 Ⅳ 级的患者可能丧失脑血流自动调节功能和对 CO_2 的反应性。

术前评估包括完整的回顾病史和全面的查体(尤其是神经系统检查)。麻醉诱导前,将心肺功能优化至最佳状态至关重要。优化内容包括:①治疗心律失常;②纠正低血容量以尽量避免血管痉挛;③纠正继发于抗利尿激素分泌异常综合征或脑性失盐的低钠血症;④纠正由神经源性肺水肿导致的低氧血症。围术期应持续治疗并发症并给予患者尼莫地平,也可因地制宜进行治疗。患者基本情况检查应包括,血常规、电解质、凝血功能、12 导联心电图以及胸部 X 线片。对于分级较低的患者可以给予术前用药,而在分级较高的患者则应避免使用。

（六）麻醉管理

无论患者将行手术治疗还是行弹簧圈血管内栓塞治疗,麻醉管理的目标均包括:①避免动脉瘤跨壁压力差增加,因为这可能导致动脉瘤破裂(跨壁压力差是动脉瘤内外压力之差,动脉瘤内压力等于血压,动脉瘤外压力等于局部 ICP);②维持充足的 CPP 和大脑氧供;③避免因脑水肿或脑充血而导致脑张力增高。

弹簧圈血管内栓塞治疗的麻醉与外科手术治疗的麻醉遵循同样的基本原则。

（七）监测

除常规监测心脏、呼吸、尿量以及体温外,直接监测有创动脉血压是非常必要的,对于某些患者该监测应在麻醉诱导之前开始进行。监测中心静脉压或肺动脉楔压有助于指导补液,尤其当怀疑发生心肌功能不全时。术中可行特殊的监测,包括颈静脉球或大脑血氧定量、经颅多普勒测定脑血流速度、脑电图以及诱发电位。

（八）麻醉诱导

经粗套管针给予静脉内麻醉诱导可使患者意识迅速丧失,降低咳嗽发生风险,同时还可通过静脉给予其他药物以确保减小跨壁压力差(平均动脉压[MAP]-ICP)变化。麻醉诱导时发生动脉瘤破裂与高死亡率相关,ICP 急剧降低与高血压都是重要的危险因素。MAP 应当维持在患者术前日常水平。应当预见并防止发生刺激性高血压,尤其是喉镜、气管插管以及使用颅骨钉引起的刺激。可以经静脉或局部给予利多卡因、β 受体阻滞剂、短效阿片类药物或静脉诱导剂。分级较高的患者如有颅内高压,轻微的过度通气可能对其有益。

（九）麻醉维持

吸入或全凭静脉麻醉技术适用于脑动脉瘤手术。丙泊酚、芬太尼、雷米芬太尼、舒芬太尼等短效药物常用于全凭静脉麻醉。吸入麻醉可与(允许性)轻度低碳酸血症联合应用以避免脑血管扩张。可以给予胶体溶液或无葡萄糖晶体溶液或二者混用,以维持正常或较高的血管内血容量。

术中管理的具体方案可能存在较大的个体差异,这种差异应建立在与外科医生充分讨论的基础之上。给予甘露醇、适度过度通气、脑脊液引流这些降低颅内容物体积的方法可以逆转跨壁压力差,故而应延迟到硬脑膜打开后再实施或者缓慢地开始。通常可暂时性阻断滋养(供血)血管近端以利于分离和夹闭(动脉瘤)。可以升高患者血压以改善侧支循环。低温,给予巴比妥类药物、丙泊酚和过量甘露醇可以延长阻断时间,但目前尚缺乏人类研究证据。现多不选择在永久性夹闭之前行控制性降压,因为此法存在导致局部脑缺血的风险。当动脉瘤被夹闭之后,正常血压或轻度高血压可以改善脑灌注。但是,在有严重心功能不全或有其他未破裂动脉瘤的患者,更倾向于选择正常血压。

（十）术中动脉瘤破裂的管理

手术顺利完成之前发生的动脉瘤破裂可以依据突发的高血压或心动过缓以及偶尔伴发的瞳孔散大进行诊断。治疗目标是维持 CPP。处理时需要与外科医生进行积极的沟通。

患者能否存活取决于能否迅速止血。可采取的方法包括:

1.给予 100% 的纯氧进行通气。

2.临暂性控制性降压。

3.恢复血管内血容量。

4.给予硫喷妥钠或丙泊酚以引发爆发电位抑制,从而降低 CBF,也可能减少出血,还可能起到"脑保护"

的作用。

5.高渗液治疗脑水肿,可给予甘露醇(0.5～1g/kg)或高张盐水(5% NaCl,2ml/kg)。

6.将体温降至33℃。

（十一）紧急事件

动脉瘤手术顺利完成之后,拔除患者的气管插管时应当尽量减少患者咳嗽和血压波动。若出现失控的高血压或低血压需要治疗,以避免导致脑或心脏方面的后遗症。血压控制对于有未破裂动脉瘤的患者而言很重要。

（十二）术后麻醉护理

脑血管病患者术后应该进入高度依赖病房(HDU)或加强监护病房(ICU)以获得持续的血流动力学监测、充足的给氧、最优化的液体治疗和电解质控制以及早期发现血管痉挛等并发症。诸如小剂量阿片类药物这样的镇痛剂可以用于术后镇痛。当药物代谢时间已经过去之后,若患者还是无法从麻醉中完全苏醒,提示应当寻找神经方面的原因。

二、动静脉畸形

动静脉畸形(AVM)是指发育不良血管的异常聚集。75%以上的 AVM 发生在幕上。血管性肿物通常有一中心病灶,周围包绕着扩张的引流静脉。在病灶中,血流从扩张的动脉直接流向静脉,而不经过毛细血管床或神经性实质组织间隔。各种 AVM 均为先天性疾病,通常在 40 岁前因脑出血(最常见)、癫痫、脑占位症状、颅内压升高或者继发于脑缺血(盗血效应)的神经系统症状而被发现。

诊断方法包括脑血管造影或磁共振成像(或共同使用)。高达 10% 的 AVM 患者可伴发动脉瘤。AVM 的治疗方案包括：

1.外科手术切除。

2.血管内栓塞。

3.立体定向放射外科手术。

行 AVM 切除术患者的麻醉管理基本原则与前文所列 SAH 手术麻醉管理原则基本相同。术前评估时需注意患者是否伴有动脉瘤以及是否存在提示大脑缺血或颅内占位的症状。大多数 AVM 属高流低阻型分流血管,其平均跨壁压远小于 MAP。因此,除非 AVM 较小或者供血动脉压力较高,否则 AVM 破裂与 MAP 的急剧升高无关。此外,大的分流血管可以使得无自我调节功能的周围脑组织出现缺血。因此在麻醉诱导过程中,血压控制对于避免伴发动脉瘤破裂或诱发低灌注区脑组织缺血性改变起着至关重要的作用。

AVM 术中可发生严重的术中出血,并可能伴发恶性脑水肿。需谨慎避免静脉压升高。利用控制性降压来降低失血量可同时带来缺血或静脉血栓的风险,因而必须与手术团队讨论决定是否使用这一方案。

可致大脑水肿或血肿的充血性并发症是大多数患者术后死亡或伤残的原因。导致充血及其后遗症的原因可能包括：

1.正常灌注压突破综合征——被认为是由于原先低灌注的脑组织血管丧失了自动调节能力,而当灌注压恢复至正常后无法自动调节收缩所致。

2."阻塞性充血"——手术结扎邻近正常脑组织静脉或结扎供血动脉尚未完全阻塞的 AVM 中的静脉,

会造成静脉流出道阻塞。手术无法到达或难以定位的残余 AVM 可能会引起再次出血。术后应避免高血压,可选用 β 受体阻滞剂或其他合适的药物。术后癫痫的发生风险是 40%～50%,因而患者可能需要预防性使用抗癫痫药。

(苏海文)

第六节　立体定位外科手术的麻醉

立体定位神经外科手术被广泛用于多种神经系统疾病的诊断和治疗中。立体定位这个词来源于词根 stereos,意为"三维",词根 tactus,意为"触摸"。现代立体定位外科手术利用神经放射影像学技术,对人类神经系统特定部位进行三维立体定位。立体定位外科手术已有 100 年历史,但直至 20 世纪七十年代才随着神经影像技术的发展流行起来。九十年代,影像技术以及电生理技术的进展极大地提高了立体定位外科手术在运动障碍疾病治疗中的作用。

一、技术方面

(一)使用头颅固定环的立体定位神经外科手术

通常,立体定位神经外科手术需要通过一套立体定位系统来完成,包括用于固定于患者头部的头颅固定环。第一步是神经外科医生安装头颅环,即对已镇静的患者于头皮四个区域进行局部麻醉,并用 4 根固定针将患者的头部固定在头颅环上。随后对患者进行头颅 CT 或磁共振扫描。神经外科医生或神经影像学医生或两者根据所获得的图像计算出特定区域的坐标并计划出最合适的开颅部位(颅骨转孔)。

立体定位头颅环和手术台相连并保持固定。在颅骨钻孔部位进行局部麻醉后,切开皮肤并进行颅骨钻孔。打开硬膜后,可使用活检针、微电极记录仪或射频探测器等到达目标部位。操作完成后,缝合头皮并撤除头颅环。

立体定位放射术是一种进行单次大剂量放射线治疗的方法。它需要使用立体定位头颅环和神经放射影像技术。但该操作可在手术室外进行,也无需切开皮肤。应用立体定位头颅环和影像学技术计算出三维的放射治疗靶点,是颅内转移瘤或动静脉畸形常用的治疗方法。头颅环常与放射装置相连,给予放射线治疗后撤除头颅环。

(二)无需使用头颅环的立体定位神经外科手术

一些手术不需要使用头颅环。首先在患者的头部贴上特殊定位标志(参照点)并进行 MRI 扫描。手术室中,患者的头部通过三个固定针固定于手术台上,并与神经导航系统相连。通过特殊的指针,参照点与 MRI 影像学图像结合,用于指导影像学导航过程。

二、立体定位神经外科手术的应用

立体定位神经外科手术可用来治疗多种神经系统疾病。常用的术式包括:①运动障碍疾病(帕金森病和原发性肌张力异常)的深部脑刺激器(DBS)植入术;②立体定位放射治疗;③脑活检术。

帕金森病是一种慢性、进展性神经系统疾病,典型表现为震颤、运动迟缓、姿势异常和木僵。近年来,用深部脑刺激器(DBS)对双侧底丘脑核刺激是进展期帕金森病最有效的治疗手段之一。在底丘脑核植入一个或两个电极对深部脑组织进行高频率刺激,可缓解帕金森病相关的木僵。刺激电极可在轻度镇静、微电极记录引导或全麻下采用立体定位术植入。

如前所述,患者首先需安装头颅环并进行 MRI 扫描。然后在手术室里通过立体定位和神经生理微电极记录技术及术中功能测试(通常为观测肢体的活动)进行治疗靶点的定位。永久电极置入后撤除头颅环,麻醉诱导后进行电极延伸并将脉冲发生器/电池置入上胸部。双侧电极植入时,电极可分别由脉冲发生器控制。

肌张力异常属于运动障碍疾病,主要表现为不自主运动和肌肉持续收缩并导致扭曲姿势。肌张力异常可影响身体的部分区域或全身。除药物治疗外,原发性肌张力异常可通过苍白球或底丘脑核选择性破坏(苍白球切除术)或高频刺激治疗。尽管肌张力异常的最佳治疗靶点尚不清楚,苍白球、丘脑和底丘脑核均为有效的治疗靶点。由于双侧苍白球切除术会导致多种不良后果,目前肌张力异常的主要治疗方法为深部脑刺激器植入术。与苍白球切除术相比,深部脑刺激的优点为:具有可逆性、安全的双侧植入路径、并能对靶点进行持续治疗。但这样刺激需要频繁更换电池。

苍白球切除术、丘脑切除术以及苍白球、丘脑或底丘脑核 DBS 植入术均涉及立体定位并需要使用头颅环。这些手术与 DBS 植入术步骤类似,通常在清醒情况下进行,以评估患者对试验性刺激的反应。但严重肌张力异常患者需在全麻下进行。

立体定位放射术由 Leksell 于 20 世纪 50 年代首创。它将神经立体定位和固定技术与放射技术结合起来,对影像学定位的靶点给予高能量放射治疗,并尽可能减少周围脑组织的辐射。该操作可在门诊进行,致残率低,且不会导致死亡。立体定位放射术用来治疗脑肿瘤(特别是脑转移瘤)、动静脉畸形、脑膜瘤、三叉神经痛和听神经瘤。神经放射影像学技术和剂量控制软件的进步提高了立体定位放射术的治疗效果。已证明立体定位放射可改善脑肿瘤患者的生存率、生活质量和肿瘤控制率。

对于难于达到的深部病灶进行脑活检时,通常需采用立体定位神经外科技术。活检通常在手术室进行,可使用或不使用头颅环。如前所述,立体定位引导下将活检针插入目标区域。撤除头颅环前,应将活检标本送至病理科以确定所取标本为所需的组织。该手术创伤小,时间短,可在镇静或全麻下进行。

三、麻醉注意事项

许多神经系统疾病的治疗和操作均采用立体定位神经外科手术,因此麻醉注意事项与操作(不同的临床中心不同)和患者常见的并发症相关。目前此方面的文献非常有限。因为许多操作要求患者清醒以进行术中神经生理测试,所以麻醉的主要目标是减轻焦虑,并使患者在手术过程中保持舒适,尤其手术时间较长时。通过局部注射麻醉药物和/或神经阻滞进行头皮局部麻醉。

轻度镇静(咪达唑仑)和局部麻醉后即可安装头颅环,而影像学扫描时无需加深镇静。手术室中,可给予丙泊酚或右旋美托咪啶进行镇静,并可辅以芬太尼或雷米芬太尼。在电极植入和功能试验过程中不使用镇静或麻醉药物。使用拉贝洛尔将收缩压维持在 140mmHg 以下,以减少颅内出血的发生。喉罩置入后全麻下可以行电极延伸和脉冲发生器植入。

深部脑刺激时,头颅固定环会影响麻醉医生对气道的控制。术前应该准备好气道处理方案,应避免镇静所致的气道梗阻。深部脑刺激通常是在半坐位下进行,因此术中气体栓塞是潜在的并发症,应及时发现并处理。

虽然清醒状态下无法控制患者的动脉二氧化碳分压,全麻时应避免低碳酸血症以防止脑组织(靶点)移位而与清醒时 MRI 图像不一致。

目前很少有文献报道全麻对微电极记录的影响。使用丙泊酚麻醉或镇静以及美国使用的丙泊酚加右旋美托咪啶镇静能保证足够的微电极记录信号。

部分肌张力异常患者,仅在深度镇静或全麻时才能获得满意的神经影像学图像。由于需要使用头颅环,我们更倾向于采用全身麻醉。

侵袭性的立体定位神经外科手术有颅内出血的可能。医生团队应能识别颅内出血的发生,并根据出血严重程度制定治疗方案。

许多运动障碍疾病患者术前减药,因此围术期症状更加明显。如果患者的震颤干扰无创血压监测,则应考虑有创动脉血压监测。

四、风险

立体定位神经外科手术的风险,取决于操作方式和手术团队的经验。立体定位放射术致残率低,死亡率为零,较其他有创操作风险低。

深部脑刺激最常见的风险为硬件障碍(电极损坏/移位)、感染并被迫移除植入系统、抽搐、气道梗阻、围术期颅内出血(2%～4%)和气体栓塞。颅内出血常表现为意识模糊、躁动或昏迷。清醒患者气体栓塞的表现为呼吸节律异常、喘息样呼吸、咳嗽和胸痛,部分患者出现肺水肿。

五、新方向

在过去的 15 年内,立体定位神经外科发展迅速。然而,仍有许多问题需要解决,如不同运动障碍疾病深部脑刺激的最佳靶点以及运动障碍疾病治疗中基底节靶点的理想位置和范围。同时,一些新技术的出现,如立体定位技术在放射治疗和生物治疗(基因治疗)中的应用以及实时 MRI 引导下 DBS 植入。电脑辅助外科手术、机器人和影像学技术的进步将推动这一领域的发展。

(苏海文)

参考文献

1.周建新.神经外科重症监测与治疗.北京:人民卫生出版社,2013

2.朱新洪.临床神经外科学.北京:科学技术文献出版社,2007

3.刘玉光.简明神经外科学.山东:山东科学技术出版社,2010

4.薛胜祥.现代神经外科疾病诊疗对策.吉林:吉林科学技术出版社,2010

5.赵世光.神经外科危重症诊断与治疗精要.北京:人民卫生出版社,2011

6.傅先明,牛朝诗.立体定向和功能性神经外科学.安徽:安徽科学技术出版社,2004

7.何永生,黄光富,章翔.新编神经外科学.北京:人民卫生出版社,2014

8.傅震.神经外科疾病诊断流程与治疗策略.北京:科学出版社,2008

9.赵宗茂.神经外科急症与重症诊疗学.北京:科学技术文献出版社,2013

10.王立波,郝鸿泽.实用外科诊疗新进展.北京:金盾出版社,2013

11.冯华,朱刚,林江凯.颅脑创伤基础与临床.北京:人民军医出版社,2011

12.姚志刚.神经外科急危重症诊疗指南.北京:科学技术文献出版社,2013

13.郭克建.外科常见病诊断与治疗.北京:人民军医出版社,2007

14.郭剑峰,罗仁国,魏国明,曹杰.临床神经外科诊断治疗学.北京:科学技术文献出版社,2014

15.刘仍利.现代临床神经外科学.北京:科学技术文献出版社,2011

16.陈信康.功能性神经外科学.北京:北京科学技术出版社,2005

17.沈洪勇,刘扬,卢其萍,宋修响.最新实用外科学.上海:第二军医大学出版社,2012

18.米宽庆,高培君.神经外科急危重症学.湖北:湖北科学技术出版社,2012

19.杨树源,只达石.神经外科学(精).北京:人民卫生出版社,2008

20.高长庆.实用临床神经外科学.吉林:吉林科学技术出版社,2013

21.孙涛.神经外科与癫痫.北京:人民军医出版社,2015

22.张赛,李建国.现代神经创伤及神经外科危重症.天津:南开大学出版社,2010

23.石传江.临床神经外科学.吉林:吉林科学技术出版社,2012

24.吕健,龙江.神经外科实践手册.云南:云南科技出版社,2013

25.黄焕森,高崇荣.神经外科麻醉与脑保护.河南:河南科学技术出版社,2012

26.赵勇刚.小儿神经外科诊断和治疗学.北京:科学出版社,2008

27.陈礼刚.神经外科手册.北京:人民卫生出版社,2011

28.刘伟明.神经外科手术前评价和准备.北京:人民卫生出版社,2008

29.熊峰,杨允学,徐厚池.神经外科重症治疗学.山东:中国海洋大学出版社,2007

30.史承勇.新编临床神经外科学.北京:科学技术文献出版社,2012

31.朱贤立,马廉亭.鞍区神经外科学.河南:河南科学技术出版社,2007

32.马力.神经外科疾病诊断标准.北京:科学技术文献出版社,2009

33.张振海,崔新刚,李辰生,杨伟.实用临床外科学.天津:天津科学技术出版社,2010

34.李春晖,邱辉,王佳良,李志红.神经外科手术治疗学.上海:第二军医大学出版社,2010

35.张亚卓.内镜神经外科学.北京:人民卫生出版社,2012

36.马廉亭,徐国政,秦尚振.实用神经外科手册.北京:科学出版社,2009

37.雷霆.神经外科疑难问题解析.江苏:江苏科学技术出版社,2009

38.王宏利.常见颅内肿瘤.天津:天津科学技术出版社,2012

39.王怡,黄峰平.神经外科术中超声应用(精).上海:上海科学技术出版社,2007

40.邱方,高禄斌,王永阁,胡锦国.现代实用神经外科学.上海:第二军医大学出版社,2012

41.郑新民,马东升.外科临床理论与实践.北京:科学技术文献出版社,2013

42.王彬.实用神经外科学.北京:中国医药科技出版社,2012

43.刘伟国,杨小锋.神经外科危急重症诊治指南.浙江:浙江大学出版社,2006

44.宋来高.精编临床神经外科学.北京:科学技术文献出版社,2013

45.张波.新编临床神经外科诊疗学.天津:天津科学技术出版社,2013

46.张阳德.神经外科诊疗手册.北京:人民军医出版社,2005

47.郝东宁.实用神经外科学.陕西:陕西科学技术出版社,2011

48.丁美修.神经外科急诊手册.上海:世界图书出版社,2003

49.梁启龙.现代神经外科学.天津:天津科学技术出版社,2012

50.孙冲.现代神经外科学.北京:科学技术文献出版社,2012